性心理学

（插图版）

（英）霭理士 著
潘光旦 译著

陕西新华出版传媒集团
陕西科学技术出版社
Shaanxi Science and Technology Press

图书在版编目（CIP）数据

性心理学 / (英) 霭理士著；潘光旦译著. —西安：陕西科学技术出版社, 2018.7

ISBN 978-7-5369-7146-2

I. ①性… II. ①霭… ②潘… III. ①性心理学 IV. ①R167

中国版本图书馆CIP数据核字（2017）第316155号

性心理学

（英）霭理士 著　潘光旦 译著

出版策划	紫云文心
出 版 人	孙 玲
策划编辑	晏 藜
责任编辑	王文娟
封面设计	白砚川

出 版 者	陕西新华出版传媒集团　陕西科学技术出版社 西安北大街 131 号　邮编 710003 电话（029）87211894　传真（029）87218236 http://www.snstp.com
发 行 者	陕西新华出版传媒集团　陕西科学技术出版社 电话（029）87212206 87260001
印　刷	北京旭丰源印刷技术有限公司
规　格	710 mm × 1000 mm　16 开本
印　张	36
字　数	560 千字
版　次	2018 年 7 月第 1 版 2018 年 7 月第 1 次印刷
书　号	ISBN 978-7-5369-7146-2
定　价	68.00 元

目录
Contents

译序

像霭理士（Havelock Ellis）在本书第三章里所讨论到的种种，译者是一个对于性的问题很早就感兴趣的人，既感兴趣，就不能不觅取满足这种兴趣的方法。在三十年前的环境里，向父母发问是不行的，找老师请教也是不行的，小同学们闲话，虽时常涉及这个问题，但偶有闻见，也是支离破碎的一些，足以激发更大的好奇心，而不足以满足正在发展中的知情两方面的欲望。

当时只有一条可以走的路，就是找书看，并且还不能冠冕堂皇地看，而必须偷看；所偷看的，不用说，十之八九是性爱的说部，而十之一二包括性爱的图画。记得在10岁前后到20岁光景，这一类的东西着实看得不少。性爱的说部与图画也许有些哲学、道德以及艺术的意义，至于科学的价值，则可以说等于零。

在这个时期里，译者所看到的唯一有些科学价值的作品是一个日本医师所做的一本关于性卫生的书，那是先君因赴日本考察之便带回来的。译者那时候大概是12岁，先君也看到译者在那里看，便很开明地加以鼓励，说这是青年人应当看而童年人不妨看的一本书。先君的这样一个态度，对于译者后来的性的发育以及性的观念，有很大的甄陶的力量，这在译者后来的《性的教育》一本译稿里，曾一度加以论及，认为是最值得感谢与纪念的。

译者最初和霭理士的作品发生接触是在民国九年，那时译者20岁，正在清华学校高等科肄业。在清华当时就比较很丰富的藏书里，译者发现了霭氏的六大本《性心理学研究录》（*Studies in the Psychology of Sex*，当时全书共六册，后来到民国十七年，霭氏又增辑了一本第七册）。不过这部书在那时的学校环境里还是一部不公开的书，平时封锁在书库以外的一间小屋里，只有教师和校医可以问津，所以费了不少的周章以后，才逐本地借阅了一遍。别的同学知道以后，当然也有向译者辗转借看的。但大概都没有译者那样的看得完全。青年人处此境地，自不免有几分自豪，甚至有以小权威自居的心理。当时也确乎有不少的同学就自动恋和同性恋一类的个人问题向译者讨教，译者也很不客气地就所知逐一加以解答。至今思之，真不免哑然失笑！

又过了一两年，译者又有机会初次和弗洛伊德（Sigmund Freud）的精神分析论和此论所内含的性发育论发生接触。记得当时读到的他的第一本书是《精神分析导论》（*A General Introduction to Psychoanalysis*），不用说，也是在书库里自由搜索的一个收获。同时，因为译者一向喜欢看稗官野史，于是又发现了明代末叶的一个奇女子，叫做冯小青，经与弗氏的学说一度对照以后，立时觉察她是所谓影恋（见下文第三章第六节）的绝妙的例子，于是就借了梁任公先生在“中国历史研究法”班上责缴报告的机会，写了一篇《冯小青考》。译者出国游学后，曾经把它寄交商务印书馆的《妇女杂志》一度发表；后来归国，又把它扩充成一本小书，交新月书店出版，易名为《小青的分析》，再版时又改称《冯小青》，现归商务印书馆。这是译者对于性问题的第一次研究尝试，所以敢在此一提。这一次的尝试事实上和霭理士没有关系，霭氏关于影恋的一篇论文发表得很迟，我们在《研究录》第七辑里才见到它。不过见到以后，译者也曾把霭氏的理论和小青的实例彼此参证，倒也没有发现什么抵触就是了。

译者游学和游学归来后最初的几年里，因为忙着许多别的题目的研习，没有能在性的问题上继续用什么工夫。固然，所谓别的题目，也大都不出人文生物学的范围，而和性的问题多少有些牵连的关系。不用说，和霭理士也不免增加了好几分的契阔。不过，在这时期里，契阔则有之，忘怀则没有。至少有三件小事可以作证：（一）断断续续地阅读过好几种霭氏的其他的作品，其中至少有两种是和性的问题有直接关系的，一是《社会卫生的任务》（*The Task of Social Hygiene*），二是《男与女》（*Man and Woman*）；（二）在那个时候，有一位以“性学家”自居的人，一面发挥他自己的“性的学说”，一面却利用霭氏做幌子，一面口口声声宣传要翻译霭氏的六七大本《研究录》，一面却在编印不知从何处张罗来的若干个人的性经验，究属是否真实，谁也不得而知；和这种迹近庸医的

“学者”原是犯不着争辩的，但到忍无可忍的时候，译者也曾经发表过一篇驳斥他的稿子；（三）霭氏在这时候已经是一个 70 岁上下的人，学成名就，不但在性心理学上是一个最大的权威，在人生哲学与文艺批评的范围以内，也有很大的贡献，美国批评家孟根（H. L. Mencken）甚至于称他为“最文明的英国人”（“the most civilized Englishman”）。所以在这几年里，坊间出版的霭氏的传记至少有两种，其中有一种译者是特地购读过的。抗战以后，书剑飘零，如今虽连书名与作者都记不起来，但当时曾经在《中国评论周报》（*The China Critic*）上写过一篇稿子，来表示我个人对于霭氏人格的敬慕，叫做《人文主义者的霭理士》（*Havelock Ellis as A Humanist*）。

译者并不认识霭氏，也始终不曾和他通过信；但二十年来，总觉得对他要尽我所能尽的一些心力，总好像暗地里向他许过一个愿似的。以前学问的授受，有所谓私淑的一种，这大概是一种私淑的心理罢。至于译者所许的愿，当然也是一般私淑的门弟子所共有的，就是想把私淑所得，纵不能加以发扬光大，也应当做一些传译的工作。七大本的《研究录》，价值虽大，翻译却是不容易的，事实上也似乎是无需的，因为，有到可以读这全部《研究录》的学力的人，大抵也懂得英文，无须传译；也因为，《研究录》是一种细针密缕的作品，最适宜于阅读与参考的人是医师、心理学者和其他有关系的学术专家，对于一般的读者，总嫌过于冗长、过于烦琐。上文所提的那位“性学家”就根本没有考虑到这一层，否则他绝不会把他想翻译这部书的宏愿轻易发表出来。

不过七册之中，第六册或第六辑是比较例外的。它的内容固然是和其他诸辑一样的冗长烦琐，但题材不同，每一篇论文都代表着性与社会的关系的一个方面，即在一般的读者也一定会感觉到不少的兴趣。所以在民国二十三年的春季，译者特地选译了两篇，《性的教育》与《性的道德》，每篇成一本小书，交由上海青年协会书局出版。以此比霭氏的等身的著作，可以说是腋之于裘，勺水之于沧海，但历年私许的愿，总算是还了一些了。

译者在翻译这两篇论文的时候，时常联想到以至于抱怨着，霭氏为什么不另写一本比较尽人可读的性心理学，一面把《研究录》的内容择要再介绍一过，一面把《研究录》问世以后二十年里这门学问所已获得的新进步补叙进去。原来在这二十年里，性心理学有过不少的发展，而此种发展又不止一方面：一是由于精神分析学派的继续的努力；二是人类学中所谓功能学派对于比较单纯民族性的生活的调查与研究；三是医学界对于个人性生活的统计的搜集与分析。这三方面的发展霭氏本人虽没有直接参加，但霭氏对于它们多少都有几分启发与感召的影响，并且始终极关切地加以注视。

其实译者在作这种向望的时候，霭氏已经写好了这样的一本书，题目就叫做《性心理学》(*Psychology of Sex*)，并且在英美的出版界已经流行了一年之久！中国坊间对于西文原版书的运售一向是落后的，教科书如此，非教科用的一般课余或业余的读物尤其如此，所以一直等到民国二十三年秋，译者到清华大学任教，才看到这本新书，那时候它和世人相见已经快有两年的时间了。

译者多年来许下的愿到此该可以比较畅快地还一下了。还愿的心早就有，还愿的心力自问也不太缺乏，如今还愿的方式也有了着落，但是还愿的机缘与时间却还未到。教读生涯本来比较清闲，但加上一些学校的行政，一些零星研究与写作的需要，荏苒六七年间，也就无暇及此。一直到抗战军兴，学校播迁，零星研究既少资料，短篇写作又乏题材，于是又想到了霭氏的这本《性心理学》，译事于民国二十八年十一月十三日开始，至民国三十年十一月二十七日竣事，两年之间，时作时辍，有间断三个月以上的，但最后总算是完卷了。记得霭氏在《研究录》第六辑的跋里，第一句就引一位诗人的话说："天生了我要我做的工作现在是完成了。"("The work that I was born to do is done.")译者不敏，至少也不妨说："我二十年来记挂着的一个愿现在算是还了！"

《性心理学》原书包括序文一篇，自绪论至结论凡八章，除绪论不分节外，每章分两节至十节不等，名词注释一篇，最后是索引。索引照例未译，名词注释分别见正文中，未另译；序文最后三段未译，原因见译者附注，其余全部照译，丝毫没有删节。

译笔用语体文，于前辈所持的信、达、雅三原则，自力求其不相违背。译者素不喜所谓欧化语体，所以也力求避免。译者以为一种译本，应当使读者在阅读的时候，感觉到他是在读一本中国书，和原文的中国书分不出来，越是分不出来，便越见得译笔的高明。往年译者摘译美国人文地理学家亨丁顿

（Ellsworth Huntington）的《种族的品性》（*The Character of Races*）和传教士明恩溥（Arthur Smith）的《中国人的特性》（*Chinese Characteristics*）（今均辑入《民族特性与民族卫生》一书中），后来译《性的教育》与《性的道德》两文，也力求不违反这样一个旨趣。至于这一旨趣究属对不对，是要请读者及其他作译事的人加以评论的。

本书约三十四万言，其中约十万言是注和附录。注分三种：一是霭氏原注，占十分之一不足。二是霭氏所引用的书目。这又分两部分，一部分是见于《性心理学》原书的，比较的很简略，一部分则见于《研究录》，由译者就可以查明的查明辑入，这第二种注约占十分之二。三是中国的文献与习惯中所流传的关于性的见解与事例，所占当在十分之七以上。这当然是就译者浏览与闻见所及斟酌辑录，意在与原文相互发明，或彼此印证，也表示前人对于性的问题也未尝不多方注意，所欠缺的不过是有系统的研究罢了。关于同性恋，资料较多，若完全放入注中，颇嫌其分量不称，所以又作了一个附录。

霭氏于去年作古，他的自传《我的生平》（*My Life*），也于去年出版。译者于去年九月杪就从友人处借到这本书，读完以后，还留下一些笔记，准备替他做篇小传，附在本书后面。但是不幸得很，这一部分的笔记，后来在路南石林之游的旅途中全部失落，原书又已交还友人，如今远在几千里外，一时无法再度借读，补此缺憾！

1941年12月，潘光旦。

原序

我以前做性心理学的研究，前后曾经出过七本《研究录》；读到过这《研究录》的人时常谈起最好再有一本篇幅较少、内容比较简括的书，来做一个引论。他们说，普通做医生的人或青年学生，寻常的工作够忙了，再要教他们来精研熟读大部头的《研究录》，事实上是很不可能的；何况，在他们看来，性心理学多少又是一种额外的学问而不是非读不可的。不过，性的题目，就精神生活与社会生活的种种方面看来，毕竟是一个中心的题目；到了今日，它的重要性也多少已经为一般人所公认，甚至于过分受人重视。[1]从事于医学卫生的人要不加注意，事实上也不可能，他不能像他们的前辈一样，把这题目搁过一边，还可以照常从事他的工作；即使他不搁过，而予以适当的注意，事实上也不至于受人批评，认为这种注意是不切题的或有伤大雅的。普通从事于医学卫生的人固然都懂得一些性的解剖学、性的生理学和性的病理学，但就目前的需要而论，这是断断乎不够的。

这一番读者的见地我是很同意的。我一向觉得医学卫生的教育，在这一点上实在显得贫乏和空虚，不能不说是一个大缺陷，而这缺陷是很令人伤心的。五十年以前，当我自己学医的时候，性的心理方面的研究是完全没有这回事的。在我的妇科学的教师的眼光里，性的功能，无论是常态的或病态的，只是纯粹的体格方面的事；当时只有一件事多少还有一点心理的意味，就是，他们警告我们不要听从生育节制一派的胡言乱语——只有这绝无仅有的一件事，所以我到如今还记得。从那时候以来，我们总以为我们已经有很大的进步了。其实不然，我们有的进步都是很零碎的，这里一点，那里一点，要在任何国家找一些比较普遍的或显著的进步，就不可能了。近在二十五年前，法兰克尔

（Fraenkel）就说过：“大多数的妇科专家实际全不了解什么叫做性。”范·德·弗尔德（Van de Velde）以为这话到现在还适用。固然我们也得承认，我们如今也有少数很有荣誉的例外。近年来的医科学生也对我说，他们在性功能的心理与生理关联的方面，这方面容易因刺激而发生紊乱和变态，以及这方面应有的卫生，他们一点也得不到教师的讲解。近代的医学校里还是保留着不少的古代的迷信，而医科学生所得到的待遇大体上也很像一百年前小学儿童所得到的待遇，那时，教师对他们真是恭敬极了，恭敬到一个程度，连植物学都不敢教给他们，植物不也有雌雄的么？

经过比较长时间的踌躇之后，我最后决定写这本小小的手册，现在算是完成了。我用不着说，这本书的用意，并不在替代我那七本较大的作品，也不预备就它们的内容做个总结。有人说过，那七本的内容大部分是讲性的病理方面的，那是一个错误。我敢声明，那七本拙作和前人著作不同之处，就在于它们能特别注意到性现象的常态。在这一点上，这本小册倒是和它们相同的。以前有不少变态的人到我这边来商讨他们各自的问题，我的研究经验当然有一部分就用他们做依据，那是不错的，但是主要的根据，还是我对于常态的男女的认识，和对于他们日常生活里种种问题的认识。同时，我以前也再三说过，常态与变态之间，是没有很分明的界线的；一切所谓常态的人多少总有几分变态，所变的方向尽有不同，其为变态则一；同时，所谓变态的人也为许多基本的冲动所支配，和常态的人一样。

有人说得很对：“科学探讨的目的是要把用实验的方法所能表证的种种事实，用数学的符号表白出来。”我们距离这目的还很远。我们目前所已达到的不过是第一个阶段，固然也是一个必要的与有用的阶段，就是，把性心理学看做自然历史的一个部门。假使我们再想推进一步，则有如弗洛伊德所说，我们便到处可以遇见许多疑难的问题了；弗氏是一位很有造诣的性心理学专家，这句话是他毕生研究后的一个观察，当然是很对的（弗氏语见《导论演讲集》第二集的序言）。

因此，我对于这本小小的册子不用说什么抱歉的话，它是简单的、概括的。也许因为它是简括的，它更容易达到医学界的读者与学生的手里。这本书原是为了他们写的。不过，人人有性别，人人也有性的问题，这本书的对象当然也并不限于医学一界，有一部分基本的事实，是谁都应当熟悉的。我在这本书里所能做的，不过是供给一些线索，好教有志于深造与应付前途更复杂的问题的读者，知所问津。本书旨在入门，至于这些问题的本身，当然是无法充分加以考虑的。

这些问题可以牵扯得很远。德国著名的妇科专家希尔虚（Max Hirsch）不久以前说过，性的科学——也有人叫做性学，和医科的大部分别的学问不一样，就是它的范围很难确定，它的边疆是没有一定的界石的。从它的中心射出了许多光芒来，光芒所达到的，不止是一切医科的部门，并且是邻近许多表面上和医科很不相干的学术领域，甚至可以说和全部的人类文化都有连带的关系；顺了光芒走，我们可以接触到许多传统的思想和习惯，道德和宗教也可以影响到它。我们也许记得勃拉德福德（Sir John Rose Bradford）的一句话，我们如今所谓的医学，就广义言之，实在是等于一门“人类的自然志”。性的科学当然是医学的一部分，自无怪其与人类生活的各方面都有关联了。

根据上文的说法，可知一个人要从事于性科学的研究而有所成就，必得有很深的阅历和渊博的知识；还有两个条件也是必不可少的，一是专门的训练，二是特殊的性情。近年以来，也已经有不少的人涉足到性科学的领域里来，但是他们的踪迹与探寻的结果，是难得有几个禁得起盘查的。要从这性科学的田地里捡觅一些有利的东西出来，实在不是容易的事，所以任何想尝试的人在涉足以前不妨对他本人的能力，多多地考虑一下。我在写这本小书以前，也许已经考虑得够多了，踌躇得够久了，但我本人并不觉得太多太久；这是一本志在提供指南的书，我又何敢轻于尝试呢？[2]

或许我还应当附带说明一点。许多读者打算把我的这本小书当做性心理学入门的指南来读，他们想必都希望先知道一点我对精神分析学说的态度。因此，我不妨先在这里申说一下，精神分析学说对性心理学的种种解释，从一开始就引起了普遍的争论，而且肯定还会无休无止地争论下去。我对精神分析学说一向采取同情的态度，但又从来不是这个学派的同调的信徒。我的这种态度在本书的正文中表示得很清楚，大家读到适当的地方自然就会明白。我在1898

年英文版的《研究录》第一辑中率先向英国公众介绍了弗洛伊德最早期的研究心得，陈述了我对精神分析学说的见解。从那以后，弗洛伊德又陆续发表了许多作品，我的态度一如既往，始终是友善的，但也常常提出一些批评。我很乐意把弗洛伊德的《精神分析论导论演讲集》推荐给我所有的读者，因为它不仅是精神分析论方面最有权威的一种书，而且，对于时间和精力有限、只想通过读一部书便获得有关精神分析论著的第一手知识的读者来说，或许也是最好的一种书了；即使是对精神分析学说持全盘否定态度的人，要想把这部书里出自睿智卓识和丰富经验的研究成果搁过一边而完全无动于衷，事实上也是很难办到的。如果读者还嫌这部书的篇幅太大，只想读点写得更加简短的文章，那就不妨去读琼斯（Ernest Jones）的《精神分析论文集》，这是一部篇幅不大的小册子，或者干脆去翻一翻《现代知识纲要》一书中关于精神分析学说的部分，那是弗吕格尔（Flügel）教授的手笔，这两种作品都是卓有见地的。希利（Healy）、布朗纳（Bronner）和包尔斯（Bowers）三人合著的《精神分析学说的结构和意义》也是值得一读的好书，它论述详尽，不偏不倚。精神分析疗法的研究已经派分出若干不同的学派，文卷浩繁，读不胜读。如果读者希望大概地知道一点各家的见解，我可以推荐尼科尔（Nicole）所著的《精神病理学》一书；书中对精神分析疗法的主要各家的不同观点一一作了简括明了的叙述。在精神分析的学术领域里，不待说，弗洛伊德是公认的宗匠，但我们也没有理由因此就把从他那里派生出来而分道扬镳的人一概加以排斥。人类的心理是多方面而难于捉摸的，不同学派的研究者各自抓住其中的某些侧面去深入研究，多少总会有些自己独到之处；我们固然要避免陷入完全不加分析的折衷主义，但同时也应该注意采纳所有不同学派的每一个合理的见解。

最后，我应当再说明一下，本书所论的性心理学，指的是性冲动或性能的心理学，和两性的各别心理学并不是一回事，至于两性的各别心理学，我以前在《男与女》一书里，已经充分地讨论过了。[3]

哈夫洛克·霭理士

[1] 作者这句话是有些皮里阳秋的。在西洋，像在中国一样，很有些人在性的题目上大吹大擂，而借此赚钱的。这些当然是对着借了科学艺术的招牌而大讲其所谓“性学”的伪君子说的，至于专写诲淫文字的真小人，那就很容易认识，无须特别提出了。

[2] 按原序在这后面犹有文字三段：一论作者对于精神分析学派的态度，二叙作者于下文参考书目中专用英文书目的缘故，三说明作者于下文中曾节用他以前所作而曾在他处发表过的文稿。这三段对中国读者，都比较的不关宏旨，所以删去未译。

[3]《男与女》也是作者网罗很广的一本著作，1904年初版，1929年修正版。

第一章

绪 论

常态的性心理学、变态的性心理学与性卫生学，是当代很能唤起一般人注意与兴趣的学问；这种注意与兴趣，在二十世纪以前，可以说是梦想不到的。今日的青年男子，对于性的作品或文献，往往知道得很多，说来头头是道，而青年女子对这个题目也是富有探讨精神的，不再表示那种回避与忌讳的态度，这在她的老祖母看来，可以说是绝对跟亵渎神明是一回事。[1]在不多几年以前，一个人若从事于科学的性的研究，在一般人的眼光里，这个人至少是有不健全的倾向的，甚至于是根本上有恶劣的癖性的。但在今日，性心理学者与性卫生工作者是很受人欢迎的一种人，而欢迎得最热烈的往往是一些提倡私人道德修养与维护公众道德原则最有力的一批人。

这种社会态度的变迁固然和医学的发展有关，但除了最近几年以外，医学界的贡献实在不能算大。这种变迁大约开始于一百年以前，最初在德、奥两国，后来在别的国家。当时的开山祖师无疑是几个医师，但他们是孤立无助的，其他同行的人，狃于成见，十九不免以白眼相加。在医科的训练中，性心理与性卫生是没有名分的。性生理学的地位几乎是同样的低微。一直要到二十年前，医学界才有第一本真正科学的和包罗够广的性生理学与世人相见，这就是马歇尔（F. H. A. Marshall）的那一本。[2]

通常大学里的生物教本既根本不理会性的解剖与性的生理，仿佛性的机能和动物的生活没有一点关系，医学校里的教本也就完全不理睬性心理究竟是什么东西。这精神是一贯的。不过这么一来，一个医师，在他诊治病人的时候，所必需的这方面的科学知识，往往还不及病者本人所知的多；有时候他不但吃知识不足的亏，甚至弄出人命乱子来，并且到处受陈腐的成见与习惯的束缚而莫名其妙。为了掩护他讳莫如深的态度，他往往乞灵于宗教与道德的信条；殊不知当初有一位基督教的教父早就明说过，凡是上帝自己创造而不引以为羞耻的东西，我们也不应当引为羞耻而不说。这些医师，名为奉教极笃，连这一类的话都记不得，实在可以叫人诧异。

这种知识的缺乏与忌讳的态度还造成一种严重的恶果，就是将有性的精神变态的人认为是“邪气所钟”，而把他的变态叫做“邪孽”（perversion），因此就把这种人不分皂白地叫做“邪孽之人”（pervert）。一般人对邪孽与邪孽者只有一个态度，就是：如见蛇蝎，避之唯恐不速。因此，性变态的人去访求医生是只有失望的一途的。医生不是告诉他说，他的病症无关紧要，可以不必治疗，就是根本认为他有恶劣根性，无可救药。在以前，这种例子是很多的。失望的例子一多，去访求医生的性变态的人便渐渐地少起来，于是便有一部分极有经验的医生也往往对人说，性心理变态的例子是极难得的，他本人几乎没有遇到过。

这种见正不见邪的态度无疑的也有它的用处。一个医生，模模糊糊一口咬定人世间只有正常的东西，而对于变态的东西，故作不闻不见，这多少对病人也是一个良好的刺激，多少有一点感化的力量，教他往正道上走。不过我们要晓得，精神的健康和身体的健康，在这一方面是理无二致的；在设法恢复常态以前，医生对于一个病人的变态，总得有一个精确而明智的了解。我们要他前进到一个目的地，我们总应该先知道他目前所处的是怎样的一个地点。应付身体的变态我们便应如此，更何况所谓精神的变态，其范围之广且不易捉摸的程度，又在身体的变态之上。更有进者，一部分的精神变态，其程度往往不深，不妨看做尚在正常的范围以内，而所谓正常的范围又因人而微有不同，要了解一个人的正常范围，我们在观察他后天的行为而外，更需推寻他先天的性心理方面的素质，否则，治疗的结果，表面上好像是把他引回了正路，而实际上这条正路也许是张三或李四的正路，而不是他的正路。

因为我们对于性变态的了解不深，我们才有种种很随便、很千篇一律而实际上很不相干，甚至于会闹乱子的应付方法。例如，我们喜欢替这种人出主意，教他结婚，以为结婚之后，变态可以不药自愈。[3]这种主意有时候是出对了。但若我们对于一个人的变态的具体情况没有充分的了解，这种主意虽好，在起初总是乱出的。试问我们有什么把握来预测这主意一定会发生效力？试问出了更大的岔子又怎么办？这一番警告可以适用于一切主意与乱出主意的人。性是一个通体的现象，我们说一个人浑身是性，也不为过；一个人的性的素质是融贯他全部素质的一部分，分不开的。有句老话说得很有几分道理："一个人的性是什么，这个人就是什么。"我们不懂得这一点，而要替旁人在性生活的

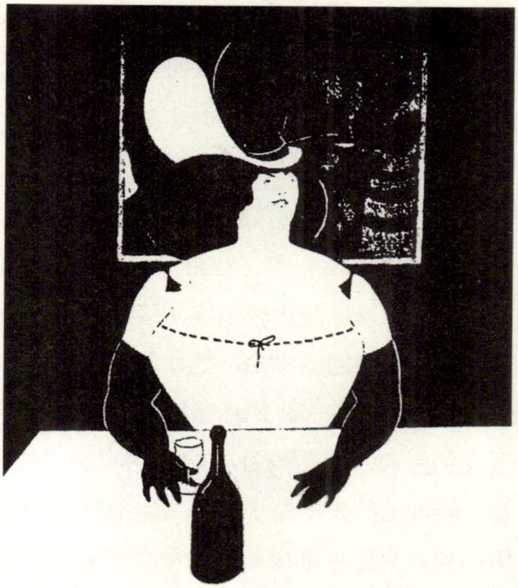

指导上出主意，是枉费心力的，一个人本人有时候还认不清楚他的性的本来面目，他也许正经历着青年期里的一个不大正常的阶段，但这是暂时的，他若少安毋躁，终会达到一个比较正常与恒久的状态。也许，因为某种特殊而过分的反应，他把他本性里的一个不很重要的冲动错认为主要的冲动。要知凡是人，都是许多冲动组合而成的，有正常的冲动，也有不大正常的，而在性的方面所谓正常的人未必一定得天独厚，也不过是能够把一些不大正常的冲动加以控制罢了。不过就大体言之，一个人的性的素质是无微不至的，是根深蒂固的，是一经成熟便终身不移的，并且大部分是先天遗传的。

同时，我们在指定先天与后天界限的时候，也应该特别小心。一方面，我们得承认所谓后天也许并不太后，至少比以前的人所相信的要先得多；而另一方面，所谓先天，往往又非常奥妙或非常隐晦，也许终其人的一生，也没有被人发现。不过，就大体而论，先天与后天，或遗传与习惯，是分不开的；一粒种子所以能生发，正因为碰上了适宜的土壤。在这里像在别处一样，那成就不应单独归功于种子，也不应单独归功于土壤，而应归功于两者的相得。同一父母的子女，根据孟德尔的遗传法则（Mendelian inheritance）的道理，往往表现很不相同的品性，即所发

展而活动的未必是同样的种子。不久以前，伦敦儿童导育所的监督曾经说过，同样的一个刺激或一种压力可以叫哥哥偷东西，而叫弟弟异乎寻常地怕羞。遗传与环境相与的道理，是异常复杂，非专重遗传或专重环境的人所能片言决定，也就由此可见了。

这一番考虑也可以帮我们或医生的忙，教我们为性心理变态的人出主意的时候，更可以审慎一些，甚至于可以限制我们的主意或劝告对于病人所能发生的影响。性的冲动原是比较不容易接受治疗的影响的，至少比饮食的冲动要难。这其间又另有一个原因。本来，性冲动在许多情况下也是可以加以指导和控制的，有些人不愿意承认那么多，固然是眼光短浅，但实行起来也不是可以漫无边际的。性冲动所受的宗教、道德与社会习俗的牵制，要远在饮食的冲动之上，远得几乎无法相比；性冲动所走的路子，不是这条被宗教堵上，便是那条被道德塞住。一小部分的医师到如今还主张这一类堵塞的力量是可以不管的。他们说“我们是医生，和道德习俗没有关系”，只要对病人有利，他们就劝告病人怎样做，道德或习俗要说什么话，只好由它们说。不过这种态度与行为是很浅见的，它会把病人弄得很难堪，左也不是，右也不是，它会造成种种矛盾与冲突，对于病人的病，有时候非徒无益，而又害之，旧病未去，新病又来，而新的比旧的还要难治。要知道性冲动有一个特点，和饮食冲动大不相同，就是，它的正常满足一定要有另一个人帮忙，讲到另一个人，我们就进到社会的领域，进到道德的领域了。任何方面的行为，谁都没有权利来损人利己，谁也没有权利替人出损人利己的主意。为病者个人着想，假如我们把利害的利字用包罗最广与最合理的眼光来看，损了人也绝不会利己，良心与道义上的谴责对他便是大不利的一件事。这一类的考虑，一个有见识的医师是不会忽略过去的；尽管他打定主意，他对于病人的劝告不肯从俗浮沉，与时俯仰，他还得尊重一部分善良的风俗习惯。这些考虑也是很真切而极关紧要的，它们是我们传统的社会生活的一大部分，融通贯注在社会生活里面。因为有这些考虑，一个医生，要称心如意地、不顾一切地根据生物科学的知识，来开些性心理方面的方子，十有八九是不可能的。[4]在这种情势之下，他当然不免有束手无策的痛苦，一个病人摆在他前面，请他治疗，而这病人所以致病的因素，却全不在他的控制能力之下，也难怪其无所措手了。不过他应该知道，假如一个病人的病是工作过度或营养不足的

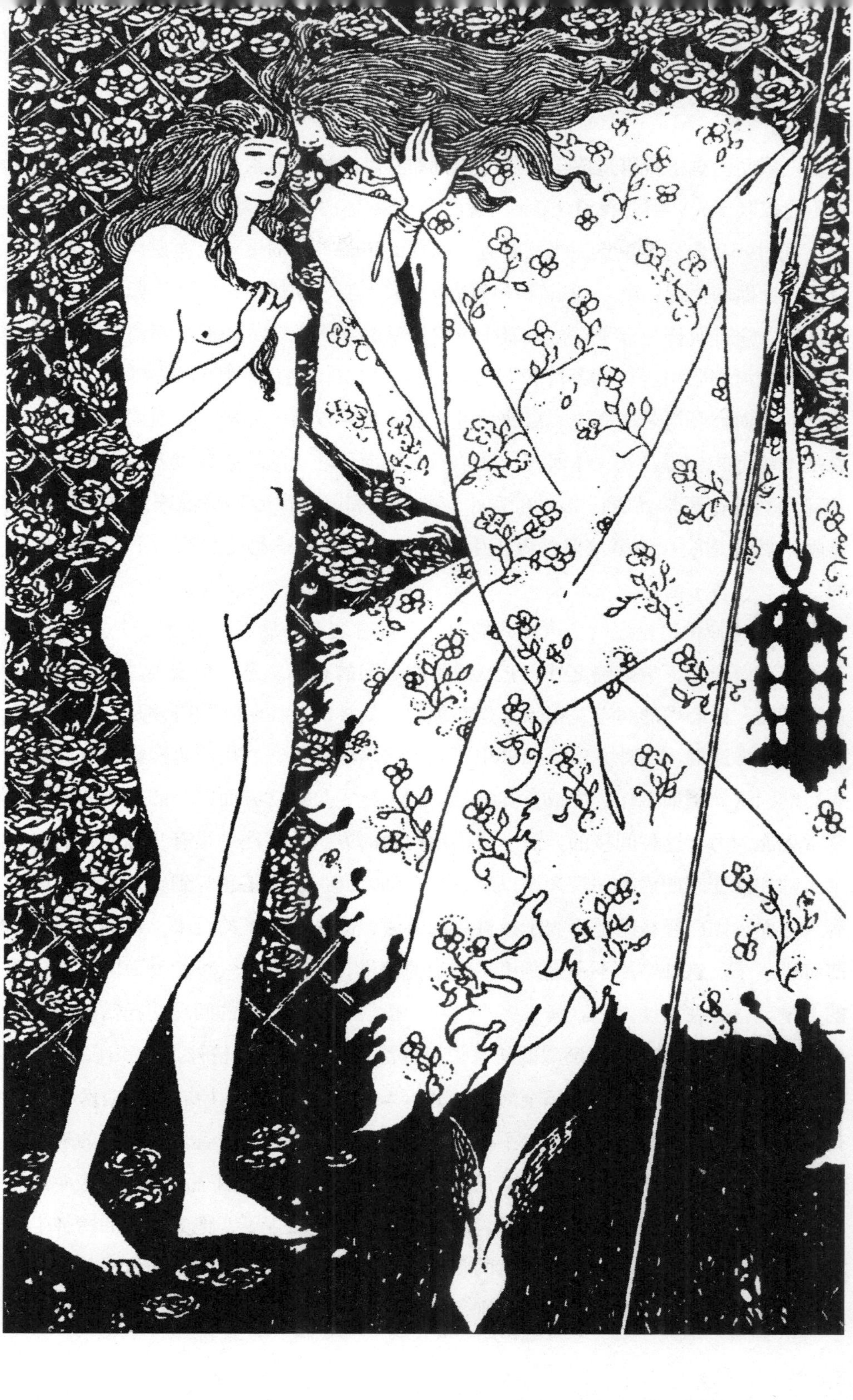

结果，试问他对于所以造成工作过度与营养不足的种种因素，又何尝能控制呢？他虽不能控制于先，但还得设法诊治于后，不是一样的么？

同时，我们还有一点应当注意到，病人的道德环境固然不应漠视，我们却也不应陷入反面的错误，就是把道德环境看做一成不变、动摇不得。道德标准是不断在变迁的。今日所认为合乎道德或至少可以通融的许多东西，在五十年前是很不合乎道德，只可以暗中进行而不许公开的。今日有许多著名的医师，适应着新的环境，在性的方面公开地著书立说、启迪后进，若在几年以前的环境里，他们即使关了门也是不敢讲的。所以就大体而言，医学界对于道德环境的转移，也未尝没有他们的一部分贡献；医学界的任务即在为社会图谋福利，为民族增进健康，这一部分的贡献当然也是应有的事。但是做医生的人所应注意的毕竟还是每一个病人的具体的处境。

经过这一番讨论之后，可知我们对性心理有变态的病者，可以无须过于悲观，更不应看做逸出医学范围之外，悲观或不闻不问的态度总是一个错误。事实应该是适得其反，性心理的病态，正唯其是心理的、精神的，在治疗的时候是可以试用一些间接的方法的。这种方法，如果用于偏重体质的病态，或用于直接影响造成体质病态的因素，例如工作过度或营养不足，就不行了，在这方面医师的直接的方法也常常无能为力。这种间接的方法，或不用药物的方法，往往是很有几分效力的。一个医师和性变态的病人一度接谈以后，在医师方面，也许正感觉到一筹莫展，而在病人方面，则已经在暗地里表示极诚恳的感激；原来，接谈的结果，他确乎是比以前有进步了。这种结果不一定是由于暗示的力量，而是由另一种相反而同样是自然的力量，就是在接谈之顷，病人多少有一个机会自动地把他的问题交托给医师，而把他的积压着的心事，倾筐似的从意识里宣泄出来，结果是精神上的积压减轻了，紧张松弛了。这便是弗洛伊德全部精神分析方法的一个起点。[5]在病人对医生和盘托出的作自白的时候，尽管医生不发一言，只要他能静心听取，表示充分的理解与同情，他已经多少尽了他治疗的责任；病人的性冲动，纵不因一两次的接谈而恢复常态，至少他的变态的程度减轻了，闹乱子的机会也减少了，他的一般的精神生活多少也归还到它应有的和谐与平衡的状态。天主教里发展得很完备的认罪与赦罪一类的宗教制度也建筑在这个心理原则之上，尽管它同时有别的用意，但对于认罪的人的益处，总是一样的。有许多性心理上有问题的人，不信任医生会对他表示什么同情，往往直接向牧师请教，不管这牧师的宗派如何，但须能给他一个自白的机会与同情的慰藉，他的问题就解决过半了。这一种精神治疗的入手方法，用在解决性心理方面的紊乱特别奏效，也正是做医生的应有的一套本领，假若把它看做宗教的一种仪节或看做和走江湖的催眠或其他暗示的方法同属一丘之貉，从而加以鄙薄，那就不对了。不管我们对弗洛伊德学说的发展怎么看，是他亲手证明的也罢，是经由别人证明的也罢，他的特殊贡献之一便是很早就承认这一种精神治疗的用处，很早就发现精神治疗的一大秘诀，和画家与雕塑家的秘诀一样，是不但要向对象头上加些东西上去，并且要从对象里面取些东西出来。从一个病人中间取出不少莫须有的积压与屈而不伸的情绪来，从而恢复他精神生活的常态，不就是这种手法么？

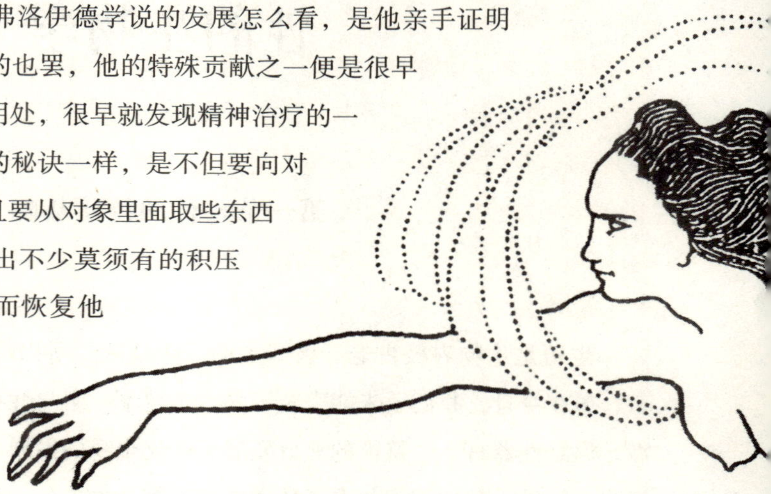

[1] 这种忌讳的态度，在中国要好些。中国以前固然也说不上什么性的教育，但父之与子，母之与女，多少总有些根据经验的告诫的话；女儿在月经初来的时候与将近出阁的时候，做母亲的总要留一番心，说几句话。

[2] 马歇尔著有《生殖的生理学》一书，是这方面的一本名著。

[3] 这一类的主意中国人也喜欢出，一个人患早熟癫或俗语所谓桃花痴，一般的亲戚朋友总以为结了婚会好，就乱出主意，劝他家里让他结婚，结果十有九个是非徒无益，而又害之。

[4] 西洋医师遇到这种症候，认为性交合也许可以治疗，就叫病者去寻觅这种机会，所以作者才有这一番很负道德责任的议论。

[5] 详见弗氏所著《精神分析论导论演讲集》。

第二章

性的生物学

第一节 性的物质基础

生殖是生物界极古老、极基本的一个功能，所以行此功能的机构也是非常复杂，虽在今日，我们还未能完全了解。生殖不一定与性有关，性亦不一定与生殖有涉，但是性器官与性特征的充分发展，好比全身的发展一样，是建筑在配子或生殖细胞——男子的精细胞与女子的卵细胞的健全之上的；所谓健全，指的不止是双方生殖细胞本身，而是包括受精作用后产生的合子或胚胎与后来胚胎的全程发育而言。性是什么？就是最高的性研究的权威也轻易不敢下一个定义，但我们不妨解释一下。性的决定是和细胞里的所谓染色体有关的。在生殖腺里尚未分化的生殖细胞中，染色体早就有它足以断定性别的组织。细胞在静止的状态中，所谓染色体还不成其为体，而是细胞核里的一部分的成分，就叫做染色质；到了细胞分裂的时候，染色质才凝聚成若干条形或棍状的物体，而自动地排成一种阵势，这才是染色体。染色体的数目因物种而有不同，但在同一物种之中，这数目是不变的。人类实在都属于一种，所以不论黄种人、白种人或黑种人，也不论男女，这数目是一律的。[1]不过男女之间有一对染色体是不一样的，这一对，在女的方面，细胞学者叫做XX，而男的一方则叫做XY，而其中的Y比较短小，可以分辨出来，这就是性别的关键所在了。这不单是人类男女之所由区别，也是一切哺乳动物的牝牡相异的原因（其在鸟类，则雌雄之分适得其反，即雌为XY而雄为XX，或别称为WZ与ZZ）。这里所讲的是一般身体细胞与未成熟的生殖细胞的情形，但生殖细胞一到成熟而分裂的时候，又有些新花样出来了。它们实行减数分裂，分裂的结果，两个子细胞或配子各得每对染色体中的一条，至于得哪一条，就完全是碰巧的事了。因此，雌性动物经过复杂的步骤生成的雌配子或卵细胞只有一种，即凡属卵细胞皆含有X染色体，而雄性动物经由类似的过程生成的雄配子或精细胞则有两种，一种含X，一种含Y。当性结合而发生受精作用的时候，假如含有X的精细胞与卵细胞遇合，则两X相偶，成为坤道之女；假如含有Y的精细胞与卵细胞遇合，则成为乾道之男。男女的性别就是这样决定的。这里也是男女的性别一生发育的起点。〔经过埃文斯（Evans）与斯威齐（Swezy）二氏详尽的研究，已经把这个问题廓清了。〕按照现在大家公认的孟德尔氏遗传法则，性别的决定和发育往往有各种各样的变异现象，由于本书的范围有限，我无法在此作过细的叙述。有关孟德尔式遗传过程的知识，最初是由研究低级的生物取得的，而在人类方面的这些遗传过程则表现出更多也更复杂的变异。

总之，性是在成胎之顷便决定了的。可见社会上想在胎期内影响性别的种种方法，全都是无的放矢，我们搁过不提。[2]不过，男女之间的鸿沟也不是画得极清楚的。我们得假定男性中可以有几分女，或女性中有几分男，这几分到底表现不表现或表现到什么程度，就要看情形而定了。遗传家葛吕（Crew）说得很对："在每一个受精卵里，不论其性染色体的组织是XX或XY，总具备一些发育推动力的物质基础，这种基础和发育推动力是多端的，有的要推动这个个体向男性的型式分化，有的要推动向女性的型式分化。"[3]

要说性染色体而外的这方面的知识，我们就得叙到所谓内分泌腺的作用了。腺学的发展还是本世纪以内的事，它和性心理学的关系是非常密切的。

打头我们就可以说性也是腺的组合所决定的，即许多内分泌腺之和所决定的。接着我们要说的一点可以说已经是确定的：在腺组合之中，假如睾丸真能处于一个中心的地位，而腺组合的活动受它领导的话，这个人是不成问题的一个男子，否则，假如处于中心与领导地位的是卵巢，这人便成为女子了。这样的男女各有其正常的第一性征与健全的性器官的发展。到性发育成熟的时候，一切应有的第二性征以至于第三性征也就发展得很完备。所谓第一性征包括性器官的根本不同在内，是

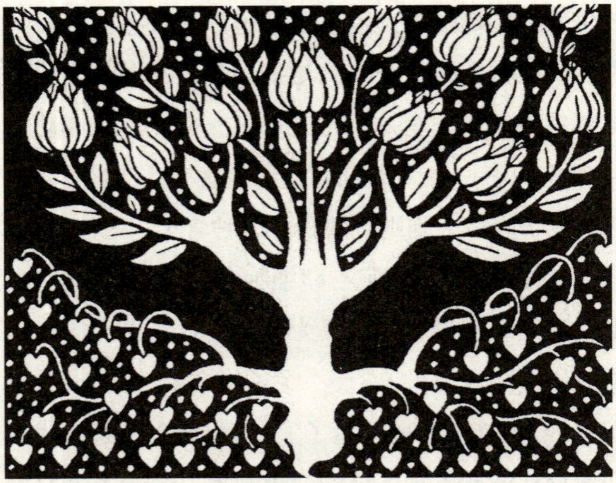

最容易辨别的；第二性征，如男子之有须，女子之喉音尖锐等，也是一望而知的；至若第三性征就不容易指认了，我们必须把两性的特点做一番统计研究，才看得清楚。各级性征都可以有很大的变异。性腺与第二性征可以向间性（介乎男女之间的雌雄间性）的方向移动，其移动得特别多的，可以在身体方面或精神方面，变得像一个异性的人，甚或两方面都像。

我们现在相信的这些特征，大都可以追溯到腺的作用上。腺有分泌，这种分泌又叫做“荷尔蒙”（hormone），是一种有激发功用的化学信使。内分泌腺并没有通到外方的管子，分泌物或荷尔蒙是直接由血液输送到身体各部的。性特征的成就是由于荷尔蒙的刺激或抑制作用，而此种特征的变异便也由于荷尔蒙太多或太少、或输送的不正常而来。不但性特征如此，就是一般的体格、性情、兴趣也是一样的受荷尔蒙的支配，充其极，原来是男性的，可以弄到像一个女子，或适得其反。一种荷尔蒙的功用失常，也可以牵动其他各种的荷尔蒙。各个内分泌腺本是一个和谐与平衡的系统，到此这和谐与平衡就不能维持了。这方面的研究近来很多，也是各国都有，新的事实与新的观点是不断地在那里出现。最近的一些发现里，特别注意到脑下垂体腺（pituitary）的前叶，认为它的荷尔蒙有特殊的激发力量，肾上腺（adrenal）的重要也比以前显著了。而性腺如睾丸与卵巢，相形之下，反比以前见得寻常起来。这也许是对的，贝尔（Blair Bell）早就主张过，卵巢或睾丸的地位和脑下垂体腺、甲状腺（thyroid）等的地位没有什么高下，“大家全都是一条锁链里的一些环节，这条锁链就是一个系统，不妨叫做性殖系统（gametal system）”。[4] 睾丸所分泌的荷尔蒙，叫做“雄激素”（proviron），是对于男性第二性征的发挥有特别责任的，这一点是已经确定的了。卵巢所分泌的荷尔蒙有两种，一叫“雌激素”（oestrin），一叫“孕激素”（progestin），这两种荷尔蒙的功用现在还不大清楚。这方面的知识离系统化的程度还早，不过从事于性心理学的人，对于目前正在进行中的许多生理的与生物化学的研究工作，至少也应当晓得一点，这种研究的结果是一天比一天多，只要翻看各种医学和生物化学的刊物，就可以知其梗概了。

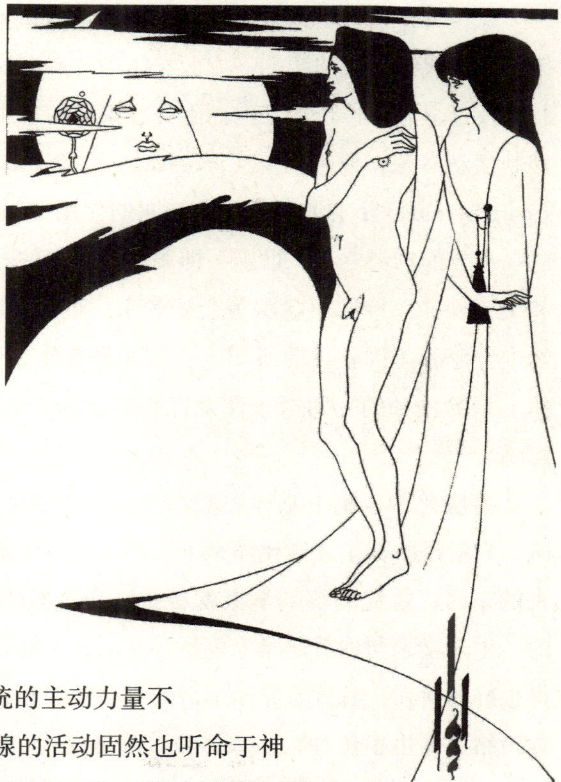

我们对于这些新的发展固然无法也无须从详讨论，不过有一点我们不能不了解，就是一种生理上的变迁，在以前认为是神经系统所主持发动的，现在我们应当认为是内分泌系统所主持发动的了，至少我们认为是内分泌腺系统的主动力量不在神经系统之下。有时候，内分泌腺的活动固然也听命于神经系统，但有时候，也与神经系统很不相干，甚至于神经系统与神经中枢的活动反而受内分泌的化学的节制。

要是我们接受勃朗（Langdon Brown）的见解[5]，我们不妨说，内分泌腺是低级动物种种化学机构的器官化与系统化的精品；当初低级动物之所以适应环境，就靠这些机构。这样说来，它们的历史就在神经系统的发展之前了。内分泌腺的由来甚远，有一个很有趣的证明，就是各种分泌或荷尔蒙所从出的器官都是一些进化史上很古老的甚至是退化的结构，例如脑下垂体腺与松果腺（pineal）。同时，我们也应当记住，内分泌的来历虽古，其激发或抑制的力量而产生的特点却是一些富有人性的特点。这一点，在几年以前，鲍尔克（Bolk）早就特别地提出来过；并且，在人类学家基思（Keith）的眼光里，人类中种族的分化与构成也未尝不由于内分泌的作用。后来神经系统逐渐发展，以至于占到各系统的上峰，它就和这些早就存在的化学机构发生联系，尤其是它那管辖脏腑一带的最下级的部分，即所谓交感系统（sympathetic system）和副交感系统（para-sympathetic system）。交感系统，大体上是和代谢作用的谢的一方面与生理的兴奋活动有关，所以就和脑下垂体腺、甲状腺及肾上腺有连带关系；而副交感系统的功用既和代谢作用的代的方面与生理的抑制活动有关，便和胰腺（pancreas）发生了联系，同时，间接地也和副甲状旁腺（parathyroid）发生了联系。代与谢的作用是对峙的、颉颃的，而生命的节奏就树立在双方的均势之上。性腺，即睾丸或卵巢的分泌，则和代的作用一方面有关，即和交感神经系统及甲状腺等交相刺激。至于松果腺和胸腺（thymus），虽不是真正的内分泌腺（因就目前所知，它们并没有什么分泌），对于整个腺系统的作用，大体上是另一种的，即对于性发育有抑制的影响，而对于身体的发育，则有促进的影响。

各腺之中，脑下垂体腺实在是一个主脑，有人说过，假定腺组合是一个音乐队，它就是队长了。这比喻是不错的，这一个像一粒豆而和脑部用一根小茎连接起来的东西，古代的解剖学家就看做一个雏形的脑。如今想来，这看法是不算太错的。生理学家与内分泌学家库欣（Harvey Cushing）说得好:“在这里，在一个隐蔽得很好的所在，就藏着原始生活的唯一的源泉，原始生活之所以能饮，能食，能发为情绪，能生殖传种，饮水思源，都是它的功劳了；而在这源泉之上，到了人类，又努力加上一层大脑的外皮，使得饮食、情绪与生殖的生活有所节制，而这种努力是多少已经成功的。”这个腺对于性发育的影响，我们现在也比从前明白了，埃文斯和辛普森（Simpson）两家的研究，已经发现腺体以内一部分的细胞对于性发育以及体格的一般长大有因果关系。

甲状腺，有人叫做“功同造化的腺”，也是和生殖机能有紧要关系的。曾经有人一度认为它不但和生殖的造化有关，也是和一切创造的活动有关，包括理智的与艺术的创造在内，实际上这种主张又过了火。它分泌的精华，就叫做甲状腺素（thyroxine），对于一般的营养状态，也有一种渐进的影响（同时，我们应该知道，这种腺素目前已经可以用人工合成）。

肾上腺的肾上腺素（adrenaline）（也可以用人工合成）对于心脏、血管、肝脏、唾腺、大小肠、瞳孔和脾脏都有一种很急遽的影响，肾上腺素的支配虽广，但在分泌的时候，是受神经系统的严密控制的，有一位研究家图尔纳德（Tournade）在这

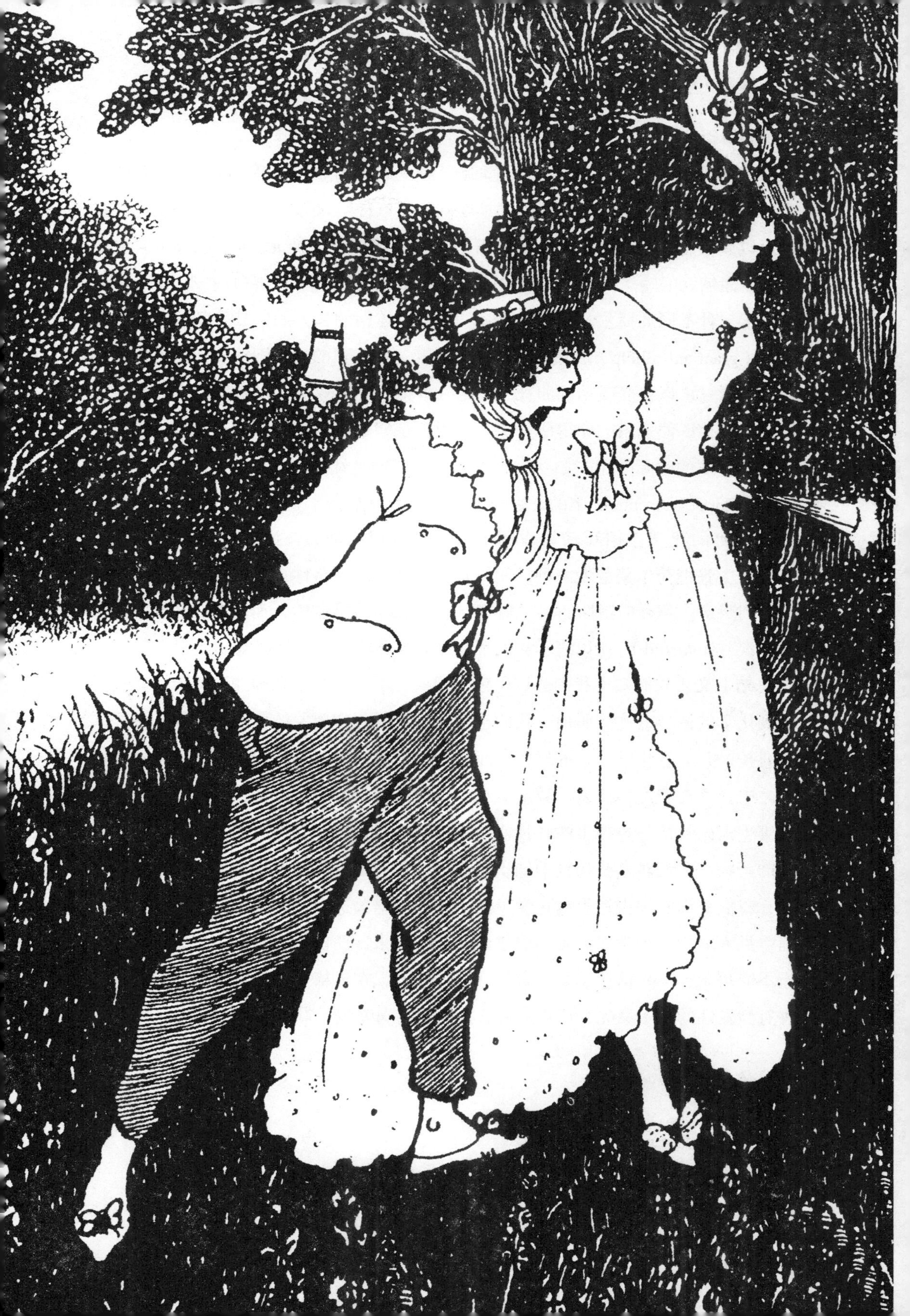

方面研究得很清楚。

各内分泌腺之间也自有其相互的影响。把甲状腺割除的结果，脑下垂体腺就会畸形地长大，反过来，脑下垂体腺的早期割除可以使甲状腺的发展中途停止。甲状腺也可以刺激肾上腺，肾上腺则刺激肝脏，使它将储藏的糖元（glycogen）向血液中输送，而糖元的输送又促进胰腺中胰岛素（insulin）的分泌。脑下垂体腺的前叶，似乎产生三种不同的荷尔蒙或分泌物：一是促进体格的长大的；二是刺激卵巢，促使卵胞（graafian follicle）成熟，而产生雌激素，而此素的功用则在使子宫内部发生变迁，好叫它可以接受受精的卵；至于第三种荷尔蒙的效用，则在使子宫内部作进一步的调整，以便受精的卵得所安宅。雌激素是卵巢所分泌的一种荷尔蒙，它对生殖机能有特殊的实际效用，妇女小解中有了它，便是怀孕的一个明证，佐德克-阿希海姆（Zondek-Aschheim）的妊娠测验便以此为根据。

内分泌的化学作用和药物作用很有密切近似的地方。沙比-谢弗（Sharpey-Schafer）主张把荷尔蒙分做两种，而给它们两个不同的名称，有激发性的叫"荷尔蒙"或刺激素，而有抑制性的叫"刹笼"（chalone）或抑制素，而两者合起来叫"自动收发素"（autacoid），所以表示它们都是身体自己产生的近乎药物的质素。[6]

总结上文，我们知道我们分析生理的现象，不但要归结到神经的调节，并且要推溯到化学的调节，才能明白。我们也知道精神或心理现象的背面，不但有神经系统的衬托，并且有化学机构的衬托，而后者似乎尤其重要。我们又得以了解在我们身体之中，存在着许多质素，数量虽小，而种类甚多，力量极大，例如各种的荷尔蒙、维生素以及从外界得来的各种血清物质与疫苗之类，总结起来都可以叫做生物化学的药物。我们对这些药物的知识越进步，它们的意义越见得重大。但事实虽然如此，我们却没有理由把生物化学里的名词或术语输进到心理学的领域里来。我们以前看见人家把组织学里的术语引进到心理学里来，而认为它是一个错误，这错误我们不应再犯，一种情绪总是一种情绪，初不问，在体格方面所以促成它的，还是一种有激发性的荷尔蒙呢，还是一种有抑制性的刹笼呢。[7]

第二节　性冲动的性质

我们现在可以从性发育的纯粹生理方面转到心理或精神方面了。

在精神或心理方面，我们到现在还没有什么大家公认的一番理论。在西洋，很老的一个通俗的看法是把性冲动很简单地看做一种排便似的需要的表示，和大小解一样，并且一样有周期的性质。那当然是一个不正确而且容易引起误解的看法。一则男子的精液并不是垃圾一般的东西，非得清除不可，再则在女子方面，不但没有什么东西可排，并且根本没有像要排便似的欲望。更冠冕的一套理论是把性冲动解释为一种"生殖的本能"。不过，严格讲来，这样一种本能是不存在的，并且，就性别已经分化的生物而论，也是不需要的。实际上所需要而已足够的，只是一个动作的冲动，叫两性彼此可以接近和接触，而使受精作用不落空罢了。只要这一点有着落，子女的生育保抱，就有父母慈爱的冲动做保障。总之，生殖的本能是毋庸假设的。

近时讲本能论最有力的是心理学家麦图格教授（McDougall），他那本《社会心理学引论》也最风行一时。不过说也奇怪，在这样一本比较有规模的书里，除了提到"生殖的本能"而外，对于性冲动竟完全没有过问；一直要到这书的第八版里，我们才找到附加的一章，叫《性的本能》。在这一章里，著者对"性本能"下了如下的一个定义："性是复杂的、先天就组织成的、身心两方面都有关系的一种倾向，包括三个部分，一是识的；二是感的；三是动的。从神经的功能与结构方面看，一就属于传入神经或感觉神经；二属于神经中枢；三属于传出神经或运动神经。"麦氏又指出，在知觉的一面，我们有一种内在的倾向去感知与不断地辨别种种事物，同时这种感知与辨别也正是种族的安全所必需，不由我们不做适当的反应，换言之，我们自有一种能力来辨别异性，而一经辨别，一套适当的反应就如影随形似的连接而来，终于达到性交合的最后目的。

麦氏的定义，连他自己也说，实际上是适用于一切本能的，初不限于性的本能；同时他对一般的本能又有一个定义说："本能是一些内在的特殊的心理上的倾向，凡属同一物种的个体所共有而必有的。"总之，这一类笼统的说法，对于两性所由接近以至于所由结合的过程，并不能有所发明，并不能增进我们对于这过程的了解。

心理学界很早就有一个废止本能的概念的趋势，对于这趋势我是赞成了好久的；固然，到如今舍不得它的人还是不少，例如麦图格、毕埃隆（Piéron）和许多别的心理学者。也许本能这个名词就根本要不得。一则这名词的来历就不很高明，这是鲍恩（Bohn）以前就说过的，再则它并没有一个大家可以公认的意义。当初斯宾塞（Spencer）曾经把它解释为"综合的反射作用"；就普通的用途论，这解释也未尝过不去，但在学术上，则总成一个问题；例如，本能的行动有没有意识作用，在主张用本能这名词的人，就把这问题轻轻搁过，认为无关宏旨。

一般生物学派的心理学者，包括那些没有受过洛布（Jacques Loeb）的机械学派影响的人在内，大抵赞成回复到当初孔狄亚克（Condillac）的主张，就是，放弃本能的名词不用。他们说我们的任务是在把种种自动的心理作用分析清楚，这已经是够困难了，如今要我们在分析的时候，再用上一个意义既很不明白而历史又极为复杂的名词，不是难上加难么？要他们做难上加难的事，他们并没有这义务。就我个人而论，我一向喜欢用"冲动"的名词。这名词的问题比较少，并且，弗洛伊德说过："冲动性原是'本能'的中心要素。"所以我们在下文的讨论里，不预备把性看做一种"本能"，更不预备把它和"生殖的本能"混为一谈；爱说"生殖本能"的人也许用意在使性的现象见得更雅驯些，但这种做法总是浅见一流；同时，把一种冲动的目的讲了出来，并不等于把它的性质分析清楚，何况这目的又是间接的，是可以达到而未必达到的呢？我们的对象只是性冲动与性冲动的分析，不问其他。

性冲动的分析，以前也有不少的人做过，但是到了1897年，冒尔（Moll）的学说问世以后，这种工作才进入一个更高的境界。[8]冒氏认为性冲动中有两个成分：第一部分所以迫使狭义的生殖器官的部分发挥一种功能，在男子就是精液的迸出，这确是可以和膀胱的泌尿功能比较的；第二部分则所以迫使一性的人去和另一性的人发生身体上与精神上的接触。前者冒氏称为"解欲的冲动"（impulse of detumescence），后者为"厮磨的冲动"（impulse of contrectation）。[9]这两个成分都可推源到性腺上去，第一部分是比较初元的，第二部分则比较后来的，但彼此分得清楚，并且也许是各自分立的。正常的完整的性冲动是由于两者的结合。

冒氏的分析是很科学的，也是很精湛的。因此，到现在已经得到很多人的公认。但冒氏之说也有它的困难；例如，解欲之说适用于男子，而不大适用于妇人；同时，部分之说硬把一个囫囵的过程劈而为二，也不免有些牵强。关于后一种的困难，很有几位研究家曾经指出过，例如缪勒（Robert Müeller）与圣保罗（Saint-Paul）。这些及其他的困难又怎样可以免除呢？我在好几年以前就利用了达尔文进化论里最颠扑不破的一部分学说，就是性选择的那一部分，来修正冒氏的说法。[10]假如我们细察一般动物以及未开化的人群的性功能的过程，我们便很容易觉察我们绝不能拿“解欲”做一个起点。欲而需解，则事前必有一个积累的过程。解欲之前，必先“积欲”（tumescence）。在养驯的家畜中间及已有文明的人类中间，积欲是一个很容易发生的过程；在自然状态中，却往往不这样容易。在自然状态中，要把性欲积累起来，在雄性方面，要花上许多活动与炫耀的功夫，而在雌性方面，要费上不少旁观与考虑的时间才行。冒氏所称的厮磨的过程，无论其为身体的或精神的，其效用也无非在增进积欲的程度，所以厮磨的过程不妨说是积欲的过程的一部分。这样一来，性冲动的分析就觉得比较圆满了。

性选择的决定，就发生在积欲的迟缓的过程之中。斯登达尔（Stendhal）所称的恋爱的结晶化，以及种种个别的性的象征，无论其为常态的或变态的，也就在这过程中推演而出。积欲固然在前，但解欲终究是全剧的目的与高潮；解欲是一个解剖学和生理学的过程，而同时，无疑的也处处和心理学发生关系。解欲也是积欲的关键，关键不明，我们对于性冲动的心理分析，还是模糊的，不正确的。

就通常的情形而论，积欲与解欲是衔接得很紧的。积欲好比积薪，解欲好比积薪点着后火焰的上腾，这火焰不是寻常的火焰，而是生命的火焰，一经燃着，生命便可以世世代代地不断传递。这全部过程好像是两节的，而实际还是一贯的，好比平地上打木桩，打桩的那个极有分量的大铁锤，用了大力举起之后，突然放下，正打在桩子的顶上，就把桩子打下好几尺去。积欲的阶段好比大铁锤因蒸汽之力被高高举起的阶段，而解欲的阶段便是它被突然放下的阶段了；直到桩子入地，那积累的力量才完全解放出来，好比把精子推动到目的地才结束解欲的阶段。我们在这里所称的积欲，在文学上或社会学上我们也叫做求爱；一个男子，因性冲动的力量，而向女子接近，就是求爱。在未婚的人，求爱往往是一个很冗长的过程。但我们不要忘记，就在已婚的人，每一度的性交合，也必得经历这两节而一贯的过程，才算正当，才算有效力，对双方才能满足；换言之，在解欲以前，多少得经过一些求爱的手续。

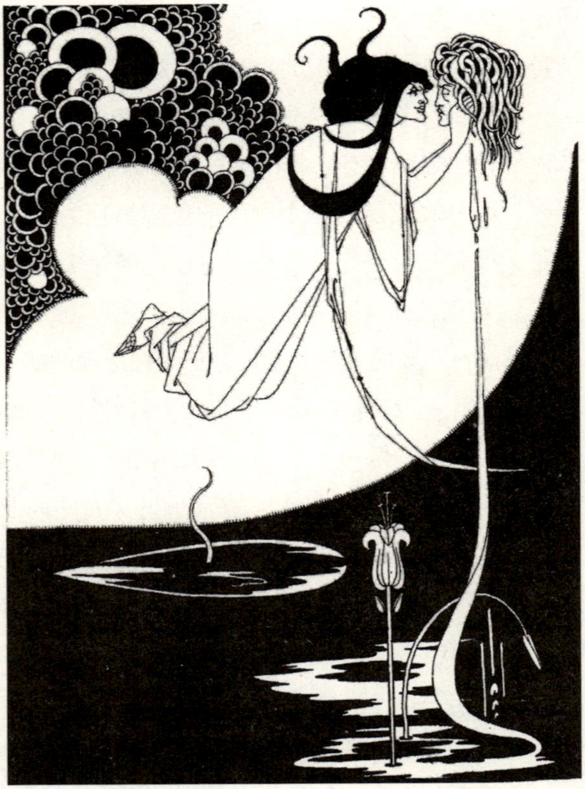

这缩短的求爱手续，虽然缩短，却有它的功用。性交合的关系，天长日久则生厌倦之心，要避免厌倦的心理而增加欲力的积累，这手续是不可少的。缩短的求爱大部分属于触觉方面。触觉与其他知觉所引起的欲力的积累，到达相当程度以后，积欲的现象就由渐而骤地集中到生殖器官上面，终于到达了顶点，而解欲的现象便接踵而来。全部的过程最初原是神经的与精神的居大半，到了积欲的后期与将近解欲之顷，最活跃的器官倒是许多血管。进化史上古老的所谓以皮肤为媒介的性关系，到此还有它的地位：积欲到了后期，全身的血好像是完全向皮肤输送灌注似的，因而造成各部分的所谓充血状态。脸部变红了，同时生殖器官也起着同样的变化。生殖器官的充血，在男子方面，引起阳具的勃起；前人说过，“勃起是阳具的害臊”，虽属比喻，却有至理。不过脸的害臊与生殖器官的害臊有一点不同，在后者，充血的作用是一个确切与特殊的功能，就是在性交合的时候，可以插入异性的生殖器官。因此，阳具中的血管的机构是很特别的一种，是由多量的结缔组织、动静脉管与平滑肌肉纤维错综纠缠而成的，三者综合，叫做勃起性的组织。勃起性组织的勃起可以由神经中枢唤起，也可以由触觉激发。

不但雄性的生殖器官有此特点，雌性的也有。勃起性的组织和积欲过程的充血与膨胀的现象，她是同样具备，不过没有雄性的那般显著罢了。例如在类人猿中间的非洲大猩猩，雌的在性欲被激动的时候，阴蒂和小阴唇所显示的充血现象是一望而知的；到了人类，一则因阴蒂不发达，再则因有新进化的阴阜和大阴唇，充血的现象就几乎看不见，但是视觉所不逮的，触觉还是可以发现，原来这些部分自有其海绵式的弹性，一经充血，这种弹性就增加了。女子阴道的全部，包括子宫在内，事实上都是满布着血管的，所以在性欲发作时，也可以呈高度的充血之象，与阳道的勃起差可相比。

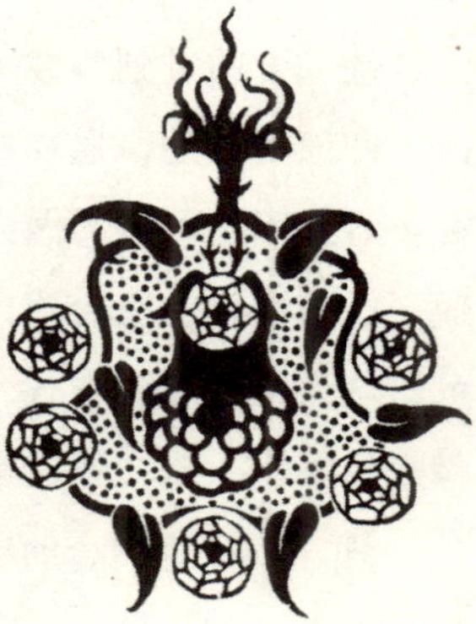

女子阴道发生充血现象的时候，又分泌着一种液体，散布到并浸淫着阴道口的四周。这就是一种无色而无臭的黏液，在平时就有，所以润泽女阴的内外各部。但性欲发作到相当程度的时候，这种黏液就可以比较大量地分泌出来，真可以说是放射出来，此其功用自然在于进一步润泽阴道口，而使阳具于交合时容易进出。在分娩的时候，胎儿要从阴道出来，也就得有此种液体的润滑的功用。这种黏液大部分是从腺里出来的，而腺的地位就在阴道口的里边一点。在积欲的过程中，此种黏液的放射是必有的一部分，也足证积欲是和脑神经中枢有活跃的关系的。同时，黏液的分泌也和情绪的变迁表里呼应；文学书上所说的“春情荡漾”的时候，也就是黏液放射的时候。因此，此种黏液的作用对于将来要讨论的恋爱的艺术有特殊的意义。

男子阳具的勃起与女子阴道的充血都完成以后，性交合的条件就具备了。

到此，假如女子是一个处女，我们还有一个处女膜的问题需略加讨论。在以前，我们对这一块小小的膜是看做异常重要的，一个处女的名节就挂在这块膜上。[11]不过我们现在知道这看法是不对的，至少是不正确的。第一，女子的贞淫并不完全建筑在解剖学之上。第二，处女膜的大小厚薄往往因人而有不同，这种不同是在自然的变异范围以内而不足为奇的。[12]第三，幼年的倾跌或其他意外的损伤，可以很早就把它毁废。（同注[11]）固然，女子的手淫也可以有同样的结果，反过来，也有交合以后，此膜还是不破损的，甚至于在娼妓中间，也还可以找到完整的处女膜。

第一度性交合时，使处女膜破损，是不免引起疼痛与不快之感的。假如此膜特别厚韧，交合也许根本不可能。在这种情形下，就得请医师用些小手术；要不然，女子可以自己用手指的压力，渐进地把它伸张开来，这也是医生的一种指导而已经证明为有效的。在有的文化单纯的民族中间，做母亲的往往很早的替她女儿施行这种不用刀圭的手术，为的是，一则平时可以增进卫生，再则结婚后可以增加性交合的便利。这种习惯，虽出诸文化单纯的民族，我们不能说没有什么道理。

在一切高等动物中间，包括进化史上与人类最近的在内，交合的方式，总是由雄性一方前进到雌性一方的背面。到了人类，正常的方式，是男的前进到女的前面，即面对面的。这在西洋，有人叫做“爱神正看式”（Venus obversa）。这所谓爱神正看式固然可以看做人类特有的交合方式，但其他的方式还多，或为正看式的变通，或与动物的交合式很相近，往往因民族习惯而异，甚至于久已受民族社会的许可，认为最合理的方式，这些都不出通常的变异范围，假若我们一定要把它们当做秽亵与邪僻一流，那就是不对了。

现在要说到交合时节的肌肉动作了。肌肉动作固然有时候也牵动一部分的随意肌肉在内，但大体上是不能随意的；肌肉动作开始之顷，也就是解欲的过程发轫之初。在这时候，除非一个人特别用道学家所谓的操存的功夫，可以说十足有意志的动作是几乎完全搁起的。最后我们达到一个关头，就是射精动作。射精作用是这样来的，阳具与阴道的摩擦引起一种不断的刺激；刺激的反应是精液被灌输到尿道里去，灌输到一个紧张的程度以后，处在脊脑下部的放射中枢以及骨盘部分的神经丛（pelvic plexus）就受到刺激；而此种刺激的反应是使尿道四周的球海绵体肌（bulbo-cavernosus）发生强烈的节律性的收缩作用，逼使精液外射。

性交合的现象，综括起来，可以直接或间接地分成两组：第一组是属于循环系统与呼吸系统的，而第二组则属于肌肉动作的，固然这两组在事实上是分不开的。交合时节的呼吸是浅的、急促的，而且有些断断续续的，这种呼吸会叫血液变紫，即使静脉的血液增多，因而刺激血管运动的中枢，使提高全身的血压，尤其是勃起性组织的血压。所以在解欲的过程中，高血压是最显著的一个特点。据布塞普

（Poussep）的观察，动物当交尾的时候，血管的收缩与松弛的转换是最快不过的，不但脑部如此，全身都是如此。同时，心跳是加多了、加快了；体表的动脉管更见得暴涨，而眼球的结膜或睛衣（conjunctivae）也变红了。腺体的作用在这时候也有全盘加紧的趋势。各种分泌的分量都有很大的增加。汗是特别的多，全部的皮肤的组织无形中都加紧工作，其一部分的表现就是汗流浃背与汗中所夹杂的有臭味的各种分泌，例如腋下的狐臭，大量生成和排出。口腔里唾涎的源头也打动了。在积欲过程的后期，男子方面，像女子一样，而不及女子的多，也有一种黏液从尿道口点滴地流出，这种黏液的来源也是一些小的腺体，叫做利特雷和考珀腺或考氏尿道球腺（glands of Littré and Cowper），都在尿道旁边，而和尿道直通的。以前讲禁欲主义的神学家也知道这种黏液的存在与意义，知道它和精液不是一回事，更知道黏液的流出是心头有淫念的一个证据；这在希腊罗马时代，也已经有人知道；到了后世，反倒有人把它和精液混为一事，这种错误对于神经不大健全的人，可以引起不少无谓的焦虑。同时肾脏的工作乃至全身的各种腺体的分泌也都增加了。

至于第二组动作的部分，实在是解欲过程的重心所在，因为，要是没有它，男子的精细胞即无由推进到子宫以内而与卵细胞接近。交合时的肌肉动作是全身的，也是特别与性作用有关的。这种动作也多少是不能随意的，随意肌肉的活动力量，到此不但不加多，反而减少。这种不随意的肌肉动作散布得很广，也很乱，是显而易见的。解欲的过程中，膀胱会收缩起来，便是一例。男女的膀胱到此都会收缩，但因为情况不同，其表现恰好相反；男子阳具勃起通常总会压迫尿道引起排尿故障，使暂时不能泌尿；但在女子，到此不但增加泌尿的欲望，而且真有不由自主而溲溺的。此外，如全身的发抖，喉咙的收紧，打嚏，放屁，及其他类似的不自主的动作倾向，都是证明。

上文说的是一般的不随意的肌肉动作，不过更要紧的终究是那些与性交合特别有关的动作；这些动作虽一样的不自主，总多少有些意志的成分在内。在解欲过程最初发轫的时候，肌肉动作就可以感觉到，这在男子，是相当的清楚，也是相当的简单的，当时的局势是要逼使精液从精囊（vesiculae seminae）里出来，推进至于尿道，在那里和前列腺液（prostatic fluid）混合以后，再从尿道口喷射到外面。这些都是需要动作的力量的，尤其是末后喷射的一段。至于当时的局势是怎样造成的，其间牵动什么神经，什么肌肉，上文已经叙述过。前列腺液是精液中同样重要的部分，目前姑不细说。

在女子方面，这些特别的肌肉动作比较不易观察到，比较隐晦、复杂，而不易捉摸。在解欲的过程真正开始以前，阴道的四壁也时断时续地有些节律性的收缩动作，好像是对男子阳具在射精时所要发生的动作，加以进一步的刺激而相与先后呼应似的。这种节律性的张弛的动作，也是平时本来有的一种现象，不过到此更变本加厉罢了；别的器官也有，例如膀胱。这种变本加厉的趋势，一到将近解欲之顷，就更进一步来得显著，而当时活动得最有力的是阴道口的括约肌（sphincter cunni）（相当于阳具的球海绵体肌）。

解欲之顷与解欲以后，精液从阴道进入子宫，这其间女子的生殖器官是否有些导引的活动，在从前是一个问题。西洋古代的人以为这种活动是有的。希腊人也曾经把子宫看做一种身体以内的动物；但到了近代，比较精密的观察似乎没有能证实这一点。并且这方面的观察也不容易有；女子子宫有病，请妇科医生观看，因为一时的刺激，以致引起性欲的冲动，甚至于性欲亢进，在这种时候，间或可以观察到一些，但这些是极偶然的，往往不足为凭。到现在为止，所能认为定论的是：在解欲或性欲亢进之顷，子宫似乎变得短些、宽些、软些，它在骨盘里的部位，更下降些，同时子宫口也有些忽开忽闭的活动；（同注[4]）这在女子，和在牝马、母狗及其他曾经观察过的动物都是一致的。

子宫于这些活动之外，同时也放出一种浓厚的黏液来，而这种黏液显而易见是又一种，不是交合前期的清淡的一种，并且这种黏液的流出，女子在交合以后，自己有时也感觉到——这些似乎可以证明，女子的性欲亢进大约就发生在这时候了。（同注[5]）女子的性欲怎样才算解除，专家的意见到如今还不一致，有的以为只要有大量的黏液出来，就是解除了，有的以为总需阴道的四壁，尤其是子宫的颈部（cervix）发生了节律性的张弛动作，才是解除了。我怕这种观察是不对的，黏液可以放出得很多，阴门可以浸淫在黏液之中，并且浸淫了很久很久，往往女子的欲才解；而节律性的张弛动作，也发生得比较早；并且真正到了解欲或性欲亢进之顷，这种张弛的动作和黏液的数量也并不见得增加。一样解欲，一样到达亢进，而男女所表示的静躁，大有不同，足征女子此际在神经上用的功夫要比男子为大。就主观方面说，女子所感觉到的身心上的舒泰，当不在男子之下，但就客观方面而言，这最后的顷刻是比较不容易形容的；有时候，女子和男子一样，一般的肌肉动作多少也呈一种痉挛的状态，但这在男子是一个必然的常态，而在女子则否。（同注[6]）

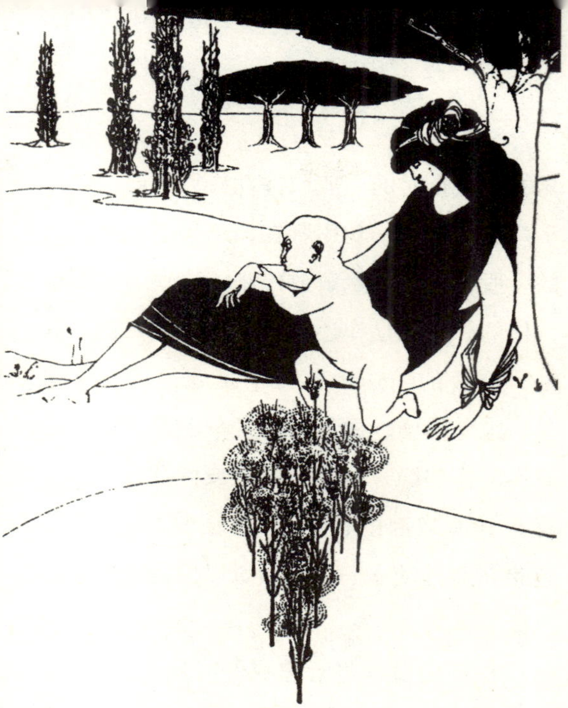

解欲之顷，子宫自有它相当的活动，已如上述，但我们不要因此忘记，在精子方面，也未尝没有它的活动，有的专家相信，精子入女子生殖器官以后，可以保留活力至一星期或一星期以上之久；要是这见解对，那么精子尽有活动的余地了。一星期之说，也许不足以概括全部的精子，其间总很有些夭折的；但精子自能活动，是不成问题的。同时，我们应当知道，即使精子不自活动，再即使男子近门即泄，把它们放射在阴道口以外，它们事实上还有法子到达子宫内部而和卵细胞结合。原来在解欲之顷，不但子宫动，阴道也动，并且至少在有的女子，这种活动有时候不但一直牵涉到阴道口外，并且有一种向心的趋势，即向子宫的趋势，这样，精子即不自动，也同样有被推挽到子宫里去的希望。反过来，阴道在分娩的时候，是有力量可以把胎儿向外推挤而出的；所以有人相信，它也就有向外排挤精液的力量。这种力量应该任何女子都有，尤其是比较在自然状态中的原始民族的女子。此说而信，则自然的避孕方法又可以多添一种了。转回到上文，无论射精的深浅，甚或完全泼在阴门外面，因为精子与阴道双方活动的结果，精子到达子宫的可能性总是不会没有的；即使处女膜不破损，这可能性还是存在。因此，射精射在外面，并不是一个妥当的避孕方法，女子这样怀孕的尽有。假如男子不明此理，那时候一口否认曾和妻子真正交合过，而把妊娠的责任推到或怀疑到另一个男子身上，那就不免引起一桩冤案了。

解欲过程中女子特殊的肌肉动作，虽若复杂隐晦而不易捉摸，有别于比较明显的性兴奋时的一般肌肉动作，然而这种近乎痉挛的动作，功用所在，总是把积蓄已久的一股神经的力量解放出来。这在男女都是一样的。这种动作还有一个特别的目的，就是，精液的输送，在男子是施，在女子是受，施受不同，而目的还是一个。所以无论肌肉动作的隐显明晦，解欲或性欲亢进的过程与其所唤起的快感和满足，根本不能不建筑在此种动作——性领域以内的特殊动作上面。

积欲的过程将近完成的时候，在男子，面部表情往往见得特别的奋发有为，而在女子，则觉得特别的鲜艳可爱，到了解欲的过程一开始，双方的表现就不甚美观了。瞳人是放大了，鼻孔也张开了，唾沫禁不住要流出来，舌尖也不由自主地要来回翻动；这些综合起来，无非表示一种官觉的欲望的满足快要来到，而有迫不及待之势。在有的动物，到这时候，连耳朵都会竖起来，也是同样的道理。同时还有一种自然的倾向，就是说些支离破碎、半吞半吐、没有意义的字眼。瞳人的放大引起怕光的现象，所以进入解欲的过程以后，时常眼睛就会关闭。当性欲发动之初，眼部肌肉的紧张性（tonicity）是有增无减的，专司上睫皮开启的肌肉也收缩了。所以眼球见得特别的大，特别的流动，特别的有光芒；再进一步，肌肉紧张性过分增加以后，就会发生斜眼（strabismus）。

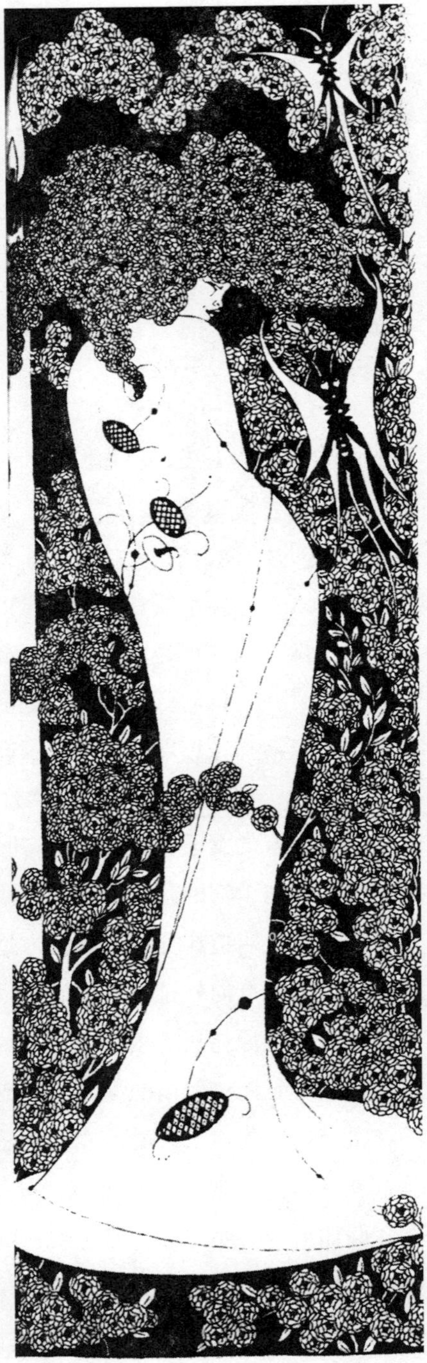

解欲的过程是深入四肢百骸的一种过程，它的震撼的力量有时候可以引起很严重的影响，人类如此，在其他高等动物里，这种影响也有人观察到过。其在人类，男子所受的影响较女子为大，女子解欲的过程来得迟缓，也许这迟缓就是一重保障。所谓严重的影响，最大的是死亡。[13]其次是各式各样的身心的失常，全都是神经、血管、肌肉兴奋过度而精神体力不足以支持的结果。初婚的男子，交合之后，有昏晕的，有呕吐的，也有遗尿或遗矢的。患羊痫的人，一度交合之后，羊痫可以大发。有时候内脏可以破裂出血，有人连脾脏都出过毛病。上了年纪的人，动脉管经不起高度的血压而破裂的也时有所闻，其在脑部的就引起脑溢血，而成中风或半身不遂的病症。老年人娶少妇或宿娼，有时候也足以致死。

不过这些影响终究是些例外。除非一个人的神经特别脆弱，经不起比较有力的刺激，也除非一个人太不自爱，连最寻常的性卫生的规矩都不肯守，这种影响是不会发生的。解欲的过程是一个十分自然的过程，它是生物个体的一种十分亲切的功能，所以就是对于一时不很健康的人，也是不会有什么不良的影响的。要是环境适宜，行之有度，解欲的结果可以说是有利而无害的。[14]对于男子除了消释积欲过程中所蓄聚的紧张的状态而外，除了减低血压与恢复肌肉系统的休息而外，它可以取得一种精神上的满足，一种通体安闲的感觉，一种舒适的懒散的心情，一种心神解放、了无挂碍、万物自得、天地皆春的观感。在这种情形之下，解欲不会产生痛苦，增加疲乏，触动愁绪或引起情绪上的厌恶。其在女子，其影响也正复相似，所不同的是那种懒散的心情比较不容易觉察，除非在短时内，有过不止一度的交合；但是安闲、愉快、解放以及此身得所寄托的感觉，是完全一样的。[15]女子经过一度满足的解欲以后，也往往有如饮酒适如其量后的一种感觉，即相当的醉而不至于迷糊；这种感觉可以维持到好几小时，并且也是没有什么不良影响的。

总之，积欲与解欲不是两个分明的过程，而是一个过程的两个阶段。这是造化的一个不二法门，一壁教生物个体多多地把力量积蓄起来，一壁紧接着，又教它快快地把这力量解放出去，而这解放也不是徒然的，生殖细胞的输送与结合，种族的弈世蝉联，越久而越不替，全都是此种力的解放的结果；即或因受阻而达不到生殖的目的，此种力量的由张而弛，对于个体的身心健康，亦自有其维护与培养的功用。[16]

第三节 所谓发欲带

什么是发欲带（erogenic zone）？这名词先需介绍一下。当积欲的过程中，我们身体有几个区域是特别容易接受性的刺激，即遇有性的刺激时，它们特别有一种敏感。这些区域就叫做发欲带，这带字的用法是和地球上寒带温带的用法差不多的。有几个区域，是凡属健康的寻常人都具备的；不过就个别与特别的情形而言，这种区域还多，我们甚至于可以说，身体的任何部分都可以成为这样一个区域，这种特殊区域的敏感程度当然也因人因时而有不同，大抵有先天根据或幼年习惯的根据的人，此种程度总要深些。生理器官的部分，口与舌，女子的乳头，都可以说是寻常的发欲带。耳、颈、颈的背部、腋、手指、肛门、大腿、男子的乳头，有时也常成为发欲带。[17]

发欲带这观念的历史也可以说一说。它和西洋古代对于"交感"（sympathy）一字的看法有关系。身体的甲部分受刺激，而乙部分发生反应，好像首尾呼应似的，这在当时叫做"交感"。在医学的病理学方面，最先在这方面有所论列的是法人夏尔科（Charcot）。夏氏研究女子歇斯底里式的神经病时，发现身体上有若干特别区域——最初是卵巢所在的区域，后来又推广到其他部分——是和歇斯底里的时发时止有连带关系的，只要在这些部分一按，歇斯底里就可以突发，或可以戛然而止；它就把这些区域笼统地叫做"激发歇斯底里之带"（hysterogenic zone），也可以叫做"发痫带"（epileptogenic zone），因为歇斯底里和羊痫发作的情形是很相似的。但夏氏并没有把这种区域和性的情绪联系起来，到1881年，巴黎医学家尚巴尔（Chambard）发现，在寻常人的皮肤上，尤其是女子，有若干区域，在某种情势下，不断地轻快地抚摸，不但可以唤起春情，并且可以造成性欲的亢进；有时性欲亢进的发生，非有这种抚摸的行为同时做陪衬不可。尚氏以为这种区域差可与"发痫带"相比，而不妨就叫做发欲带，后来费瑞（Féré）也观察到此，更进一步地认为发痫带与发欲带不但差可比拟，简直就是一回事；发欲带的名称到费氏手里也确

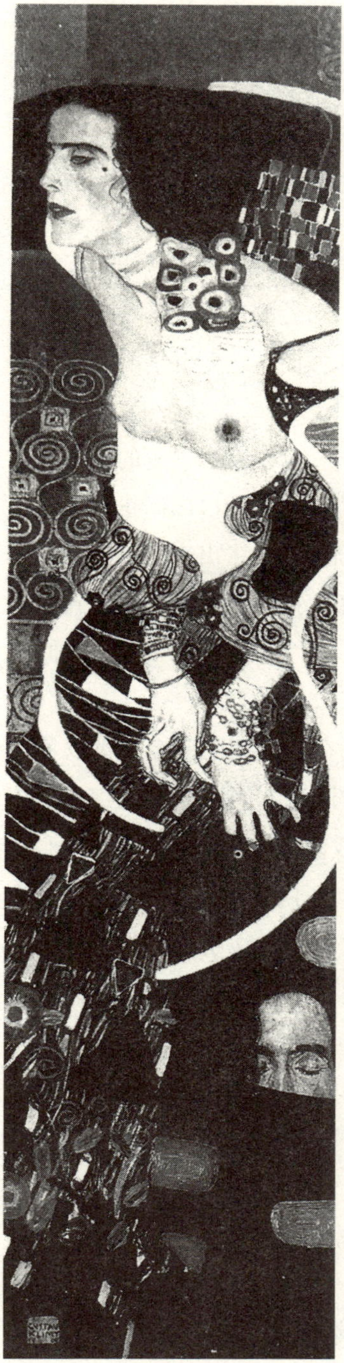

定了，一直用到现在；常态下的发欲带，就等于病态下的发痫带，这是费氏以来已经受人公认的。精神分析学家弗洛伊德，对于发欲带的研究也是极深刻的。弗氏分析“欲”（libido）[18]的发展，认为在第一期里，即自动恋或自我恋的阶段里，性冲动是没有对象的，既无对象，力之所及，只好到发欲带而止，到春机发陈期以后，更真实的性的对象出现了，于是此种力量才向外伸张。在儿童时期曾经供给过性的“前期快感”（fore-pleasure）的发欲带，到此便成进一步的快感的一个阶梯、一种陪衬、一件穿插。[19]

这样看来，我们可以知道，所谓发欲带实在是正当的性生活中一个很正当而重要的部分。要讲求性生活的健全的满足，要教导人家如何可以得到此种满足，发欲带的一部分功能，自不能抹杀的。每一个女子有她的一套发欲带，有的很显著，有的比较隐晦，尚有待于启发；做她的配偶的人，在求爱已到适当的程度而准备结合的时候，就先得探寻此种发欲带的所在，从而加以培植，更从而唤起积欲的过程，作为最后结合的一番自然而应有的准备。

人的先天素质各有不同。圆颅方趾的一般的模式尽管相似，细节目是很不一样的。因为不一样，所以各人性选择与求爱时所依据的因素也就不宜一概而论。不过对于发欲带的探索，我们但需根据触觉的因素，即不难寻获，而是尽人可以适用的。关于触觉的所以为性选择因素之一，详见下文本章第六节。

第四节　求爱的生物学[20]

求爱的现象，要是我们了解得正确的话，也是一个生物学的过程。凡是有两性的区别的动物都有这现象。要是积欲的过程是生理的，求爱的过程便是心理的、行为的，两者实在是一个现象的表里两个方面，其在行为方面，求爱也是所以取得上文第一节中冒尔所称的厮磨的方法。

就低等动物中举一例，雌雄同体的蜒蚰或蛞蝓就有一套细腻的求爱的手续。起初是两条蜒蚰彼此慢慢地追逐，接近以后，便彼此围绕，彼此的口部休止在对方的尾部上；双方都放大量的黏液，最后彼此的生殖器官渐渐地伸张出来，进而相互地纠缠不休，形成许多很美丽的方式，同时还放出珍珠色一般的光来，一直要到积欲完成，才告一段落。[21]这就是蜒蚰的求爱手续了。这一套手续，等而上之，我们一直可以推到文明程度极高的人类。

求爱的现象，在鸟类中是特别的彰明较著，历来在这方面的研究，也以关于鸟类的最为细密，并且所研究的种类也最多最广。鸟的羽毛、鸣声，这种声色的炫耀，或展翅，或翘尾，或趾高气扬的大踏步地游行，或做种种舞蹈的姿势，无非是雄性求爱的一些表现，无非是雄性的一些方法，一方面所以自己做一种交配前的准备；一方面所以刺激雌性对方，使做同样的准备。这在今日文明的人类里，也还可以找到一些相类的例子。据在海牙的一个荷兰人亲口对希尔虚弗尔德（Magnus Hirschfeld）[22]说，当第一次欧洲大战的时候，在荷兰境内驻扎的英国兵就和荷兰女子发生恋爱关系，结果是好几百个荷兰少女变做了母亲；原来英国兵走起路来轻快的步伐是很美观的，不想这种步履竟有很大的魔力，足以颠倒荷兰的少女。[23]

不过这种例子是不很多的。在文明状态中，懒惰、奢侈以及过度的温饱，已经使性欲的发作特别来得容易，积欲的过程特别来得短促，以致求爱的现象变成一种无关宏旨的勾当。话虽如此，求爱还是有它的地位，并且还相当普遍，不过方式上很有变迁罢了。文明人的求爱是改头换面了的，是比较细微而不显露的，并且往往限于一些心理方面的表现。

求爱的现象又和另一种生物现象有连带关系。在动物与未开化的人类中间，尤其是在雌性的一方面，性生活是有时期性或季候性的，而不是常年性的。在开化的人类中间，这种时期性的表现也还可以找到一些，并没有完全消灭。假如没有这种时期性，即两性的性的机构随时随地可以接应外来的刺激，并且接应得很快，那么，求爱的手续可以减到一个最短的程度，而积欲的完成也不呈什么困难了。但事实并不如此。一年之中，大部分的时间里，性冲动是毫无声息的，因此，就有求爱的必要了。求爱可以看做一种精神与行为上的努力，目的是在唤醒静止中的性冲动，再度活跃起来。

大部分的高等动物有它们的繁育的季候，一年一度或两度，即在春季、秋季或春秋两季。有的未开化的民族也有这种季候，世界上有许多分散得很远而很不相干的这种民族，在春季、秋季或春秋两季，都有盛大的欢乐的节气，让青年男女有性交合与结婚的机会。[24]在文明的国家，得胎成孕的频数也有它的时期性，一年中的曲线，大抵春季要高些，有时候秋季也比较高，看来就是这种节气的一些痕迹了。无论如何，这些现象的原因是同一个，不管这原因究竟是什么。这原因究竟是什么，各家的见解到现在还不一致。有的，例如法国社会学家迪开姆（Durkheim），认为这种季候性大半是社会的原因所造成的，好比犯罪与自杀的现象一样；有的，例如盖德肯（Gädeken），以为真正的原因是太阳的化学的光线，这种光线在春天是最有力量的；有的，例如黑克拉夫特（Haycraft），认为和季候的温度有关；有的一面承认春初的暖气的刺激，一面也承认秋末冬初的肃杀之气也未尝不是一种刺激。[25]看来最后一说比较的最为近情。

近年以来的研究，不但发现文明社会的女子有性的季候性，男子也有，而男子此种季候性的发现初和性交无涉。独身与守身如玉的男子夜间不免有遗精的现象，这些有趣的意见便从研究此种现象中推论得来。1888 年，纳尔逊（Julius Nelson）最先提出事实来，证明男子有一个二十八天的性的来复或循环。佩里-科斯特（Perry-Coste）的更精密与更长时期的探讨，也认为男子也有他的月经，并且认为这月不是寻常的月，而是太阴的月，每一来复占二十九天半；同时又说这二十九天半之中，又有两个顶点，即事实上有两个小来复。但这种结论是有人加以辩难过

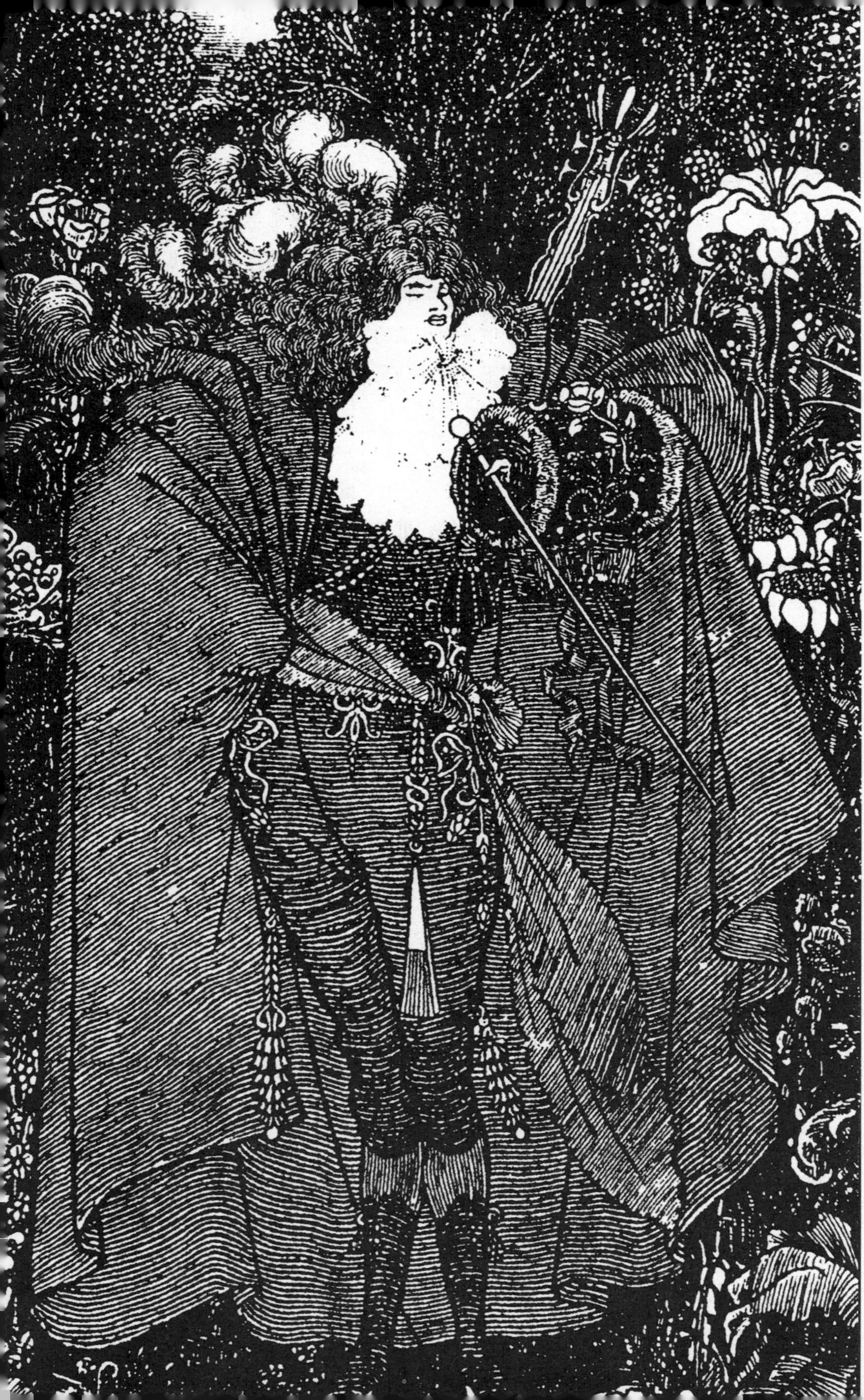

的。到了罗默尔（von Roemer）又把不由自主的遗精和自主的性交中的射精相提并论，他认为交合与射精也未尝没有一个来复；在已婚而性行为比较自由的男子，这是看不出的，但我们若就未婚而需寻觅交合机会的男子来研究，这按月的来复就看得出来了，并且这来复也有两个顶点，和佩里-科斯特所见的大同小异。罗默尔又进一步地观察到这两个顶点有大小，大的在月圆之候，而小的则在新月之时，这一点倒又是和原始民族的经验有些暗合；原始民族狂欢的集会也是和月的团圞有关系的。这些结论虽然有趣，恐怕一时还不能算做定论；怀疑这种结论的人并不少，例如法克斯（Munro Fox）。[26]

还有一种不由自主的性活动的来复，就是一星期一度而以星期日为顶点的，也往往很显著。这种来复大概是由于社会的原因。但是以一年为期的来复是不能用社会的原因来解释的。这一层，我远在 1898 年就提出来过（同注[20]），而三四十年来，也曾再三地加以证实。所有的证据都指着，一年之中，性冲动自然而然的特别活跃的时期确有两个，一在初春，一在秋季，并且往往秋季比春初还要见得活跃。（同注[25]）

至于女子方面有没有这种常年的来复，我们现在还没有很多与很细到的证据。不过，来复或循环的现象毕竟要在女子方面见得最清楚；女子性生活的一个正当的特点就是此种时期性；月经就是最明显的事实。月经的存在，证明在性的时期性方面，女子要比男子为原始得多。关于月经的起源的讨论是很多的。以前有人以为，受潮汐的影响的低等动物总要表示出一些太阴的时期性，但这方面的证据很少。海边的贝壳动物，一般并不受什么月亮的影响。不过苏伊士湾一带的海胆是受影响的；月亮上弦，它们就大些，下弦，它们就小些。它们所以大，就因为一肚子卵的关系，一到月圆，这包卵就散出去了。这种影响虽有，却和四足的走兽总嫌风马牛不相及，并且，就在哺乳类中间，一直要到一部分接近于人的类人猿，才有月经的出现。瑞典的理化学家阿瑞尼乌斯（Arrhenius）提到过，月经的来源可以推溯到空中的电，上文引过的法克斯对这个题目特别有研究，认为电的说法是对的。（同注[26]）他指出，空中的电是有变迁的，而此种变迁亦有其时期性，每二十七天又三分之一天达最高点一次，而这二十七又三分之一天的时光也正是月亮绕地球一周的时光。他在常年人口出生率的曲线里，也找到一个按月的略有波动的节拍。

在类人猿中间，月经虽属初次出现，但它是和更原始的一年一度的来复同时存在的，所以月经尽管一月一次，生产还是只限一年中的某一个时期以内。这在人类也还有一点痕迹。在人以下的高等动物，则一定要到所谓“叫春”（oestrus）[27]的时候，雌性动物才容许性的交合。在人类，女子性欲最强烈的时候大抵是在经期的前后几天；不过，这种性欲是比较分散而不容易确指的，尤其是到了文明大开的人类。但是大多数的专家都承认这一点，例如，德国神经学家克拉夫特-埃平（von Krafft-Ebing）就把女子这种顶点摆在经期的后几天。阿德雷（Otto Adler）则说，性欲的增加，是经前、经后与正在行经中都可以感觉到的。科斯曼（Kossmann）认为女子最需要性交的时候是月经刚过后的几天，甚至于月经快完的几天里。居约（Guyot）说经后的八天是女子性欲最盛的时候。坎贝尔（Harry Campbell）曾经说到伦敦某医院就医的工人，调查他们妻子的性欲的时期性，他发现全数的三分之二中，有的经前欲旺，有的经后欲旺，有的逢经欲旺，有的在三个时期里都旺。即四者必居其一。

到晚近几年，我们更有了些确实的统计材料。女医师戴维斯（Katharine Davis）研究过2000多个女子的性生活，发现她们性欲最热烈的时候，几乎全部是在经行前两天到经行后七天之内，不过她的发现里有一层和以前的专家不同，就是经前热烈比经后热烈者为多（69例对38例）。汉密尔顿医师（G. V. Hamilton）观察过100个知识阶层的女子，发现25人的旺盛期是在月经刚行以后，14人是在刚行以前，21人在刚前刚后，11人在经行中及月经刚行的前后，19人完全没有时期性，其余10人没有说什么。

女子的羞怯也是演化而来的一个现象，它的原始状态在动物中就可以找到，并且是以性的时期性做依据的。性的时期性，加上羞怯的心态，也是求爱的一个主要条件。最初，羞怯可以说是雌性动物的一个拒绝的表示，因为叫春的时节还没有来到。不过叫春的时节来到以后，羞怯的心态还继续存在，到那时，和性冲动的力量结合以后，就成为若接若离、半迎半拒的献媚的态度与行为，到此，雌的对雄的便时而接近，时而逃避，或虽属逃避，而走的路线是一个圆圈。所以羞怯这种心态，起初是拒绝性交的，后来很快地和别的冲动联合以后，就成为一个很复杂的东西。到了人类，它就包括下列的四五种成分：（一）就是上文所说的由于时期不合而拒绝

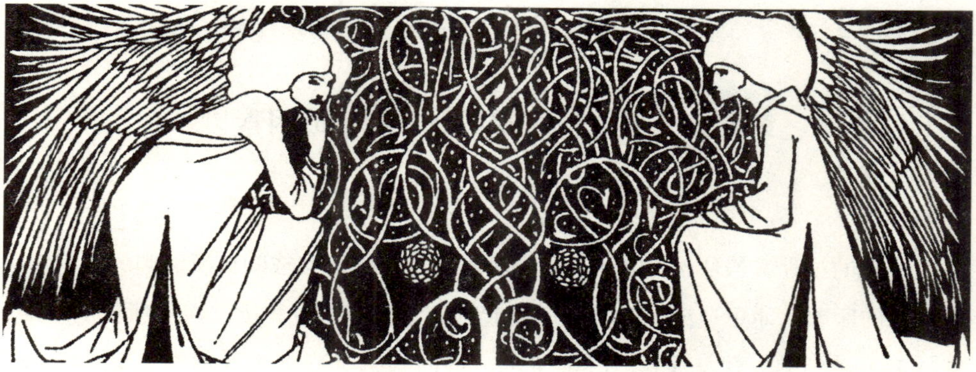

性交的表示。（二）一种生怕引人憎恶的恐惧心理，性器官的地位和排泄器官的出口处最密迩，排泄物是无用的、惹厌的，即在动物，似乎便有这种感觉，此种惹厌的心理后来不免转移到生殖器官上去。（三）原始人认为性的现象是有巫术的影响，是很可怕的，此种恐惧心理促成了种种仪式与礼节的行为，又进而演变为若干维持男女有别的简单的规矩，这种仪节与规矩最后又转过来成为羞怯心态的一种护符。[28]（四）装饰和衣服的发展，一面所以培养羞怯的心态以抑制男子的欲念，一面亦充实献媚的工具，从而进一步刺激男子的欲念。（五）原始民族往往以妇女为男子资产的一部分，这种资产的观念难免不在女子原有的羞怯心态上，加上一重新的约束，认为不但本来如此，也是理该如此。这最后的一种成分也许没有前四种重要，但也时常有人主张把它加入。

无论成分如何，羞怯总是一个很大的动力，初不问一个民族开化的程度如何。羞怯的心态和衣服也不一定有什么分不开的关系。最野蛮的民族有难得穿衣服的，有完全裸体的，但同样怕羞。到了近代，有人提倡裸体主义，如裸体运动、太阳浴运动、很流行一时的德国裸体文明运动（Nackt-kultur）等等，也没有教羞怯的心态受丝毫的损失。不过，在文明社会里，羞怯的表现是分散的，是改换头面了的；我们在仪式里找到它，在男女应对进退之节里找到它；它在原始民族里的那种不可抵抗的魔力是没有了，但羞怯的心态毕竟是求爱的主要条件，时代有今古，这是没有新旧的。要不是因为羞怯，我们就缺少一种迁延与节制的力量，这种力量的缺乏，一方面使男女积欲的过程来得太匆促；一方面使女子不能有从容观察与比较向她求爱的男子的品性的机会，来选择她认为最适当的配偶。[29]

第五节　有选择的求偶与性选择的因素[30]

积欲的过程，若从外面来说，是各种官能的印象直接或间接所引起的。官能接受外来的印象，印象造成刺激，刺激唤起反应，反应就是积欲。冒尔所说的厮磨，实际上不是别的，就是通常一性对于另一性的刺激所造成的身心两方面一切的印象的总和。一个异性的人，最能供给合意的印象的，就是中选的人，这就叫做性选择。

我们用这个“性选择”或“性择”的名词，就牵涉到达尔文的进化论。性择论是达氏进化论的一部分。[31]不过，就达氏原有的说法而言，性择论并没有完全得到学者的公认。第一，我们要特别记住，这种选择很难说是建立在审美观念之上的。求偶之际，所选择的不见得是美，而是强壮与其他显著的特点。第二，在一般的动物界中，性择的效力究竟有多大，也还是一个问题，即在对动物生活有专门研究的人，也认为这问题并没有解决。换言之，这种发乎本能的求偶的方法，究竟有几分力量，一面可以选择一部分的品性，使之遗传到下一代，一面可以淘汰另一部分的品性，使之不再遗传，是很大的一个疑问。近年以来，自从孟德尔的遗传法则流行之后，性择的问题就更见得隐晦不明。不过这问题实在有两个部分，一是有选择的求偶，即对于性对象不能无轩轾取舍，一是此种轩轾取舍，因遗传的道理，而影响到后代族类的品质与品性。成问题的是后一部分；至于前一部分，也是和我们实际上有关系的部分，是比较不成问题的。配偶是有选择的，不过落选的分子是不是根本得不到配偶的机会，因而独处终身，我们还不明白；在高等动物里和未开化的民族里，这种找不到配偶的分子，在数量上似乎是很不足挂齿的。[32]在鸟类中间，求爱是一件十分严重的事，既费精力，又费时间，无疑地表示一种选择的工作。但此种求爱的成功是否影响族类的品性遗传，有如达尔文所假定，还是很难确定的。霍华德（Eliot Howard）是一位很精到的鸟类学专家，在他的《不列颠的莺类》那本巨著里，他虽不完全否认达氏的性择论，但是对于性择的影响究竟有多广，意义究竟有多大，言论之间，是很犹豫的。许多别的鸟类专家也是一样的小心。

到了人类，性选择的影响似乎比较清楚了一些。即远在古代，落选的人要找到配偶而留传他们的品性，事实上恐怕总有几分困难。古代的巴比伦有一个宗教的习惯，就是，凡属女子都要到米立达（Mylitta）的神社那里去操几年淫业。[33]据希腊史家希罗多德（Herodotus）的记载，那些姿色稍差的女子也许要等上三年四年才有男子过问，古代任何民族的婚姻习惯里，无疑地有很多这种现象，即健美者容易得偶，而反是者不免怨旷终身。不过在未开化与半开化的民族里，女子似乎迟早会怀孕（有的观察家说野蛮民族中就是最丑陋的女子也不例外）。所以，就在人类，此种展缓的性择也许可以减少不中选的品性的遗传的机会，但对于族类全般的选择影响毕竟是有限的。[34]

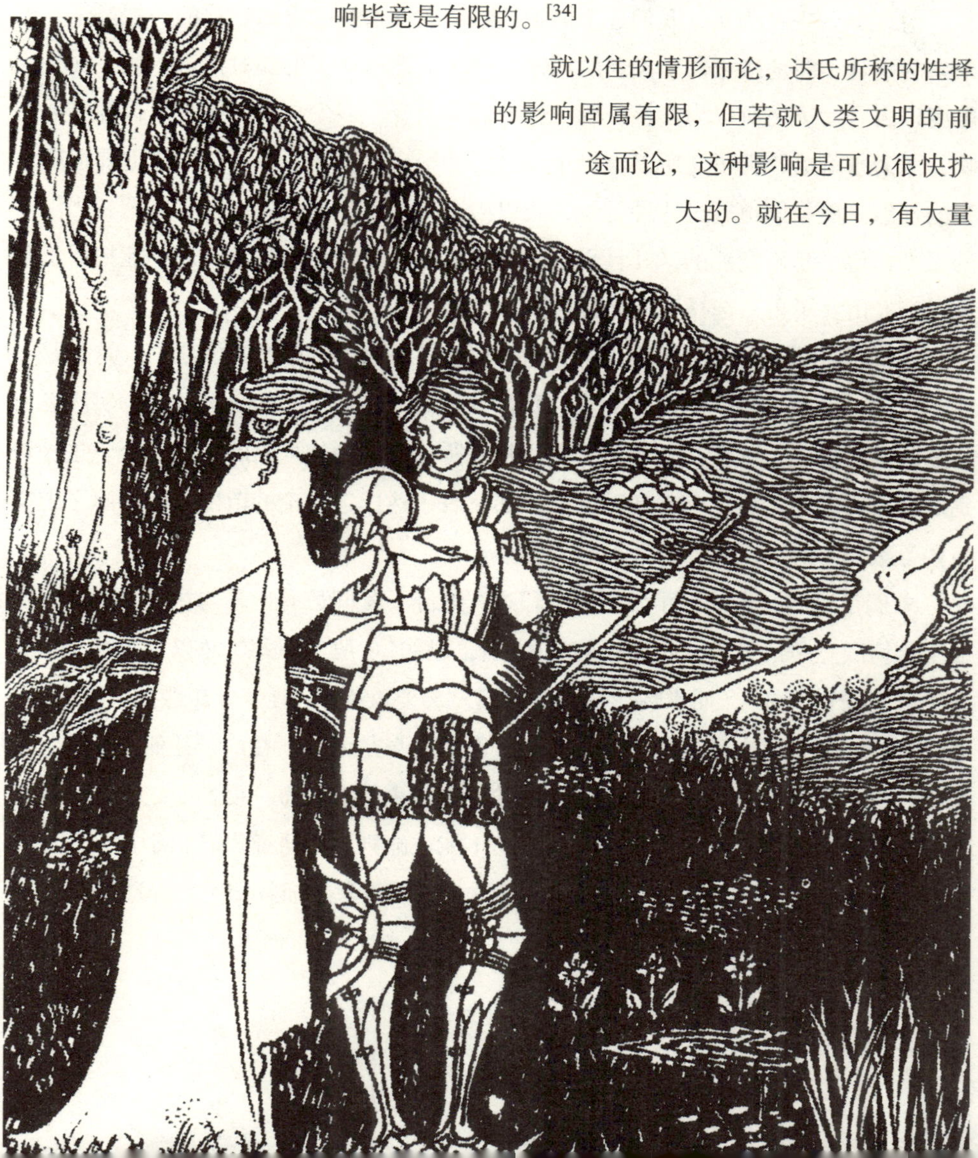

就以往的情形而论，达氏所称的性择的影响固属有限，但若就人类文明的前途而论，这种影响是可以很快扩大的。就在今日，有大量

的男女便终身不偶，其所以不偶的缘故，有很大的一部分是因为没有能力去打动异性的求偶的愿望。假如未来的文明，一面能够教求偶的事脱离种种世俗的计虑，一面更能把求偶的真正健全的选择标准与理想严格地树立起来，那么，性选择真可以成就一番取精用宏的事业，而成为人类进化的一派强有力的导引的力量。黑曼斯（Heymans）说得好："假如男子希望未来的女子要比现在的高大些，感情用事得好一些，他们只需就目前已有的女子中，找高大的与不大感情用事的分子做配偶就是了。[35]这种女子目前何尝没有呢？不过这种自由选择的趋势，一时怕还不容易发展。"那就是因为健全的标准还没有树立起来，而世俗的不相干的计虑还是太多的缘故。

总之，到现在为止，我们还不能把达尔文的性选择论看做造化的一把凿子，把未来的生物不断地凿成许多翻新的花样，同时又把凿坏了的随时抛置一边。在相当限度以内，女子之所以为女孩，或女性型式的演变，多少总要受男子选择标准的影响，而为所陶冶；男子之所以为男子，或男性型式的演变，也不免同样地要适应女子的理想。黑曼斯也有过这种见解，我以为这见解是很正确的。独惜所谓相当限度的限度，似乎是不宽绰的，并且也不容易捉摸；因此，我们到如今还不能把男子看做一个经由女子再三选择后的创造物，看女子亦然。

上文的一番讨论是很必需的；在进而研究性心理学的基本事实之前，这也是一些不可少的准备。我们要了解的是，我们虽袭用"性选择"的名词，我们实际上所注意的只是求偶时一些诀别的功夫和诀别时所依据的各种官能的作用。至于这种诀别的功夫对未来的族类究有何种影响，那就属于达氏进化论的范围，我们除了上文一些旁敲侧击的话以外，暂且存而不论。

求偶是目的，求爱是手段。当手段进行之际，其间虽有比较与抉择，却不一定发生与情敌竞争的行为。自达氏的学说流行以后，一般人不察，总以为自然生活里必须有"物竞天择"，而求偶生活里必须有"男竞女择"，但至少在性择范围以内，这竞争的成分是可有可无的。不过求爱手段的本身是无所不在的，任何人求偶，要用到它；求偶成功以后，要维持性生活的正常与满足，在每一度性交之前，也要用到它；求爱所费的功夫，可以有大小，但不能或缺则一。研究家若霍华德，一面尽管怀疑动物生活中"性择"的功用，一面对于求爱现象的铺叙却是不辞琐碎的。

与求爱及求偶有关的官能是触觉、嗅觉、听觉和视觉。我们似乎没有理由把味觉牵引进来，因为所谓味觉，一大部分还是由通于口腔的后鼻孔所传达的嗅觉。我们还可以进一步地说，我们不引进味觉是有一个很好的理由的；要知味觉是人生另一个大欲——饮食的工具，假若味觉局部也成为男子一大欲的工具，则人生两大欲不免发生夹杂混乱的危险，而男女在求爱之际，兴会所至，也许不走交合的路子，而走吞噬的路子，把求爱的对象变做果腹的对象了。动物中，有时候也有以对偶做食粮的，但毕竟是一些很少的例外，并且总是雌的吞食雄的，而吞食的时候总在交合与受精作用已经成功之后。味觉与求爱很不相干，不但于常态的人如此，即于变态的人亦未尝不如此，这也是应当说明的。

第六节　性择与触觉

触觉是最原始的一个厮磨方式。性交合动作的本身，就是一种厮磨的动作，而其最关紧要的部分便是触觉。在儿童中，挤在一块儿呀，接吻呀，拥抱呀，也是不外乎一些厮磨的活动，用以表示一般的亲爱或含有性的成色的特殊的亲爱。这些活动，对于成年的恋人是同样的有用。

触觉虽与性择有密切关系，但司触觉的官能并不因此而有什么特殊或专化[36]的地方。皮肤是一切知觉官能的基础，而性的知觉又是最古老的各种知觉之一，所以性的知觉，就大体言之，必然是一般触觉的一个变通，而没有什么很特别的所在。触觉既属原始，而所占的面积又广，既散漫，又模糊，所以一经激发，它的情绪的陪衬总是特别浓厚；所以在一切官觉之中，触觉是最缺乏理智的，同时，也是最富有情绪的。触觉既有这些特质，又加上它和积欲与解欲的机构很早很早就发生了拆不开的关系，所以，要找一条路子来唤起性的活动，它是最方便的一条，也是最有力量的一条。

低等动物求爱时，触觉往往是最占上风的一条途径，我们根据上文，对于这一层也是可以想象得知的。虾蟹的求偶就由触觉来决定；对于蜘蛛，触觉往往是主要的求偶的官能。牛、鹿、马、犬等高等动物求爱之际，舐的动作占重要的一部分。纽曼（Neumann）曾经目睹一对象求爱，牡象先用鼻子在牝象的身上往来抚摸，其次，两象并肩而立，彼此的鼻子纠结着，彼此把鼻尖塞在对方的嘴里，人类求爱到达相当程度以后，这种类似的情不自禁的动作也是常有的。有的人，尤其是女子，在没有或一时不能有完全的交合行为之前，这一类的触觉方面的活动已足以供给适当的快感与满足。

女子的情绪生活里，触觉原是一个特别显著的成分，到了她的性生活里，这一层尤其看得清楚。马丁（Lilian Martin）研究大学女生的审美的情绪，观察到基于触觉的情绪比其他的情绪要来得彰明昭著。克拉克（Pearce Clark）叙起一个九岁的患羊癫疯的女孩，说她只喜欢一种人，就是和她皮肤接触时她觉得最舒服的人，又说她把所有认识的人分门别类的时候，是拿在握手或接吻时她所得的感触做标准的。女子当春机发陈[37]的年龄，所表示的性的欲望，大抵不在性的交合，而在接吻或拥抱一类比较纯粹的触觉的行为。塞吉尔（Sadger）说："许许多多青年女子所辉耀的像佛光似的贞操之光是这样的，性器官部分的冲动固然很少或没有，但是在全身的皮肤里，黏液膜里和肌肉系统里，却充塞着强有力的性爱。"这一层，事实上不止春机发陈期的少女如此，就是已婚的女子，已有交合经验的女子，亦莫不如此。换言之，自春机发陈起到将近解欲或性欲亢进之顷止，这种泛滥无归的性爱是始终存在的。[38]十八世纪的一部性爱小说里写道："她尽管竭力地撑拒，挣扎，想摆脱他的两臂的环抱，但一望而知她的目的无非是要把他和她接触的点、面、线，尽量地增加。"女诗人费菲恩（Renée Vivien）说："触的艺术是诡异的、复杂的，它和香的梦境以及音的奇迹站在一个平等的地位。"这句话出自女子之口，尤其是值得我们的注意。触觉对于恋爱的重要，在一般女子的认识里，也是一种良知良能，这又是一点足以证明触觉在性生活里，比起其他知觉来，实在是最太初与原始的。

上文说的都是一些有关常态的话，触觉与性生活的关系也可以有畸形及过敏的发展，此种发展的种类不一，有些情况男女都有，例如各种织物恋或兽毛皮革恋（喜欢抚摸玩弄兽的毛皮、丝绒、绸缎等物）[39]；有些情况女子患者独多。而往往与社会治安有关，例如窃恋。[40]又有一种变态不妨叫做挤恋（frottage），则男子患者独多，至少，其表现的程度在男子为特别显著。患挤恋的男子喜欢在公众场所，和完全不相识的女子拥挤摩擦，以获取性的满足，而发生摩擦处虽以生殖器官的所在部分为主，但并不限于这一部分；不用说，在这种场合下，即在寻求性欲满足的男子也始终是衣冠楚楚的。有许多女子有时在群众中站着（例如在热闹戏园的后排，甚至于在礼拜堂里）忽然感觉到这一类意外惹厌的接触，那就是此辈之所为了。这种变态是可以引起法律以至于法医学的问题的，而有此种变态表现的人也许在别的方面是很正常的人，不但很有身份，并且也是很明白事理的人。

怕痒不妨说是触觉的副产品；它的基础是一些反射作用，在胎儿期内，早就有些发展的。[41]怕痒和性的现象也有密切的关系。比方说，怕痒是积欲的一种游戏，而笑是解欲的一种游戏；假设有性的刺激当前，此种刺激也多少已经引起一些性的欲念，但事实上这欲念是无法满足的，或以不满足为是，于是便用咯吱一笑的方法，来排遣这种欲念（在已有性意识而怕羞的少女往往有此行为）。怕痒虽属积欲的一种游戏，但可以弄假成真，引进到积欲的境界，所以一到成年，即性关系通常开始的年龄，它就渐渐地消灭。成年人不大怕痒，就是这个道理。

不过怕痒的意义是不止一方面的。上文把它看做一种皮肤的羞怯现象，迟早不免消灭，不过是方面之一罢了。怕痒的起源，我们可以确定是和性现象没有关系的，它的基本功用大概与身体的保护有关。鲁滨逊（Louis Robinson）说得很对，在幼小的动物身上，凡属最容易受侵害而最需要保护的地带也就是最怕痒的地带。话虽如此，性器官一隅以及各个发欲带的怕痒，和鲁氏所说的怕痒，是不一样的。性器官和发欲带的皮肤里的神经细胞有一种特别的本领，就是神经学家赫里克（Herrick）所说的它能够把许多连续的刺激积累在一起，积累得越多，那神经中枢的皮层细胞被

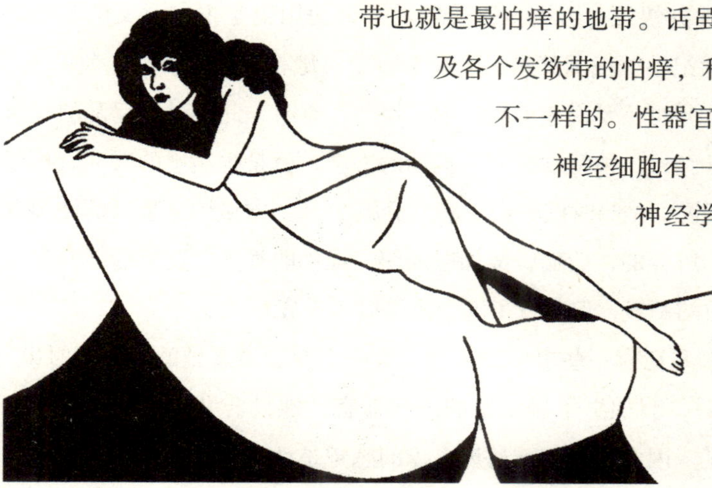

牵涉而积蓄的力量便越大。比方说，山坡上半融解的冰块往山下泻，越泻越多，其势便越锐不可当。这种力的积累也就是我们在上文所已讨论过的积欲的过程，而其终极，即是力的解放，也就是解欲的过程；还拿冰块作比方，就算它一泻万丈，终于轰然一声，打着了山脚下的平地，但一般的皮肤里的触觉细胞则不然。它们接受刺激后的反应不过是肌肉抽动一下，或忍俊不禁地大笑一阵罢了。无论如何，一切性爱的厮磨，尤其是性交合本身，和怕痒是有一个亲切的关系的。哲学家斯宾诺莎（Spinoza）著名的恋爱定义就建筑在这一点上：恋爱是“同时有外缘印象做原因的一种发痒”。（Amor est titillatio quaedam concomitante idea causae externae）高尔斯（Gowers）也说过，性交合的动作归根结底是一个皮肤的反射。

怕痒的地位也是随文明的程度而发生变迁的。在野蛮民族的性爱生活里，怕痒是很有地位的。即在欧洲民族的初期生活里，怕痒也还相当重要。到了近代的文明社会，一部分的青年女子虽或时常用搔痒的方法来觅取性的快感，但大体上这种方法是无关宏旨的。在文明单纯的民族中，往往搔痒就是求爱的表示，并且有时候，搔痒和交合在语言上是一个字。南美洲南端的火地岛的土人便是一例。德国人把女子的阴蒂（clitoris）叫做Kitzler，就是“怕痒之物”的意思，也表示语言上的一种会通。拉丁文里也有类似的例子。拉丁文里的一个词Pruritus释做“痒”，如今在医学的专门名词里还在沿袭通用，但此词也有“贪淫”的意思。近代医学说人体上有若干特别怕痒之点，而这些痒点所在的区域，在幼年和将近停经的年龄，往往可以因自动的搔痒而引起性的快感，可见拉丁文中的一词两用也是很有意义的。斯坦（B. Stein）说，十八世纪中，俄国某皇后有一个奇癖，她在宫里豢养着一批宫女，平日专替她捏脚取痒，同时还要说些淫辞，唱些艳曲；有时，此种过度淫乱的生活引起了疲乏，还得替她施行一种特别解闷与提神的方法，就是吮咂她的臀部。担任这奇特差使的人，不用说，是当时俄国的一部分贵族女子。[42]俄国某皇后的此种奇癖，是有一个生理学的解释的，费瑞曾经加以证明，搔痒的举动，适当的话，是一种可以提神而增加活力的刺激，但若过了度，便可以叫人疲乏。

怕痒与性感觉的关系还有一些事实的证明。有一个女子讲起她的性经验时说，在她没有交合的欲念时，假如男子碰到她的生殖器官，她只会发痒，但若欲念起时，痒的感觉便消释了。因此，我们不妨说，痒的感觉是性的感觉的一个替代，而性的感觉是痒的感觉的一个变相。怕痒的现象，原先好比一个把门的卫队，是为拒绝外来的接触的，但后来面目一换，变做一个前哨的先驱，为欢迎与招致外来的接触。

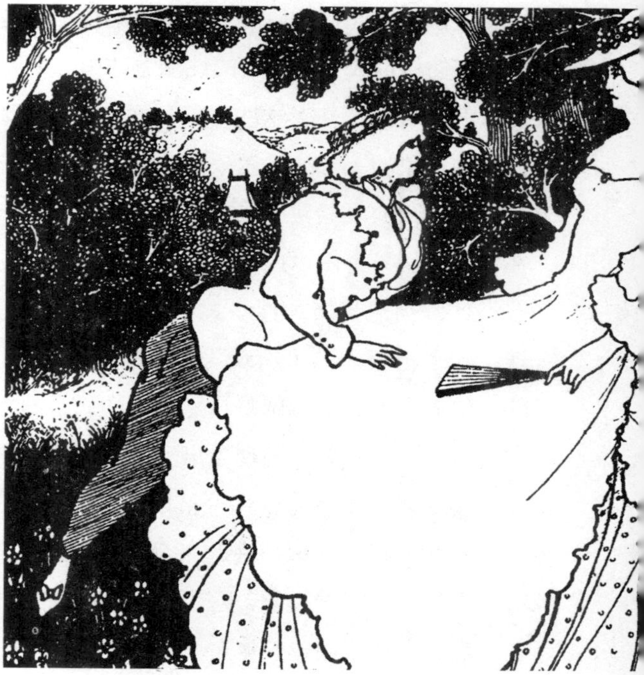

皮肤与性生活有亲切的关系，怕痒的现象而外，还可以从皮脂腺的行为里看出来。皮脂腺是毛发腺退化而成的。人类的祖先是全身有毛的，皮脂腺便是体毛蜕落后的遗留。当春机发陈的年龄或性系统发生障碍的时候，皮脂腺有恢复生毛的倾向，但其结果不是毛发，而是大量的粉刺；女子到停经以后，皮脂腺也真有生毛或须髭的。[43]

所以不但皮肤和性系统有密切的关系，连毛发以及毛发的变态也是如此。萨布罗（Sabouraud）发现女子若患局部的秃顶或斑秃（alopecia areata），率以春机发陈的年龄及五十岁光景为多；但在男子便没有这种年龄上的限制。又如女子因病将卵巢割除，以致月经中途止绝，也往往会引起毛发的大量脱落；妊娠期内月经暂停，有时候也会发生同样的现象。

性交合大体上是一种特殊的皮肤反射，固然有如上述，但是在一般的皮肤触觉和此种特殊的反射之间，还有许多第二级的性触觉的中心，这些中心的所在地域，我们以前已经介绍过，就是若干发欲带。

这些第二级的中心有一个共同之点，就是都和身体上的出入口有关系，也就是都安排在皮肤和黏液膜衔接的地方。这些地方的触觉，经过长期的进化以后，是特别的灵敏，特别的细腻。就大体言之，这种人身上的边疆地带和异性的同样的或类似的边疆地带发生接触之后，假如环境适宜，便可以唤起积欲的过程，以至于产生强烈的性的刺激。此种地带的彼此接触，或直接和性器官接触所引起的反射，可以说和性器官彼此接触后所引起的反射完全相像，其所发动的神经的力量也是一般无二。它们所以成为第二级的性触觉的中心，原因就在此了。

我们必须记住，这些现象，这些出入口地带的接触，都基本上算正常的。有人把这种现象的一部分看做孽邪或淫秽一流，那是不对的。无论如何，假如这种接触是用作积欲的一些帮助，一些手段，而自身不成目的的话，我们总应当把它们看做在正常的变异范围以内，而不是变态或病态。从审美的立场看，可能不堪入目，但这类评判当然另属一回事。不过我们也得注意，美的标准往往因性的情绪而有变迁；一个不相干的人所认为不美的许多东西，一个在恋爱状态中的人却以为是美的；他的恋爱的情绪越是热烈，他的通常的审美标准越容易起变化。我们要不从性的观点说话，全部性的现象事实上可以说是很不美的；除了积欲过程的初期的活动而外，其余全部都说不上一个美字。

利用发欲带而取得性的兴奋，不能算不正常，还有一个简单的理由，就是，在人类以外的许多动物里，这也是一个很普通的现象。总之，假如此种兴奋的目的不止在促进积欲，而也在取得解欲，即上文所已说过的不止是手段，而也是目的，那就不免有几分放僻邪侈了。不过这种放僻邪侈也还在疑似之间，自避孕的方法流行以来，许多人往往改变他们性交的方式，或运用一些特殊的避孕的技术，假如这些不能算做邪僻一流，则此种以手段为目的的性行为也还不能看做过分的超乎理法之外。

接吻便是此种性行为的一例。嘴唇是人体上的一大边疆地带，是皮肤与黏膜毗连的一个口子，是有极锐敏的触觉作用的。在许多方面它很可以和阴门或阴道口相比，并且有一点比阴门还见得灵活，就是，它还有一个神经更要锐敏的舌头做它的后盾。所以嘴唇的密切与长时间的接触，在适当而可以招致积欲的环境下，是可以引起很强烈的刺激作用的，其强烈的程度，虽次于性器官直接的接触，在各个发欲带里，总要推它为首屈一指；一样是许多条可以把神经的力量导入性领域的路径，只有它是第一条大路。一般的接吻如此，而所谓斑鸠式的接吻（columbine kiss）尤其如此。在法国南部某一地区所流行的一种接吻，叫做沼泽佬式的接吻（maraichinage）的，也就是斑鸠式接吻的一种[44]；不过在一部分神学家的眼光里，这种接吻是一桩万劫不复的罪孽。接吻与类似接吻的表示，在其他动物中也很多，例如蜗牛和昆虫的以触角相接，鸟类的以喙相交，狗与其他动物在交合时彼此的舐咬。到了人类，接吻有两个成分，一是触觉的，一是嗅觉的，不过触觉比嗅觉的来历更为古远，而在欧洲民族中间，它所占的地位也远在嗅觉之上。不过偏重嗅觉的接吻，实际上比偏重触觉的要分布得广；欧洲或地中海区域而外，大都流行偏重嗅觉的接吻；在蒙古利亚种的各民族中，这种接吻发展得最完全。[45]

接吻虽属积欲的一大手段，还有其他属于触觉的比较次要的手段。异性之间任何其他出入口的接触都是积欲的手段，其效力有时也不在接吻之下；这些手段，其实都属于接吻一流，不过接吻最富有代表性罢了。舐阴（即以舌舐女子的阴部，西文为cunnilinctus，普通误拼为cunnilingus）和咂阳（即以舌咂男子的阳具，西文为fellatio）（[46]及[47]）都可以说属于接吻一类；并且也不能看做违反自然，因为在他种动物和未开化的民族中间，我们同样可以找到这一类的活动。把它们看做厮磨的一些方式与积欲的一些帮衬，它们原是很自然的，并且，在一部分人的经验里，它们正是所以获取性快感的一些无上的条件；至于这种活动的是否合乎审美的标准，那是另一问题了，大概总算不上美吧。不过这一类的活动是可以走入歧途的，假如畸形发展到一个境界，弄得喧宾夺主，取正常的性交合而代之，那就不免受“邪孽”或淫秽一类的讥诮了。

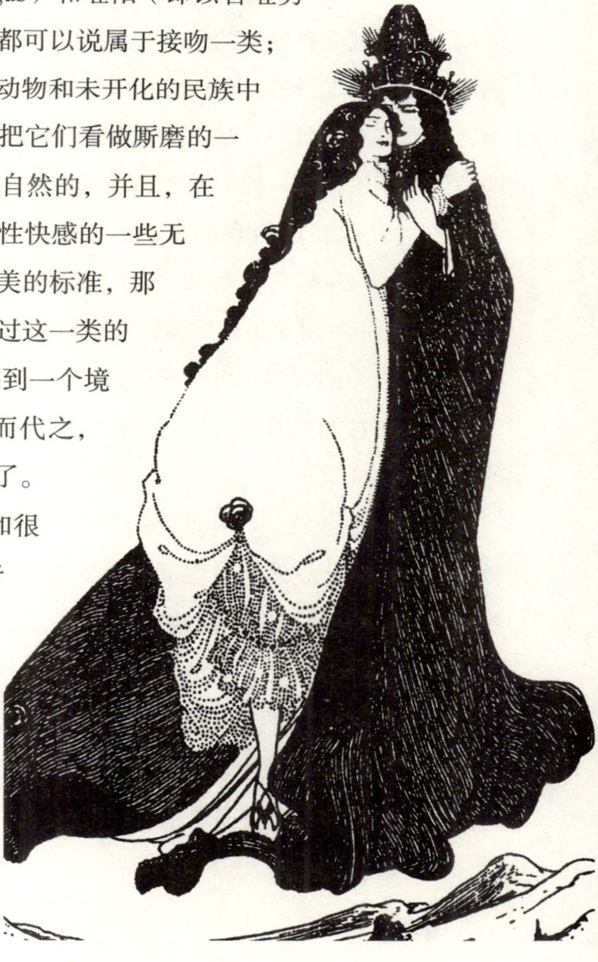

乳头也是一个有出口的边疆地带和很重要的性触觉的中心。这是不足为奇的，因为它根本和子女的养育及种族的繁衍有关，至于它和性的关系还是后来演变的结果。这无疑是一个很重要的关键，婴儿的唇与母亲的乳，两相接触，可以说是一切性接触的滥觞；成年男女唇部的性触觉就从婴儿哺乳时唇部的触觉演进而来。

乳头既然是分泌乳汁的器官，它和性器官的关系是必然很亲切的，婴儿呱呱坠地之顷，便需要乳汁的营养，要不是因为这番亲切的关系，乳头这种得心应手的哺乳的准备便无从而来。乳头的吮咂，在客观方面，可以教子宫起一种反射的收缩作用，在主观方面，它可以教女子感觉到很浓厚的性的情绪。这种主观的影响，以前没有人在学理上发现过，一直要到十九世纪的初年，法国的学者卡巴尼斯（Cabanis）才最先有这种记载；他说，有几个做母亲的曾经告诉他，在婴儿哺乳的时候，确乎会引起这种感觉。[47]这一重很正常的关系是很容易有一个解释的。为维持哺乳动物的种族的生命起见，这种关系也正复万不可少。假如没有这一番快感，做母亲的又何乐而必得负起哺乳的劬劳责任来呢？乳汁的分泌固然可以减少乳腺的涨闷，而引起一种松弛的快感；但这是不够的，于是最现成的方法是拨开性的情绪的源头，而让它来供给更大量的快感；好在这条路子是早就打通了的，在妊娠期内，性器官对于乳腺，早就发生过一番作用，女子在受胎以后，卵巢方面便有特殊的信使（荷尔蒙的一种）派遣到乳腺方面去，为的是叫它准备乳汁。

不过乳腺和性器官的关系虽属十分亲切，这种关系或许不是很特殊的，即乳腺而外，还有其他可以和性器官发生同样关系的器官。库尔迪诺夫斯基（Kurdinovski）用兔子做试验，发现身体上其他出入口的刺激，例如耳朵，也可以引起子宫强力的收缩，再推而广之，也许任何身体外周上的刺激都可以循反射的路径而唤起子宫的收缩。这样一个假定牵扯到皮肤的一般的性触觉以及发欲带的特殊的性触觉的现象。

乳头和性爱的兴趣有重要的关系，还有一件历史的故事可以证明，就是，天主教的神学家对于这题目也曾下过不少的工夫。十八世纪中，这班神学家对于抚摸乳头的罪孽问题，曾经有过一番激烈的论战。一般的教会与宗教法庭的主张是，这种行为是有罪的，但是著名的耶稣会神学家认为，只要一个人没有淫秽的动机，就是抚摸女尼的乳头也不过是一个可赦的罪过。在某一个耶稣会所设立的感化院里，他们更进一步地主张说，若有人否认这种行为根本上可以是无罪的，那人便有离经叛道的危险，并把自己置身于詹森派的叛徒（Jansenist）之列了。[48]

第七节　性择与嗅觉

就动物进化的历史而言，嗅觉和一般的触觉起初是并不分化得很清楚的。嗅觉渐渐地分化而专化出来以后，又添上更后发展的味觉，动物界最后才有了一个化学的知觉官能。在脊椎动物里，嗅觉终于成为一切知觉中发展得最进步的一个；动物能察知远距离的物件，第一要靠它；对于近距离的物件能有一个准确的认识，也靠它；大多数的心理活动要靠它做先导，而这些活动的情绪的冲动还得借重它以达于意识的领域。在爬行类里，好比后来的哺乳类里一样，不但一切涉及性的心理活动大体上与嗅觉有关，就是一切外来的印象，也是大部分要经过嗅觉的官能，换言之，嗅觉所接受的印象，在数量上，要超出其他官觉之上。从嗅觉的刺激里，一个动物不但可以得到相当的性欲的激发，并且此种刺激的力量往往足够抵过其他官觉所特受的刺激而有余。这是不足为奇的，因为我们知道在动物的脑神经里，嗅觉中枢所占的区域原是特别的广大。这方面的专门学者如埃廷格（Edinger）与史密斯（Elliot Smith）早就指给我们看，大脑的皮层起初几乎全部是一个接受嗅觉的中枢与教嗅觉得以影响行为的一个发号施令的机关；同时，我们也知道，嗅觉的印象可以直达大脑的皮层，而并不假道于间脑。总之，嗅觉在心理学上的地位是很特殊的，它可以说是“一切高级的心理作用的种子”，至少，它有一种力量，可以把它们都联系在一起，原始的脊椎动物是住在水里的，在水的环境里，嗅觉的功用是特别大，它几乎控制一个动物的全部的行为，它的意义的远大，自不待言（不过当时的嗅觉和味觉更相近，并且比起其他官觉来也更容易受刺激的影响）。

到了较高等的类人猿及人类，情形却完全变了。嗅觉固然还是普遍保留着，并且还是异常的细致，不过我们难得用到它罢了。无疑地它依然有许多的用处，不过这种用处已退居一个辅助的地位。常有人评论未开化的民族不识香臭，至少对于恶臭的东西，漠不关心而不知回避。这种情形确乎是有的。不过，这种民族也往往很能够识别各式各样的臭味，若说他们的嗅觉一定不如我们，或高出我们之上，倒也都不见得。到了文明社会，各式臭味在人的情绪生活里，当然也始终有它们的地位，尤其是在气候炎热的地方。

不过，无论在实际生活或情绪生活里，也无论在科学的领域或艺术的领域里，就普通的情形而论，嗅觉总是一个辅助的官能。因此学术界对于嗅觉的研究，一向也是异常的冷漠，一直到1888年，荷兰乌得勒支大学（Utrecht）的兹瓦德马格（Zwaardemaker）发明了嗅觉计（olfactometer）和把他的研究工作发表之后，这一部分的学问才算恢复了它应有的地位。[49]过了不多几年，比京布鲁塞尔的黑宁克斯（Heyninx）又做进一步的研究，他想把它安放在一个严格的物理学的基础上，他定出了一个光带似的臭带，把各种臭味，根据它们的波线的长短，安排在上面。照他的看法，臭味之所以能感动嗅官而成为意识的一部分，乃是由于一种分子的颤动的力量，而不是由于化学的力量。同时，别的专家，例如派克（G. H. Parker），则始终以为化学的知觉有别于物理的知觉，例如触觉由于压力，听觉由于声音，视觉由于光的刺激，而嗅觉实在是一个化学的知觉，并且是化学的知觉中最属主要的。化学的知觉由来甚古，可以远溯到当初水栖的时代；主要的嗅觉而外，又包括味觉、包括通入鼻腔的雅各孙器官（organ of Jacobson）的功能和一个共同的化学的知觉，关于嗅觉方面，我们虽有这一类的研究，但可靠的结论到现在还不能算多。

嗅觉从触觉分化而来，所以其传达的知识也多少有几分模糊不清，不过它所牵扯到的情绪作用往往是很浓厚的。因为这种种特点（即虽然模糊，却有它特殊的功能，虽属无用，却与动物的生存十分关切），有许多作家认为一切知觉之中，唯有嗅觉最配叫做想象力的知觉。的确，嗅觉的接受暗示的力量是最强的，它唤起遥远的记忆而加以浓厚的情绪的渲染力也是最丰富的；同时，同样一个官觉，只有它所供给的印象是最容易改变情绪的力度和格调，使和受刺激的人当时的一般的态度相呼应。所以各式香臭之气往往特别容易控制情绪生活或受情绪生活所役使。在文明社会里，原始时代情绪生活所养成的种种对于臭味的联系关系，不免有解体之势，不过，同时嗅觉和想象力的一部分关系却比以前发达了；文明人在嗅觉方面会有什么奇怪的癖性，也就在想象力这一端上表现出来。

香臭的气味对于整个神经系统是一些强有力的刺激，像许多别的刺激一样，适当的话，可以增加活力，过了度或时间太久了，又可以使精神疲乏。因此，医学界很早就发现凡是含有挥发性的油质香料可以用作麻醉药和治痉挛的药；这些香料也可以增强消化作用，促进血液循环，并刺激神经系统，但若分量过重，则功用适得其反。费瑞的试验，一面叫人吸用各种香气，一面用测力计和肌动描记计一类的仪器来测量他们的使劲的大小或疲惫的程度，对于研究嗅觉刺激的各种作用有特别大的贡献。

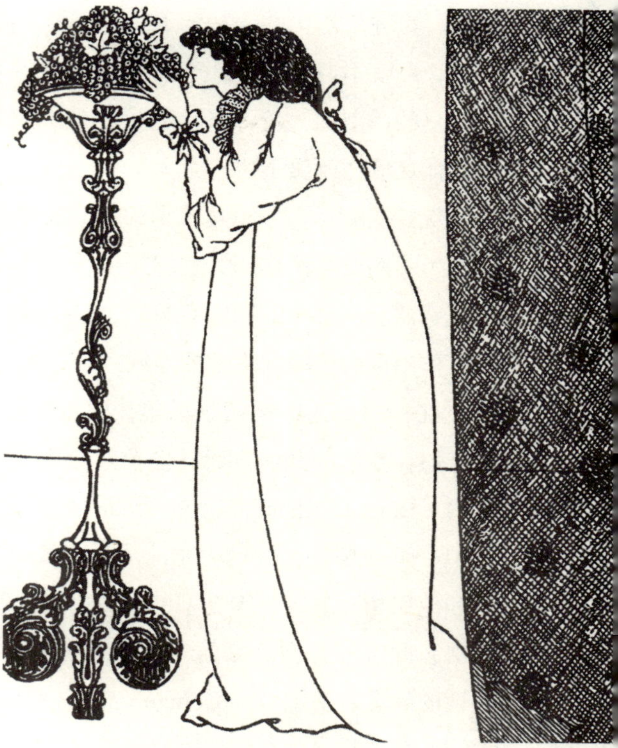

我们现在可以讨论人类性生活与嗅觉的关系了。第一层我们应当注意的是，无论男女，身体上总有几分臭味。这种臭味往往因年龄及族类[50]而有不同。关于因年龄而发生的不同，西洋医学的祖师希腊人希波克拉底（Hippocrates）在二千几百年前就有所认识。就是，凡是和性现象有关系的臭味总要到春机发陈的年龄才取得成熟的种种特点。事实上，婴儿、成年人、老年人各有各的臭味；莫宁（Monin）甚至说[51]，在相当程度以内，我们也许可以根据一个人的臭味，来发现他的年岁。无论男女，从春机发陈期起，中经青年期、成男的初期或成女的初期，都得经过一个体臭的渐进发展的历程，而其臭味的成熟也可以从皮肤上与排泄物里闻得出来，并且这种渐进的发展是和第二性征如毛发与色素等的发展并进的。事实上意国人范托利（Venturi）确乎把体臭归作第二性征的一种。[52]

嗅觉的地位虽重要，但在人类实行性择的时候，真正完全靠嗅觉的力量的却也不很多见。这倒不是因为嗅觉所得的印象不管事，乃是因为叫人起舒服之感的种种体臭力量方面总是不够强，而嗅觉又是过于迟钝，于是嗅觉的地位便不得不退居视觉之后。

话虽如此，许多人的体臭，尤其是体格健全而在性的方面容易叫人爱慕的人的体臭，是并不惹厌的，甚至于闻起来相当舒服。要是这种体臭的来源是一个恋爱的对象，那就不但不惹厌，并且会有很大的引人入胜的魔力。[53]还有一点可以增加此种体臭的诱引的力量，那就是上文说过的许多臭味对神经有兴奋的作用，如今一部分的体臭恰巧就属于这一类。

无论男女，鼻子里司嗅觉的黏液膜和整个生殖器官也有一种亲切的关系，而时常发生一些交感的作用，这一层似乎也是已经相当确定而无可怀疑的。因此，外界对生殖器官所发生的影响有时候也会牵涉到鼻子，而外界对鼻子所发生的刺激通过反射作用也会牵动到生殖的领域。

在一部分人的情绪生活里，嗅觉不平常的占特别超越的地位，这种人为数不多，但在生活的其他方面却也十分正常，而与普通人没有区别。这些少数人，法人比内（Binet）在他研究物恋[54]的时候，就叫做“嗅觉型”。嗅觉型的人，虽不如视觉型、听觉型与精神动力（psycho-motor）型的多而重要，但也自成一型，而很可以和他们相互参较。嗅觉型的人，比起别型或普通的人来，不但特别注意到各式的臭味，并且容易在这方面表示好感或表示恶感。[55]这种人甚至可以从嗅觉方面获得性的满足。基尔南（Kiernan）曾经创制一个“臭恋”（ozolagny）的名词来称呼这种性心理的特点。有许多不能说不寻常的女子会因特殊的臭味的刺激而发生强烈的性欲（并且竟有不假其他的力量而到达亢进程度的）。这类特殊的臭味包括所爱的男子的一般体臭，或此种体臭与烟叶的混合臭味，或各种皮革的臭味；而皮革的臭味，究其极，还不就是皮肤的臭味么？这种女子，有时候想起了所爱男子的体臭，或嗅觉方面突然发生类似此种体臭的幻觉，也会引起积欲以至于亢进的反应。

就是对寻常的人，体臭在性的交际方面也有不少关系。两性之间，或因其臭味相投而接近，或因不相投而疏远，也是常有的事。[56]这种现象有人就叫做“嗅觉现象”（olfactionism）。不过因为人类的嗅觉要比其他的动物迟钝，所以嗅觉的活动，就一般情形而论，总要在求爱的历程已越过初期的境界以后，因此，它的性择的意义也就不如对其他动物的深远。无论如何，嗅觉在人类性择中多少还是有它的地位的，族类的文明程度尽管不同，对于性择的成败利钝，嗅觉自有它的一番影响。这一层可以说是可以确定的，不幸的是这种影响既比较不显著，我们只能有零星与偶然的一些观察罢了。

上文引过的基尔南认为，嗅觉对于文明人类性生活的影响实在是不小的，不过一向的看法不免把它的价值估得太低了些。这见解我以为是对的。不过我们也不必追随耶格（Gustav Jäger）而走上另一个极端，认为人类的性冲动，和别的动物一样，大部分或全部是一件嗅觉的事。[57]

人类和其他的动物还有一点不同，就是，不但嗅觉的性的意义减少了，并且身体上的嗅觉的对象也起了变迁。这对象本来是在下半身或后半身的性的区域的，到了人类便移向上半身来了。视觉的对象，在这一点上也有同样的情形。男女的生殖器官，在异性的眼光里，通常都算不得是很美观的东西，所以非到求爱的功夫相当成熟以后，轻易绝不呈露出来，而实际上可以呈露而有吸引价值的也是上半身的各部分。人类有文明而后，就有将生殖器官深藏禁锢的习惯，吸引的对象所以发生地位上的变动，无疑也和此种习惯有些关系。因此，体臭的性的诱惑，到了人类，就不从胯下出发，而从腋下出发，所谓腋气的就是；此外如皮肤毛发等，当然也有它们的气息，但就普通的情形而言，总以腋下为主要的源泉。就历史与理论说，腋气一类的体臭是应该有积极的性的效力的，但就日常的经验而论，它们的效力也许适得其反，即不但不能诱致异性，并且还会招人厌恶，除非是积欲的过程已经进入相当一阶段以后，不过，这还是就一般的情形说话，对于有的人，就在这一阶段，腋气一类的体臭依然可以引起厌恶而成为性生活的严重障碍。[58]就这一点说，我们对于人体的嗅觉的经验，以为是可以和触觉的经验相比，而不能和视觉的经验相比。嗅觉到了人类，已不再成为理智的好奇心理的第一条孔道，这第一条孔道的地位已经让给视觉了。各种体臭也还有它们的诱引的力量，但大抵只限于情绪想象等方面，而且非在关系极亲切的人中间不办，至于理智方面就更谈不到了。即在情绪与想象等方面，体臭有时候也似乎只有拒人于千里之外的效力，而唤起美国心理学家詹姆斯（James）所谓的“反性的本能”，即与性欲相谬的一种本能。

在动物中间，两性似乎彼此都容易受体臭的影响；要是雄性的方面在生殖器官部分往往有它的臭腺，雌性在交尾的季候里也往往有她的特殊的体臭，而其诱惑的力量也不在雄性之下。到了人类，男女两性对于臭味的一般感受力却并不相等，女子的感受力要比男子的大。德国学者格鲁斯（Groos）告诉我们，就在儿童中间，女童对于香味的兴趣要比男童为强；同时其他学者的研究，尤其是意国的加比尼（Garbini），发现女童不但感受力强，辨别力也大。其在美国，塞耶（Alice Thayer）证明女童的爱恶心理所受臭味的影响，要比男童的大得多。意国马罗（Marro）的调查还要进一步，他对于春机发陈期前后的女子做过一番长时期的观察，终于发现女子一到春机发陈的年龄，在广义的性生活开始的时候，臭味的感受力便会增加，而在其他官觉方面，则不如此。[59]此外，我们不妨再补充一些类似的观察，就是有的女子在怀孕的时候，嗅觉会变得过分的灵敏，女子即使到了晚年，这种超越男子的嗅觉，也还可以维持于不败，这一点瓦希德（Vaschide）的试验可以证明。总之，就大体而论，对于嗅觉的印象，更容易受它的影响而受得更多的，是女子而不是男子，这是范·德·弗尔德和许多妇科专家现在已经公认的。

臭味的种类虽多，来源虽不一，但化学的成分往往很近似或根本相同；因此文明社会里香水香粉一类的化妆品或许也有它们的性的效力，和原始时代体臭的效力正复相同。这种香品的由来似乎很古，布洛克（Iwan Bloch）特别注意到这一点，认为原始的女子很早就知道利用它们；不过她的用意和文明女子的有些不同；文明女子的用意往往在掩盖身体上自然的臭味，而原始女子则在增强她原有的体臭。假使原始的男子对于体臭微薄的女子不免存鄙薄之心，这种女子总得设法来补救她的自然的缺憾，好比近代的女子喜欢在身体的曲线方面，特别地下工夫一样。这种情形倒不是凭空想象的。太平洋中波利尼西亚群岛（即西太平洋上诸岛的总称）的土人（Polynesian）到澳洲悉尼游览，见了白种女子便赶快躲开，说："她们没有女人的味！"[60]看到这种情形，布洛克就替我们找到一个解释，为什么近代以前女子所特别喜欢而采用的香品并不是一些最细腻的、最幽雅的，而是最强烈的、最富于兽性与肉味的，最充满性的含义的，例如麝香、海狸香、麝猫香和龙涎香。在这几种香品里，麝香无疑是最足以代表的，瑞典植物

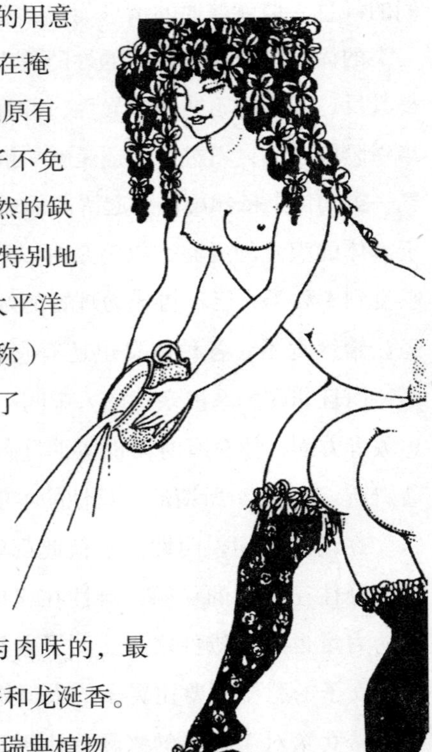

分类学家林耐（Linnaeus）所作的香料的分类里，有豕草香的一组，麝香与龙涎香便是这组的主要分子，若就其性的效力而言，则这组的地位仅仅次于山羊臭的一组[61]；同时，我们应当知道，麝香的气味往往与人体的气味最相近似。[62]

归结上文，我们可以说，嗅觉到了人类确乎是退化了；不过，在我们远祖的生活里，它是性的诱惑的第一条大路。到了人类，甚至于在猿类中间，这种优越的地位已经多少让视觉占了去。此种退化固然是一个事实，但即使在今日，嗅觉依然有相当的力量，叫我们浸淫在各种臭味之中，而演化为种种喜怒哀乐的情境；而就它比较细腻的一部分功能而言，我们不但没有忽略它，并且始终在下些培植的工夫。

第八节　性择与听觉

生物主要的生理功能都是有时期性或周期性的，所以节奏的原则很早就自然而然地深深地印在我们个体的身上。结果是，无论什么外界的事物，凡是足以辅助神经与肌肉的节奏的倾向的，或足以加强或进一步发展此种倾向的，都有一种切实的力量，叫生活更兴奋、更发扬。我们虽不能接受比埃歇（Buecher）和冯德（Wundt）的见解[63]，认为人类的诗歌音乐只有一个来源，就是在我们做有系统的工作时，我们总有一些押着拍子的喉音的陪衬，例如建筑工人打桩时的喊号或搬运工人的“杭育”。我们总得承认，节拍这样东西，无论是简单的呼喊或复杂的音乐，对于肌肉的活动确乎是有强大的兴奋的力量。瑞典语音学家斯珀勃（Sperber）认为性的现象是语言所由发展的主要的源泉。这一层我们倒觉得很有理由可以接受。斯氏的理论是这样的：原始生活里有两种情形，每一种里总是一方面有呼的；另一方面有应的。一是新生的动物在饥饿时呱呱的哭和母亲的应答；二是雄性在性欲发作时的叫唤和雌性的应答。[64]两种局面之中，大概第二种的发展在先，所以说语言大概是渊源于性的现象了。这种一呼一应的发展，大概在脊椎动物进化的初期就有了。

不要说节奏音调，就是一个单个的音符在生理上也可以发生一些刺激的效力；

这是费瑞所已证明得很清楚的。[65]至于音调对于肌肉工作的影响，研究的人不止一家了。不论用测力计来衡量短时期的用劲，或用肌动描记计来衡量长时期用力后的疲乏，音乐上场以后，都可以发生一些兴奋的影响。塔查诺夫（Tarchanoff）的试验[66]是用肌动描记计的，他发现轻快的音乐对于神经敏锐的人，可以暂时抵消疲乏的影响，而弛缓和低调的音乐则适得其反。费瑞的研究发现不协调的音声可以增加疲倦；大部分的高调或长音键是兴奋的，但不是全部的高调，大部分的低调或短音键是抑郁的，但也不是全部的低调。不过假如疲乏的状态已经确立，则低调比高调反而见得更有兴奋的力量。这一层结果是很有趣的。我们研究虐恋的时候[67]，发现在疲乏的状态中，各种痛苦的情绪反而有兴奋的功用；低调的影响大概也是这一类的了。总之，不论细腻的或粗放的肌肉活动，也不论随意肌肉或不随意肌肉的活动，音乐都可以刺激得到。

神经与肌肉系统直接或间接受音乐刺激的时候，循环作用与呼吸作用也有它们的反应。关于音乐对于心脏与肺脏的影响，已经有人做过不少试验，有用人做对象的，也有用其他动物做对象的，最早的一位是俄国的生理学家杜奇尔（Dogiel），他在1880年就发现动物的心脏可以因音乐而增加跳动的力量和跳动的速度。后来的种种研究证明不但心脏受到刺激，循环系统与呼吸系统全部都受影响。即如脑神经部分的血液循环，音乐也可以直接加以刺激；这是意人帕特里齐（Patrizi）所观察到的结果；有一个青年头部受伤，脑壳破落了一大块，因此就成为帕氏的观察的对象。音乐的影响教大量的血液向脑部流注。[68]

由此推之，音乐对腹部的内脏和它们各个的功用也自有它的影响。它也影响到皮肤，可以增加汗流；它可以激发流泪的倾向；它可以唤起解溲的欲望，有时真可以叫人遗尿。在狗的试验里，有人发现听觉的刺激可以增加氧气的消耗和二氧化碳的排泄。在各种不同的动物里，尤其是昆虫及鸟类，音乐也确乎有它的吸引的力量。[69]因为我们知道在性择的时候，两性彼此都能利用自己身上所发出的自然的音声。关于这一点的证据，达尔文在他的性择论里曾有过多方面的调查。[70]斯宾塞则以为鸟类之所以能歌唱，是一种“活力充溢”的表示，而歌唱对于求爱的关系，不过是一个配角罢了。[71]有人根据斯氏的这种见地，来非难达尔文，例如赫德逊（Hudson）。但就目前已有的更多的资料而论，斯氏的见地是站不住的了。无论动

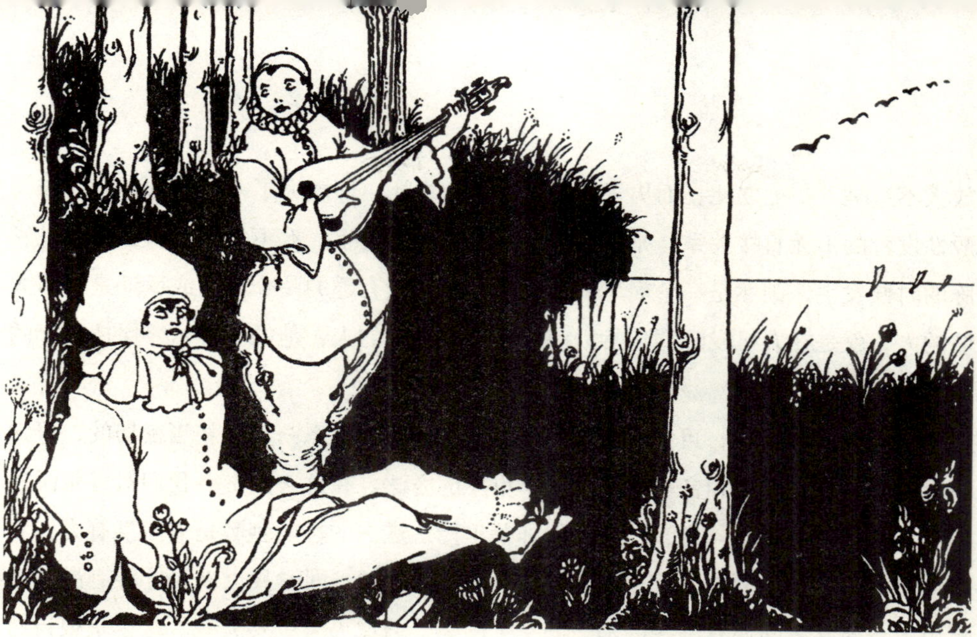

物的音调究竟是怎样来的，一般动物的音声以及鸟类的歌唱，在求爱现象中占很大的一个地位，总是一个已经确定的事实。就普通的情形说，好像总是雄的用它的演奏来引诱雌的，雌性引诱雄性的物类也有，但总属例外，并且我们只能在更低的动物里找到，例如有几种昆虫就是如此。无论演奏者是雌的或雄的，有音调天才的总只限于两性中的一性，即此一端，也足证此种才具是与性择的现象不无关系的了。

许多种哺乳动物的雄性成员都能运用发声的力量，有的平时也用，但在繁育的季节内用得特别多，有的则专在叫春的时候发挥出来。在类人猿中间，喉间的音声实际上是求爱的主要工具，同时也是表示兴奋或惊骇的一个普通的方法。达尔文在他的性择论里，也曾指出这一点。到了人类，大体上也还是如此。并且比起别的官觉来，只有听觉和性择的关系似乎最较正常。[72]费瑞研究人类性冲动的病理多年，认为在听觉方面，我们没有能观察到什么严重的变态现象，至少他在这方面找不到什么细密的观察资料，来证明这种变态的存在。[73]

人类以及和人类有近密的进化关系的高等动物都有一个发育上的特点，那就是，一到春机发陈的年龄，喉头和声带都要经历一番显著的性的分化。这种分化和性选择以及性心理的发展不会没有关系，是不难想象得到的。在这年龄里，在男子方面，喉头和声带都有很快的发展，喉头长大了，声带变厚了，喉音也变得沉着。在女子方面，这种变化也有，但程度较浅薄；在男子方面，则前后的区别很大，简直可以降低一个八度的音程，西洋人通俗把这种变迁叫做“破嗓”。[74]女子喉头的放大不过是五与七之比，而男子的则为五与十之比，即放大了一倍。这种变迁与一般性发育的不无直接关系，是很容易证明的；早不发生，迟不发生，而必在春机发陈的时候发生，固然是一个简单的证明；但比较更有趣的一个证明或反证是：当太监的人，就是在春机发陈的年龄以前睾丸就被割除的人，他的喉音始终保持童年的状态。

根据上文的讨论，可知喉音与音乐和人类性择的关系一定是相当密切的，可知在求爱的时候，喉音和音乐必然是一个重要的方法。在这一点上，我们对冒尔说过的一句话很可以表示同意，就是“从耳朵里传达进去的性的刺激是多而且有力，其多而且有力的程度要在我们平时想象之上”。[75]不过，同时我也以为这种刺激的力量虽大，男女之间还有一些区别，即女子的感受力比男子更要大些。这也是很自然而不待特别解释的。女性的喉音始终保留着童年的喉音的特质，男性的喉音确乎是很属于男性而自成一派；但女性的喉音则不然，女性听了男性喉音，便知道发音的是男性，而男性听了女性的喉音，却不便十分肯定发音的是一个什么属性的人，安知不是一个孩子呢？女性的容易感受性的刺激便从容易辨别男性的喉音中来。这一层，缪勒也曾讨论过。

固然，男子往往能够把童年时期最早的恋爱观念和女子的歌唱或吹弹乐器联想在一起；不过，我们若加以推敲，这种观念，这种一时的“着魔”，只含有浪漫主义与感伤主义的意味，而不是确切的性爱。至于一到成年，男子也往往受到音乐的感动，并且以为这种感动是显然属于性爱的，但事实也不尽如此，这种貌似性感的情绪是两种别的力量所造成的，一是音乐后面必有故事，往往是一个性爱的故事，一面听音乐，一面联想到故事的情节，就觉得音乐也富有性爱的意味了[76]；二是在听的时候，理智方面总像在领会作曲者想把热情从音调里表示出来的一番努力，而此种热情在听者又以为多少有些性的成分在内。实际上这种音乐也许根本不引起什么性感。有人做过这样一个试验，就是在催眠状态下，叫被试验的人听取通常以为最富于性感的音乐（同注[76]），而观察他有无性感的反应，结果是没有。但有人发现第二流作曲家的音乐，尤其是马斯内（Massenet）的，确乎有些性的影响。德国心理学家黑姆荷尔兹（Helmholtz）的见解最为极端，他认为音乐中所表示的对性的饥渴和所表示的对宗教的饥渴实在是一回事；这见解我以为是过火的。

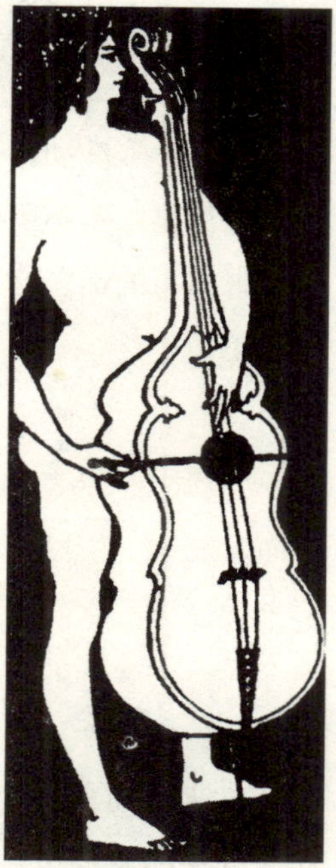

费瑞提起过一个很特别的例子。某医院有一个患急性关节炎的男子，他在病室里只要听见（并非看见）院中掌管被单衬衣的某少女的声音，就觉得有趣，阳具便不由自主地勃起，勃起时却是十分疼痛；要不是因为这疼痛，也许他根本不告诉医生，而费氏也就无从知道了。（同注[73]）不过这种现象似乎是很难得的，至少也是不很显著的，就我个人探讨的结果而言，我总以为只有很少的男子，听到音乐之后，会发生性的感触。

男子之所以不容易在听觉方面引起性感的理由也就是女子之所以容易在这方面引起性感的理由。春机发陈期内生理上的变化教男子的喉音很清楚地成为第二性征的一种；同时，在一般的哺乳类里，也总是雄性的喉音特别响亮，而此种喉音的运用虽以叫春时节为多，却不仅以叫春时节为限——诸如此类的事实都可以让我们推论到一个结果，就是在雌性方面，对于雄性喉音的性的意义，总有一种感受的能力，此种能力有已经显露于外的，也有隐而未显的，但它的存在则一。我们可以作更进一步的推论，即这种感受的能力，到了有文化的人类，便转移到一般的音乐上去，换言之，起初所感受的只是男子的喉音，到此更添上一般的音乐，法小说家龚古尔兄弟（Goncourt）说得好，音乐对于女子是等于“恋爱的弥撒礼”。[77]在女子所写的小说里，我们往往发现作者特别注意到男主角喉音的特色和女主角对它所发生的情绪上的反应；同时，在实际的生活里，女子对于男子的喉音，往往一见倾心，甚至于有虽未谋面，而一聆倾心的。这些事实也是很值得我们注意的。瓦希德与沃尔巴（Vurpas）又告诉我们，音乐对于女子即或不引起什么特殊的与狭义的性影响，至少也可以引起一些生理上的反应，而此种反应又是和性的兴奋十分相像而不易辨别的。大多数身心健全而受过教育的女子，听了音乐以后，总感觉到几分性的刺激，所听的音乐虽不限于一定的一类，而其感受刺激则一。对于神经上有变态的女子，这种刺激不免见得格外有力；而对于已成病态的女子（也是瓦希德与沃尔巴所说的），性交合的时候，必须有音乐的伴奏才能成功。[78]

还有一点值得留意的，就是春机发陈的年龄来到以后，青年人对于音乐及其他艺术总会表示一些特别的爱好。知识阶层的子女，尤其是女的，在这时期里，对于艺术总有一阵冲动，有的只维持几个月，有的维持到一两年。[79]有一家的研究说，六个青年里，差不多有五个在这时候对于音乐的兴趣表现得特别热烈，假如用一条曲线来描写的话，这兴趣的最高点是在十五岁的时候，一过十六岁，也就很快地降落了。

第九节　性择与视觉

在人类演化的过程里，视觉已经渐渐地取其他的官觉而代之，而终于成为我们接受外来印象的第一孔道。视觉的范围最广，几乎是没有限制，它有切实的用途，也有抽象的用途。好几种艺术是用视觉做基础而发挥它们引人入胜的力量；同时，我们饮食营养的功能也多少要靠视觉做帮衬，从性择的立场看，视觉更是一个至高无上的官觉，可见是不足为奇的了。人类狭义的相思病总是为了一个异性的对象生的，但广义的相思总是对于美的东西的一个不断的沉思与渴慕。

美的观念到底怎样来的，是属于美学的一个问题，而与性心理学无干；而即在美学的范围，专家的意见也不很一致。至于性美的标准是怎样来的，是在一般的与更基本的美的法则的影响下发展出来的呢，抑或在我们一般的美的观念之下早就有性的基础呢——我们目前也不预备做什么肯定的答复，就人类与人类的祖先的实际经验而论，美的性成分与性以外的成分是打头就交光互影似的夹杂在一起的。一件从性的观点看属于美丽的东西当然开头就有一种力量，可以打动基本的生理反应的倾向；但一件普通的美丽的东西一定也有这种力量；我们见了美丽的东西总有一番愉快的感触，初不论这件东西是个寻常的事物还是个牵涉到性的事物。换言之，事物尽管有性与非性的区别，而我们的反应总归是一回事。我们讨论嗅觉的时候，不也有过类似的情形么？有的香味有性的影响，有的香味没有，但香味总是香味，就香的感觉说，两者也是分不清楚的。总之，美之一词是内容极丰富的一词，它是许许多多错综交互的印象的一个总和，而这种印象的全部都是由视觉的一条路以达于意识。

假如我们约略调查一下比较不大开化的民族对于女性美的标准，同时又把这些标准和我们自己的比较一番，我们可以发现这些标准往往和文明社会的没有很大的区别；他们认为美的，我们也以为美，至少也是和我们的标准不太冲突。我们甚至可以说，所谓野蛮民族的标准在我们身上所唤起的共鸣比我们欧洲中古时代的祖宗所遗留下来的所能唤起的还要多些。近代的欧洲人可以说是特别讲究审美的，对于美的事物感觉得特别敏锐，但他在所谓野蛮民族的女子身上，依然可以找出美来，即此一端，足证无论文明的程度有多少润色的影响，美与不美大体上毕竟是一件客观的事情。文明落后的民族对于欧洲女子所表示的艳羡有时候比对于本族的女子所表示的还要热烈；这一点更足以坐实这客观的说法。

在一般的生物界也有同样的情形。自然界里人类所认为最美丽的东西全都和性的现象或性的冲动有连带的关系或因果的关系。植物界的花开花落就是例子。动物界的事实更多。英国动物学家普尔顿（Poulton）说："雄鸡的歌声或羽色，一面固然可以打动母鸡的求偶的冲动，但在人看来，也是十有八九认为是最可爱的。"[80]这一类人兽相通的事实，以前很少有人解释过，甚至于很少有人理会过，但看了上文客观的说法，也就觉得不足为奇了。

男性美和女性美的标准里，性的特征很早就成为一个很重要的成分；这是事实上无可避免的。用一个原始人的眼光来看，一个可爱的女子就是性征特别发达的女子，或因人工修饰而特别显著的女子；这样一个女子是最能担当生育与哺乳的任务的。同样，原始女子眼光里的男性美也包括种种刚强的特点，保证他在性的能力上可以做一个健全的配偶，而在一般的体力上，也可以做一个女子的保护者。因此，在所谓野蛮民族里，第一性征往往成为可以艳羡的对象。在许多原始民族的舞蹈里，男子性器官的卖弄有时候是一个很鲜明的节目；原始的舞蹈本来又往往富有性的意义，这一类的卖弄自属在所不禁。不说原始的情形，就在欧洲中古时代，男子的衣饰有时候特别要在性器官的部分加些工夫。在有几个半开化的民族里，女性在生殖器官的部分，如大小阴唇及阴蒂，特别要用人工放大，越放得大，越是令

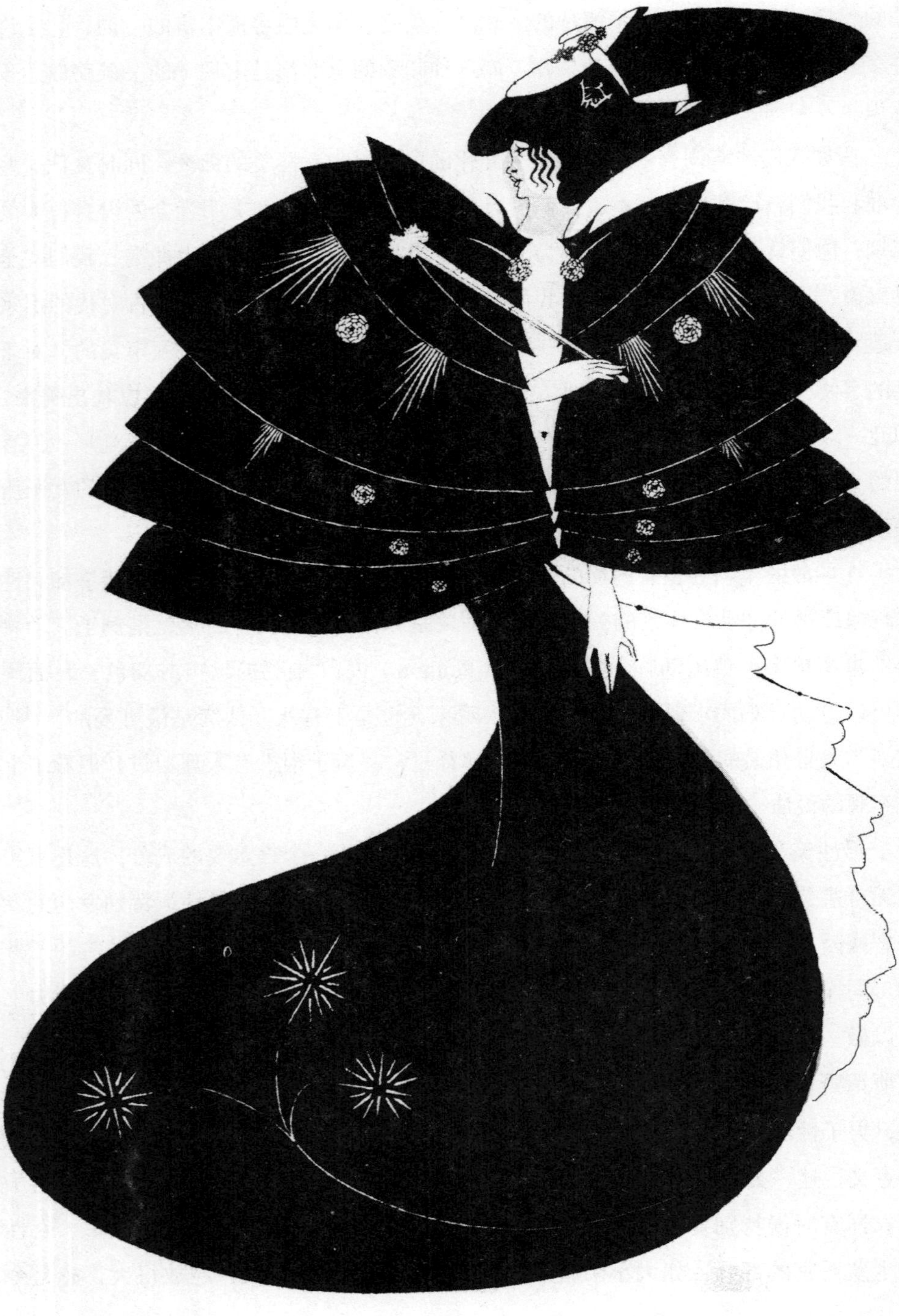

人艳羡。

不过这一类赤裸裸的拿生殖器官来炫耀的现象，一般只限于文明很落后的少数民族。在日本，性爱的图画里往往把两性的性器官画得特别大，只好算是一个例外了。此外引人注意的方法还多，事实上也是要普遍得多：一是在性器官上黥墨，二是加上饰物，三是服装上在这一部分添些特点，用意所在，有时候貌似遮掩，事实上却在引人注意。拿衣服之美来替代身体之美，也是很早就出现的一个原则，并且我们知道，到了文明社会里，更成为一种天经地义的趋势。这趋势发生之后，我们实际上的审美观念和传统的审美观念有时也弄得南辕北辙，彼此完全不能照顾。我们的艺术家眼光短浅，也往往弄得莫名其妙，无所适从；德人斯特拉兹（Stratz）曾经再三地说，他们的造像画，时常根据一些很不健全的活人的模型，而以为天下之美，尽在于此，岂不可笑。[81]

不过原始时代装饰与衣着的主要目的之一，上文已提过，是不在掩盖身体，而在叫人注意，叫人羡慕。同时我们也得承认，装饰以及肢体的人工毁损另外有一个作用，就是，从巫术的立场看，它们可以把原始人所认为有危险性的生理功能隔离起来而加以禁卫。这两种动机大体上是交织在一起的。在草昧初开的时代，性器官便开始成为一种神圣的东西，而性的功能也就从而取得了宗教上的尊严。生殖之事，造化生生不已的大德，原始的人很早就认识，是原始文明所崇拜的最大一个原则，原始人为了表示这崇拜的心理，设为种种象征，其中主要的一个就是生殖器官本身。这样一来，生殖器官就成为比较不可侵犯的东西，要把它特别装点起来，一面既不大可以侵犯，一面要它施行性的诱惑，也就不大可能了。阳具的崇拜可以说是一个普遍的现象，即在文明很高的族类里也可以找到，例如帝国时代的罗马和今日的日本。[82]

除了巫术与宗教的理由而外，性器官之所以不能成为普通的性诱惑的直接刺激物，或始终保持这种地位，也还有别的理由：一是无须，二是不便。即在动物中，性器官极难得有形色美丽而足以打动异性的视觉的；其往往可以打动嗅觉则是另一回事。性器官所在的区域也是特别容易受攻击而需要保护，尤其是到了直立的人类，这种保护的需要又不免和卖弄的动机发生冲突。既不好看，又需保护，是“不便”之说了。不好看的一点，后来另有补偿的办法，就是把前半身和上半身的一些可以施展性的诱惑的要点演变得更鲜明、更可爱。这在低等动物里也早就很普遍地成功了，到了人类，更不待说。这便是“无须”的说法了。

性器官的不美观还有一个解释。它和别的器官不同，因为功能的关系，阳具所以插入阴道，阴道所以接纳阳具，事实上根本不能不保留动物界原始的状态。性的选择与自然选择的修改的力量在这一方面是势必很有限的。因此在情欲的驱策之下，无论性的器官对于异性如何的可爱，要从心平气和的审美的立场看，我们总不容易加以称赞。在艺术的影响之下，我们甚至于不免加以贬薄，因此，在反选择的影响之下，说不定我们的生殖器官已有缩小的趋势；在我们的文明里，艺术家要用一种作品来表示标准的男性美时，他绝不会把勃起的阳具安排进去。女子的性器官也不能算美，但在寻常裸体的姿势之下，比较隐而不现，所以一般的看法总以为女子的体态比男子的自然美丽，而值得鉴赏。一般人口口声声讲曲线美，艺术家造裸体像也多喜欢造女的，这便是一个主要的原因了。假如撇开了这一点显隐的区别，而从严格的审美的立场说话，我们不能不承认男子的体态之美至少不在女子之下。女子体态之美，很容易越过一个顶点而降落下来，男子的却不然。

文明进展以后，最初所以引人注意到性器官的种种方法终于改变了用途，而成为遮掩性器官的工具；我们讨论到此，也就可以搁过不提了。用第二性征来做性的诱惑的种种方法毕竟要普通得多，不但打头在动物界就很流行，就是到了现在，在文明大开的社会里，绝大多数的人口还是在这方面用工夫；在发育健全的人身上，凡属主要的第二性征也确乎是很美观的。我们不妨分别地缕述一下：

欧、亚、非三洲的土著民族大都承认女子肥大的臀部是很美的，这一个第二性征本来是女性型在结构上和男性型分歧得最清楚的一个，也是女性的生殖功能所必需的一个条件。美的东西既受人拥戴，就和性择发生了关系，生殖功能既为种族竞存的前提，就和天择发生了关系；所以这一方面，天择和性择是完全同功的，而其结果是女子臀部的越来越肥大。这种肥大的趋势，过了相当程度以后，是和审美的标准不合的；不过这总是陈义过高的话，若就一般的眼光而论，大臀总比小臀为美。[83]男子的臀部是组织得很紧凑的，和女子的恰好相反。这种大小的相形，加上臀部和活动有连带关系的观感，再加上臀部的健全发展是胎养与母道的基本条件——这些事实并在一起，就使大臀为美的标准越来越牢不可破。同时，我们不要忘记，世界上高级的族类都是有大的臀部的；臀部大，表示骨盆也大，骨盆大，才可以容许大的头颅的通过，而高级族类的头颅也一定是大的。

一部分黑种人很羡慕有的族类的大骨盆，并且进而就自己的骨盆的部分加以后天的培植，而成为所谓“脂肪肿臀的现象”（steatomata of the buttock或steatopygia）；这一部分黑人的骨盆本来最小，有小骨盆的因，才有这种欣羡的心理与人工培植的努力的果，可见不是偶然的了。所谓脂肪肿臀，顾名思义，是由脂肪造成的，女子臀部及大腿上部的皮层下，本来有一片很厚的脂肪，这层脂肪的畸形发展可以成为一种脂肪性的瘤，那就是脂肪肿臀了，真正的脂肪肿臀，现在只有非洲的布什曼（Bushman）与霍登图（Hottentot）两族以及和他们有血缘关系的部落的女子才有。在其他的非洲民族里，骨盆虽小，臀部却也异常发达，唯不到脂肪肿的程度罢了。有时候一个赞美大臀的民族也往往赞美一般身体的肥胖。这也是很自然的，女子的肥胖，假如不太过分，也可以说是一个第二性征，自有其引人的力量。[84]这种对于一般肥胖的爱好也是一部分非洲民族的一个特点。大臀的爱好与对妊娠时大肚子的赞美也有些连带关系，中古时代的欧洲人把怀孕的女子看做女性美的登峰造极。而形诸绘画，便是一例了。

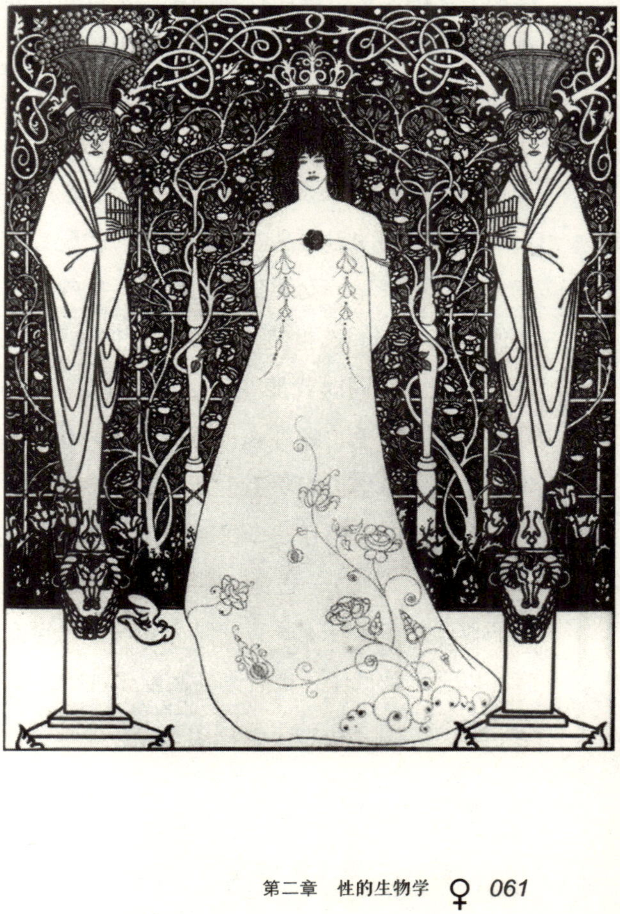

女子的臀部而外，在比较有高级文化的社会里，最能够引人入胜的第二性征，要推女子的乳峰了。在欧洲人中间，乳峰的特别受人重视有一个很简单的证明，就是，社会生活一面严禁肉体的裸露，一面却又容许女子在雍容华贵衣冠楚楚的场合里，多少把乳部暴露于外。反之，在所谓野蛮的族类里，乳部却不大受人注意，有的甚至于认为坟起的乳部是很丑的，而设法把它压下去。这种看法，在近代的欧洲间或也有，而在中古时代的欧洲，还相当流行；中古时代以苗条瘦弱为女性美应有的标准，当然是不欢迎坟起的乳部的，所以当时女子的衣服也趋于逼窄一途，使坟起的变为平坦。[85]不过，到了文明更进的今日，这种看法是没有了；这倒又是和半开化的民族一样，在这种民族中间，乳峰的发展是很自然的。因为看重乳部，同时也注意到肥大的臀部，这一类的民族又用束腰的方法，使两部分变本加厉地突出[86]，古代流传下来的紧身褡便是此种方法之一了。紧身褡的利用在欧洲人中最为普通，在有些时代里几乎普及全部的妇女界，在别的族类里也有。[87]

还有一个显著的第二性征，就是男子的须。它和女子的乳部与臀部不一样，它的发达与否，虽和性的功能不无关系，此种关系却不显明，而不能用作一个指标。因此，我们只能把它当做一个纯粹的性的点缀品，可以和许多雄性动物在头部所生的羽毛互相比较，例如牡马的鬣。须髯的培养是因时代与文明程度而有不同的，但在未开化的民族里，培养的功夫最为精到；这种民族甚至于把个人的须髯认为与人格的神圣有关，不许侵犯。但一到文明社会，须髯的一般价值便渐渐地减少，至于性择的意义便更没有人过问了。在古代的文明里便已经有这种情形。初期的罗马人是很讲究须髯与长发的美观的[88]，但到了后期，风气一变，须髯成为从事学问的人的一种专利的点缀品。只有读书人才配有这种庄严的标识，其他行业的人就没有了。同时在罗马，女子阴毛的拔除，也曾经成为一种时髦的习尚。在希腊人雕塑的女像里，我们固然也找不到阴毛，但这不过是艺术上的一种习惯，显然与实际的生活无干；在同时代的花瓶上的画里，所有的女像是有阴毛的，甚至于在艺妓的裸体像上，阴毛也还存在；特洛伊的海伦（Helen of Troy）是希腊女性美的典型人物，她的画像里也有阴毛，其他就可想而知了。总之，人类对于毛发的估价，因民族而大有不齐，而在一个民族之中，又往往因时代而各异其趣〔关于这一点斯托尔（Stoll）曾经有过一番详细的讨论〕。有时候它的价值极高，在男子，它代表着人格的尊严华贵，在女子，它是美貌的一个至高无上的标识；但有时候它不免遭人厌弃，以至于被截短，被剃光，甚至于被拔净。[89]

这种爱恶无常的主要理由是不难寻找的。全部的毛发系统当然和性的现象有连带的关系，但虽有关系，却又没有什么确定的生物的价值，有之不足为多，无之不足为少。因此，好恶的心理就可以自由地发挥，而形成种种不同的习尚。宗教中的禁欲主义的成分显然是和毛发作对的，在古代的埃及就有这种情形，古尔蒙（Remy de Gourmont）说过一句很能够揣摩政教家的心理的话："人体的不道德必有所寄托，而最大的窝主是毛发的系统。"[90]基督教是富有禁欲主义的色彩的，它当然也不免和毛发作对，所以早年则极力反对须髯的培养，后来又主张阴毛的芟除。就英国而论，即降至维多利亚女王的时代，一般人以为把阴毛在人像画里描绘出来是可以叫人做三日呕的事。总之，毛发的存在在文明社会的眼光里本来是一件不很雅驯而有伤风化的现象，宗教既以维持风教自任，自不免在这方面多用一些工夫了。到了今日，男子刮胡子，女子拔腋毛以至于阴毛，男女双方又就一般的毛发系统，努力设法缩减，相习成风，越流越广，其实还是这种见地的结果。

上文说过，美的标准是多少有客观的根据的，所以不论东西古今，至少就最有知识的一部分人而言，这方面的经验是可以共通的。不过共通的标准并不根本排斥各民族的地方色彩。不同的民族里，或一个民族的不同的时代里，性冲动活动的结果，总有一种倾向，一方面把这个第二性征抬出来；另一方面把那个第二性征压下去，而这种故为轩轾的行为就未必都合乎审美的标准了。

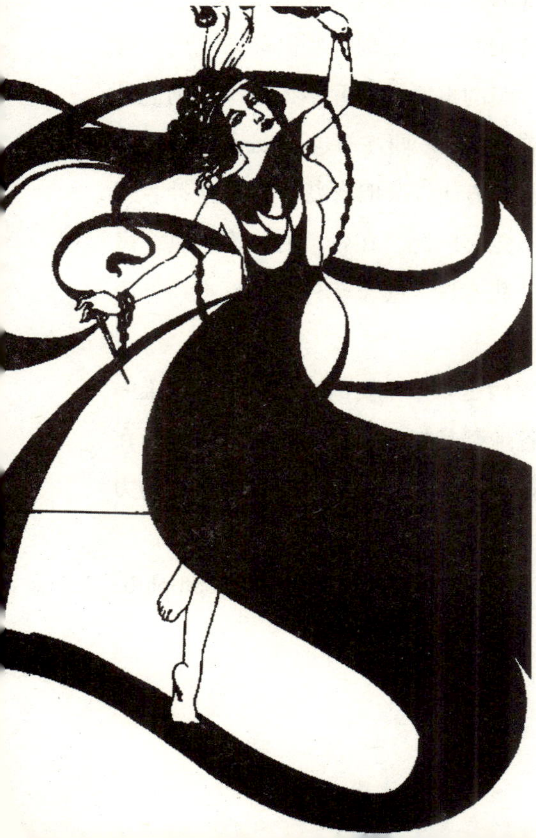

此外还有一个趋势，可以教共通的审美的标准发生比上文所说的更大的变化，那就是种族型或民族型的影响。一个种族或民族总有它体格上的特点，爱护这种特点的心理很容易变为赞美与颂扬的心理。[91]在一般民族分子看来，凡是最足以代表民族型的，即这种特点最多与最发达的人，大约是最美的了。一部分人工的肢体的毁损与形态的畸变目的往往就在于叫原有的特点变本加厉地显露出来。[92]东方的女子本来就有很大与很鲜明的眼珠，这种大而鲜明的程度，东方人却犹以为未足，还要在艺术上加以渲染。日本北海道的虾夷是毛发最多的民族，所以虾夷的美的标准里，发是最重要的一个成分。紧密而圆满的乳峰，确乎是一个很美的特点[93]，但在非洲的黑种女子，这种乳峰很早就松弛而下垂，因此，非洲民族里往往有人认为下垂的乳峰是最美而最可爱的。非洲人这一类的美的观念就不免和共通的标准离得太远了。男女所属的种族型太不相同，彼此之间不容易发生性的吸引，美的观感不一样，也就是一个原因了。

要把性美的观念分析得相当周到。我们还得提出一个因素来，那就是个人的风趣爱好了。每一个男子，至少每一个文明社会里的男子，在相当限度以内，总独自有一个女性美的理想。这理想往往有两个根据，一是他个人的机体和此种机体的需要，二是他有生以来一些偶然机遇而有性的引力的经验。这一个因素的存在，是文明社会里的男女都晓得的，在实行选择的时候，谁也都知道运用，我们自无须加以申说。不过这一因素可以有很多的变相，在热恋中的男女竟会把对方很丑的特点认为极美，而加以誉扬颂赞。[94]到此我们就接近性的歧变或性的病态的领域了。

时地的不同、种族的各异、个人的区别而外，我们还得承认另一个因素的存在，那就是好奇爱异与喜欢远方异域的东西的心理了。[95]在一般人的眼光里，凡属稀罕的东西总有几分美。严格说来，这是不确的，除非这东西并不太稀罕。他们也许见到一种新的拼凑出来的东西，也许在一件东西身上发现一些以前未见到过的特点。但这些大体上总得和我们经验里早已认为美的事物差得并不太远，否则还是不美，而只是稀有罢了。古语说得好：只有花样翻新的东西才有趣（Jucundum nihil est quod non reficit variatas）。近代文明生活的熙来攘往，厌旧喜新，更叫这种心理变本加厉地发展，即在有美术天才的人亦在所不免。因此，在各国的大都会里，民族的审美标准多少要因外国输入的影响而发生一些变迁，甚至于外国的标准、外国的时尚，喧宾夺主似的替代了原有的标准。

总之，性择与视觉的关系里，审美的观念固然是一个主要的成分，但不是唯一的成分，不论古今中外，一向就是如此，也是各地都是如此，在求爱的过程里，在促进积欲的种种努力里，审美而外，视觉的用途，尚不止一端，同时别的帮衬的力量也不少。

这种视觉的用途我们不妨略举一二：有一种现象叫做“性景恋”（scoptophilia

或mixoscopia)，就是喜欢窥探性的情景，从而获取性的兴奋，或只是窥探异性的性器官而得到同样的反应。在相当限度以内，这也不算是不正常的；有此种行为的人不能不出诸窥探一途，倒不一定因为这人根本心理上有变态，乃是因为社会习惯太鄙陋，平时对于性生活及裸体的状态，太过于隐秘了；平时禁得越严的事物，我们越是要一探究竟，原是一种很寻常的心理。有许多操行很好的男子在青年时期曾经探过女子的卧室，女子亦然；不过谁都不愿意把这类行为招认出来就是了。至若客店的女主人以及仆妇之类，这类行为几乎成为一种习惯，不足为奇了。那些专事窥探而一心培植这种所谓性景恋的人，在西洋就叫做“窥探者”(peeper)；这种人往往喜欢在公共的厕所一带逗留，而被警察捉将官里去。

性景恋还有一种方式，就是看性恋的图画或裸体的雕像。喜欢看所谓淫书春画的心理属于前者，而所谓“雕像恋”或“皮格马利翁现象”(Pygmalionism)则属于后者。相传古希腊有一个雕塑家叫皮格马利翁，有一次雕好了一个女像之后，竟和它发生恋爱起来；“皮格马利翁现象”的名称就是这样来的。性景恋，包括阅读性恋的小说及观看春画在内，只要不到一个非看不可的程度，是自然的，也是正常的。但雕像恋却是一种病态，因为所恋的对象，已经替代了活人，而自成一个目的。[96]患雕像恋的人以男子为独多，但希尔虚弗尔德也曾说到过一个女子的例子。一个很有社会身份而在高等交际场中进出的女子，常喜欢到美术馆里去，把陈列的男石像胯下的无花果叶子轻轻举起，而在掩护的一点上不断地接吻。近年以来，性景恋表现得最多与最普遍的场合是电影院；影片不比普通的图画，不止是栩栩如生，简直就是活的，也无怪其魔力之大了。许多人，尤其是青年女子，每晚必到电影院光顾一次，为的是要对其崇拜的某一个著名的男主角，可以目不转睛看一个饱，因而获取一番性的兴奋。要不是因为这银幕的媒介，这还在千万里以外的男主角又何从得见呢？

视觉在性择方面还有一个用途，不过这用途必须和身体的动作配合之后才发生效力，那就是舞蹈了。塞吉尔把舞蹈叫做“肌肉的性恋”(muscle erotism)，希利认为舞蹈是一种肌肉与骨节的享乐，又添上“皮肤的性恋”。不过舞蹈的时候，视觉确也有它的任务；视觉的观看与肌肉的活动需双方合作，缺一不可；而在相当形势之下，两者又都可以成为性的刺激，有时候观看所引起的性刺激比动作还大。在许多所谓野蛮的族类里，舞蹈是性择的很重要的一个方法；体格健全、动作精敏的舞蹈者真可以接受女子的青眼而无愧。到了文明社会，舞蹈的影响究属健全不健全往往成为一个辩论的问题。几年以前，美国精神分析派心理学者布里尔（Brill）曾经在纽约调查过这个题目[97]，他找了 342 个特别热心提倡所谓“新式”舞蹈的人（其中有他的朋友，也有神经上小有问题，而曾请他分析过的病人以及其他可以供给可靠答案的人）；其中 2/3 是男的，1/3 是女的。他提出 3 个问题来让他们答复:（一）你作新式舞蹈时感受到性的刺激么？（二）假如你只看别人跳，而自己不跳，你也感受到刺激么？（三）假如你作旧式的舞蹈或看别人的旧式的舞蹈，你也感受到同样的刺激么？

对于这一个问题，作肯定答复的，有 14 个男子和 8 个女子；对第二个，则有 16 个男子和 29 个女子；对第三个，有 11 个男子和 6 个女子。对第二个问题作肯定答复的若干男女中间也包括所有对第一第三两个问题作肯定答复的那些人。作肯定答复的，绝对的数目虽男多于女，但相对的，则女比男的略微多几个；这些人都是布氏的相识，而在布氏的眼光里，他们在性的方面都是些神经过敏的人。其余的人里，大多数答复说，他们只得到一番高兴与舒服的感觉。无论如何，要说新式的舞蹈是一种粗野的舞蹈，足以煽动性欲，实在是不确的。布氏全文的结论是很公正的；他说新旧各式舞蹈多少都可以减轻一些性的紧张程度，无论它们所能减轻的分量如何，对于神经过敏与多愁善病的女子往往是大有裨益的，舞蹈的风气有时候可以弄得很披靡很猖狂，那固然是要不得的，但尽管有这种危险，文明社会还是值得加以培植，因为它是纵欲与禁欲两种势力之间的一个折衷，既然文明社会的生活锅炉里有到这两方面来的高压力，舞蹈便可以权充这座锅炉的一个安全阀了。[98]

我们的讨论将近结束了，不过还有一点应当添上，美根本是女子的一个特质，可以供男子的低徊思慕，就是女子所欣赏的也仍然是别的一些女性的美[99]；反过来，通常的女子对于男子的美却不这样景仰崇拜。男子何尝不美，其美又何尝不及女子？不过男子之美所能打动的只有两种人，一种是美术家和美学家，一种是有同性恋的倾向的男子，至于能打动性的兴趣，那就只有这两种里的后面一种了。无论在一般动物界的情形如何，也无论所谓野蛮族类的情形如何，在文明状况之下，最能得女子欢心的男子往往不是最美的，说不定是美的反面。斯登达尔站在女子的地位说："我们要求的是热情，只有热情是靠得住的，美不过供给一些有关热情的概率而已。"[100]的确，女子所爱的与其说是男子的美，毋宁说是男子的力，身心两方面的力。力是多少看得见的，所以还在视觉的范围以内；但我们一想到力的使用，我们便又牵涉到另外一个官觉的领域，那就是我们已经讨论过的触觉了。我们往往很自然地不知不觉地把看得见的活力翻译成为觉得出的压力。我们称赞一个人有力，我们实在并没有直接觉得他有力，不过间接看出他有力罢了。所以，男子爱女子，是因为女子美，而美的印象是从视觉传达给意识的；而女子爱男子，是因为男子有力，而有力的印象，虽属于更基本的触觉的范围，却也需先假道于视觉以达于意识。

力的充盈在视觉方面发生印象，固然是尽人而有的一种能力，不过这种能力，在女子一方要比男子一方强大得多。为什么男女有此区别，是很容易答复的。女子不作性的选择则已，否则她总会选一个强有力的男子，因为只有这样的一个男子才有希望做健全儿女的父亲和保家之主。这固然是一个很普通的解释。不过，这解释总还是间接的，我们不妨搁过一边。我们还有一个更直接的解释。男女的性的结合是需要体力的，不过比较主动而用力的总是男子一面，而女子则比较被动；因此，女子有力，并不能证明她是一个富有效率的爱侣，而男子有力，却多少是一个保证，这保证也许是靠不住的，因为一般肌肉的能力和性的能力并不一定有正面的关联，有时候肌肉能力的极端发达和性能的特别薄弱倒有几分关联，但无论如何，肌肉能力的发达多少可以供给一些上文斯登达尔所说的"有关热情的概率"，多少总是一个性能旺盛的符号，不会全无效果的。这一番的讨论虽然很实在，一个正在择偶中的少女，即使她选上一个富有体力的男子而抛撇了另一个美貌的男子[101]，她当然不会有这一类精密的考虑。这是不消说得的。不过，性择多少是一个良知良能的举动，她自觉的意识里尽管不做这种计较，她一般的情绪的态度里却自有一番不自

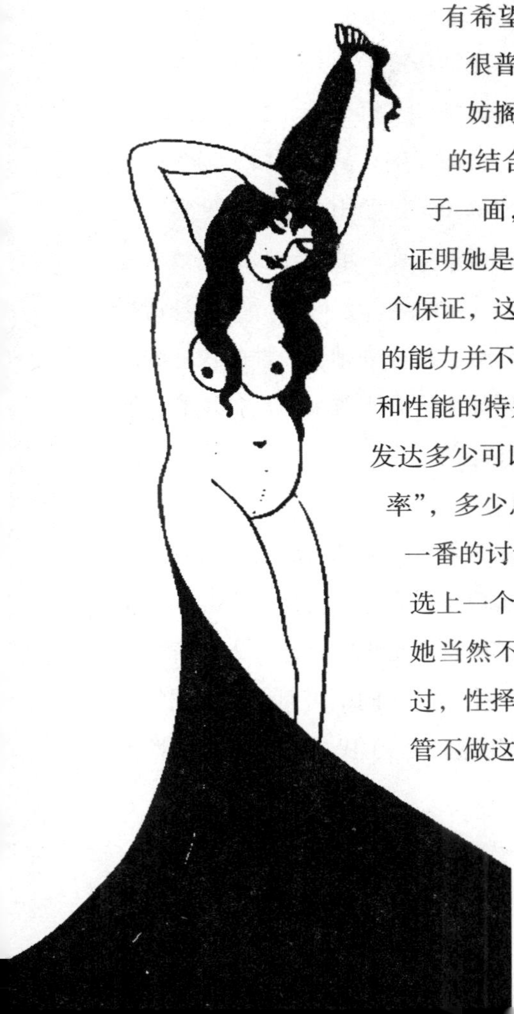

觉的辨别与抉择的努力，而这种努力总不会错得很厉害的。总之，一样讲性择，一样用视觉来做性择，女子所注意的始终是更原始的触觉的方面；触觉原是最基本的性的官觉，上文早就讨论过了。

有人特别喜欢观看运动家那种敏捷、矫健与富有流线型的动作，而获得性的兴奋。费瑞替这种心理起了一个特别名词，叫做“动作恋”（ergophily）。动作恋男女都可以有，但女子的表现往往特别显著。这种心理虽不正常，却还不是病态；另有一种人不仅喜欢观看动作，而喜欢观看残忍与惊骇的动作，因而得到性的刺激，那才是一种病态了。费瑞曾经提出过一个极端的动作恋的例子，我们不妨在此转述一下。有一个少妇，对丈夫相当没有爱情，但也没有什么特别的恶感。她从小就很脆弱，在四岁的时候，有人带她出去看走江湖的马戏，马戏班里有一个玩球的女孩，年纪比她稍微大些，可是玩球的一套把戏真是高明，她看到高兴处，觉得生殖器官的部分一阵发热，接着又一阵抽搐，就不由自主地遗了尿。（抽搐是解欲的表示，但幼年时的解欲时或出诸遗尿的一途。）从此以后，这马戏班里玩球的小姑娘就成为她的白日梦里的主角，夜间睡梦之中，也时常有她的踪迹，而其结果也总是一阵抽搐与一次遗尿。到了十四岁，已在春机发陈以后，她又有机会看马戏，戏班里某一个漂亮而技术纯熟的运动家又在她身上产生这一类的影响；从此以后，那个小姑娘和这个运动家就在她的梦魂里轮流光顾。十六岁那年，她登山游览，一度饱餐之后，她睡着了，一觉醒来，好像那运动家就在她的旁边，而初度的经验到色情亢进却已不再遗尿（到此解欲的过程已与膀胱无干）。后来她到巴黎居住，从此一切精熟而矫健的动作，如戏院里的表演、工厂里的劳作等，都成为她觅取性的快感的源泉，真有取不尽用不竭之概。她终于结婚了，但婚姻生活并不改变她这种性癖，但后来她把这种情形对丈夫讲明白了。这当然是动作恋的一个极端的例子，多少有几分不正常，但轻的动作恋是不能算不正常的。

总结上文，我们可以说美的观念并不是一个飘忽不定的东西；有人以为飘忽不定，那是错了的。美的观念是建筑在很稳固的基础上的。（一）它有一个客观的美学的基础；古往今来的许多种族或民族，至少就其中最有见识的一部分人而言，对于女性美的标准，在小处尽有出入，在大处却有一个不约而同不谋而合的共同的看法。这一般客观的基础而外，我们又发现下列的几点。（二）民族与族类的特性上的歧异，对于美的观念的养成也有一部分力量，而使客观的标准发生变化。这是很自然的，在各个族类自己的成员看来，总以为其所以不同于别的族类的地方，正是其所以美于别的族类的地方；族类的特点越是发达，美的程度就越是进步。我们就客观的立场看，也至少觉得族类特点的充分发展多少是健康与活力的发展的一种指示。（三）美的观念又不能不受许多第二性征以至于第三性征的影响；很多地方的人所特别注重的，也许是女子的毛发，也许是女子的乳部，也许是女子的臀部，也许是其他更属次要的性征[102]；但无论一个性征的重要程度如何，一经受人注意，对于性择的现象都可以发生意义，发生作用。（四）各人的机体与经验不同，因而各人的兴趣爱好也不一样，这种个别的兴趣也势必影响到美的观念。个别的兴趣又往往会集体化，而造成短时期的美的风尚，即始于一二人的好恶的，最后可以牵涉到许多人，虽时过境迁，终归消灭，其足以影响美的标准。（五）最后我们还有那好奇爱异的心理，在近代文明里，尤其是对于神经质而生活欠安定的人，这种心理是很发达的，他们所欣赏的美，往往不但不是本国原有的特点，如上文（二）以下所讨论的，而是外国人或远方人所表示的特点。

我们在上文又曾经讨论到男女在性择上都发挥作用但彼此的依据很有不同，男子看女子的美，而女子则看男子的力；同一利用视觉，而女子则事实上又转入触觉的范围。

我们这番讨论当然不能穷究全部性择问题的底蕴。我们讲了不少关于标准的话，但事实上性择的结果，也许和我们所说的很不相干；也许既没有参考别人的经验，又没有照顾个人的脾气和癖性；也许一大半是碰巧，是童年时一些性爱的印象和成年时实地的机遇牵扭在一起，是传统的一些观念和习惯染上的神秘的浪漫主义的色彩。选择的功夫一旦完成，当事者也许会发现他上了一个当，他的性冲动固然是被唤起了，但唤起他的种种官觉的刺激，大半不是他当初理想中所想象的，甚至于完全和理想相反。这是常有的经验。[103]

还有一点，性择的问题是不简单的，我们所已讨论到的不过是一些心理的因素，其间也许还有更基本的生物的因素，为我们所计虑不到的，我们时常遇见有一种人对于寻找与选择配偶的勾当，特别能干，他的力量比别人大，成功也比别人多；至于理想上与事实上他是否真正中选，真正最宜乎配偶的生活，反成为另一问题。这些人在身心两方面的先天气质，确乎有过人之处，他们在生活的其他方面，也比别人容易有成就，也就难怪其对于猎艳一事，也比较轻而易举了，不过他所以成功的理由，恐怕需向生物的因素里去寻找，不在我们的讨论范围之内。

总而言之，人类的性择问题是极度复杂的，我们在上文所叙述的，只不过是少许比较已经确定的资料，并且大体上和问题的真相大概不至于离得太远；我们当然更希望有些定量的研究，但若一时只能有些定性的研究，则上文云云也许就是我们目前所能做到的了。不过这些资料的切实的意义，我们还不敢说已经完全明了，假使我们一定要有一个结论的话，我们不妨说，性择的时候，在族类品性与人类通性方面，我们所求的是同；在第二性征方面，我们所求的是异；在心理品性方面，我们所求的是相得益彰。

我们求的是变异，不错，但只是一点轻微的变异。[104]

[1] 中国旧有阳奇阴偶的说法，今就染色体的数目而言，不能不说是一个巧合。下文乾道坤道云云，不用说是译者添上的。

[2] 论者谓这种左右性别的“学说”，在西洋多至二百五十多个；在中国也不少，可惜还没有好事的人替它们统计过。

[3] 在这一点上，葛吕氏有两种文稿是值得参考的，一是它的一本专书，叫《动物的性别的遗传学》；二是一篇论文，就叫《性》，是罗斯（Rose）所编《近代知识大纲》中的一篇。

[4] 见贝氏在《英国医学杂志》所发表的《保守性的妇科的外科论》一文，1931 年 4 月 18 日。

[5] 说详勃氏《内分泌腺与其联系的神经病》，载《英国医学杂志》，1932 年 2 月 6 日。

[6] 沙氏作《内分泌腺生理学》一文，见同上杂志，1931 年 8 月 22 日。

[7] 可供本节参考之用的书和论文，除前注所引外，霭氏又曾提到下列的几种：

利普舒茨（A. Lipschüctz）:《性腺的内分泌》。

李约瑟（Joseph Needham）:《化学的发育学》，三册。李氏曾于 1943 年来中国，1945 年年初返英，关于中英文化的合作，特别是在科学方面，是最努力的一位。“李约瑟”是李氏自取的中文姓名。

赫斯特（C. C. Hurst）:《造物进化的机构》。按赫氏是把孟德尔的遗传法则应用到人身上的第一个人；他在 1908 年就著论说明人类睛色的遗传是依照孟氏的法则的。

埃文斯（H. M. Evans）与斯威齐（Olive Swezy）:《人类的染色体》，载美国加利福尼亚大学《纪念文集》，第九集，1929 年。

柏恩（J. H. Burn）:《最近药物的进步（生物化学诸药物）》，1931 年。

[8] 冒氏所著《儿童之性生活》一书，为近代性心理研究之一大名著，有中文译本。

[9] 中国旧有耳鬓厮磨之说。厮磨二字，姑借作冒氏创制的 contrectation 一名词的译文。

[10] 详见霭氏《性心理学研究录》，第三辑中《性冲动的分析》，及第五辑中《解欲的机构》两篇。本节就是集这两篇的精要而成。

[11] 清人采蘅子《虫鸣漫录》说：有十二三岁幼女，服破裆裤，偶骑锄柄，颠簸为戏，少顷即去。一老翁见锄柄有鲜血缕缕，知为落红，捡而藏之，未以告人。数年后，女嫁婿，疑不贞，翁出锄柄视之，乃释然。

[12] 中国医书称五不女：螺、纹、鼓、角、脉，脉一作线。五种之中，至少纹与鼓两种是属于处女膜变异范围内的，纹是膜大窍小，鼓是膜大且厚，几乎无窍，俗所称石女或实女，大抵不出这两种。

[13] 中国人叫做"脱阳"。

[14] 关于性交对于健康的正面关系，中国人大体上是向来认识的，历来在这一点上最详细与最近情的讨论，记忆所及，当推性爱小说《肉蒲团》的一篇"楔子"；此书全部的笔墨，失诸过于刻画与想入非非，即其"参透肉蒲团"的结论亦犯不中不节的毛病，与楔子中的见解自相矛盾。不过只就楔子一部分而言，其中大半的议论，当可邀当代性卫生学者的首肯。

[15]《诗经》二南草虫一诗，近时作家闻一多氏认为是赋性交合的一种作品，"亦既觏止，我心则降……我心则说……我心则夷"各句中的"降""说""夷"等字样确乎能表示女子在交合后的心理状态。王实甫《西厢记》中"浑身通泰"的说法也很近情。

[16] 关于本节，霭氏又尝提出范·德·弗尔德的《理想的婚姻》一书，认为可供一般的参考。

[17] 详见霭氏《发欲带》一文，《性心理学研究录》第七辑。

[18] 弗氏与精神分析派惯用的libido一词，译者在十年前写《冯小青》一稿的时候，曾译作"欲性"，今改译为"欲"，理由详下文，参看第三章第一节后注[6]。

[19] 详见弗氏所著《性学说的三个贡献》。

[20] 本节内容详见霭氏《性心理学研究录》第三辑中《性冲动的分析》，第一辑中《羞怯心态的演化》和《性的时期性的现象》，第七辑中《性冲动的按月循环》等篇。

[21] 这宛然是一幅"太极圈儿大，先生帽子高"的太极图；论者谓太极图及全部乾坤阴阳的宇宙观富有性的象征，可见是不为无因的。

[22] 希氏是德籍的犹太人，八九年前曾到东方来游历，归后著游记一本，盛称中国人对性的态度的比较健全与性变态性病态的例子的比较少见。犹忆希氏在沪时，住苏州河路乍浦路桥头的某公寓，译者曾去拜访过两次，并赠以拙著《冯小青》一册，后来听说希氏归国不久，他所收藏的性研究的图书，即被纳粹党人付之一炬，《冯小青》当亦同遭焚如之惨；专制君主焚书坑儒的活剧，不图复见于今日，真是可以浩叹了。

[23] 这种求爱的例子，中国记载里也有，试举一两个年代特别早的。《左传》昭公元年说："郑徐吾犯之妹美，公孙楚聘之矣，公孙黑又使强委禽焉。犯惧，告子产；子产曰，惟所欲与。犯请于二子，请使女择焉，皆许之。子晳（公孙黑）盛饰入，布币而出，子南（公孙楚）戎服入，左右射，超乘而出。女自房观之，曰，子晳信美矣，抑子南夫也，夫夫妇妇，所谓顺也。适子南氏。"又昭公二十八年说："昔贾大夫恶，娶妻而美，三年不言不笑；御以如皋，射雉获之；其妻始笑而言。贾大夫曰，才之不可以已，我不能射，女遂不言不笑。"盛饰、戎服、左右射、超乘、射雉有获等，都是一些自我表白的行为，和雄鸡的展翅、翘尾、大踏步是一流的。

[24]《周礼·地官》上有一段文字是富有时期性的意味的："中春之月，令会男女，于是时也，奔者不禁。若无故而不用令者罚之。司男女之无夫家者而会之。"特别在这个月里会男女，奔者不禁，不用令者反要受罚，可见这大概不是周官的一种崭新的法令，而是有悠久的习惯做根据的，而这习惯自身则又建筑在性的时期性之上。

[25]《礼记·月令》里有一节文字很值得参考。在“季秋之月”下面写着:“是月也，申严号令，命百官贵贱无不务内，以会天地之藏，无有宣出。”译者疑心“务内”的“内”字不见得是注疏里所称“收敛”的意思，而是同于《内则》的“内”字，即所务是“男女居室”的事。这种号令，到仲冬之月，就变换了:“是月也，命奄尹，申宫令，审门闾，谨房室，必重闭，省妇事，毋得淫，虽有贵戚近习，毋有不禁。”

[26] 法氏在这题目上特别有研究，他曾经写过一本专书，就叫《嫦娥》(原名Selene，是希腊神话中的女的月神)。

[27] 译oestrus或heat或tur一词为“叫春”，译者以为最妥。以前有僧人咏猫叫春的诗:“春叫猫儿猫叫春，听它越叫越精神，老僧亦有猫儿意，不敢人前叫一声!”

[28] 这种仪节与规矩，不用说，在中国是很发达的，最早的一些记载见《礼记·曲礼》上篇和《内则》。

[29] 本节一般可供参考的书和论文很多，霭氏特别提出的有:

华拉歇克(Wallaschck):《原始音乐》。

斯科特(Colin Scott):《性与艺术》，载《美国心理学杂志》，第七卷第二期。

希普(Heape):《哺乳动物的性的季候》《显微镜科学季刊》,1900年。又《两性的比例》，载《英国皇家学会哲学丛刊》乙种，第二百册，1909年。

韦斯特马克(Westermarck):《人类婚姻史》第一册(共三册)。

贝克(J. R. Baker):《人与动物中的性》。

朱克曼(Zuckerman):《猴类与类人猿的社会生活》。

帕米利(Maurice Parmelee):《现代生活中的裸体运动》。

[30] 此节与下文四节霭氏别有详细的论著，见《性心理学研究录》第四辑中《人类的性选择》篇。

[31] 详见达尔文所著《人类的由来》一书。

[32] 即在文明大开的中国，我怕连这种分子也是为数不多的。江南有两句俚诗说:“懒妇自有懒郎勾，从无懒妇上灰堆。”

[33] 按:这种习惯叫做宗教卖淫，详见韦斯特马克《人类婚姻史》第一册，中国人对卖淫者有“神女生涯”的说法，拿这说法用在这一类卖淫者的身上，是最贴切的。

[34] 近代的优生学，就其应用的一部分学说而言，即建筑在此种选择的观念与方法上。优生学的定义之一就是“人类演进的自觉的与自主的导引”。

[35] 类乎这种选择的行为，中国人很早就有人做过，并且做的时候往往很能撇开所谓世俗的计虑。姑且举两个例子，一是成功的，一是没有成功的，后者无疑是半途吃了世俗计虑的亏。《后汉书·冯勤传》:冯勤曾祖父扬，有八子，“兄弟形皆壮伟，惟勤祖父偃长不满七尺，常自耻短陋，恐子孙之似也，乃为子伉娶长妻，生劝，长八尺三寸”。这显而易见是成功的。《晋书·贾惠皇后传》:“初武帝愿为太子取卫瓘女，元后纳贾郭亲党之说，欲婚贾氏。帝曰:‘卫公女有五可，贾公女有五不可:卫家种贤而多子，美而长白，贾家种妒而少子，丑而短黑。’”后来惠帝终于娶了贾后，可以说是选择失败了;而贾郭亲党的话里，大约包括着不少世俗的计虑。这两例，不妨再指出一下，都是和身材的选择有关的，故而引注于此。

[36] 生物学对于个体发育有几个基本的概念，其中如生长，指的是体细胞的增殖与躯干的加大，如分化，指的是体细胞的形态与功能的变化;分化而再进一步，便成专化。

[37] 英文中puberty一词通常译为“春机发动”或“春情发动”，大约是追随日本人来的。唯中国旧日医书如《内经》即曾用到“发陈”一词，其所指即是这个性发育的开始阶段，故今即以“发陈”一词替代“发动”。陈字有铺陈展开之意，于义亦较贴切。

[38] 江南流行的俚曲中有《十八摸》一种，即完全拿一般皮肤、发欲带，及生殖器官的性触觉做

依据。

[39] 详下文第四章第五节。

[40] 详下文第四章第六节。

[41] 最近此方面的研究渐多，例如美国耶鲁大学格塞尔教授（Gesell）发现两个月的胎儿已能作怕痒的反应，如果你搔他背脊的部分，他的嘴就会张开。（民国三十四年四月，光旦补注。）

[42] 清袁枚《子不语》卷二十一有《蔡京后身》一则说，崇祯时某相公癖好甚奇，“好观美妇之臀，美男之势。以为男子之美在前，女子之美在后，世人易之，非好色者也。常使女衣袍褶，男饰钗裙，而摸其臀势，以为得味外味。……有内阁供事石俊者，微有姿，而私处甚佳，公甘为咂弄，有求书者，非石郎磨墨，不可得也。号臀曰白玉绵团，势曰红霞仙杵”。此可与俄国某皇后的奇癖参看，不过这是主动的，而俄国皇后的是被动的。

[43] 中国文献里关于女子生须的记载颇不少，拉杂征引于后：

一、唐李光弼母有须数十根，长五寸许。出《鸡肋编》。

二、宋徽宗时，有酒保妇朱氏，四十生须，长六七寸。

三、宋宣和初，京都人朱节，以罪置外州，其妻年四十（一作四十一），居望春门外，忽一夕，觉颔痒甚，至明须出，长尺余，问其实，莫知所以，赐度牒为女冠，居于家。此例出江万里之《宣政杂录》，疑与第二例为一事。

四、元至正间（一作明洪武初），南京齐化门东街，达达（鞑达）妇人，有须髭长尺许，出郎瑛《七修类稿》，一说亦出《草木子》。

五、元至元元年正月，祥符县市中，一乞丐妇人忽生须髭。

六、明弘治六年，湖广应山县民张本华妻崔氏，生须长三寸余，见当时邸报。出《庚巳编》。

七、明《庚巳编》作者之里人卓四，商于郧阳（一作郑阳，恐误），见主家一妇，美色，颔下有须三缕，长数寸，人目为三须娘。

八、明正德十三年，临河城靳氏女，将笄，忽生须，长四寸许，剪之复出。出《开州志》。

九、明福建林文恪公母黄氏亦有须寸许。

以上各例散见或互见明徐应秋《玉芝堂谈荟》（卷十二）、朱国桢《涌幢小品》（卷二十一）、清褚人获《坚瓠续集》（卷一）及卢若腾《岛居杂录》下卷。此种例子当然不一定都和霭氏所说的理由有关，其中一部分也许因为内分泌腺系统起了变化，另一部分也许是胎毛（lanugo）畸形发展的结果，但总有几个是属于霭氏在这里所讨论到的一类的。

[44] 按即兼带咂舌的接吻，盛行于法国西北部的布列塔尼（Bretagne）一带。在中国也有，参看下文注[60]所引耶律乙辛《十香词》的第五首。

[45] 作者此说盖出自法人唐汝洼所作《欧洲与中国的接吻》一文（d'Enjoy，Le baiser en Europe et en Chine）。唐氏说中国式的偏重嗅觉的接吻有三个步骤：一是把鼻子放在所爱者的颊上；二是一度深呼吸，同时上眼皮向下关闭；三是上下唇翕而忽张，作一种轻而尖锐的声音，好像是领略着一种美味似的。详见霭氏所著《接吻的起源》一文，现入《性心理学研究录》第四辑附录。

[46] 中国性爱小说中分别叫做“品玉”“品箫”，文虽雅驯，总嫌刻画，兹不袭用。

[47] 霭氏自注：卡巴尼斯以前，法国动物学家博内（C. Bonnet）也有过一番观察；在他 1764 年出版的那本《关于自然界的默想》一书里，他提到婴儿吸食母乳，是可以引起“甜蜜的情绪和快乐的感觉的”，并且此种温情与快感的功用即在保障母子间的自然的亲爱；保障之说也许还不够，“我们即使说，此种温情快感便是亲子之爱所由养成的一个主要原因，也不为

过”。至于对于哺乳类以下的动物，博氏又添着一笔说：“我们至少也可以考虑到亲子之间的体温所相互供给的一些温暖。”译者按正文中说卡巴尼斯是最先记载这一类观察的人，洵如霭氏这一段自注的话，则最先两字应当改正。

[48] 性与触觉的关系，方面甚多，霭氏所论已不能说不详尽；不过有一点霭氏似乎始终没有提到，不但本书里没有，就是七大本的《研究录》里也没有，就是触觉与阳具崇拜的关系。霭氏在下文讨论《性择与视觉》及《裸恋》的时候，固然都提到阳具或其象征的崇拜，但此种崇拜和触觉有何关系，则始终没有顾到。一个女子，要她在日常环境之下，和男子的生殖器官发生触觉的关系，当然有种种顾忌，但若和它的象征发生接触，就没有顾忌了。不但没有顾忌，并且往往是一件公认为吉利的事；至于吉利何在，就得看当时当地社会的说辞了。这一类象征的接触在中外通俗的信仰里也很不少，姑举两三个例子。清梁绍壬《两般秋雨庵随笔》说：鸠兹俗，女伴秋夜出游，各于瓜田摘瓜归，为宜男兆，名曰“摸秋”。又清初钮琇《觚賸》说：北京元夜妇女连袿而出，踏月天街，必至正阳门下摸钉乃回，旧俗传为“走百病”；当时相国陈之遴的夫人徐灿所作的词里有句说，“丹楼云淡，金门霜冷，纤手摩挲怯”，指的就是摸钉这回事。说“宜男兆”，说“走百病”，都是所谓说辞了，要紧的还是那黝摸。又北京城外白云观大门门圈的石刻里也有一件凸出的东西，专供烧香的妇女抚摸，门圈是白石雕成的，唯有这突出的一部分最黝黑，且有光泽，当然是摸出来的了。这是许多游白云观的人所亲见的。

[49] 指兹氏所作《嗅觉生理学》，1895 年出版。

[50] 霭氏在《研究录》第四辑中详论嗅觉的时候，曾一再说到中国人的体臭很像麝香，见第四辑，60 页及 96 页。

[51] 见莫氏所著《人体的臭味》一书。

[52] 见范氏所著《性心理学的退化现象》一书。

[53] 这种体臭的记载见于中国文献里的也复不少，姑举数例于后：

伶玄《赵飞燕外传》说到飞燕和她的妹子合德的一大区别和合德所以获取汉成帝的爱宠的一大原因就是这种体臭：“后浴五蕴七香汤，踞通香沉水座，潦降神百蕴香，婕妤浴豆蔻汤，傅露华百英粉。帝尝私语樊嫕曰：‘后虽有异香，不若婕妤体自香也。’”

唐张读《宣室志》记道士尹君说：“故尚书李公锐镇北门时，有道士尹君者……容貌若童子……常有异香自肌中发，公益重之。公有女弟学浮图氏，尝曰‘佛氏与黄老固殊致’，且怒其克与道士游。后一日，密以堇斟致汤中命尹君饮之，尹君既饮，惊而起曰，吾其死乎！俄吐出一物甚坚，有异香发其中，公命剖而视之，真麝脐也，自是尹君貌衰齿堕，其夕卒于馆中……”尹君的肌香是不是有特别的器官，有如《志》中云云，和此种器官是不是有驻颜益寿之功，我们都不问，不过麝脐之说却很可以和上文注 [50] 中所说的互相印证。

冒襄《影梅庵忆语》讲到和董小宛闺中品香之乐说，沉水香结而未成，“如小笠大菌，名蓬莱香，余多蓄之，每慢火隔砂，使不见烟，则阁中皆如风过伽南，露沃蔷薇，热磨琥珀，酒倾犀斝之味；久蒸衾枕间，和以肌香，甜艳非常，魂梦俱适”。

清代野史里所盛称的香妃，在概也是一例。有一段记载开头说，“回部王妃某氏者，国色也；生而体有异香，不假熏沐，国人号之曰‘香妃’。或有称其美于中土者，清高宗闻之，西师之役，命将军兆惠一穷其异。兆惠果生得香妃，致之京师……”

清诸晦香《明斋小识》(卷三)记：“姻戚某夫人竟体生妙香，中裙厕喻经瀚濯，香恒不减……一女现年三十余，貌肖母，却无他异。”

[54] 详下文第四章第四节。

[55] 对于别人的体臭特别容易生恶感的人并不太少，即在中国正史里都可以寻出例子来。南北朝

时，昭明太子萧统的儿子萧詧“不好声色，尤恶见妇人，虽相去数步，遥闻其臭；经御妇人之衣，不复更著。又恶见人发，白事者必方便以避之”。见《周书》本传。

[56] 中国人交友，有“臭味相投”之说，可见是有生理的根据的，而不止是一个比喻。

[57] 见耶氏《灵魂的发现》一书。

[58] 中国关于腋气的记载也还不少，姑就所见征引如下。汉代金日磾以胡人入侍，欲衣服香洁，变胡虏之气，自合香物一种，后世即名“金磾香”。此段出洪刍《香谱》引《洞冥记》。腋气俗名狐臭，因此有人以为狐当做胡。又唐崔令钦《教坊记》说：“范汉女大娘子，亦是竿木家，开元二十一年出内，有姿媚而微愠羝。”“羝”指的就是腋气。医书也时常提到腑气。《千金方》说：“有天生胡臭，有为人所染臭者”；《奇效良方》说：“治腋气用蒸饼一枚，劈作两片，糁密陀僧细末一钱许，急挟在腑下，略睡少时，候冷弃之，如一腋止用一半。”据说此方很有效。《真珠船》说：“叶元方平生苦此疾，偶得此方，用一次，遂绝根。”以上各则记载见清褚人获《坚瓠广集》（卷三）及梁绍壬《两般秋雨庵随笔》（卷二）。狐臭江南亦称猪狗臭。用狐、羝、猪、狗一类字样来称呼腋下的臭味，也足征一般人的厌恶心理。其实“羝”的名称最较正确，见下文注[60]。

[59] 见马氏著《春机发陈期论》第二章。

[60] 辽耶律乙辛有《十香词》，是近人陈衍《辽诗纪事》（卷四）引《焚椒录》。《焚椒录》说，此诗原为诬陷懿德皇后与伶人赵唯一奸通而作，但无论动因如何，此类作品怕不是胡族的人做不出来。嗅觉与性择的关系，到了人类，虽属一般的轻减，但轻减的程度往往视民族开化的程度而有不同。历代入主中国的胡族中，辽族的文明程度本来是最较低下，其与中国文明接触后所表现的成绩也是最较微薄，所以嗅觉的比较接近原始的状态，是很可能的一件事。《十香词》一共十首，全是描写女子体臭的，每首描写身体的一个方面，按照十首的次序是：发、乳、颊、颈、舌、口、手、足、阴部，及一般体肤。原词是这样的：

青丝七尺长，挽作内家装；不知眠枕上，倍觉绿云香。
红绡一幅强，轻阑白玉光；试开胸探取，尤比颤酥香。
芙蓉失新艳，莲花落故妆；两般总堪比，可似粉腮香？
蝤蛴那足并？长须学凤凰；昨宵欢臂上，应惹领边香。
和羹好滋味，送语出宫商；安知郎口内，含有暖甘香。
非关兼酒气，不是口脂香，却疑花解语，风送过来香。
既摘上林蕊，还亲御院桑；归来便携手，纤纤春笋香。
凤靴抛合缝，罗袜卸轻霜，谁将暖白玉，雕出软钩香？
解带色已战，触手心愈忙；那识罗裙内，销魂别有香？
咳唾千花酿，肌肤百和香，元非啖沈水，生得满身香。

[61] 豕草香的一组，林氏叫做Odores ambrosiacse，山羊臭组叫做Odores hircini。从性的意义方面说，山羊臭组列第一，而豕草香组列第二。山羊的膻酸（Caproic and caprylicacid）在人的汗里就可以找到，有腋气的人这种膻酸的臭味自然特别强烈。所以上文注[58]里说用“羝”字来称呼狐臭，最较正确。

[62] 信如此说，再参看上文注[50]，则中国人在人类各族类中应是第一个有人气息的种族！

[63] 见比氏《工作的节奏》和冯氏《民族心理学》第一篇。

[64] 参看中国婚姻哲学里夫唱妇随的原则，《诗·郑风·丰》序说：《丰》，刺乱也，婚姻之道缺，阳倡而阴不和，男行而女不随。

[65] 费氏有两种著作都提到这一点，一是《知觉与动作》，一是《工作与音乐》。

[66] 见塔氏于第十一次（1894年，罗马）国际医学会议所提论文，《音乐对于人及动物的影响》。

[67] 详见下文第四章第八节，及霭氏《研究录》第三辑中《恋爱与痛苦》一文。

[68] 见帕氏于 1897 年慕尼黑国际心理学会议所提论文。

[69]《书·舜典·益稷》："夔曰，戛击鸣球，搏拊琴瑟以咏，……下管鼗鼓，合止柷敔，笙镛以间，鸟兽跄跄；箫韶九成。凤皇来仪；夔曰：'于予击石拊石，百兽率舞。'"虽然是一些过甚之词，但动物的确可以感受音乐的影响，是可以无疑的。

[70] 见达氏《人类的由来》第十三与第十九两章。

[71] 见斯氏文集中《音乐的由来》一文。

[72] 中国人以前说到婚姻生活的健全，最喜欢用音乐的和谐来比喻，可见是很有根据的；并且事实上也不止是一个比喻。《诗·郑风·女曰鸡鸣》篇第二章说："弋言加之，与子宜之，宜言饮酒，与子偕老，琴瑟在御，莫不静好。"又《小雅·常棣》第七章有句："妻子好合，如鼓琴瑟。"后世又每称美满婚姻为得唱和之乐或唱随之乐，也有同样的根据。

[73] 见费氏所著《性的本能》一书。

[74] 中国演小生及旦角的伶人必用假嗓来歌唱，此种假装到了春机发陈的年龄便十有八九不能维持，叫做"倒嗓"。可供参较。

[75] 见冒氏所著《性爱之研究》一书。

[76] 霭氏所指通常以为最富有性感的音乐是歌剧家瓦格纳的《特里斯坦》(*Wagner's Tristan*)。

[77] 参看《诗·周南·关雎》第四、五两章中"窈窕淑女，琴瑟友之""窈窕淑女，钟鼓乐之"诸句。

[78] 江南迎神赛会时，必于高竿上扎扮戏剧，由多人抬之而行，叫做"抬阁"；每一抬阁也必有一个乐队随行，叫做"抬阁锣鼓"；有人说这种音乐是唐代则天皇后发明的，她和张昌宗通奸时，即用此种音乐伴奏，确否当质之熟悉唐代掌故的人。

[79] 译者记得美国心理学家霍尔（O. Stanley Hall）的《青年》(*Adolescence*)一书里有一句最有趣的话，大意说："一只不会唱歌的小鸟，到了春机发陈及求爱的年龄，也总要唱几声！"当时同学中有一位朋友又正好做了这句话的一个证明。他并不是一个爱好文学的人，但因为正当求爱的年龄，而同时也确乎追求着一个对象，他忽然做起白话诗来。后来这位朋友学的是商科，目前在商界也已有相当的地位，这白话诗的调门儿却久已不弹了。

[80] 见普氏所著书《动物的彩色》，1890 年。

[81] 斯氏曾著一书，叫做《女体美与女子的种族美》，就是这句话的出处。

[82] 中国似乎也有，商代甲骨文里，祖宗的祖字作"且"，有人说就象征着阳具；晋代以后流行的饰物，叫做"如意"的，也似乎是阳具的一个象征：至今江南一带行旧式订婚礼的时候，乾宅往往向坤宅致送金属所制的如意一件，叫做"一定如意"，更见得富有性的意味；如意的对面，似乎是"元宝"。最近中国社会上有一种运动，其所用的徽号和女性生殖器官的形象最为近似。

[83] 希腊关于爱神阿佛洛狄忒（Aphrodite）的雕像最多，流传到今日的也不少，其中有专门表示臀部之美的一尊，叫做 Aphrodite's kallipygos，kalli 是希腊文的美字，pygos 是希腊文的臀字。几年前译者为德人利希特（HansLicht）所著的《古希腊的性生活》作一书评，曾经把 kallipygos 译作"佳丽屁股"，音义两合，可称奇巧。

[84] 我们到此很容易联想到唐代杨太真的美。

[85] 不多几年以前，中国通商口岸及女学生界也盛行束胸的风气，把发展中的乳部用所谓小背心强压下去，显而易见是一种退化。

[86] 相传战国时代，楚王好细腰，宫中竟有饿死的女子，其实所好并不在腰，而在腰的上下两头，和数十年前西洋所流行的是一件事。

[87] 近年来中国女子用此种紧身褡的也渐多，但主要目的似不在束腰，而在束肚，至少已婚而已

生育的女子注重的是后一个目的。

[88] 中国男子向亦崇尚须髯，三国时关羽有美髯公的称呼。晋王育、刘渊须长三尺，渊子曜长五尺，但只百余根。六朝时，崔琰须长四尺，谢灵运须美，其长过膝。明石亨、张敬修须皆过膝。清初有陈国忠，湖北公安人，其须亦长过膝，行则自两肩搭于背上。以上各例先后见《三国志》《晋书》《宋书》《北史》、明徐应秋《玉芝堂谈荟》卷十四及清王士祯《香祖笔记》卷三。《香祖笔记》又引二例——赵统《诗话》："杭人陆涛，言其乡有役为老人者，须长委地，行则辫而绕之颈。"《白醉琐言》："攸县有徐寨主者，须十余茎，以囊盛之，舒之则其修二丈。"专说须长，多少已失审美的真意，而涉及了好奇爱异的心理。

[89] 北齐颜之推《颜氏家训》说："梁朝子弟，无不熏衣剃面，傅粉施朱。"所谓剃面大概是不利于须的存在的。

[90] 古尔蒙著有一书叫做《恋爱的物理》，大概就是这句话所从出。

[91] 霭氏尝引斯特拉兹的见解，认为中国的观音像是代表中国的女性美的，观音的崇拜虽来自西方，观音的面貌体态却是中国民族的。斯氏的见解见其所著书《女体美与女子的种族美》，而霭氏的讨论则见《研究录》第四辑，154 页。

[92] 依霭氏及斯特拉兹的看法，中国人缠足的风气就属于这一类，中国女子的足本来比较的小，如今中国人喜欢叫小的变得更小，甚至于认为越小越可爱。见斯氏所著另外一本书，叫《女子的衣着》，霭氏自己的讨论则见《研究录》第四辑，176 页及 177 页。至于裹足的由来演变，可以参看清钱泳《履园丛话》卷二十三。

[93] 中国人的女性美的标准里也有这一点，"嫩红新剥鸡头肉"一类的诗句可以作证。

[94] 此种性爱的心理，中国人也所深悉；我们有一句俚诗来形容它，叫"情人眼里出西施"。自精神分析派出，我们才得到一个比较合理的解释；这派的学者又替它起了一个名词，叫"性的过誉"（sexual overestimation），详见拙作《冯小青》，新月书店第一版，第二版，续版归商务印书馆。

[95] 中国俗谚有"远来和尚好念经"的话，佛经犹且如此，揆诸好德不如好色的一般原则，性美的更容易受此种心理的支配，自不待言了。

[96] 中国"画里真真、呼之欲出"的故事所代表的性恋心理，似乎是介乎性景恋与雕像恋之间的。

[97] 见布氏所著文《新式舞蹈的精神病理学》，载《纽约医学杂志》，1914 年 4 月号。

[98] 中国在这方面是有一派比较合情理的哲学的，禁欲与纵欲之间，我们也有一个折衷的主张，叫做"及时的婚姻"。《诗经》所称"周南召南"之化，整个讲"好色而不淫"的《国风》，"内无怨女，外无旷夫"的社会政策，所再三讽咏讲述的无非是这个主张。我们以为即在今日，这主张还是有它的中心地位，假使它完全没有地位，而非要靠舞蹈一类的安全阀的方法不可，那座高压的锅炉还是要爆炸的，事实上零星爆炸的惨祸也正天天发生着。

[99] 这观察是很对的。日常经验里，不但男子称誉与注视女子的美，女子见了美的女子，也不断地注视与称赞。假如一般人或女子特别注视或称赞一个美男，那美男之美大概近似女性的美。中国在两晋六国的时代，是盛称男子之美的，官史里也往往把美男的例子特别记载下来，例如潘岳的掷果盈车。卫玠的被人看杀，王濛的破帽有女子抢，王溥的受衣冠金玉的馈遗（最后一例见《拾遗灵》，余见正史及《太平御览》）：这种美男的美很有可能是一些女性美。

[100] 见斯氏所著《恋爱论》第十八章。

[101] 霭氏在原文中引用希腊神话里的两个神，一是有神力的英雄赫丘利斯（Hercules），二是爱神所悦的美少年阿多尼斯（Adonis）。这两个神，一个喻力，一个喻美，是后来西洋文学里常用的典故，好比我们用乌获以喻力，子都以喻美一样。

[102] 例如肤色的洁白，霭氏在本书里未加讨论，但在《研究录》第四辑里是讨论得很详细的。即傅粉的风气一端已足征许多民族是爱好皮肤洁白的。但此种爱好也往往因时代而有变迁，例如在中国六朝至宋代，匀面亦兼尚黄，号称“佛妆”。梁简文帝诗：异作额间黄。唐温庭筠诗：额黄无限夕阳山。李贺诗：官人正靥黄。辽诗：燕俗女子有颜色者，称细娘，面涂黄；宋彭汝砺有诗说：有女夭夭称细娘，真珠络髻面涂黄，南人见怪疑为瘴，墨吏矜夸是佛妆。详见清褚人获《坚瓠补集》卷三。

[103] 参看上文注[94]。译者认识一位朋友的朋友，在欧洲大战将近结束的时候寻求配偶，受了威尔逊总统和平建议十四条的暗示，立了十四条选择的标准，第一条是“天足”，但后来根据这些标准而选到的新夫人却是缠过脚而放脚的痕迹还很显然的一位女子。

[104] 关于性择与各官觉的关系，霭氏在章末又曾提出下列的一般参考用书若干种：

达尔文:《人类的由来》

达尔文（Leonard Darwin，上引达尔文之子）:《优生的改造》，第二十章。

派伊克拉夫特（Pycraft）:《动物中的求爱》。

韦斯特马克（Westermarck）:《人类婚姻史》，第一册。

克劳莱（Crawley）:《神秘的玫瑰花》。

斯通（Alexander Stone）:《阳具崇拜的一个研究》。

第三章

青年期的性冲动

第一节　性冲动的初期呈现

以前的人有一个误解，以为在儿童时期性冲动是不存在的。现在我们知道，以前有这个误解的人虽多，幸而还不太多。不过承认性冲动存在的人，又往往以为此种存在并不是正常的存在；既不正常，则性冲动的每一种表现岂不就是歪的邪的，以至于反复无常不可捉摸的么？甚至于弗洛伊德，一面承认幼年的性现象性活动是正常的，一面却又常用乖张邪僻一类的字眼（perverse）来形容它们。他说过，幼年的性现象是“多形的乖张的”（polymorph-perverse）。我们若不讨论这问题则已，若要讨论，则无论讨论的精粗疏密，这一层见解上的混乱是一定得先弄清楚的。

我们开头就应该说明一点。就是所谓性冲动的表现，即就性字的狭义而言，在幼年及童年时期，确实是很寻常的事，比我们以前所猜想的要寻常得多，并且这些表现的力量之大、出现之早，以及性质上的变化之无穷，也是以前我们所没有想象到的。

即在婴儿出生不久的时候，生殖器官感受性刺激的自然倾向已经有一个基本的变异的范围。初生的婴儿，这一部分也往往可感觉到刺激，做大人的也未尝不知道，不过仅仅以寻常刺激视之罢了。婴儿时期这一类的经验，我们自己是记不起来了，所以当时究竟有没有快感，谁都不能答复，不过一到童年，这一类刺激与其所引起的快感，是很多男子和女子能够回想到的。有人以为这种刺激与记忆不免受意识所抑制。其实不然，真正受抑制的，甚至完全不进入意识范围的，是另一种冲动，就是把这种经验对年长的人诉说的冲动。事实上，在普通环境下，也确实很少有人把这种经验去对任何人诉说。不过，这种经验既与寻常经验不同，又很不相干，甚至和寻常经验发生抵触，所以反而容易在记忆里保留下来而不至于消失。

幼年时不但可以有上文所说的快感，并且可以有很清楚的性的刺激与兴奋，在十九世纪初年，法国和别国的作家，例如马克（Marc）、方萨克瑞夫（Fonssagrives）、佩雷斯（Perez）[1]等，都提出过幼年手淫的例子，男女都有，有的只有三四岁。到了近年，医学家罗比（Robie）发现[2]，这种刺激与兴奋的初次呈现，男子在 5 ~ 14 岁之间，而女子则在 8 ~ 19 岁之间；又无论男女，呈现得迟些的比呈现得早些的多，但 14 ~ 19 岁总是最迟的年龄了。最近，汉密尔顿医师[3]作过一次更精密的探讨，发现 20% 的男子和 14% 的女子，在 6 岁以前，性器官就会感觉到快感，女医师戴维斯[4]比较男女性发育的结果，发现在 11 岁以前，包括 11 岁那年在内，男子开始手淫的有 20.9%，而女子有 49.1%，女子比男子多出一倍半；但从 12 ~ 14 岁，三年之中，男子开始手淫的例子，比女子的要超过很多很多。不过，看了这一类的数字，我们不要误会，以为一切男女孩子都有，或都可以有这一类的经验。有的男孩，天真烂漫地听从了另一个男孩的劝诱，误以为摩擦可以叫阳具发育得更大，于是开始手淫，但在初期，往往阳具既不勃起，又无快感，一直要到春机发陈的年龄或将近这年龄，才可以真正接受性的刺激。所以，幼年时期，各人生殖器官感受刺激的力量是大有不齐的。这种不齐究竟有多少遗传的成分在内，是很难说的。不过就大体而论，一个血统健全的孩子，在这时期里是比较不容易感受刺激的；反之，一个不很健全的血统，或性的素质比较特殊强烈的父母所生的子女，便容易因早熟而提前感受到刺激。汉密尔顿医师的调查告诉我们，性生活[5]越是发轫得迟，则未来的婚姻关系越见得比较美满。

如果我们离开了限于生殖器官部分的性现象说话，我们的题目就要复杂得多。逾越这范围以外，我们就不免碰上精神分析派所论的“性欲”或单单一个“欲”字（libido）[6]。在这派学者最初创论的几年里，他们曾经遭到强烈的抨击，因为他们认为一个人在婴儿时和童年时，未尝没有性欲的表示；事实上这种抨击或反对的论调到今日也还没有完全消灭。如今我们承认、赞成与否，要看我们对这个欲字究

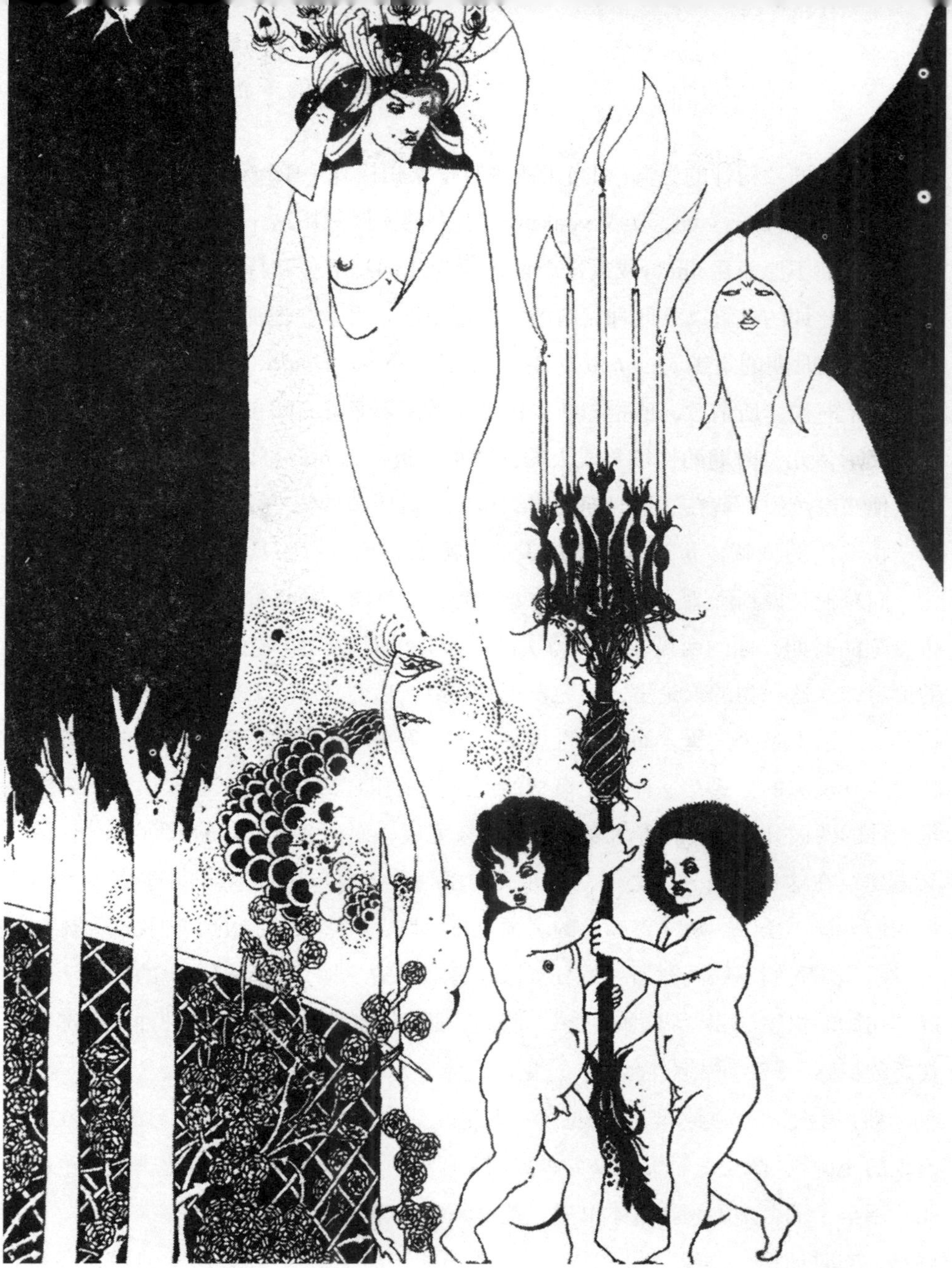

竟作什么解释，下什么定义。像许多弗洛伊德派的名词一样，这名词的采用是不很令人满意的，其中不令人满意的原因之一是：它就是英语中“淫荡”（libidinous）的词根，习用已久的人不容易加以剖别。弗派以外的著名的精神分析学者，如容格（Jung），事实上又把libido一词所指的欲和特殊的性欲完全分别看待，认为这种欲是一种广泛的“精神的力”，相当于法国哲学家柏格森（Bergson）所称的“生命的驱策力”（法文élan vital，英文vital urge）。有的人愿意用这一类的词来指一般的生命的力，而不愿意用libido或欲这个词，因为此词总不免和特殊的性欲相混。弗氏自己对于此词的见解以及此种见解的演变也很不一贯。在他那篇很发人深省的论文《欲的幼稚时期的组织》（*Infantile Organization of the Libido*，1923）里，他自己说在有一个时候，所谓欲，所指与所申说的是生殖器官发育以前的那种组织，不过后来他又承认儿童时期的性欲与成人的性欲很相近，似同样可以用这个欲词来代表。不过他又继续说，就在幼稚时期的组织里，阳具所占的依然是一个原始与基本的地位。据弗氏的见解，儿童时期所认识的生殖器官也只有阳具一事，其他则是惘然的。同时他又说到所谓“生殖器官前期”的一个时期，并且肯定地说：“一直要到春机发陈的时期，性的两极在儿童的认识里才分化而成阴阳男女。”一部分弗氏著作的读者，在这一类的议论里，不免发现一弱点，就是弗氏的理论失诸过于笼统；在这样一个由大量个人集合而成的世界里，各人有各人的遗传，对于身外的环境，又各自有其反应的方式，这种过于概括的说法是不相宜的。不过，在弗氏的见解中心里，性的两极分化既需到春机发陈时期方才完成，而就一个寻常的人而言，“性欲”又需建筑在这种两极分化之上，则弗氏的用到欲字或libido一名词，事实上也不值得我们大惊小怪了。总之，弗氏的名词虽有问题，其名词所指的事物我们大体上总可以承认。我们不妨同意另一位分析派学者琼斯的见地，就是把人生的性的活动分成“初始的快感”和“归宿的快感”两路，而把“春机发陈以前的种种表现都归作初始的快感一路”。[7]例外尽有，这见地大体上是不错的。

弗洛伊德对于欲或libido的见解，如果在开始的时候，就采取他后来在1925年出版的《自我与一己》（*Das Ich und das Es*）[8]一书里的立场，当时攻击他的论调可能就不至于那么多了。在这本书里，他就不大用到这个名词，似乎多少有些摈弃的意思，同时却把“自我”和“一己”的关系阐述出来，“一己”所指的我和许多附带的情绪，多少是蒙稚的和不自觉的，而“自我”所指的我，多少是自觉的与理智的，并且是和自我以外的世界有更亲切的反应关系的；自我之我自然是后于一己之我，并且是从一己之我中逐渐蜕变而来，而终于成为一个分立的东西。弗氏自己说，这样一个看法大体上和寻常一般人所接受的见地很相吻合。

我们把儿童的活动作一番广泛的观察之后，似乎可以发现，此种活动中，通常占有原始与基本地位的，实在不是儿童的阳具，这和弗氏所见不同，而是很出乎意料之外的（和婴儿生活接触最多的人，大多数会告诉我们，占有这种地位的是大拇指和脚趾，而不是阳具）；即使有少数以阳具做最先注意的对象，那最初也往往是由于好奇心的冲动（弗氏自己即有此说），无关紧要。不幸的是，有的母亲不免加以申斥，而一经申斥，这种对象便不免在婴儿的心理上留下更深刻的印象，见得更特殊的重要。阳具、手指、脚趾，原是儿童身上最"奇特"的部分，最可以供他玩弄的部分。玩弄的结果可能引起愉快的感觉，不过就大多数的儿童说，可能认为足以发生性感觉的事物似乎还并没有集中到生殖器官的领域以内，换言之，它们是一些门槛上的性感觉，逗留在性领域的边缘上，其在成人，便应是一种引进到真正的性感觉的一种准备的感觉（因此，倒也未始不是恋爱艺术的一个正当的部分）。总之，儿童与成人在这方面的区别是很清楚的，儿童的感觉虽也是愉快，大抵并不逾越性领域的门槛，而成为真正的性感觉。

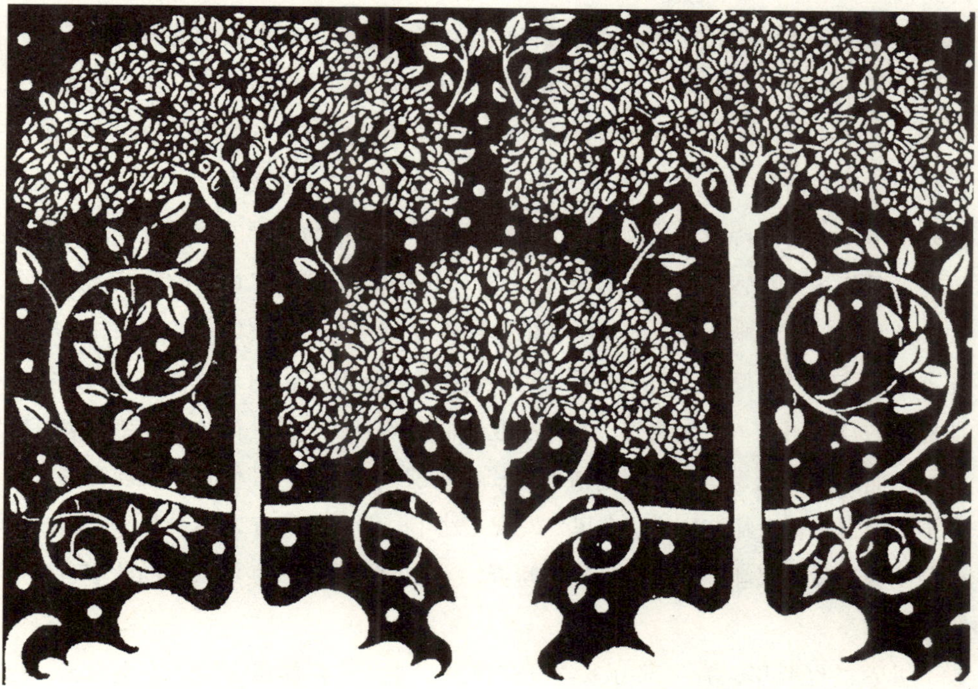

这一类的现象最先发现的地方通常是在嘴的部分。这是可以想象得到的，因为嘴是吸食乳汁的，嘴唇的感觉又是极端的敏锐，当其和乳汁所从出的母亲的乳头发生接触之际，婴儿势必感觉到极度的愉快。口部到了成人时期既然是一个发欲带，有如第二章第三节中所述，则其在婴儿时期，大概是在性领域门槛上的一个快感的中心，是一个很合情理的推论而不足为奇的。婴儿吸不到乳头的时候，或已过哺乳时期的较大的幼儿，又往往喜欢吮咂大拇指[9]，这种行为显然也可以供给一些快感；一部分观察家甚至认为，此种行为对于先天[10]不很健全的儿童，不妨算作一种手淫，并且可以从此引进到真正的手淫。许多别的观察家虽反对这种推论，但无论如何，这是一个在男女儿童中相当流行的现象，甚至于在呱呱坠地以后便尔开始的。

口部的一个中心而外，第二个出现的中心大概是肛门的部分了。如果平日大解的行为很自然、很顺利，而并没有秘结或其他抑制的情形，则肛门部分成为快感中心的机会便不多。否则，排泄的行为势必引起一种通畅与愉快的感觉，而日久就可能成为一种习惯；肛门最终发展为一个发欲带，就是这样来的；其发展的可能与发展的程度虽次于口部，但其不失为发欲带之一。一部分的精神分析派学者认为，有的忍粪的行为是故意的，其目的在取得排泄时的快感，而此种故意的倾向对于未来精神生活的发展，一定大有关系。这种看法虽有趣，却不容易证明，因此也就有人否认。上面这一番话大致也适用到便溺的行为，不过这方面的愉快无论在婴儿或成人身上，是完全由于便溺行为所给予的解脱而来，而与尿道无干。有的观察家又认为婴儿于便溺时，特别喜欢以某一个人做对象，叫他成为便溺的接受者，这种行为可能也引起几分快感；但我以为这是一个错误的解释，婴儿在愉快的情绪下，可能失去控制，以至便溺在别人的身上，但这绝不是故意的，好比成年的妇女，在色情亢进之顷，有时因反射作用的关系，也不免于遗尿一样，但对于这种妇女，此类失却控制的行为不但不引起快感，并且引起懊恼；约言之，其他愉快的情绪状态可能是因，而遗尿的行为是果，所谓情不自禁者便是，倒果为因，便是这班观察家的错误了。汉密尔顿医师在他的研究里，发现在幼年时期，男子有 21%，女子有 16% 对于便溺曾经发生兴趣，并且曾经加以玩弄，男女两方关于大便的兴趣的数字也恰好一样。

儿童的经验里，有一部分未尝没有性的意味，这在体格方面，上文云云，已足够加以证明；至于在心理方面，儿童也未尝不能体验到性的情绪，那情形更自显然。好多年以前，倍尔（Sanford Bell）曾经收集不少的资料，证明这种情绪是很普通而任何人都可以随时观察到的。他那篇报告[11]如今还值得一读。倍氏研究这问题，前后达十五年。他在学校和其他场合里，总共亲自观察到800个例子，而间接从其他360个观察家得来的，又有1700个例子的记录（共2500例）；这360个观察家中间，只有5个记不起童年时发生过什么性的经验；这也可以证明，童年抑制的现象实在不算普遍，除非其人先天有些缺陷，抑制是不发生的。倍尔发现性情绪的发生可以早到两岁半，并且此种发展又自有其表现不同的几个阶段，第一段到8岁为止，第二段到14岁。在8岁以前，男的往往比女的为羞涩，也比女的为容易取守势，而不取攻势。又观察这种情绪时，直接所能见到的固然是一些零星的举动，但间接所推想到的无疑是发乎性冲动的情绪了。所谓零星的举动，比较普通的是拥抱和接吻，但也并不经常看到，因为一方面表现性情绪的动力虽强；一方面掩饰这种情绪的动力也不弱；有这种情绪的人不但不愿意在众人面前传达出来，就是对所爱悦的对象也往往讳莫如深，不欲有什么行为上的表示。其他触觉方面的接近也时常可以观察到，但倍尔以为这种接触不一定有很清楚的性的含义，除非主动的人是发育得特别早。倍尔又说得很对，这种情绪后面的性的兴奋也许以性器官为集中之点，但就大多数而论，和性器官没有什么特别关系，而是分布到全身的。尤其是全部的循环系统与神经系统。倍尔又说，性情绪的表现以春季为独多。

倍尔这些观察，后来研究儿童问题的人，包括精神分析学派在内，全都能加以坐实，并且作更详细的发挥。弗洛伊德的研究工作里，很大的一部分就属于这范围，而菲斯特（Oskar Pfister）的著作也归结到同样的一个结论，就是，在儿童生活里，恋爱的情绪表示是多到一个意想不到与骇人听闻的程度的；菲氏的那本书，一面叙述儿童的恋爱生活，一面更申说到性发育的种种缺陷，是包罗既广而推论又很精细的一本著作。[12]

总括上面的讨论，我们不妨再简单地说，儿童的性的兴趣或类似性的兴趣自有它们的特点，自有它们的领域，这领域是在成人的性领域以外的，一则因为在体格方面，生殖器官还没有发展，再则，在心理方面，对于所谓异性还没有清楚的认识，即异性之所以异，其意义还不明显；一直要到春机发陈期过去以后，这种发展与认识才将次第来到。

儿童的性生活里，有一个很有趣而往往不受人注意的特点，就是“虐恋”或“痛楚恋”（algolagnia），即对于肌肤受的痛楚所发生的快感。所谓痛楚包括目击别人的痛楚，或由我加害的别人的痛楚，或本人身受的痛楚。这种心理的表现，在成人的语言里，有叫“残忍”的，有叫“施虐恋”（sadism）的，有叫“受虐恋”（masochism）的，还有其他通用的名称。讲到儿童有这种心理的表现时，一般人也往往袭用这一类的名称；这也许是无法避免的，因为他们虽不了解儿童的心理，却也未尝不想对此种心理加以解释，用到了这些名词，在他们就算是解释过了。不过这是很不幸的，也是要引起误会的，因为儿童的心理中绝没有此类名称所影射的动机。即举“残忍”的观念为例，我们先需有人灌输慈善等观念，而后才会有残忍的观念，但这种观念，即在成人，也往往弄不清楚，何况儿童？唯其儿童的意识与知识程度里还没有残忍的观念，所以对于别的动物或别人的痛楚，可以作壁上观而不觉得难受，甚至于觉得有趣，觉得好玩，再甚至于自己动手，来造成或增添这种痛楚。我们应当知道，童年时期是一个人好奇的理智与尚待分化的情绪正在操练的时期，也可以说，正在玩弄的时期，这一类心理的表现就是操练或玩弄功夫的一部分；我们如今用成年人的那一套多少已经僵化的道德观念来作为他们的准绳，岂不是无的放矢？真正的教育（我说真正的教育，因为目前流行的教育，还是灌输多而启发少，而教育在拉丁文里的原意是启发，不是灌输）在这里就有它的功用，就是要帮儿童的忙，把成年时期的种种活动逐渐启发或导引出来，更要根据儿童理解力进展的程度，叫他知道，他早年的那些横冲直撞的行为，在成年人的世界里，是行不通的。上文说，童年时期是浑成的情绪尚待分化的时期，还有进一步的证明。分化的发展是需要试探与练习的，试探与练习的功夫所达到的情绪的领域不止一个，痛楚或痛苦的领域便是其中之一。在试探中的儿童当然会问津到，也可以达到，至少可以踏着这领域的门槛。因为这是试探与习练的工作，所以儿童在这时还没有分人我彼此，它可以看人受痛，教人受痛，但自己一样可以身受痛楚，甚至于觉得自己受比别人受还要有趣。这其间不能受成人道德的绳墨，不更显而易见么？男女孩子的游戏里，带有科罚性质的很不少；在大人不看见的时候，他们便喜欢玩这种游戏，一面相互科罚，一面又相互接吻，痛楚恋和虐恋与性发育的关系很密切，就这

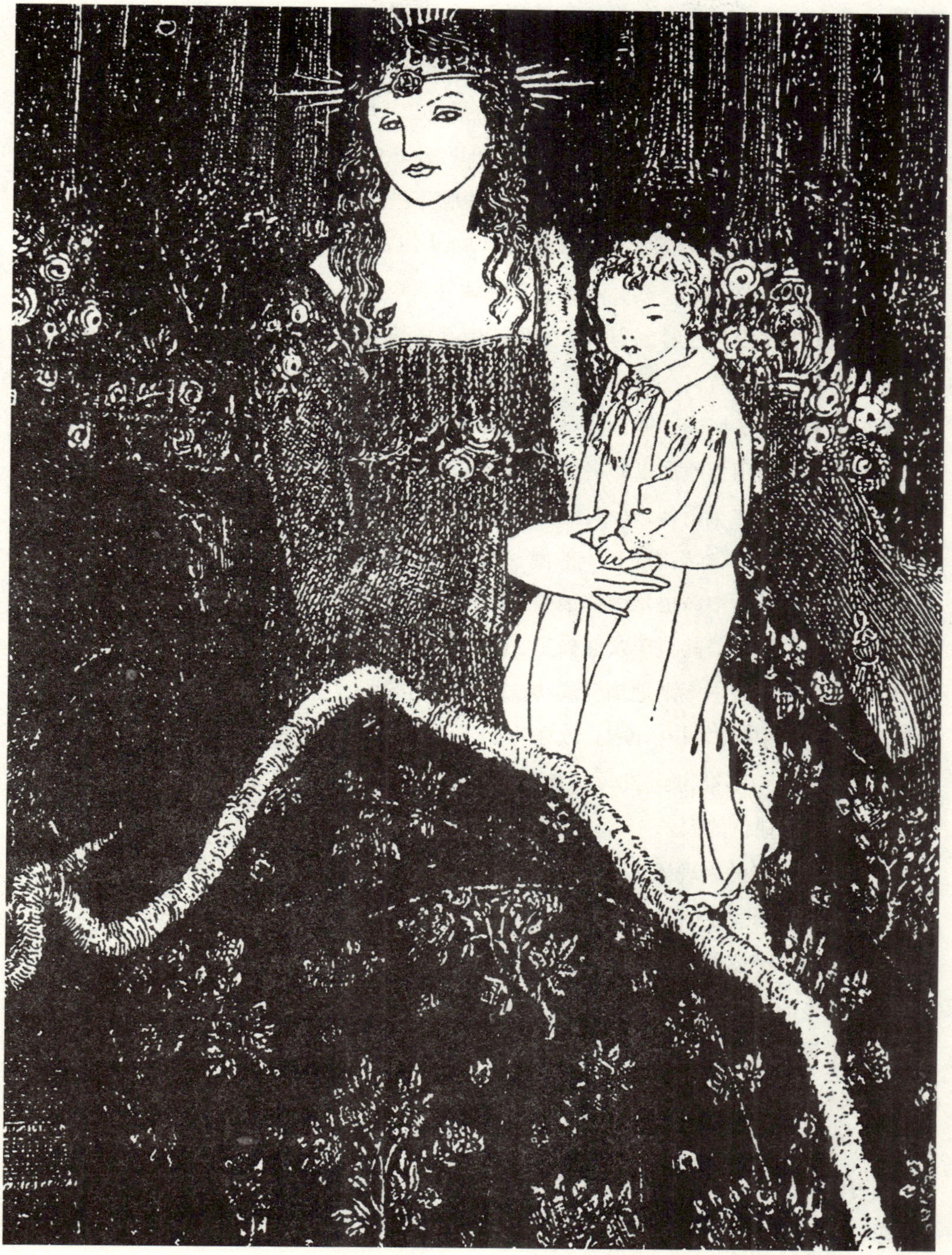

点已经可以看出来。这种科罚性质的游戏在女童中尤其流行；她们所用的刑具里，最普通的是刷头发的刷子。有时候儿童喜欢鞭笞自己，即在春机发陈期以后，生殖器官已经相当发育，假若一时找不到异性的朋友，使性的情绪有所寄托，男女青年也就用自我鞭笞的方法来取得性的兴奋。即在幼童的生活里，“白日梦”[13]也是常有的事，而严刑拷问是白日梦里普通的一种成分，而一到年龄稍长，自己能够看读物的时候，福克斯的《殉道列传》（Foxe，*Book of Martyrs*）一类的书便成为最能供给快感的源泉。[14]再进一步，有的男孩往往喜欢对自己而且常常是对自己的阳具施以痛楚；这表示阳具已经成为情绪的兴趣中心，甚至未尝不可以说它已经是用成年人的眼光来看的性的兴奋的源头。这一类的事实就叫我们联想到一部分精神分析派学者所特别重视的所谓“阉割症结”（castration-complex）。[15]有的用绳子把阳具紧紧地扣住，有的用力地加以扑击。女童也有类似的行为。最近有人记载着一个九岁的女孩用绳子扣住了阴蒂，一时解不下来，终于不得不烦劳外科医生。总之，在这个时期里，知觉与情绪都还相当散漫，都还没有条理，也可以说都还没有结晶化。痛楚是人人怕的，怕痛也是谁都很早就学到的，因为他根本和生命的保全有关，然而儿童竟不怕痛楚，甚至于欢迎痛楚，可见他虽在感受痛楚，而一种模糊的快乐的情绪也就在这痛楚中逐渐地培养成功。汉密尔顿的调查里，发现从来没有过虐恋的经验的，男子中间，只有 49%，女子中间，只有 68%；反过来，有过这种经验的，男女之中，差不多都占到 30%；而汉氏所调查到的男女，在品行上与知识上全都可以说是很有地位的人。

这一类情绪的表现虽多，毕竟是属于童年时期的，离成人的阶段还远。何以见得呢？从儿童恋爱生活的对象上就可以见得。这对象也许是一个同性的人，也许是一个血缘十分密迩的人；若在成人，在这些地方就不免有禁忌了。这一点事实现在已经有很多的成年人了解。但是他们的了解还不到家，他们有的只是一知半解，他们看见儿童不避同性，就说他发生了“同性恋”，看见他不忌亲属，就说他有些“乱伦”，见他和母亲的感情特别好，就说他有“俄狄浦斯症结”。[16]这真可以说是胡言乱语。他们不知道把适用于成年人的名词，随便用在孩子身上，是犯了一种很严重的不可饶恕的通病。小孩子根本还不懂得“性恋”是什么，试问他怎样会懂得“同性恋”；不懂得“伦”是什么，试问又怎样会把它来“乱”。有一位著名的精神分析派学者杰利夫医师（Jelliffe）说得好："我们在童年的冲动行为上把成年的签条乱贴在一起是最荒唐不过的。"就在性的范围以外，谨严的儿童心理学家，例如著《童年初期的心理学》（*Psychology of Early Childhood*）的斯特恩（Stern），他正在努力设法，叫我们不要把衡量成年心理的尺度来衡量童年心理，童年心理自有其独特的性质，应当分别研究，而不应混为一谈。[17]我们要不了解这一点，不先把前人对于童年性心理的这一类误解彻底地澄清，我们对于性心理的发育一题，便始终不会有拨云雾见青天的一日。以前的成年人，以成年的立场来妄测童年的心理，根本忘记了自己也有过童年和童年的特殊经验，这种覆辙我们是万万不能再蹈的。基督教的经典上说，我们不变做赤子，我们不能进天国；假如我们不变做赤子，不能体验赤子之心，我们也休想进当前的知识的新园地。

讨论到此，我们对于上文一度提到过的所谓"俄狄浦斯症结"不能不介绍一下。这名词所指的心理现象，最先提出叫我们注意的是精神分析派的学者弗洛伊德。这一派的学者一向把它看做万分重要，就在今日，在他们的眼光里，尤其是弗氏自己，这种重要性还是相当的大。从字面上看来，这名词是不很贴切的。现象本身是这样的：在性发育过程的某一个阶段里，一个小孩对他的双亲之一（男孩对母，女孩对父）会发生恋爱的情绪（简直可以说一个"婚娶的愿望"）[18]；同时对于双亲中的另一人（男孩对父，女孩对母）发生同等强烈的嫉妒的心理。[19]但是在希腊神话里，俄狄浦斯并没有感觉到这一类的情绪，他在神灵的诏示之下，不得不娶他的母亲，并且于无意之中，把他的父亲杀了，他自己还挣扎过一番，不愿做这两件犯罪的事，但终归无用。不过弗氏对于这一点另外有一个解释：他认为所谓神灵诏示，其实就是潜意识的冠冕堂皇的化身罢了。无论如何，三十几年前，弗氏最初把这部分学说提出来的时候，他是相当不经心的，并且当时他用到"乱伦"一词，也是一个错误。因此，弗氏自己也时常提到当时这部分的学说很震骇一般人的耳目而受人咒骂。不过这种咒骂的态度，碰上弗氏这样一个意志坚强而爱好多辩的人，不但没有用处，反而变本加厉刺激他，叫他更把这学说抬出来。弗氏宣称说，程度尽管有不齐，形式尽管有不同，甚至于形式上尽管发生逆转[20]的变化，"俄狄浦斯症结是儿童心理生活里一个照例存在而很重要的成分"。他更进一步说，这症结是一切邪孽的源头，也是"一切神经病的真正的核心"，这些都"似乎并不是不可能的”。朗克（Rank）在那时候正和弗氏密切合作，也利用他在文学方面的博识，指证在戏剧的诗歌里，俄狄浦斯症结是一个时常遇见的音乐家所谓的主旋律，其在形式上尽管有些出入，但底子里总是这症结在那里活动与导引。最后，到1913年，在《图腾与禁忌》(*Totem and Taboo*）一书里，弗氏终于把俄狄浦斯症结的概念扩展到一个很广泛的程度，认为它是原始道德的根苗，有了它，原始人才有罪孽的自觉，而这种自觉便是宗教与道德的源泉了。哲学家康德所称的无上命令（categorical imperative），以及宇宙之间种种主宰的神物，也都可以溯源到它：本来只是生身的父母，终于变做了上帝、命运、造化等主宰的东西。

精神分析派的学者把俄狄浦斯症结看做如此重要，把它认作人类文化中很大一部分的基础，固然有他们的说法，但他们根本没有想到这个特殊的症结，不和文化发生联系则已，否则便一定得和某一种特别的家族制度发生联系，而家族制度的形式根本上就不一而足。俄狄浦斯症结的先决条件是父权的家族制度。这在我们所最熟悉的欧洲各民族的历史里，固然是找得到的。但父权家族绝不是一个古今中外普遍通行的一种家族制度，也何尝不是一个事实？家族的实质固然是生物的，但家族的形式却是由社会的影响陶铸而成。麦林诺夫斯基（Malinowski）在他那本《未开化社会中的性与性的抑制》(*Sex and Repression in Savage Society*）里对于这一层阐明得很清楚（同时我们不妨注意，麦氏在开头的时候，对精神分析派的理论是多少有些偏袒的）。弗氏等所认为足以陶铸文化的种种症结，事实上要有了文化才会发生，文化的种类既不一而足，症结的发生即不免各异其趣。若说“一个太初的渔猎的部落，早就具备着许多现成的心理上的偏见、冲突、怪癖，和目前欧洲中等阶级的家庭里所有的一样，然后再向原始的丛莽中各自乱窜”，我们也是无法承认的。每一种文化一定有它的特殊的心理上的症结，这种症结是这种文化所必有的副产品；文化的演展在前，症结的发生在后，因果是不能倒置的。

又有进者，俄狄浦斯症结有一个假定，就是一个人出生以后，很早就有一种天然的趋势，要在它近亲的身上，发生性爱的经验，而这种趋势又是相当的强烈，非有严刑峻法的抑制便无法制裁。这假定又是对的么？一切人类学的权威都认为亲属相奸或相恋的冲动的自由发展是和家庭制度的存在根本不相容的，此种自由发展的结果，不但家制不成事实，整个的文化就无从出现。不过这种亲属相恋的趋势究属是不是天性的一部分，是不是非发展不可，这些专家的意见便不一致了。人类婚姻史的权威韦斯特马克起初认为人类对于亲属相奸，是有一个确切的厌恶的本能的；弗洛伊德则主张从婴儿时期起，人类便有强烈的亲属相奸的自然倾向。麦林诺夫斯基承认韦氏所说的厌恶心理的存在，但认为这心理不是天然的，而是文化所造成的，是“文化反应里的一个复杂的配合”。我自己的立场，多年以来，大体上可以说是这几家的一个折衷，就是：对于密切接触的人，一个人总有几分性的系恋，这种密切接触的人既往往是近亲，于是这种系恋的关系便叫做“亲属相恋”或“亲属相奸”了。汉密尔顿医师的研究里，发现男子中间，14%在童年时期曾有过亲属相恋的冲动；这种冲动并没有引起什么恐惧的感觉；男子中间，10%对他们的母亲偶然有过一阵性的感觉，28%对他们的姊或妹有过同样的感觉；7个女子对她们的父亲，5个女子对她们的兄弟，也复如此。这种感觉的事后追忆固然教他们有些难乎为情，但并不引起什么严重的良心上的责备。在寻常的形势下（例外的形势固然也总是有的），孩子对家中人也有些薄弱的性的系恋，但只要在家庭圈子以外，遇见了更可以留恋的新对象，这种原有的系恋也就被克服过去了。实际上我们到此所发现的，并不是一种反抗亲属相恋的本能，也不是什么天然憎恶的心理，而是性冲动已经像蜇后的昆虫，进一步活跃起来，从而需要一番进一步的刺激，于是家庭中司空见惯的对象便失去效力，而家庭以外的新对象取而代之。这样一个见解，韦斯特马克后来在他的修正版的《人类婚姻史》里也表示过很可以接受，至于克劳莱[21]和希普则在此以前早就表示过同意。其实任何人对于性的生理学和求爱的心理学有了充分的了解以后，对于这一点是很容易认识的，我们不妨举一个富有代表性的例子：布雷东（Restif de la Bretonne）的自传《尼古拉先生》（*Monsieur Nicolas*），是性爱心理学上的一部大可宝贵的文献。我们在这本自传里读到一个四岁的男孩，成长得异常早，他和女孩结伴玩耍的时候，已经多少可以感受到性的刺激，他在被她们拥抱的时候，虽不免表示十分羞涩，但一种兴奋的感觉是很明确的。但一直等到十一岁，他的冲动才趋于强烈，他甚至于还做过交合的尝试，到此，他的羞涩的态度就完全没有了，原来这一次的对象是一个从邻村来的素不相识的女孩。素不相识四个字便是他前后行为所以不同的一个关键了。假如大家把这一层认识清楚了，我以为许多不相干的学说便大可不必提出。所谓“对于亲属相恋的憎厌心理”，又何尝真有呢？不过在自然的状态下，性的系恋必须依靠比较强烈的刺激，而家庭环境中人，彼此朝夕相见，惯熟已久，纵有性的刺激，事实上不够强烈的程度，也不足以引起反应，又何尝因为憎厌的心理，而根本不作反应或避免反应呢？我们知道，最强烈的亲属相恋的例子往往发生在从小就分开的兄妹之间，即此一端，便可以教我们爽然了。

我以前提出过族外婚[22]有心理学的基础。对于这一点很多人都表示过反对的意见，不过我始终以为反对的人误会了我的意思，同时对于许多很有关系的事实，也没有充分地考虑到。有几位评论家过于注意文明社会和家畜的状态，以致误入歧途；有的没有理会到，所谓惯熟则生厌倦而不容易引起性刺激的观察，也并不是绝对的，惯熟而不生厌倦，照样可以发生性的刺激，也是可以有的事，甚至于此种刺激反而来得特别强烈。但有的评论也是对的，有几位说，亲属为婚，一则不见得会产生最优良的子女[23]，再则也许不容易维持家庭生活的和谐，因此，族外婚就逐渐通行起来，最终成为社会进化的一个很重要的因素。我说这一类的观察是对的，因为亲属相奸的禁忌也许真是这样成立的，而其所以能维持于不败的缘故，或许也就在此。不过这些观察并没有追溯到这问题的源头。亲属相奸的禁忌，其所以成立与所以维持，固然一部分由于社会的原因，但族内婚的禁忌究竟从何而来，其最初的根源如何，一经发生，社会的势力又有什么凭借，而可以叫它成立，叫它历久而不替；要答复这些问题，就不能不回到我的心理的说法了。要不是因为这种有如上文所叙述的心理倾向，亲族相奸的禁忌就根本无从发生，发生了也无法维持。要知社会制度的起源绝不会不自然的；它们总得有一个自然的基础；这种心理的倾向便是一种自然的倾向了。不仅如此，在原始生活里，人类有一种很天真的愿望，想帮造化的忙，怎样帮法呢？就是在自然与寻常的东西之上，特地加上些风教与法律的无上命令，叫它们越发显得神圣而不可侵犯。这一点，克劳莱也曾指出过。亲属相奸的所以终于成为一个禁忌，而族外婚的所以成为一个制度，这也是原因的一部分了。

到了今日，我们对俄狄浦斯症结和它所引起的好像很凶险的反响，不妨心平气和地再回头看一看了。我们只需把所有的事实直接地观察一道，单纯地观察一道，既不想把它们装点起来，以耸动人家的视听，也不想把它们补缀起来，成为一套无所不包的学说，那我们所发现的不过是一个很自然的现象，就是，男孩对他的母亲（或反过来，女孩对她的父亲）有一些系恋的情绪，而对于凡属可以分他母亲的心、使她减少对于他的关注的人或事物，他更有一番嫉妒的情绪。嫉妒原是一个十分自然的原始的情绪。一只狗，看见有别的狗好像要抢它的骨头的时候，自然会呼呼地叫；一只猫遇到别的不相干的猫想染指它的饭碗的时候，也自然会有不甘心地表示。就是我们自己中间，许多人都记得，或者有大人提醒过，他们在孩提的时候，对于一个小弟弟或小妹妹的出世，起初也表示过痛心的不愿意，而这些人都是神经上很健全的人。不过我们也记得，过不了很久，我们对于这种人事上的变迁，也就完全接受下来，不但接受，并且还肯出力，来帮同照管新出世的弟妹，并且以能参加这种照管的工作为荣。至于童年时期对于父亲的仇视，在正常的状态下，是始终很难发生的。其所以然的缘故也是不难了解的。新生的小弟妹确实是一个新的人事上的变迁；父亲却是打头就在那里的；环境既没有什么新的变化，他对父亲的态度也就无须更动；家庭中有一个父亲，对他是一件当然的事。

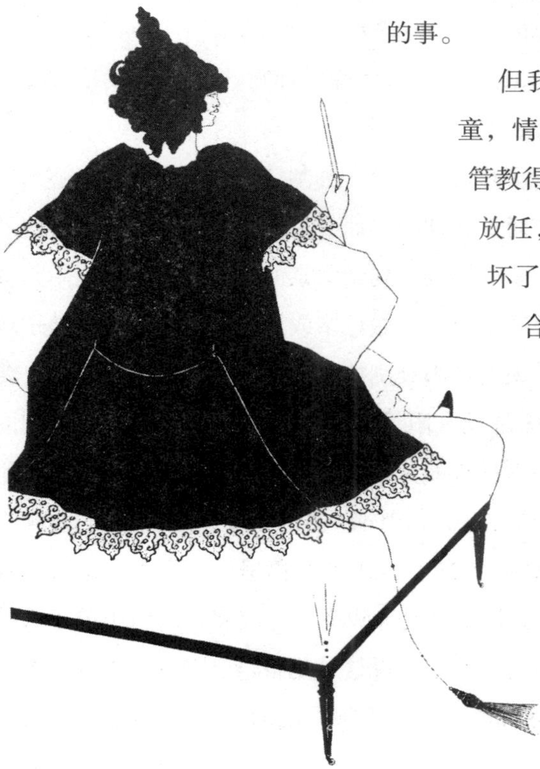

但我们也看到对于先天神经脆弱的儿童，情形便不这样乐观；假如做父母的人管教得不得当，不是失诸溺爱，便是失诸放任，又或失诸过于严厉，那情形就更坏了。不良的遗传与不良的环境里应外合的结果，确乎可以使儿童情绪的发展走上变态以至于病态的路。到此，我们便不免发现精神分析派所缕述的那一大串心理的表现了。这一大串的表现确乎是可能的，凡是关心儿童生活的人一定得密切地注意着，同时，我们也得有充分的准备，使这种可能一旦成为事实的时候，我们可以大胆地加以分析、诊断而设法解决。心理学的路是一条崎岖的路，非大胆的人走不来，但同时我们不要忘记，这种变态与病态的例子尽有，我们却也无须根据一两个例子或好几个例子，去说许多概括的话。假如我们先有了一番成见，一个概括的学说，然后再找例子或遇到了例子，不管例子的真相如何，硬把这学说套上去，那是最危险的，那就永远得不到真正合理的结论了。

上文所论的一点，现在已经有很多人渐渐能够了解，甚至于精神分析派的人也已经慢慢地承认，例如上文提到过的朗克。俄狄浦斯症结的所以能成为一个概念，当初未始不是因为朗克的一部分的努力。但二十年后，在他那册很能使人发挥新义的《现代教育》(*Modern Education*)里，他却说："俄狄浦斯症结，希腊神话中虽言之凿凿，而弗洛伊德当初虽也笃信它的存在，我们在实际的生活里，所见到的却并不真切。"又说，到了今日，就是精神分析派的学者想维持这个概念，也觉得并不十分容易。在别处朗克又说，著称了好久的所谓"母恋症结"(即俄狄浦斯症结，不过单就比较更显著的男童恋母的一方面而言)，与其说真是儿童对于母亲的一种精神上的固结不解(fixation)，毋宁说不过是一种符号，所以暗示当代教育里一个很普遍的信仰。什么信仰呢？就是对于母亲的影响之大的信仰。当代思潮中既有此笃信，母恋症结一类的学说，便应运而生了。

上文也提到过阉割症结。依精神分析派的见解，阉割症结是和俄狄浦斯症结有连带关系的，弗洛伊德认为它是童年时期在性的方面受过恐吓的一个反应，而这种目的在限制儿童活动的恐吓，推溯起来，势必推到做父亲的身上，这样，岂不是就和俄狄浦斯症结发生了联系？这种恐吓是有的，做母亲或保姆的人，看见小孩子玩弄他的阳具，有时候闹着玩的吓他，说要把阳具割掉，小孩子也许以为是真的，要是他在事前已经发现他的姐姐或妹妹是没有阳具的，而以为她们大概就是被割的人，这种恐吓就更有力量了；同时在女孩方面，有时候也觉得没有像她哥哥弟弟所有的阳具是一件缺憾。[24]不过若说这种感想很普遍，很有力，凡属寻常的儿童都有，那恐怕是言过其实的。弗洛伊德在1923年发表的文稿里，一面肯定地说此种症结的"无往而不在"，一面却也承认恐吓之说有些不容易成立，因为小孩子未必人人受过这种恐吓，因此，他不得不另行假定，说这是儿童自己创制出来的一个迷信，以为玩弄的结果是阉割。不过弗氏的意见是不很固定的，他在1928年，又说

“没有一个男子能免于阉割的威胁所引起的精神上的震撼”。弗氏认为这种震撼所造成的症结不但是神经病的一个重要的成因，而且对于健全的儿童，也多少可以引起人格上的变化。平心而论，阉割症结对于神经脆弱的人自有其强烈的影响，自是无可置疑。有一部分智慧很高而神经脆弱的人，追诉到他们童年发育的时候，也确乎提到这一层；他们在愚蠢的保姆或奶妈手里，的确受到过阉割的威胁，而这种威胁对于他们心理的发育，也的确有过一番不良的影响。

在这一性发育的阶段里，最彰明较著而引人注意的一个表现是“手淫”。手淫是一个很老的名词，西文中的masturbation一词也是由来甚远。说到这个表现，我们便可以很方便也很合法地说到一个性字。手淫好像确乎是一个性的现象。但我们还需小心，因为当其初期，从事于手淫的儿童也许目的只在寻觅一些身体所能给他的一般的快感，而未必是性的快感，而寻求一般的快感也是我们天性中应有的事。我们说也许，说未必，因为就一部分的儿童而言，手淫的起源确和性的目的没有关系。不过，话得说回来，手淫的现象既不限于童年时期，并且往往和最成熟的性的观念有连带关系，我们要在这里划一条性与非性的界限，不免要受吹毛求疵的讥诮。

从名词的字面上看，不论男女，凡是用手来刺激性的部分的行为，都叫做手淫。其实，这名词的含义比字面所能表示的要广，任何用摩擦的方法以获取性器官的快感的活动都属于手淫的范围。同时，就普通的情形而言，手总是用得最多与最自然的一个工具，除非那个人在心理上有不能用手的抑制或身体有不能用手的障碍。不过其他的方法还多：对于男童，各式的竞技、户外的运动、体格锻炼的各种练习甚至于衣服的压力与摩擦，尤其是在一般的情绪十分兴奋的时候，也足以叫阳具勃起，甚至于引起性欲的亢进，而这种突如其来的表现，在初次经验到的儿童，不免觉得诧异，甚至于惊惶失措。有时候，一般的紧张或恐怖的状态，或严重的悲欢景象的目睹，也可以产生同样的结果。再如悲欢场合的身临其境，例如，鞭笞的身受，也复如此。历史上最著名的一例便是卢梭的经验了：卢梭幼年曾受过保姆的鞭笞，这一度的责罚与责罚的形式在他锐敏的神经组织上是有一番不可磨灭的影响的，详见他的《忏悔录》。[25]对于女童，手固然也是最普通的工具，但比起男孩来，更非必要，性的部分的任何偶然的接触，即在童年的初期，已足以引起相当的

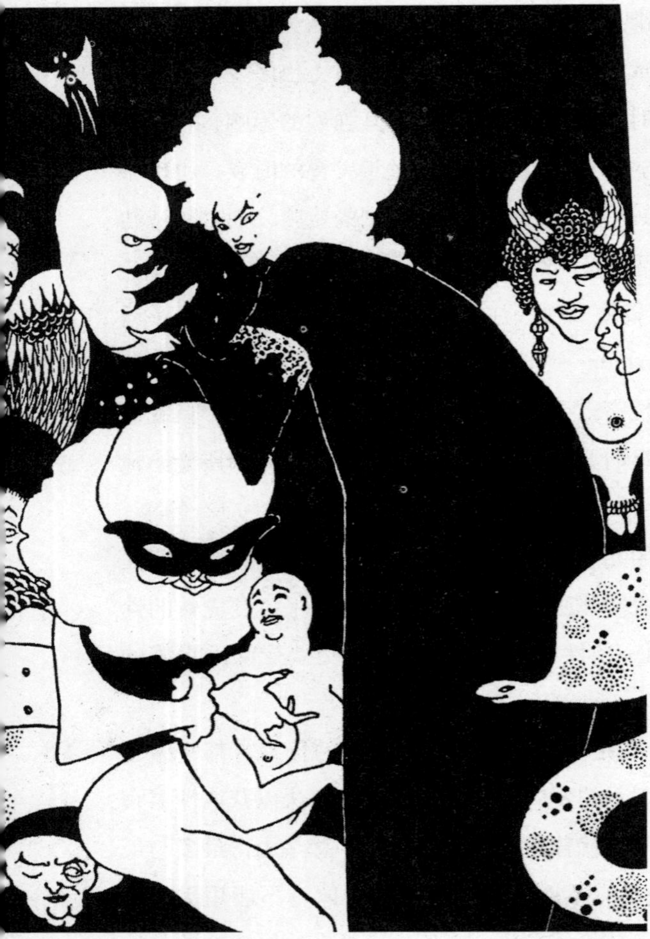

快感；有的女子在追忆她的性发育的时候，也往往能想起这一点。稍长以后，这种碰触和摩擦便会从偶然的变做故意的，幼女会当着别人的面，在椅子角上或柜子边上摩擦；到了少女时期，这种行为也许会成为习惯。在饭馆里，有人观察到过，有少女搭角的坐着，抵住了桌子的腿，而觅取她的快感。并且有时候她们可以完全不用别的东西帮忙，只需将大腿来回摩擦，甚至于将大腿夹紧，便可以引起性欲亢进；假如当时性的情绪早经唤起，则亢进程度的到达，当然更见容易。女孩又和男孩一样，刺激的景象的目击，或冶艳的意境的流连，也可以招致同样的结果，这种情形便和通常在恋爱状态中的两个男女所能体验到的没有很大的区别了。

对于男童，假定在幼年时不曾有过什么自动的性的冲动和反应，也不曾有过同伴的诱导，他的第一次的性欲亢进大抵不到春机发陈的年龄不会发生，并且发生的时候大抵在睡眠之中。发生时有的有梦，有的无梦；但无论有梦无梦，有时会引起一番忧虑或羞耻的感觉；一定要过了几年之后，他才明白，只要他体格健全，操守贞定，这是成年生活中必有的一个陪衬的现象，无所用其惊异的。（同注[3]）但对于女童，这种现象就可有可无了。据我所知，女童的初度性兴奋，无论到达亢进的程度与否，是很难得在睡梦中发生的。我以前屡次指出过这一点，但至今怀疑的人很多，他们总以为男女的情形是差不多的。我以为这种怀疑还是因为认识不够。男童睡梦中遇到性的兴奋时便会自然而然地惊醒，但女童必须自己特别努力，或别人从旁惊觉，才会醒来；但第一次以后，她时常会体验到最活泼生动的关于性恋的梦；第一次与第二次之间也许相隔的时间很远，即第二次也许发生在已经成年之后，但活泼生动的程度却是一样的。这也许是男女之间一个很有趣的心理上的性的区别，表示男子方面性的动态较大，而女子方面性的静态较大，但这并不是说男子的性能强，而女子的性能弱，或女子的性的需要不及男子。也许正因为女子的静态比较显著，所以她时常表现忧郁（歇斯底里）与其他神经上的症候，这一类的症候也许就是潜在的性能的一些变相的表示，也未可知。

美国罗比医师的研究发现，大量的男女中间，几乎每一个的生平里，多少总有过手淫或其他所谓自动恋（见下一节）的活动，其中发展得早些的往往在 8 岁以前就有了。罗氏的观察虽广，但有时是不大准确的。另一位美国人，戴维斯女医师，曾经特别研究过这一点。（同注[4]）她发现 1000 个 22 岁以上的美国大学女生中间，60% 对于手淫的经验都有一些确切的追叙。戴氏对于这个问题的探讨，可以说比任何别的作家来得彻底、来得细密。在未婚的大学女毕业生里，她发现 43.6% 在 3 ~ 10 岁之间，便已开始手淫的活动，20.2% 在 11 ~ 15 岁之间，13.9% 在 16 ~ 22 岁之间，而 15.5% 则在 23 ~ 29 岁之间；所称的岁数都是两头包括尽的，例如 3 ~ 10 岁之间，即 3 岁与 10 岁两个岁数也包括在内。把戴氏研究的结果，和别的作家就男子方面所得的数字参较着看，则得下表：

年　岁	男　子	女　子
到满 11 岁为止	20.9	49.1
满 11 岁以上到满 14 岁为止	44.3	14.6
满 14 岁以上到满 17 岁为止	30.3	6.2
满 17 岁以上	4.5	30.1

这些结果是很有分量的，因为男女两组的人都相当的多，男的约 500 人，女的约 900 人。从这些数字里，我们又出乎意料之外地发现，女子中很早便开始手淫的人比男子为多，在一倍以上，到春机发陈期前后及成年期，则男子比女子开始多起

来，但一到成人的阶段，则女子手淫的例子，又特别占起多数来；最后的这一点也许是我们可以料想得到的。[26]

美国汉密尔顿医师曾就有良好社会地位的已婚男女各100人，加以精密的研究。（同注[3]）他的发现是，男子的97%和女子的74%都曾经手淫过。汉氏的结果和多年前冒尔所得的比较更广泛的结论是相当符合的。冒氏的结论在他的《儿童的性生活》（1908）一书里早就发表过。这本书，我们在上文已经征引过，它是这方面最早而最渊博的书，就在今日，也还是最有见识的一本作品。不过冒氏在这本书里说，在德国，手淫的习惯并不像我们有时所料想的那样发达。我在这里不妨补充一句，在英法两国也是如此。罗、戴、汉三氏的资料只限于美国，美国的百分数似乎要比别处为高。

上文所叙的各种表现其实并不限于狭义的而为一般人所了解的手淫现象，事实上狭义的手淫本来不成其为性表现的单独的一类，它属于所谓自动恋的行为，而和其他的自动恋行为又没有什么清楚的界限可以划分。

我们把种种表现综合了看，就很容易明白，为什么就大体而言，我们绝不能不适当地把淫僻邪孽一类的词加在它们上面。我们应知性冲动一经开始活跃，而当其时又还不能有什么体外的对象，这些表现便是极自然的结果了，人类以下的动物，在同样的状态下，也会有同样的结果。人类的青年，在成人以前有这些表现，可以说是和其他动物一样的自然；就在成年以后，假使一个人遇到强烈的性的驱策，而一时寻觅正常的对象之举，又为本人所不愿，或环境上根本不方便，以至不得不有这一类的表现，也没有什么不自然。固然，话得说到家，假如当事人，能根据其他更见得高尚的考虑而克制其性的行动，便无须采取这一类的表现，这种理智的考虑与自我的制裁也是同样并不违反自然的。

文化程度不同的民族社会，对于童年与青年期的性现象的态度是很不一样的，假如我们把这种不同的态度比较一下，便不难取得更进一步的了解。我们目前所讨论的既然是一个极原始极基本的冲动，而我们所处的又是一个思想庞杂、标准凌乱而风尚朝夕变化的时代，冲动的古老如彼，而环境的飘忽如此，我们又怎能很轻易地下一个“自然”或不自然而“邪僻”的判断呢？并且我们这时代只是我们的时代，我们似乎没有权力替已往与未来的时代说话，西方的社会只是西方的社会，也没有权力替别的社会说话，又何况西方社会所有的性的观念原来就染上了许多很不相干的色彩呢？

我们举一个例子罢。我们举一个在文化的传统上和我们绝不相干的民族，就是大洋洲以北新几内亚（New Guinea）岛上的特罗布里恩德人（Trobriander）。人类学者对于这个民族做过一番很谨严的科学的记载，例如麦林诺夫斯基的《未开化人的性生活》（*Sexual Life of Savages*）。[27]在特罗布里恩德人的各个岛屿上，儿童所享受的自由与独立的生活是宽大的，宽大到包括性现象在内的程度。大人们在性的题目上，是没有隐讳的，父母性交，儿女不妨看见，大人谈性的事情，小孩也不妨与闻，其间可以说毫无禁忌，不是大人不能禁，而是不想禁。不过大人对于有此种闻见而自身不去依样学习的儿童，也能特别地看重，认为是操行良善的好孩子。结队出去打鱼的时节，女童们总是跟了父亲同去，一到水滨，男子大都把胯下掩盖阳部的叶子解除，所以男体的形态对于这民族的女童或少女，绝不会成为一件神秘不测的东西。男女孩子很早就从年龄较大的孩子手里得到一些性的知识，很早也就能参加各式性的游戏，这种游戏一方面也多少可以给他们一些性的知识，一方面可以更让他们满足一些自然的好奇心理，甚至于取得少量的快感；游戏的玩物，不用说，就是双方的性器官，而游戏的工具最普通的是手和口了。女孩大概到了四五岁便参与这种性的游戏，而真正的性生活也许在 6 ~ 8 岁之间便开始了；男孩性生活的开始比较迟，总要到 10 ~ 12 岁之间。寻常在村子中心的空场上，男女孩子环立合玩的游戏往往有浓厚的性的色彩。大人们认为这种游戏是很自然的，而无须加以斥责或从旁干涉。他们也不会发生什么不健全的结果，甚至于连私生子的问题都没有，至于何以会没有，至今是一个谜。此种岛民的性的表现无疑是很质朴的，但他们借助于一种颇具诗意的本能来掩饰这种质朴；麦氏也说过："他们在游戏之中的确表示出，对于新奇与浪漫的事物有很强的领略与鉴赏的力量。"

性的态度不但因地域的不同与文化程度的不齐而有歧异，就在同一地域与文化程度和族类属性很相近的民族里，我们也可以找到差别。米德女士（Margaret Mead）在《长大在新几内亚中》（*Growing up in New Guinea*）一书里，叙述到新几内亚以北阿德玛罗提群岛上的麻奴斯人（Manus）是很讲究禁欲主义的。在这种岛民的心目中，性遭人憎恶，而粪便之类的排泄物是惹厌的，因此，对于性的活动与排泄的行为，总是多方的抑制与避免，到不能抑制与避免时，也总尽量设法隐讳掩饰。对于儿童，在体格方面固然能尽心教育，但在其他方面却完全任其自然，不闻不问；但儿童的性的表现，包括手淫在内，却极难得遇见，大概是因为时常在大人面前而很少有索然离群的机会的缘故。性能薄弱冷淡的例子似乎很多，已婚的女子大都不承认婚姻生活有什么快乐，并且多方设法避免交合，男女之间也很少浪漫的情爱的表示，至少在外表上一点也看不出来。

米德女士在另一本著作《发育成年在萨摩亚》（*Coming of Age in Samoa*）[28]里，又描写到另一个民族。以前，这个民族，和上面两个一样，也是和西洋的传统文化风马牛不相及的。不过到了近代，因为西洋文化的输入，其原有的文化已呈分崩离析的现象，而一种夹杂拼凑的新文化已经很快地应运而生。同时，夹杂拼凑之中，倒也不乏以其原有文化为根基而自然发展的痕迹，萨摩亚原有的文化里对于性现象本有种种的禁忌与约束，到了现在这种禁忌与约束已经减少到最低限度，并且对于民族的生活似乎已经发生良好的影响。男女孩子彼此回避的倾向是有的，但并不因为外界有什么特殊的禁令，而是基于天性的自然与风俗的惯例，因此，这种倾向并不成为性发育的一个障碍。同时，因为一般掩饰隐讳的风气并不存在，男女孩子对于人生的基本事实，如生育、死亡、性别、性交等，很早就取得相当的认识。男女从童年时起，便各有其个人的性的生活；女童从六七岁起，便几乎谁都会手淫，不过多少总带几分秘密的性质；男童也是如此，但男童的团体生活比较发达，因此这种

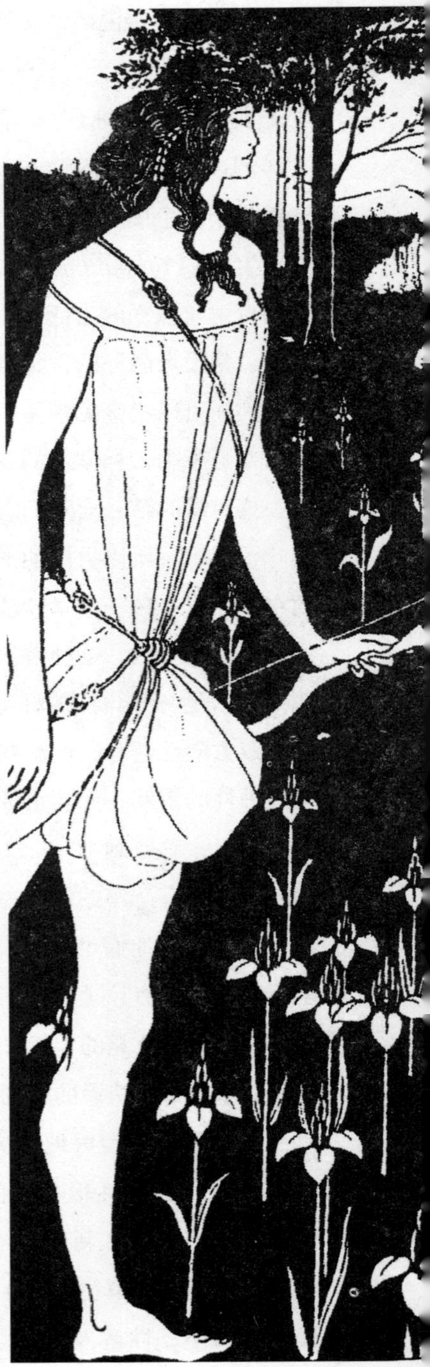

性的表现也就往往采取集体的方式。男童中间，同性恋也比较普通，大概也就因为这个缘故。在少女或共同工作的女子中间，同性的偶然结合也不稀奇，并且在一般人的心目中，这种结合是“很有趣很自然的一种消遣，略略添上一些猥亵的色彩，也是无伤大雅的”。这种在别的文化里被认为“邪孽”或“恶道”的行为，在萨摩亚是既无须禁止，也不会有制度化或风尚化的危险，它们的存在无非表示在一般人的认识里，正常两字是包括得很广的。一般人的见解，一方面虽认为性的题目不必多说，不必细说，说则有伤雅驯，但也并不以为根本说不得，或说了就不免堕入恶道。米德女士认为萨摩亚人因为有这种风气，所以无形之中“把一切神经病的可能性都给扫除净尽”；在他们中间，神经性的症候是找不到的，男女双方的性能都相当的健全，女的无阴冷[29]，男的无阳痿，离婚比较容易，因此，不相好不相得的婚姻也比较少（并且犯奸也不一定是离婚的一个条件），而做妻子的因为经济能够独立，所以在地位上也就不下于丈夫。

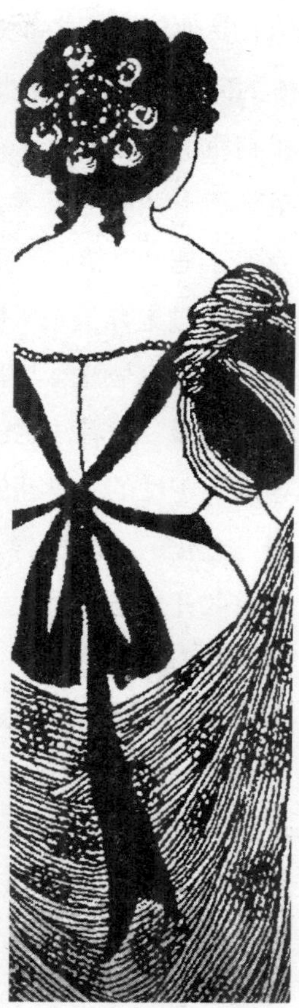

我们如今反观西洋的传统文化，亦即近代文化的源泉，在这方面，又取一个什么态度。西洋在最早的时候，就记载所及，对于这一类的性的表现，并没有很鲜明的被认作可以诟病的东西；间或有一些鄙薄的看法，也是极偶然的。在希腊的文学里，我们甚至可以发现手淫的举动和神话都发生过关系；到了史期以内，犬儒学派一批很受人称颂的哲学家对于独处斗室时所能有的满足性欲的方法，说过一些认为是有利的话，并且还不惜夸大其词地说。在罗马，一般人对于这一类的事，似乎根本不大理会，任其自然；甚至于在基督教的教会里，最初的一千年中，对于这种自动的离群索居的性表现，也几乎完全不加存问，这也许因为当时荒淫无度的事正多，教会尽其全力来应付这些，还觉力有未逮，对于手淫一类的小问题，自不遑顾到了。一直要到宗教改革的时代，道学家和医师才关心到这个问题并为之坐立不安；起初也还只限于新教的几个国家，但不久就很快地传播到法国和其他信奉天主教的国家。到了十八世纪，手淫的危害与如何防止就成为一个一般的问题，同时，各地方的庸医也就借此机会敛钱，一面把许多不相干的病症都归罪到所谓“自淫”（self-abuse）的身上，一面又提出许多更不相干的药方来。[30]甚至到了十九世纪末年，即在三四十年前，一部分很正经的医师也往往不问根由地认为手淫是可以招致严重后果的。[31]

不过十九世纪中叶以后，风气渐渐变了。达尔文生物进化论的浸润终于到达了医学界，于是童年与青年时期所发生的所谓“邪孽”的行为才开始有了真正的了解，而“邪孽”的看法也就开始根本动摇。一方面，在1870年前后，克拉夫特-埃平领导的关于性的科学研究既证明所谓邪孽的行为是童年很普通的一种现象，而另一方面，进化的概念又告诉我们，我们绝不能把壮年人的老成的标准，来任意适用到未成熟的儿童身上，也不能把后一个时期里所认为不自然的事物在前一个时期也当做同样的不自然。

对于这个新发展有贡献的自不止一人，克拉夫特-埃平而外，在意大利有一位先驱叫范托利，他是一个精神病学者，而属于当时医学家所称的实证学派（Positivist School），这学派的宗旨就在于用新的生物学与社会学的概念来充实医学的内容。范氏那本很周密的著作《性心理的退化现象》（*Le Degenerazioni Psicosessuali*），是在1892年问世的。所谓退化现象[32]指的就是变态与病态现象；此种现象有直接见于个人生活的，也有间接见于社会生活的，范氏都能原原本本地加以叙述。同时，范氏又提出许多概念，对于后来作研究的人往往很有启发与提纲挈领的价值。范氏把性发育看做一个很慢的过程，并且认为不到春机发陈的年龄，“性”的称呼是不大适用的。这种发育的过程又是许多不同的因素所凑合而成的，每一个因素自出生之初即各有其发展的过程（例如，婴儿期的阳具勃起便是因素之一，又如，嘴唇的发欲力是由幼年一般的触觉习练出来的）；到了春机发陈期以后，这些和别的因素才开始集合而成一个新的现象，那现象才配叫做性的现象，这现象范氏喜欢叫做爱欲现象（amore）；他觉得与其叫做“性”，不如叫做“爱欲”，因为它更能把现象的心理的成分传达出来。手淫或自恋（范氏作品中喜欢用自恋这个名词，西文是onanism）[33]，在范氏看来，是“年长后所称为恋爱的根苗”。自恋的种子在婴儿期便已存在，到童年而逐渐呈露，起初只不过是一种身体上的快感，并没有性恋的意象做陪衬，它的目的也只在满足当时还莫名其妙且还是模糊印象的一种生理上的要求，这种要求固然是有它的性的基础，但在儿童的意识里，它和一般搔痒的要求相仿，所不同的是，一样需要搔，这里的搔不免受人干涉禁止，但也正唯其有人干涉禁止，这种搔便越发显得有趣而按捺不住罢了。但到了后来，这种自恋的动作，因为心理因素的加入和真正性恋刺激的纷至沓来，便会越来越复杂，终于慢慢地成为和性交合相仿的一种行为，所不同的是，交合的伴侣不是实质的，而是幻觉的罢了。由此再进一步，便不知不觉地成为成年的性爱了。到此，自恋的过程就算摆脱了；但也有不能摆脱的，或不能摆脱净尽而成中途留滞状态的，那就得看个别的情形了。不过因发育中止而完全不能摆脱的是很难得的，所不能摆脱的只是一部分的成分，例如物恋[34]的倾向。范氏〔范氏这方面的意见多少是师承犯罪心理学者朗勃罗梭（Lombroso），和今日的见解相符的〕认为这种滞留的成分，假如发展过分，以至于取正常的性的目的而代之，那就成为“邪孽”的行为了。这意见也是和后来弗洛伊德的很相像，弗氏认为“邪孽的性现象不是别的，就是幼稚的性现象”；那就等于说，在儿童是一种正常的现象，一到成年，也许成为反常的现象。总之，范氏的结论是很对的，儿童的手淫绝不是教师与道学家所认为的一种恶癖或罪孽，而是一个“自然的过路，遵此过路，一个孩子可以进入充满着热情与泛爱的青年时期，而终于到达能实践庄严与果断的婚姻之爱的成年时期”。

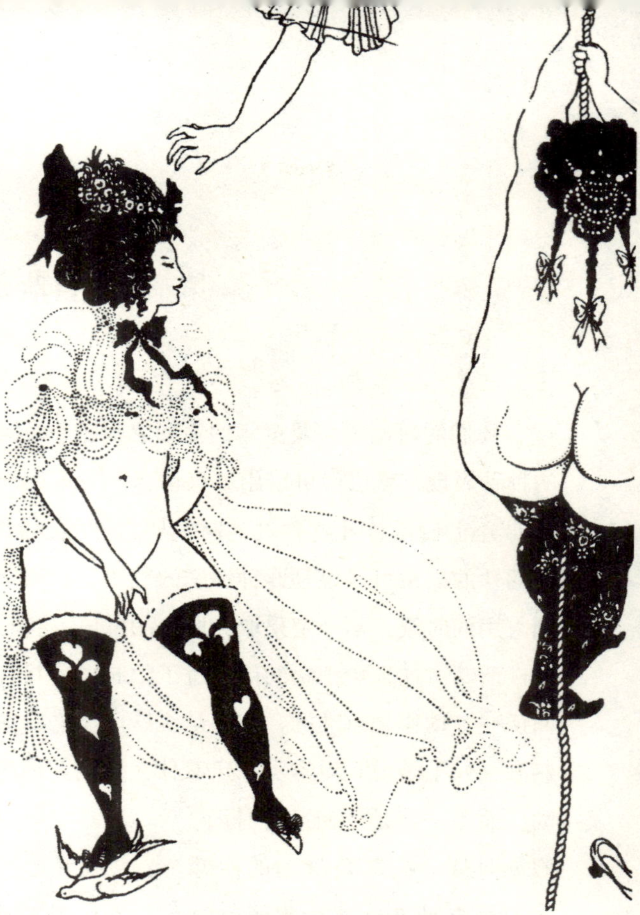

第二节　自动恋[35]

我们的讨论不涉及童年的性现象则已，否则就在最幼稚的几年里，我们所遇见的种种表现，就已经可以用“自动恋”（autoerotism）的名词来概括。这名词是我在1898年创制的，儿童独处的时候所自然涌现的性活动都可以叫做自动恋，而睡眠中的性的兴奋可以说是此种性恋的范式。三四十年来，这名词已经到处通用；不过别人用的时候，不一定采取我原来的意思，有时他们只用它来指以本人做对象的一切性活动。这未免把它的用途过于限制了，并且事实上也是和自动的意义不合。我们说一个动作是自动的，主要是说这动作是由本身发出，而不假手于直接的外力的刺激，并不是说它对本身一定有什么影响。再简而言之，自动也者，是“由”自身动，而不一定是“向”自身动。假如凡属“向”自身动的性恋才叫做自动恋，那么我们就没有别的名词来概括一切“由”自身动的性恋了。要知道由自身动的性行为范围比较大，它可以包括向自身动的性行为。我们目前需要的是一个更概括的名词。

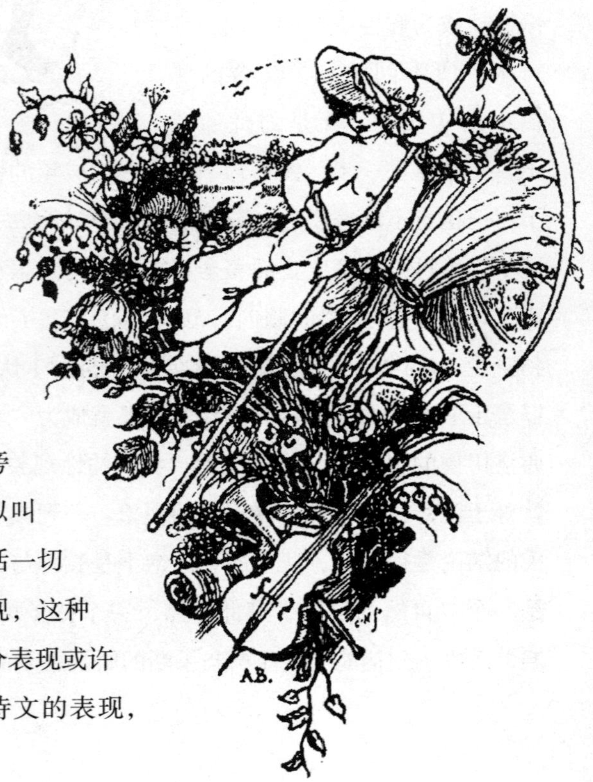

所以，依我的见地，一切不由旁人刺激而自发的性情绪的现象都可以叫做自动恋，广义的自动恋也可以包括一切性冲动经抑制或禁锢后的变相的表现，这种表现有病态的（歇斯底里症的一部分表现或许就是），也有常态的，例如艺术与诗文的表现，

但其为抑制的结果一致，而其足以影响一个人一生的做人的格调也是一样的。

狄更生（Dickinson）[36]说，最广义的自动恋包括一切自我表现里所含蓄的自我恋爱，自动恋的人初不限于性生活有什么变态或病态的人，而也包括科学家、探险家、运动家与爬高山登绝顶的人在内。

我们这样了解自动恋，可知自动恋绝不是“异性恋”，即一个异性的爱人所引起的性恋；也绝不是“同性恋”，更绝不是各式各样的“物恋”。异性恋是最正常的，同性恋是走上了岔路的，而物恋则是把性恋的重心不复寄托于人，而寄托于物，人是主，物是宾，物恋是一种喧宾夺主，或香火赶出和尚的现象。不过，把这些搁过一边以后，自动恋自有的领域还是很广，它包括性恋现象的种类还是很多，特别是：（一）性爱的白日梦；（二）性爱的睡梦；（三）影恋[37]，包括由顾影自怜或自我冥想引起的性爱的情绪；（四）手淫。最后一类所包括的不止是狭义的用手的自淫，而是一切的自淫或自恋的现象，就工具与方法论，固不限于手，就对象论，也不限于生殖器官，而兼及各个发欲带；其不用外物做工具，而完全用想象来唤起的意淫[38]现象也不妨认为是手淫的一种。

第三节　性爱的白日梦[39]

性爱的白日梦（也叫性幻想）是自动恋的很普通与很重要的一种，有时候也是手淫的第一步。白日梦的方式也不止一种，而其主要的方式可以叫做“连环故事”[40]的方式。美国威尔斯兰女子学院（Wellesley College）的利诺伊德女士（Mabel Learoyd）很早就研究过这一种的白日梦。所谓连环故事是一篇想象的小说似的东西，情节大抵因人而异。一个人对自己的连环故事总是特别地爱护，往往认为是神圣的精神资产的一部分，绝不轻易公开，甚至于对交情极深的朋友，也难得泄露。连环故事是男女都有的，不过女童与少女中间比较多；有一个研究发现，352 个男女中间，女子有连环故事的占全数女子的 47%，而男子则只占 17%。故事的开端总

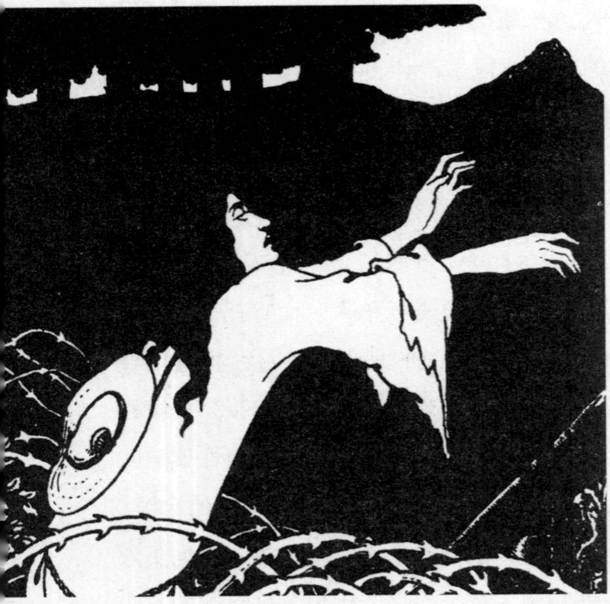

是书本里看到的或本人经验里遇到的一件偶然的事，而大抵以本人遇到的为多；从此逐渐推演，终于扯成一篇永久必须“且听下回分解”的故事，而要紧的是故事中的主角100个里有99个是本人自己。故事的发展与闲静的生活特别有关系，就枕以后，入睡以前，对于编排连环故事的人是最神圣的一段光阴，绝对不容别人打搅。特里奇（G. E. Partridge）对于伴同白日梦所发生的生理上的变化，做过一番有趣的观察与叙述，特别注意到师范学校里从16～22岁的女学生。[41]毕克（Pick）的观察则限于一部分多少有些病态的男子，他们的白日梦也大抵有些性爱的基础，所谓病态指的是近乎歇斯底里的一路。史密斯（Theodate Smith）[42]研究过差不多1500个例子（其中2/3以上是少女或成年的女子），他发现有连环故事的人并不多，只占1%。健康的男童，在15岁以前所做的白日梦里，体育的运动和冒险的工作要占重要的一部分；而女童的白日梦则往往和本人所特别爱读的小说发生联系，就是把自己当做小说中的女主角，而自度其一种想象的悲欢离合的生涯。[43]过了17岁，在男女白日梦里，恋爱和婚姻便是常见的题目了；女子在这方面的发展比男子略早，有时候不到17岁。白日梦的婉转的情节和性爱的成分，虽不容易考察，但它在青年男女生活里是一个很普通的现象，尤其是在少女的生活里，是无可怀疑的。每一个青年总有他或她的特别的梦境，并且不断地在那里变化发展，不过除了想象力特别丰富的人以外，这种变化与发展的范围是有限的。就大体说，白日梦的梦境往往建筑在有趣的个人的经验上面，而其发展也始终以此种经验做依据。梦境之中，有时也可以有一些变态或所谓“邪孽”的成分，但在实际生活里，做梦的人也许是很正常的。白日梦也和性的贞操有相当的关系，大抵守身如玉的青年，容易有白日梦。[44]就最普通的情形而言，梦境总是梦境，做梦的人也明知其为梦境，而不作把梦境转变为实境的尝试。[45]做梦的人也不一定进而觅取手淫的快感，不过，一场白日梦可以在性器官里引起充血的作用，甚至于自动地招致色欲亢进。

白日梦是一种绝对个人的与私有的经验，非第二人所能窥探。梦的性质本来如此，而梦境又是许多意象拉杂连缀而成，即使本人愿意公开出来，也极不容易用语言来传达。有的白日梦的例子是富有戏剧与言情小说的意味的，做男主角或女主角的总要经历许多悲欢离合的境遇，然后达到一个性爱的紧要关头，这紧要关头是什么，就要看做梦的人知识与阅历的程度了；也许只是接一个吻，也许就是性欲的满足，而满足的方法可以有各种不同的细腻的程度。白日梦也是谁都可以有的，初不论一个人是常态的或变态的。卢梭在他的《忏悔录》里叙述过他自己的白日梦：卢梭的心理生活是有一些变态的，所以他的白日梦往往和受虐恋[46]及手淫连在一起。拉法罗维奇（Raffalovich）说起有同性恋倾向的人，即在戏院里或市街上，做起白日梦来，也会想象着一个同性的对象而产生一种“精神的自淫”，有的也可以到达亢进的程度而发生生理上的解欲的变化。

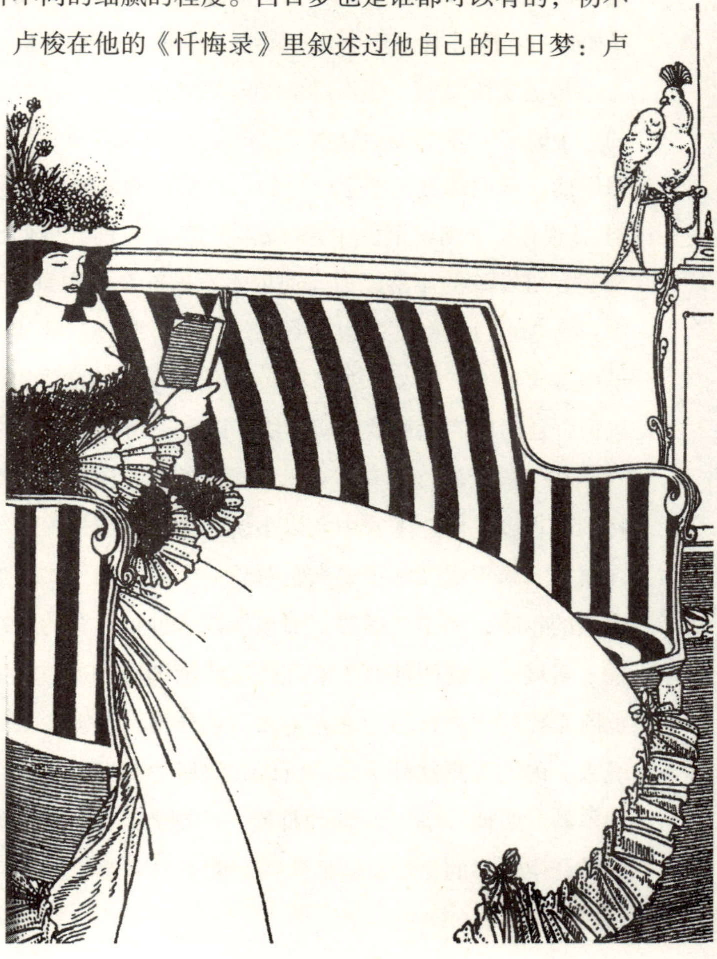

性爱的白日梦是一种私人而秘密的现象，所以近年以前，一向难得有人注意，也难得有人以为值得加以科学的探讨；实际上它是自动恋范围以

内很重要的一种表现，是很有研究价值的。一部分温文尔雅而想象力特别发达的青年男女，一方面限于环境，不能结婚；一方面又不愿染上手淫的癖习，便往往在白日梦上用工夫。在这种人中间，和在他们所处的情势之下，我们不能不认为白日梦的产生绝对是一种常态，也是性冲动活跃的一种无可避免的结果，不过如果发展过分，无疑以常态始的，往往不免以病态终，在想象力丰富而有艺术天才的青年，特别容易有这种危险；白日梦对于这种人的诱惑力是最大不过的，也是最隐伏的。我们说性爱的白日梦，因为尽管不带性情绪色彩的白日梦很多，不过，无论此种色彩的有无，白日梦的根源怕总得向性现象里去寻找；据许多相识的男女青年告诉我，他们白日梦的倾向，不论梦境的性的成分如何，即使一点性的成分也扯不上，一到结婚以后，便往往戛然而止，就是一个很好的证明了。

最近美国汉密尔顿医师的细心研究更证明白日梦的重要性。他发现他所研究到的人中，男的有27%，女的有25%，都肯定地说，在他们对于性的题目未有丝毫认识以前，他们都做过性恋白日梦；许多别的人说他们已经记不清楚；而28%的男子与25%的女子则说至少在春机发陈的年龄以前，他们也做过这种梦；同时，他又发现到春机发陈的年龄以后，而依然不做性恋的白日梦的，男子中只占1%，而女子中只占2%，而在18岁以后到结婚以前，此种白日梦在心理上时常萦回不去的，男子中多至57%，而女子中51%；此外，还有26%的男子与19%的女子，就在结婚以后，还时常为此种梦境所缠绕，以至于妨碍了日常的工作。

对于先天遗传里有做艺术家倾向的人，白日梦的地位与所消耗的精神和时间是特别来得多，而艺术家中尤以小说家为甚，这是很容易了解的一点；连环故事不往往就是一篇不成文的小说么？对于一个平常的人，假如白日梦做得太多，甚至到了成人的年龄，还不能摆脱，那当然是一种不健全的状态，因为对于他，梦境不免替代了实境，从此叫他对于实际的生活渐渐失去适应的能力。不过，对于艺术家，这危险是比较少的，因为在艺术品的创作里，他多少找到了一条路，又从梦境转回实境来。因为看到这种情形，所以弗洛伊德曾经提到过，艺术家的天赋里，自然有一种本领，叫他升华[47]，叫他抑制，抑制的结果，至少暂时可以使白日梦成为一股强烈的产生快感的力量，其愉快的程度可以驱遣与抵消抑制的痛苦而有余。[48]

第四节　性爱的睡梦[49]

睡梦的富有心理学的意义是大家一向承认的；一个梦的意义究竟是什么，究竟应作什么样的解释，或怎样的“详”法[50]，尽管说人人殊，都是另一个问题。在人类古代的传统文化里，梦是一个很大的题目，而对于梦的事后的应付，也是一件大事；古人相信梦有巫术的作用，有宗教的意义，或者有预告吉凶的功效，所以有梦兆的说法。[51]在文明社会的风俗习惯里，这一类的作用也还存在；至于在未开化的族类中，梦的地位更是见得重要；自近代科学的心理学发轫以后，梦的现象已经很快地成为一个多少值得专门研究的题目，到现在做研究的人也已经不一而足，而研究的立场也不止一个。[52]到了最近，梦的研究已经越来越细密，而从精神分析派的眼光看来，梦更是一种极有分量的心理现象。

梦的一般的普遍性也是大家承认的。不过，梦之所以为现象，也是很正当的、恒常的、健康的、自然的，关于这些，各方面的见解还不很一致，弗洛伊德就认为梦是常变参半的一种现象，即同时既是一种健康的状态，也是神经的变态。我以为最合理的还是把它看做一种完全自然的现象。动物也会做梦，我们有时可以看见，一只在睡眠状态中的狗会做跑的姿势与动作；未开化的族类当然也做梦；有许多人虽以为自己未曾做过梦，但只要他们留心注意一下，他们一样可以发现不少的梦的痕迹；我们相信这种人在睡眠状态中的心理活动平时总是很轻微的，很迂缓的，所以一觉醒来，往往不容易追忆，但并不是完全不活动，即并不是完全不做梦。

关于性爱的梦，无论到达性欲亢进的程度与否，即无论遗精与否，各家的意见不尽一致，与关于一般的梦的意见不尽一致正复相同。健全的人，在守身如玉的状态下，即在醒觉的时候，也会有自动恋的表现，我们在上文已经讨论过，并且认为理论上既属可能，实际上也似乎确有其事。至于这种人，在睡梦的时候，自动恋活跃的结果，会引起性欲亢进，在男子更会遗精，则毫无疑义是一种十分正常的现象。在文明程度幼稚的人群，往往把这种现象归咎到鬼怪身上，认为是鬼怪的诱惑或刺激的结果。天主教把梦遗看成一件极不圣洁的事，并且还特别替它起了一个名词，意思等于“秽浊”（pollutio）；而宗教改革的祖师马丁·路德（Martin Luther），也似乎把性爱的睡梦看做一种病症，应当立刻诊治，而对症发药的方子就是婚姻。不说从前宗教家的见地，就是近代著名的医学家，特别是冒尔和奥伦堡（Eulenburg）两家，都不免把梦遗和遗尿与呕吐等比较病态的生理行为一般看待。[53]要在原始的自然状态下，这一种归纳作一丘之貉的看法确还有相当的理由，但到了知识发达的近代，就不免有些可怪了。

不过，今日大多数的医学家或生理学家全都承认梦遗不能不算是一种正常的现象。要知在今日的社会状态下，相当限度以内的禁欲是无法避免的，即对于一部分人，独身与迟婚是一个无法避免的事实。既有此种禁欲的因，便不能没有梦遗的果，所谓不能不算正常者在此。医学家所关心的不是梦遗的有无，而是梦遗的次数的多寡。

佩吉特（Sir J. Paget）说，他始终没有遇见过独身而不梦遗的人，多的一星期里一次或两次，少的三个月一次，无论多少，都没有超出健康的范围。同时布伦顿（Sir L. Brunton）则以为两星期或一个月一次是最普通的情形，不过所谓一次往往跨上两夜，即连上两夜有梦遗，过此便有半月或一月的休止；而罗雷德（Rohleder）又以为也有连上不止两夜而对健康无害的。哈蒙德（Hammond）也认为大约两星期一次是最寻常的。[54]契伦诺夫（Tchlenoff）调查过2000多个莫斯科的学生，所得的结论也是如此。里宾（Ribbing）以为10 ~ 14天一次是最正常的[55]，而汉密尔顿的研究，则发现一星期到两星期一次为最普通（占全数例子的19%）。洛温费尔德（Loewenfeld）把一星期一次的梦遗认为是最寻常的。[56]一星期的距离大概是最近情的，许多健康的青年确有这种情形，我个人也曾经就几个健康而将近壮年的男子，得到过一些正确的记录，而到达一个同样的结论。但健康而完全不梦遗的青年也间或有之（契伦诺夫的调查里似乎表示多到10%，而汉密尔顿的研究里则只有2%）。另有少数比较健康的青年，除非脑力用得多了，或遇上什么可以引起烦恼或焦虑的事，是难得梦遗的。

睡眠中的遗精，普遍总是一番色情的梦的结果，但也有例外，当其时，做梦的人多少觉得有人在他或她的身边，并且往往是一个异性的人，不过当时的情景总有几分奇幻，几分恍惚，不是普通的语言所能形容。[57]大体说来，梦境越是生动，而色情的成分越是浓厚，则生理上所引起的兴奋越大，而醒后所感觉到的心气和平也越显著。有时也单单有色情的梦而不遗精；也常有时候，遗精的发生是在梦罢而人已觉醒之后。间或在半醒半睡的状态中，虽有梦境，而性欲的亢进则受抑制而不发生；奈克（Naecke）把这种现象叫做“打断的遗精”（pollutio interrupta）。

意大利人戈利诺（Gualino）曾在意大利北部做过一个范围相当广而内容也很笼括的性梦的研究；他的资料是从 100 个很正常的人中征询得来的，其中有医师、教员、律师一类自由职业分子，而这些人，不用说，是都有过性梦的经验的。他指给我们看，梦遗的现象（无论所遗为精液与否），可以发轫得很早，比身体的性的发育还要早些。此种年龄，在意大利北部的人口中，以至戈氏所研究到的一部分人口中，早经马罗加以分别确定，而戈氏所征询到的许多人里，便有在这年龄以前做过性梦的。戈氏的 100 个例子里，性梦的初次发生，自然迟早不同，但到 17 岁时，这些人便都有过性梦的经验了；而据马罗的调查，虽在这一年龄，还有 8% 的青年在性的方面还没有开始发育，其有在 13 岁时便已开始发育的，则有的在 12 岁时便已做过性梦。性梦初次发生以前的几个月，这种青年大体在睡眠中先经验到阳具的勃起。戈氏的例子中，37% 是以前没有过真实的性经验的（指性交或手淫）；23% 曾经手淫过；其余有过一些性的接触。这些人的性梦以视觉性质的为多，触觉性质的次之，而情景中的对象，往往是一个素不相识的女子（27%），或曾经见过一面的女子（56%），而就大多数的例子说，这对象至少在最初的几次梦境里，总是一个很丑陋很奇形怪状的人物，到了后来的梦境里，才能遇到比较美丽的对象；但无论美丑的程度如何，这梦境里的对象和觉醒时实境里所爱悦的女子绝不会是一个人。这一层是不足为奇的；白天的情绪，到睡眠时总要潜藏起来，原是一个一般的心理倾向，这无非是一例罢了；戈氏自己的讨论里，以及上文提到过的洛温费尔德等别的作家，也都提到过这种解释。戈氏又发现，春机发陈的性梦中，所感觉到的情绪的状态，除了快感以外，有的以忧虑为主（37%），有的以热望为主（17%），有的以恐惧为主（14%）。一到成年的梦境，则忧虑与恐惧分别减退到 7% 与 6%。100 人中之 33 人，或因一般的健康发生问题，或因性生理发生故障，曾经有过不梦亦遗的经验，而这种遗精总是最叫人感觉疲惫的。且各例之中，90% 承认梦境中，性

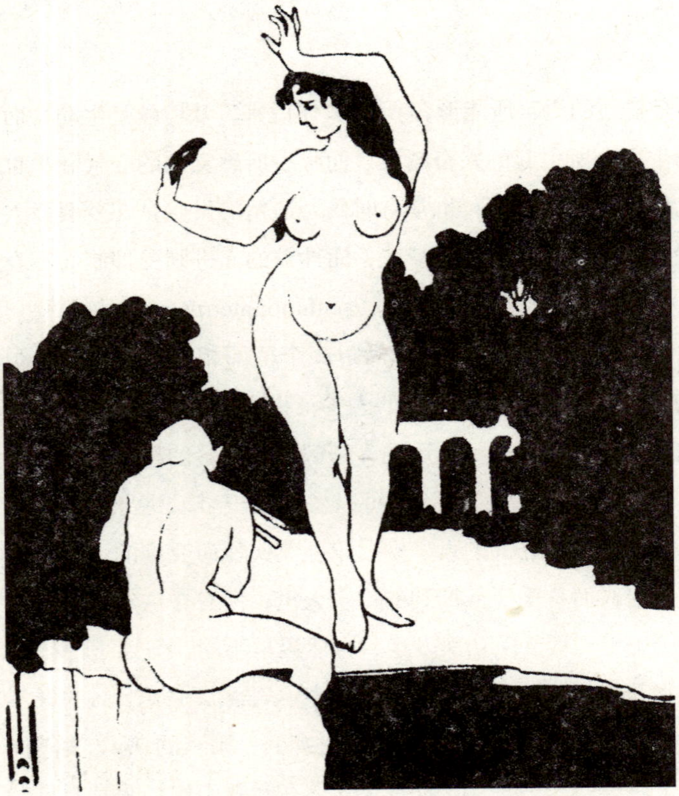

梦的情景总是最生动活泼的。34%说，性梦的发生，有时常在一度性交而入睡之后。许多例子也提到在婚前求爱的时期里，性梦是特别多（有一夜三次入梦的），大抵白天有拥抱接吻一类的行为，晚上便有性爱的梦境；结婚以后，这种梦便不做了。性梦的发生，似乎和睡眠的姿势以及膀胱中积尿的数量没有什么很显著的因果关系；戈氏认为主要的因素还是精囊中精液的充积。[58]

有不少学者（洛温费尔德等）都曾提到过，凡属做性梦，其梦境中的对象总是另一些不相干的人，而难得是平时的恋爱的对象；即使在入梦以前，在思虑中竭力揣摩，以冀于梦中一晤，但也是枉然。[59]有一个解释很对，大凡睡眠时，白天用得最多的一部分情绪，总是疲惫已极而需要相当休息，白天悲痛的经验，我们知道也是难得入梦的，入梦的往往是些不相干的琐碎的事，悲痛的情绪如此，大约欢乐的情绪也如此。许多学者（例如霍尔等）[60]也注意到过，性梦中的对象无论怎样的不相干，此种对象的一颦一笑，或一些想象的接触，已足以引起性欲的亢进。

性梦自有其诊断的价值，即梦境的性质多少可以表示一个人在实境里的性生活究属有些什么特点，这一层也有不少学者曾经加以申说（例如冒尔、奈克等），对象的身上要有些什么特殊的品性才最足以打动一个人的性欲，是因人而有些不同的，这种在实境里最足以打动性欲的品性，在梦境中往往会依样画葫芦似的呈现，甚至于变本加厉地呈现。就大体说，这一番观察是不错的，不过得经过一些修正或补充，尤其是对有同性恋倾向的人的性梦。一个青年男子，无论如何的正常，要是在实境里还没有见到过女子身体的形态，在梦境里大约也不会见到，即使所梦是一个女子，这女子的印象大概是很模糊的。这是一层。梦境是许多意象错综交织而成的，既复杂，又凌乱，这种杂乱的光景很容易把两性形态上的区别掩饰过去，使做梦的人轻易辨认不出，所以尽管做梦的人心理上毫无变态或"邪孽"的倾向，他梦境中的对象，依然可以是一个莫名其妙的人。这又是一层。有此两层，所以极正常的人有时也可以做极不正常的性梦，甚至所做的性梦，照例是变态的多，而常态的少，而这种人，就他们的实境来说，真可以说是毫无瑕疵，绝对不容许我们疑心到他们心理上有什么潜在的变态或病态的。性梦虽自有其诊断的价值，这一点我们应当记取，以免有时候妄加诊断。

就大体说：男女两性在睡梦中所表现的自动恋，似乎很有一些区别，而这种区别是多少有些心理的意义的。在男子方面，这种表现是相当单纯的，大抵初次出现是在春机发陈的几年里，假如这人不结婚而性的操守又很纯正的话，就一直可以继续下去，每到若干时间，便表现一次，一直到性的生命告终为止，这时间的距离可以有些出入，但少则一星期，多则一月半月，上文已经讨论过。表现的时候，大抵会有性梦，但也不一定有性梦，而梦境的紧要关头，也就是性欲亢进的紧要关头，则不一定总是达得到的。性梦发生的机缘不一而足，身体上的刺激、心理上的兴奋、情绪上的激发（例如睡前饮酒）、睡的姿势（平睡、背在下）、膀胱积尿的程度等；有的人改变床榻，就会梦遗；同时男子性现象也有其周岁或周月的节奏，这种节奏的存在与梦遗的表现也有一部分的关系。总之，在男子方面，梦遗是个相当具体而有规律的现象，觉醒以后，大概在意识上也不留什么显著的痕迹，最多也不过有几分疲倦与间或有些头痛罢了，而这种痕迹也往往只限于部分男子。但在女子方面，睡眠中自动恋的表现，比较起来，似乎是错落零乱得多，变化无常得多，散漫得多，少女在春机发陈和成年的年龄里，似乎极难经验得到清切的性梦，要有的话，那是例外。这是和男子极不相同的一点，在守身如玉的男子，在这年龄里，性欲的亢进要借性梦的途径，是一种例规（汉密尔顿的研究，发现51%的男子，在12 ~ 15岁之间，经验到初次性梦与初次亢进，可为明证）；但对于同样的女子，这却是例外了。上文讨论性冲动的初期呈现时我们已经说到过，在女子方面，性欲亢进的现象，总得先在醒觉状态中发生过（在什么情形下发生的，可以不管），然后才会有在睡眠状态中初次发生的希望，因此，即在性欲强烈而平日抑制得很严的独身女子，这种性梦也是难得的，甚至于完全不做的（汉密尔顿的数字里，这种女子多至60%）。换言之，唯有对性交已惯熟的女子才会有真正的、清切的与发展完全的性梦，所谓发展完全当然包括性欲的亢进与解欲后的精神上的舒泰在内；至于未识性交的女子，这种梦境与梦后的精神状态虽非完全不能有，但总是难得的。但在有的女子，即使对性交已有相当习惯，也能做比较真实的性梦，做梦时也会有黏液的分泌，但这些并不能引起解欲的作用，徒然表示性欲的存在与活动罢了。

男女的性梦，以至于一般的梦，又有一个最有趣也最关紧要的不同，就是，在女子方面，夜间的梦境比较容易在白天的实境里发生一种回想，这对于男子是极难得的，即使间或发生，影响也是极小。这种回想的发生，初不限于有变态或病态的女子，不过对于神经不健全的女子特别厉害罢了，神经不健全的女子，甚至可以把梦境当做实境，而不惜赌神罚咒地加以申说，回想到此，是很可以引起严重的法理

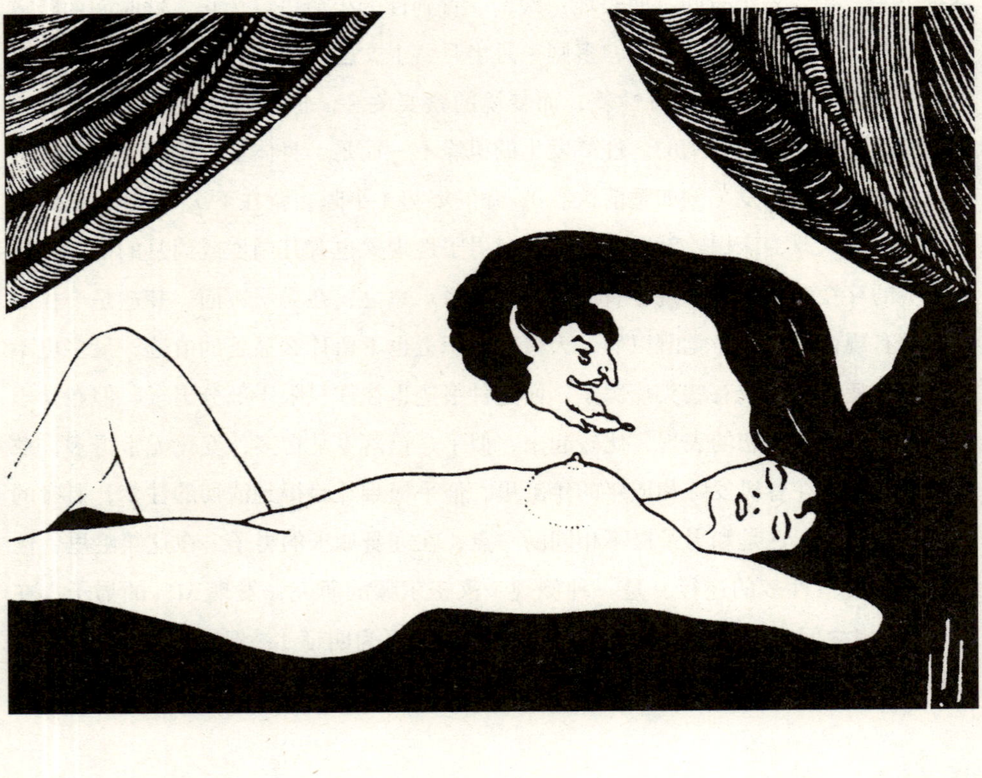

问题的；这种女子可以把睡眠状态当做吸了蒙汗药后的麻醉状态，把梦境中的性的关系当做强奸，因而诬蔑人家。

这种从梦境转入实境的回想，对于患歇斯底里一类神经病的女子，尤其见得有力量，因此，在这方面的心理研究也是特别的多。德·桑克蒂斯（Sante de Sanctis）[61]、德·拉杜雷特（Gilles de la Tourette）[62]等，对此种女子的梦的回想，都曾特别地叙述过，认为至关重要，而以性梦的回想为尤甚。西洋在笃信鬼怪的中古时代，有种种淫魔的名称，例如专与女子交接的淫魔（incubi），或专与男子交接的淫妖（succubi），其实全都是这种人于性梦后所发生的回想的产物。[63]患歇斯底里神经症的人所做的性梦是不一定有快感的，甚至往往没有快感。对于有的人，交合的梦境可以引起剧烈的疼痛。中古时代做女巫的人以及近世有这种神经病态的人，都能证明这一点。有时候这大半是一种心理上的冲突的结果：一方面有强烈的生理上的性冲动；一方面情绪与理智又极度厌恶以至于畏惧性冲动的发生，而其意志又不足以加以抑制使不发生，结果便不免产生这种痛楚的经验了。本来这一类的意识上的冲突，即一端有刺激而不欲加以反应、而一端又不得不反应所引起的冲突，都可以引起不快的感觉，不过这是一个极端的类型罢了，有时候一个人的性器官与性情绪，已经因不断反应而感觉疲惫，而又不断加以刺激，使勉强继续反应，其结果也与此大同小异，即心理上发生厌恶，而身体上发生疼痛。不过除掉心理的因素以外，这其间大概还有一个生理的因素在，所以索利埃（Sollier）在他对于歇斯底里的病情与病源的细密的研究里，特别注意到知觉方面所起的变乱，以及从正常的知觉状态转入知觉脱失的状态时所发生的种种现象，他认为必须从这方面做些生理的研究，我们才可以明白，患歇斯底里的人，在自动恋的表现里所暴露的这一类“恶醉而强酒”的矛盾状态，背后究竟有些什么机构，有些什么原委。[64]

不过我们也得注意，患歇斯底里的人，在发生自动恋的时候，虽未必有很多的快感，但上文所提的不快与痛楚的说法，历来也不免有言之过甚的倾向，原先心理学者对这个现象本来另有一个看法，他们认为歇斯底里的神经病，本身就是性的情绪的一种潜意识的表现，因此，就以为并不值得仔细研究；在这看法之下，这题目就很不科学地被大家搁置起来。上文所提不快与痛楚的说法，就是这种看法的一个回想了。我们揆情度理，也不妨承认这回想原是无可避免的。不过我们终究赞成弗洛伊德的比较折衷的见地，他认为患歇斯底里的人的性的要求根本上和寻常的女子没有区别，一样有她的个性，一样要求变化，所不同的，就是在满足这种要求的时候，她比寻常女子要困难，要更受痛苦，原因就在她不能不有一番道德的挣扎，本能所肯定的，道德观念却要加以否定，而事实上又否定不了，最多只能把它驱逐到意识的背景里去，而在暗中觅取满足的途径。我们认为这解释是最近情理的了。[65]在许多别的患歇斯底里症或其他神经变态的女子，自动恋的活动，以至于一般的性的活动，无疑地也是有它们的快感的。并且这种快感的程度还未必低，不过在这种女子，一面尽管感觉到快感，一面却天真烂漫地未必了解这种快感有什么性的意味罢了。一旦有到这种了解，再加上道德的拘忌，那快感的程度怕又当别论了。

第五节　手淫[66]

在上文本章第一节性冲动的初期呈现里，我们已经讨论过手淫的现象。我们当时说过，严格地讲，凡是用手做工具而在本人身上取得性的兴奋的行为，叫做手淫。但广义地说，任何自我发动的这种行为都适用手淫的名词，我们甚至于可以不很逻辑地把不用任何物质的工具而只用思虑的这种行为，叫做“精神的手淫”。精神的手淫有人也叫做“俄南现象”（Onanism），不过这是不对的，因为当初俄南之所为，实际上和手淫全不相干，而是交接而不泄精，叫做“中断交接”（coitus interruptus）。[67]希尔虚弗尔德又创制了一个“自淫”（ipsation）的名词，以别于自动恋的名词，他以为凡把自己的身体当做一个物质的对象，从而取得性的满足的行为，叫做自动恋，同样取得满足，而把自己的身体当做一个精神的对象时，叫做自淫。

广义的手淫是人与动物世界里散布极广的一种现象。正因其散布得极广，所以严格地说，我们不能用“反常”“变态”一类的词来形容它。我们不妨说，它是介乎正常与反常之间的一种现象，遇到性的功能受了外界的限制而不能自然行使时，它就不免应运而生。

高等的动物，在驯养或隔离的状态下，就会发生各种方式的孤独而自动兴奋的行为，雌性与雄性都是一样，雄的大都将阳具在腹部上做一种往返动荡而鞭挞的活动[68]，雌的则往往把阴部就身外的物什上摩擦。这种行为即在野生的动物里也可以发生，不过比较不容易观察到罢了。

在人类中，此种现象的发生也自不限于文明社会的一部分。在文明状态下，它更有发展的机会，那是不错的，不过若照曼特加扎（Mantegazza）所说，手淫是欧洲人的一个有关道德的特点[69]，好像是欧洲人所专擅的行为似的，那就不对了。事实上，手淫是在任何族类的人群里都找得到的，至少凡是我们知道得比较清楚的族类中都有，初不论他们的生活究属自然到什么程度，或不自然到什么程度，而在有的人群里，无论男女，手淫几乎有习惯成自然的趋势，而往往被公认为童年与青年生活的一种风俗。[70]在文化似乎比较低的少数民族里，我们甚至发现女子手淫时还利用一些艺术性的工具，特别是人造的阳具，这在今日的欧洲也有人利用，不过只限于少数的人口罢了。[71]

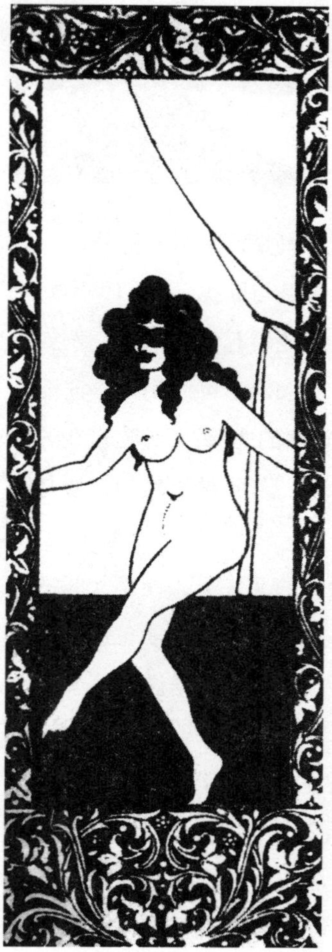

但在一般文明社会的人口中，日常用品的变做女子手淫的工具，却是一件十分寻常的事。虽属十分寻常，而一般人并不觉察的缘故，乃是因为这是帷薄以内的行动，除非出了乱子，非请教外科医生不可，才会暴露出来。女子手淫时利用或滥用的东西有些什么呢？蔬果是比较常用的一类，尤其是香蕉。[72]这些是不容易引起什么创伤的物件，所以比较不容易被人觉察。但就外科手术的经验而论，从阴道和尿道里所钳出来的物件，其数量之大，种类之多，却已足够惊人了；特别普通而值得提出的有铅笔、封蜡火漆、棉纱卷子、夹发针、瓶塞子、蜡烛、软木塞子、细长形的酒杯等。女子阴道与尿道中取出的物件，9/10 是手淫的结果。经过这种手术的女子，大概以 17 ~ 30 岁之间的为最多。外科医生并且往往在膀胱里找到夹发针的踪迹，因为尿道普遍是一个强烈的发欲的中心，一经刺激，便很容易把供给刺激的外物“吸引”到里边去，而夹发针的形状，全部细长，一端圆滑，偶一失手，又极容易掉落进去。（同时在女子的装饰品里，夹发针是最顺手的东西，在床上偃息的时候，它也是唯一顺手的东西。）[73]

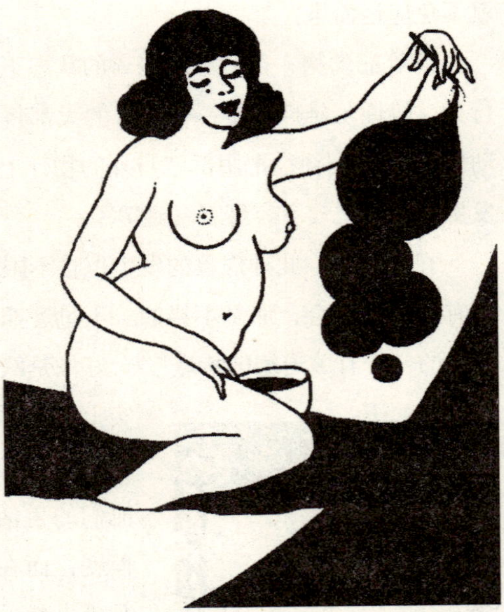

还有一类外科医生的注意力所达不到的手淫的工具，就是许多身外的物品，例如衣服、桌椅与其他家具，随在可以引来和性器官发生接触与摩擦。我们又不妨提到体育馆里或运动场上的各种活动，也可以偶然地或故意地引起性的兴奋，例如爬杠子、骑马、骑自行车，又如踏缝纫机或穿紧身内裤，也未始不可以用作手淫的方式。当然，这一类的活动与活动所产生的压力或动荡摩擦的力量可以唤起性的兴奋，而不一定非唤起此种兴奋不可，换言之，兴奋的发生，若不是偶然的，便是因为活动的人有几分故意。

紧接上文所说的一类手淫的方式，而事实上很难划分的又一类，便是大腿的挤压与摩擦了，这方式男女都用，不过在女子中间更较普遍。甚至于女婴也懂得这方法。这也是散布得很广的一个方式，在有的国家里（例如瑞典），据说这是女子手淫时所用的最普通的方法。

手淫的活动也不限于性器官的部分，凡属发欲带所在的体肤上，都可以用摩擦或其他刺激的方式，而觅取兴奋，例如臀部的鞭笞或乳头的揉弄。在有些人身上，几乎体肤的任何部分都可以变做发欲的中心，而成为适合于手淫的地带。

此外还有一类自动恋的例子，就是只要把念头转到色情的题目上，甚至与色情无干，而只是富于情绪的题目上，性的兴奋便自然而然地会发生。或者，对于有的人，只需故意把想象力集中在交接的行为上，而一心揣摩着对方是个可爱的异性的人，也可以唤起兴奋（哈蒙德称此种自动恋为精神的交接，见前）。这一类自动恋的表现就和性恋的白日梦分不大清楚，从精神交接的境界进入性恋的白日梦的境界，其间是没有什么界址的。女医师戴维斯发现，阅读可以引起性意念的书籍是手淫的一个最寻常的原因，和异性厮混的关系比这要小得多，而跳舞的关系则尤其小。[74]

上文说的全都是属于手淫一路的各式自动恋，有的虽不是严格的手淫，而严格的手淫仍不妨做它们的代表。关于这些，各家的意见是相当一致的。但若我们进而探讨这一类性恋行为散布的切实情形以及这一类行为的意义，我们在将来就会遇见不少的困难以及许多莫衷一是的意见。

在男子方面，我们把各家的观察综合了看，我们可以说 90% 是手淫过的，尽管有许多人的次数极少，或只是生命的极短的一节里有过这种尝试，我们都得把他们算进去。在英伦，杜克斯（C. Dukes），牛津大学瑞格璧学院（Rugby School）的校医，说住校学生的 90% ~ 95% 是手淫的。[75]在德国，马库斯（Julian Marcuse）根据他的经验，也说 92% 的男子在青年时期是手淫过的，罗雷德的计算则比他似乎还要高一些。[76]在美国，西尔莱（Seerly）在 125 个大学生中间只发现 8 个，即 6%，断然否认曾经手淫过[77]；而即在神学院的学生中，勃洛克曼（E. S. Brockman）发现，未经盘问而自动承认手淫的，多至 56%。[78]在俄国，契伦诺夫说，在他调查的莫斯科学生中间，60% 自动承认曾经手淫过。这一类自动的报告是最有意义的，我们因而可以知道实际上有手淫经验的人数一定要远在这些数字所能表示之上，因为有许多人总觉得这是一种难言之隐，绝不肯直说的。

至于两性之中，究属哪一性中手淫的散布更广，以前各家的意见也很不一致。大体说来，约有一半的专家认为男子中散布得更广，而另一半则所见恰好相反。至于通俗的见解，则大抵以为男多于女。不过到了最近，这方面的确切数字渐多，我们在上文讨论性冲动的初期呈现时，也多少已经参考过，而究属男多于女或女多于男的问题，也无须乎再事争讼了。手淫的性的分布，以前所以成为问题的缘故，是因为当初似乎有种倾向，就是把我们的注意全部集中在一小部分自动恋的现象上，即多少有些挂一漏万的倾向。所以如果我们把一切自动恋的事实很合理地分类归纳清楚，再进而看它们的分布，问题就比较简单了。如专就童年时期而论，所有的事实都证明女子的手淫经验比男子的散布得广，这似乎也是理所当然的，因为女子发育比较早，春机发陈期来临得特别快的也以女子为多，而这方面的早熟又往往和性习惯的早熟不无连带关系。到了春机发陈期以内以至于成年的阶段，手淫的经验，无论其为偶一为之的或积久而成习惯的，则男女两方面都很普遍，但普遍的范围，依我看来，并没有许多人所想象的那般大。究竟男的多抑或女的多，却也不容易说，但若一定要作一个比较的话，怕还是男的多些。有人替这年龄的男子说话，认为他们的生活习惯与女子不同，比较自由，比较活跃，因此，手淫的倾向虽大，多少可因分心的缘故，而得到一些限制；而女子则不然，因而手淫的倾向便不免比较自由地发展，这话固然不错，但同时我们要知道，女子的性冲动的激发，要比男子为慢，也比男子为难，因此，手淫倾向的唤起，也就不免迟缓些与困难些了，到了成年以后，女子手淫的要比男子为多，那是没有疑义的，男子一到这个年龄，至少就比较不修边幅的大多数男子说，多少已经和异性发生一些接触，而多少已经找到了一些比较成熟的性满足的方法；而女子则狃于传统的生活，这种性满足的出路是没有的；即或有很小一部分女子，性的发育比较特别早，这种女子的性冲动却往往未必有很大的力量，等到有力量而女子自觉其有力量的时候，那成年的阶段已经过去，而不在这一节的讨论范围以内了。有不少很活泼、聪明而健康的女子，平时纵守身如玉，间或也不免手淫一两次（尤其是在月经的前后）。假如这种女子先就有过正常的两性交接的关系，而一旦因故不能不把这种关系割断而回复到独身的生活，则这种偶一为之的手淫更是在所难免。但同时我们不要忘记，另外有一部分女子，性的方面的先天禀赋，本来比一般女子为薄弱，在性心理学上叫做“性觉迟钝”（sexual hyop-esthesia）（这种人，在一般的健康上，也往往不及一般女子，不是这方面有缺陷，就是那方面有变态），这种女子的性的冲动也许始终在一个休止的状态以内，她们不但不想手淫，并且也根本不求什么正当的满足。此外，还有很多女子，一样寻求满足，却不走手淫的路子，而另觅一些消极的方法。手淫以外的自动恋的方式还多，例如做白日梦，是最不容易受外界的干涉的；因此，这一大部分的女子就会走上这条路子；女子做白日梦的要比男子为多，也是不成问题的。

至于手淫对于健康的影响，在近年以前，各家的意见也大有出入。少数的专家认为手淫的习惯没有什么特别的恶果，要有的话，也不过和性交过度的结果差不多。大多数的专家则以为手淫的影响是极坏的，即或行之有节，也不免酿成各式各样的病态，最可怕的是疯癫，等而下之的症候，便不知有多少了。不过近年以来，各家的见解比以前温和得多了。一方面，他们相信对于少数特殊的例子，手淫是可以引进到种种不良的结果的；但另一方面，他们认为对于身心健康的人，即或行之过度（身心健康而犹不免行之过度，只好算是理论上的一个假定，事实上怕没有这种人，详见下文），也不至于发生严重的病态。[79]

此种见地的转变，我们如今推本溯源，似乎不能不大部分归功于德国格里辛格（Griesinger）医师。在十九世纪中叶，格氏最先发表这一类温和而比较有鉴别的看法。在那时，格氏虽没有能完全摆脱医学界相传的成见，但他已经能辨别清楚，手淫要有害处，那害处并不由于手淫的本身，而由于社会对手淫的态度以及此种态度在神经敏锐的人的心理上所引起的反应。社会的态度叫他感觉羞愧，叫他忏悔，叫他再三地决心向善，立志痛改，可是性冲动的驱策并不因此而稍杀其势，终于教他的向善之心随成随毁，叫他旧忏悔的热诚犹未冷却，而新忏悔的要求旋踵已至——这种不断的内心的交战挣扎，与挣扎失败后的创伤，才是手淫的真正的恶果。格氏又说，时常手淫的人，从外面是看不出来的，即并没有什么变态或病态的符号；格氏的结论是，手淫自身是变态或病态的一个符号、一个症候，而不是变态与病态的一个原因。七八十年来，开明一些的见解与此种见解的进步，一方面既证实格氏这番严谨的说法是对的；一方面也已经把这种说法发挥得更透辟。格氏本来以为手淫的习惯，若在幼年便已养成，则或许会引进到疯癫的恶果；但后来贝尔康（Berkhan），在他关于幼童期的精神病研究里，发现到的病因虽多，却没有一例是可以归咎到手淫的。沃格尔（Vogel）、乌弗尔曼（Uffelmann）、埃明霍乌斯（Emminghaus）和冒尔等，在作同样的研究之后，所到达的结论也都几乎完全相同。埃明霍乌斯再三地说，只有在神经系统先天就有病态的人身上，手淫才会产生一些严重的结果，否则是不会的。基尔南也说，所谓手淫的恶果实际上不由于手淫，而由于青春期痴呆（hebephrenia）或歇斯底里的神经症，并且，这种精神病或神经病也就是手淫所由成为癖习的原因，而非其果，倒果为因，是前人的失察了。克里斯欣（Christian）就二十年在医院、疯人院以及城乡中私人行医的经验，也没能发现手淫有什么严重的恶果。不过他以为要有更严重的影响的话，也许在女子方面，而不在男子方面。[80]不过耶洛利斯（Yellowless）所见则恰与此相反，他以为一样手淫，“女子也许比较不容易感觉疲乏，因而比较不容易吃亏”；哈蒙德和古德塞特（Guttceit）的意见也复如此，古氏虽发现女子手淫的程度之深要远在男子之上，其结果也不

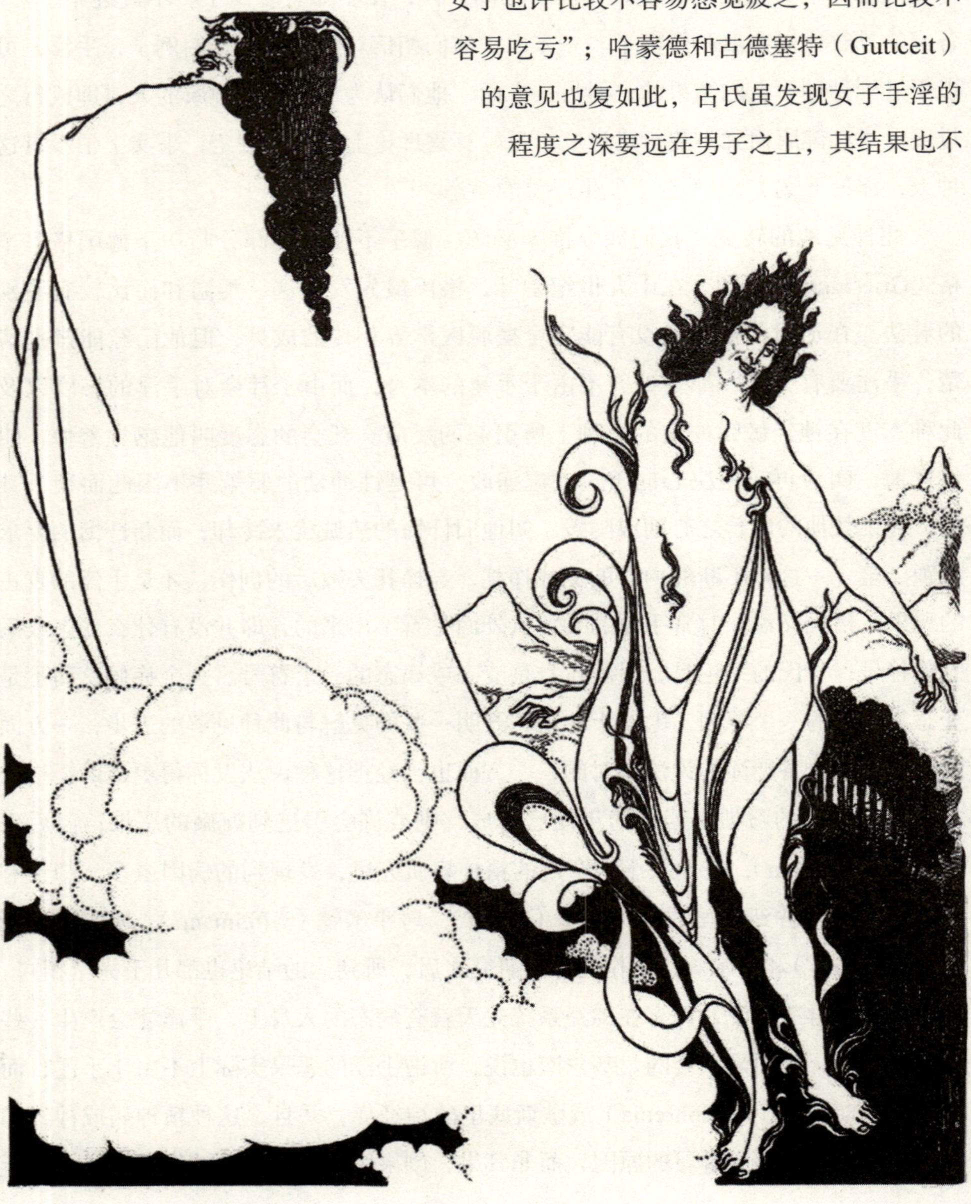

见得比男子更坏。奈克对于这一点也特别注意到过，他发现女子患疯癫的例子中，没有一例是可以切实地推原到手淫上去的。[81]柯克（Koch）也有同样的结论，并且以为这结论同样适用于男子。不过，他又承认手淫或许可以造成一些近乎病态的精神上的颓败。然而，柯氏又特别指出，手淫若不过度，这种精神上的亏损也是没有的，即便有，也不像许多人所相信的那般确切不移，那般一无例外；同时，他又说，只有神经系统早就有亏损的人才最容易手淫，又最不容易制裁自己，使其不至于过度；柯氏也认为手淫的主要害处是不断地自怨自艾与对性冲动的心劳日拙的挣扎。[82]莫兹利（Maudsley）、马罗、施皮茨卡（Spitzka）和舒尔（Schuele），在他们的作品里，依然承认一个特种的疯癫，叫做“手淫性的疯癫”，不过克拉夫特-埃平早就否认这一点，而奈克则曾经坚决地加以反对。克雷普林（Kraepelin）说，过度的手淫只会发生在先天不足的人身上，也唯有在这种人身上，过度的手淫才会发生危险；沃雷尔（Forel）和洛温费尔德也这样说[83]；杜罗梭（Trousseau）也这样说，并且说得更早。总之，近年以来，对于手淫不是疯癫的原因一层，各专家的意见几乎完全一致。

至于手淫并不能产生其他各式的精神病或神经病，专家的见证也是同样的肯定。自惠斯特（Charles West）以来，医学界不承认手淫是儿童的白痴、痉挛、羊痫、歇斯底里等的源头，也已经多历年所。[84]不过这是医学界一般的看法，也有少数的医师承认羊痫和歇斯底里的发生也许和手淫有关。莱登（Leyden）讨论到脊柱神经的各式疾病与病源时，也没有把任何方式的性行为过度罗列进去。厄尔布（Erb）也说：“有节制的手淫对脊柱神经所能发生的危险并不比自然的性交所能发生的更大，事实上它是不会有什么不良影响的，一样是性欲亢进，至于到达亢进的路是正常的交接，抑或暗室的手淫，是没有多大区别的。”图卢兹（Toulouse）、富尔布林格（Fuerbringer）、格尔希曼（Gurschmann）和大多数的专家也有这种意见。

不过，依我看来，若说手淫可以完全和交接等量齐观，认为手淫的危险并不大于交接的危险，未免有些过分了。假若性欲亢进是纯粹的一个生理现象，这等量齐观的说法也许是站得住的。但是，我们知道，性欲亢进不只是一种生理现象，交接时节所到达的亢进现象，是和异性的对象所唤起的一大堆有力的情绪牵连纠缠在一起而分不开的。交接给予人的满足，事实上有两方面：一方面固然是亢进之际所得的解泄；而另一方面便是这些情绪在交光互影之中所产生的种种快感。假若没有可爱的对象在前面，而不得不由自动恋的方式取得亢进，解泄的功用也许一样，但在心理上总觉得有一番满中不足，也许一番抑郁沉闷，甚至于觉得异常疲惫，并且往往还不免添上一番羞愧，一番惆怅。并且就事实论，一样不免于过度的话，手淫的过度要比交接的过度为易；有人说，手淫所费的神经的力量比交接所费的为大，这个说法也许不对，但因为手淫容易走上过度的路，其实际上所耗费的神经力的总数量也许比交接为多，却还是可能的。所以我认为这些专家的等量齐观的看法可以有引人走入歧路的危险，但若说不过度的手淫和性梦中的兴奋与泄精差不多，有如沃雷尔所说，那是很近情的。

总之，我们可以从上面的讨论中作一句结论，对于先天健康而后天调摄得宜的人，手淫若不过度，是不会有什么严重的恶果的。至于说，手淫的人一定有什么迹象或症候，据说是不一而足，我们可以同意许多专家的说法，认为没有一个是真正可靠的。

我们还可以再作一句结论，对于手淫的影响，以前所以会有恰好相反的意见的缘故，是因为双方的作家都没有理会或没有充分承认遗传与性情的影响。双方的一方所犯的毛病，恰好就是许多不科学的作家对于酒毒的问题一直到现在还在犯着的毛病，他们一边把酒精的奇毒大害，借了若干酒徒的例子，尽量描写出来，一边却不知道这一类例子的造成，其主因并不是酒精，而是一种特殊的体质，要不是因为这种体质，酒精便没有用武之地，而不成其为毒害了。[85]

我们的观点是这样的，我们一面承认，以前手淫有大害之说，一则由于知识不足，再则由于传统的观念有错误，三则由于庸医的唯利是图，不惜为之推波助澜，到了今日，确乎是站不住的了；一面我们却也不否认，就在健康以至于不大有病的人，过度的手淫多少会发生一些不良的结果。皮肤上、消化作用上和循环功能方面，都会发生一些不规则的变化；头痛与神经痛也是可以有的扰乱；而和性交过度或梦遗太多一样，又多少可以减低神经生活的和谐与舒畅的程度。同时，尤其是在先天健康不无问题的人身上，最重要的一种结果是症候极多的一套神经上的病态，可以综合起来，叫做“神经衰弱”（neurasthenia）。

对于有的人，手淫一成癖习而不能自制以后，尤其是假如这种癖习在春机发陈以前便已开始，则其结果可以教他失去性交的能力和性交的兴趣，或叫他特别容易接受性的刺激，而事实上却没有适当的反应的力量，轻者初交即泄，重者等于阳痿。[86]狄更生说，在女子方面，凡属终始一贯的“阴冷”的人总是一些自动恋已成习惯的人。[87]不过，因手淫而成阳痿的人，终究是些例外，在癖习的养成已在春机发陈的年龄以后的人，更是例外；对于这些例外的人，性欲亢进的功能早就养成一种习惯，就是，不向异性在色情方面所表示的种种诱力发生反应，而专向一些体外的物力的刺激或内心的想象所引起的刺激反应。到了春机发陈的年龄，照例性欲的要求应该更加强了，更自觉了，而对于异性的吸引，更难于拒绝了，但终因性的感觉已经走上了反常的路，并且已经走得熟练，再也回不过头来，因此这种人对于春机发陈期以后应有的正常的性的关系，始终只能徘徊于一个纯粹理想的与情绪的境界，而无法感觉到强烈的肉体上的冲动，更谈不上适当的反应了。若在发展很正常的别的人，这种肉体的刺激与反应能力是这时期内一些应有的笔墨，一到成年及壮年的阶段，便可以十足的成熟了。有的女子，往往是极有见识的女子，喜欢把性生活的所谓灵肉两界分得特别清楚；我们在这种女子发育的过程里，大抵可以发现手淫的习惯不但开始得很早，并且早就有积重难返的趋势；灵肉两界在她心目里所以会有很大的鸿沟的缘故，这纵不是唯一的原因，至少是主要的原因了。[88]手淫开始过早，也似乎与同性恋的养成不无关系；其所由养成的过程大抵和上文所说的差不多，这种人对异性恋既缺乏能力与兴趣，同性恋的倾向乃得一鸠占鹊巢的机会，取而代之。我们在上文说过，这些不良的结果，虽属事实，终究是些例外，而不能以常例相看。戴维斯女医师的包罗很广的一番研究里，有一大部分是关于女子手淫经验的，自有女子手淫的研究以来，无疑要推戴氏的这番研究为最细密而最有价值，如今根据她的研究，我们也就明白，假若手淫的开始不太早，积习不太久，则上文所说的一些例外的恶果是不容易发生的。戴氏把已婚的女子分成两组，一是婚姻生活快乐的，一是不快乐的。再比较两组中的分子在婚前手淫过或有过其他性活动（性交除外）的成分，目的自然在辨别手淫一类的活动究竟是不是婚姻幸福的一个障碍，戴氏比较的结果是：两组中这种女子的数目几乎完全一样。

至于在心理方面，长期与过度的手淫所发生的最清楚的一种结果是自觉或自我意识的畸形发展，或近乎病态的发展，而和自觉的心理相辅相成的自尊的心理则不

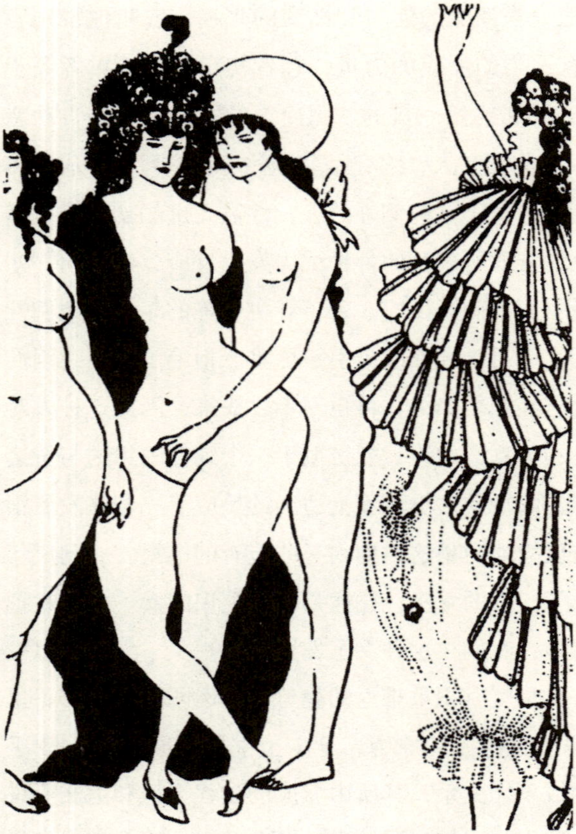

发展。一个男子或女子，在接受可爱而正在追求中的异性的人一度接吻以后，总可以感到一番可以自豪而扬然自得的满足心理；这种心理在自动恋的活动以后，是绝对不会有的。这是势有必至的。即或手淫的人把社会的态度搁过不问，甚至对这种暗室的活动，也不怕有人发现，刚才所说的心理还是很实在的；在以交合替代手淫的人，设为之不以其道，当然也可以有“虽无谁见，似有人来”的恐怖心理，不过他的为之不以其道，所谓道，只限于社会说话，而手淫的人的不以其道，则牵涉到社会与自然两方面，不以其道的方面既多，心理上的未得所安当然不免更进一步。手淫的人，在积习既深之后，因此就不得不勉强地培植一种生吞活剥的自尊的意识出来，而不得不于别人的面前，摆出一种可以用作下马威的骄傲的虚架子。一种自以为是的心理，一些仁义道德的口头禅，一派悲天悯人的宗教家的表面功夫，终于成为一套掩护的工具，在掩护之下，他对于一己暗室的行为，便可以无须忏悔了。这种种特点的充分发展，当然不是尽人可有的；先天体气在心理方面的一些病态，是一个必要的条件。普通有手淫癖习的人，当然不会有这许多特点；他大概是一个喜欢离群索居而怕出头露面的人；反过来，我们也可以说，唯有这种性情的人才最容易养成自动恋的种种癖习，而至于流连忘返；而此种人到此境地之后，更不免与外物绝缘，对人则疑忌日深，对热闹的社会更不免视同蛇蝎，先天的气质与后天的习惯两相推挽，互为因果，一到这般地步，其为病态，也是可以无疑的了。此外，别有一些极端的例子：手淫的结果，可以减少心理的能力，使不易接受与调协外来的印象，可以削弱记忆的力量，可以降低情绪的活泼程度，设或不然，又可以使一般的神经作用走上畸形的锐敏的一途。克雷普林相信这些结果都是可能的。

成年期内过度的自动恋的活动，对于智力特别高超的男女，尽管不发生什么严重的体格上的损伤，在心理方面总不免鼓励几分变态的发展，而此种发展之一，便是养成种种似是而非的“可得而论，难得而行”的高调的生活理想。[89]克雷普林也提到过，在手淫的时候，一个人常有种种得意的理想与热情在心头涌现；而安斯蒂（Anstie）很久以前也讨论过手淫和不成熟而貌似伟大的文学创作或艺术作品的关系。不过我们得补一句，有一部分不能不认为是成熟与真实的作品的男女文学家与艺术家，却未尝不是一些有过过度的手淫癖习的人。

手淫固不能说全无坏处，但同时我们还得记住，假若一个人不能有正常的性交的经验，而不得不思其次，则手淫也未尝没有它的好处。在一百年来的医学文献里，偶然记载着的病人自白的例子也还不少，他们认为手淫对他们是有益的。我以为这些例子是可靠的，而假如我们不以这一类例子为可怪，而愿意发现它们，并且把它们记录下来，那总数肯定是大有可观的。我们得承认一个人之所以要手淫，主要的目的还是要使烦躁的神经系统得到静谧。对于健康与正常的人，若年龄已早过春机发陈之期，而依然维持着谨饬的独身生活，则除非为了减轻身心两方面的紧张的状态，绝不肯多做自动恋的活动，这种人间或手淫一次，也自有它的利益。

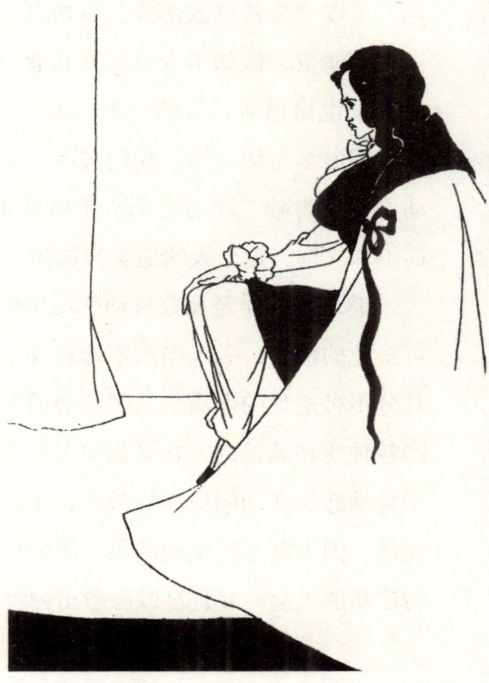

美国的罗比医师，根据他多年的行医经验，又参考到刚才所说的一番意思，对于手淫的利害问题，又有过一个更积极的主张。在他1916年出版的《合理的性伦理》

（*Rational Sex Ethics*）一书及后来的著述里，他不但承认自动恋的行为不仅没有坏处，并且有积极医疗的价值，不惜郑重地加以介绍。他认为手淫对于增进身心健康的效能，并不多让于正常的交合，尤其是对于女子。我以为这种学说，是大有修正的余地的。近代两性的问题，即单就个人一方面说，也已经是一个极复杂的问题，若说手淫的办法就可以解决，怕不免要受脑筋简单的讥诮。以前有人主张，用推广妓业的方法来解决性的问题，也有人主张严格的男子贞操来消极地应付性的问题，罗氏的主张岂不是和它们同样的简单，同样的要不得？贞操的主张走的是禁止的一路，罗氏的主张走的是放纵的一路，放纵之与禁止，同样地失诸偏激[90]，我看不出有什么更高明的地方。我认为在这些地方，医生的态度应以同情的了解为主，也不妨以同情的了解为限，至于病人应当采取什么行动，最好让他根据一己的性情与当时的境遇自己决定，做医生的大可不必越俎代谋。

另一位作家，沃尔巴斯特（Wolbarst）的态度比罗氏的要高明些了。沃氏认为手淫不应当鼓励，但同时也承认，假使性的冲动已发展到相当地步以后，也自不宜强为抑制，沃氏在这一点上引一句中国谚语说："与其教心神褪色，不如让身体满足。"（或"与其窒欲伤神，不如纵欲怡神"）[91]沃氏以为我们对于自承手淫的人不宜加以谴责，假如本人已经在自怨自艾，则任何谴责的语气尤应在竭力避免之列。沃氏又说得很对，有的"道学家"赞成用手淫的方法来维护表面的"性的德操"，这种假道学与伪德操，我们实在不敢苟同。一个人诚能坦白地怀抱着性爱的自然冲动而不以为耻，冲动之来，能平直地予以应付，而应付之方，间或出诸手淫一途，而不求文饰，这个人的道学与德操，虽非尽善，实在要居此辈之上。

总之，手淫是无数自动恋现象中的一种，而凡属自动恋的现象多少都有几分无可避免的性质，手淫当然不能自外于此。我们最聪明的办法，也就在充分地承认这几分不可避免的性质。文明社会的多方限制既如彼，而性欲的力求表现又如此，试问各种变相满足的方式又如何可以完全幸免。我们诚能抱定这种态度，则一方面对于自动恋的活动固应不加鼓励，不让它们再变本加厉地发展，一方面却也不宜深恶痛绝，因为深恶痛绝的结果，不但可以叫所恶绝的事实隐匿起来，不让我们有观察与诊断的机会，并且足以酝酿出种种比所恶绝的更可恶而更无可救药的弊病来。[92]

第六节　影恋[93]

影恋或“奈煞西施现象”（Narcissism）最好是看做自动恋的一种，而在各种之中，实际上也是最极端与发展得最精到的一种。影恋的概念，在各个性心理学家的眼里，历来很有几分出入，几分变迁，所以我们不妨把它的历史简单地叙述一遍。四十多年前，科学的领域里是找不到这概念的踪迹的，不过在小说故事里，在诗词里，我们却可以追溯得很远，而在古希腊的神话里，更可以发现它的中心的地位；同时这中心的地位还有一个人神参半的象征，就是水仙神，在神话里叫做奈煞西施（Narcissus）。[94]自精神病学发轫以来，学者在病人身上，所发现的有似奈煞西施所表现的状态，固然是不一其例，不过一直要到1898年，我们对于这种状态，才有一个比较综合的叙述。那一年，我在《医学家与神经学家》杂志上发表的一篇短稿里，初次把自动恋的现象简单地介绍出来时，我在结论中，一面描写着一个极端的自动恋的例子，一面说，这种极端而有类乎奈煞西施的状态，有时候可以在自动恋的例子中发现，而在女的例子中也许更容易发现；这种例子总是把她的性情绪，大部分甚至于全部分，在自我赞美的行为中表示出来，也可以说，她的性情绪可以大部或全部被自我赞美的活动所吞并而消灭；自我赞美原是当初奈煞西施的唯一特点，所以说，这种例子有类似奈煞西施的状态或行为倾向。我这篇稿子传到了德国，奈克立刻用德文做了一个简括的介绍，又把我所说的“奈煞西施似的倾向”直接译成“奈煞西施现象”（narcismus，等于英文的narcissism）[95]；同时，他又说过一番话，表示他同意的见解，并且说，这真是我所谓的自动恋的“最古典的方式”了。不过他又说，这现象也可以招致性欲亢进的状态，这我却没有说过，我也不承认这现象可以到此境界。罗雷德在男子中也观察到几个很显著的例子，而替这现象起了一个名词，叫“自动而孤独的性现象”（automonosexualism）。希尔虚弗尔德的作品里用的也是这个名词。到1910年，弗洛伊德也接受了奈克所制定的名词和概念，不过他认为这不过是男子同性恋发展过程中的一个阶段，在这阶段里，他认

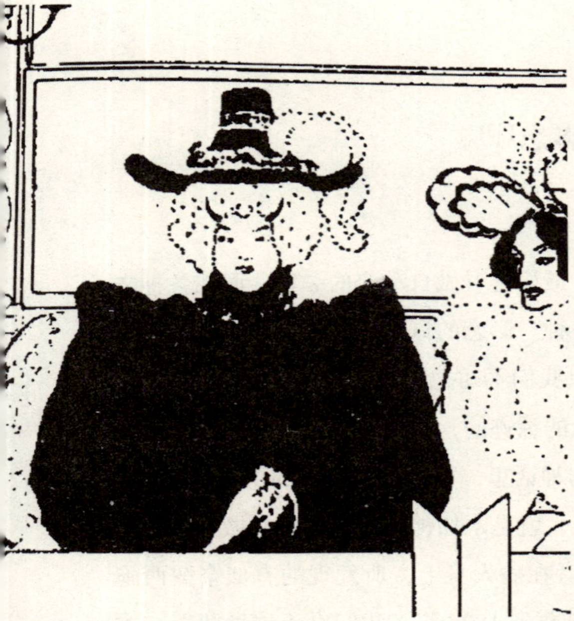

为同性恋的男子不免把自己和一个女子（普遍总是他的母亲）认做一体，因此，精神上虽若爱一个女子，实际上却是爱上自己。到1911年，朗克一面根据我在1898年所论列的意思，一面大致接受弗氏这派的见解，也认为这种现象不仅是属于常态的变异范围以内，而不是一种变态，并且是性发育过程中一个相当正常的阶段；变异范围以内之说原是我的议论，而阶段之说却是弗氏一派地补充了。朗氏的研究引起了弗洛伊德的注意；1914年，弗氏一面接受朗氏的见解，一面又作进一步的申说，认定每一个人，不分男女，都有一个原始的影恋的倾向；人生都有保全一己性命的本能，此种本能的心理表现是和利他主义相反的利己主义，所谓影恋倾向者无他，就是这性的大欲对于利己主义所贡献的成分，所以完成整个的利己主义者[96]；影恋在选择对象的时候，有时也是一个最能左右一切的力量，它可以选择当时此地的本人做对象，也可以选择时过境迁的本人（故我而非今我），也可以选择未来与理想的本人而非现实的本人，也可以选择以前本人的一部分，而目前这部分已不再存在；影恋的概念到此，便最合于寻常的用途了。[97]

自1914年以后，弗氏自己对上文的见解又续有修正与补充[98]，而许多别的精神分析学者，弗氏一派或非弗氏一派的都有，又把它推进到一个极端，认为各种宗教与各派哲学全都是一些影恋的表示。最后，到菲伦齐（Ferenczi）手里，竟以为造物在化育群生的时候也受了影恋的动机的支配！影恋的例证，在未开化的民族以及一切民族的民俗学里，也都有发现，此方面的作家甚多，例如罗埃姆（Róheim）。朗克很早就指出过，民俗学家弗雷泽（Sir James Frazer）的作品里，就可以找到不少资料供这方面的心理研究。[99]

第七节　性的教育[100]

我们在上文看到婴儿期与童年期的种种生活表现里，性的表现有时好像是不存在似的；有时见得存在，又往往很模糊；有时候虽不模糊，我们却又不宜把解释成人的性表现时所用的方法来解释它们。

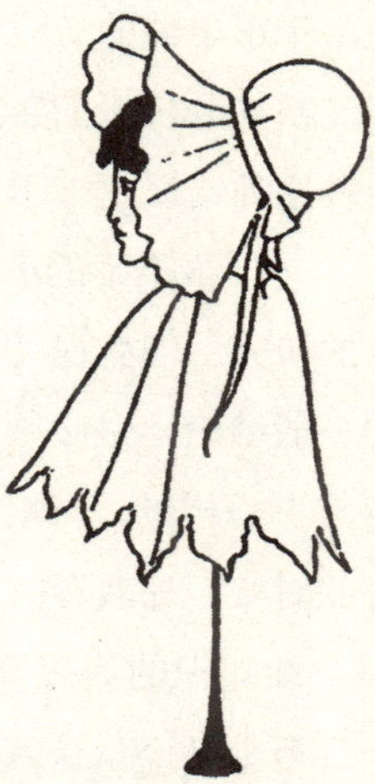

因为有这种种情形，所以就是比较善于观察的人，对于这时期里的性生活所表示的态度与所主张的政策，也往往很不一致，至于不善观察及观察错误的人，还有一听见婴儿及孩童也有性的生活就不免谈虎色变的人，可以搁过不说了；好在到了今日，这种人已经一天少似一天。在所谓善于观察的人中，有的觉得在正常与健全的孩子身上，找不到什么真正的性表现；有的认为不论孩子的健康程度如何，不论有无神经的病态，性的表现总是有的，不过在方式上很有变化罢了；还有第三种人，一面承认这年龄内性生活的存在，一面却说这种过早的表现是不正常的，至少，精神分析派学者朗克晚近的立场便是这样。他在《近代教育》一书里说："性现象对于儿童，是不自然的；我们可以把性看做一个人天生的仇敌，并且打头便存在，仇敌是不能不抵抗的，并且得用人格的全力来应付。"朗氏这种见地，倒可以和文明社会里以至于原始文化里的一个很普遍的态度互相呼应，不过若专就儿童的性生活说话，这见地是否适用，却是另一个问题。

我以为对儿童性生活的应有态度是一个保健的态度；健是目的，保是手段，需要大人随时随地注意，但是注意的时候，却又应该谨慎处之，不要让儿童注意到你在注意他。童年的性爱的冲动往往是无意识的、不自觉的，大人注意不得当，就可以化不自觉为自觉，这种自觉对儿童并没有什么好处。儿童自有其不自觉的性的活动，保健的任务不在呵斥禁止以至于切心于责罚这一类的活动，而在使这一类活动对于本人或对其他儿童不发生身体上的损伤。保健的任务无疑是母亲的任务；做母亲的，除了上文所说的以外，似乎还应当注意一点，就是不宜过于表示身体上的亲爱，因为这种表示对于神经不大稳健的儿童，难免会引起一些过分的性的情绪。特别重要的一点是，对于儿童一般的天性与个别的性格，应该精心了解。一般壮年人不懂年龄与心理发展的关系，往往喜欢一厢情愿地把自己的感觉当做儿童的感觉，即自己在某种场合有某种感觉时，认为儿童到此场合也会有同样的感觉；那是一个很大的错误。儿童有许多活动，在大人看来是有卑鄙龌龊的性的动机的，事实上往往是全无动机可言，更说不上卑鄙龌龊一类的评判；儿童之所以有此种活动，一半是由于很单纯的游戏的冲动，一半是由于求知的愿望。这种见解上的错误近年来也很受精神分析派的影响，这一派的一些不严谨的学者，侈谈童年性现象的结果，不免教这种错误更牢不可破。

一件很不幸的事是：研究儿童心理的学者所有的知识经验往往得之于神经病病人的研究。朗克在《近代教育》一书里说得好："一切从研究近代式的神经病态得来的一般结论，是必须经过郑重考虑之后才可以接受的，因为在别的情况下，人的反应是不一样的。"朗氏又说，今日的儿童并不等于原始的成人[101]；我们在实施教育的时候，那教育的方法与内容，最好是不过于固定。

性知识的启发固然是一个不容易讨论的问题，但教育界一些最好的专家，到今日至少已经承认两点：一是这种启发应该很早就开始，性知识的一般基本的要素应当很早就让儿童有认识的机会；二是主持这种启发的最理想的导师是儿童自己的母亲，一个明白而真能爱护子女的母亲也应该把这种工作认为母道或母教的最实际的一部分。我们不妨进一步说，只有母亲才配担当这部分工作，而且可以担当得没有遗憾，因此，母亲自身的训练便成为儿童健全发育的一个先决与必要的条件。持异议的人有时说，这种启发工作是有危险的，儿童对于性现象的态度，本属一片天真，毫不自觉，一经启发，难免不叫他的注意故意与过分集中在性的题目上。这话固然有几分道理，但我们也得了解儿童心理自有其一番自然的活动，揠苗助长当然不对，把这种自然的活动完全忘记了，也有他的危险。[102]一个孩子想知道婴儿是怎样来的，这样一个愿望并不表示他已经有了性的自觉或性的意识，乃是表示他知识生活的进展，婴儿的由来是一桩科学的事实，他想发现这事实，是情理内应有的事。年岁稍微大一点，他更愿意知道异性的人在身体的形态上究竟和他自己有些什么不同，这种愿望也是一样的自然，一样的不失其为天真，这一类自然的好奇心，是应当而可以有简单与合理的满足的；假设得不到满足，而得到的却是大人的两只白眼或一番呵斥，那其结果，才真足以唤起一些不健全的意识。儿童从此就乖乖地不求这一类问题的解答了么？当然不会。他得不到公开的解答，就会暗地里设法解答；等到暗地里设法，不论设法的成败，也不论所得解答的对与不对，一种不健全的性意识便已经养成了。

母亲所授予子女的性知识应当完全不带任何正式与特殊的意味。就通常的情形说，母子的关系总是很自然很亲密的，在这种关系下，一切生理的作用都可以成为问答与解释的题材，而贤明的母亲自然会随机应变，而应答得恰到好处；所谓随机，指的是有问题时加以答复或解释，所谓恰到好处，指的是视儿童的年龄与好奇的程度而决定说话的分量，无须讳饰，也无须解释得太细。性与排泄一类的问题，应当和别的问题同样简单与坦白地作答，而作答的时候，更丝毫不应当表示厌恶或鄙薄的神色。家庭中的仆妇当然不足以语此，她们鄙夷性的事物，对于粪便的东西，厌恶之情更不免形于辞色。但是一个贤明的母亲对于子女的粪便是不讨厌的；而这种不讨厌的态度却是极关重要，

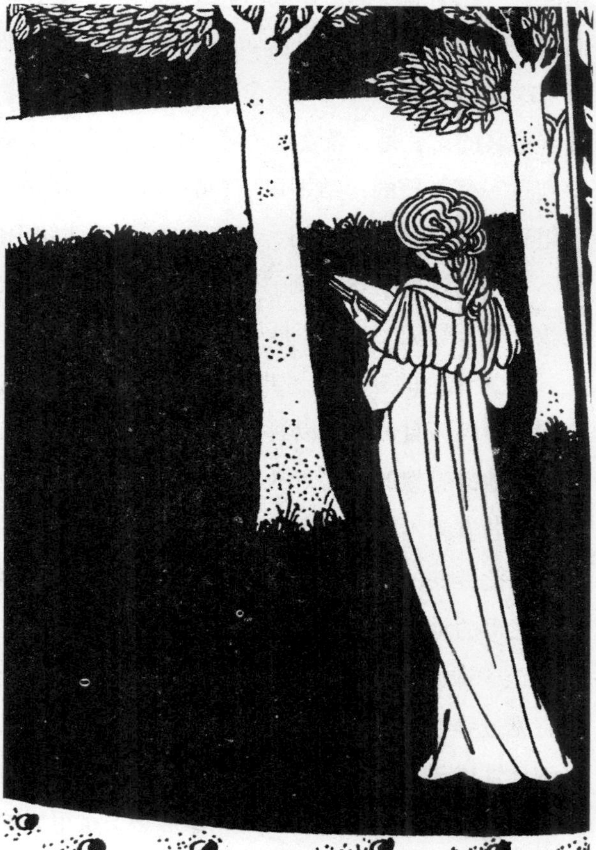

因为在形态上排泄器官和性器官是近邻，对前者的厌恶态度势必牵涉而包括后者在内。有人说过，我们对于这两套器官应当养成的一个态度是：既不以为污秽而憎恶，也不以为神圣而崇拜。不过，完全把这两种器官等量齐观，也是不相宜的，双方都很自然，都毋庸憎恶，固然不错，但是双方的意义却大不相同；性器官的作用，一有不当，对个人可以酿成很大的悲剧，对种族可以招致很恶劣的命运，所以在性器官的方面，我们虽不用神圣一类的词来形容它，我们也得用些别的一针见血的形容词。

早年性教育对于成年以后的价值，我们从几种研究里可以看出来。戴维斯医师的范围很广的研究便是一例。戴氏把已婚的女子分做两组，一是自以为婚姻生活愉快的；一是不愉快的。她发现在愉快的一组里，幼年受过一些性的指点的占 57%，而在不愉快的一组里，只占 44%。汉密尔顿医师研究的结果和戴氏的不完全符合，不过汉氏的研究资料比戴氏少得多，怕还不能做定论。但汉氏的研究里，有一点是很有意义的，就是，就女童而言，性知识的最好来源是母亲；凡是幼年从母亲那边得到过一些指授的，结婚以后，65% 的性关系是“相宜的”，但是在“不相宜的”一组里，受过这种指授的，不到 35%；若性知识的来源不是母亲而是伴侣，或其他不正当的性的讨论，则“相宜”的例子降而为 54%；还有一小部分的女子，其性教育的来源是父兄而不是母亲，则其婚姻生活也大都不愉快。[103]

上文讨论的要点是，儿童的单纯而自然的发问，不提出则已，一经提出，便应同样单纯而自然地加以答复；如此则在他的心目中，性可以不成为一个神秘的题目，而他的思想的发展，既不至于横受阻碍，他在这方面的情绪，也不至于启发得太早。若有问不答，再三延误，把童年耽搁过去，就不免发生问题了。要知在童年期内，此种性的问答，偶一为之，是很自然而很容易的，一到童年快过的时候，不特做父母的觉得难以启口，就在子女也轻易不再发问，而向别处讨教去了。

至于裸体的认识也以及早取得为宜。假如一个孩子在童年发育的时期里，始终没有见过异性孩子的裸体形态，是可以引起一种病态的好奇心理的；再若一旦忽然见到异性成年人的裸体形态，有时精神上还可以发生一个很痛苦的打击。总之，儿童中的两性从小能认识彼此的裸体形态，是很好的一件事。有的父母，在自己洗澡的时候，总叫年纪小一些的子女一起洗，也是一个很好的办法。这一类简单与坦白的处置，一方面既可展缓儿童的性的自觉；一方面更可以预防不健全的好奇心理的发展，确乎可以避免不少危险。我说这种处置可以展缓性的自觉，因为我们知道，在实行小兄弟姊妹同浴的家庭里，男女儿童往往并不理会彼此形态上有什么显著的不同。我以为凡是足以展缓性的自觉的影响，都是对未来的发育有利的影响，而凡是足以引起神秘观念的做法都不能达到这样的目的。这是目前聪明一点的性卫生学者都已了解的。

不过我们要记得，到底怎样对待儿童才算真正贤明的态度，一时还不容易有定论。近来的教育家就儿童的心理曾说过，与其说父母视生活的需要而陶冶其子女，毋宁说子女就其自身的需要而陶冶其父母，这话固然不错；不过我们要知道，子女对父母的这种陶冶功夫也并不容易，一方面，儿童固然有他的个别的需要；而另一方面，社会传统的种种生活习惯也始终自有它们的力量，不能抹杀不管，所以，怎样正确看待儿童的地位绝不是一件简单的事。儿童本位的教育虽势在必行，但确乎是很难实行的一种教育，特别是在今日。一方面，以前固定的成套的集体教育既不适用；而另一方面，儿童的发育的程度又不足以教他有成人一般的自我制裁的能力；所谓难行，就因为这一点了。朗克在《近代教育》里说："今日的儿童所必须经历的童年，事实上比人类有史以来任何时代里的儿童所经历的更要见得危机重重。"

因此我们不要觉得奇怪，即在一般已经改进的状况下，我们依然可以遇见所谓"困难"或"有问题"的儿童，目前教育心理学家径称此种儿童为问题儿童。不良的遗传与环境依然会产生这类儿童。目前将次流行的一些比较开明的见解大体上也许已经很够作一种指导，来应付这类儿童，而无须乎特别向专家请教；但对于一些特殊的例子，专家还是少不得。所以近年来英美各国社会对于问题儿童的种种努力是很值得我们注意的。这种努力逐渐把问题儿童看做医师、心理学家、精神病学家与社会工作者所应协力注意的对象，而不再以"顽皮""怙恶不悛"一类的形容词相加，从而掉头不顾，这也是很可以叫人满意的一点。1909 年，美国芝加哥城因慈善家德茂夫人（Mrs. W. F. Dummer）的高尚和慷慨的公益精神，设立了一个少年精神病理研究所（Juvenile Psychopathic Institute），请了这方面的专家希利做所长。[104] 到了 1914 年，这研究所又改组为少年法庭（Juvenile Court）的一部分。这可以说是儿童生活指导所一类的社会运动的发端了。从此以后，各国的大都市里渐渐都有这种机关的创设，大抵机关中总有三个专家，通力合作，一是精神病学家，二是心理学家，三是社会工作者。有时候一个懂得精神病理学、儿童心理学与社会工作者的医师也许够了，并且还简便得多；不过这样一个全才的医师是不容易寻到的，即使寻到，他又有他的繁忙的医务，不肯弃彼就此。无论如何，儿童指导所的事业目前正在继续发展、方兴未艾之中，它很可能以一本心理与病理的学识为指归，而不依附任何学术的派别[105]，果然如此则无论它如何发展，我们总是欢迎的。纽约的儿童指导所的规模是极大的；伦敦的儿童指导所成立于 1930 年。

儿童指导事业所引起的研究工作将来对人类流品的认识，也许可以促进不少。医学界对于所谓“流品学”或“体质学”（constitutionology），即研究人类身心品类的专门之学，很早就发生兴趣，因为这种研究不但于医学有利，与一般的生活也有莫大的关系。不过一直要到最近几年，这方面研究的资料才归于切实，而流品学在科学上的地位才算站稳。我们甚至可以说，一直要到 1921 年，等到克瑞奇默尔教授（Prof. Kretschmer）划时代的著作《体格与品格》（*Physique and Character*）问世以后，流品之学才算真正放稳在一个科学的基础上；固然我们也承认这门学问目前还幼稚，而还在发展之中。

我们从广处看，我们可以说，性的启发与性的教育对于今日文明社会生活的意义，要比以前任何时代为大。春机发陈期以内的性的启发与其应有的仪节是一向公认有族类的价值的。在中非以及别处许多民族里，即我们多少错认为“原始”[106]的民族里，这种启蒙的仪节不仅是一个神圣的典礼而已，并且确乎是进入成年生活的一个实际的准备。儿童到此年龄，也许已经熟悉性是什么，也大抵确已认识性是什么，因为在以往的游戏生活里，性早就成为一个主要的题目，而在大人的心目中，这种游戏也认为是无伤大雅而加以放任的。不过一到春机发陈期，他们就另有一种严重的看法了。性不止是个人的事，也是社会与民族的事，个人有需要，社会与民族也有它们的责成，为这种责成计，青年男女不能没有相当的准备，于是乎一种可以叫做道德教育的训练就不能没有了。这种训练往往是相当短的，也很干脆，受训的人一面也许在身体发肤上要受一些故意的毁损，也许生活上要受严密的隔离和多方的禁忌，一面老辈就把对于团体生活应负的责任以及部落流传的种种神秘的事迹传授给他们。经此训练，一个孩子就变做一个成年的男子或女子，而从此也就有他或她的新的社会地位、新的权利与新的责任。这无疑是一个很好的制度，至少在比较原始的生活状态下，这已经是再好没有的了。在信奉基督教的国家里，很不幸，这种制度的遗迹，不是已经消散到一个无关痛痒的程度，便是已经等于完全消灭，无迹可寻。[107]

到了今日，我们西方人忽然醒悟，觉得这种制度方面的损失是不幸的，而正在想法挽救。不过我们当然不能复古，而必须另外想些办法，而在想法以前，我们先得把我们目前所经历的文化的性质考察一下。[108]

在目前文化的发展阶段里，我们的教育完全侧重在理智的一面，而教育家所认为重要的教学方法，或一般人所认为时髦的教学方法，也无非是一些开发智力的方法。不过性的冲动，尽管到现在还是个人生活与社会生活的主要基础，是不容易引进到智力开发的范围以内的。因此，到今日为止，我们的教育制度里就根本没有性的位置；性既然是一个不合理性的现象，又如何挤得进去呢？我们的教育制度和古代及原始民族的启蒙制度可以说完全两样，启蒙的制度里有些很值得称赞的东西，就当时的情形而论，在这种制度里也已经应有尽有，而这些特点，我们当代的教育反而拿不出来；换言之，这些古代的启蒙制度是完整的，是以囫囵的人格做对象的，我们到今日才算有一个“完人”“成人”或“通人”的自觉也未始不是这种制度之赐。不过近代的教育却反而不足以言此，它的对象不是生命的全部，而是生命的一部分，特别是赚钱吃饭的那一部分。

我们目前对于性以及和性有关的事物的一种漠视的态度，或厌恶的态度，甚或鄙薄的态度，无论浅深的程度如何，总有很大的一部分不能不推溯到此种专重理智的教育上去。今日教育制度下的人才里，其表面上特别聪明而有成就的人才，即专门致力于一种狭隘的学科，而以为已足的人才，对于性与恋爱一类问题的态度，特别容易走上冷讥热讽的一途，是不为无因的。这是他们学校训练的一个自然与必然的结果，虽不在办学的人的意向和计划之中，而其为成绩的一种则一。[109]在古代启蒙制度与方法之下，这种结果倒是没有的。因此，在我们建立新的教育制度的时候，无疑这一类的弊病是要设法避免的。

不过原始社会的制度里，也有一点为我们所不取，就是性的启蒙工作，不应延缓到春机发陈的年龄。精神分析派学者的努力早就教大家知道，性生活表现得很早，往往远在这年龄以前：这一点事实我们以前也未尝不知道，不过，若不是因为这一派的学者，我们的了解绝不会有目前这样的清楚。我们有此了解，未来的启蒙工作便应照这了解做。性与种族的关系，无疑开始于春机发陈的年龄，不过性与个人的关系——间接也未始没有它的种族的意义，是很早就开始的，甚至在婴儿期内就开始的。

因为性生活的开始事实上是这样的早，所以启蒙的责任，不能再像古代似的归之于部落或社会，而应归之于家庭与父母。在家庭的情况下，启蒙工作也当然不是短期的、正式的一套仪节所能概括，而应当是一种比较长期的、自然演进的，以至于几乎不知不觉的一个过程，主持这过程的人是父母，最好是母亲，一个贤明的母亲，一个在这方面不受传统忌讳拘束而光明坦白的母亲。以前做母亲的人因为拘忌太多，坦白不足，一面既不容易认识儿童也可以有性的生活；一面即使认识，也不免噤若寒蝉。

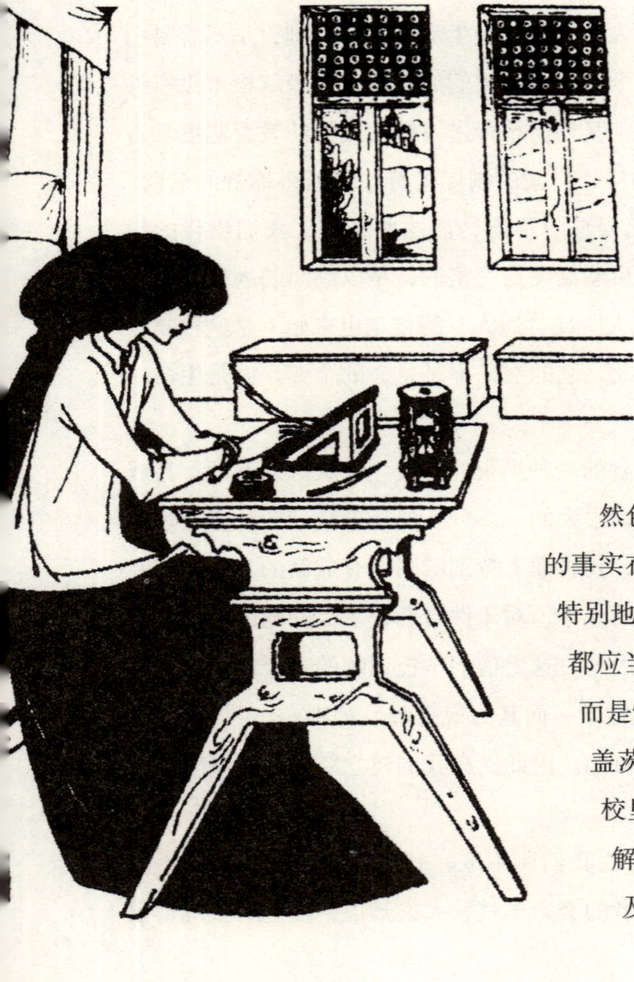

在学校里，我们希望课程方面，可以按照儿童发育的程度，而讲授一些基本的生物知识，中间当然包括人类生命的一些主要事实，连同性的事实在内，而并不准备把性特别提出来，或特别地加以申说。这种讲授无疑也是男女孩子都应当听到的。我想我们这种希望不过分，而是情理内当有的事。英国著名的生物学家盖茨（R. Ruggles Gates）说过：“每一个学校里的孩子，不论男女，应当接受一些讲解，使明白动植物的本质、结构、功能以及物类之间所有的血缘上的关系和功能上的交相感应，这些是他的教育的一个主要的部分，万不可少的。同时，他们也应当有机会知道一些遗传的道理，晓得每一个个体的遗传特点，即推而至于最微细的项目，没有一点不得诸于以往的先世，而将传诸于未来的后辈。”[110]

上文所说的教育，再向前进展一步，就到达古代的启蒙制度所注意的实行礼教的阶段，到此，也就成为一种有种族含义的性的教育，而不是个人卫生的性的教育了。我们必得从有如上文盖氏所说的生物学的立场来看性的现象，我们才可以达到古人所见到的那个性的神圣概念，并把它提高到现代的水平；有的人，因为生怕子女把性看得太神妙了，故意要把性看得如何平淡、如何寻常，甚至于拿它和饮食排泄一类的作用等量齐观，那是不对的；他们的用心虽有几分可恕，毕竟是一个愚蠢的见解，了解生物学的人却知道性的作用，在意义上要比饮食溲溺深长得多，它不只是种族所由维持缔造的因缘，并且是未来世界里一切理想的局面所由建立的基础。性的冲动尽管有它的许多别的有关个人幸福的作用，但一切作用之中，方才说的一层无疑是最中心而颠扑不破的。

我们说的性的其他作用也自有它们的重要之处。性的冲动，除了用在狭义的性生活上以外，在一般生活上也有很大的推动力量，以往教育制度的漠不关心与存心鄙薄已经把这种力量的锐气磨折了不少。但唯其在以往横遭过磨折，今后便更有培养与发展此种力量的必要。要知理智在生活上的地位虽属极端重要，终究是孤阴不生、独阳不长的，它在个体的心理生活里，是没有活力的，没有什么前进的锐气的，要有的话，总得靠性的广义的力量的协作。不过今日文明社会中，孤阴不生、独阳不长的倾向虽多，性的冲动幸而还没有受什么根本上的损伤，幸而性的元气是百折不挠、百嘶不丧的。我们甚至可以同意朗克所说的一句话：“我们的教育虽多方面叫生活理性化、理智化以至畸形的理智化，我们还留得最后一个枯竭不了的情绪的源泉。”那就是性的源泉了。这源泉是取之不尽、用之不竭的，无论取用的方法是自然的表现抑或人为的升华——两者事实上是并行不悖的，完全抑制其一以成全其二是情理所无法许可的——我们总会从这里取得巨大的力量来把人类文明推向光明的未来。[111]

[1] 贝氏于1886年即发表一本著作,《三岁到七岁的儿童》。

[2] 罗氏为美国的一位医生，著有关于性问题的书多种，在十余年前，流传很广；译者在美国游学的时候，大学青年所最熟习而称道的就是罗氏。但罗氏的观察，时常有不正确的地方，霭氏也提到这一点，见正文下文。

[3] 见汉氏所著《婚姻的一个研究》一书。

[4] 见戴氏所著《女子二千二百人的性生活的因素》。戴氏此书与前引汉氏一书为近年来性的题目上最客观的两种作品。两氏都是医师，以医师资格作此贡献，多少可以让霭氏知道，十年来的医学界是进步了，他在本书篇首所评论的种种已有逐渐改革的希望。

[5] 霭氏原文中常用“性生活”一词，但此词实有广狭二义，生活之属于性的现象的，都是性生活。若以婚姻中夫妇的性生活为狭义的性生活，则其余一切涉及性的生活都可以看做广义的性生活了，读者应就上下文的文义来断定词义的广狭。

[6] 关于弗氏这方面的议论，见其所著《精神分析论导论演讲集》。至其所用libido一词，译者以前在《冯小青》一书中译作“慾性”，以示与“性慾”微有不同。今拟改译为“欲”,“慾”本是“欲”的俗字，孟子称饮食男女为人之大欲：正文下文说精神分析派的libido事实上等于哲学家柏格森所称的“生命的驱策力”，故译为“欲”实较恰当。“欲”也可以和“性”相通,《素问 · 上古天真篇》：以欲竭其精，注，乐色曰欲。不过libido之为欲，比性欲的欲含义更广，我们如今把它译成欲字，当然也取此字的广义。

[7] 见琼氏《精神分析论文集》。

[8] 弗氏Ich与Es的分别当然是一个创举，我们的“自我”与“一己”的译名当然也是故示区别的办法了。不过这其间也略有根据。小儿至三岁而有自我的意识，说到本人的时候，才知道用一个“我”字或“自家”两字；在此以前，只会称引本人的名字，好像是称引一个第三者一样。所以说到自觉的我时，我们不妨径用我字。己字所指的我，我们如今假定是比较不自觉的，比较属于潜意识的。《说文》己字下面说：像万物辟藏诎形也，己承戊，像人腹。所谓辟藏诎形，很有潜在的意思；心理学家说潜意识与各种情欲和脏腑（viscera）的关系最为密切，最为基本，是则“像人腹”的说法也不无参考的价值了。不过我们采定这个译名，目的只在取近便，而丝毫没有把中西古今的名物牵扯附会在一起的意思。这是应请读者特别注意，不容误会的。至于德文的Es，本属代名词第三身，今作第一身，当然是根据弗氏的本意酌改，而不是误译，可以无须解释。

[9] 这种实例是不少的。译者记得最清楚的一例是一位中学时代的同学，他不用手工作的时候，就是他吮咂大拇指的时候。

[10] 我们在译文里时常要用到“先天”两字。我们的用法和以前理学家或医学家的用法微有不同，他们的先后天是以出生之顷做界线的，我们则以成孕之顷。我们所称先天的品性即等于遗传的品性。

[11] 见倍氏所著《两性间的恋爱情绪》一文,《美国心理学杂志》，1902年7月号。

[12] 见菲氏所著《儿童的恋爱》一书。

[13] 英文day-dream或reverie（亦作revery）一词，中文中没有现成的相当的词。俗话中有“出神”的说法，最较近似，但又不便用作译名，今姑直译为“白日梦”。

[14] 此层固属事实，但在同一时期里，因为同情心的日渐发展，儿童对于酷虐的事实的记载，也未尝没有“不忍卒读”的心理。犹忆译者在这个年龄的时候，阅《说岳全传》，至“风波亭”一段，便看不下去，终于没有把这部《精忠传》看完。

[15] 精神分析派常用的complex一词，有人译为“症结”，也有人说，可以译做“疙瘩”，都可以过得去，今酌定用“症结”。精神上郁结不解的“症结”与普通行文时所用的“症结”，例如，问题的症结，自是不同，读者参照上下文，自可不致相混。

[16] “俄狄浦斯症结”（Oedipus-complex）的名词是根据希腊神话来的。神话说：希腊的城邦之一底比斯（Thebes），国王叫拉伊俄斯（Laius），王后叫伊俄卡斯忒（Jocasta），生王子叫俄狄浦斯。俄狄浦斯初生的时候，神道预言国王将来必为此子所弑，国王于是把他抛弃在荒野，像中国周代的始祖弃一样。俄狄浦斯却没有死，被另一城邦哥林斯（Corinth）的国王收去养大。俄狄浦斯长成后，并不知道哥林斯王是他的养父；同时，又听到神道的诏示，说他将弑父而以母为妻，于是便离开哥林斯；中途遇见了拉伊俄斯，因事争论，竟把拉伊俄斯杀了。接着底比斯邦发生国难，俄狄浦斯用他的智谋替它解决了，于是被拥戴为底比斯邦的新王，接着就娶了伊俄卡斯忒做王后，终于成全了神道的意志。后来他和伊俄卡斯忒发现了彼此原有的血缘关系，伊俄卡斯忒便自缢，而俄狄浦斯也自己把眼睛挖了出来，结束了这一出悲剧。希腊三大悲剧家之一的索福克勒斯（Sophocles）著有剧本，即名《俄狄浦斯》。

[17] 心理学中本有所谓区别心理学一门，这一门的心理学至少应当包括个别的心理、性别的心理和年龄别的心理。就目前的心理学发展而言，大约关于个别心理的研究比较多，其次是性别的心理，最欠缺的就是年龄别的心理。又就大体说，这三方面的研究都嫌不够。

[18] 子女对于父母，可以发生恋爱的情绪，以至于婚嫁的愿望，这在寻常经验里虽不难寻找，而在以前的文献里，却不容易觅着什么佐证，在注重伦常与孝道的中国文献里，自然更不必说。不过在唐人说部里（载君孚《广异记》）我们看到很有趣的一段记载：“顾琮为补阙，尝有罪系诏狱，当伏法；琮一夕忧愁，坐而假寐，忽梦见其母下体。琮愈惧，形于颜色，流辈问琮，以梦告之，自谓不祥之甚也。时有善解者，贺曰：‘子其免乎！’问：‘何以知之’，曰：‘太夫人下体，是足下生路也，重见生路何吉如之？吾是以贺也。’明日门下侍郎薛稷奏刑失入，竟得免，琮后至宰相。”生路之说，固然解得好，但顾琮这个梦毕竟是一个带有“母恋”的性梦（性梦的讨论，见下文第四节）。人穷则呼天，劳苦倦极则呼父母，顾琮在当时的环境下有此种潜意识的活动，而至于形诸梦寐，是极可能的。

[19] 女儿对父亲的俄狄浦斯症结又有过一个不同的名称，叫厄勒克特拉症结（Electra-complex），亦出希腊神话，但不甚通用。

[20] 所谓“逆转”，指的是性恋情绪的对象，不是异性的人，而是同性的人，所以一般的同性恋现象，西文中很概括地叫做“逆转现象”（inversion），而这种人叫做“逆转者”（invert），详下文第五章，尤其是第一节与第二节两节。这里所称的逆转，是男孩的性爱情绪不以母亲做对象，而以父亲做对象，女孩则不以父亲做对象，而以母亲做对象。

[21] 见贝斯特曼（Besterman）所辑克氏遗著《神秘的玫瑰花》（*The Mystic Rose*）一书。

[22] 族外婚西文叫exogamy。大多数的民族，婚姻择偶，必取之于部落或氏族之外，所以叫族外婚，以前中国人同姓不婚，就是一例。

[23] 中国以前也有同姓为婚“其生不蕃”的说法。但近年来的遗传学识证明此点也不尽然，详见译者所著《中国之家庭问题》中《婚姻之血缘远近》一章，商务印书馆出版。

[24] 西洋有一个当笑话讲的故事：一个男孩在马路的人行道上溲溺，一个道貌岸然的牧师走过，申斥他说，下回再如此，便要割掉他的阳具；过了一时，小孩在人行道上走，遇见一个女孩蹲着溲溺，他就走过去，一面照样警戒她，一面蹲下去瞧，忽然跳起来，说：“啊哈，原来早已割掉了！”

[25] 卢梭的自传Confessions，近人张竞生氏有译本，名《忏悔录》，中华书局出版。

[26] 霭氏说这一点是我们料想得到的，大概有两层意思：一是就以往一般的情形而言，女子到此年龄，便比较深居简出，二是近代婚姻多不及时，而女子为愈甚。这两种情形都有利于手淫的发生。

[27] 麦氏这本书整个的题目是《西北美拉尼西亚未开化人的性生活》。替他作序的不是别人，就是霭理士自己。霭氏在序文中推扬备至，认为是“一本典范的书，其价值将与年俱进”。七七事变后，译者仓皇南下，不及携带片纸只字，至天津购得此书，自此辗转七八日，始抵长沙，长途跋涉，只有这本书做良伴，所以对它的印象特别深刻。

[28] 此书已有中译本，译者为李安宅氏，归商务印书馆出版。

[29] 男子性能薄弱的一种是阳痿，西文称impotence，在女子方面相当的现象西文叫frigidity，中文似乎没有合适的现成名词，今酌译为“阴冷”。

[30] 中国都会里的各“大药房”都懂得借这题目来推广营业和为青年“服务”。甚至于“遗精”也成为上好的题目。许多“专割包皮”的大医士也在这题目上做了不少的文章。

[31] 不要说三四十年前，就在一二十年前，甚或即在今日，一部分的西医、宗教家，以及教育家还有这种不问根由的见解。最不幸的是一部分宗教家，因为切心于劝青年入教，往往用这个题目来开谈判，不说手淫的习惯是一桩罪孽，便说它是百病之源，包括瞎眼、耳聋、疯狂、肺结核等等在内。就罪孽而言，便应忏悔，就病源而言，便应立志戒绝，而无论忏悔或立志，都需要上帝的力量；这样，不就很自然地过渡到宗教的题目上了么？佛教有“当头棒喝”的说法。这就是一部分基督教传教士的当头棒喝了！译者在二十年前，便遇到过这样一位会使当头棒的传教士，所幸罪孽不深，没有被他喝倒。后来听说这位传教士归国去了，并且改了行业，现在某大学担任教育学讲席，很有成绩；料想起来，他回想当年善使当头棒的教育方法，自己也不免哑然失笑。

[32] 十九世纪末年，西方的学者都喜欢用“退化现象”（degeneration，degeneracy）的名词来描写生理与心理上的种种变态与病态。这显而易见是进化论发达后的一个结果，尤其是误解了进化论的结果，误以“进化”为“有进无退”，则许多不正常与不健全的状态势非解释做退化的现象不可。二十世纪开始以来，学者对进化论有更进一步的了解以后，这名词就不很流行了。

[33] 参看下文注[68]。

[34] 详见下文第四章第四节。

[35] 本节内容大部分根据霭氏以前做的更详细的《自动恋》一文，见《研究录》第一辑。

[36] 狄更生是一位著名的妇科专家，著有《一千件婚姻的研究》一书，是专从狭义的性生活方面来视察婚姻的得失的。霭氏在下文引它的地方还多。

[37] 霭氏自注：弗洛伊德的门生中，有主张把自动恋的名词专适用于影恋一类现象的（弗氏自己不作此种主张），我以为这是不合理的。在一切自动恋的活动里，一个人只是在自我刺激或自我兴奋之中觅取快感，而无须乎第二人在场供给什么刺激，同时他的性冲动所向的对象也不一定是他自己。译者按自动恋的自动应作“由自身动”解，而不作“向自身动”解，已详本节正文。弗氏这部分的门生始终作“向自身动”解，以为唯有影恋的时候，一个人才十足把自身当做低徊讽诵而不胜其欣慕的对象。霭氏既不以此种解释为然，所以以为不合理了。

[38] 凡直接由内心的想象所唤起而不由外缘的刺激激发的性态现象，译者在这里叫做“意淫”。以前有人说《红楼梦》一书的大患，在导人意淫。清陈其元《庸闲斋笔记》（卷八）说：“淫书以《红楼梦》为最，盖描摹痴男女情性，其字面绝不露一淫字，令人目想神游，而意为之移，所谓大盗不操戈矛也。”此段评语有何价值，是别一问题，但用作“意淫”的解释是再

贴切没有的。不过读者得辨别,《红楼梦》一书所描摹的种种,始终属于"异性恋"的范围,而不属于"自动恋"的意淫的范围,若因其所描摹的始终为异性恋的积欲的阶段,而难得涉及解欲的阶段,因而文字比较蕴藉,"绝不露一淫字",便以为这就叫"意淫",那就错了。《红楼梦》所描摹的不是意淫,但可以在阅读的人身上间接唤起意淫,或供给不少意淫的资料,那是对的。不过这又是一切性爱的说部所共有的功用,初不限于《红楼梦》一种了。

[39] 霭氏尝专写一书,叫《梦的世界》,又有一篇论文,叫《女子富乐利》(*Florrie*,一个假名)的历史,现入《研究录》第七辑。读者如对白日梦的问题有特别的兴趣,可以作进一步的参考。

[40] 连环故事,原文中是continued story,中国儿童的读物里,连环故事占很重要的一部分,通商口岸的书贾,因印刷方便,借此发财的也大有人在。这种读物里的连环故事,和白日梦里的连环故事,显然有不少的关系;儿童本来自己要做连环故事的白日梦的,有了这种读物,这一番工夫也许是可以省却了。不过假如白日梦的现象与儿童想象力的发展不无关系的话,则此种刻板的读物,既出诸不学无术的书贾之手,怕只能有丧之力,而不能收启发之功,也是可想而知的。

[41] 详帕氏所著《白日梦》(*Reverie*)一文,载《教育学研究刊》(*Pedagogical Seminary*)上(1898年4月号)。

[42] 史密斯尝著《白日梦的心理学》一文,见《美国心理学家杂志》,1904年10月号。

[43] 以前中国的所谓闺秀,稍稍知书识字的,都喜欢看弹词或其他文体简易的言情小说,其情节大抵不出"公子落难,花园赠别,私订终身,金榜成名,荣归团圆"等,虽千篇一律,而她们可以百读不厌,其故就在她们在精神上把自己当做小说中的女主角,把女主角的经验当做自己的经验。其文学程度较深的又都喜欢看《红楼梦》一类的说部,历来多愁善病的女子以林黛玉自居的恐怕是大有其人在。清陈其元《庸闲斋笔记》(卷八)有《<红楼梦>之贻祸》一则(注[38]中论意淫时,已征引数语)说:"余弱冠时,读书杭州。闻有某贾人女,明艳工诗,以酷嗜《红楼梦》,致成瘵疾,当绵惙时,父母以是书贻祸,取投之火;女在床,乃大哭曰:'奈何烧杀我宝玉!'遂死。杭人传以为笑。"这例子真是太好了。笔记一类的文献,虽失诸拉杂凌乱,有时候却也值得一读,就因为在有心的读者可以沙里淘金,发现这一类的记载。这位杭州女子以林黛玉自任,而居之不疑,是再显明没有的了。所云瘵疾,就是近人所称的痨症,从前的闺秀死于这种痨症的很多,名为痨症,其实不是痨症,或不止是痨症,其间往往有因抑制而发生的性心理的变态或病态,不过当时的人不了解罢了,说详译者旧作《冯小青》一书的附录二。

[44] 寻常在结婚以前守身如玉的青年容易做白日梦,在有宗教信仰而力行禁欲主义的青年更容易有这种梦境,是可想而知的,举一个富有代表性的例子于此。清青城子《志异续篇》说:"魏悟真,羽士也,云游至四川,得遇于武侯祠;年五十余,甚闲静;每就问,辄名言霏霏,入耳不烦。自言二十岁,即托身于白云观。观颇宏敞,东为士女游览之所,有莲花池、太湖石、栖仙洞、钓鱼台、迎风亭诸胜;西为荒园,古槐数百株,参天蔽日,一望无际,园门恒扃,云中有狐鬼,犯即作祟。时正习静功,爱其园之幽洁,人迹不到,遂无所顾忌,日常启门,独坐槐下,吐故纳新,了无他异,亦以传闻不经置之。一日,正在瞑目静坐,忽闻对面槐树下,飕飗有声,觇之,见根下有白气一缕,盘旋而上,高与树齐,结为白云,氤氲一团,如堆新絮,迎风荡漾,愈结愈厚,渐成五色;倏有二八佳人,端立于上,腰以下为云气所蔽,其腰以上,则确然在目,艳丽无匹;徐乃作回风之舞,如履平地,婉转袅娜,百媚横生,两袖惹云,不粘不脱。正凝视间,女忽以袖相招;己身不觉如磁引针,即欲离地;数招则冉冉腾空而起,去女身咫尺矣。因猛省,此必狐鬼也,习静人宜耳无外闻,

目无外见，何致注目于此，当即按捺其心，不令外出；云与女即不见，而己身故犹在坐也。余曰：‘此殆象从心生欤？’羽士曰：‘然。’”这是一个很清楚的白日梦的梦境。魏悟真时年二十岁，正是做白日梦的年龄。他当时正在学道，习静，力行禁欲主义，更是一个适宜于产生白日梦的排场。（按魏羽士所习的道教，显然是长春真人丘处机一派，是讲独身主义的。）全部梦境的性爱的意义，是一望而知的，而腰上腰下的一点区别，表示虽在梦境之中，抑制的力量还是相当大，未能摆脱。一到最后的猛省，抑制的力量终于完全战胜了。青城子“象从心生”一问中的“象”字，假如与“境”字联缀起来，而成“象境”一词，也许可以作“白日梦”的另外一个译名；确当与否，愿质诸国内心理学的专家。此外在中国笔记文字里这一类象境的记载很多，并且见此象境的人往往是一些和尚，不大多数的例子迹近普通心理学上所称的幻觉现象，我们不引。

[45] 这只是就一般的情形而言，想把梦境转变为实境的尝试，其实也不一其例。有的男童，看了神仙或剑侠一类的小说之后，真有弃家出走、产生云游四海或入山修道的企图；在近年的上海报纸上，我们就见到过这一类的新闻记载。从此我们可以推论到，以前有许多神仙鬼物的记载，例如六朝梁陶弘景的《冥通记》，有的是睡眠后的梦境，有的简直就是白日梦的梦境。

[46] 受虐恋是一种变态的性恋，就是以受人虐待的方式而取得性的快感的现象，详第四章第八节。

[47] 性欲的力量不从性的活动直接表现出来，而从艺术宗教一类的活动间接表现出来，便叫“升华”，说详第八章第二节，即本书末节。

[48] 关于本节，我们于已引的诸家外，不妨更就下列诸书作一般的参考：

弗洛伊德：《精神分析论导论演讲集》。

麦图格：《变态心理学纲要》。

瓦伦唐克（Varendonck）：《白日梦的心理学》。

[49] 读者对本节所论，如欲作进一步的探讨，可读霭氏所著下列的作品：一、《自动恋》；二、《性的时期性的现象》；三、《梦的综合的研究》；四、《梦的世界》。一与二见《研究录》第一辑；三见第七辑；四是一本专书。《梦的综合的研究》是霭氏独创的一个尝试，以前研究梦的人和精神分析派学者，只晓得做梦的分析，把一个单独的梦拆开了看。霭氏却把一个人多年所做的梦合并了研究，而研究梦境的贯串与会通的地方，从而对梦者的人格与行为，取得进一步的认识；把许多次的梦并起来观察，所以叫做梦的综合（synthesis of dreams）。

[50] 中国人对于梦作解释或作吉凶的批断，叫做“详梦”。

[51]《周礼·春官》下有占梦（按《说文》，梦应作㝱）的专官：“占梦观天地之会，辨阴阳之气，以日月星辰占六梦之吉凶，一曰正梦，二曰噩梦，三曰思梦，四曰寤梦，五曰喜梦，六曰惧梦。季冬聘王梦，献吉梦于王，王拜而受之，乃舍萌于四方，以赠噩梦……”

[52] 对弗洛伊德和其他精神分析派的学者，梦是很大的一个研究对象。不过（以下霭氏自注）霭氏未免小看了以前许多人对梦的现象所已下过的大量的心理学的工夫；他甚至说，以前的人的普遍的见解仅仅以为“梦是一个体质的现象，而不是一个心理的现象”。殊不知这样一个见解，不但在以前并不普遍，并且根本也没有意义。好在弗氏自己对旧时的文献并不自以为有很深的认识，否则真不免有诬前人了。

[53] 奥伦堡的比拟见其所著《性的神经病理学》一书，55 页。

[54] 见哈氏所著《性痿论》一书，137 页。

[55] 见瑞氏所著《性的卫生》一书，169 页。

[56] 见洛氏所著《性生活与神经病》一书，164 页。

[57] 中国文献里关于性梦的描写，自当推宋玉的《神女赋》和曹植的《洛神赋》为巨擘。《神女赋》

的序说："楚襄王与宋玉游于云梦之浦……其夜王寝，梦与神女遇，其状甚丽；王异之，明日以白玉；玉曰：'其梦若何？'王曰：'晡夕之后，精神恍惚，若有所喜，纷纷扰扰，未知何意，目色髣髴，乍若有记，见一妇人，状甚奇异，寐而梦之，寤不自识，罔兮不乐，怅然失志，于是移心定气，复见所梦……'"晋贾善翔有《天上玉女记》，叙弦超梦神女事，张华也为之作《神女赋》，也是性梦的一个好例子，贾氏的记出《集仙录》，今亦见近人吴曾祺所编的旧小说。

[58] 戈氏全部的研究，见其所著论文《常态男子的自动恋》，载《意大利心理学评论杂志》（*Revista di Psicologia*），1907年1—2双月号。

[59] 宋玉《神女赋》的序里也有"见一妇人，状甚奇异，寐而梦之，寤不自识"的话。但曹植《洛神赋》中性梦的对象是一个例外。这对象据说就是魏文帝后甄氏。今本李善注《文选》中世传小说《感甄记》里说：植"汉末求甄逸女，即不遂……昼思夜想，废寝与食……少许时，将息洛水上，思甄后，忽有女来，自云：'我本托心君王，其心不遂……'遂用荐枕席，欢情交集"。史传甄氏本袁绍子熙妻，绍灭，魏文帝纳为后；曹植实以叔恋嫂，事实果否如此，固不可知，但甄氏则实有其人，而在袁氏破灭之初，植曾求甄氏不得，也属可能的一件事。

[60] 见霍氏所著的《青年》（*Adolescence*）一书。前已征引过一次，此书是关于青年发育问题的最属典雅的一本巨著，凡是有能力与有机会读到的青年都应仔细一读。

[61] 德·桑克蒂斯是意大利人，著有一书，专叙患歇斯底里症与羊痫的人的人格与梦境，1896年在罗马出版。

[62] 德·拉杜雷特，法国人，也是一位专攻歇斯底里症的精神病学者，是夏尔科的入室弟子之一。

[63] 贾善翔《天上玉女记》中所述弦超的性梦是一个在实际生活里发生了不少回想的梦。《记》说："魏济北郡从事弦超……以嘉平中夜独宿，梦有神女来从之，自称天上玉女……姓成公，字知琼，早失父母，天帝哀其孤苦，遣令下嫁从夫。超当其梦也，精爽感悟，嘉其美异，非常人之容，觉寤钦想，若存若已，如此三四夕；一旦显然来游……遂为夫妇……经七八年，父母为超娶妇之后，分日而燕，分夕而寝，夜来晨去，倏忽若飞，惟超见之，他人不见。"弦超所见，最初原是梦境，后来种种大概是梦境的回想了。而所称的玉女就近乎基督教鬼怪学里的succubus。诸如此类的记载，在中国的笔记小说里真是不一而足，而关于类似incubus的故事尤多不胜举；全部讲狐仙的故事，可以说都属于这一类，魅女的男狐可以看做incubi，魅男的女狐可以看做sucubi；在一部蒲留仙的《聊斋志异》里，便不知可以找出多少来。这一类的故事果有多少事实的根据，抑或大半为好事的文人，根据少数例子，依样捏造，我们不得而知，但很有一部分是真实的性梦与其回想，是可以无疑的。至于这种性梦的对象何以必为狐所幻化的美男或美女，则大概是因为传统的信仰中，一向以狐在动物中为最狡黠的缘故。《说文》说："狐，祆兽也，鬼所乘之。"一说狐多疑，故有狐疑之词，疑与惑近，多疑与善惑近。一说狐能含沙射人，使人迷惑。宋以来江南所流传的五通神，无疑也是和incubi相类，同是女子性梦的回想的产物。受狐鬼所迷惑的男女，或遭五通神所盘踞的女子，也无疑是一班患歇斯底里或其他神经病态的人。

[64] 索氏是三四十年前法国研究歇斯底里最有成绩的一位专家，他所写的一本专著就叫《歇斯底里的病源与病情》（1898）。

[65] 见弗氏所著《梦的解释》一书。

[66] 本节内容十之八九出霭氏《自动恋》一文，见《研究录》第一辑。

[67] 俄南事见《旧约·创世记》第三十八章，《圣经》原文为"同房的时候，便遗在地，免得给他哥哥留后"，即指"户外射精"（亦称"中断交接"），参见本书第六章第五节《生育的控制》。

[68] 牛马和其他动物的阳具俗称“鞭”，如牛鞭、虎鞭之类，恐怕不止因为状态近似，而也因为自动恋时节的形同鞭挞的活动。

[69] 曼氏是意大利人，在四五十年前著有《妇女生理学》及《人类恋爱论》等书。

[70] 狭义的男子手淫，江南一带俗称“打手铳”，佛家叫做“非法出精”。清代嬉笑怒骂尽成文章的浙江人龚自珍某次寓杭州魁星阁下，阁中层祀孔子，下层位考生；龚氏书一联于柱上说：“告东鲁圣人，有鳏在下；闻西方佛说，非法出精。”《西厢记》上说“指头儿告了消乏”，显而易见都指狭义的手淫。

[71] 中国也有，叫做“角先生”。

[72] 二十年前，美国社会里盛行一首俚鄙的歌曲，题目及首句是“今天我们没有香蕉”；大学里的女生也随口高唱，而唱时或不免自作掩口葫芦之笑。

[73] 译者幼时居乡，时常听人家说起某氏的“首饰盒子”如何如何，表面上讲的是一件东西，语气中指的却又像是一个人，并且是一个女子；及长，始知此某氏女子未嫁前有手淫的习惯，而往往以各种首饰如压发、骨簪、挖耳做工具；乡人谑虐，竟为她起了这个“首饰盒子”的雅号。

[74] 见戴氏著《二千二百个女子的性生活的因素》一书，前已引过。

[75] 见杜氏著《健康的保全》(1884)。

[76] 见罗氏著《手淫论》，41 页。

[77] 西氏为美国麻省春泉体育学院教授。这里所引他的观察，详见霍尔《青年》一书，上册434页。

[78] 见勃氏所著文《美国学生的道德生活与宗教生活的研究》，载《教授学研究期刊》，1902 年 9 月号。

[79] 西洋这种观念的变迁，在中国也可以找到一番回想。三十年前基督教青年会出版的关于这问题的小册书籍，例如《完璞巽言》《青春之危机》等，所叙述的都是一些很陈旧的见解，但在近年的出版物里，例如艾迪博士所著的《性与青年》，我们读到的关于手淫的见解就温和与近情得多了。

[80] 见克氏在法文的《医学百科辞典》中所著《手淫》一则。

[81] 见奈氏著《女子的犯罪与疯狂行为》一书（1894）。

[82] 见柯氏著《精神病理的颓败》一书（1892）。

[83] 见洛氏《性生活与神经病》，第二版，第八章。

[84] 惠斯特是英国医学界的一位前辈，1866 年 11 月 17 日那一期的《刀针》(*Lancet*) 上就有他一篇关于这方面的议论。

[85] 这也就是优生学对于酒精的见解。可参看任何一种比较谨严的优生学的书籍，例如波普诺与约翰生（Popenoe and Johnson）的《应用优生学》，28—29 页。

[86] 清独逸窝退士《笑笑录》(卷六) 说：“长洲韩尚书桂舲（名葑）稚年读书斋中，知识初开。于无人时以手弄阴，适有猫戏于旁，见其蠕动，跃登膝上；韩出不意，惊而精咽，遂痿，然不敢告人，久而失治，终身不复举；娶顾夫人，伉俪甚谐，徒有虚名而已，人怪其贵至极品，不蓄姬妾，乃稍稍言之。”

[87] 见狄氏与比姆女士（Lura Beam）合作的《一千个婚姻的研究》。

[88] 近来中国知识界的青年男女喜欢高谈灵肉之分的人，以及对于所谓“柏拉图式的恋爱”不胜其低徊欣慕的人，也不在少数；看来和这里所讨论到的一点，即早年性发育的不大健全，也不无因果关系。

[89] 卢梭便是极好的一例。卢梭对于一己手淫经验的追叙，见《忏悔录》第一篇第三卷。卢梭对婚姻与恋爱有很新颖的理论，著有专书叫做《新爱洛伊丝》(*La nouvelle Hélosïe*，近人伍蠡

甫氏有译本），而其所娶者为一低能之女子叫做泰蕾丝（Thérèse）；其对于子女教育也有很高明的见解，著有专书叫做《爱弥儿》（*Emile*），亦有中译本，而其所生子女多人则自己不能教养，而先后送入孤儿院：真可以说是“可得而论，难得而行”！

[90] 参阅译者在本书篇首所题绝句。

[91] 沃氏所引中国谚语的原文如何，译者不得而知，但谚语所表示的精神，是和国人对于性问题的传统的精神相符合的；佛教所介绍进来的态度除外而后，中国人的性态度，是既不主张禁欲，也不主张纵欲，而是主张比较中和的节欲，参看译者所写《性与人生》一短稿，现辑入《优生闲话》（《人文生物学论丛》之一辑，稿存北平，因战事搁置未印）。沃氏所著书叫做《亚当的儿孙》。

[92] 诺思科特（Northcote）所著《基督教与性问题》一书可供本节一般参考之用。

[93] 本节内容十之八九出霭氏以前做的两篇论文，一即《自动恋》，现入《研究录》第一辑，关于影恋一部分的讨论，见 206—208 页。另一篇即名《影恋》，入后出的《研究录》第七辑。

[94] 希腊神话里说，少年奈煞西施（通译那喀索斯），风姿极美，山林之女神哀鹄（Echo，通译厄科）很钟情于他，而他却拒而不受。终于使哀鹄憔悴以死，死后形骸化去，只剩得一些山鸣谷应时的回声（今英语中回声一词，就是echo，这便是最初的来历了；哀鹄有爱未酬，赍志以没，好比空谷传声，所得以应答的依然是自己的音声，哀鹄之所以成回声，显然还有这一层意思在内）。于是司报复之神涅墨西斯（Nemesis）赫然震怒，罚令奈煞西施和泉水中自身的照影发生恋爱，奈煞西施对影欷歔，日复一日，最后也不免憔悴以死，死后化为后世的水仙花，至今水仙花的科学名词也就是这位顾影自怜的美男子的名字。我们把这名字译做奈煞西施，多少是音义兼译的；译者曩作《冯小青》一书时，即作此译法，虽属一时戏笔，尚不伤雅，今仍其旧。

[95] 奈煞西施现象，译者一向也译作“影恋”，因为影恋确属这一现象的最大特色。希腊神话所表示的如此，后世所有同类的例子也莫不如此。不论此影为镜花水月的映象，或绘制摄取的肖像，都可以用影字来概括；中国旧有顾影自怜之说，一种最低限度的影恋原是尽人而有的心理状态，霭氏在别处也说：“这类似奈煞西施的倾向，在女子方面原有其正常的种子，而这种种子的象征便是镜子。”（《研究录》第一辑，260 页）

[96] 饮食男女，古时候便称人生两大欲，近代心理学家对于本能论的见解虽大有争持，但自我保全与种族保全的两种固有而非外铄的行为倾向，则谁都加以承认。如今信如弗氏一派的议论，则于影恋之中，我们俨然发现了这两个大欲或两大行为倾向的总汇！影恋有如许大的意义，当非一般人初料所及，近世摄影事业的发达，一半的解释固然是光学昌明，还有一半解释，恐怕就得在这里寻找了。

[97] 参看哈尼克（J. harnik）《男子与女子的影恋的发展》一文，载《国际精神分析学杂志》，1924 年 1 月号。

[98] 弗氏前后议论见所著《性学说的三个贡献》和《文集》第四册。

[99] 在中国，在这方面的唯一的尝试是译者所作关于《冯小青》的研究。此稿曾经四五次改易或修正。初名《冯小青考》，作于民国十一年，在清华学校读书时梁任公先生的“中国五千年历史鸟瞰”班上。次年，送登某期的《妇女杂志》。民国一六年扩展成《小青的分析》一书，交新月书店出版。再版时又改称《冯小青》，续有增益。三版起归商务印书馆印行，于一般的修正外，又于篇末添印近年所作关于冯小青的两种短稿，曾先后揭登林语堂先生所编的《人世间》。

小青影恋之例，据译者读书所及，恐怕是见诸载籍的最早的一例，也无疑是最典雅的一例，其在心理学上的价值，也当在四十年来西洋所著录的许多例子之上。译者早就想用英文再写一遍后，就正于霭氏和其他西方的先进，可惜蹉跎了十余年，还没有成为事实，而大师像霭氏，已经于去年（1939 年）夏季谢世了，不胜慨叹！

小青而外，影恋的例子还有，前曾择优列入《冯小青》一书的附录中，兹再述一例，宋代有女子名薛琼枝者，湘潭人，随父居杭州，年十七卒。后人追叙她的病态及死状，有说："每当疏雨垂帘，落英飘砌，对镜自语，泣下沾襟。疾且笃，强索笔自写簪花小影，旋即毁去，更为仙装，倒执玉如意一柄，侍儿傍立，捧胆瓶，插未开牡丹一枝，凝视良久，一恸而绝。"详见清人乐宫谱所作《蕊宫仙史》一文。译者按此例极似小青，疑出好事文人抄袭的故技，不过"倒执玉如意一柄"以下三四语又颇有性心理上所称象征的价值，疑非以前的文人所能捏造，姑作一例，附录于此。

[100] 本节大部分根据霭氏以前所做的《性的教育》一文，即《研究录》第六辑《性与社会关系》的第二章。民国二十一年，译者应基督教青年会全国协会之约，曾将此文译出，交协会书局作单行本印行。

[101] 演化论发达以后，部分生物学家，尤其是德国的海克尔（Haeckel），创为"重演论"（theory of recapitulation），以为个体发育的历史就是重演种族进化的具体而微的历史，更进一步而有人认为今日的儿童可以比拟原始时代的成人。在十九世纪末年，他们在这方面还出过好几本专书。这学说大体上是有几分对的，但若过于刻画，至于把文明社会的儿童和原始社会的成人完全等量齐观，那就很有问题了。

[102] 孟子在《公孙丑》上篇里说："必有事焉，而勿正，心勿忘，勿助长也。无若宋人然。宋人有闵其苗之不长而揠之者，芒芒然归，谓其人曰：'今日病矣，予助苗长矣。'其子趋而往视之，苗则槁矣。天下之不助苗长者寡矣。以为无益而舍之者，不耘苗者也；助之长者，揠苗者也，非徒无益，而又害之。"这一段话译者认为是教育的最好的一个原则，一般的教育不能不用它，性的教育当然不能自外，以前的人对于性的教育，失诸不耘苗，今日我们应避免的错误，却是揠苗助长。

[103] 两位医师的作品已再三征引过，见以前的注文。汉氏所称"相宜"与"不相宜"原文为 adequate 与 inadequate；如此迻译，盖取"宜尔室家"一类语句中宜字之意。

[104] 希利是这方面最有权威的专家，他的著作很多，最著称的是 1915 年出版的《犯罪行为者的个人》(*The Individual Delinquent*)。

[105] 霭氏于此大概暗指精神分析的一派与其他偏重暗示与催眠一类方法的人。因为近来在西洋各国，靠精神分析的招牌而大走其江湖的人很多，所以霭氏有这句话。

[106]"原始民族"的称呼，自从 1915 年起，比较科学的人类学者与民族学者大都已经改用"单纯民族"的称呼。英国社会学家霍布豪斯（L. T. Hobhouse）似乎是最先提出这称呼的人。

[107] 中国古代男子的冠礼与女子的笄礼显然是此种启蒙制度的遗迹，见《礼》经《士冠礼》《士昏礼》《冠义》等篇。士冠礼是适用于士以上的各级的，包括天子的元子在内，而别无他种冠礼，可见它是很普遍的一种礼节，此种普遍性多少暗示着它的古老性。《士昏礼》说："女子许嫁，笄而礼之，称字，祖庙未毁，教于公宫三月，若祖庙已毁，教于宗室"；此数语最能表示笄礼是从更古远的启蒙仪节蜕化而来的。《士冠礼》的祝词说："弃尔幼志，顺尔成德"，足证此种仪节的最大的效用，是在宣告一个人已经从童年进入成年；可惜文献无征，存于今日的，只是一些祝礼之辞，其他节目已无可考见了。

[108] 霭氏在这一段文字及以下两三段里所有的动词用的都是已过的时态或适才完成的时态，译者酌改为当前的时态，一则因为觉得霭氏对演变中的教育制度不免过于乐观。

[109] 霭氏这一段观察很深刻；译者十余年来自己的观察，也很能坐实这一点。

[110] 盖氏是一位植物学家与遗传学家，著作中和我们最有关系的是《人的遗传》一书，记得他

在讨论血型遗传的一章中，还特别提到中国《洗冤录》一类的书和滴血的方法。

[111] 霭氏于本节末开列的书籍或论文，除上文已见者外，又有如下的几种：

皮姆牧师（Rev. T. W. Pym）:《关于性问题的教育的需要》《不列颠医学杂志》，1931 年 8 月 1 日。

查德威克（Mary Chadwick）:《儿童发育中的若干困难》（书中特别注意到父母的若干错误）。

哈特（Bernard Hart）:《一个儿童指导所的工作》《不列颠医学杂志》，1931 年 9 月 19 日。

科克（Winifred de Kok）:《为儿童说新生婴儿》。

施瓦因尼茨（K. de Schweinitz）:《婴儿的由来》。

第四章

性的歧变与性爱的象征

第一节 性的歧变[1]

在以前，一切关于性生活的著作家都一厢情愿地认为这种生活只有一个格局，而凡是不合这格局的便是不属于“常态的”。在他们的心目中，这一点似乎是一个早经论定的真理，无须乎再事探讨，而所谓那唯一的格局，他们也始终不曾有过详细的解释或确切的定义，好像每个人都是生而知之的一般。不过我们对于性生活的事实加以亲切的探讨以后，我们立刻发现这不是一个真理而是一个假定，并且这假定还是错误的。事实上性生活的格局也远不止一个，一定要说一个数目的话，与其说少，毋宁说多，甚至于我们可以说每一个人有一个格局，也还不至于离真相太远。我们至少可以说格局有好几个类型，一个人的性生活总有一个类型的隶属，而所谓隶属指的也不外是近乎某一类型的格局，而绝不会恰好是这个格局。自从我开始研究性心理学之日起，我就看到这一层，在我的作品里，我也时常说明一点，就是性生活的变异范围，和自然界其他方面的变异范围一样，是很大的，唯其范围大，所以正常一词所适用的境界也就相当的广。单一格局的说法是无论如何站不住的。到了今日，大抵经验较多的观察家也都渐渐承认了这一点。只举一个例罢，著名的妇科专家狄更生说，我们“对单一的固定的性格局所表示的怀疑正一天比一天大起来”。[2]

什么叫做正常的变异范围呢？这却也不是一个容易答复的问题。不过我们不妨提出一个标准来。性的目的原在生殖，我们可以说凡属多少能关照到生殖的目的的性生活，尽有变异，总不失其为正常。这并不是说凡属不以生殖为目的的性生活都是不合理的；那绝不是，有时候，例如为个人健康计或民族卫生计，这种目的的暂时放弃在道德上是必需的。[3]不过，有的性活动，不但不以生殖为目的，并且在方式上根本使生殖成为不可能，并且采取这种方式时，总有几分故意，那都可以说不合理了，不正常了。这一类的性行为我们叫做歧变。

性的歧变以前在西洋大家就叫做“邪孽”。当初一般人的普遍的见解，总认为性的变态行为是一种亵渎神明的孽，或一种违反道德的罪过，至少也是一种足以戕贼个人身心的恶癖，邪孽的名词便是在这种见解之下产生的。即在今日，凡属受传统观念所束缚而无由解脱的人还时常用到这个名词。在早年我自己也用过，不过用的时候心上总有几分不愿意，所以一面用，一面总要加以特别的解释。我现在认为（妇科专家狄更生也有这意见）最好是完全不用这名词，我们关于性生活的知识也已经到达一个境界，教我们不再用它。这名词是从拉丁文的perversus一词出来的，不过拉丁的原词有时也含有贬黜的意思，在科学与医学的性的研究没有开始以前，一种褒贬的看法原属常事，但在这种研究早已开始的今日，也就不相宜了；我们早就知道这种研究性的变态的目的，端在了解，于必要时，更在进一步地设法治疗，而不在判断善恶。在这时代里再沿用一个属于完全另一时代的名词，徒然足以引起思想上的混乱，于性科学的研究有百害而无一利；至于对歧变的人在心理上所发生的不良影响，虽亦极关重要，还是余事。总之，邪孽一名词，不但完全不合时宜，并且有实际的害处，应该摒弃不用。

性冲动对于不寻常的对象发生过度的胶着状态或固结不解的关系时，西方的性心理学者有时候也叫做“性欲出位”（displacement）。这名词有一个好处，就是不带什么道德的评判；不过也有一个缺点，就是不免把性冲动看做一个静态的东西，而实际上它却富有动态，富有活力，并且是容易发生变化。因此，出位的名词不及歧变的名词（sexual deviation）好，歧变的名词足以表示性冲动是富有动性与活力的。

以前我对大部分的性的歧变的方式也用过另一个名词，“性爱的象征现象”（erotic symbolism），并且用得相当久；就狭义言之，这种现象也就一并可以叫做“物恋”（erotic fetishism）。[4]这现象指的是什么呢？性生活原是一个心理的过程，

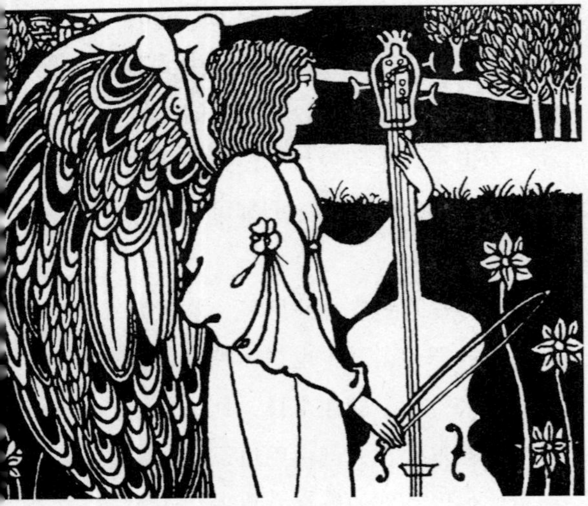

这过程通常是完整的，是绵续的，是有正常途径的；但若这过程发生短缩或走向歧途，以至过程的某一阶段、或过程中所遭遇的某种事物或经历的某种动作，通常应在过程的边缘的，甚或还在边缘以外的，到此变做注意的中心，变做全神贯注的对象。这就是我以前所谓象征的现象，而此种现象不发生则已，否则往往发生在一个人的青年时期。对于一个正常的在恋爱状态中的人，环境中的某一件不大相干或无关宏旨的东西，一到有这种现象的人，便会变做万分重要以至唯一重要的东西，这件唯一重要的东西事实上成为性生活的全部过程的一个符号，一个象征，所以叫做性爱的象征现象。

从广处看，一切性的歧变全都是性爱的象征的例子，因为在这种例子里，对于常人没有多大性爱价值的事物，甚或全无价值的事物，都变做有价值的事物，换言之，都分别成为日常的恋爱的象征。再推广了看，即在正常而比较细腻的恋爱生活里，我们多少也可以找到一些象征现象的成分，因为讲求恋爱的人总喜欢把一部分的精神灌注在对方的某种身心特点以至于身心以外的特点之上，这种特点本身原是无关紧要的，但一到这种场合，就取得了象征的价值。

我们在这里所了解的象征现象，也可以说是比较古义的，而我们在这里的用法，即用以包括种种以前所笼统认为"邪孽"的性的歧变，也比较广，比精神分析派所用的要广得多。精神分析家用这个名词的时候，大抵只顾到某种心理活动的机构；这种机构无疑是有的。有一位分析家琼斯说："一切象征现象的方式有一个主要的功能，就是消除我们心理上的抑制，使我们想表现而无法表现的感念（feeling-idea）得以自由表现。"[5]这无疑是象征现象的功能之一，并且是很有趣的一个，不过我们要小心，不要以为凡属象征现象的方式都有这个功能。我们现举一个富有代表性的例子。对于一个爱国的人，国旗是个很重要的象征，他对这个象征不用说是异常崇拜的，但这种崇拜，我们绝不能说是制胜了心理上的抑制的一个表示。在以前，一个兵船上的水兵，在海战时，爬上桅杆，把国旗高高地钉在桅杆的顶上，这显然是爱国心肠的一个自由表现，其间根本说不上什么抑制，什么恐惧，更说不上此种抑制或恐惧心理有制胜与消除的必要。从这一类的例子，我们可以领会到象征的一个基本的用途，就是叫抽象的感念可以取得具体的表现方式，约言之，即在使感念有所附丽。一个在恋爱状态中的人，对爱人身上或身外的事物，例如爱人的头发、手或鞋子之类，往往特别用心，当其用心的时候，他并不想制胜什么心理上的抑制，而是想把爱人的全部人格在他身上所唤起的情绪，由散漫而归于凝聚，由抽象而化为具体，凝聚必有着落，具体必为事物，而接受这着落的事物便是一个象征了。我们这一番话的目的，是在补充精神分析派的见解，而绝不在否认他们的见解，因为我们承认，各类象征之中，确乎有一类是比较特别的；这类象征的功用是在叫一个间接的表现来替代一个直接而隐秘的动力，因为表现与动力之间，性质上原有几分相像，而正因其相像，表现的人也可以取得心理上的满足。精神分析派所承认的就是这一类的象征。即使他们不免把这一类看得太大甚至于以为天下的象征只此一类，我们却也不宜犯了走另一极端的错误，而否认这类象征的存在，不加理会。

性的歧异，或性爱的象征现象，范围究有多大，我们只要就它们作一番分类归纳的尝试，就可以知道了。我们根据这种性爱对象的事物可以把它们归纳为三大类。

（一）身体的部分。（甲）正常的：手、脚、乳、臀、发、分泌物与排泄物、体臭（这种歧变有一个特别的名称，就叫做“体臭恋”，西文是 ophresiolagnia）。（乙）不正常的：跛足、斜眼、麻面，等等；枯杨恋（presbyophilia），即对于老年人的性爱[6]；娈童姹女恋（paidophilia），即对于男女幼童的性恋[7]；尸恋（necrophilia 或 vampyrism），即对于尸体的性恋；这些都可以归在第一类里。还有性爱的动物恋（erotic zoophilia），也不妨算做这一类。

（二）器物。（甲）衣着：手套、鞋袜与袜带、裙、手帕、衬衫裤。（乙）不着身的物件：这里可以包括许许多多表面上很不相干的东西，但对于有歧变状态的人也偶然可以激发自动恋的情绪。上文第二章第九节里所提到过的雕像恋（pygmalionism）[8]或画像恋（iconolagnia）[9]，也可归在这第二类里。

（三）动作与态度。（甲）自动的：鞭笞、虐待、裸恋〔阴部显露欲或体态的自我展览（exhibitionism）〕、使他人的肢体伤残与生命杀害。（乙）被动的：被笞或受其他方式的虐待。第一类里的体臭以及喉音，也可以归入这一类。（丙）上文第二章第九节里所提到过的性景恋（scoptophilia，mixoscopia，voyeurism），包括有歧变状态的人从中感受到性刺激的景物、攀登、摆动一类的动作景象；解溲的动作和溲溺恋（urolagnia）；粪便的动作或遗矢恋（coprolagnia）；动物的交尾行为。

我们根据上文，可知性冲动的歧变，在种类上与程度上是很多很广的。有一个极端，我们发现一个正在恋爱状态中的人，对爱人的一副手套或一双拖鞋，特别表示一番爱不忍释的情景，这也未尝不是歧变，然而却是歧变中最轻微的、最无伤大雅的、最旖旎可取的，许多精神健

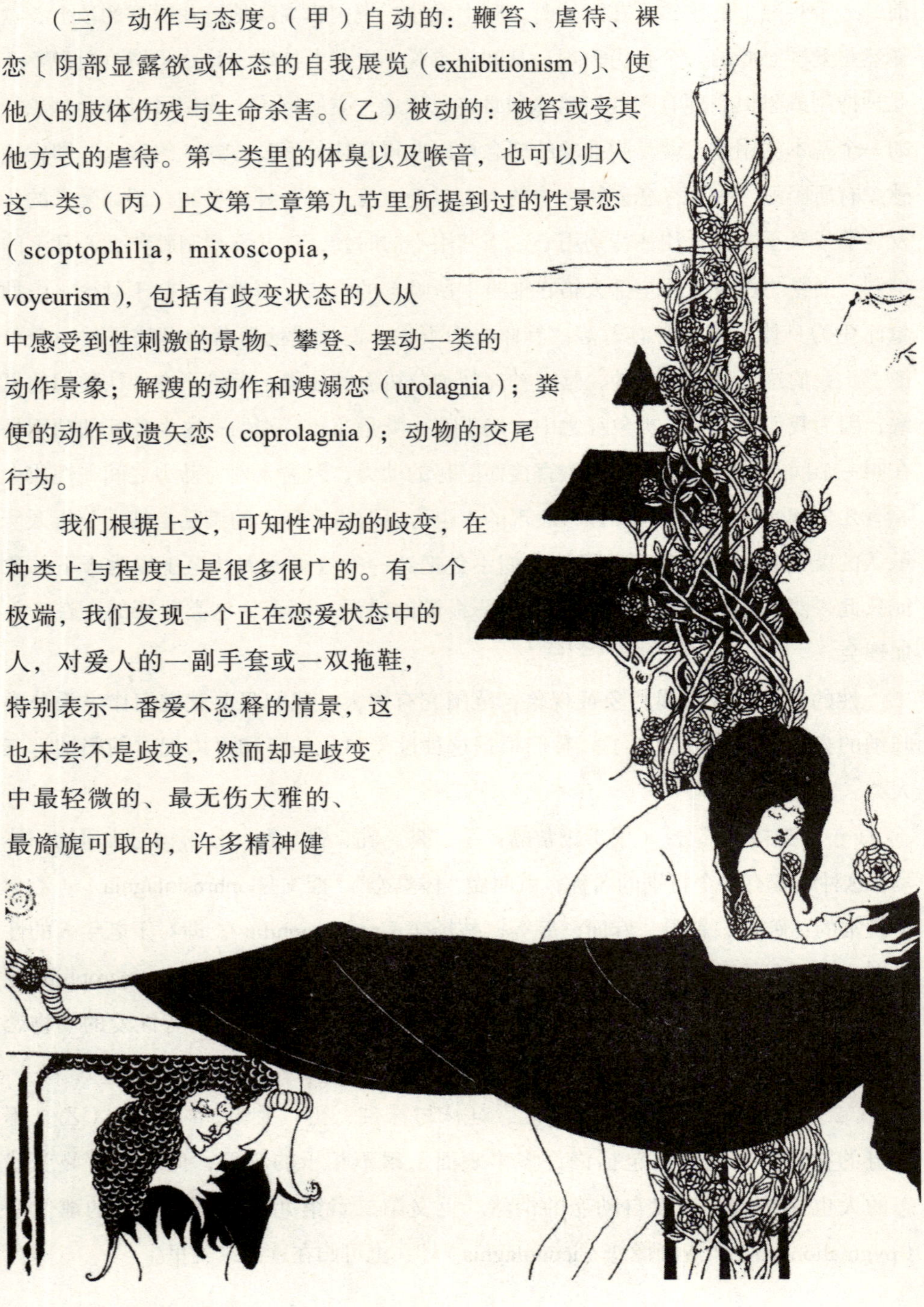

全而感情细腻的人也都感觉到过。而另一个极端我们却又可以发现“剖腹者杰克”（Jack the Ripper）一类的残忍的奸杀行为。不过我们要记得，从这一极端到那一极端，中间所经过的各式程度之前，是没有确定的界线可寻的。因此，我们目前所特别注意的，虽不是性的犯罪行为或性与法医学的关系，而是正常的性生活的心理学，我们对于种种歧变的状态也不能不加考虑；我们尤其要知道，在轻微的那一极端，一部分的歧变状态和正常的状态就根本上分不清楚，甚至可以被认为属于正常的变异范围以内。

象征现象或歧变的极端的各方式大部分要在男子中间才找得到。女子方面并非没有，但是极少，克拉夫特-埃平在他后来几版的《性的精神病理》里，还说他从来没有发现过患有物恋的女子。不过这是一个过分的说法，其实女的例子也间或可以遇到，并且在方式上也很分明。至若轻微一些的歧变方式，即比较正常的象征现象，那在女子中间是很普通的；冒尔说得有趣，在西洋，士兵的制服对女子有一种很普遍的诱力，这诱力便是象征现象活动的结果，制服所象征的就是勇敢。但比较不正常的方式也有。并且有一种物恋，叫做“窃恋”的（kleptolagnia，或 erotic kleptomania），尤其是比较正式的窃恋，差不多是女子所专有的一种方式了。[10]

第二节　儿童时期的性歧变

我们在上文已经再三说过，我们把宗教的、道德的、社会的许多成见撇开以后，我们对于儿童时期与成年时期的性现象，不便再采用“邪孽”“乖张”一类的词，尤其是对于儿童时期。从生物学的立场看，我们有许多行为，虽不合于风俗习惯，却未尝不合于自然，而就民族学与历史看，所谓风俗习惯又大抵因时因地而有不同，不知道听从哪一时哪一地为好，因此，我总觉得我们用这一类的形容词去描写儿童的问题，例如弗洛伊德以前常用的“多形的乖张”，不但是不相宜，简直是有罪过。幸而这一类的词现在逐渐已成过去，而取而代之的，有“自动恋的”“生殖期前的”等名词；这种名词上的推陈出新，当然是个进步，美国精神病学者杰利夫早就提出过这一点。就在弗氏自己，后来也看到，发育与教育所逐渐造成的种种障碍，是比较后起的事，在儿童时期内并不存在。因此，“邪孽”之说便绝对不适用，弗氏自己说我们不应当“拿成熟而完全能负责的人的道德标准与法律科条来作为儿童的准绳”；对儿童滥用“邪孽”之类的词便根本犯了准绳的错误。弗氏以前所谓“多形的乖张”原是一个很浮面的印象；初生的羊齿叶子呈一种很离奇弯曲的状态，至长大时，才逐渐拔直；这是很自然与正常的事，而不明白的观察者也许不免以“乖张”“邪僻”视之。其实呢，幼小时节的拳曲状态是一切生物必经的阶段，这是不足为奇的，假若幼小时节便表现长成时节的形态，那才真是离奇古怪咧。

这一点是不得不特别申说的，因为许多自命为所谓“性学”专家或性教育家的人就不明白这一点，而被传统的葛藤纠缠着，不能自解。我们不妨说，一般人对于所谓“邪孽”的谈虎色变的一种恐怖心理，以及一部分人特别喜欢在儿童身上寻找“邪孽”行为的一种疯狂心理，那才是最邪孽的一种邪孽。这种恐怖心理与疯狂心理在别处是难得遇见的，大凡生活比较健全与比较自然的民族，例如一般未甚开化的民族，或西洋文化所由萌蘖的古典民族有如希腊，都没有这种情形。至于对成年人身上的所谓“邪孽”行为，这一般人与一部分人的病态心理也正复如此。他们不知道童年的所谓“邪孽”是不与童年俱逝的；由童年进入成年，“邪孽”的方式与程度容有变迁，而并不因年龄的长成而完全消灭；杰利夫不说过么：“很少人是真正长成了的。”不过一到成年，常人于所谓“邪孽”之上，又添出两性交接的一段行为，而交接的最终目的，则在使两性的生殖细胞得到结合的保障。至此，童年与青年期的“邪孽”可以以游戏的方式而成为性行为的烘托的东西，我们甚至可以说，在性爱的艺术里与受精作用的技巧里，它们是很合法以至很用得着的一些陪衬。约言之，它们并没有超出合理的变异范围以外。除非是喧宾夺主或尾大不掉，把主要与中心的交接行为取而代之，或浸淫日久，使交接的能力减缩或成为根本不可能，如此而把它们叫做邪孽，那是可以容许的。

总之，我们平时要避免邪孽这个名词，而对于儿童，特别要蠲弃不用。儿童心理活动的方式是和成人心理很不一样的；在发育的后一个时期里所认为“自然”的，在早些的时期里便不一定如此。因此，儿童不一定总能了解成人的心理活动，成人也不一定总能了解儿童的。一个人变做成人以后，不再想象当初儿童时期的光景，或虽想象而此种想象往往很不活泼，即不再能设身处地，这是很不幸的一件事。不过我们中间，也有不少人至今还能回忆当初在儿童时期如何不受人了解，因而如何得不到公允与合理的待遇。这里误解与不合理的待遇初不限于性的范围以内，在许多别的生活方面，儿童与成人的区别并不很大，却依然可以发生此种认识与待遇上的错误，则在很不相同的性的题目上，此种错误的层见叠出，是可想而知的了。

但是我们也不要以为儿童时期就没有性的变态。儿童时期有，不过和成人比较，这些变态更是一个数量与程度的问题，而不是一个品质与种类的问题。无论问题的性质如何，要不发生则已，一有发生，我们多少总可以推溯到不健全的遗传上去。一个孩子潜在的性冲动发生了异样的变化，到了足以妨碍自己或别人的安全或健康时，例如“施虐恋”或“受虐恋”（二者总名为“虐恋”，西文为algolagnia）到了一个流血的程度，或喜欢偷窃到了一个我所称的“窃恋”的程度，这样一个孩子的遗传品质是绝不会没有问题的。既有遗传的根底，我们唯有竭力设法，就医疗方面或卫生方面，改善它所处的环境。我们总需记得，目前社会上有两种人，都是在脑筋上比较转不过来的，第一种始终不了解人类行为有一个先天禀赋的因素，第二种则始终不了解人类行为有一个后天学习的因素，他们一遇到这一类问题，总是分别用他们的成见来应付。就他们眼光所能达到的一部分的生活而言，他们固然也各有各的用处，但就生活的全部而言，就健全与稳定的整个的人生观而言，他们的见解，便是合则两利，分则两伤。我们总得把两方面的眼光合并起来，才有希望可以看到一个问题的全部与问题的真相。一个问题既多少不能没有先后天的成分，则对于后天的部分，我们应设法加以治疗，对于先天的部分，治疗既不可能，则唯有安排一个适当的环境，使问题不再恶化。

童年性生活的变态往往可以分作两类，而在不良的境遇下，这两类变态又有维持到壮年的趋势：一是不足与缺陷的倾向，二是过度与流放的倾向。[11]这两种倾向在西洋文明里特别容易发生，因为在西洋社会里，不论就身外的环境说或身内的心理说，性活动的刺激既如此之多，而对于性活动的限制又如彼之甚。在儿童时期不足的倾向（性感不足与性兴奋性不足）比过度的倾向（性感过度与性兴奋性过度）的危险性小，因为此种不足也许并不是根本不足，而只是发育迟缓的一个表示；只是迟缓是无伤的，一到成年，依然可以踏上健旺与顺利发展的路。迟缓的发育并且还有好处；这种人在壮年时期的性生活，说不定更有力量，更为幸福。汉密尔顿医师的研究就很能暗示这一点。在他的研究对象中，他发现性的好奇心发生得越迟，后来的婚姻生活便越有满意的希望（满意与否的最好的测验，据汉氏的见解，是交接时充分的亢进）。汉氏研究的结果有一点是最奇怪而出乎意料之外的，就是，大多数女子初次接受性知识的时候，在心理上曾经一度受过惊吓与震撼的比起打头就觉得性是一个有趣的题目的女子来，婚后的性生活反而见得满意（几乎占 65%，所谓满意也是以性欲亢进的充分程度为准）。打头就觉得性题目有趣的儿童，我们不妨假定，是事实上性生活早已有相当发展的儿童，也就是情窦开得太早的儿童，而一度受震惊的儿童是情窦开得比较迟的。这样看来，汉氏的发现虽若为意料所不及，却并不是一个真正的变态，而是性的好奇心发展得迟缓些的一个必然的结果。

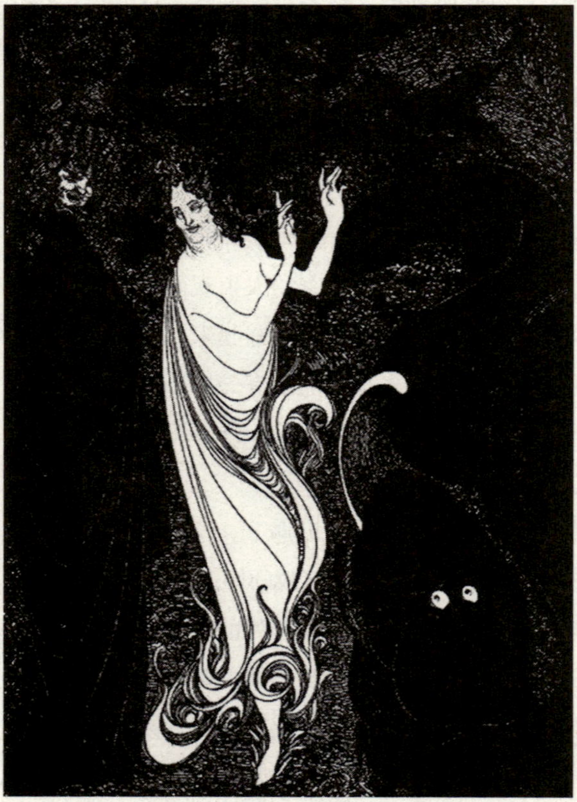

至于性的早熟或情窦早开，虽不一定是个不良的预兆，比起晚熟或迟开来，多少倒是未来健全发展的一个障碍。不过戴维斯女医师的研究结果，发现早年不曾手淫过或有过其他性的玩弄的女子中，比起有过的女子来，后来婚姻生活更见愉快的分子也不一定多些。狄更生与皮尔逊（Pearson）更以为维持手淫习惯的女子，在后来的健康上，比早年以后不再手淫的女子，要占便宜；这也许是因为维持这种习惯的女子是一些根本上比较健康与强壮的女子，换言之，就是二氏的资料原先就有过一番不自觉的选择，也就是，其中有遗传比较健旺的分子，也有比较孱弱的分子，前者的健康不因手淫习惯而有多大的损失，后者亦不因早年就摈绝此种习惯而有多大的进步；同时我们也知道，自动恋活动的增加，或自动恋活动的断而复续，对于女子往往是健康增进的一个表示（但不是原因）。二氏又说："手淫习惯开始得早与在十八岁以后才开始的人中，健康上没有什么清楚的区别。"这个结论我们怕不能无条件地接受。

所以童年性生活的两种变态倾向里，不足的问题要比过度的问题为单纯，而易于设法应付。[12]我们从上文所引的证据看，更不妨说，就春机发陈以前的年龄而论，不足的状态，与其看做有害，毋宁看做有益；不过有一个条件，就是这种状态的产生，必须是自然的，是儿童发育迟缓的一个不知不觉的表示，而不是人为的、浮面的与不良的物质与心理环境所强制而成的。不过过度的问题，却是复杂与繁变得多了；因此，每一个过度的变态必须分别应付。到此，我们就不能没有一个明智的医师的帮忙，而做医师的对儿童的生活与问题，还得有充分的了解才行。在以前，这一类的医师可以说根本不存在，就在今日，他们的人数也还是寥寥无几；不过就目前儿童研究与儿童指导发展的情形说，我们可以希望，对儿童与青年性生活的变态问题，今后总可以有一些更开明的处理方法。

不过就大体说，儿童指导的工作，总需从家庭中开始，而就大多数儿童而言，也应在家庭中完成。至于家庭中的成员，最自然合选的当然是母亲，固然做父亲的，即对女孩的指导，也未尝没有他的重要的地位。我们应该明白，今日之下，母道是一个极严重的职业，不是一切女子都有分，或任何女子都担当得起的。母道的训练是多方面的，非强有力的女子不办，不过有了这种训练之后，那责任也就不轻。这世界似乎已经很快向人口过剩的路上走，在未来的穷兵黩武的人大可不必硬要把每一桩婚姻当做制造士兵或增加"炮灰"的苗床，换言之，即无须乎人人必婚，人人必负生聚教训的责任；假定这是事实[13]，近代女子应该觉得庆幸，因为，从此，不负生养之责的可以做些别的工作，而负生养之责的可以真正做些贡献。从人类的立场看，它也并不希望每一个女子做母亲，它认为做母亲的人数不妨少些，但每一个必须是品质最优良的女子。这种选择的原则，有一天受大家公认[14]，一定可以在我们的性生活里引起一次革命，而这番革命工作，好比任何别的有效的革命工作一样，必须从婴儿时期入手。[15]

用我们目前的目光看，以前西洋的母亲约略可以分作两类。第一是人数较多的一类。她们一则因为知识缺乏，再则因为胆量狭小，把子女的性的问题，几乎完全放在脑后；这种不闻不问的政策，结果倒也不一定坏，并且往往很好。第二是人数较少的一类。她们吃了一知半解的亏，对于这个问题，反而不免表示一番富于神经作用的过虑与慌张，而过虑与慌张的结果就弊多利少了。[16]今日的新式母亲，自身所处的环境，所受的教育，对于性的题目，既已渐渐有从幽谷入乔木的希望，她对于子女的性问题的态度，自不免另成一格，和旧式的两类母亲都不一样。新式的母亲比较灵活，知识上也比较丰富，同时也比较虚心，比较不武断，她自知对子女生活里种种表现的性质与倾向，未必完全了解，因此也就不觉得有随时随地加以干涉的必要。她也逐渐知道，她的孩子在完成发育之前，必须经历许多不同的阶段，而在这些阶段之中，即使有一部分活动不大合情理或不大健全，而不妨干涉，她也觉得以不干涉为是，因为她明白，干涉太多，或太切心于干涉，其引起的结果说不定比活动本身所引起的结果还要不好。她也知道她的主要责任是在了解她的孩子，获取他的信赖，而遇有问题发生的时候，可以当他的导师与顾问而无愧。真正的新式母亲似乎确有这一套本领，而这本领有时好像是得诸天性，而不是得诸教育，因为近代女子教育里根本没有这一套。无论如何，这一些直觉的见解是健全的。凡是对儿童生活接触多而认识清楚的人大概都可以坐实这一点。即就手淫的一端而论，到了壮年还维持着手淫习惯的人，中间总有一部分在早年是受过母亲的有力的干涉的，不幸得很，这种有力的干涉也许就是习惯长久维持的一个因由了。反过来，有人以为大拇指的吮咂可以转进到手淫的习惯，而许多孩子，从婴儿时起，便知从这种吮咂的活动里觅取愉快，不过若不加干涉，到了相当的年龄，这种活动自然会渐渐消灭，而别的更有性的意义的活动，例如手淫，也不至于取而代之。

家庭而外的教育机关当然是学校。一到学校，困难就加多了，因为在学校里，许多孩子混杂在一起，所接触的比较年长的人又并不是知道他们最深而爱护他们最切的父母兄长，在这样一个环境里他们不但得不到指导，并且这环境根本就是不自然的，既不自然，弊病的发生必然是不一而足。戈德史密斯女士（Elizabeth Goldsmith）（在《文明中的性》一书里）讲到一个学校，这学校当局经过一番指导的努力后说："我们现在到达一个结论，就是幼童的手淫活动，我们最好不去限制他们，我们要研究一个孩子的整个适应或位育[17]问题，而特别注意到的一点，就是让他知道他是一个健康的、天天向上的活泼的孩子，他和周围环境的关系以及种种活动都很可以叫人满意。”所谓“特别注意到”云云是对的，并且很关紧要，注意到以后的结果如何呢，戈女士的文字里没有提到。无疑这一类学校政策的试验期还短，一时不能有确切的成绩可言；除非我们壮年的人真正能够回想到自己童年时的经验，真能设身处地地替儿童着想，怕一时不会有具体的结果。无论如何，假如我们同时对儿童生活的了解不足，而提示警觉的功夫又不到家，这一类的政策怕也不容易很顺利地进行。

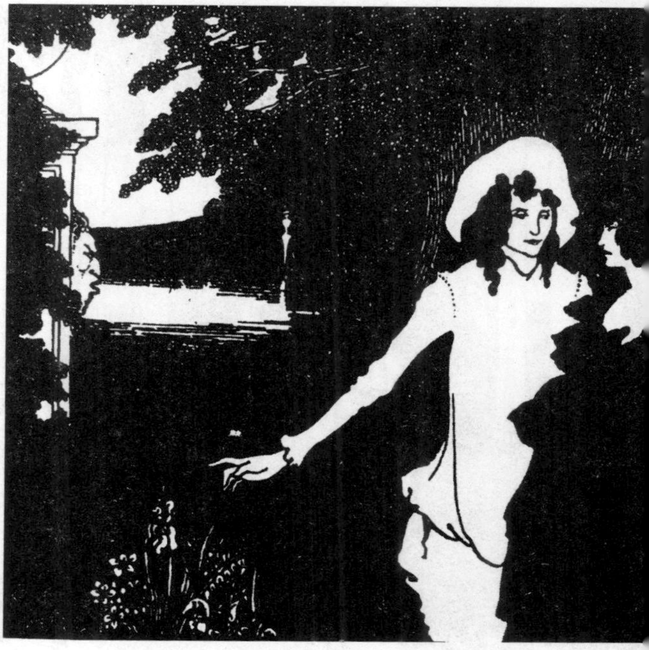

若就目前一般的学样而论，那就无所谓政策了；要有的话，那是一种“不痴不聋，不做家翁”的政策。但若间或发现个把性行为“不检”的例子，学校当局却又突然耳聪目明起来，非把那犯罪的人特别提出来，“做一个以儆效尤的榜样不可”。〔法人塞兰库尔（Hugh de Sélincourt）写过一本小说，叫《一个幼童》，里面就很有声有色地叙述到这个问题。〕学校里女童的自动恋行为，方式虽然很多，大抵总是异常秘密，并且在女童本人也多少是不自觉的；但在男童，则比较不守秘密；在较大的学校里我们有时候可以发现手淫的“俱乐部”和其他秘密的性活动的组织，不过做教师的也难得疑心到它们的存在罢了。在这种组织里，中心的人物总是少数性情绪的遗传特别强烈而性发育特别提早的儿童，这些，要是行迹过于显露而被人觉察的话，就成为我们现在所称的“问题儿童”了。这种孩子，一方面虽有些性的病态，一方面却又联带有些毅力与领袖的才具，所以对于性情比较正常与年龄小而容易接受习染的孩子，不免发生一些不良的影响。所以，凡在孩子大量集居的场合

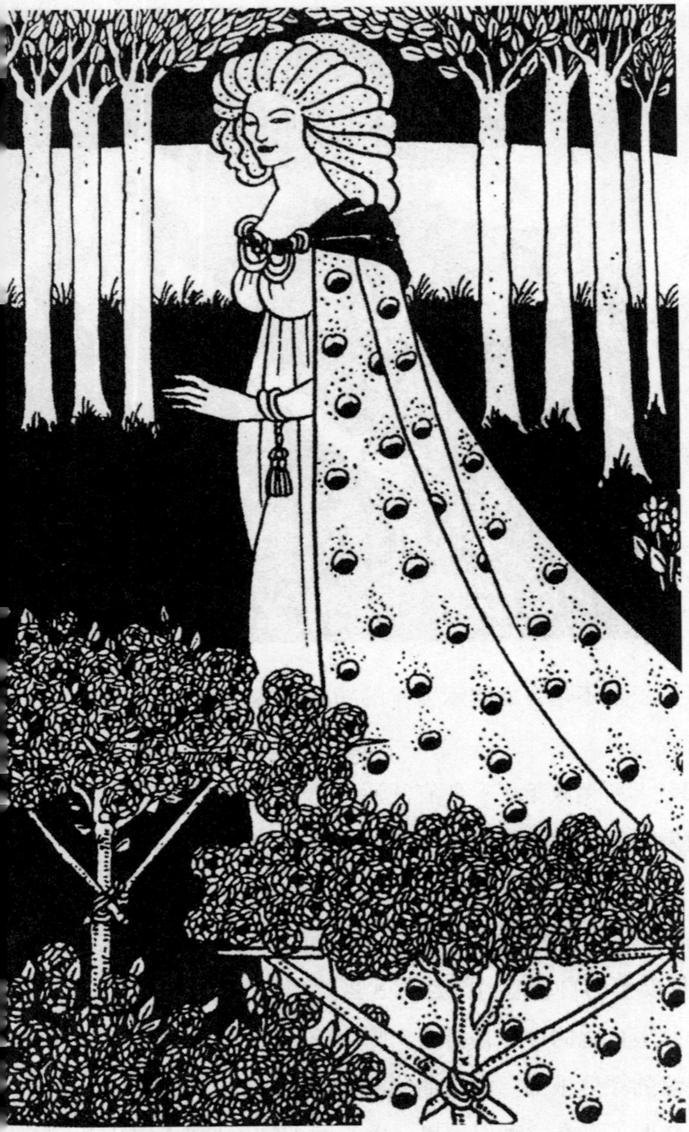

里，为大多数孩子的自由发展与自然发育设想，一个最根本的条件是先把这种问题儿童很审慎地提开。我们目前已有的一些试验都证明这是必需的；要不然，一切不良的习惯，包括性的习惯在内而并不限于性的习惯，便会应运而生；甚至于强有力的孩子，凭借他们自然的或病态的残虐行为的倾向，会把比较小的孩子当做俎上的鱼肉。从此我们可以明白儿童的指导工作是困难很多的，儿童的发展是不容易顺着自然的秩序逐步进行的，一方面我们既要避免指导者自身的横加干涉；一方面我们更需把这一类足以阻碍自然发育的影响铲除净尽；好比种谷子，前者是要消极地不揠苗助长，后者是要积极地耘苗或去恶草。至于对问题儿童的应付，有时第一件应做的事是把它们隔离开来，但无论隔开与否，每一个例子总得分别应付，因为没有两个例子是完全相同的，而这种个别的待遇又是需要很高明的技巧与手段的；同时更要注意，对于这种孩子中，一些歧变的性的倾向虽十之八九可以发觉出来，但是它们不正常的行为绝对不限于性的范围而止，而这种不正常的行为也往往就是反社会的而且可以影响到别人的安全的。

不过就普通的儿童说，这种指导的责任总是无可推诿的在父母的身上，特别是在母亲的身上。唯其如此，我们今后再也不应把母道看做只是一个动物的生理的功能，而应承认它是一种极高明的职业，非聪明智慧与受过适当训练的女子不办；至于有些女子，或因身体上有欠缺，或因自然的兴趣别有寄托，最好是不必问津。无能的父母、粗心的父母与愚蠢的父母，在子女身上可以发生很坏的影响，时至今日，是很多人已经逐渐公认的了。就在自命为不属于这些类别的父母，或因潜心于自己的专门业务，或因一时的意气用事，往往没有一定的合乎情理的应付方法，时而失诸过于严厉，时而失诸过于放任，不但叫子女无所适从，并且叫子女发生一种反应，就是不出声地暗中评论。要知子女正自有他们的坛坫，正时常不断地在评论他们的父母；起初，子女总认为他们自己的父母是天下最完美的父母，这也就是他们一部分的自尊与自爱的心理所由寄托；换言之，他们心目中的父母是陈义极高的，唯其陈义高，所以期望重，唯其期望重，所以父母一有蹉跌，在他们心理上所引起的反响是极严重的。

英国学童父母会有一次在伦敦开会的时候，卡利斯教授（Winifred Cullis）说过一句话："最能教练孩子而使他们学到克己功夫的人便是一些别的孩子。"这一点观察是很对的，不过我们必须把它和上文的讨论合并了看，那意义才完全。我们总得和我们等辈的人共同生活，而共同生活的必要条件是纪律和克己功夫，真是不错的。[18]生活必须有抑制，所谓抑制指的是种种冲动的裁节以及一部分自然倾向的驾驭。在社会生活里无节制的放纵是没有地位的；弗洛伊德在他的《精神分析演讲集》中很值得佩服的第二十七讲里，说过一句很中肯的话："所谓自由生活本身就是一种抑制。"因为要取得自由生活，我们总得把我们一半的冲动压制下去，而这一半也就是最富有人性的一半，压制而成功，我们的幸福才算有了最后的凭借。做老辈的人，最好不要把纪律与克己功夫强制地安放在儿童头上，而多担当一些指导与顾问的任务。从最幼小的年龄起，一个人其实始终在训练他的纪律生活与培养他的克己功夫，但这种生活与功夫的养成，与其凭借老辈的训诫之力，毋宁依靠等辈的磨炼之功，因为后者要自然得多、健全得多，而自然与健全的教育我们以为才是真正有价值的教育。[19]

第三节　溲溺恋及遗矢恋[20]

儿童时期最普通的性的象征现象或性的歧变是属于排遗（scatologic）一类的；这方面的意义早经弗洛伊德[21]及其他作家加以申说。大小解的器官，或谷道与尿道和性器官的部位最密迩，因此，在心理上也容易发生亲切的连带关系原是不难了解的。即不就性的立场说话，大小解的行为也尽有理由教儿童感到兴趣，一则儿童喜欢造作东西，粪便的造作当然也是一种造作，并且可以说是艺术冲动的一个萌蘖的表现；再则，大小解的行为与排泄的数量也是一个力量的表现，拿溲溺时间的长久与粪的粗大来自豪的，儿童中是不少的。汉密尔顿医师在他的研究里发现成婚的男子中，有21%在儿童时期对粪便发生过不少兴趣，而在当时的想象生活与游戏生活里，粪便也是一个要紧的题目；而已婚女子在童年有同样情形的也占到16%。大小解的功能在当时也似乎能吸收一部分神经的力量，到了后来，这力量才完全用在性的功能上面；在少女中，间或在成年的女子中，积欲后的解欲也许会取不由自主与痉挛性的遗尿的方式。睡眠中遗尿和性的活动似乎也有相当关系，有时候和手淫也有关联。弗洛伊德认为儿童时期的便秘，有时是有些故意的，因为谷道的粪的积累多少可以引起一些性的快感；弗氏的观察虽不易证实，但膀胱中尿的积累有时候确有这种作用，即在壮年，也还有人这样做的。有不少儿童以为大人的性交行为多少和大小解的行为有些关系；他们自己对大小解的行为既感觉不少兴趣，不少神秘，所以从他们的立场看，这种相关的看法是很有一些根据的。

对于大小解的兴趣，虽以童年时期为最大，但也往往可以维持到春机发陈期以后，女子尤其如此，一直要到性的兴趣发展到相当程度以后，才渐渐消灭，一旦时过境迁，一个青年追想起来，有时还不免觉得有几分难为情。在壮年人的性冲动中，间或也可以找到这种兴趣的成分，这大概是因为在童年时期，这种兴趣曾经受过抑制，抑制的结果不但使它们不能消灭，反而在潜意识里遗留下来而成为健全的心理生活的障碍；到此，弗洛伊德的见解就可以有地位了。不过在春机发陈期以前，这种兴趣不妨看做正常的，而不是病态的；儿童的心理与原始人的心理确有几分相像，而在原始的神话与民俗里，排泄的功用也是至关重要。我们不妨把这些兴趣看做正常发展的一个阶段。即或维持到成人的年龄，这些兴趣普通也总留寓在心理的背景之中，轻易不呈露出来；这种留寓的程度是有深浅的，但不论深浅如何，至少就溲溺一端而论，依然可以有活动的能力，而成为性活动的含有游戏性质的一个陪衬。

这方面的比较极端的例子，历来也时常有人叙述到，尤其是遗矢恋的例子。有这种现象的人的生活里（冒尔曾经很详细地记载过一例）遗矢的行为与所遗的矢[22]，可以引起极大的兴趣，充其极，可以完全篡夺正常的性兴趣的地位。[23]其程度比较轻的，我们可以叫做粪门恋或肛门恋（anal eroticism）；精神分析派认为这与早年的便秘有关系，或自幼有忍粪而取得快感的习惯的人也容易养成这种歧变。精神分析派在这方面特别做过一些研究，他们以为肛门恋的根底相当深，大抵可以推溯到童年的一个很原始的倾向，假如一个人在童年时在这方面受过抑制的话，一到成人时，他会有爱整齐清洁和节俭的性格，甚至会有洁癖及吝啬的脾气，如早年未受抑制，则其人的癖习恰好相反。这种观察究属对不对，尚有待于进一步的探讨，现在不能断定。汉密尔顿医师在他的研究里曾经考虑到这一点，他发现他所观察的士女中间，有十个人（九女一男），一方面否认早年有过肛门恋；但一方面承认早年有过便秘，而在成年以后的癖习里，大多数表现出吝啬、奢侈、施虐恋和受虐恋等的倾向；这些也许和早年遗矢的习惯有关系，但各人所表现的癖习既如是其不一致，甚或彼此相反，我们就很难拿它们做依据，而轻信精神分析派的臆断了。

童年以后，遗矢恋和溲溺恋往往分道发展，间或有些联系，也是很轻微的。极端的遗矢恋比较少，但大都在男子中间发现；溲溺恋比较普遍，尤其是在女子中间，但表现的程度却往往不深。溲溺恋何以比较普遍是有一个解释的。尿道与性器官在部位上既特别密切，而在神经上又确有几分联系。女童与少女溲溺时有时特别喜欢学男子直立的姿势；在年岁较小而未曾生育过的女子，这是可能的，但在已经生育过的女子，尿道口肌肉的迸发力已趋薄弱，这便不可能了。这种效颦的行为并不一定暗示这其间有什么同性恋的倾向。

“尿道恋”（urethral eroticism或urinary eroticism）这名称是塞吉尔创出来的；在一部分学者看来，也认为它相当重要。所谓尿道恋是广义的，它的对象不但包括尿道和溲溺，并且牵涉到从膀胱到尿道口的全部的泌尿器官。把尿道恋看做很重要的人，认为早年的尿道恋可以说是性恋的初步，后期严格的以性领域与性分泌做凭借的恋爱似乎是从泌尿的领域与溲溺的功能很自然地转移而来的；同样，早年的泌尿功能的失常会转移为精液分泌的失常。他们又说，尿道恋的影响所及，可以达到最高的精神境界，因为就是在泌尿行为的自动控制里，婴儿最初发现了什么叫做“责任”，叫做“义务”；换言之，责任的观念实滥觞于泌尿的控制；粪便的控制也有同样的效果。

睡眠中遗尿和性现象也有联系的倾向，是很早就有人注意到的。弗洛伊德和一部分别的精神分析派的学者认为遗尿和尿道恋和一个人的志气、野心以至于好勇狠斗的心理有连带关系。这种臆断也许是这样来的。上文不是说过女子喜欢学男子溲溺的姿势么？对溲溺的行为特别感兴趣的女子有时喜欢采用直立的姿势，好像是表示与男子抗衡，不甘示弱似的。这也许就是精神分析派在这方面的臆断的一个根据了。不过，就事实论，有尿道恋而采取直立溲溺姿势的女子未必有丝毫和男子对抗的意思，而近代喜欢和男子竞争的女子又往往完全没有尿道恋的倾向。

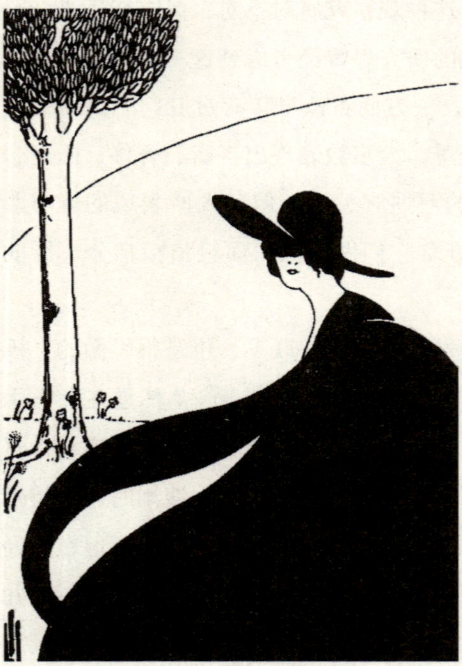

很有一些人在儿童时期对于一般水的兴趣特别浓厚，对于溲溺的行为与产物尤其感觉关切，而这种兴趣又往往能维持到童年与成年以后。这种心理我一向也叫做“水恋”（undinism）。[24]这种对水的兴趣，当然也有深浅，深者也可以成为一种性的歧变，而变做性冲动的代用物；这种极端的例子虽少，程度较浅的状态却是很普通的，尤其是在女子中间。至于水恋的倾向何以在女子中独多，是不难解释的；她们的生活状态与生活境遇一向和男子的很不相同，此种解释大概可以在境遇的不同中求之；晚近男女生活的环境日趋相似，以前在一般水恋方面双方所表示的差别也许已经逐渐减少，但就性情绪与泌尿功能的一点特殊关系而论，终究还是在女子方面所表示的要密切得多，初不论生活境遇的有无变迁；因为我们知道，在男子方面，泌尿与精液分泌的功能一般总是彼此冲突而不能同时进行的，在女子方面，并无此种现象。水恋的倾向与利用触觉觅取快感的倾向也有相当的联系，而由触觉途径觅取快感的行为在女子方面也是比较发达，这是我们在第二章里已经讨论过的。[25]

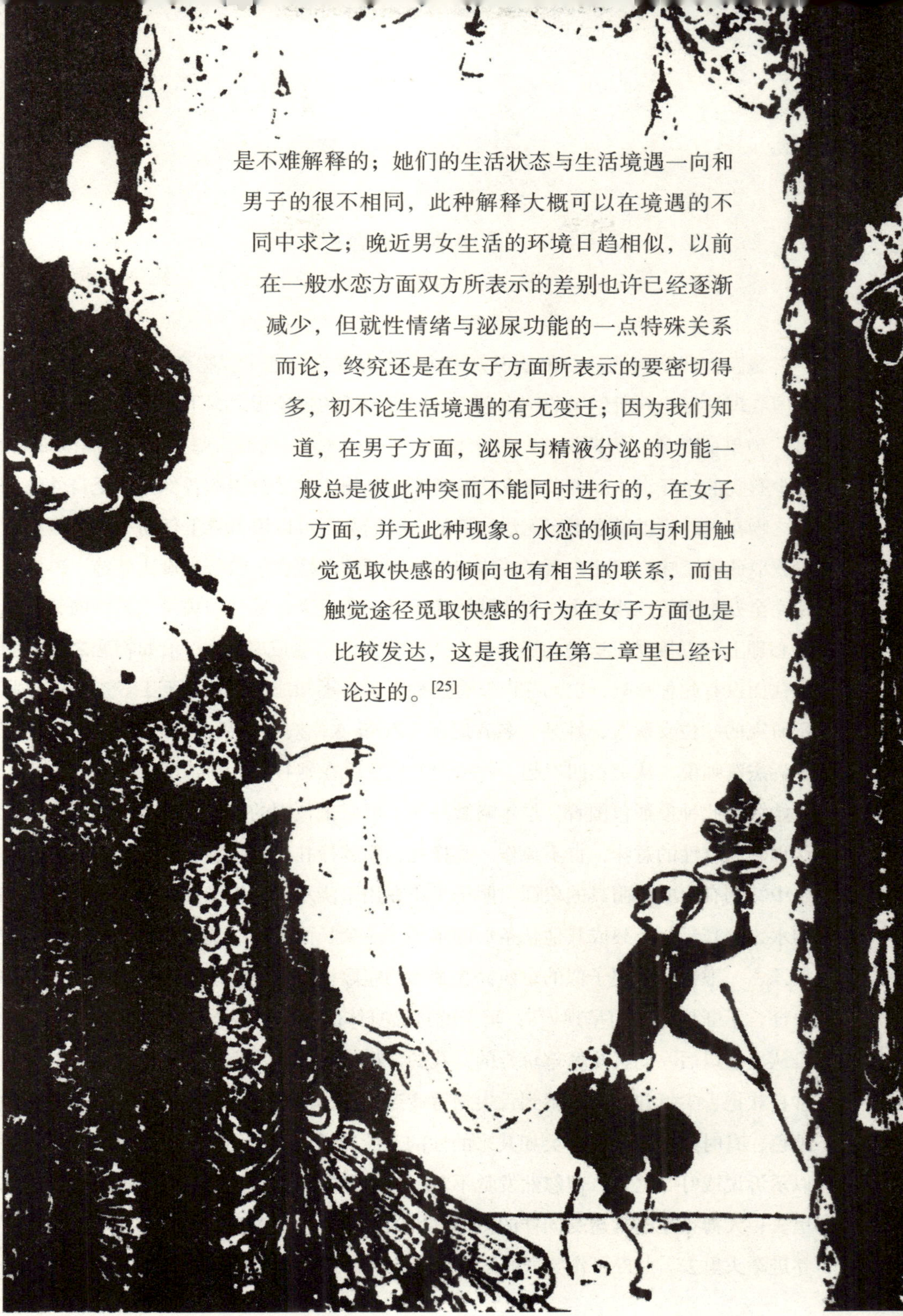

第四节 物恋[26]

最富有代表性的性的象征现象或性的歧异要推物恋了。物恋这名词是 1888 年法国心理学家比内所创用的。物恋一名词所包括的现象很广，下文所要另外讨论的另一种象征现象，所谓裸恋，也未始不是一种物恋，同时，每一种恋物（fetish）多少有它的象征意味。可以获取性的意味的事物，包括身体的各部分以至身外的无生之物在内，可以说是多至无法计算的。我们甚至可以说世界上任何一件东西都可以获取此种意味。因此，西洋法律想把一切所谓“秽亵”的行为设法禁绝，事实上是完全办不到的；西洋法律替此种行为下了一个定义，说“秽亵是一种倾向，教凡属心理上可以接受不道德的影响的人，变成下流，变成腐败”；信如物恋之说，则无往而没有此种影响，也无往而没有这种人，真不知法律将从何下手。杰利夫医师所研究的一位女病人，姓某，名齐尼亚（Zenia X，按：名字也是改拟的），用书面告诉杰医师说，从十三四岁起，种种性的象征就在她心理上纠缠不放。“从这时起，我始终被此种象征包围着，早年略微好些，但后来包围的力量日见其大，因为我既认识它们有性的意味，自不免作一番挣扎，而越挣扎，便越感觉到摆脱不了。象征之中特别有力的是阳具的象征。园子里正在用来浇水的一根橡皮管子、一股放射着的水，尤其是一个梨或其他长条形的水果、一朵长而下垂的茱萸花、花心里的一根雌蕊、一根棍子或棍子似的东西插在圆形的窟窿里，在我眼里都成为性或性行为的象征，不断地在眼前呈现[27]；至于就自己身体的各部分说，耳朵的下垂的朵是我自从出世以后一向喜欢摩挲玩弄的，我的牙齿、我的舌头也都有了性的意味；我时常喜欢把舌尖抵住牙齿，不到舌尖觉得疲乏不止，而在当时还不免表示一些紧张的神色；有时好像想把一个突如其来的性的意念压下去，因而把一只手指伸出来[28]，以示诉说或叮咛之意，但忽然发觉不对，又急遽地把它收回去，并且把它卷到手掌里去；大拇指也时常遭受同样的待遇，因为要抑制性的意念，时常不知不觉地把它卷进拳头里去。此外可作象征的东西还多，例如二十六个字母里的有几个字母。”

我们不妨再举一个例子，以示性象征的比比皆是，不胜枚举。马西诺夫斯基（Marcinowski）叙述到一个已婚的女子，年龄是27岁，智能很高，但神经上略有几分病态。性象征的呈现，大都在睡梦的时候，醒觉以后，她总有一番很巧妙的解释；例如：船只停在港里往往就是性交合的象征，人在船中航行也未始不是；水是母体的象征（这方面的解释显然和早年的一种错误的性观念有关，即以为膀胱是交合时的器官之一）；死去（原是一种委顺或自我舍弃的行为）的行为就是和人发生恋爱的行为；一把刀是一个阳具的象征；环节类的虫和蛇类是小型的男生殖器；马与狗也都是性的象征（她有一次曾经和狗的阳具接过吻），鸽子也是；一辆火车头也是阳具的象征（她从小就觉得它有趣），一棵树或一个香蕉也是；梦境中杀伤别人也就等于和人交接（从前她有时有过施虐恋的幻想）；许多鱼是性交的象征[29]；雨、尿、眼泪是精液的象征；溲溺的要求对她是一种性的兴奋。

这一类的象征，大多数是随地可以遇到的，也是任何人的经验里都可以发生的。不过要一个象征成为一个性欲的对象，即成为一个恋物，那必须有先天的特殊倾向做条件，这特殊倾向虽无疑大都属于神经病态的性质，却不一定都很明显地看得出来；一个在春机发陈期前后的青年，在一度强烈的性兴奋之际，对身外的某一事物有时会突然感到极深的印象，而成为欲念的对象。这种偶然的牵合是常有的事，不过要从偶然牵合的事物进而为比较持久和比较浓厚的物恋的对象，其间总得有先天的倾向做张本。希尔虚弗尔德曾经反复申论到这一点，认为一个恋物往往是一个人性情的真实表现。在西洋，一个士兵的红色制服，对一个使女可以成为一种恋物，固然因为它象征着男子的刚劲与同仇敌忾的气概，但同时也未始不因为这种女子自身有些癖性，使一种寻常的象征得有偌大的叫人系恋的力量。不过癖性尽管存在，就大多数的例子而言是无法证明的，因为恋物终究是一件身外的并可以说是始终守着中立的东西。一个男童爱慕着一个成年女子，这女子某一次溲溺的时候，居然被他窥见了阴部的丛毛，从此以后，阴毛就成为他意念上时刻不去的恋物；一个青年男子在地板上躺着，一个很有风韵的女子走过来，把一只脚放在他身上，不断地践踏，无意中激发了他的欲念，从此以后，这男子终身变做一个所谓足恋者。诸如此类的例子，是很容易遇见的，但要就每一例子指出先天病理的倾向来，却不容易。

不过这一类的物恋现象，若在比较轻微的限度以内，还可以说是完全正常的，每一个在恋爱状态中的男子或女子对爱人身上的某一品性，或对爱人所曾接触的事物，总不免表示几分特别的系恋，原是不足为奇的。但若此种系恋过了相当的界限，成为性恋的专一的对象，或性情绪全神贯注的事物，那就不合常态了；再若恋物的威力发展到一种程度，可以离人而独立，即使所爱的人不在，恋物的呈现不但足以激发积欲的过程，并且足以完成解欲的过程，即无须乎正常的交合，亦足以供给性欲的满足，那就成为一个明确的歧变了。

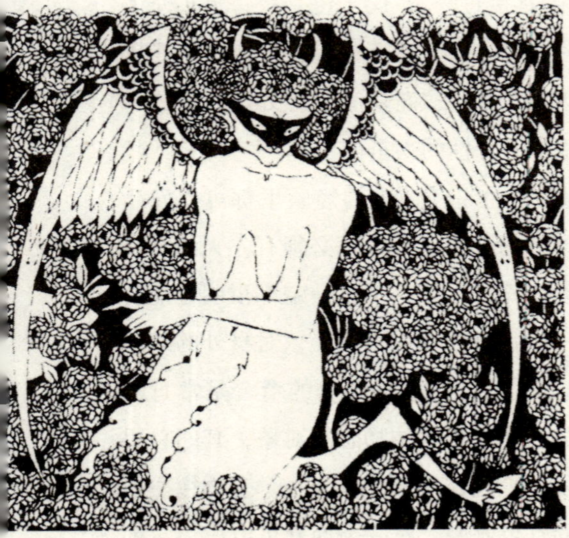

在程度较轻的变态的例子里，当事人还知道要自己小心，自己制裁，即把恋物深深地安放在求爱行为的背景里，不大让它出头露面，不让它在用情的时候，横加阻碍或多出岔子，它尽管是情欲所由唤起的主要刺激和先导，但一经唤起，却不由它完全操纵。但在比较积重难返的例子里，当事人所已获取的快感既多，而获取的时候又很不费力，他也就并不很愿意回到正常的状态里来。物恋现象到此程度，有时便会引起种种反社会的犯罪行为，尤其是恋物的偷窃，例如鞋子、手帕或其他服用之物。即或不到侵犯他人物件的地步，恋物所激发而不能自制的性的兴奋也不免使本人或其他在场的人觉得难堪，例如，有一位拿眼镜做恋物的青年妇女，她一见别人戴着眼镜，即使戴的是一个女子，就不免春情荡漾起来。对于这种例子，以前常用催眠的方法来治疗，有时倒也见效。

有几种性爱的物恋现象，就它们心理学的关系而论，往往是很曲折的。最显明的一例是足的物恋现象或鞋的物恋现象；在文明社会里，穿鞋替代了赤足，所以足恋可转移而为鞋恋，二者实在是一件事。把足和性器官联系在一起，原是古今中外很普遍的一个趋势，所以足恋现象的产生可以说是有一个自然的根柢的。就在犹太人中，说到性器官的时候，有时就婉转地用“足”字来替代，例如，我们在《旧约·以塞亚书》里就读到“脚上的毛”[30]，意思就是阴毛。在许多不同的民族里，一个人的足也是一个怕羞的部分，一个羞涩心理的中心。[31]在不久以前的西班牙就是如此，在 1777 年，贝朗（Peyron）写道，西班牙妇女掩藏她们足部的风气如今正渐渐不大通行了，“一个把足部呈露出来的女子，到如今已不再是一个准备以色相授地表示了”；我们不妨再提一笔，足的色相的授予等于全部色相的授予，在古代的罗马也复如此。[32]无论什么时代，一个正常的在恋爱状态中的人也认为足部是身体上最可爱的部分。霍尔用征求答案的方法调查青年男女在这方面爱好的程度时，发现足部实居第四（一是眼睛，二是头发，三是身材与肥瘦）。[33]不过别的观察家，例如希尔虚弗尔德，则发现手的可爱程度要在足部之上，所以手成为恋物要比足部为普通得多。婴儿对足部的兴趣也特别大，不过根本的兴趣是在自己的足上。在许多民族里，特别是中国[34]、西伯利亚的部分民族、古代的罗马、中古的西班牙，足恋的现象是多少受人公认的。

到了今日，在文明最发达的社会里，对情人足部表示极度爱好的人，是难得遇见的，除非这个人心理上有些不大正常，比较容易遇见的是把情人的眼睛认为最可爱的人。不过在少数而也并不太少的男子中间，女人的足部与鞋子依然是最值得留恋的东西，而在若干有病态心理的人的眼光里，值得留恋的不是女人本身而是她的足部或鞋子，甚至于可以说女子不过是足或鞋的一个无足轻重的附属品罢了。在近代比较重要的文艺作家里，法国的布雷东是一个足恋现象的有趣的例子，在他的生活表现里，足恋的倾向是很显著的，但他始终并没有走极端，女人的鞋子，对他无论怎样可爱，还够不上做整个女人的替代物。[35]

根据上文的讨论，可知足恋现象虽属很不正常，其实也无非是一个原始的心理冲动或情绪冲动的再度呈现罢了；也许在我们的祖宗中间，这种冲动是相当普遍的，后来在进化的过程里，它退化了或大致被淘汰了，但间或因进化论所称的远祖遗传[36]或类似远祖遗传的关系，或因发育中止的关系，终于在近代生活里再度呈现出来；这推论是大致不误的，因为在幼童的生活里，足的留恋始终是一个明显的事实，而大凡幼年表现而壮年不表现的品性，大抵都是当年祖宗的一般品性的遗留，在进化的历程里，这种事实是极多的。到了近世，这种冲动之所以能偶然复活，与之所以能在少数例子的生活中维持下来而成为一种病态，也不外是这种因素里应外

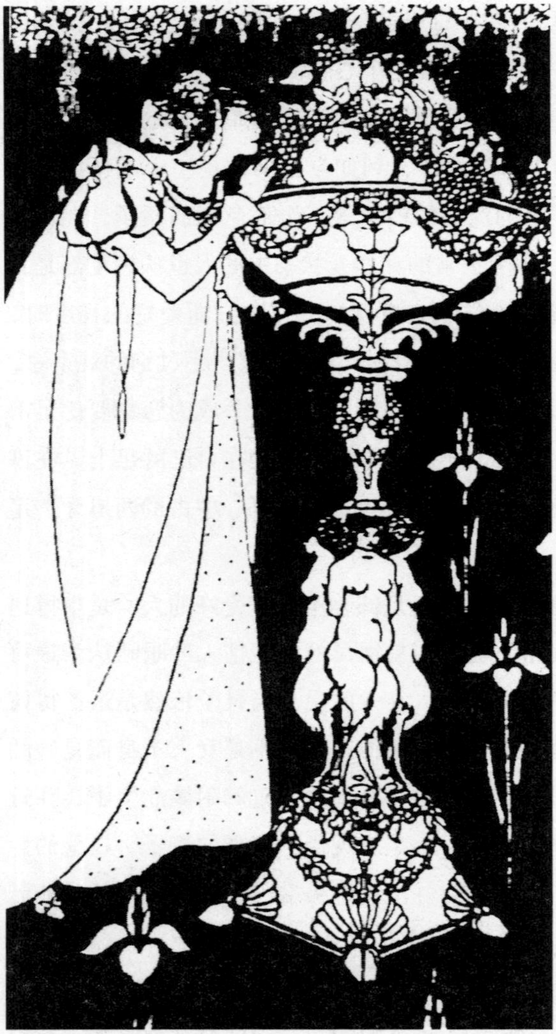

合的结果。因素之一是一个神经异常锐敏而通常又是发育得特别早的个体，另一因素是外界种种地刺激了。这些刺激，对于寻常的欧洲人，不外发生三种影响，一是根本不感觉到，二是虽感觉到而为时甚暂，三是在恋爱与积欲的过程所产生的复杂的性情绪里，这种影响只占到一个很不相干的地位，而始终受全部性情绪的节制；但对于上文所说的少数神经过敏与成熟过早的人，这影响便非同小可了，充其量可成为足恋或履恋的现象。[37]宾斯旺格（L. Binswanger）曾用精神分析法很仔细地分析过一个有趣的例子：有一个名叫格达（Gerda）的女子，在年幼时就养成一个很特别的习惯，就是喜欢弯着腿坐在自己的脚跟上，让鞋跟抵着她的阴部和肛门。这就引起了这部分发欲带的快感与兴奋，而兴奋到相当程度以后，她必须溲溺一次（溲溺也许就是幼年解欲的一个方式，说已见上文）。从此鞋子就成为她的最亲爱的东西，平时保护得极周密，生怕被人看见。至于她的双足，尤其是穿上鞋子的足，从此和她的一切的性观念混而为一，成为男子阳具的代表，以至于产生像原始民族经历过的心理状态，把它当做一切生殖与繁育行为的象征。在这个基础上后来又堆上各种恐怖心理与其他病态心理的症候，年份一多，这些症候不免把原有的足恋的表现掩盖了一部分，减少了一部分，一直等到一个精神分析家上场，才把它剥茧抽丝似的清理出来。

上文所说的先天的根底，并不限于足征的现象。在有几种别的物恋现象里，这种近似先天的倾向有时还要更见得显著，例如发恋、兽皮恋（带毛的皮）等。在许多物恋的例子里，我们对它们的发展，不但找不到一个起点，例如生活上发生过什么特殊的事件之类（这也许可以解释开，就是说事件是有的，但是记不得了），并且往往发现它们发展得非常之慢，好像是很自然似的。因此，我们虽不能把足恋说成一个严格的远祖性的遗传现象，至少我们可以认为它是从一个先天的基础上产生出来的。我们不妨同意法国学者加尼埃（Garnier）的看法，认为先天的成分是一个要素。

我们提到先天的成分，这就一般的性象征现象或性歧变而论，也是值得注意的，并且也许更值得注意。原来在一切歧变之中，各式的物恋，虽自有其先天的根底，此种根底却相对最看不清楚，看得清楚的是后天在幼年时的经验里所发生的一些偶然的情绪与事物的联系，或因特殊事件而遭到的心理上的打击或震撼（上节说物恋的开始不容易就什么特殊事件的发生而加以确指，当然是就一部分的例子而言，并非一般之论）。同性恋的现象也未尝不是一种歧变，它的先天的根底就要比物恋现象深得多，同性恋的发生与进展是一禀自然的趋势的，后天的阻遏力量，无论多大，总属徒然。物恋的发生，虽也很可能要靠一个神经过敏、惧怯成性与成熟太早的心理基础，即多少要有一个神经有病态的遗传做张本，通常总还可以推溯到一个后天的起点，即早年生活中可以引起强烈的性情绪的事件，这种起点虽在许多例子里不一定找得到，但大体上往往可以找到。

这一类情与物的联系，即在最正常的人，也未尝不可以在早年的经验里遇到，这种联系对于未来的生活观感究属影响到如何程度，要看一个人情绪上接受感触的难易为转移，或者要看他的遗传歧变倾向的大小。对于一种歧变的产生，发育太早无疑是一个便利的条件，一个孩子若在春机发陈过程中，在把性欲的正常路线确定以前就对异性能发生异常锐敏的反应，这样一个孩子最容易受象征现象的支配，一碰上有象征意义的事物就一下子上钩了。象征意义的深刻程度，当然也因人而异，大有不齐的。我们可以大致分为三种程度。一个普通感觉不甚敏锐的人也许根本看不到这种意义，但在一个神经灵活与想象丰富的人，它是全部情欲的画龙点睛处，全部的最引人入胜处。再进一步，在一个神经格外脆弱而易受震动的人，一旦一种象征现象在心理上长下了根，它就成为用情之际一个绝对少不得的条件，假若爱人身上或左右无此条件，那根本就不成其为爱人。最后，到了一个精神完全不健全的人，一个象征就会扩大成为全部的用情对象；异性的人到此是用不着了，她成了象征的一个赘疣、一个废物，大可束之高阁，到此，只有象征是值得措意的，只要象征有着落，就不怕得不到性欲的满足。这三种程度之中，第一种比较还可算正常，第二种已有几分病态，第三种就完全成为一种歧变。在一二两种程度里，象征现象虽存在，但整个的女人还是少不得的，因此，交合与生育的功能依然多少有它们的地位；到第三种程度，整个的女人就遭到抹杀，交合既不需要，生育自不可能，那就完全成为一种病理的状态了。

克拉夫特-埃平认为履恋大部分也就是一种被虐恋，不过因为转了一个象征现象的弯，所以看起来不很显豁罢了；一个被虐恋者见了所爱的人总要表示一番恭顺，一番屈服，而足与履便是这番恭顺与屈服心理的一个象征。[38]这见解怕是错误的。冒尔的看法比较合理些，他认为履恋或足恋往往和被虐恋有些联系。[39]加尼埃也有此见地，不过他很细心地指给我们看，在许多例子中，这种连带关系是查不出的。

一方面我们完全可以承认这种常有的连带关系，但若我们想把足恋与被虐恋混为一事，那我们就得特别小心了。从我们所了解的广义的象征现象而言，被虐恋与足恋都可以看做象征现象的一部分，而不妨相提并论；但双方的象征与所象征的事物实在是不一样的；就被虐恋者而言，卑躬屈膝的冲动与行为是象征，对爱人的仰慕崇拜是所象征的事物；就足恋或履恋者而言，足或履是象征，而爱人人格中一切最美好、最华贵、最富于女性的表现是所象征的事物。双方虽各有其象征与所象征之物，但究属是截然不同的两种现象。被虐恋的行动有时固然有些像足恋或履恋，但只是像而已；对于利用到鞋子的被虐恋者，那鞋子绝不是象征，而是所由行使他冲动的一件工具罢了；对于他，真正的性象征不是那鞋子，而是自我作践的一番情绪。反过来，对于足恋者，足或履不只是一个工具，而是一个真正的象征，是不惜顶礼膜拜的东西，是一个理想化的对象，摩挲时固需极其虔敬之诚，想象时更不免忘餐而废寝。足恋者自己大抵既不需作卑屈的行为，更丝毫没有自藐与足恭的情绪。不但没有，并且往往适得其反，上文提到过的法国作家布雷东是一位典型的足恋的例子，他就再三地说到，凡是足以打动他的足恋倾向的女子，他都想“征服”她们；在他童年时，他曾经特别看上一个弱不禁风而有凌波仙子状态的女子，因为这样一个女子，他觉得征服起来，不太费力，童年即已如此，成年后更可想而知了。布雷东一生的性格与态度是自动的，是富有男性的，而不是迹近被虐恋的。

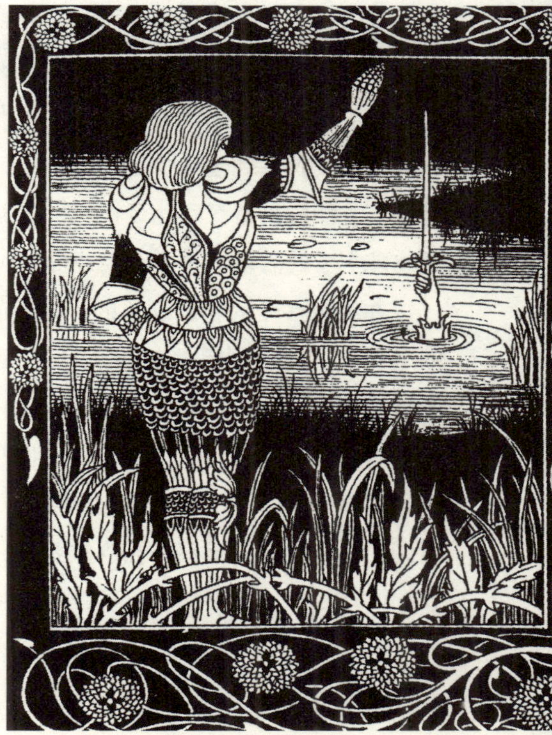

我们要决定一个例子究属是物恋的抑或是被虐恋的，我们必须把这人的理智与情绪态度通盘地考虑一过，两个人的性的行为也许一样，但这行为对彼此的意义也许很不一样。克拉夫特-埃平认为凡是甘愿被人在身上践踏的人，绝对是有被虐恋的症候的。这是不对的。这种心甘情愿的表示也许只与足恋现象有关，其间并没有被征服的愿望在内，单单为自我作践而教人践踏，他是不愿意的。我的记录里就有一个很好的例子，这人我认识，现在已经去世，他未尝不喜欢有人在他身上践踏，但他却始终是个很豪强、切心于进取而不受人家颐指气使的人。马尔尚（Marchand）与富勒（Fuller）后来也记载着一个情形很相类的例子，他们指出，这人也没有被虐恋的迹象。即使在足恋发展的过程里，中途发生被虐恋的倾向，那是后起的、附属的，是象征现象上的一个寄生事物。

足恋者有时所感到的喜欢受人践踏的愿望本身也是很有趣的，因为这种愿望所表示的，不止是一种恋物的狭义的趣味盎然，并且是一切象征广义的引人入胜的力量；对于足恋者，爱人的足或履不止是件值得崇拜的体质的东西。它是一个力的中心，一个会施展压力的机构，它是活的、生动的，不是一件静物，也不止是供象征化的用途而已。它在活动时所表示的力实际上就等于性器官在活动时所表示的力。所以一样是象征现象，比起其他静物的物恋来，足恋是完全另成一格的；足恋是一个生动的象征现象，它所给人的满足是从它的动态中来的，而此种动态，因为同样有节拍，同样用压力，最足以叫人联想到性交合的基本动态。夏尔科和马尼昂（Magnan）观察到过一个足恋的例子，特别喜欢在女人鞋子上钉钉子进去，在钉的时候，它性的兴奋就到达了极度，这显而易见是一个交合的象征；钉子的活动虽和足或鞋本身的活动不一样，但一种醉心于动态的倾向是一样的。

在结束性爱的物恋现象的讨论以前，我们不妨再提一提所谓反物恋现象（anti-fetishism），这名词是 1897 年意大利犯罪学者朗勃罗梭所提出的，目的在于概括一切对品性或物件的强烈的性的反感，一样一个品性或物件，在甲可以唤起兴奋的情绪，而在乙则适得其反，那就是反物恋现象了。朗氏又特别把反恋物和春机发陈期开始前后一个人对于性现象的厌恶心理联系在一起。[40]希尔虚弗尔德也采用过这名词，他认为这种反感是相当重要的。宾斯旺格则赞成在物恋现象的名词上加一个“负”字。

第五节　兽毛皮革恋与动物恋[41]

我们现在必须讨论到另一类的性象征了。这一类的性象征现象与物恋现象很有几分相像，所不同的是，恋爱的对象或恋物虽也和人体不无关系，通常却是和人体不相连接，这显然和上节所论的品性或衣着一类的对象颇有不同。这一类的现象里包括凡对人足以激发性欲的一切动物身上的产品，例如带毛的皮或不带毛的革，以至于动物的活动，特别是交尾行为的景象，等等。这些现象是建筑在相像的联想之上的；交尾教人联想到人的交合，动物成为人的象征，所以也不妨总括在性的象征现象之内。

这一类现象又可分为若干小类。第一，一般的人，尤其是青年人，有时看见动物交尾，会感受到性的快感。这有人起过一个名词，叫做观察性的物交恋

（mixoscopic zoophilia）；这是在正常的变异范围以内的。题目中所说的兽毛皮革恋是这第一类的别派。第二，另有一些例子，在动物身上摩挲的结果，也会唤起性的兴奋或性的满足；这是一种狭义的性的物恋现象，克拉夫特-埃平把它叫做性爱的动物恋（zoophilia erotica）。第三，另有一些例子，喜欢比拟着和动物性交，甚至真的和动物发生交合的行为。这种例子所表现的便不是狭义的物恋现象了，但还没有越出我们所了解的性爱的象征现象范围以外。这第三类不妨就叫做人兽相交（克拉夫特-埃平拟的名词是zooerastia）。人兽相交事实上又可以分为两派：一派是比较自然的，当事人在人格上并不能算不正常，不过因为文明程度太低，不知自己裁节罢了；另一派也许是一些教育造诣与社会地位相当高的人，但因为神经上有病态，意志薄弱，根本不能裁节；这两派不妨分别叫做榛狉的兽交（bestiality）和病态的兽交（可即以克氏的zooerastia当之）。

儿童中，无论男女，动物的交尾往往是富有神秘性的一种景象，最值得观看。这是很自然、也是很难避免的，因为在儿童看来，这景象富于所谓“拆穿西洋镜”的价值；性的现象，对儿童多少是个违禁的题目，在人与人之间所看不到的，居然在兽与兽之间看到了，岂不是等于一大秘密的揭穿？并且，这秘密也不止是别人的，儿童在自己的身体里，也未尝不感到一番鼓动挣扎；即在完全天真烂漫与知识未开的儿童，这种交尾的景象也未始不可激发一些隐约的性的兴奋。就一般的观察而言，似乎女童中有此种兴趣的比男童要更多些。在成年人中，这种兴趣自然也有，而也以女子为多，在十六世纪的英法两国，王家与贵族的女子几乎很公开地表示过这种兴趣，即不免特地找这景象来观看。到了较近的近代，很多人以为这种景象是有伤风化的，爱看这种景象，多少是贪淫好色的一个表示，也是一种病态；就神经不稳健的人而言，确乎是如此，但这种景象本身却是无所谓的。

动物交尾的揣摩与观看，其所以为性情绪的一个象征，是不难了解的，若在童年有此兴趣，其为象征的表示，更可以说是相当正常的。但在这物交恋与上节所讨论的在人体上有其系恋中心部分的物恋之间，还有一派象征的现象，就比较复杂了。这派就是所谓兽毛皮革恋（stuff-fetishism）。兽毛皮革恋的对象便是毛和皮革或类似毛和皮革的货物，大体上可以说都是动物身上的产品。这一派现象是比较复杂的，它所包括的恋物表面上也不止一种，而情欲在行为上的表示也不止一式。有不少例子对女人所穿的衣服不免发生性的兴趣，因为衣服的原料里大都有兽毛皮革或其他相类的成分。在不少的例子里，我们发现性欲的表示偏重于触觉一方面，即当事人特别喜欢抚摸玩弄这一类动物身上的产品，从而获取性的兴奋与性的满足。此外，有的例子所恋的对象可能就是兽毛所附丽的那动物，有的很自觉的，有的却存在于潜意识里而不很自觉，兽毛皮革之所以成为恋物，而带毛的兽皮的吸引力尤其强大，大概是因为这个缘故。我们不妨把发恋（hair-fetishism）看做人体的物恋与动物恋中间的一个过渡的枢纽，而归在动物恋里讨论。人发是和兽毛一路的东西，虽是人体的一部分，也是可以分割而脱离人体的。这样看去，人发便和兽毛皮革可以归做一类的事物，实际上，它比兽毛皮革更容易成为恋物，其重要性要远在兽毛皮革之上。克拉夫特-埃平说过，发的诱惑力极大，它和性择的视、听、嗅、触四觉，全有关系。[42]

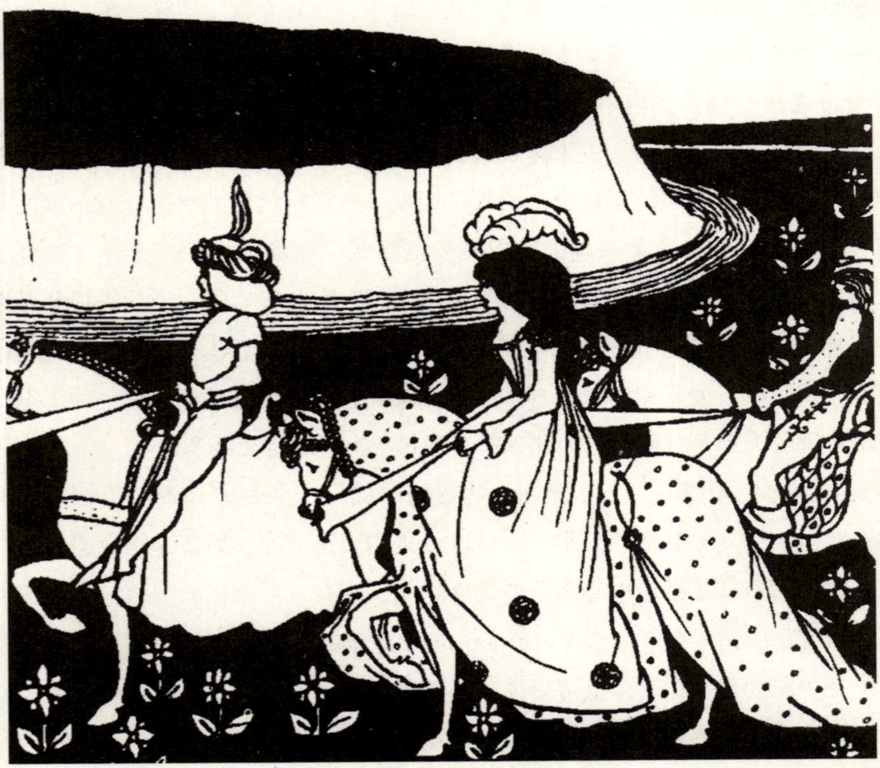

严格地说，发恋应当属于上节所讨论的物恋现象，因为发和足一样，都是人体的一部分；不过因为它可以从身上截割下来，而即使发所从出的本人不在，它也足以引起性的反应，事实上便很可以和衣服、鞋子、帕子、手套等物相提并论。从心理的立场论，发恋并不成为什么特别的问题，不过一则因为发的性的效能特别广大（眼睛而外就轮到它了），再则因为编成辫子或扎为髲子之后，它是很容易从头上截取下来，所以从法医学的立场，它是很可以引起夹杂的问题的。

在西洋犯罪的人中，有一种人特别喜欢割取女人的头发，这种人有个特别称呼，就叫头发截劫者（hair-despoiler，法文叫coupeur des nattes，德文叫Zopfabschneider）。[43] 自女子剪发之风盛行，这种人的活动已见减少，但从前在各国的大都会里都可以找得到，而曾被研究得最仔细的例子则发生在法国巴黎。劫发者大都是一些神经脆弱而遗传恶劣的人，他们对于女发的爱不忍释，有的在早岁即已开始，有的则发展较迟，大抵总在一度严重的热病之后。所恋的发有的是通常的散发，有的是辫子；大抵所恋的只是二者之一，即不是散发，便是发辫，一个人兼恋两种的可以说是没有的。这种人摸到女发，或在割取的时候，就会感到性的兴奋以至于发生射精作用。割取到的发，后来在手淫的时候，也有用处。就大体而言，截劫女发的人是纯粹的物恋者，在他所得到的快感里倒并没有施虐恋的成分。

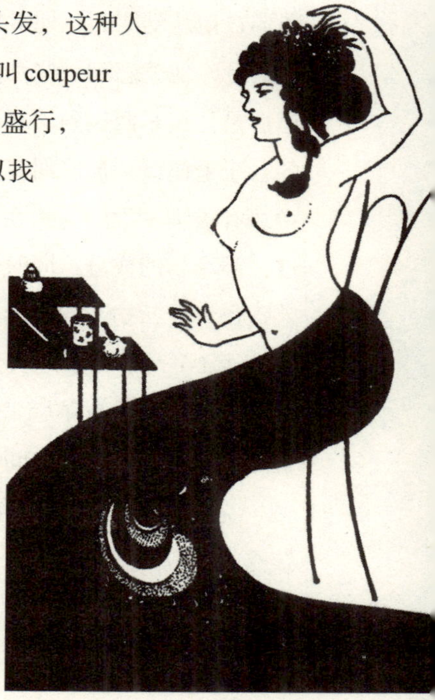

兽毛皮革的对象，最普通的是带毛的皮货和类似此种皮货的丝绒；其次是鸟羽、丝织品和不带毛的皮革；总之，直接间接都是动物身上的产品。其中最有趣的也许是皮货，因为皮货所引起的性恋又往往和被虐恋有些连带关系。霍尔曾经告诉我们，儿童的情绪生活里，对于皮货的爱或憎，是相当普遍的；即在婴儿时期，即在始终没有和动物发生过接触的幼儿中，这种爱憎的心理也可以找到。[44] 大多数比较纯粹的兽毛皮革恋的例子也似乎都有一些先天的根苗，因为此种物恋情绪的产生，不但很早，并且找不到什么特别的起因。兽毛皮革恋所牵涉到的官觉，差不多全是触觉，只有极少数的例子与视觉有关。如果性的知觉是由怕痒的知觉演变出来的话，那我们不妨说此种物恋的象征现象多少是怕痒心理的一个先天的歧变，不过这种歧变只适用于对动物的接触罢了。

由此种根据触觉的歧变再进一步，我们就到达了上文所提的性爱的动物恋了。这名词是克拉夫特-埃平起的，克氏也记录着一个很富有代表性的例子。这例子是一个先天神经上便有病态的人，智力相当高，但很清瘦，血色也不好，性的能力也薄弱，他从幼年起，便对家畜特别表示亲爱，尤其是对狗和猫；每次在它们身上抚摸着玩，他就感到一些性的情绪，但在那时他还是一个天真烂漫的孩子，根本不知道性是什么东西。到了春机发陈的年龄，他方才明白这种特殊的情绪是有性的意义的，于是便设法加以纠正。他居然成功了，但从此以后他就常做性爱的梦，而梦境中总有猫狗一类的动物在场，一觉醒来，又不免手淫，而手淫之际，意念中也总有这一类动物的成分。同时他却并没有和这一类动物交接的欲念，实际上他见了动物就觉得可爱，初不问那动物是公的还是母的；总之，他的性观念，在这一方面倒没有什么不正常。这样一个例子所表示的似乎是完全建筑在触觉上的一种物恋现象，比起一般的兽毛皮革恋来，它是进了一步，比起人兽相交来，它的程度还不够，换言之，它是介乎二者之间的。

克氏认为人兽相交和性爱的动物恋根本是截然两回事。这见解我以为是不能接受的。我以为从性爱的动物恋到人兽相交，中间只是程度的不齐，而不是品类的不同，实际上是一路的现象，所不同的是，犯兽交的人大抵知能要薄弱些或精神上要多些病态罢了。同时，上文不是说过人兽相交有两派，一是榛狉的兽交，一是病态的兽交么？这两派也是不能绝对划分的。在所谓榛狉的兽交的例子里，我们如果加以仔细的研究，恐怕十有八九可以找到一些心理的变态。冒尔说得好，我们在癖（vice）与病（disease）之间，是很难划一条清楚的界线的；这句话在这里也很适用。

讨论到兽交，我们就到达了这类歧变中最粗野而又最屡见不鲜的一个方式了。凡是用和动物交合或其他紧密接触的方式而取得性的满足的行为，我们都叫做兽交。我们要明了这种歧变，我们先得把文明生活与都市社会生活所养成的对于动物的观感搁过一边。大多数的性的歧变，可以说大部分是文明生活与都市社会生活的直接产物，即使不然，也至少是性冲动对此种生活随便适应的一些表示。但兽交则不然（不过有一种兽交是例外，见下文），它是乡僻地方农民中的一种性的变态行为，而此种农民又是一些智能低下、感觉迟钝和易于满足的分子。在比较原始与质朴的人口中也有。田野粗鲁的人，既没有妇女垂青，自己又没有能力去追求她们，便很自然会养成这种恶癖。在有的比较朴野无文的社会里，因为司空见惯，根本不把它看做淫恶的癖习。即如在瑞典，一直要到十三世纪的末年，非宗教性的地方法律才把它算作一种罪名，而这罪名也并不大，犯过的人只需对动物的物主负责，出一些赔偿费便可了事。在更单纯的民族里，例如加拿大西境不列颠哥伦比亚的色里希人（Salish，按即印第安人之一种），认为动物在生命的地位上并不低于人类，它的价值并不贱于人类，所以即使有兽交的事实发生，犯过的人并不因此受人鄙薄，并且根本也不算是一种犯过的行为。[45]

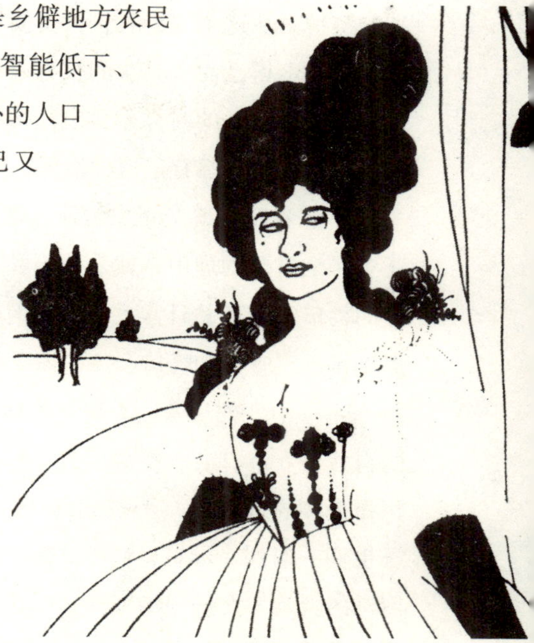

此种所谓榛狉性的兽交之所以异常普遍，综合起来看，是有三种因缘的。（一）原始与朴质无文的社会对于生命的概念和文明社会的不同，它并不承认人类与其他动物，尤其是高等一些动物之间，有什么很大的界限。（二）农民与此种动物之间，关系必然比较密切，感情必然比较浓厚，有时再加上接触不到妇女，家室生活的不易建立，这种关系和感情自不免更加发展。（三）有许多民族的传说和迷信无形中也有推挽的力量，例如，妄言和动物交接可以治疗花柳病等。

就在今日文明国家的乡间，兽交还不能说是一件很不普通的现象。这是很难怪的。在一个未受教育的农民，感觉既欠灵敏，辨别力自然薄弱，其对于异性的要求，又只限于极粗浅的程度而止，他对于一个人和一头牲口在性方面的区别，事实上怕不会十分措意。一个德国的农民在法官面前替自己解释说："我的老婆好久不在家了，没有办法，我就找我的母猪去了。"这样一个解释，出诸不懂法律、不识宗教教条的农民之口，可以说是很自然的，事实这解释也已经很够，无须再有什么别的辩护。从这个立场看，兽交便和手淫以及其他临时满足性欲的方式没有多大区别，都是不得已而求其次的权宜办法，我们正不必严格相绳，引为是性冲动的一大歧变。禁欲已久的前方士兵也往往有兽交的行为，古代、中古时代以及最近欧洲大战的军队里，就都有过这种情形，而传说中所提到的动物大都是母山羊。

不过农民中兽交现象的所以比较多，除了感觉迟钝与接触不到妇女这两点外，还有一个重要的理由，就是他们和动物的关系特别密切。就农民的立场而言，他和他的牲口或家畜的日常关系，不但不比他和街坊邻舍以及一般人类的为疏远，并且更见接近，农民和牲口合住一屋，是乡间最普通的一种情形。

古今中外曾经做过兽交对象的动物，见于文献的，种类很多，而利用这种动物的自然男女都有。家畜的用处自然是特别大，可以说每一种家畜都当过这用途。利用得最多的是母猪。[46]提到母马、母牛、驴子的例子也不少。用狗、猫、兔子的例子也偶一遇到。母鸡、鸭子、鹅，也不算不普通，在中国，据说鹅用得特别多。古罗马的贵族妇女据说特别喜欢用蛇。甚至于熊和鳄鱼都有人记载过。[47]

社会与法律对于兽交的态度大抵反映出两种事实，一是当时当地兽交现象的普遍程度，二是一种复杂的心理的存在，即憎恶的心理之中又掺合上一些神秘与亵渎神明的恐怖心理。法律的态度既有不同，处罚的宽严程度也大有不齐，最轻的罚锾而止，最重的是人与兽一并受荼毗的极刑。在中古时代及中古时代以后的欧洲，兽交的案子是相当多的，这一点我们从教士或神父讲道时常用的题目里完全可以看出来，一直到十五、十六两世纪还是如此。关于这一层，我们还有一些更有意义的旁证，就是当时教会的法律也认为在这方面有规定各种处分的必要，主教、神父和会吏犯兽交罪名的都得经过相当时期的忏悔，大抵职位越高，那时期就越长。

对于兽交的处分，有的民族里是极严酷的，这无疑是因为这种民族把兽交、兽奸或鸡奸看做一种滔天的罪孽，而从宗教的立场看，更是罪孽里最最可怕的一种，至于它对社会与个人的实际的损害，还是另一回事。犹太人是最怕兽交的[48]，所以主张凡是犯者和被侵犯的动物都要受死刑的处分。在中古时代的欧洲，特别是法国，这种严刑峻罚也流行过一时。犯者和母猪或母牛或母驴，一并被判处荼毗的例子，记载上都见过。在法国的图卢兹（Toulouse），一个女子因和狗交而被焚死。即降至十七世纪，有一位很深湛的法学家还认为这种判决是合理的。即在今日，社会与法律对于兽交的态度还没有完全革新，还没有充分参考到上文所已讨论的事实，即凡有这种反常行为的人，不是精神上有病态，便是智力缺乏到一定程度，往往和低能的人没有很大区别。还有一点我们得参考到，就是有少数例子，或对动物身上有残忍的伤害，或和下文所要讨论的施虐恋的现象有连带关系，除此之外，兽交在事实上并不是一种直接反社会的行动，德国性心理学者沃瑞尔说得很对，只要没有残忍的成分在内，兽交"是性冲动的最没有妨害的一个病态的歧变"。[49]

第六节　窃恋[50]

从十八世纪起，西洋有一个名词，叫"窃狂"（"kleptomania"），当初算是"偏执狂"（monomania）的一种；但这名词始终没有受医学界的公认，至于法学界，且还加以否认。有人间或用到这名词时，指的不过是一个偷窃的冲动，犯窃狂的人，一阵心血来潮，就多少不由自主要偷窃起来，其间不但没有自觉的动机，并且一经自觉，当事人（普通总是一个女子）还不免竭力挣扎。研究精神病的人又认为它是和静躁交叠性的癫狂（manic-depressive insanity）最相接近。最近精神病学的趋势是想根本不再用这名词，不过名词虽有问题，它所指的现象却是很实在的。当一个有偷窃的病态冲动的人解上法庭而法官听取辩护的时候，法官可以很俏皮地回答说："这人假若有病，那病就得归我治疗。"不过俏皮的话容易说，问题的真相他却并不了解。这种冲动实在是界限相当分明的一种心理状态，而不是一个笼统的偏执的倾向而已；它是有来历的，并且这来历是可供明白地追寻的；而从我们的立场来看，它是性心理学范围以内的一个现象。在性心理学里，有人把它叫做"性爱的窃狂"（erotic kleptomania），但比较简单而适当的名词也许是"窃恋"（kleptolagnia）。这名词是 1917 年前后美国芝加哥城的精神病学者基尔南所创立的（把偷窃的行为和性的情绪联合了看，这名词可以说是再恰当没有，它和下文第八节所要讨论的虐恋或痛楚恋的名词是一贯的，这指性与偷窃行为的联系，而虐恋则指性与施虐或受

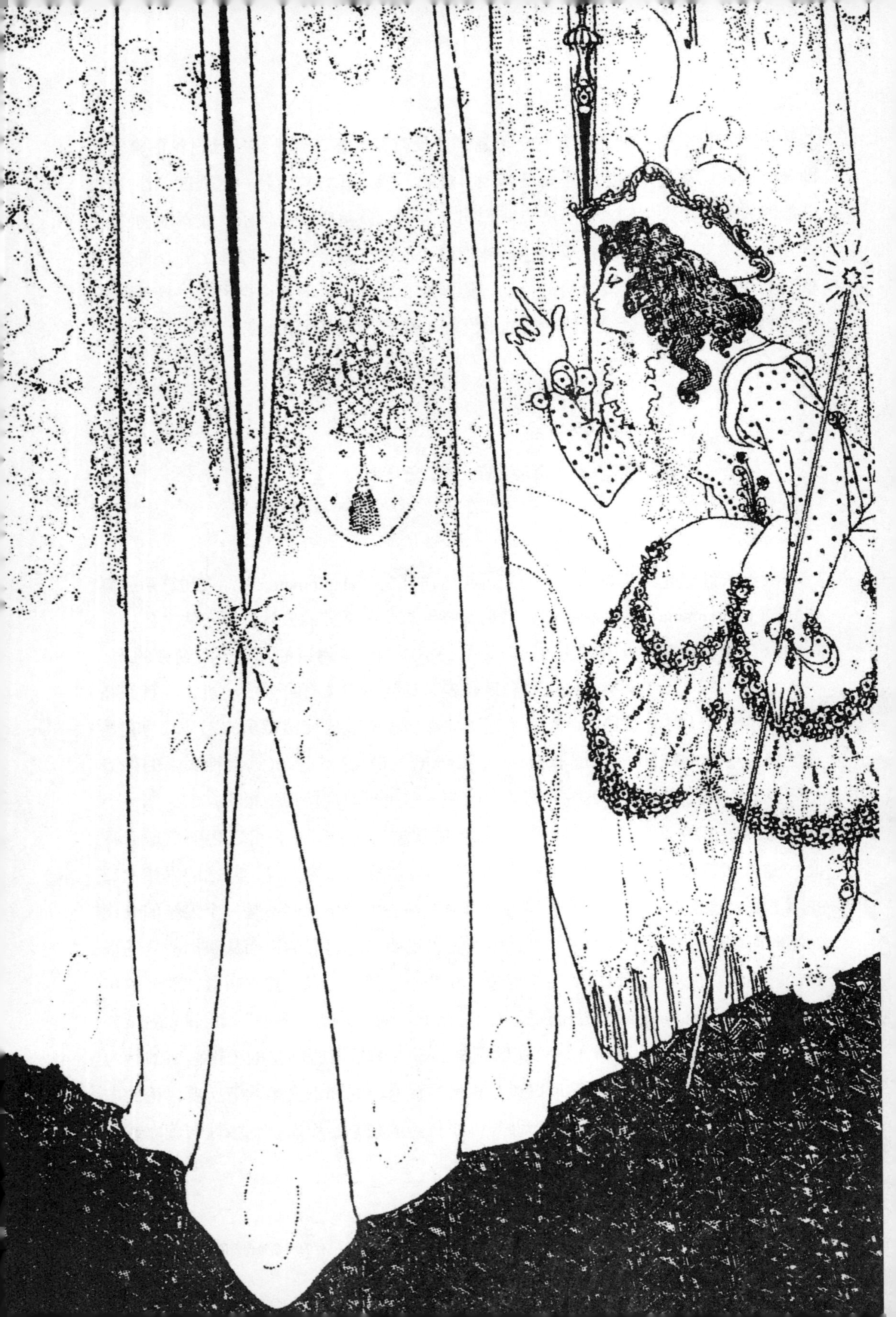

虐行为的联系）。当时我很快就采用了这名词，以后也一贯认为它是指称这种状态的最切当的一个名词。（另一种比较难得遇见的状态，以前叫做“性爱的火焰狂”，西文是erotic pyromania，同样也不妨改称为“火焰恋”，西文是“pyrolagnia”。）最初关于窃恋例子的记载，似乎是法国里昂的拉卡萨涅（Lacassagne）的手笔，时代是1896年。

窃恋和虐恋不但在名词上相仿，在性质上也有连带关系。窃恋可以说是建筑在更广泛的虐恋的基础上的；虐恋中的性情绪的联系物是痛楚，窃恋中的性情绪的联系物是一种提心吊胆的心理，而提心吊胆的心理也未始不是痛楚的一种。[51]这样一个看法以前有不少观察家也提到过，但都不很清楚，一直要到二十世纪初年，经法国的一部分精神病学者〔例如德普伊（Depouy）在1905年〕把若干窃恋的例子明确地叙述以后，这看法才算成立，而窃恋的性的含义才完全显露。这些精神病学者告诉我们，窃恋的心理过程实际上就是积欲与解欲的性的过程，不过经过一度象征性的变换之后，就成一种偏执性的冲动，而此种冲动，在活跃之际，也必有一番抵拒挣扎，活跃的结果，则为一件很无价值的东西的窃取，往往是一块绸缎的零头或其他类似的物料，除了借以取得可能的性兴奋而外，可以说全无用处。内心的抵拒挣扎相当于积欲的过程，我们知道普通积欲的过程里，本就有不少抵拒挣扎的成分；而窃取的最后手段则相当于解欲的过程，我们也知道，有的窃恋的例子，在窃取成功之顷，真会发生解欲的作用而取得情绪上的宣泄。至于那偷到的东西，到此不是藏放一边，便是完全抛弃，真是捐同秋扇了。窃恋的人大抵是一个女子，并且往往是有相当身家的女子，更可见她之所以偷窃，目的绝不在东西，而是别有作用。这样一个女子对于偷窃行为的性的作用也许并不了解、并不自觉，即使自觉也不会自动地承认。由此，我们可以知道窃恋事实上并不是“窃狂”的一种，两者在以前虽往往相混，现在我们却看得很清楚了。“窃狂”在理论上是认为没有动机的，也是不可抗拒的；而窃恋则自有其确切的动机，初不论此动机的自觉与否——此动机并非偷窃他人物件，已不待言；同时，偷窃的行为也不能说不可抗拒，因为当事人总是筹之已熟，见有机会来到，环境适宜，便会很快地下手。又大凡窃恋的人，神经上虽十有八九有些变态，精神上却不一定有严重的病态。窃恋绝不是一种精神病，因此，也就不能和目前事实上已成过去的“窃狂”相提并论，而应完全归纳到性心理学的范围之内；我们不妨把窃恋看做性爱的物恋现象的比较有病态的一种。[52]

窃恋而外，还有性冲动与偷窃行为的混合现象，这些虽和窃恋不无连带关系，却不应与我们所了解的窃恋混为一谈，并且这些现象的发生，事实上也比窃恋为少。这些现象之一，斯特克尔（Stekel）在 1908 年曾经特别叙述过。[53]这现象里的偷窃行为是不属于性爱性质的，易言之，偷窃并不成为获取性满足的一个方法，所窃取到的东西也不是一种恋物，而是任何表面上可以供给性的兴趣或性的暗示的物件。窃取这样一件东西，当事人大抵也是女子，算是聊胜于无地得到了一些性的满足，这种女子大都因丈夫阳事不举而平时情绪上感受着多量的抑制的；一种有性暗示的事物的窃取对她多少有望梅止渴的用处，此外别无意义。斯氏用这个现象来解释一切“窃狂”的例子，不过假若我们不再承认“窃狂”的存在，这解释也就根本用不着了。至于这现象既不是物恋又不是窃恋，是显而易见无烦多事解释的。

性的情绪与偷窃行为的另一混合的现象，曾经美国犯罪心理学家希利叙述过，并且还有过实例的证明。[54]春机发陈年龄前后的青年男女，一面受了性的诱惑，一面又深觉此种诱惑的罪大恶极，不敢自暴自弃，于是转而从事于罪孽比较轻微的偷窃行为。[55]这现象背后的心理过程可以说恰好是窃恋心理过程的反面，因为一样是实行偷窃。在窃恋，其目的是在性欲的真实的满足或象征的满足，而希氏所述的现象，则为此种满足的闪避。[56]

第七节　裸恋[57]

性冲动的另一个象征的表现是裸恋；这在壮年人是一个严重的问题，而在童年，则是天真烂漫的一种行为，不算不正常的。有若干作家曾经告诉我们，在春机发陈期内，甚至于成年期内，很多男女都有一种自我炫耀的冲动，而资以炫耀的事物包括正在发育中的性器官在内（其在女子，特别要人注意的是乳峰），这自炫的倾向是从幼年时自然沿袭而来，丝毫不足为怪的。弗洛伊德提到过，即在最小的幼儿，在赤身露体时，会感到兴高采烈；在睡眠之前，脱衣之后，他们总喜欢在床上蹦跳一阵，蹦跳之际，又往往把下身的衣服揭开，甚至于有陌生人在场，也复如此。据弗氏看来，这是乐园时代的一番回忆，乐园是失落了，但当初的情景并没有完全忘怀[58]；这种回忆，到春机发陈的年龄以后，虽大致已趋消灭，但也往往有呈露的可能，不过因为多少要受意志的制裁，尚不失为正常的罢了；设或不受制裁，那就成为一种病态的偏执行为（obsession），那就是裸恋了。成年人在梦境中时常觉得自己不穿衣服或穿得很少，普特南（Putnam）以为这种梦境是一种潜在的裸恋的表示；这看法我不能接受。普氏没有想到，我们在睡眠时，事实上已经是裸体的或半裸体的，初无待梦境的曲为补充。在童年（一直可以到满十二岁），彼此脱衣验看，也是时常有的行为；儿童对性器官自有其单纯的兴趣，此种行为大都是这兴趣的一种表现；有时候，兴趣而外，儿童也间或借此表示一些顽皮与反抗的心理；但若成为习惯，这其间也许有几分暗藏的性的动因，或许是内部有些轻微冲动正摸索着宣泄的路子的一种表示，也可能是一种替代的手淫的活动，应当和普通的手淫一般看待；总之，都不能算作裸恋。到了壮年人，裸恋却是性交合的一个更明确的象征，其方式也不一而足，可以归并成若干种类。

1877 年，法人拉塞格（Lasègue）最先描写到裸恋的现象，裸恋的西文名词也是他起的。[59]裸恋是性爱的象征现象的一种；当事人只需把性器官对异性的人故意赤露一下，特别是对异性中年轻而在性方面尚属天真烂漫的人，往往是对异性的孩子，就可以获取相等于性交合的满足。裸恋的现象似乎相当普通，大多数女子，在一生之中，尤其是在年轻时，至少总有一两次会碰见不相识的男子故意在她们面前卖弄一下。从性犯罪的立场看，这实际上是最普通的一种过犯行为。伊斯特（Norwood East）发现在法庭受理的和在勃里克斯顿监狱（Brixton Prison）里拘禁的 291 个性刑事犯中，多至 101 个犯的是这个罪名——西洋刑法里所称的“猥亵的暴露”（indecent exposure）；这数目不能不算很大，因为犯罪学家告诉我们，在一切监犯之中，一切性刑事犯合起来，大约只不过占 4%。[60]

裸恋的人，虽然往往是一个年富力强的青年，但却只需把性器官暴露一下，从而得到对方一些情绪上的反应，他就觉得心满意足；他对面前的女子并没有什么要求；他也不很开口，也不求更和那女子接近；就大多数的例子而言，他甚至在表面

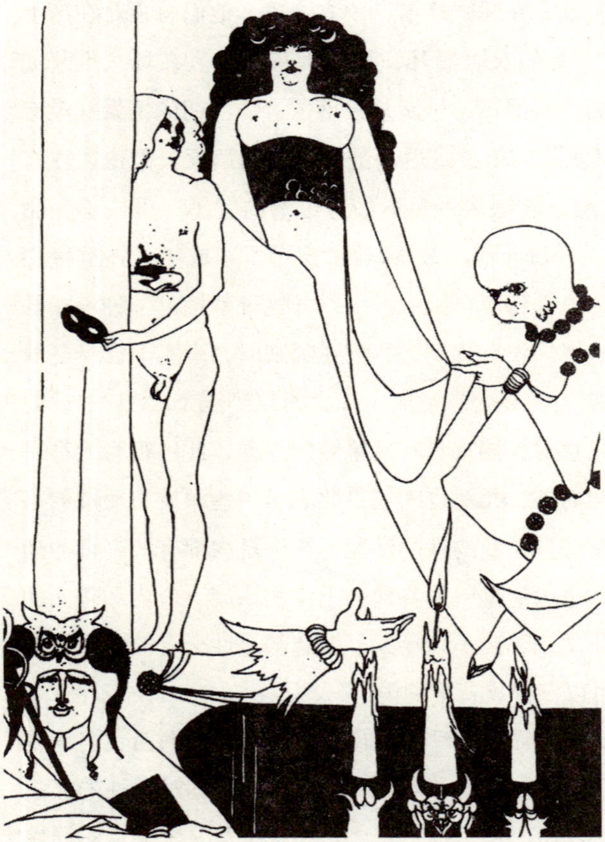

上并不透露一些兴奋的样子。平时他也难得手淫；他只要有机会暴露一下，而觉察到或自以为面前的女子已因此而发生情绪的反应，他的愿望就算完全达到了。他就从此走开，踌躇满志，心气平和。

各家对于裸恋的分类很不一致。梅德（Maeder）承认三种：一是幼年的裸恋，要看别人的私处和要别人看他的私处是儿童很正常的一种表现；二是衰老的裸恋，或未老先衰的裸恋，乃是阳道萎缩的人用以取得性兴奋的一个方法；三是壮年人的裸恋，其目的在诱惑与招徕异性的人，这种裸恋的人在其他方面也许相当正常，但性的能力却是有缺陷的。梅氏这分类也许并不完全，但他有两点主张是不错的：一是性能薄弱，裸恋的人确乎是性能力不足的，二是裸恋虽属一种歧变，却自有其正常的基础，假若无此基础，就不会有第一类幼年的裸恋了。克拉夫特－埃平从医学方面把裸恋者分为四类：（一）后天的心理衰弱的例子，大抵大脑和脊脑都有病态，因而意识模糊不清而性能萎缩；（二）迹近羊痫的例子，其裸恋行为是一种反常的有机冲动，而在此种冲动表现之际，当事人的神志是不完全清楚的；（三）与第二类相近似的神经衰弱的例子；（四）有周期的比较强烈的性冲动的例子，其先天的遗传是有很深的缺陷的。克氏这分类法也不能完全叫人满意。伊斯特从实用的立场把裸恋者分为两大类：一是精神有病态的（约占全数裸恋者的三分之二，其中大多数是浸淫于像境中的梦幻家和低能的人）；二是怙恶而有犯罪倾向的（有害人的动机的，约占全数三分之一）。还有一个归并成两大类的分法，每一类虽比较夹杂，但也有它的用处。第一类的例子，在性心理方面，是多少有些先天的变态的，不过在别的方面看去，心理和智能是相当完整，甚至于全无瑕疵；这些例子也大都是成年不久的壮年人，他们对裸恋的行为与目的，也未尝没有几分自觉，冲动一来，虽终于不免在行为上表现出来，但事前总要费一番很认真的抵抗挣扎。第二类的例子，则或因智能与神经已初步发生病态，或因饮酒过度，其上级的神经中枢已受剥蚀，其感觉力与辨别力因而削弱；因此在这第二类里我们有时就可以遇到老年人（老年的牧师等），这种老年人在未老之前也许是律身甚严，无懈可击的，但到此年龄便不然了，他们在裸恋时和对此种行为的目的，即究竟为了什么他们要出此一着，他们往往不大自觉，而冲动之来，也往往不加挣扎；对这一类的例子，只要有相当时期的休养和治疗，健康便可以增进，而裸恋的行为可以停止。所以第二类的问题比较简单，只有第一类才是已成格局的一种性的歧变。在第二类的例子里，一种多少有些清楚的性的动机是不能说完全没有的，不过这动机恰恰是在有意识与无意识之间，而其所以出现于意识界的缘故，并不是因为动机本身的强有力，而是因为比较高级的神经中枢暂时或永久地失掉了控制的力量。此其原因不止一个，而比较普通的一个是酒毒；酒毒的影响有二，一是引起神志与意识的混乱，二是把潜在的比较下级的行为倾向解放出来。伊斯特提到过，在英国，酒的消耗减少以后，“猥亵的暴露”的案件也就随而减少（1913 年，在英伦与威尔士，这种被判决有罪的男子有 866 人，至 1923 年，在更大的一个人口之中，反而只有 548 人）。

克氏所说的有羊痫的例子，在裸恋的时候是昏晕过去的，因此事实上只好算是一种假的裸恋或拟的裸恋。有人以为这种例子很多，其实不然；伊斯特在 150 个裸恋的人里就没能找到一个（其中未始没有羊痫的人，但痫疯发时不裸恋，裸恋时不发痫疯），因此他说，就他的经验而论，说这种例子相对更能凑热闹则有之，说它多，则未必。不过羊痫的人中，可以发生真的裸恋或拟的裸恋，是可以无疑的，意大利学者贝兰达（Pelanda）很多年前在维罗纳（Verona）地方就很清楚地提出过这种例子来。所以我们只能说这种例子不多，却不能说没有。同时，我们却也不能因为羊痫的人有裸恋的表现，便以为一切裸恋的行为，都是不自觉的。如果一桩裸恋的行为同时也是真正的痫疯的行为，则此种裸恋是假的，拟的，其间没有自觉的性的背景，并且它的发生也不受时间与地点的限制，也不因在场的人数多寡而有所取舍。羊痫的人在发病之际有时会对着大众便溺，好像是有意的，其实是不自觉的。这和他的裸恋实际上是完全一类的行为，同是机器一般的自动的、不自觉的、不由自主的；旁边有没有观众，他根本不会看到；因此，这种裸恋是假的、拟的、不是真的；真的裸恋者暴露私处的行为是自觉的、故意的，而且是煞费苦心的。所以如果我们遇见的裸恋行为，一方面既有时间与地点的选择；一方面又有旁观人数的限制——大抵是一个僻静的场合，在场的只有一二少女或儿童。我们就不能承认那裸恋的人是正在发着不自觉与不由自主的痫疯，即使那人真是一个羊痫的人，我们也敢说他那时是绝不在发病之中。

羊痫性的拟裸恋[61]，从法律的立场看，显而易见是不负责的，我们固然可以搁过不论。不过我们还需记得，就在真的裸恋，当事人也大抵在神经病态上又有些高度的理智的失常，甚或完全有病。在一切歧变的种类中，这原是共同的一点，但对裸恋，这一点恐怕比任何其他种类都关系重大。因此，一个做“猥亵的暴露”的人，在受法律惩处以前，理应交由专家先加诊察。希尔虚弗尔德认为没有一个裸恋者是心理正常的。在有的例子里，裸恋的冲动可以被克服过去，或过了一阵自己无形消散。这大概是因为裸恋的来历有些不同；或因酒毒，或因其他原因，当事人的高级的神经中枢暂时失去了制裁的能力；唯其是暂时的，所以经调养与治疗后也许可以复原。如果这种暂时的现象发生在青年时期，则年事稍长后，更自然而然地有复原的倾向；有受虐恋倾向的卢梭就是一个例子，他自己在《忏悔录》里说，在童年时，他有一次或两次曾经远远地向青年女子暴露他的臀部。好几年前，我旅行经过摩拉维亚（Moravia，第一次世界大战前属奥国，后属捷克），我在火车上望见一个少妇在铁道附近的小河里洗澡，当火车在她面前驶过时，她转身过去，并且特地把围着下身的衬衣提起来，露出她的臀部。（在这里，我们要记得暴露臀部原是古代一个辟邪的方法，到了后世，则退化成为表示鄙薄与不屑的一种姿态，在女子用得特别多。）在妇女中，除了童年时期，真正的裸恋行为是极难得的。布赖恩（Douglas Bryan）说得好，妇女发生裸恋行为时，她把全身当做男子阳具一般向人暴露；这在事实上是比较困难的，唯其困难，所以少见。[62]

裸恋者的暴露行为，从表面上看，似乎是很无聊与无意义的，一般人又不察，以为一定是疯癫的一种行为，是无法解释的，以前有不少关于精神病或性的“孽邪”的作家都有过这种看法，这种作家如今恐怕还有；这看法是过分的，固然我们也承认，有一部分极端的例子往往和精神病有关，或确乎是一种性的病态。

我们的看法是，裸恋根本上是一种象征的行为，其动机与出发点还是在求爱，约言之，根本还是一种求爱的行为，不过是没有走正路罢了。一个裸恋的男子把他的性器官向相逢的女子卖弄一下，而观察他这种突如其来的行动对那女子究竟发生一种什么打击，或是一种置身无地的怕羞的反应，在他就得到了情绪上的满足，仿佛和正常的交合所给予的满足一样。他觉得在精神上他已经一度破坏了一个女子的贞操。

从这立场看，裸恋可以和另一种更普通的冲动相比，并且事实上也是相连的。有许多人喜欢在年轻和天真烂漫的异性前面，做一些不雅与失态的动作，或讲一些秽亵的故事与笑话，而观察对方的反应。这种行为其实也未尝不是一种裸恋的行为，它的动机和所企求的满足是一样的，即同样要目击别人在情绪上的难堪，而从中取利。不过奈克以为裸恋不过是施虐恋的一种；叫人难堪，叫人惊惶失措，便是一种施虐的行为；这又未免把裸恋看得过于简单，我们不敢赞同。秽亵的暴露与秽亵的言辞[63]，虽若两种不同的裸恋，但也可以在一个裸恋者身上发现。

还有很有趣的一点，值得在此提出的，就是施虐恋中的主动的鞭笞行为（详见下节）和裸恋行为，就象征的意义而言，是大可以相比的。一个鞭笞者拿了一根棍子或鞭子（本身就是阳具的一个象征，并且在有的民族的文字里，鞭棍一类的名词往往也就是阳具的称号）[64]走近一个女子，要在她身上平时隐秘的那部分，鞭出一些像脸部怕羞时所呈现的红晕来，并且要在被鞭的地方观察肌肉的痉挛性的颤动（在性兴奋时，肌肉颤动原是常有的现象），而同时又要使她在情绪上发生和此种红晕与颤动相呼应的反应，即一种又惊又爱的怕羞的反应，至少在执鞭人以为她已有了此种反应，他就算满足了。同样是模拟着性的交合，这鞭笞的行为比暴露色相的行为则要更进一步，一则鞭笞者是得到了对方的同意的，再则他和对方部分赤露的身体可以发生很密切的接触，而在裸恋者则否。两种人的区别是有缘故的，大抵鞭笞者比裸恋者要来得壮健，在别的身心方面，也要比较正常。不过我们应当注意，上文云云只是一个比论，而绝不是把两种现象混为一谈；我们绝不能把裸恋者也当做一种施虐恋者，上文所引奈克和别人的见解，我们已经说明是不敢苟同的，就大多数的裸恋者而论，他们的性冲动的力量是薄弱的；有的甚至已经进入初期的全身麻痹（general paralysis）状态，有的已呈衰老性的癫狂（senile dementia）的症候，有的或因其他原因，神智已日渐衰败，例如慢性酒精中毒。他们性能的薄弱还有一个旁证，就是，他们所选择的对象往往是年幼的女童。

从表面上看，裸恋者的行为似乎不可究诘，但从心理学的立场看，是不难了解的。裸恋者普遍总是一个怕羞而胆小的人，并且有时在发育上还有种种幼稚的品性，他那种暴露的行为实际上是对他自己性格的一个强烈的反动。物恋者和他一样，也往往是一个瑟缩不前的人，因此希尔虚弗尔德坚持一种说法，以为在裸恋中往往有些物恋的成分。他认为一切裸恋的例子的构成，有两个因素是不可少的：一是内在的神经变态的因素；二是外铄的因素，而这往往就是物恋的。因为足以打动裸恋者的性兴趣的事物，绝不会是对象的面部，而最普遍的是对象的腿部；儿童与小学的女生容易成为裸恋者的对象，希氏以为原因也就在于此，童年的装束是往往把腿部露出来的。

裸恋者对于对方所能唤起的反应，大抵不出三种：（一）女子受惊之余，就跑开了；（二）女子发怒而以恶声相向；（三）女子觉得惊喜，觉得有趣，因而微笑或忍俊不禁地笑出声。三种之中，最后一种最能给他满足。

还有一种比较难得遇见的性爱的象征现象似乎也可以和裸恋相提并论，就是向妇女的白色衣服上泼些墨水、酸类的化合物或其他恶浊的东西，因而取得性的满足。冒尔、舒奥诺（Thoinot）、希尔虚弗尔德和其他作家都记载过这种例子。舒奥诺认为这是一种物恋，而白衣服上的污点便是恋物。这说法是不完全对的。依我看来，就大多数的例子而言，那白衣服本身原是一件恋物，不过经玷污以后，好像做上记号一般，更值得留神注目罢了，同时，玷污的行为和泼溅的时候在双方所唤起的强烈的情绪，从物恋者的立场看去，是等于交合的一番模拟；因此，与其说这种现象完全属于物恋，毋宁说是和裸恋更相接近。这现象又可以和另一种行为联系起来，就是履恋者不但觉得鞋子可爱，往往还觉得沾上了泥滓的鞋子更加可爱，无疑是出乎同一心理。布雷东一面爱女人的整洁，一面又特别爱女子的脚，因为他说，脚是身上最不容易维持整洁的部分，以常情论，这两种爱是矛盾的，就方才讨论的性心理而论，两者却是相成而拆不开的。

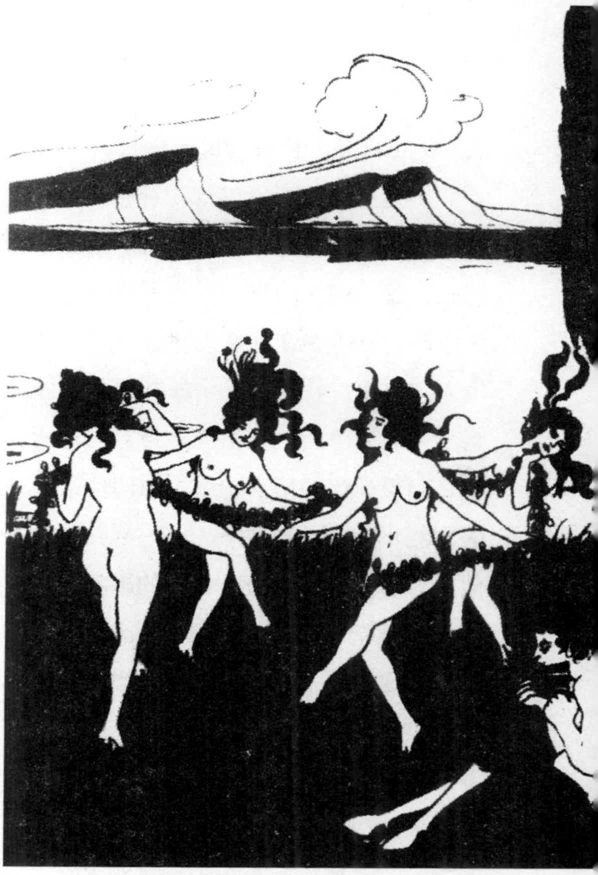

对于主动的鞭笞行为和上文所讨论的各种表现，即如秽亵的言辞、溅污的举动等，加尼埃又特别起过一个名词，叫“施虐性的物恋现象”（sadi-fetishism），他的理由是，这种现象是施虐恋与物恋的混合现象，当事人一方面对某种物品既表示病态的系恋，一方面对它又有一种冲动，多少要加以强暴的作践，结果就成为此种混合的现象。不过从我们所了解的象征现象的立场而言，我以为这名词是用不着的。在这些表现里，我们事实上找不到两种不同的心理状态，更说不到两种的混合。我们眼前有的，只是一些象征现象所共具的一个心理状态，不过此种状态的完整程度与复杂程度各有不同罢了。

把裸恋当做一个象征现象的过程看，中间又牵涉到一个问题，就是我们要知道裸恋者对于对方所表示的情绪上的反应，究属能自觉地注意到什么程度。他想激发对方的情绪，而就大多数的例子而言，并且希望这情绪对对方自身也应该有几分快感，那似乎是可以无疑的。不过因为种种不同的理由，他自己的理解力与辨别力是受了抑制的，或很不活动的，因此，他对于对方因他的举动而发生的印象，以及他的举动所引起的一般的结果，事实上无法加以准确的估计；再或不然，他的举动完全是受一种偏执的冲动的强烈地支配，那就不免情令智昏，更说不上估计的能力了。就许多例子而言，他的理解力与辨别力只够教他自己相信他这番举动对对方是有快感的，在别人和对方尽可以觉得他此种估计过于一厢情愿，但他却绝不这样想；因此，他在裸恋的时候，观众往往是一班下级的婢女之流，表面上尽管捧场，实际上也许全无快感的反应可言。

不过一个裸恋者的欲望往往也并不止于教对象起一些隔靴搔痒似的快感而已；他要的是一些强烈情绪的反应，至于反应者感觉到愉快与否，是无关宏旨的一点。因此，有的裸恋的男子，特别是身体瘦弱、形貌像妇人女子，而精神上却有几分夸大倾向的分子，在裸恋的时候，不免费上很多的心思精力，为的是不鸣则已，一鸣惊人。他也许特别选上一所礼拜堂来做他的用武之地，但人家在做礼拜的时候，他是不去的，因为他最怕群众集合的场所；大约总在晚钟初动时他才去，那时礼拜堂中只剩得少数的信女，三三两两地散布在堂上，跪着默祷。他特意挑上礼拜堂，目的倒绝不在亵渎神明——这一点，就大多数的裸恋者而言，是毫无可疑的，不过他以为为他的举动与所希望的影响设想，礼拜堂的环境确实是最合理想的。有一位常到礼拜堂的裸恋者自己承认说："为了交换一些印象，礼拜堂的环境真是恰到好处。""她们见我之后，到底在想些什么呢？她们见我之后，彼此之间又说些什么话呢？唉，我真想知道！"加尼埃所治疗的例子中，也有一个常到礼拜堂去的裸恋者，他对加氏所说的一番话最足以表示这种心理。他说："你问我为什么喜欢到礼拜堂去么？这我也很难说。不过我知道只有在礼拜堂里，我的举动才会产生最深长的意义。在那里的每一个妇女和寻常不同，她是在极虔敬的态度之中，她的心是虚一以静的，因此，她一定会了解，我在这种场合下有这种举动绝不是开玩笑，绝不是一个村夫俗子不识廉耻的秽亵行为，她也一定知道，我到那里去，目的也绝不在自寻快乐；我的目的要比自寻快乐严重得多！我要看那些小姐太太们，见了我的器官之后，脸上究竟发生一些什么变化。我指望着她们会表示一番极深刻的内心的愉快；我更希望她们会情不自禁地对自己说：'看到这里才知道造化是何等的庄严伟大呀！'"在这里，我们也很清楚地看到一点生殖器官崇拜的遗迹，这种崇拜的情绪在古代是相当发达的，即使在今日，我们有时也可以找到。霍尔和其他作家都说过，男女在青年期内，大都可有这种情绪的表示，不过在寻常生活环境下，是受抑制而不发扬的，最多不过是对自己发育完整的男女身心品性，有一种自豪的心理在神情上的流露罢了。

因为有此种情绪的表示或流露，所以我们可以知道，裸恋的现象，就它最近乎正常的各式表现而论，是青年期内可有的事。伊斯特的研究里，发现150个例子中，多至 57 个，即全数的 1/3 以上，是不满 25 岁的，年岁逐渐增加，裸恋的例子就逐渐减少；而 150 个例子中，半数以上也是尚未结婚的。因为同样的理由，我们也可以了解为什么很大一部分裸恋者（伊氏的 150 例中有 40 例）可以叫做“梦幻家”（“visionaries”）。那就是说，这些例子都能用白日梦的方法来虚拟一些求爱的情境，此种求爱当然是反常的，不过其为求爱则一。但伊斯特也说，他们中也有相当一部分人，其所用的求爱方法不免教人联想到院子里的家畜所用的方法和一部分动物所用的“卖弄”与“做把势”一类的惯技。

因此，我们可以说，裸恋者之所以不恤人言而敢作公开的色相的呈露，是一种类似远祖遗传的或假远祖遗传的表示。我们不能说它是一个真正的远祖遗传的品性在文明生活里突然由潜藏而显露，不过，文明生活所造就的种种较高与较细的情绪，既因上文所说过的各种原因，而至于沉抑不宣，至于瘫痪不动，一个有裸恋倾向的人，在心理的水平上，就不免沦落下去，而与原始的人为伍，而既有这种心理的水平做基础，种种属于原始人的行为冲动也就可以孳生发育了。因此，如果一个人的遗传的神经病态不太深刻，只要有良好的环境，他的裸恋倾向往往可以无形消灭，而正常的行为可以完全恢复。

由此可知裸恋者的行为也无非是把原始时代原有的一种性的表现更推进一步罢了；在其他的性歧变里，也大都有这种情形，这我们在上文已经看到；裸恋也正不是一个例外，所以如果此种行为能不走极端，能接受裁制，偶有流露，亦能有其时地与人事上的限制，则我们还不妨把它看做一种正常的表现，不必过事干涉。[65]要知一个裸恋的人实际上往往只是一个太不修边幅的影恋的人罢了，影恋的人，我们在上文已经看到，原是与人无忤、与世无争的。不过我们也承认，在今日的社会状态下，裸恋的举动，无论它的根底如何深远，来历如何自然，是不能过事宽容的；至少在见他暴露而在精神上受他打击的女子，如果天真烂漫一些，难免不发生神经的与歇斯底里症一类的病态；到此，就不能说与人无忤了。与人有忤的行为，社会法律出而干涉，自然是极应当的。

不过法律对裸恋的人又应如何处置呢？伊斯特说过，今日的法庭有很大一部分总教附属的医事机关对他先有一度心理状态的调查与报告。这种调查与报告当然是一个进步，但我们对于性歧变的见解虽越来越开明，问题的困难却越来越增加。对于裸恋的例子，处罚太轻，则等于无用，处罚太重，则失诸不平，并且一样的无效；除非当事人比较有身家，我们又不能把他送进精神病的机关，让专家悉心治疗。我不妨在此引一段一位做法官的朋友寄给我的信，他是一个以干练著称的人，所说的话应当极有分量；他说："昨天在地方法庭（一年开庭四次）上我审到一件案子，当事人是一个工人，罪名是秽亵的暴露，屡戒不悛。当时的判决是六个月苦工的徒刑。不过这样一个判决似乎有两重困难。第一，据我所知，这样一个人没有什么拘禁的地方可送，也没有地方可以给他一个治疗的机会；第二，即使送到寻常的监狱里去，监狱的医官一定要说，这人在心理上是不够正常的，因此，对他自己的行为不能负责，他做医官的也不便签字证明，我们暂时虽让他在监狱里住下，我们的权力实在达不到他。你试想，他现在是一个三十八岁的年富力强的人，看他那样子是很可以活到六十八岁的，在短短的六个月以后，他还不是在外间自由流浪，而依然可以继续他的犯罪行为么？这人当过兵，成绩很好。别的法官对这件案子同样地表示关心，我看见法官们的意向大都反对把这样一个人送进牢狱，我自然很高兴。但不监禁，就得当场开释。幸而我们已经过了笞刑的法律时代，若在两三年前，根据刑法的条文，这人还是免不了一顿鞭子。"

另一个法官，他同时也是一个医师与精神治疗的专家，在给我的信上说："我在法庭上见过很多这种犯案的例子；他们的情形实在是很悲惨的。有几个我设法当场开释了，但有的只好'依法'惩处。无疑的，大多数例子是需要精神治疗的，他们实际上是精神病的例子，而不是犯案的罪人。也有许多对他们自己的行为表示真挚的痛恶的态度，并且也曾努力设法控制自己。我们一般对于裸恋的见解是太陈旧了，但若要加以改革，大量的社会教育工作是少不得的。"

说到精神治疗，我倒要提议一个方法，并且认为这方法含有几分效力。就是让有裸恋倾向的人加入近来日渐流行的日光浴运动。[66]如果裸恋的人不过是一个比较极度的影恋或顾影自怜的人，有如上文所说，则其所表示的冲动便不一定与社会相忤，在相当条件下，并且很可以受社会的认可。既然如此，则一旦加入日光浴运动以后，他的冲动就可以有一个合法表现的机会，也就等于取得一种新的自我制裁的能力。在日光浴的场合里，不论男女都是赤身裸体的，教裸恋者加入其间，其他在场的可不以为怪，而在裸恋者则可以充分满足他的影恋的倾向；只需他不超越相当的限度，此种男女杂遝的生活只有减轻他的病态之功，而无变本加厉之患。在这种场合里，他也自然会知道，如果他不自制裁而至越出轨范以外，则结果一定是遭受大众的摈斥，而裸恋的权利将从此无法享受。约言之，他有不得不自我制裁的苦心与必要，一样一个冲动，到此境地就有了一个健全的社会化的出路，否则便不免越来越孤僻、越奇怪、越为人所不齿。

此外，我们对一个有裸恋倾向的人，如果他还没有受到过警察的注意，第一件应当加以劝导的是，叫他无论如何不要单独出门。希尔虚弗尔德也承认这劝告是很重要的，因为他说，裸恋者对自己的冲动也自知警戒，所以对这样一个劝告是很肯接受的。不幸而被捉将官里去，则法官对于第一次过犯的最合理与最合人道的办法是把他放了，同时却警告他，释放他是有条件的，就是要他立刻去请医师检视。在许多较大的都市里，目前已有一种特殊的诊疗所；法官、警厅的医师以及社会工作者可以很容易地把当事人介绍前去；此种诊疗所所收的费用也不贵。我以为这种诊疗机关应当更多地有人利用。在第二次过犯以后，一个裸恋者就该被拘留起来，至少以一月为限，但拘留的目的应当也是在检查与治疗，而不在惩罚，而拘留的处所也绝不是牢狱，而是近乎住家性质的疗养院。这种处置的方法是和沃瑞尔的意见相呼应的，沃氏认为裸恋者并没有什么危险性，并且（除了同时患低能的分子）只应短期的受疗养院的拘留，使专家有诊断与治疗的机会，便足够了。

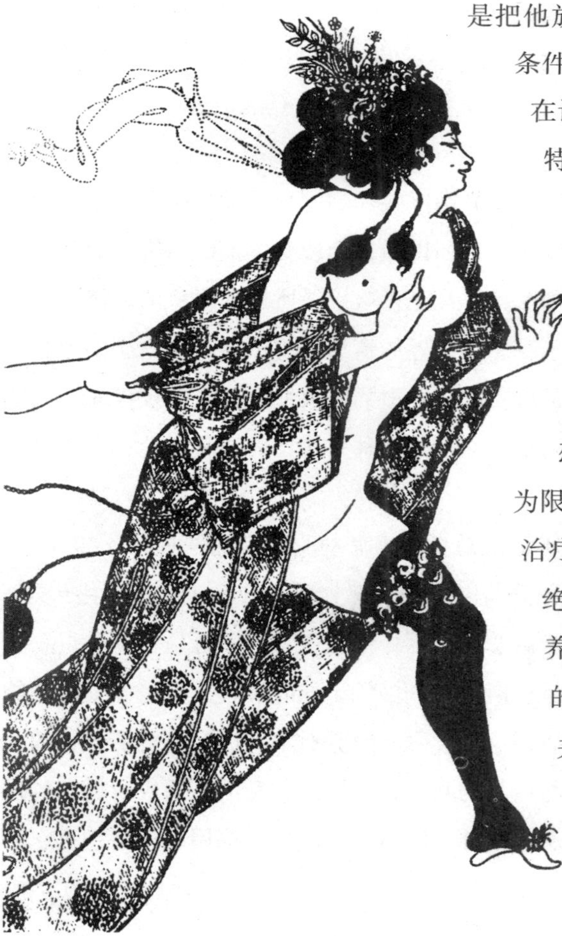

第八节　虐恋（施虐恋与受虐恋）[67]

“虐恋”（algolagnia）是一个方便的名词〔是施伦克-诺津（Schrenck-Notzing）所拟的〕[68]，用以指另一类很重要的性的歧变或象征现象，这就是性兴奋和痛楚联系后所发生的种种表现，单说虐恋，是不分主动与被动的。主动的虐恋，普遍另外叫“施虐恋”，西方叫“沙德现象”（sadism）；从前法国有一个侯爵，叫做沙德（Marquis de Sade，1740—1814），在他的实际生活里，既稍稍表示过这种性的歧变，而在他的作品里，更充满着这种歧变的描写，“沙德现象”的名词就滥觞于此了。被动的虐恋叫做“受虐恋”，西方叫“马索克现象”（masochism）。十八世纪时，奥国有一个小说家，叫萨歇尔-马索克（Sacher-Masoch，1836—1895），他自己是一个受虐恋者，而在他的作品里，他又屡屡叙述到这种性的歧恋。施虐恋的定义，普遍是这样的：凡是喜欢向所爱的对象加以精神上或身体上的虐待或痛楚的性的情绪，都可以叫施虐恋。受虐恋则反是：凡是喜欢接受所爱的对象的虐待，而身体上自甘于被钳制、与精神上自甘于受屈辱的性的情绪，都可以叫受虐恋。虐恋的行为，无论是施的或受的，也无论是真实的、模拟的、象征的以至于仅仅属于想象的，在发展成熟之后，也可以成为满足性冲动的一种方法，而充其极，也可以不用性的交合而获取解欲的效用。

虐恋的名词用处很大，因为它不但能总括施虐恋与受虐恋的两种相反的倾向，同时它也能兼收并蓄不能归在这两种倾向以内的一部分现象。例如克拉夫特-埃平和冒尔都不肯承认教人鞭笞是一种受虐恋的表示，他们认为这不过是要多取得一些身体上的刺激与兴奋罢了，这也许是；但对于许多例子，此种行为确乎是受虐恋的表现，而向人鞭笞确乎是施虐恋的表现。不管两氏究竟对不对，也不管受鞭笞的是自己还是对象，这其间都有性情绪与痛楚的联系，是确定无疑的；两氏所提出的现象纵不称其为受虐恋，至少总是虐恋的一种。所以说，虐恋一词用起来特别有它的方便。

从严格的定义的立场而言，这种施虐恋与受虐恋的合并的说法也有它的不方便处，但从心理学的立场看，这种归并以至于混合是合理的。据弗洛伊德的见解，受虐恋就是转向自身的施虐恋，而我们也以可依样地说，施虐恋就是转向别人的受虐恋。[69]信如这种说法，则把两种倾向归纳在一个总名词下就特别见得有理由了。从医学的观点看，这两种倾向固有其分别存在的理由，不过两者之间事实上并没有很清楚的界限；我们在一个纯粹的受虐恋者的身上虽不容易找到一些施虐恋的成分，但在施虐恋者的身上却往往可以找到一些受虐恋的成分。即就沙德侯爵自己而论，他也并不是一个纯粹的施虐恋者，在他的作品里我们很清楚地发现不少受虐恋的成分。所以说，虐恋中主动与被动的成分是可以有很密切的联系的，说不定两种成分其实是一种，也未可知。有一个大体上是施虐恋的人，在他的心目中，鞭子是一件富有刺激性的恋物，他写道："我的反应是偏向于鞭笞行为的主动的一方面的，但对于被动的一方面，我也养成了少许的兴趣，但此种兴趣之所以能成立，是靠着在意识与潜意识之间的一番心理上的扭转功夫或移花接木的功夫，结果是，鞭子虽由别人加在我的身上，我的潜意识的想象却以为是我自己操着鞭子在挞伐别人。"还有一点也是有注意的价值的，就是，一方面有的受虐恋者在一般的性情上虽见得很刚强，很壮健；在另一方面，施虐恋者的人格却往往是很畏缩、懦弱而富有柔性的表现。例如拉卡萨涅研究过的里德尔（Riedel）一例。[70]里德尔是一个施虐恋的青年，曾经杀死过另一个青年；他从四岁起，见到血或想到血就感到性的兴奋，并且在游戏的时候，喜欢模拟残杀的情景，他的体格上始终表现着

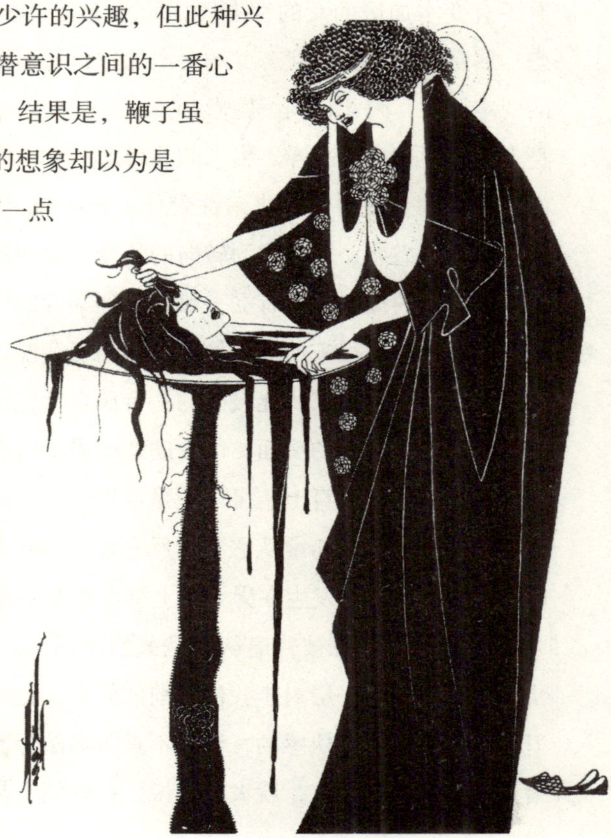

幼稚的品性，很瘦小、胆怯，见了人很羞涩（假如有人在旁，他就不敢溲溺），富有宗教的热诚，痛恨猥亵和不道德的行为，面貌和表情像一个小孩，看上去很不讨厌。不过，这只是一方面；在另一方面，对于流血的景象和足以造成此种景象的残杀的举动，却又十分爱好，成为一种无可约束的偏执的行为倾向（此人最后终于入疯人院）。这种倾向的见诸行事，对人固然有绝大的损害，对他却是一度最畅快的情绪的宣泄。马利（A. Marie）研究过一个法国青年，情形也正复相似。这人也是很胆小，容易脸红，见小孩都要低头，不敢正视，至于勾搭妇女或在有旁人的场合里溲溺，更谈不到了（此人后来也以疯人院为归宿）。

施虐恋和受虐恋的界说，因为有种种困难，不容易确定，已略见上文。希尔虚弗尔德有鉴及此，特别提出了一个新的概念与名词，叫做“转向现象”（metatropism）。所谓转向，指的是性态度的男女易位，并且是变本加厉的易位，即男子有变本加厉的女的性态度，而女子有变本加厉的男的性态度。男子而有施虐恋，那是男子应有的性态度的变本加厉，女子而有受虐恋，那是女子应有的性态度的变本加厉，因此，同一施虐恋，或同一受虐恋，发生在男子身上的和发生在女子身上的，便完全不一样。男子的施虐恋和女子的受虐恋，由希氏看来，不过是正常的性冲动的过度发展而进入性爱狂（erotomanic）的境界罢了，但若男子有受虐恋或女子有施虐恋，那就成为转向的歧变，而和正常的状态完全相反了。不过希氏这个转向现象的概念并没有受一般性心理学者的公认。这样一个概念不但不能减少问题的困难，反而很笨拙地增加了问题的复杂性；因为它所根据的所谓正常的性冲动的看法，就不是大家所能接受的；希氏自己也承认，施虐恋的男子，在一般性情上的表示往往是刚劲的反面，而受虐恋的男子所表现的往往是温柔的反面，把转向的概念适用到这种人身上，可以说是牵强已极。因此，我认为最方便的办法，还是采用虐恋的总名词，而承认它有相反而往往相联系的两种表现，一是施虐恋，一是受虐恋，而不问它们发生在男子身上抑或在女子身上。

痛苦与快乐总被普遍认为是截然两回事，但我们的生活里，也常有以痛苦为快乐的经验。这一层对于我们目前的问题，也增加了不少的困难。不过在虐恋现象里，我们所认为有快感的，倒并不是苦痛的经验的本身，而是此种经验所唤起的情绪。有虐恋倾向的人，就大多数说，在性能上是比较薄弱的，他的情形和性能旺盛的人恰好相反。因此，一样需要刺激来激发性的活动，他的刺激一定要比寻常的来得强烈，才有效力。强烈的知觉，强烈的情绪，在常人看来是和性生活绝不相干而出乎意料之外的，例如忧虑、悲痛之类，在他却可以成为性的刺激，明知这些刺激的本身是痛苦的，但凭借它们，他却可以取得性的快感。居莱尔（Cullerre）在这方面曾经搜集到不少的例子，男女都有，大多数都表示着神经衰竭的症候，其中大部分也是很守道德的人，他们全都经不起严重的忧虑的事件或强烈的可怖的情景，有时并且是属于宗教性质的事件或情景；假如一度遇到，结果不是色情自动亢进，便需手淫一次，以促成亢进。[71]居氏的例子原和虐恋无关，但我们看了这些例子，可以知道因痛苦而觅取快感是一个基本的事实，是可以有很远大的含义的；不过在有虐恋倾向的人，却自觉地或不自觉地把这些含义抓住了，利用了，来补充他的性能的不足。

我们也不要忘记，轻微一些的痛苦的经验（和有相连关系的惊骇、忧虑、憎恶、贱视等情绪可以并论），无论在别人身上见到，或在自己身上觉到，对于许多人，尤其是神经脆弱的人，虽不足以激发真正的性的感觉，至少是可以引起一些快感的。[72]对痛苦的自然反应是一种情绪上的悲感（假若发生在本人），或同情的悲感（假若在别人身上发生）；痛苦若在自己身上，一个人自然觉得难过，若在别人身上，他也觉得难过，不过难过得轻一些，至于轻到什么程度，便要看他和这人感情关系的深浅了。但同时一些快感与满意的成分也是可以有的。罗马的诗人与作家卢克莱修（Lucretius）有过一段话（见其诗文集中第二篇）最足以表示这一番心理；安安稳稳站在岸上的人，对于在水中挣扎而行将灭顶的人，是有一种特别的感觉的。卢氏说："从岸上目击一个不幸的水手在波涛中和死神搏斗，是有甜蜜的趣味的，这倒不是我们对别人幸灾乐祸，乃是因为自己超脱于灾祸之外，不免觉得庆幸。"[73]近代报纸在报摊前面总摆一张招贴，上面用大字写着本日要闻的题目，这些题目里最普通的形容词是"惊、奇、骇、怪"等字，大都含有痛苦的成分在内，但宣传的力量，不但不因此种成分而减少，反因而增加，可见正自有其引人入胜的力量在了。有一派的戏曲是专以恐怖的情景擅长的，而许多上流作家所写的传诵一时的小说里，喜欢把悲痛的场合弄成发噱，可怜的人物弄成可笑。由此可见少许可以说不关性现象的施虐恋与受虐恋〔德国人也把它叫做"幸灾乐祸"

(Schadenfreude)〕的成分是在一般的人口中散布得相当广的。

根据上文的种种考虑，我们可以了解为什么施虐恋者的行为动机不一定是在虐待别人了。他所要求的，与其说是别人的痛楚，毋宁说是此种痛楚在自己与别人身上所激发的情绪。上文所已征引过的一个主动的虐恋的例子所说的另一番话很可证明这一点；这人智能相当高，很有读书人的气息，他的施虐恋也不算太厉害；他说："最引人入胜的不是别的，是鞭笞的动作本身。我绝对不愿意叫人家受罪。她一定很感觉到痛，那是不错的，不过这无非是要表示我下鞭之际富有强劲的力量罢了。只是叫人家发生痛苦，在我是不感觉快乐的；实际上我很厌恶此种幸灾乐祸的行为。除了我这部分的性变态而外，我对于一切虐待别人的行为，是深恶痛绝的。对于动物，我生平只开过一次杀戒，并且至今引以为憾。"[74]

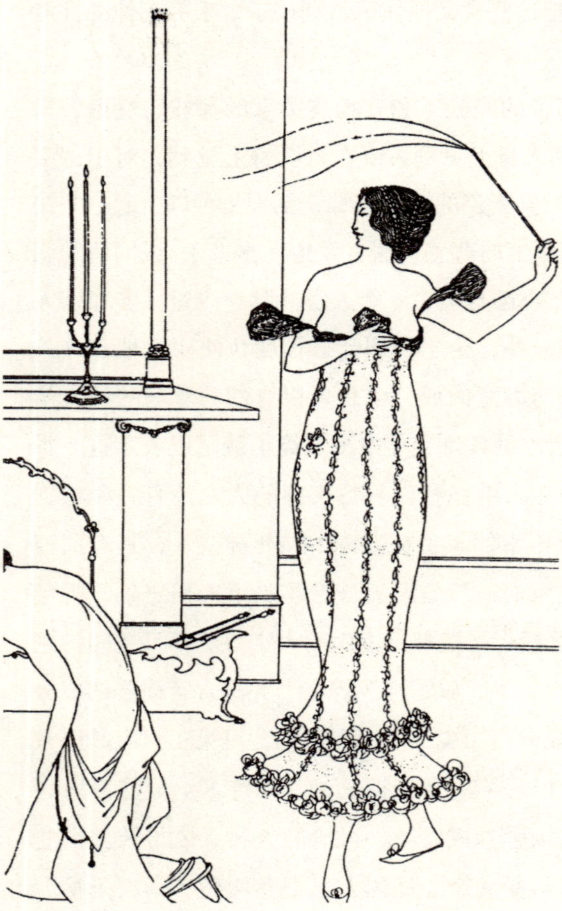

在讨论虐恋的时候，我们的注意很容易集中到痛苦的一层上去，那是因为我们没有把一切牵连到的心理现象充分地考虑到。一个比喻也许可以帮我们的忙。我们不妨假定一件乐器是有知觉的，而乐人在吹弹拨弄时是可以叫乐器感到痛苦的；我们希望富有科学精神而喜欢分析的人终于会了解，音乐的快感就是以痛苦加于乐器的快感，而音乐对于情绪所产生的影响即从所加于乐器的痛苦中来。这比喻我想是合理的；乐人原不想叫乐器感受痛苦，但为获取音乐的快感计，他不能不吹弹拨弄，并且很使劲地吹弹拨弄。施虐恋者的情形也正复如此。

在虐恋的范围以内，我们可以发现性变态的一部分最狂妄的表现。施虐恋的倾向，充其极，可以做出种种对于人性最悖谬的行为来；而受虐恋的倾向，充其极，可以叫人性感受到种种最意想不到的屈辱。因为有这种种极端的表现，我们就更需记住，施虐恋和受虐恋本来都是建筑在正常的人类冲动上面的；千里之谬的极端当然不是凭空而来，至于毫厘之失的轻微的虐恋，那还是严格的在生物变异范围以内，而不足为怪的。

虐恋的基础里自有其一部分正常的心理事实，不过这事实也是多方面而相当复杂的。有两个成分我们应当特别注意。（一）痛苦的经验，无论是加于人的或身受的，原是求爱过程的一个副产品，在人类以下的动物如此，在人类也还是如此；（二）痛苦的经验，特别是对于先天或后天神经衰弱的人，好比一副兴奋剂，有一种提神的力量；无论是身受的痛苦或加诸人的痛苦，对于性的神经中枢都有很大的刺激的功效。我们明白这两点以后，虐恋现象的方式虽多，我们对它的大体上的机构，就比较易于了解，而我们对虐恋的心理学，也就有了一条线索了。一个人的性冲动所以要走上虐恋的路，姑且不问其方式如何，大抵不出两个解释：（一）虐恋的倾向原是原始时代所有的求爱过程的一部分，到了后世此种倾向忽作一些回光返照的表现（有时这表现也许是有远祖遗传的根据的）；（二）一个衰弱与萎缩的人，想借此取得一些壮阳或媚药似的效用，以求达到解欲的目的。

一位前辈的英国作家与哲学家勃尔登（Robert Burton）很早就说过一句话：“一切恋爱是一种奴隶的现象。”恋爱者就是他的爱人的仆役：他必须准备着应付种种困难，遭遇种种危险，完成种种难堪的任务，为的是要侍候她而取得她的欢心。在浪漫的诗歌里，我们到处可以找到这方面的证据。我们的历史越是追溯得远，一直到未开化的民族里，一直到原始的生活状态里，就大体说，这种爱人的颐指气使，恋爱者在求爱时的诸般屈辱和诸般磨难，就越见得分明。在人类以下的动物中，情形也正复相似，不过更进一步要见得粗犷，雄的动物要把雌的占有，事先必须用尽平生之力，往往于筋疲力尽之余，还是一个失败，眼看雌的被别的雄的占去，而自己只落得遍体伤痕，一身血渍。总之，在求爱的过程里，创痛的身受与加创痛于人是一个连带以至于绝对少不得的要素。在女的与雌的方面，又何尝不如此？对异性的创痛表示同情，本身也就是一种创痛；至于在求爱之际，忍受到异性的报复性的虐待，更是一种创痛。即或不然，在求爱之际，她始终能役使异性，对两雄因她而发生的剧烈竞争，她始终能作壁上观，同时踌躇满志，一旦她被战胜者占有之后，还不是要受制于她的配偶而忍受她一部分罪有应得的创痛？在这之后，从性的功能进入生育功能的时候还要受制于她的子女，创痛的经验岂不是更要推进一步？有时，就在求爱的阶段里，雌的也往往不免受到痛苦，有的鸟类到了这时候，雄的会进入一种狂躁的状态，雌鸟中比较更甘心于雌伏的自更不免于吃亏：例如鹞类的雄的是一个很粗暴的求爱者，不过据说只要雌的表示顺从，他也未尝不转而作温柔与体贴地表示。又求爱或交合时，公的会咬住母的颈项或其他部分；（英文中叫做love-bite，可直译为情咬）[75]；这是人和其他动物所共有一种施虐的表示；马、驴等等的动物，在交配时都有这种行为。

以痛苦加入未尝不是恋爱的一个表示，是古今中外很普遍的一个观念。希腊讽刺作家卢奇安（Lucian）在《娼妓的对话》里教一个女人说：“若一个男子对他的情人没有拳足交加过，没有抓断过头发，撕破过衣服，这人还没有真正经验到什么是恋爱。”西班牙名小说家塞万提斯（Cervantes）在他的《鉴戒小说集》的一种《林高奈特与戈尔达迪略》（*Rinconete and Cortadillo*）里，也描写到这一层。法国精神病学者雅内（Janet）所治疗的一个女子说：“我的丈夫不懂得怎样叫我稍微受一点罪。”不能叫女子受一点罪的男子是得不到她的爱的。[76]反过来，英国戏曲家康格里夫（Congreve）的作品《如此世道》（*Way of the World*）一书里，有一个女角叫密勒孟特的说：“一个人的残忍就是一个人的威权。”

上文说虐恋的种种表现是正常的求爱表现的一个迹近远祖遗传的畸形发展，但事实上并不止于此。这种表现，尤其是在体质瘦弱的人，是一个力争上游的表示，想借此来补救性冲动的不足的。求爱过程中种种附带的情绪，例如愤怒与恐惧，本身原足以为性活动添加兴奋。因此，假如性冲动的力量不够，一个人未尝不可故意去激发此类情绪来挽回颓势。而最方便的一法是利用痛苦的感觉：如果这痛苦是加诸人的，那表现就是施虐恋；若反施诸己，那就是受虐恋；若痛苦在第三者的身上，而本人不过从旁目睹，那就是介乎两者之间的一个状态，所侧重的或许是施虐恋一面，或许是受虐恋一面，那就得看从旁目睹的虐恋者的同情的趋向了。从这观点看，施虐恋者和受虐恋者本是一丘之貉，他们同样利用痛苦的感觉，来就原始的情绪的库藏里，抽取它的积蓄；情绪好比水，库藏好比蓄水池，痛苦的感觉好比抽水机。

我们把虐恋之所以为歧变的生物与心理基础弄清楚之后，我们就明白它和虐待行为的联系毕竟是偶然而不是必然的了。施虐恋者并不是根本想虐使他的对象，无论在事实上他是如何残暴，对象所受的痛苦是如何深刻，那是另一回事。施虐恋者所渴望的，无非是要把他那摇摇欲坠的情绪扶植起来，而要达到这个目的，在许多例子里，不能不假手于激发对象情绪的一法，而最容易的一条路是叫她受罪。[77]即在正常的恋爱场合里，男子对所爱的女子，往往不惜叫她吃些痛苦，受些磨折，而同时一往情深，他又满心希望她可以甘心忍受甚至于也感到愉快。施虐恋者不过是比此更进一步罢了。有一个记载着的例子，他喜欢在对象身上戳针，而同时却要她始终赔着笑脸；这显而易见是他并不想教她挨痛，要是可能的话，他实在也很愿意叫她得到一些快感；固然，就事实而论，只要她表面上装着笑脸或有其他强为欢笑的表示，他也就不问了。即在最极端的例子里，即施虐到一个杀人的程度，施虐恋的本心也绝不在杀伤，而在见血，因血的刺激而获取更高度的情绪的兴奋，而血的刺激力特别大，也几乎是古今中外所普遍公认的；勒普曼（Leppmann）有过一个很精到的观察，他说，在施虐恋的刑事案子里，比较普通的创伤，总在可以流大量血液的部分发现，例如颈部或腹部。[78]

同样，受虐恋的本心也不在挨痛或受罪。程度轻些的被动的虐恋，照克拉夫特-埃平和冒尔等作家的看法，原不过是正常性态一个比较高度的发展，而可以另外叫做“性的屈服”（sexual subjection，德文叫 Hoerigheit），因此，严重的痛楚，无论在身体方面或精神方面，是不一定有的；在这种人所默然忍受的无非是对方一些强力压制和任情拨弄罢了。在性的屈服与受虐恋之间，是没有清楚的界线的，受虐恋者，和性的屈服者一样，在接受对方种种作践的时候，同样感觉到愉快，而在受虐恋者，甚至是极度的愉快；所不同的是对于性的屈服者，正常的交合的冲动始终存在，而对于受虐恋者则受罪与挨痛的经验会变做性交的代用品，充其极，可以根本无须性交。受虐恋者所身受的作践，是种类极多的，其间性质也不一样，有的是很实在的，有的是模拟的，例如：全身受捆绑、手足加镣铐、体躯遭践踏、因颈部被扣或被缢而至于局部的窒息、种种常人和对方所视为极不屑的贱役、极下流的臭骂等。在受虐恋者看来，这些都可以成为交合的代用品，其价值和交合完全相等，而虐待的看法，以至于痛苦的看法，是谈不到的。我们懂得这一层，就可以知道，若干心理学家（甚至于弗洛伊德）在这方面所殚心竭虑创制的许多理论是完全用不着的。

受虐的种种表现，因本身性质所限，显然没有很大的社会意义，而对社会生活也不会发生很大的危害。唯其危险性小，所以受虐恋的历史虽极悠久，虽在文化史里随时可以发现，而把它当做一种确切的性变态，却是很晚近的事；克拉夫特-埃平在他的《性的精神病态学》里，最初把它的特点原原本本地铺叙出来，从那时起，它的歧变的地位才算完全确定。施虐恋便不然了；在生物学与心理学上，它和受虐恋虽有极密切的联系，在社会学和法医学上，它的意义却很不一样。施虐恋的各种程度亦大有不齐，其中最轻微的，例如上文所提的“情咬”之类，当然是无关宏旨，但程度最严重的若干方式往往可以演成极危险的反社会的惨剧，轻者可以伤人，重者可以杀人，例如上文已经提到过的“剖腹者杰克”（Jack the Ripper）便是最骇人听闻的一件淫杀刑事案了。这一类造成刑事案的施虐恋的例子并不算太少，虽不都到杀人的地步，但伤人则时有所闻（对于这一类的例子，拉卡萨涅有过一番特别的研究）。（同注[70]）还有一类例子则牵涉到学校教师、家庭主妇和其他对儿童婢妾可以作威作福的人，这些人种种惨无人道的虐待行为也大都出乎施虐恋的动机。[79]

施虐恋和受虐恋是男女都可以表现的歧变，受虐恋则男子表现得独多[80]，这是有原因的。一则也许因为相当程度的所谓性的屈服或受虐恋的初步表现，可以说是女性的正常的一部分，不能算作歧变；再则（冒尔曾经指出过）在女子方面根本无此需要，因为女子的性活动本来是比较被动的与顺受的，受虐恋一类所以加强性能的刺激或代用品就没有多大用处了。

上文已经说过，施虐恋与受虐恋只是虐恋的一部分，并不足以概括虐恋的所有的种种表现。从大处看，虐恋是性爱的象征现象的一大支派，凡属和痛苦、愤怒、恐怖、忧虑、惊骇、束缚、委屈、羞辱等相关的心理状态发生联系的性的快感，无论是主动的或被动的，真实的或模拟的，乃至想象的，都可以归纳在这支派之下，因为这种种心理状态全都要向上文所说的原始的情绪的大蓄水池掬取，以补充性冲动的挹注。鞭笞的行为就是一例，此种行为，无论是身受的或加诸人的，目击的或想象的，在先天有变态倾向的人，可以从极幼小的年龄起，就成为性活动的一种兴奋剂。在大多数例子里，这种行为牵动到身心两方面的许多品性，因而另成一派关系很重要和范围很广泛的虐恋现象。[81]另有一些例子，只要目击一种可以惊心动魄的景象或事件，例如一次地震，一场斗牛，甚至于一个至亲好友的丧葬，便会发生性爱的反应，而此种反应显而易见是和施虐恋或受虐恋的倾向很不相干的。

所以从大处看，虐恋的领域实在是很广的。而在这领域和他种歧变的领域接界的地方，还有一些似虐恋而非虐恋的现象，例如有一部分应当认为是物恋的例子也多少会有虐恋的意味。加尼埃想把这些例子另外归纳成一派，而称之为“施虐性的物恋现象”；不过他所举的一个例子并不能坐实他的主张，因为那是比较很清楚的一个足恋的例子。亚伯拉罕（Abraham）一面承认上文已讨论过的虐恋者的性能的衰退，但又以为这种衰退并不是原发的现象，而是一个强烈的性能受了抑制或变成瘫痪的结果。他也引到弗洛伊德的一个提议，认为臭恋（见上文本章第一节）和粪恋有时也是产生足恋的一些因素，不过嗅觉的快感，因审美的关系，后来退居背景，而剩下的只是视觉的快感了。亚氏这种看法，也似乎认为在臭恋与粪恋以及足恋的发展里，多少也有些虐恋的成分。

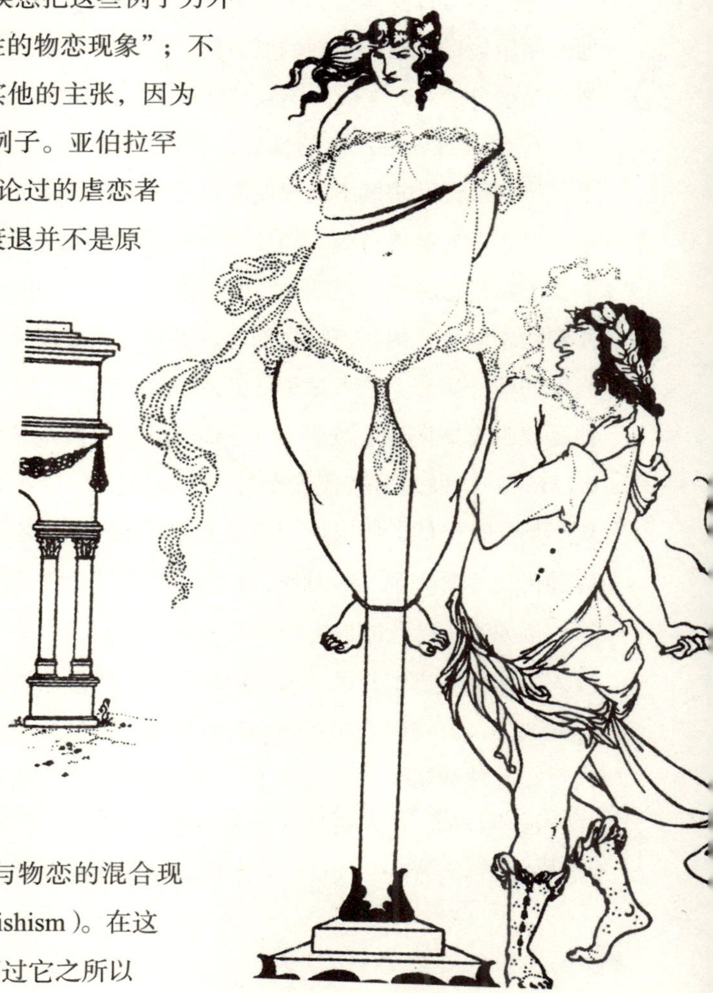

还有一种不大遇见的虐恋与物恋的混合现象叫做紧身褡的物恋（corset-fetishism）。在这现象里，紧身褡是一种恋物，不过它之所以

成为恋物的缘故，是因为它可以供给压力和束缚的感觉。亚伯拉罕很详细地分析过一个复杂的例子：他是一个二十二岁的大学男生，他的性歧变的表现是多方面的，其间有足恋、紧身褡恋、对一切束缚与压迫的力量的爱好，又有臭恋即对于体臭的爱好，而臭恋一端亚氏认为是原发的表现，是从他和他母亲的关系里看出来的。他又表现出谷道和尿道恋。像上文在足恋的讨论里所引到的女子一样，在幼年时，他就喜欢屈膝而坐，叫脚跟紧紧扣在谷道的口上。此外，他又有哀鸿现象（eonism）的倾向，即男身女扮或女身男扮的现象（详见下文第五章第三节），他愿做一个女子，为的是可以穿紧身褡和不舒服而硬得发亮的高跟鞋子。从春机发陈的年龄起，他开始用他母亲已经用旧的紧身褡，把腰身紧紧地捆束起来。他这种种物恋的发展似乎是很自然的，亚氏找不到有什么突然发生的外铄的事件来解释它们。

尸恋或对异性尸体的性爱，是往往归纳在施虐恋以内的另一现象。尸恋的例子，严格地说，是既不施虐而亦不受虐的，实际上和施虐恋与受虐恋都不相干；不过，尸恋者的性兴奋既需仰仗和尸体发生接触后所引起的一番惊骇的情绪作用，我们倒不妨把这种例子概括在广义的虐恋之下，有时因情形小有不同，似乎更应当归并到物恋现象之内。不过我们若就医学方面加以检查，可以发现这种例子大都患着高度的精神病态，或者是很低能的；他们的智力往往很薄弱，感觉很迟钝，并且往往是嗅觉有缺陷的。埃普拉（Epaulard）[82]所记载的“穆伊城的吸血鬼”（vampire du Muy）[83]便是富有代表性的一个例子。[84]这些病态或低能的男子原是寻常女子所不屑于接受的，所以他们不得不乞灵于尸体，实际上无异是一种手淫，至少也可以和兽交等量齐观。有时候，尸恋者对尸体不但有交合的行为，且从而加以割裂支解，例如流传已久的贝特朗（Sergeant Bertrand）军曹的一例；这种比较稀有的现象有人也叫做施虐的尸恋（necro-sadism）。严格地说，这其间当然也没有真正的施虐恋的成分；贝特朗最初常做虐待女人的白日梦，后来在想象里总把女人当做行尸走肉；在此种情绪生活的发展里，施虐恋的成分也就附带出现，而其动机始终是不在伤残他的对象，而在自己身上唤起强烈的情绪；任何割裂支解的行为也无非是想增加情绪的兴奋而已。这种例子不用说是极度的变态的。[85]

第九节　性的衰老

女子到经绝的年龄[86]，在性欲方面往往有一个显著的突然爆发的倾向，好比垂尽的火烬发出一些余烈一般，有时很容易成为一种病态的现象。

在男子方面也有这种倾向。老景将来未来的时候性的冲动也可以突然变得很急迫。这可以说是一种本能的反应，而其表现，不论在方式上正常与否，也容易越出情理的范围以外。而这种倾向初不限于青年时期在性爱方面特别活动的人；即在青年时期，因严格的宗教与道德的训练而守身如玉的人，到了这个年龄，也会突然变节起来，好像是潜意识里觉得以前吃了亏，到此日逼崦嵫，不得不力图挽救似的；因为有这种变节的情形，这种人的表现有时比第一种人更要见得显著。[87]许多女子的经验告诉我们，她们在早年所遭遇到的性的侵犯——最无忌惮而也往往是最成功的侵犯，并不是从年龄相仿的青年男子方面来，因为这种年龄的男子对于女子的态度总是比较客气，甚至于比较恭敬，这种冒大不韪的行动是比较不可能的；而是从老成持重的已婚男子方面来，准以这种男子平时的操守与身份地位，这种不虞的侵犯更是很不可能的，然而居然发生了。

上面所说女子早年的经验往往是很早，甚至还在童年的时候。据勒普曼很久以前就有过的一个判断，在性心理现象的范围内，除了性的衰老一层而外，更没有其他的先天的变态，可以叫一个男子有这种专以女童作对象的性的侵犯行为。在很特殊的情形下，一种久经抑制的潜意识的冲动可以叫一个男子对未成熟的女子打主意，但这是极难得的。大抵在衰老的年龄到达以前，有此种侵犯行动的人，最大多数是一些低能的分子。

我们一面承认上了年纪的男子有这种性欲突然发作的倾向，同时我们还得承认与年龄俱来的另一种变迁，就是在性情上变得相当自私和同情心转趋薄弱[88]；这也未始不是促成性欲方面不能自制的一个辅助的原因。这种性情上的转变，从别的方面看，也未尝没有它的好处，因为风烛之年，经不起强烈的情绪作用，借此在生活上得些收敛，自有一种自卫的功用存乎其间。但它的危险性也正复不少，若在性欲方面发现，那就不免助纣为虐，最可以酿成恶劣的结果。

一样是性欲的爆发，假若它的对象是尚未成年的女性，以至于尚在童年的女性，无论在行动上猥亵到什么程度，此种危险性之大，更是不言而喻。老年的人对年轻的人，平时原有一种感情上的爱好，此种爱好也多少有些性的色彩，但这是不能说不正常的；反过来，年轻人对异性的成年人也可以有这种表示，也是不足为怪的。但在老年的男子对青年的女子，这种表示却可以走上反常的路；而因为性能日趋衰弱的关系，他只需有些浮面上的性的接触，也往往可以满足。[89]他的年纪越老，他就越容易满足，而在寻求满足的时候，他越是不知顾忌，不识廉耻。因此，据勃罗亚德尔（Brouardel）多年前已有过的观察，做此种侵犯行为的年龄越递加，被侵犯的人的年龄便越递减，而递加递减的倾向是很整齐的。当然，不是一切老年人都有这种行为，只要身体相当健康，神志相当完整，这种行为的冲动，即使发生，也是很容易克制的[90]，即或在行为上稍作爱好的表示，而此种表示又多少带一些性的意味，也不能算作一种病态的现象。但若身体神志都不很健全，在生理方面既发生种种内在的刺激，例如前列腺的扩大，在心理方面又因神经中枢的衰弱而精神上控制的力量趋于薄弱，则藩篱尽撤，一种荡检逾闲而损人不利己的危险行为便在所难免了。[91]有的老年人，在理智方面虽还没有解体，而在情绪与行

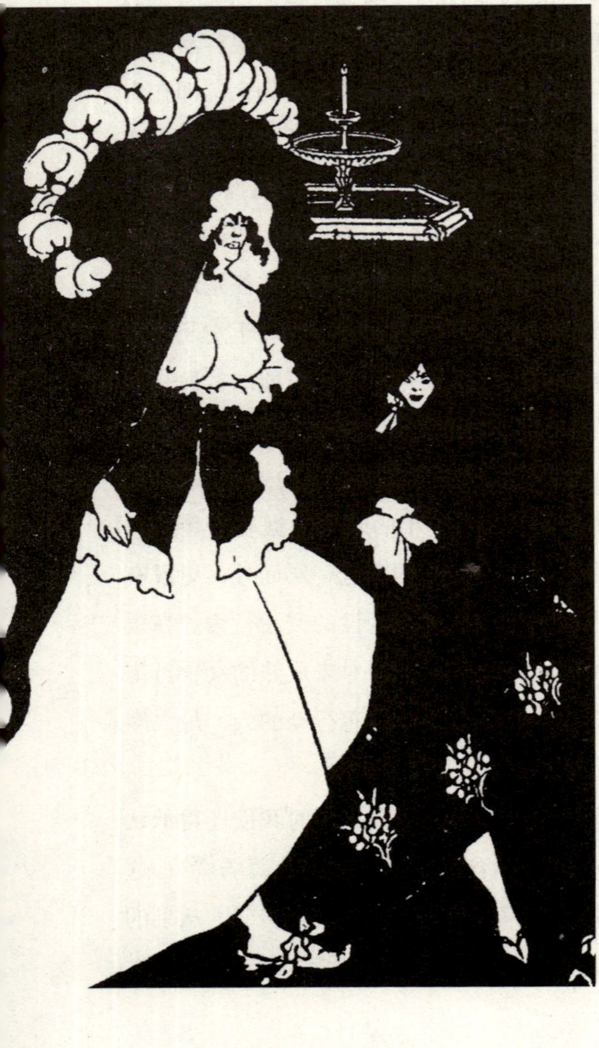

为方面日趋堕落，渐呈所谓老年癫狂（senile dementia）的症候，就是这种情形了。[92]

以前有的专家（例如克拉夫特-埃平和勒普曼）以为神志健全的老年人对女童也可以有性的侵犯行为；那得另外寻求解释，就是这种人对正常的性生活已因餍足而感觉到厌倦，不得不别寻新鲜的途径。不过这种观察怕是不准确的。希尔虚弗尔德的性心理学的阅历不能说不广，他却说就他所遇到的此种犯奸的人而论，实在没有一个是神志健全的。无论如何，我们如果遇到这种例子，我们总得先有一番细密的精神病学的诊察，然后再下断语。[93]

第十节　社会对于性歧变的态度

法国作家古尔蒙在他的《恋爱的物理》（*Physique de l'Amour*）里说过一句话："恋爱的病理学是一个地狱，这地狱之门是永远开不得的。"这样一句危言耸听的话是只有让古尔蒙一类的恋爱的哲学家说的；不过他毕竟是一个哲学家，在他的本行里无论他如何值得我们钦佩，但说起科学的训练，他是没有的，因此，他这句话居然有产科专家范·德·弗尔德一类的人加以赞许，是很可以诧异的。亚里士多德说过，行文措辞，能善用隐喻是一件难能可贵的事，但地狱之门在这里是一个错误的隐喻。应知我们目前所处的并不是一个表演剧本的场合，专演但丁所作《神圣的喜剧》一类的作品[94]，而是生物科学的领域；在这个领域里所谓的生理状态是不断地在转入病理状态，生理与病理之间，找不到一丝接缝的痕迹，接缝既没有，试问那里还有什么门，试问地狱之门又从何开起。病理的成分在生理中原就可以找到，而病理的作用也始终遵守着生理的法则，根本无法划分。每一个常态的人，就性生活一端而论，如果我们观察得足够仔细的话，总有一些变态的成分，而所谓变态的人也并不是完全和常态的人不同，而是在常态的人所有的某一方面或某几方面发生了不规则或畸形的变化罢了。所谓常态与变态，把一切例子综合起来看，无非是各种程度不同的变异，可以在一根曲线上排列出来。一个在热恋中的女子，可以对男子

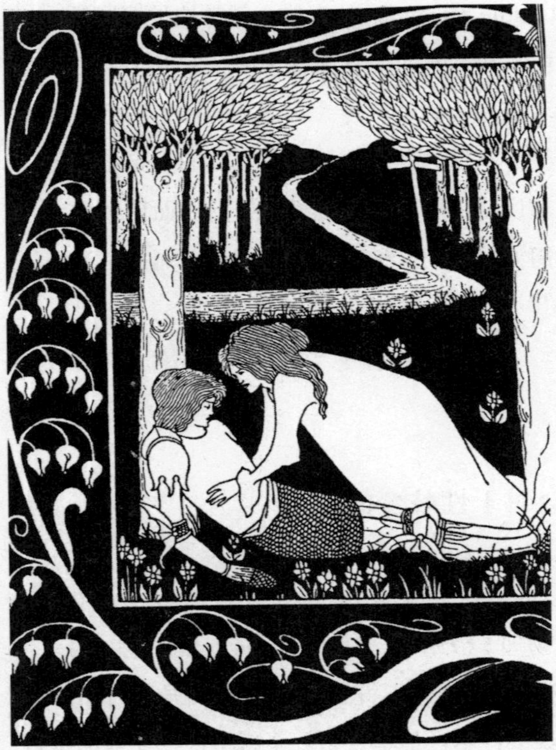

说："我想把你吃了。"这样一个女子和上文所已一再提到过"剖腹者杰克"未尝不是一条链子上的两个链环，中间所隔的链环尽管多，其为在同一链子之上则一。在我们自己中间，无论如何正常，谁都包容着一些残忍酷虐的种子，并且不止是种子而已，而是多少已经萌了芽或长了叶子的。

因此，一种性的活动使得我们憎厌，倒并不是因为它反常，因为它变态，以前流行的看法是不正就是邪，邪就是可恶。以前的人对所谓"自然的"概念是很狭窄的，而又认为凡是"不自然的"行为都应当臭骂，甚至于应当责罚，应当重重地责罚，因为它即使在社会面前不是一种罪，而在神道面前一定是一种孽。[95]

如今的观念不同了。由于知识的进步，我们一面既把"自然的"范围推广了很多，一面又承认造物生材，各种程度的变异的存在几乎是没有止境的。因此，我们觉得有作进一步辨别的必要。我们要提出的问题不再是："这种行动是不是反常？"而是"这种行动是不是有害？"人与人的性的关系，方式尽管多，尽管繁变，社会大可以不问，社会要问而要加以断定的是：哪些方式是有害的。这问题是很有几分重要的，因为很多经验丰富的医师相信，近年以来有不少方式，有许多种目前还有人所谓的"邪孽"是比以前更见流行了；流行既更广，它们有害无害的一层自更有确定的必要。何以有的方式，有的歧变现象，更见得流行了呢？这其间原因是很多的。娼妓制度的范围缩小了；因为卫生的关系，狎娼的风气也日见减杀；狎娼之风当然不是徒然减杀，而是有它的替代的，这替代是一般男女关系的比较自由与比较放恣；但放恣之中又不能全无忌惮，或因人言的可畏，或因胎孕的顾虑，有的女子可以容许男子任何方式的性的接触，而独独不许交合。这些，至少是原因的一部分了。

此外，文明进步之后，生活方式的更趋于繁变曲折与更趋于纤密细致，也未始不是原因的一部分。一般的生活如此，性的生活自亦不能例外。因此，有许多觅取快感的方式，在原始社会认为是龌龊的，作三日呕的，到此便流行起来了；这许多方式，在文明社会里，纵在平时或在别人身上，也觉得不雅驯的，到了自己发生热恋的时候，也就无所忌讳了。我们同时又得承认，很大的人口之中，总有一部分人，因先天后天的关系，在性感觉方面，有比较根深蒂固的歧变的倾向，例如上文所已分别讨论的受虐恋或物恋，或下章将要讨论的同性恋之类，这些人的性欲的满足是有特别的条件的，就是，性刺激要到达他们身上，一定得经过一些不大正常的途径。不过就在这里，即不学的人所称的“邪孽”里，只要它们不走极端，也还有它们的正常的成分；沃尔巴斯特说得很对：“在常态的人的品性里，我们也往往可以找到这种成分。”[96]在常态的人中既有它们的地位，也就不能算不正常了。弗洛伊德说得更进一步，并且也许说得很对，就是：“在任何健康的人的生活里，这种‘邪孽’的性倾向总有时候要表现一两次。”

所以我们如今正慢慢达到的结论是这样的。性冲动的不正常的满足，无论出奇到什么程度，也无论表面上可以叫人憎厌到什么程度，除非是那些在医学

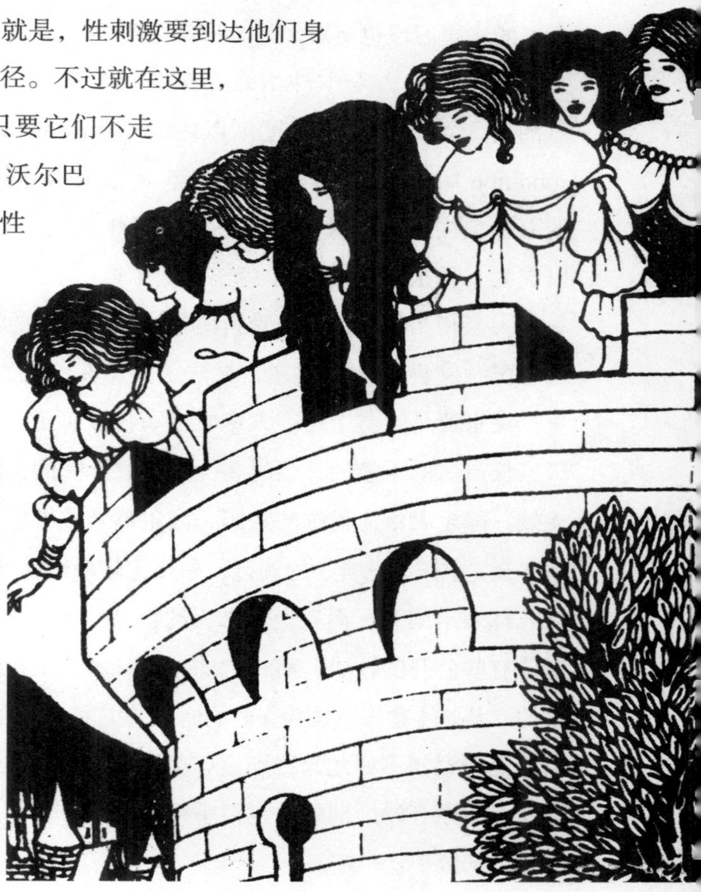

上或法律上可以引起问题的例子，是无须责备或干涉的。第一类在医学上可以发生问题的例子是要干涉的。因为这种人的不正常的活动会侵蚀到本人的健康，因此，非经药物或精神的治疗不可。第二类的例子可以伤害到对方或第三者的健康或权益，因此法律就有干涉之权。这种侵害别人身体和权益的方式是可以有很多的，各国、各地方的法律对此种侵害行为的反应也各异其趣，至于法律究应如何反应，各种人士的见解自然也很不一致。不过对若干种的侵犯行为之所以为侵犯行为，与这种侵犯行为是否应当惩处，各方面的见解倒也不太分歧。对未成年人的引诱成奸，对已婚男女的奸淫，因性交而传染花柳病给人，因获取一己的性的满足而虐使他人（初不论此种虐待是有意的或无意的）等，都是这一类应受干涉的侵害行为。另有一种性的歧变有时也可以成为侵害行为，但对于它，各方面的意见还极不一致，而各国的法律习惯也莫衷一是，那就是同性恋，关于这问题下章另有详细的讨论。[97]

同性恋是古今中外始终存在的一个现象。它和许多别的现象一样，也是自然的与无可避免的变异范围以内的一个所谓间性（详下章）的状态（intersexual condition）。离开这所谓间性的状态一点不说，同时，同性恋的人在早年的时候，性的兴趣也往往比较淡薄，这一点也撇开不说[98]，在有的国家和文化里，同性恋可以成为一种很流行的风尚（参本书附录），甚至于成为一种性生活的理想。但在另一些国家和文化里，它是受舆论与法律的干涉的。不过无论舆论如何严厉，法律如何峻酷，同性恋依然存在，无法铲除。在欧洲，在基督教流行的最早的几个世纪里，在东罗马的君士坦丁大帝皈依基督教而使它成为国教以后，同性恋是一度受过国家极严厉的干涉的，当时多少是政教合一的，政府曾三令五申设法禁止，但终于无效。降至大革命前夕的法国，因犯鸡奸或男色而被焚的人，间或还有。大革命以后，自《拿破仑法典》的颁行，一切比较单纯的同性恋行为，只需双方都是成年人，双方都表示同意，而完全是私人的行动，不影响到公家的观瞻，是不成为罪名的；但若有些公开的性质，而行为的一方又属一个在法律上未成年的人，那刑罚还是很重的。凡是《拿破仑法典》影响所及的国家，现在都通行这种比较开明的法律习惯。但其他国家便不如此，特别是英美两国；在这些国家里，旧时那种不放松的态度还存在，而原有的严刑峻法也似乎很难修正；目前所做到的不过是使此种刑法不完全实施出来罢了。

社会对于这一类问题的态度，越变越开明以后，我们还可以看见一些更多的成效；态度的开明化既属理有固然，这种成效也自势所必至。有几点简单的事实我们迟早总会承认。性的活动和性的态度，只要不公开地取罪于人，终究是一二当事人的私人之事，而其是非利害，应由私人自己裁决，和公众并不发生关系，此其一。这种活动与态度，虽与后天的教养有关，终究大半是先天气质的结果，根底极深，无由卒拔，此其二。因此，一个医师或性心理学专家遇到一个似乎有先天根据的性歧变的例子的时候，他总有一个疑难的问题要向自己提出来。他想用些治疗的功夫把病人弄成一个常态的人么？我们说弄成常态，而不说恢复常态，因为就病人而言，病态就是他的常态，而常人之所谓常态，即使能弄成的话，对他是横逆的，不自然的，即对他反而成为一种“邪孽”。这岂不是心劳日拙么？岂不是非徒无益，而又害之么？所以我很赞成沃尔巴斯特的一句话：“如果一种性歧变的行为对某一个人的性态，确乎能一贯予以满足，而在给予满足之际，对当事人的身心两方，并不引起什么损害，那种歧变对于那个人，名为歧变，事实上却一定得认为是正常的；如果我们从事性心理研究的学者能根据这样一个说法行事，大概虽不中也不远了。”沃氏这说法是很对的，不过我们得补充一句，就是，那个人的那种歧变，必须同时对别人的身心健康也不发生妨害才行，否则，无论对本人如何“正常”，如何有利，社会还是有出而干涉的权责。我们固然不赞成用强制禁绝的干涉方法，因为那是根本不生效力的，但我们应当在医学方面，甚至外科手术方面，开一些方便之门，教凡属自身感到此种先天或后天的歧变是一副极重的担子，而实在有些承当不起的人，得以休息，得以逃避。[99]总之，我们干涉的目的，是求平允两个字，“平”对社会而言，是法律的责成，“允”对当事人而言，是同情心的表现。

我们在整个性的题目上需要更大的宽容的态度，固不仅为离开了正常的典型的人着想，也未始不是为全部的社会组织与道德制度图一部分的长治久安之计。要知把形形色色的性的歧变当做不道德的行为看，当做罪孽看，不但是徒然的，不但是要失败的，并且正因为徒劳无功，而越发叫大家对道德制裁的力量失去信仰，越发教种种歧变多得一些暗中滋长的机会，因为我们知道，这一类的问题越是受严厉的干涉，发展得便越快；名为禁止，实同鼓励。（在禁酒的问题上，这一点已是大家明白公认的。）专门研究希腊民族性的表现的德人利希特指给我们看，在希腊人中，性的“邪孽”是极少的（同性恋虽发达，但希腊人不但不把它当做一种“邪孽”，并且承认它是一种正常的事物，可以做婚姻制度的陪衬而补其不足）。利氏认为之所以少的缘故就因为希腊人根本把性的题目看做道德范围以外的东西（如牵涉到儿童，或有残虐的行为，自然又当别论）；道德所过问的只是一切不公平的行为、危害国家的种种罪名以及一般的犯罪活动。[100]凡属正常的性关系能自由发展的地方，各种歧变或变异是很难矫饰滋长的，即使发生，也是自生自灭，不受人注意的。沃尔巴斯特也说得很对：“近年来美国社会里种种性的邪孽的发展与散布大部分是道德机关努力所培植与教唆而成的，这种培植与教唆，不用说是无意的；这好像是一种诡辩的议论，但事实确是如此。”

我们不希望也不愿意，恢复希腊时代的道德观念，而希腊人“身心两俱健美”的理想，我们轻易也不敢仰攀；不过不得已而求其次，至少下文要说的一些信念，是不容摧毁的。我们要把许多虚伪的见解扫除一下，要把我们自己从许多舆论或法律的生吞活剥的科条中解放出来；在近古以来的西洋，全部性生活的历史所以如此支离灭裂，恶浊混乱，为之厉阶的便是这些见解与科条；它们一日存在，性生活便一日没有澄清的希望。我们能做到这一步，我们也就可以把我们精神生活的空气变换成更新鲜的，把我们道德的习俗，补充为更巩固的；旧的种种见解与科条是一个软弱病的源泉，此种源泉涸竭以后，新的健康的力量自然会应运而生。[101]

[1] 本节根据很广，霭氏全部的《研究录》多少和本节有些关系，但特别是第三辑里《性冲动的分析》与《快乐与痛苦》等文字和第五辑里的《性爱的象征现象》一文。

[2] 见狄氏与比姆女士合著的《一千件婚姻的研究》一书。

[3] 所指当然是各式生育节制的行为。晚近论生育节制的道德的人，大抵承认只有在两种情形下节育是合情理的，一是母亲有病态，不宜任生育之劳；二是男女的一方或双方有违反民族卫生或优生原则的遗传品性。

[4] 霭氏原注：所谓物恋现象里的“恋物”一名词，原先只适用于衣履一类的物件，但自1888年法人比内那本典范的作品出来以后，这种狭隘的限制是早经取消的了。

译者按：霭氏所指当是比内的《实验心理研究录》一书；比氏在这本作品里认为全部性的选择是一种物恋现象，他说：“正常的恋爱是一套复杂的物恋现象的结果。”

又按：以前西洋人所称的“邪孽”，比内等一部分性心理学家所称的“物恋”，霭氏自己在三四十年前所惯用的“性爱的象征现象”，一部分比较后起的性心理学者所说的“性欲出位”，以及霭氏在本书里提出的“性的歧变”，所指的只是一种现象。

[5] 见琼氏《精神分析论文集》中《象征现象的学说》一文。

[6] 枯杨恋的译名原本《周易 · 大过》,《大过》上说：“枯杨生稊，老夫得其女妻……枯杨生华，老妇得其士夫。”近江南俗称女子五十岁以后月经绝而复至为“老树开花”，以枯杨代表老人，词较雅驯。

又枯杨恋的现象不常遇到，所以霭氏在下文并没有分别讨论。纪昀《阅微草堂笔记》卷二十四载有类似的一例。“吉木萨（乌鲁木齐所属）屯兵张鸣凤，调守卡伦（军营瞭望台之名），与一菜园近。灌园叟年六十余，每遇风雨，辄借宿于卡伦；一夕，鸣凤醉而淫之。叟醒，大恚，控于营弁……上官除鸣凤粮。时鸣凤年甫二十，众以为必无此事，或疑叟或曾窃污鸣凤，故此相报。然复鞫，两造皆不承。咸云怪事。”纪氏在下文又下按语说：“容成术非但御女，兼亦御男，然采及老翁，有何裨益？即修炼果有此法，亦邪师外道而已。”

[7] 霭氏原注：此种以幼童做对象的性的歧变，也有人别列为一类。从法医学的立场看，别成一类，固然有它的方便。但我赞成勒普曼的看法。勒氏对这问题做过一番特别的研究，认为这种歧变并没有什么先天的特殊根据，教它非寻不成熟的女子做对象不可。所以在性心理学上不宜别成一类。这种歧变和阳道的老年萎缩似乎很容易有关系。生活奢汰的人，异想天开，不觉想到这种性的遣兴方法。不过这总属少数；意志薄弱的人，冲动之来，不能自制，选择对象，不免以幼小的人为归，这大概是比较普通的情形了。所以我们从心理学上加以界说而归纳的结果，最好还是认它为类乎象征现象的一种。

译者对娈童姹女恋的译名不妨略作解释。中国一部分的道家讲采补，很早就有娈童姹（亦作妊）女之说。纪氏《阅微草堂笔记》卷十二引钱大昕说，娈童始黄帝，当是此派道家的一部分神话。无论如何，娈童就是幼童，姹女就是少女；《诗 · 猴人》及《甫田》“婉兮娈兮”句，《传》都说“少好貌”；姹，说文即解作“少女”。

[8] 王嘉《王子年拾遗记》有近乎雕像恋的一段记载：“蜀先主甘后……生而体貌特异，年至十八，玉质柔肌，态媚容冶；先主致后于白绡帐中，于户外望者，如月下聚雪。河南献玉人高三尺，乃取玉人置后侧，昼则讲说军谋，夕则拥后而玩玉人；常称‘玉之所贵，比德君子，况为人形而可不玩乎？’甘后与玉人洁白齐润，观者殆相乱惑，嬖宠者非惟嫉甘后，而亦妒玉人。后常欲琢毁坏之。乃戒先主曰：‘昔子罕不以玉为宝，春秋美之，今吴魏未灭，安以妖玩经怀！凡诬惑生疑，勿复进焉。’先主乃撤玉人像，嬖者皆退。当时君子以甘后为神智妇人。”这样说来，刘备可以说是一个雕像恋者，但程度不太深罢了。

[9] 唐于逖《闻奇录》说：“进士赵颜，于画工处得一软障，图一妇女甚丽。颜谓画工曰：‘世无其人也，如何令生，某愿纳为妻。’画工曰：‘余神画也，此亦有名，曰真真，呼其名百日，昼夜不歇，即必应之，应则以百家彩灰酒灌之必活。’颜如其言，遂呼之百日，昼夜不止，乃应曰诺，急以百家彩灰酒灌，遂活，下步，言笑饮食如常，曰：‘谢君召妾，妾愿事箕帚。’终岁生一儿……”赵颜有画像恋是真的，其余大概全是他见了画像后所做的白日梦；到了后来文人的手里，终于演成“画里真真，呼之欲出”的神话和诗境。

[10] 下列二书可供研阅本节时的一般参考：

赫伯特（S. Herbert）:《生命与艺术中潜意识之地位》。

舒奥诺与韦斯（Weysse）合著:《性的犯罪行为的法医方面的诸问题》。

[11] 霭氏是一位讲“执中”与“分寸”的人文思想家，认为“不足”是不健全的，“过”也是不健全的，在这些地方已经很可以看出来。译者在七八年前用英文写过一篇稿子，就叫《人文主义者的霭理士》，登载在《中国评论周报》，可供参考。

[12] 这一番讨论和中国原有的人文思想的精神也是符合的。“礼与其奢也，宁俭；丧与其易也，

宁戚”所表示的也是这种精神。

[13] 不幸得很，这怕还离开事实很远。译者翻译这一节文字的时候，正是第二次世界大战德军已经占取挪丹两国的首都而又突然进攻荷兰与比利时两国的时候！

[14] 这日子一时怕还不易来到，参看译者所作《妇女与儿童》一稿，《今日评论》第一卷第十四期，民国二十八年四月；后辑入《优生与抗战》(《人文生物学论丛》第七辑）186—192页。

[15] 霭氏原注：这种革命的影响所及自不限于性的范围，我在这里无须申说。贝尔索普博士（Grace Pailthorpe）在她的《犯罪心理学的研究》里，发现在青年罪犯中，病态的社会情绪比病态的智力更见得普通而有意义，而此种病态情绪的养成是直接可以追溯到早年的家庭生活的。所以新式的母亲，在未来改造社会的工作里，对于减除犯罪现象一端，也未始不是一个重要的功臣。

[16] 以往中国的情形如何，译者不欲妄加臆断。不过就观感所及，这两类母亲自然都有，不过第一类的要多得多，第二类也许等于不存在。在西洋，第二类的所以存在，是有特殊环境的条件的，一方面，基督教对于性的传统的态度是一个不闻不问的态度，偶一闻问，又不免侧重消极的钳制；另一方面，新发展的生物与生理科学又叫多少受过教育的母亲不由得不加闻问；霭氏所云“富于神经性的过虑与慌张”便从这“闻问既不便不闻问又不好”的心理冲突中产生。以前中国的母亲并没有这种环境，所以问题比较简单。

[17] 位育二字是译者对于英文adaptation或adjustment两词惯用的译名。以前这两词的译名，有作“顺应”的，有作“适应”的，都含有个体片面地迁就环境的意思，其实这两词所指的过程是双方互为宾主的。位育两字出《中庸》，位是“安所”育是“遂生”，一个生物个体在一个环境里，诚能动静两得，安所遂生，便可以说是得到了位育的。说详《华年周刊》第一卷第二期22页；又《优生与抗战》，39—41页。

[18] 霭氏原注：我们不妨注意到一个有趣的观察，就是，即使我们教育的对象是一些有犯罪倾向的变态儿童，这一条等辈中力求律己的原则还是适用。上文所引贝尔索普的研究报告里有如下的一个记载：在奥京维也纳，著名的教育家埃希伯恩（Aichborn）主办着几个问题儿童的教养院，成绩都很好。最成问题的孩子是受隔离而另成一院的，他们只需不引起严重的伤害或安全问题，便什么都可以做，管理人员绝不干涉他们，但在最大的可能范围以内，总设法和他们一起生活。在这个政策下，“最初这一院真好比一个地狱，一个鬼窟，这班顽童把窗子也打破了，日用的碗盏壶瓶也都摔了，彼此也不断地打架，把吃的东西也时常摔做一地，甚至于任意与到处大小便。一个月终了时，这院子是已经弄得不成样子，管理员也闹得疲惫不堪，叫苦不止。主办的人到此却向公家要了一所新营房，把顽童们迁移进去，打算再从头做起。孩子们似乎也疲倦了，也表示愿意改过迁善。渐渐地他们对院中的生活也感到了兴趣，愿意学好，想找点工作做做，而一种友好的竞争精神也就应运而生。到此，自治会的概念也开始活动起来，于是孩子中比较最不受约束的分子，也慢慢地就范，表示愿意遵守团体的不成文的法律。”这一教育运动的成功终于邀当地社会的承认，而维也纳的市政府后来也授权这位教育家，叫他多主持几个这一类的教养院。

[19] 下列诸书均可供本节一般参考之用：霭氏：《性的教育》(《研究录》第六辑）；朗克：《近代教育》；弗洛伊德：《性学说的三个贡献》；霍尔：《青年》；冒尔：《儿童的性生活》；均已见前。又托马斯夫妇（William and Dorothy Thomas）合著的《美国的儿童：行为问题和工作计划》，也值得参看。

[20] 本节议论详见霭氏《研究录》第五辑《中性象征现象》一文的第三章，及第七辑中《水恋》一文。

[21] 弗氏及其他精神分析家在这方面的议论不一而足，值得参考的也很多，特别是琼斯《精神分

析论文集》里的一篇《粪门恋》。

[22] 六朝名僧宝志“好用小便濯发，俗僧暗有讥笑者，志亦知众僧多不断酒肉，讥之者饮酒食猪肚，志勃然谓曰：‘汝笑我以溺洗头，汝何为食盛粪袋？’讥者惧而惭服”（杨衒之《洛阳伽蓝记》）。译者尝游东天目山，相传为志公驻锡之山，当时曾就寺僧索阅山志，见所录关于志公的故事不一而足，但并没有这一段，当是宗门弟子认为不雅驯而故意删削的。

[23] 溲溺恋与遗矢恋的极端的方式之一是饮尿与食粪的行为，霭氏在本节中没有提到，但是在《研究录》第五辑里（57—60页）有过一番详细的讨论。这一类反常的饮食癖习，若不从性歧变的观点来解释，恐怕是无法解释的。中国文献里也不乏关于这方面的记载，姑举一二例于此。

明初，有和尚名宗泐的，“嗜粪中芝麻、杂米和粥”食之。按宗泐是洪武年间的一位高僧。洪武中诏致天下高僧有学行者，宗泐是第一个应诏而奏对称旨的人；后来奉诏笺注《心经》《金刚》《愣伽》等经；又奉使西域，著有《全宝集》。

又，“南州州人烹犊，取犊儿结肠中细粪，以筋调醯，谓之圣齑，无此一味，即不成盛筵”。

再推而广之，凡属以身上分泌、排泄以至于脱落的东西做食品的奇癖，都可以从性歧变的立场觅取解释：

“李栜之好服人精。”

明“附马都尉赵辉喜食女人阴津月水”。按赵辉尚明太祖最幼女宝庆公主；家本豪富，姬妾多至百余人；在明初历事六朝，享淫侈生活者六十余年。

元“知福建院权长舆嗜人爪甲”。

以上诸例皆见明徐应秋《玉芝堂谈荟》（卷十一）；按犊儿细粪一则出五代范资所作《玉堂闲话》。

《南史》，宋刘穆之孙“邕性嗜食疮痂，以为味似鳆鱼。尝诣孟灵休，灵休先患灸疮，痂落在床，邕取食之，灵休大惊，痂未落者，悉褫取饴邕……南康国吏二百许人，不问有罪无罪，递与鞭，疮痂常以给膳”。“嗜痂成癖”的典语，就是这样传下来的。

译者在认识的前辈中，有一位喜欢吃脚趾间的汗腻。

霭氏在《研究录》中所引类似的例子不一而足。

[24] 水恋的西名undinism是霭氏创出来的，源出希腊神话。希腊的水神是一位女的。名字是Undine，雕像恋叫pygmalionism，影恋叫narcissism，来源都是一样的。

[25] 不过译者所读到一两个中国的水恋的例子都是男子：

一、唐皇甫氏《原化记》说：“常州义兴县（今宜兴）有鳏夫吴堪，少孤，无兄弟，为县吏，性恭顺；其家临荆溪，常于门前以物遮护溪水，不曾秽污，每县归，则临水看玩，敬而爱之。”下文讲数年之后，他在水边捡得一个白螺，白螺变成女子，帮他成家立业，那在他大概是从水恋进入了白日梦，而对我们则像是一派神话了。

二、清采蘅子《虫鸣漫录》（卷二）说：“京都某翰林，自幼好赤足置盆水中，冬夏不辍；客至，或有事出门，暂服袜履，事毕复然。官至侍读学士，年五十余始卒，迄无他患，殆水族之精转世耶？”精灵转世，或宿世冤孽等，是以前的“解释”，自性心理学日渐昌明，我们对于这一类现象的了解应该可以进一步了。不过这位太史公的奇癖和足恋也有关系，参看下节正文。

[26] 本节详见霭氏《研究录》第三辑中《性冲动之分析》，及第五辑中《性爱的象征现象》二文，特别是后者的第二章。弗洛伊德的《性学说的三个贡献》也值得一般参考。

[27] 传说明代理说家“吴廉斋与粥，召至京，常以两手大指食指作圈曰‘令太极常在眼前’；长安浮薄少年，竟以芦菔投其中戏侮之，公亦不顾”。见清独逸窝退士《笑笑录》卷一。常以

手指作圈拟太极图像是事实，浮薄少年之所为当是好事者的造说，用以贬薄道学家的。不过太极图是一个性的象征，并且是一个性交合的象征，有道学家的过分的抑制或禁欲的行为于先，斯不能没有“令太极常在眼前”的举动于后，这却不失为一个情理上可有的事实。

[28] 中指为阳具的象征，在中国乡间，即三尺童子也都认识。

[29]“鱼水之欢”“鱼水和谐”是中国小说书上常用的词句，用以表示夫妇关系的美满的。

[30]《以赛亚书》第七章第二十节说：“那时，主必用大河外赁的剃头刀，就是亚述王，剃去（你们以色列人的）头发，和脚上的毛，并要剃尽胡须。”

[31] 足部最怕羞，以前在中国也是如此，女子为男子呈露色相，轻易最不肯做的事是去掉裹脚；足部本有怕羞的倾向，以前缠足之风更不免教此倾向变本加厉。记得性爱小说《肉蒲团》里，对这一点有一段很深刻的描写。

[32] 在中国也未尝不如此。伶玄《赵飞燕外传》所叙成帝和赵昭仪合德的性关系最足以表示足和性兴奋有时可以发生极密切的联系。“帝尝蚤猎，触雪得疾，阴缓弱不能壮发，每持昭仪足，不胜至欲，辄暴起；昭仪常转侧，帝不能长持其足。樊嫕谓昭仪曰：‘上饵方士大丹，求盛大，不能得，得贵人足一持，畅动，比天与贵妃大福，宁转侧俾帝就耶？’昭仪曰：‘幸转侧不就，尚能留帝欲，亦如姊教帝持，则厌去矣，安能复动乎？’”可知只有合德的足才有此力量，飞燕就不行了。

[33] 见霍氏《青年》一书，下册，113 页。

[34] 中国缠足的风气以至于制度，显而易见和足恋的倾向有密切关系，近人最早指出这一点来的是郭沫若，见于他所做的一篇《西厢记》的序言里；本节所称足恋，郭氏叫做“拜脚狂”。至于缠足的历史，可参看清钱泳《履园丛话》卷二十三。

[35] 下文所引中国文艺作品的零句多少表示几分足恋或履恋的倾向：

张衡《西京赋》：振朱屣于盘樽。

曹植《洛神赋》：凌波微步，罗袜生尘。

陶潜《闲情赋》：愿在丝而为履，同素足以周旋。

谢灵运诗：可怜谁家妇，临流洗素足。

《古乐府·双行缠曲》：新罗绣行缠，足趺如春妍，他人不言好，我独知可怜。明杨慎（升庵）认此为六朝即知缠足的证明。

李白诗：履上足如霜，不著鸦头袜。

杜甫诗：罗袜红蕖艳。

韩偓:《香奁集》，咏屧子诗：六寸肤圆光致致。

杜牧诗：钿尺裁量减四分，碧琉璃滑裹春云，五陵年少欺他醉，笑把花前书画裙。

李商隐诗：浣花溪纸桃花色，好好题诗咏玉钩。

段成式诗：醉袂几侵鱼子缬，影缨长戛凤凰钗，知君欲作闲情赋，应愿将身托锦鞋。

唐镐为窗娘纤足舞作诗：莲中花更好，云里月长新。

[36] 稍旧的遗传学者里承认一种现象，叫间歇遗传或隔代遗传，普通隔一两代的叫近祖遗传（reversion），所隔代数多而且远的叫远祖遗传（atavism），但这两个名词也往往互用。

[37] 晋阮孚有屐癖，也可以说是履恋的一种。《晋书》（第四十九卷）孚本传说：“孚性好屐，或有诣阮，正见自蜡屐；因自叹曰：‘未知一生当着几量屐。’”王士祯在《池北偶谈》（卷九）里认为是典午人不顾名教的流弊的一大表示。其实此类癖习自有其心理的根据，以至性心理的根据。阮孚的遗传似乎并不太健全，他的父亲阮咸“任达不拘”，气不过北阮的盛晒衣服，自己（属南阮）也把大布犊鼻用竹竿张起来；“耽酒浮虚”，连猪群尝过的酒也能喝；“纵情越礼”，和姑母家里的胡婢结不解缘，即居丧亦不自裁节。阮孚的哥哥阮瞻一面执无鬼论，

一面却见鬼，终于得病早死。孚自己就是那胡婢所生，其母系的血缘虽不可知，以情理推之，大概不会高明。译文说物恋多少必有先天的基础，至少这种基础阮孚是很有几分的。清袁枚《续子不语》（卷一）载有履恋而兼疯狂的一个例子，题目是（几上弓鞋）。“余同年储梅夫宗丞，得子晚，钟爱备至，性颇端重，每见余执子侄礼甚恭，恂恂如也。家贫就馆京师某都统家，宾主相得；一日早起，见几上置女子绣鞋一只，大怒骂家人曰：‘我在此做先生，而汝辈几上置此物，使主人见之，谓我为何如人？速即掷去！’家人视几上并无此鞋；而储犹痛詈不已。都统闻声而入，储即逃至床下，以手掩面曰：‘羞死羞死，我见不得大人了！’都统方为辨白，而储已将床下一棒自骂自击，脑浆迸裂。都统以为疯狂，急呼医来，则已气绝。”

[38] 说详克氏所著《性的精神病理学》。

[39] 见冒氏所著《反常的性感觉》一书。

[40] 宋洪迈《夷坚志》（卷四十一）载有《邓生畏萝卜》一则说：“南城邓椿年温伯，少时甚畏萝卜，见必呼啼，饤饾间有之，则怖而走，父母疑为人所吓致然。长而益甚。一堂之上，苟睹之，即不能坐；或招之饮，于蔬茹间置之者，遽舍而归。及老，田园亘阡陌，每出巡庄，好精意检校；佃仆黠者，阳遗一二于此，若打并不能尽者，才望见，怒骂而去；虽值阴晦暮夜，亦不肯留，谓彼家多蓄是物，虑再逢之尔。至今其家祭祀，不敢复用。”按萝卜是阳具的象征，邓生于幼年时，大抵受过什么特殊的情绪上的打击，以至厌恶阳具，又因交替反射作用的关系，因而厌恶萝卜。不从性歧变的立场来观察，这样一个奇特的憎厌心理的例子是无法解释的。不过邓生的反物恋现象似乎并没有走极端，以至于完全妨碍了他的性的发育；他是生育得有子孙的，子孙在祭祀他的时候，居然还尊重他这一层特别的心理。江西邓氏，向称望族，南城一支，宋明以还，代有闻人，邓生虽是一个反物恋者，而别无其他精神病态的表现，先天比较健全，也未始不是原因之一了。

[41] 本节大部分根据《研究录》第五辑《性爱的象征现象》篇第四章。又值得一般参考的尚有舒奥诺与韦斯的《性的犯罪行为的法医方面的诸问题》一书，和哈沃德《性的邪孽》一文（《医学家与神经学家杂志》，1866 年 1 月）。

[42] 本书所引克氏的见解或议论大部根据他的《性的精神病理学》一书，已见前引。

[43] 译者所读到的发恋的一例比这种西洋的例子要文明得多了：“青齐巨室某，兄弟皆显宦，己亦入痒，为博士弟子员，性喜代人薙发，洗刮按摩，俱臻绝步，刀布盘梳，制作甚精，日薙数头，常苦不足，遇亲友发稍长者，即怂恿焉；手法远胜市中待诏。”（清采蘅子：《虫鸣漫录》卷二）

[44] 见霍氏所著《各种恐惧的研究》一文，载在《美国心理学杂志》，1897 年。

[45] 喇嘛教中的欢喜佛，例如在北平雍和宫中所见的，其男像有兽首人身者，特别是牛首人身，应从此立场寻求解释。

[46] 清纪昀《阅微草堂笔记》（卷十二）或《槐西杂志》（卷二）有如下的一段记载：“乌鲁木齐多狎邪，小楼深巷，方响时闻，自谯鼓初鸣，至寺钟欲动，灯火恒荧荧也；治荡者惟所欲为，官弗禁，亦弗能禁。有宁夏布商何某，年少美风姿，资累千金，亦不甚吝，而不喜为北里游；惟畜牝豕十余，饲极肥，濯极洁，日闭户而沓淫之，豕亦相摩相倚，如昵其雄；仆隶恒窃窥之，何弗觉也。忽其友乘醉戏诘，乃愧而投井死。迪化厅同知木金泰曰：‘非我亲鞫是狱，虽司马温公以告我，我弗信也。’余作是地杂诗，有曰：‘古破天惊事有无，从来好色胜登徒，何郎甘为风情死，才信刘郎爱媚猪’，即咏是事，人之性癖有至于是者，乃知以理断天下事，不尽其变，即以情断天下事，亦不尽其变也。”按此例就当时新疆之环境论（纪氏另有诗句曰：“天高皇帝远，人少畜牲多”），当属于榛狉的兽交，但有北里而不游，而必

出诸"媚猪"的一途，有经不能守，而非从权不可，甚且以权作经，则其人在性心理上恐亦不无变态。癖习与病态之间，极难画一清楚的界限，冒尔的话真是再确切没有了。纪氏"以情断天下事，亦不尽其变"的断语亦极恰当，可引来作"歧变"一章全章的注脚。

[47] 清褚人获《坚瓠续集》(卷一)，引《文海披沙》说："槃瓠之妻与狗交。汉广川王裸宫人与羝羊交。灵帝于西园弄狗以配人。真宁一妇与羊交。沛县磨妇与驴交。杜修妻薛氏与犬交。宋文帝时，吴兴孟慧度婢与狗交。利州妇与虎交。宜黄袁氏女与蛇交。临海鳏寡与鱼交。章安史悝女与鹅交。突厥先人与狼交。卫罗国女配瑛与凤交。陕右贩妇与马交。宋王氏妇与猴交。"又引《耳谈》："临安有妇与狗奸，京师有妇与驴淫，荆楚妇人与狐交。"结语说："乃知宇宙之大，何所不有？"霭氏原文中说，在中国，鹅用得特别多；不知有何依据，据译者读书所见，亦只上文所引章氏女一例罢了。

《文海披沙》所拉杂搜罗的一部分显然是传说，不足为凭；其中杜修妻与狗交一则，系根据唐李隐《潇湘录》，惟《潇湘录》作杜修己："杜修己者，越人也，著医术，其妻即赵州富人薛赟之女也，性淫逸。修己家养一白犬，甚爱之，每与珍馔。食后修己出，其犬突入室，欲啮修己妻薛氏，仍似有奸私之心；薛因怪而问之曰：'尔欲私我耶？若然则勿啮我。'犬即摇尾登其床，薛氏惧而私焉；其犬略不异于人。尔后每修己出，必奸淫无度……"后薛氏终于被出，归母家，而犬仍往来不置；其他下文便是一派神话了。

[48] 霭氏原文中用到sodomy一词，可译为"所多玛现象"，所指大概是兽交一类的行为。所多玛是犹太经典里记载着的一个古代小国，因多行淫乱，而终于被上帝用天火烧毁，说详《旧约·创世记》第十三章第十三节，第十八章第二十节至第三十三节，及第十九章第一节至第二十八节。所多玛所行淫乱的方式，《创世记》中不详，大约兽交也是方式之一。无论如何，犹太人的生怕兽交的心理是从这段故事来的。

[49] 见沃氏所著《性的问题》一书。

[50] 本节根据《研究录》第七辑中《窃恋》一文。霭氏在第三辑中发表《性爱的象征现象》一文时，对于偷窃行为和性情绪的关系，尚没有研究清楚，故未列入；第三与第七两辑的问世，中间相距大约有二十年。

[51] 推此议论，则霭氏在本节中所叙的现象当大有未尽，即只是窃恋一种，犹不足以概括此方面的性心理的变化。例如丐恋，偷窃的行为既可以和性情绪发生联系，乞丐的行为又何尝不可以？偷窃是不名誉的，冲动之来，当事人必有一番挣扎，一番提心吊胆的心理。而挣扎与提心吊胆皆是痛楚的一种，所以可以说窃恋是建筑在比较广泛的虐恋或痛楚恋之上的。丐恋又何独不然？向人丐取也是不名誉的，冲动之来，当事人内心也必有一番撑拒，面子上必有一番难以为情的表示，撑拒与难以为情又何尝不是痛楚的一种？然则丐取的行为和性情绪联系起来，而成为和窃恋完全可以相比的一种现象，是情理中可有的事。

丐恋不但是情理上可有的事，事实上也真有；也正唯其有，译者才觉得有在注文里加以补充的必要。姑就浏览所及，征引若干例于后。

清诸晦香《明斋小识》(卷五)说："有曹姓者，家素裕，生子绝慧，忽觏痟疠，及愈，举止乖常；日夹百钱，至街市与丐游：初与一丐俱，如逢两三丐，即舍前所俱者，而与两三丐俱；尚复有数丐来，则又撇两三丐而与数丐俱。家人侦获拉归，明日复然。"诸氏的评语是："种莪伊蒿，大约其祖德斩也。"

清许仲元《三异笔谈》(卷四)有一则说："有不必丐，不可丐，而必欲丐者，予见二丐焉。一，王姓，文恭相国之曾孙，幼文员外之孙，好向店铺乞钱，乞必诵制艺一首，不唱《莲花落》也。铺户多识之者，即与钱，亦必诵讫，乃肯顾而之他。其叔凤超，余僚侪也，为予言甚悉。父母闭之，则抉扉遁，縶之，则断绠逸；夜即卧市间石上。后不知所终。一，朱姓，长兄为别驾，次兄太学生，群从皆茂才，亦同此癖。两兄乃以金二百两置秀野桥北毛大有酒店中，权其子，供乞资；见即招之来，斟酌饱满，昂藏而去；虽严寒酷暑，或大雨雪，终不家食也。”按王氏一例是松江王顼龄之曾孙，王鸿绪之从曾孙。

清邹弢《三借庐笔谈》（卷三）有一则说：“余馆带城桥时，在赵姓者，性喜为丐。北寺故丐聚处，有人题额曰：‘义屈卑田’；有丐首一人，凡欲为丐者，必先入名籍中，谓官丐，方可任其所之，不则为本丐欺，且无舍者。赵某家本小康，妻亦美；唯家居三四年，必弃之去，以钱一贯入名卑田籍；丐知其富，优待之，于是甘之如饴。又胥门洪某，亦有丐癖；尝寄身北寺，入义氓籍（即卑田籍，余曾见其册有八千余人）；家人觅得之，强使返，今称素封矣。”

邹氏又说：“按《唐丛裁》，后齐武平时，后主于后苑内作贫儿村，帝亲衣褴褛之服，行吟其间以为乐；以一国之尊，而甘心为此，理亦有之，不可解也。”按此或出一种故示落拓的好奇心理，或不可以寻常丐恋或丐癖论。

丐者多于人家出殡时唱挽歌。元曲演富人子郑元和事，不知究有其人否。不过明徐应秋《玉芝堂谈荟》（卷十一）《嗜好之异》一则下说：“李山松好唱挽歌。”以有身家的人而喜唱挽歌，大概也是丐恋或丐癖的一种表示。

清袁枚《子不语》（卷二十一）载有《抬轿郎君》一则，说：“杭州世家子汪生，幼而聪俊，能读《汉书》。年十八九，忽远出不归；家人寻觅不得；月余，其父遇之荐桥大街，则替人抬轿而行。父大惊，牵拉还家，痛加鞭箠；问其故，不答，乃闭锁书舍中。未几逃出，又为人抬轿矣。如是者再三。祖父无如何，置之不问。戚友中无肯与婚。然《汉书》成诵者，终身不忘；遇街道清静处，朗诵《高祖本纪》，琅琅然一字不差，杭州士大夫亦乐召役之，胜自己开卷也。自言两肩负重，则筋骨灵通，眠食俱善，否则闷闷不乐。此外亦无他好。”

清采蘅子《虫鸣漫录》（卷二）又记着和《抬轿郎君》相仿佛的一些例子。一，“青齐巨室某……其同学某”酷爱支更铃柝，巡行达旦无倦：邨家设典肆，辄往代其逻者；自制无表羊裘皮兜帽以御寒；或携酒肉，与支更人共饮醉，即令彼熟寝，而自按更声柝以为乐。”二，“一世家中人喜为人御车，往来齐鲁间，暇则朗吟古乐府、《离骚》《汉书》，或作诗自遣，句多奇警，不以示人……相识者遇之，呼曰‘当驾’（北人呼御车者之称），则欣然，如呼字，或称兄，则怒不答……”

按此数例与丐恋颇相近，而微有不同。舆隶与抱关击柝之人，在在须仰人鼻息，受人白眼，其社会地位原比乞丐高得有限，所以除非生活上万不得已，或有特别的心理原因，一个人绝不肯甘心去觅取此种地位。这是与丐恋相接近的说法。惟抬轿、赶车、打更等活动于心理上的磨折外，又需加上体格上的痛楚，其和受虐恋的关系，似乎比窃恋及丐恋更觉显然。汪生自白的几句话最有趣：“两肩负重，则筋骨灵通，眠食俱善，否则闷闷不乐”，的确是一个受虐恋者的口吻；不过所以能筋骨灵通眠食俱善而精神舒泰的缘故，其关键实不在负重的本身，而在负重所加于其身的痛楚、舆卒的地位所加于其精神的磨折、与此种痛楚与磨折所可能引起的解欲作用和情绪上的宣泄。参看下文本章第八节。

[52] 许仲元《三异笔谈》里于丐癖之后，又记有窃癖一例。“董五峰宏，文敏宗伯之族孙，亦文敏司寇之高弟也，生平有窃癖，不讳言之。戚友知其然也，珍秘多匿之；或断墨半丸，或秃颖数管，藏置隐处，临行，乃欣然携之而去。子耕云，工缣素，尤与余外祖善，言伊父之癖，诚不可讳，更苦滑滴不饮，不能以醉为辞，幸所攫皆不及一文，倘可聊以自解耳；诵庄蒙《胠箧》之篇，不啻欲废《蓼莪》焉。”按前一文敏为董其昌，后一文敏为张照，都是松江人。

清采蘅子《虫鸣漫录》（卷二）说：“某省有候补县令，性喜窃食，若公然饮啖，则觉无味，而不能多进；妻妾稔知之，每于灯背案角置佳珍，以待令背人咀嚼，若有余甘，不知何疾。”

[53] 见斯氏所著《行为的怪癖》一书。

[54] 见希氏所著《内心的冲突与犯罪行为》一书。

[55] 这种青年窃犯的例子是不少的，在近代都市里也特别容易发现。记得七八年前上海就有过这样一个例子。一个十五六岁的青年，不知犯了多少次细微的窃案，也不知进过多少次捕房，终不悔改，当时各报的所谓“社会新闻”都拿他做了好题目，译者在《华年周刊》里，曾根据希利的见地，写了一篇短评，替他开脱。据希氏说，此种例子，只需有适当的关于性知识方面的开导，把他所谓内心的冲突调解开了，偷窃的行为便可立即停止，永不再犯。

[56] 霭氏此说恐不尽然。希氏所述的现象貌若为性欲的闪避而发，事实上又何尝不是为性欲的满足而发（当然是童年与春机发陈年龄的一种暗中摸索的满足，与成年人所谓的满足不同）。在全部性爱的象征现象的讨论里，霭氏承认凡是象征性的满足都是替代的满足（vicarious satisfaction），希氏所述的现象，在一度偷窃之后，又何尝得不到一种替代的满足呢？因为可以得到一种满足，所以经过相当时期以后，总需偷窃一次。因为替代的满足究不如从性知识的开导所得的满足那般实在，所以一经开导，偷窃行为就从而停止。

[57] 本节大部分根据霭氏《研究录》第五辑中《性爱的象征现象》篇第五章。

[58] 乐园的神话出犹太经典，今载在《旧约全书·创世记》中。英诗人弥尔顿（Milton）有长诗叫《失乐园》。弗氏在此所指当然是淳朴的原始时代，乐园云云，不过是一个更诗意的说法罢了。

[59] 见拉氏所著《裸恋者》一文，载在法国《医学会刊》(*L'Union Médicale*)，1877年5月号。

[60] 见伊氏所著关于裸恋现象的观察一文，载《刀针》(英国著名之医学杂志)，1924年8月23日。

[61] 清纪昀记载着的一例似乎是羊痫性的拟裸恋：“一宦家妇，遇婢女有过，不加鞭箠，但褫下衣，使露体伏地，自云如蒲鞭之示辱也。后此宦家女思癫痫，每防守稍疏，辄裸而舞蹈云。”(《阅微草堂笔记》卷九，或《如是我闻》卷三)。此宦家妇前半节有虐恋（见下节正文）的倾向，下半节则显然患痫性的拟裸恋。痫风中有一种叫亨丁顿的舞蹈病（Huntington's Chorea），患者是会舞蹈的。

[62] 男子的性能集中于性器官，女子则比较散漫，其发欲带的多而且广，要远在男子之上，已具见第一章中，布氏的见地，显然以此为张本。

[63] 猥亵的暴露，在中国也偶尔可以遇见，而猥亵的言辞则更为普遍，尤其是在骂人的时候。

[64] 中国语言里即有此种情形，例如牛鞭、虎鞭之类。

[65] 霭氏原注：我们得记住，一直到近代的英国，裸体的行为才成为一个可以惩罚的罪名。在十八世纪以前，猥亵的批评则有之，但是在法律上不成一个名目。〔其在十七世纪的爱尔兰，据莫利逊（Fynes Moryson）说，贵族妇女在户内可以随便把衣服脱光，即有陌生人在场，亦所不避。〕我读到，在1776年，一个伦敦的神父，被教区里的妇女在宗教法庭里告发，说他故意把私处暴露给她们看。无疑地，他既然是一个神圣的职业中的人，这种行为上的不检是可以闹大笑话的。但宗教法庭对他究作了何种处置，我们就没有读到什么下文了。

[66] 霭氏提倡适当的裸体运动最力，认为它有很大的性教育的价值，详见《研究录》第六辑第三章，所以提出这样一个解决的方法来。

[67] 本节议论的大部分根据《研究录》第三辑中《恋爱与痛苦》一文。霭氏当初似乎没有把虐恋当做性爱的象征现象或性歧变的一类，后来才把它归并进去，这归并显然是个进步。

[68] 见希氏所著文《德国催眠学期刊》，第九卷，第二册，1899年。

[69] 见弗氏所著《受虐恋中的经济问题》一文；《论文集》，第二册。又《本能和它们的变迁》一

文（同上，第四册）。

[70] 见拉氏所著《裂人腹者猾汉和施虐恋的罪案》一书，1899 年。

[71] 居氏尝著一文：《愁憎的精神病态中的性兴奋》；载在法国《神经学藏档》，1905 年 2 月号。

[72] 轻微的痛楚中有快感是很实在的一些心理作用。中国文字中谑字从虐字产生，“虐”虽说是声，也未尝不是义，所以谑就是言之虐者，但亦唯恐其虐的成分太多，致引起痛苦的反感，所以《诗·淇奥》有“善戏谑乎，不为虐兮”的话。我们寻常言语中，说一件事办得“痛快”，也是这种心理。

[73] 其实这是近乎一种幸灾乐祸的心理。幸灾乐祸在中国是一个久已现成的名词，足证这种心理在中国是相当普遍的。“隔岸观火”和江南人所谓“青云头里看厮杀”的心理都属于这一类。大抵是因为经济的愁苦、生活的单调，中国人目睹别人受罪时的反应，往往是怜悯的成分少而快乐的反应多，甚至于毫无顾忌地明白表示出来，详见译者所编著的《民族特性与民族卫生》(《人文生物学论丛》第三辑）第二篇第十四节（商务印书馆出版）。

[74] 清纪昀记载着一个有几分相像的例子（《阅微草堂笔记》卷十三或《槐西杂志》卷三）：“奴子王成，性乖僻，方与妻嬉笑，忽叱使伏受鞭；鞭已，仍与嬉笑；或方鞭时，忽引起与嬉笑；既尔曰：‘可补鞭矣。’仍叱使伏受鞭，大抵一日夜中喜怒反复者数次。妻畏之如虎，喜时不敢不强欢，怒时不敢不顺受也。一日，泣诉先太夫人。呼成问故，成跪启曰：‘奴不自知，亦不自由，但忽觉其可爱，忽觉其可憎耳。’先太夫人曰：‘此无人理，殆佛氏所谓夙冤耶？’虑其妻或轻生，并遣之去。后闻成病死，其妻竟著红衫。”

[75] 中国男女相爱，私订婚姻之约，叫做“啮臂盟”。啮臂的举动，显然是一种情咬，但在旧时礼教下，真正有啮臂机会的人怕不很多罢了！又闺房之乐里，男女之间，尤其是男的对女的，喜欢在颈项上嘬取缕缕的红印痕（由微血管被嘬破而成），江南人叫做“嘬俏痧”，也可以说是情咬的一种。

[76] 见雅氏著《偏执行为和精神衰弱》一书，第二册。

[77] 注[74]中所引的王成一例可能就是借了愤怒来激发和扶植他的性能的。这从“一日夜中喜怒反复者数次”与“忽觉其可爱，忽觉其可憎”一类的话里最可以看出来。

[78] 见《国际刑法公报》(法文)，第六卷，1896 年。

[79] 从这个立场看，中国以前缠足的风气，就其极端的例子而言，可以牵涉到两三种性的歧变：就缠的人说，是施虐恋，就被缠的人说，是受虐恋，就爱玩小脚的男子说，是足恋与履恋。

[80] 译者在中国记载里所见的少数受虐恋的例子也都是男子：

清朱梅叔《埋忧集》(卷九）有《臀痒》一则说：“姚庄顾文虎，累叶簪绂，习享丰郁；忽一日，促家人持竹篦；解裤受杖二十；后习为常；家人厌之，杖稍轻，辄加呵责；或反以杖杖之，必重下乃呼快。如是数年，渐觉疼痛而止……”

清采蘅子《虫鸣漫录》(卷二）说：“吴兴廪生某，文有奇气，试辄冠军。唯喜受杖，每同志相聚，即出夏楚，令有力者，重笞其臀以为快，否则血脉涨闷，恹恹若病焉。”

受虐恋的表示也有不用接受鞭箠的方式的。唐卢仝《玉泉子记》有杨希古一例说：“杨希古……性迂僻……酷嗜佛法，常置僧于第，陈列佛像，杂以幡盖，所谓道场者，每凌旦辄入其内，以身俛地，俾僧据其上诵《金刚经》三遍。性又洁净，内逼如厕，必散衣无所有，然后高屐以往。”卢氏“所谓”二字极好，示与寻常道场不同；《金刚经》三遍，为时亦相当长久；据身上者非和尚不可；都是值得注意之点。

[81] 鞭箠方式的虐恋，在从前流行笞刑的时代，发展的机会一定比较多，姑举两例于后：

一、“宣城守吕士隆，好缘微罪杖营妓。后乐籍中得一客娼，名丽华，善歌，有声于江南，士隆眷之。一日，复欲杖营妓，妓泣诉曰：‘某不敢避杖，但恐新到某人者，不安此耳。'士隆笑而从之。丽华短肥，故梅圣俞作《莫打鸭诗》以解之曰：'莫打鸭，莫打鸭，打鸭惊鸳鸯，鸳鸯新自南池落，不比孤洲老秃鸧，秃鸧尚欲远飞去，何况鸳鸯羽翼长。'"（宋赵德麟《侯鲭录》）吕士隆的虐恋大约已有相当程度，所以梅尧臣曾因他做诗，但程度还不太深，否则怕打遍老秃鸧以后，鸳鸯亦终于不免，甚至于鸳鸯该是第一个被打的对象。

二、"乾隆间有某甲者，以县尉至滇南，莅任未一年而卒，无子，止一妻，一妻弟，一仆一媪。居无何，妻弟亦死，仆妪皆散去；妻尚少艾，寄居民舍，久之无食，为人浣濯衣服以自给，十指流血，而不免饥寒。有邻媪者，在官之媒氏也；一日过而谓之曰：'何自苦乃尔？今有一策，可暂救饥寒，能从之乎？'妇问何策。媪曰：'新到县官，少年佻达，而慕道学名，喜笞妓，笞必去衣，妓耻之，以多金求免不得，又以多金募代已者，亦无其人；若能代之到官，吾当与诸妓约，受杖一，予钱千也；伍百诸人皆受妓赂，行杖必轻；且形体是而名氏非，初不为泉下人羞也。'妇以贫失志，竟从其策。嗣后邑有妓女应到官，悉此媪为介绍而代之，县中皂隶无不识者，皆笑其顽钝无耻也。然妇竟积二百余金，以其夫之丧归葬。余谓此妇受辱虽甚。然究未失身，不得谓之不贞，不惜父母之遗体，以归其夫之遗骸，不得谓之不义，君子哀其志，悲其过，未可重訾之也。"（清俞樾:《右台仙馆笔记》）曲园老人记此，注重的是代妓受笞的那位寡妇，而取的是一个道德的立场；我们注重的是"少年佻达而负道学名"的县官，而立场是性心理学的：这一点分别我们不要忽略过去。

[82] 见《犯罪人类学藏档》，1902年9月号。惟《研究录》中埃氏原名为Epaulow，而非Epaulard，不知孰是。

[83] 西人称尸恋者为吸血鬼或夜叉，教我们想起关于唐将哥舒翰的一段故事。哥舒翰未达时，有爱妾裴六娘死，"翰甚悼之，既而日暮，因宿其舍，尚未葬，殡于堂奥，既无他室，翰曰：'平生之爱，存没何间。'独宿繐帐中；夜半后，庭月皓然，翰悲叹不寐。忽见门屏间，有一物倾首而窥，进退逡巡入庭中，乃夜叉也，长丈许，著豹皮裈，锯牙被发；更有三鬼相继进……便升阶入殡所，舁衬于月中，破而取其尸，麋割肢体，环望共食之，血流于庭，衣服狼藉……"（详见唐陈劭《通幽记》及段成式《夜叉传》）这故事中的夜叉极像西洋人的吸血鬼，不过尸恋的倾向实际上和夜叉不相干，而和哥舒翰则不无关系，哥舒翰见的不是像境，便是梦境，并且是有尸恋色彩的梦境；未来将以杀人流血为能事为专业的人有这样一个梦境，也是情理内可有的事。

[84] 清羊朱翁《耳邮》（卷四）亦载有富有代表性的一个尸恋的例子："奚呆子，鄂人也，以樵苏为业，贫未有妻；然性喜淫，遇妇女问价，贱售之，不与论所直；故市人呼曰'奚呆子'。市有某翁者，生女及笄，有姿首，奚见而艳之，每日束薪，卖之其门。俄而翁女死；奚知其瘗处，乘夜发冢，负尸归，与之媾焉。翌日，键户出采薪，而遗火于室，烟出自笮，邻人排闼入，扑灭之；顾见床有卧者……发其衾，则一裸妇，迫视之，死人也，乃大惊；有识者曰：'此某翁女也。'翁闻奔赴，验之，信，闻于官，论如律。异哉，天下竟有好色如此人者！乃叹宋孝武帝为殷淑仪作通替棺。欲见辄引替睹尸，尚非异事。"

其他所见近乎尸恋或夹杂有其他动机的尸交行为略引于后：

赤眉发吕后陵，污辱其尸，有致死者（《通鉴》）。

"开元初，华妃有宠，生庆王琮；薨，葬长安；至二十八年，有盗欲发妃冢，遂于茔外百余步，伪筑大坟，若将葬者，乃于其内潜通地道，直达冢中；剖棺，妃面如生，四肢皆可屈伸，盗等恣行凌辱，仍截腕取金钏，兼去其舌，恐通梦也，侧立其尸，而于阴中置烛……"（唐戴君孚《广异记》）。

"宋嘉熙间，周密近属赵某宰宜兴。宜兴前某令女有殊色，及笄而夭，藁葬县斋前红梅树下，赵某'遂命发之……颜色如生，虽妆饰衣衾，略不少损，直国色也；赵见之为之惘然心醉；舁尸至密室，加以茵藉，而四体亦柔和，非寻常僵尸之比，于是每夕与之接焉；既而气息惙然，疲苶不可治文书，其家乃乘间穴壁取焚之，令遂属疾而殂；亦云异矣。’尝见小说中所载，寺僧盗妇人尸，置夹壁中私之，后其家知状，讼于官；每疑无此理，今此乃得之亲旧目击，始知其说不妄。”（宋周密《齐东野语》。）

“本朝安徽抚院高，讳承爵，旗员，罢官后，一爱女死，殡于通州别业。守庄奴知其殓厚，盗启之，见女貌如生，将淫之；女忽起，抱奴甚固，奴求脱不得，抱滚二十五里，遇巡员获之，论磔，七日旨下。女今东浙备兵高其佩之妹也。”（清景星杓《山斋客谭》。）尸体会不会动，我们不得而知，不过高氏父子都是清代名臣，其佩且以指画擅名，是很多人都知道的。

唐代说部中有张泌《尸媚传》一种，所述多为女鬼蛊惑生人之事，姑不论其事之可能与否，要与尸恋现象截然二事，不得混为一谈。

[85] 除上文所已引用的外，下列诸种作品也可供一般的参考：霍尔：《恐惧的研究》，载《美国心理学杂志》，1897年与1899年。布赖恩：《尸恋》，载《心理科学杂志》，1875年1月号。

[86] 我国生理旧话说，女子七岁生齿，二七十四岁经至，七七四十九岁经绝；虽近刻画，但“经绝”一词，颇可沿用；英文名词是menopause，或climacteric，或change of life。

[87] 有一位极有地位与声誉的朋友告诉译者，他的一位哥哥就是这样一个人；这位哥哥在五十岁以前是一个道学先生，主张一生不二色，对亲戚朋友中有娶妾狎娼的人，一向取深恶痛绝的态度；但五十岁以后，忽然把家里的使女勾引成奸，并且还有了孩子！

[88] 孔子在《论语·季氏》里说：“君子有三戒：少之时，血气未定，戒之在色；及其壮也，血气方刚，戒之在斗；及其老也，血气既衰，戒之在得。”中国文献里关于年龄的个别心理的观察，无疑这是最早的一种了；此种观察的大体准确，也是不容怀疑的。本节的讨论当然是属于第三个阶段，而霭氏的这几句话又不啻是“戒之在得”一语的注脚。不过以前的人似乎不大知道，在“老之将至”的阶段，也未尝没有一个“血气不定”的时期。血气既衰而又不定，“色”的刺激铄于外，而“得”的反应迫于内，于是本节所说的一种歧变现象便势所难免了。

[89] 中国人到此年龄，男的喜欢收干女儿，女的喜欢收干儿子；尤以男的收干女儿的倾向为特别显著，几乎成为一种风气。仅仅收干女儿还算是俗不伤雅的。等而下之就是纳妾、蓄婢、狎娼、捧坤角一类的行为了。风流自赏的文人，到此特别喜欢收女弟子，例如清代的袁枚（字子才），也属于这一类现象。诸如此类的行为，霭氏这一段的讨论便是一个最好的解释。

[90] 中国以前在妾制流行的时代，这种能自制的人自所在而有。第一流，不置姬妾；这是不多的，但有。第二流是纳妾的，但遵守一些传统的规矩，例如四十无子始娶妾，或不娶旧家女为妾之类。第三流是虽有姬侍，却备而不用，甚至到了可以遣嫁的年龄，便尔放出择配。这三种人，算都是有品德的了。

宋张邦基《墨庄漫录》说：“李资政邦直，有与韩魏公书云：‘前书戏问玉梳金篦者，侍白发翁，几欲淡死矣……’玉梳金篦，盖邦直之侍姬也。人或问命名之意，邦直笑曰：‘此欲所谓和尚置梳篦也。’又有与魏公书云：‘旧日梳篦固无恙，亦尚增添二三人，更似和尚撮头带子云。’”这可以算第三流的一个例子，极是难得。

清陈康祺《郎潜纪闻》（卷二）说：“方恪敏公观承子襄勤公维甸，两世为尚书直隶总督，皆有名绩。恪敏五十未有子，抚浙时使人于江宁买一女子，公女兄弟送至杭州，将筮日纳室中矣，公至女兄弟所，见诗册有故友名，询之，知此女携其祖父作也。公曰：‘吾少时与此君联诗社，安得纳其孙女乎？’还其家，资助嫁之。公年六十一矣，吴太夫人旋生子，即襄勤也。”恪敏生襄勤，桐城方氏一般的世泽又极长，当时人多以为盛德之报，陈康祺记此，自亦有此意；不过以六十一岁的老人，而能悬崖勒马如此，足见体格健全与神志完整的程度要高出常人之上；此种身心的强固是必有其遗传的根据的，从这方面来解释方氏的世泽以及一般故家大族的世泽，岂不是愈于阴德果报之说？方恪敏公的例子可以说属于第二流。

清纪昀《阅微草堂笔记·滦阳续录》载有一个比较特别的例子："郭石洲言河南一巨室，宦成归里；年六十馀矣，强健如少壮；恒蓄幼妾三四人，至二十岁则治奁具而嫁之，皆宛然完璧，娶者多阴颂其德，人亦多乐以女鬻之。然在其家时，枕衾狎昵，与常人同；或以为但取红铅供药饵，或以为徒悦耳目，实老不能男；莫知其审也。后其家婢媪私泄之，实使女而男淫耳，有老友密叩虚实，殊不自讳，曰：'吾血气尚盛，不能绝嗜欲，御女犹可以生子，实惧为生后累；欲渔男色，又惧艾豭之事，为子孙羞，是以出此间道也。'此事奇创，古所未闻……"此例就不属于三流中的任何一流了。不过，此人性能虽已就衰，不能不以幼女做对象，而一般的血气当健旺，神志亦尚完整，才有这一番智虑，才于放浪之中尚能有一二分制裁的力量。纪氏从道德的立场，认为"此种公案，竟无以断其是非"；译者以为霭氏如果知道这例子，从性心理学的立场怕也不能不承认是一个亟切无从归纳的创例。

[91] 译者在游学美国时，在犯罪学班上曾经单独调查过这样一个例子。一个五十二岁的男子强奸了一个十二岁的幼女，被判了若干年的徒刑；译者特地到新罕布什尔州（New Hampshire）州立监狱里访问他几次，从谈话中，又用"联想测验"（Association Test）的方法，断定他是神志不健全的。

[92] 在刑事的案子里，这一类的例子也是不少的。译者追忆到本人幼年时所认识的一个六十多岁的老人。他是译者的一位族叔祖母的兄弟；这位族叔祖母没有后辈，和译者的家庭来往甚频，因此和她的兄弟也就相熟。他平时做人很和蔼，做事也负责，身体也旺健，据说他能用鼻子吹箫；这似乎是不可能的，说的人无非是想形容他的血气之盛罢了。译者有一个时期许久没有见到他，忽然听说他犯了强奸幼女的罪名；又两三年后，听说他瘐毙在县监狱里了。这样一个例子怕只有一个解释，就是老年癫狂的发作。

[93] 关于本节，上文所已再三引过的克拉夫特-埃平的名著和舒奥诺与韦斯二氏合著的一书均可供参考。

[94] 但丁《神圣的喜剧》里对于地狱的可怖情景是描写得很多的，所以霭氏有此语气。

[95] 中国人的道德观念里，对邪正、善恶一类的判断也是分得相当清楚的。但和西洋人有两三点不同。一、中国人一般的生活观念里本有经常、权变、和同等等的看法，"经常"虽属重要，"权变"也自有它的地位，"和同"虽是一个很好的生活理想，但同而不和，是要不得的，而不同而和是要得的。二、邪正善恶的观念在中国只是社会的、伦理的、人为的，而并没有宗教的裁可，所以它的绝对性并不太大。三、中国一般的自然主义向称发达，全生活性之论是道家哲学的中心，而儒家的主张，也不过欲于"率性之道"之上，加一番修养的功夫而成其为"教化"而已；因此，读书人对于一切惊奇诡异的事物，严格些的，取一个"不语"或"存而不论"的态度，而宽容些的，更承认"天地之大，何奇不有"的一个原则；译者在上文各节的注里所引的性歧变的例子不为不多，记载这些例子的人最共通的一个结语便是这个原则；在他们看来，奇则有之，怪则有之，道德的邪正的判断也时或有之，但绝对的罪孽的看法则没有。这无疑是一种广泛的自然主义的效果，在希腊以后与近代以前的西洋是找不到的。

[96] 见沃氏所著《性的邪孽与其医学的和社会的关系》一文，载美国《医学杂志与记录》，1931年7月号。

[97] 霭氏在这方面最详尽的讨论见《研究录》第二辑；名为第二辑，实在是关于同性恋或"性的逆转"现象的一本专书。

[98] 希腊人并不了解同性恋是一种间性的状态，也未必观察到，同性恋的人在早年时对性的兴趣比较淡薄，所以霭氏有“撇开”的说法。霭氏于此处行文比较晦涩，译者不能不于注中略事解释，并且相信这解释大概是对的。

[99] 这显然是指各种绝欲以至于绝育的外科手术。旧式的宫刑就是未必有效的一种手术。关于新式的绝育手术，详见译者所著《美国绝育律的现状》(《人文生物学论丛》，第十辑，《优生概论》) 和《二十八年来美国加州优生绝育之经验》(《人文生物学论丛》，第七辑，《优生与抗战》) 二文。

[100] 见利氏所著《古希腊的性生活》一书，此书的英文本，译者于其出版后不久曾在英文《中国评论周报》的书报评论栏内加以介绍。利氏所说古希腊的情形大致和中国的有好几分相像。性歧变的比较难得遇见是相像的一点。同性恋的比较流行，并且很有几分风雅的地位（参看《品花宝鉴》一类的说部)，是又一点。歧变的偶然发现，认为奇异则有之，当做罪孽看待则未必，是第三点。德国性心理学家希尔虚弗尔德于七八年前旅行远东，归后写了一本游记，对中国也有相类的观感。

[101] 关于本节，论社会态度，特别是对于同性恋，详霭氏所作《性的逆转》一文 (《研究录》第二辑)。又本能派心理学家麦图格所著《变态心理学大纲》亦值得参阅。

第五章

同性恋

第一节　性的逆转[1]

假如一个人的性冲动的对象是一个同性而不是异性的人，就这另成一种性歧变的现象，有人叫做“性的逆转”（sexual inversion），或“反性感”（contrary sexual feeling）或“优浪现象”（uranism）[2]，比较最普通的名词是“同性恋”（homosexuality），所以别于常态的异性恋（heterosexuality）。在这许多名词里，同性恋无疑是最能够概括这方面一切现象的，而性的逆转一名词则最适用于一切表面上有些先天倾向而根底比较深固的各式同性恋。在一切性的歧变之中，同性恋是界限最分明的；同样是性冲动的表现，同样是用情，而情的寄托则根本而且很完整地从一个常态的对象转移到另一种对象身上，若就常情而论，这对象是逸出了性欲的范围以外的；我们一再地说“同样”两个字，因为除了对象的转变为同性而外，其余一切用情的方法、过程、满足等，可以说完全和异性恋没有二致。同性恋是两种很反常的歧变，但它所能给予一个人的满足，似乎比任何其他歧变为大。同性恋或性的逆转之所以重要，也许这是一个主要的原因了。这种重要性又可以从三方面看出来:（一）它的散布极广，古今中外，不论在任何文明的阶段里，都有它的重要地位;（二）在今日的文明社会里，它是一种屡见不鲜的现象;（三）许多著名的人物都有过同性恋的表现。

同性恋的根本而也可以说是“自然”的基础，是在人类以下的动物里便找得到的。同性恋原是动物界的一个相当流行的现象。至少在其他的哺乳类动物里是很普遍的，特别是在和人类血缘上最为接近的灵长类的动物里。汉密尔顿医师研究过猕猴和狒狒的性的发展，说"未成熟的雄性猴子通常总要经过一个时期，在这个时期里它在行为上所表现的性的兴趣，几乎完全是同性恋的，而一到性的发育成熟，这时期便突然终止，而性的兴趣与活动就变为异性恋的了"。朱克曼很近密地观察过狒狒和黑猩猩的同性恋行为，有时发现在雌的一方，此种行为比雄的更要显著，他甚至觉得在猿类中，同性恋和异性恋的行为根本上仿佛是一回事，找不到显然的区别。

在许多未开化与半开化的民族里，同性恋也是一个很彰明较著的现象，有时它在风俗里并且很有地位，而同性恋的人往往得到别人的尊敬。在西洋近代文明所由建立的几个古代文明里，情形也复如此。亚述人中间是有这个现象的，而埃及人，在差不多四千年以前，也把男色式鸡奸的行为看做相当神圣，而认为何露斯（Horus）和塞特（Set）两尊神道便有过这种行为。同性恋不但和宗教发生关系，并且和武德也有牵连，古代非洲北部的迦太基人、希腊人的一部分祖先杜仑人（Dorian）、古代黑海以北的斯基泰人（Seythian）以及后来北欧的诺曼人，都曾经从这些立场对同性恋特别下过一些培植的工夫。最后，在古希腊人中，同性恋的受人尊崇，就到了一个登峰造极的地步；他们认为它不但和武德有关，同时和理智的、审美的，甚至于道德的种种品性也有联系，并且，更

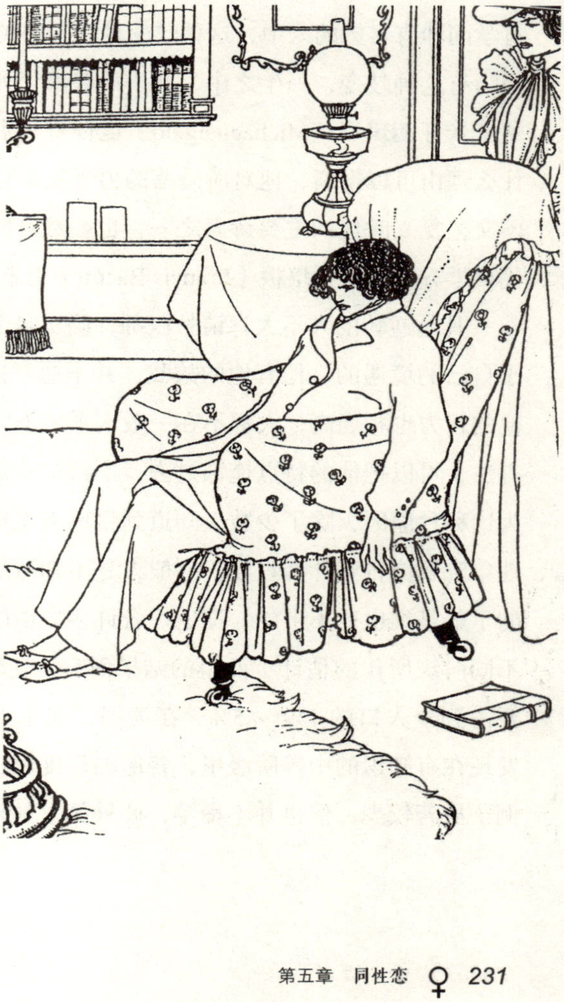

有不少人认为它比正常的异性恋还要来得尊贵。基督教传入欧洲以后，同性恋还是保持着它的地位，但是它的声誉却一落千丈了；从此以后，大家再也不理会它是一个心理上的异态的现象；它的目的无非是要把恋爱与尊崇的情绪施于同性的人身上，而此种情绪不一定要以犯奸的行为做归宿，也就不再有所措意。到了东罗马皇帝查士丁尼（Justinian）以后，它算是又受人承认了，但仅仅被认为是一种"所多玛现象"或鸡奸，换言之，就是一种丑不可耐的淫恶，甚至是一种犯罪行为，值得国家法律和宗教法律的极严厉的处分，即受焚烧的极刑，也不为过。

在中古时代，性的逆转也是很发达的，在军队的营房里固然不必说，就是在修道的寺院里，也许同样流行，要不然，天主教忏悔的科条（penitential）也不会屡次提到它了。不过，这现象发达到一个境界以至于受人注目，则是在文艺复兴的时代。但丁的老师拉蒂尼（Latini）是逆转的，而但丁在他的作品里，也提到在当时有学问和有名望的人中，这种歧变是时常遇到的。法国的人文主义者米雷（Muret）因为有这种歧变，一生之中，几乎始终濒于死亡的绝境；文艺复兴时代最伟大的雕塑家米开朗琪罗（Michaelangelo）也怀着一番同性恋的理想与热情，不过我们没有什么理由可以推断，他对所爱慕的男子发生过肉体上的关系；马洛（Marlowe），英国文艺复兴时代的主要诗人之一，也显然有同样的情绪；我们也有理由可以相信近代科学方法的祖师培根（Francis Bacon）也未尝不是这样一个人。[3]

凡是逆转的人不大肯请教医师，确实是个事实。就一般的例子而言，他是很安于自己的境遇的，他有他的故我，并不愿意把它改变，因此没有寻医问卜的必要；他的智力也相当高，大都不在一般水平之下，甚至于在一般水平之上，因此，他总有法子可以把他的特点掩饰过去，不致招惹是非，更不至于引起法律的干涉。也因为这种种原因，除了少数人知道到哪里去发现或怎样去发现逆转的例子而外，逆转现象究属流行到什么程度，一般人是不知道的。在德国，希尔虚弗尔德在这问题上的了解是谁也比不上的，据他综合许多方面的估计（即许多不同作家就人口中许多不同阶级所作的估计）而得的结果而言，逆转的人以及同性恋和异性恋两可的人，要占到全人口的 1% ~ 5%。在英国，我个人单独观察，虽远不及希氏那般深广，发现在有知识的中等阶级里，普遍的程度也正复相似，在中下各阶级里，同性恋的例子虽若较少，但也并不稀罕，此种例子虽未必都有先天的根据，但遇有同性恋的事件发生，他们几乎完全没有什么憎恶或惊诧的表示；中下阶级里许多逆转的例子也时常谈到这一点；也可见不稀罕之说是一个事实了；在女子中，同性恋的存在比较不容易刺探出来，但事实上其流行的程度似乎并不比男子中为小；这是和上文所已讨论过的各种歧变很不相同的一点，那几种歧变，在男女的分布上，我们多少可以找到一些区别，但同性恋是分布得很平均的；极端的同性恋的例子也许在男子中比较多些，但不甚显著而根底较浅的例子则似乎以女子为多。[4]在有的职业里，逆转的例子也比较多。在科学家与医生中，逆转的例子并不见得特别多；但在文学家与艺术家中，特别是在伶人中，这种例子是屡见不鲜的。[5]在理发业与男女侍役业里，情形也复如此。反过来，很大一部分有知识的逆转的人都表现出各种艺术的兴趣，特别是音乐的爱好[6]，就我个人观察所及，这种人可以占到全数的68%。

美国的知识阶级与自由职业阶级也有同样的情形，并且表现得比上文所说的还要清楚。佩克（M. W. Peck），在波士顿的60个大学教师里，发现7个是很确实的同性恋者，其中有6个人并且承认在成年以后和别人有过行为上的表示以至于身体上的接触；这60个教师并不限于一二院系，而是任何院系都有份。7人之外，又有2人也显然有同性恋的情绪，但本人并不自觉。佩氏认为就大学教师阶级而言，10%是同性恋的，先不问有无行为上的表示与身体上的接触。[7]据汉密尔顿医师的调查,100个已婚女子中，只有44个不承认在青年时期有过同性恋性质的游戏生活，至少是追忆不起有过这种经验；但同时却有46个男子和23个女子承认有过同性的情好关系，并且要好到一个彼此对性器官以刺激相加的程度。[8]戴维斯女医师也发现31.7%的女子承认对别的女子有过热烈的情绪；而27.5%的未婚女子承认在童年有过同性恋的游戏，但其中48.2%也承认一到成年，这种游戏就停止了。[9]

同性恋的普遍和严重还有一个事实的证明，就是“象姑”业或“相公”业的发达。（同注[5]）这在德国柏林有人做过特别的研究；在柏林，警察对象姑业的态度和对娼妓业的态度，是同样的容忍，因为他们承认只有取容忍的态度，才可以管理她们和限制她们，使她们不至于妨害都市的公安。希尔虚弗尔德估计柏林的象姑约有20000人；但后来毕克登（Werner Picton）比较精密地估计则以为只有6000人。[10]其中1/3以上是可以断定为有精神病态的；而1/4不足则不但所以满足顾客的同性恋的欲望，自身也有同样的欲望。象姑业的产生，普通承认的原因是失

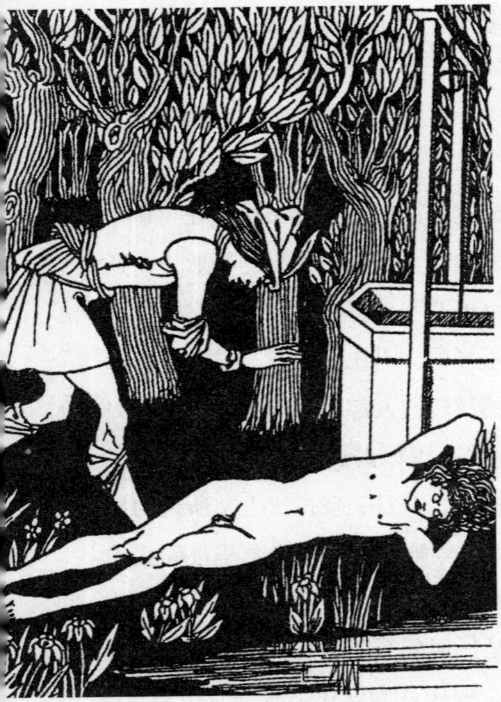

业，好比娼妓业一样，但事实上原因当不止于失业的一种。

性的逆转虽属一个如此重要的现象，但一直到近代，它才成为一个科学的研究题目或被认为有研究的价值。这是在德国首先开始的。在十八世纪末，德国学术界有人发表了两个例子。后来霍斯利（Hössli）[11]、卡斯巴（Caspar）[12]，特别是乌尔里克斯〔（Ulrichs），“优浪现象”的名词就是他起的〕[13]，又做了些清宫除道的工作，但这些都不能算重要。到1870年，韦斯特法尔（Westphal）所观察的例子发表以后，才奠定了这方面的研究基础。韦氏所观察的是一个青年女子，他对她的特点与此种特点的原委描写得十分详尽，他证明这种特点是先天遗传的而不是后天获得的，因此，我们不应当把它看做淫恶的表示；他又说明，这女子的生活里虽有神经不健全的成分，却不是一个疯狂的例子。[14]从此以后，我们对性的逆转的知识，便很快地一天比一天加多了。克拉夫特-埃平，是逆转现象的第一个伟大的诊察家，在他的《性的精神病态学》里，他搜集了一大堆逆转的例子；这本《性的精神病态学》，不用说，也是在性变态方面唤起一般人注意的第一本科学的作品。冒尔也是一个比较后起的大家，他的评断力比克氏为强，他的科学训练也比克氏为广，克氏一书问世后不久，他的那本很值得钦佩的关于《性的逆转》的专书也就出版了。最后，希尔虚弗尔德继踵而起，他对逆转的人的同情的了解，在质与量上都是无与伦比的，而他的那本《男女同性恋论》（*Der Homosexualität*，1914）不啻是这题目的一册百科全书，可惜到现在还没有人把它译成英文。意国好像是“性的逆转”这个名词（inversione sessuale）的发源地，在那里，学者如里蒂（Ritti）、塔马契亚（Tamassia）、朗勃罗梭等很早就提出过若干例子。在法国，1882年夏尔科和马尼昂最先着手这方面的研究[15]，后来又有一串很著名的研究家在这现象上下过不少工夫，使它越来越易于了解，这些研究家包括费瑞、塞里厄（Sérieux）、圣保罗（笔名为洛，Dr. Laupts）[16]等。在俄国，最先对这现象有所探讨的是塔诺夫斯基（Tarnowsky）。在英国，西蒙兹（John Addington Symonds）以名医之子而自身又富有文学天才的资格，曾经私自印行过两本很值得注意的小册子，一本讲古希腊的逆转，一本讨论近代的同性恋问题。[17]卡本特（Edward Carpenter）也著过一本小册子（最初也是私自印行的），后来又出过一本专书，叫做《间性论》（*The Intermediate Sex*），原先是用德文发表的，后来才有英文本。拉法罗维奇也用法文出过一本有相当价值的书。[18]而我自己关于这方面的一本专书[19]，最初也是在德国出版的（书名叫《反性感》，德文原名是*Das Konträre Geschlechtsgefühl*，1896），后来又在英美两国印行。不过在美国，在我的书问世以前，基尔南和利兹登（Lydston）两家对于性逆转的事实与理论已经有过相当的注意。近年以来，这方面最值得注意的英文作品是从西班牙文译出来的马拉尼昂（Marañón）的那本书（译本，1932）。[20]

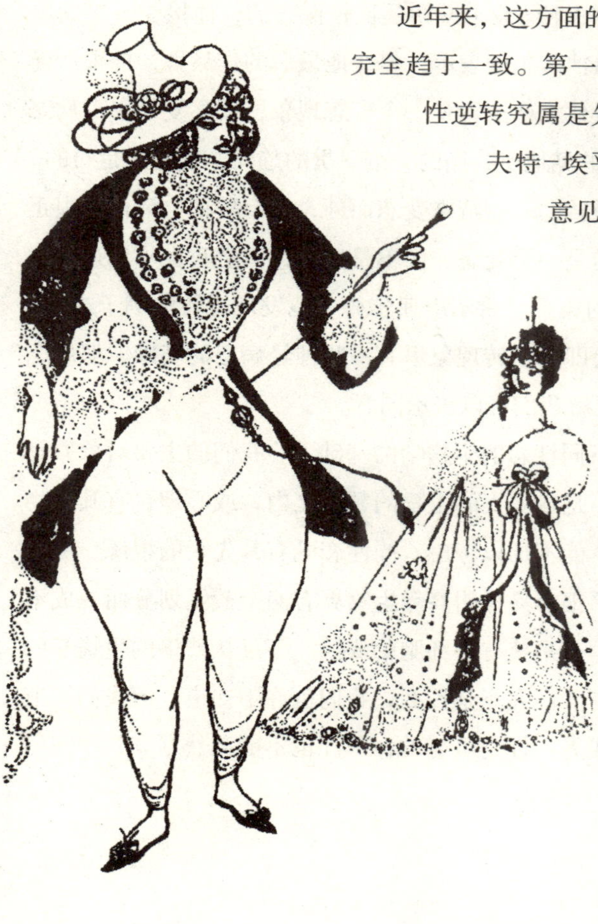

近年来，这方面的研究虽多，但各家的意见还没能完全趋于一致。第一个困难与最根本的困难是在断定性逆转究属是先天遗传或后天获得的。在克拉夫特-埃平的影响传播开来以前，一般的意见是以为同性恋是后天的，是习得的，简而言之，它就是一种“恶习”，大体说来，是手淫过度或房事过度以致阳事不举不能行人道后的一个必然的结果；也有以为是早年的暗示所造成（比内与施伦克-诺津主此说）。克拉夫特-埃平则承认同性恋有先后天两类。从此以后，先天之说就渐渐占优势，而后天说的重要就逐渐削减了。在冒尔的作品里，这趋势就很显著；希尔虚弗尔德和马拉尼昂以为在任何同性恋的例子里，总免不了一些先天的成分；而布洛克与阿尔特里诺（Aletrino）等则把因后天原因而有同性恋行为的人划分开来，另成一类，叫做“拟同性恋”（pseudo-homosexuality）。奈克的见地也是如此，他认为我们要分的，不是先天同性恋或后天同性恋，而是真实的同性恋或虚拟的同性恋，他又认为在壮年以后才发现的同性恋也不是后天获得的，而是先天遗传的，不过发现得迟一些或“晚成”一些罢了。[21]有几位起初完全主后天说或侧重于后天说的专家（例如奈克与布洛克）后来也采取了这比较新近的见解。许多精神分析论者虽然到现在还认定同性恋是一个后天的现象，但也承认这现象往往可以成胶着或固定的状态，因此，其间也许有先天气质的关系；既有此留余地的看法，则精神分析派和其他各家的意见纵有出入，也就无关宏旨了。[22]

在各家的见地里，除了先天或后天一点而外，还有很基本的一点也经历过一番变迁，就是即使承认性逆转是先天的，它是一个病态、一个“退化”的状态抑或只是一个变态呢？在这一点上，克拉夫特-埃平最初是比较保守的，他接受一贯的看法，认为逆转是一种神经病态或精神病态的表示，但在他最后的作品里，他很严谨地修正了它的地位，而很心悦诚服地承认逆转是一个变态现象，而不复是一个病态或“退化”现象。这也是后起诸家的见地所共循的一个一贯的趋向，这趋向是对的。逆转的人也许是很健康的，除了逆转的一点特殊变态而外，其余种种也许都是很正常的。我个人的立场一向以为逆转是一个变态，而不是病态，固然我也承认逆转状态和轻微的神经病态往往有密切的关系。希尔虚弗尔德（他发现逆转的例子之中，25%不足是有遗传的病根的）认为即使逆转现象里有一些神经病态的基础，那病态的成分普通是很小的；对希氏这见解我们可以表示同意。

讨论到此，我们不妨探讨一下同性恋的生物学的基础了。我们的主要对象原是同性恋的心理学，但心理的领域，是在更大的生物的领域之内，或心理自有其生物的基础，比较寻根究底的讨论势不能不加以考虑。同性恋既有其先天的根源，更不容我们不参考到此。寻常我们似乎很容易说明高等生物界有两个截然划分而一成不变的性，一是挟有精细胞的雄性，一是挟有卵细胞的雌性。不过从严格的生物学的立场说，这看法是早已不正确的了。性究竟是什么，我们也许不知道；但我们知道它是会变动的，两性中的一性变成另一性是可能的；两性也不能截然划分，中间的界线往往不很确定。即在一个完全雄性与一完全雌性之间，有许多发育程度不同的中间状态。在有的生物的物类里，雌雄是分不大清楚的。性原是造化所运用的方法之一（此种方法在自然界不一而足），所以保障物种的繁育，但撇开了生殖作用而研究性的现象也是理论所许可的。造化的最终目的为繁育，“天地之大德曰生，生生之伦莫不孳乳”[23]，固然不错，但繁育与孳乳的方法不止一种，而两性的方法不过是其中之一，也是无可否认的；既不过是方法之一，造化在运用之际，容有几分出入，也是情理上应有与可有的事。

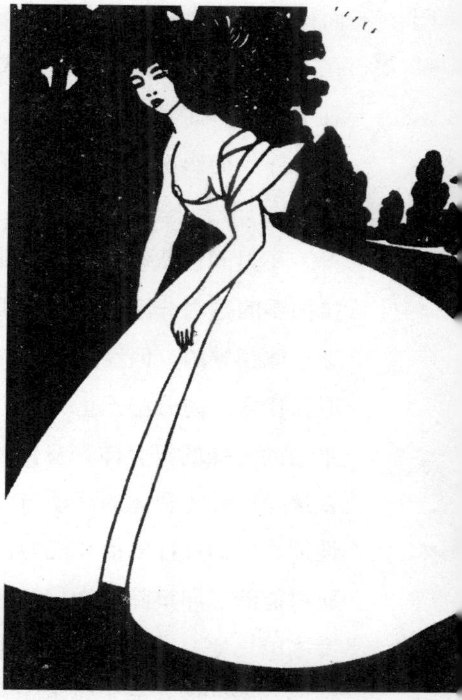

我们不能不假定在每一对性染色体里，无论其为xx或xy，中间寄寓着一个有动力的物质基础，其活动的结果，命定了一个发育的个体，不成为雄性的，便成为雌性的。两个不同族类的个体交配的结果，例如两个不同族的蛾类（在蛾类里这现象是有人特别研究过的）[24]，其子息往往不大正常，雄的子息可以有向雌性方面发展的趋势；或者，在其他情势下，雌的子息有向雄性方面发展的趋势。在研究的人的印象里，前者的血缘似乎是“转强为弱”，而后者则“转弱为强”。在这样一个比较低等动物的物类里，我们已经可以看见所谓“间性”（inter-sexuality）的状态；由此以上，以至于人类，而进入心理学的范围，有人也时常用相类的名词，间性或中性（intermediate sex）等，来指称这一类居间的性型，但事实上这一类名词是不正确的。实际的现象大概是这样：决定雄性与雌性的因素之间，是有一个数量的关系的，这关系若和谐，或不成雄，便成雌，不成男，便成女，否则便成一种居间与夹杂的状态。决定性别的因素是个体遗传气质的一部分，因此，是与生俱来的，并且在发育的过程里，会越来越显著。所谓发育过程，不止指个体的发育，也指种族的发育，种族的发育到人类的阶段，这种居间与夹杂的状态就进而在心理与精神的领域里表现出来了。

生物学家研究蛾类的时候，发现间性的状态是可以用同种而异族的个体交配而得，并且这种状态也比较高等的动物所能表现得更为简单。到将近人类的物种和在人类自身，间性状态的方式就不一而足，但在外表上倒也并不显著，甚至于完全看不出来，而其产生的原因，由于族类交配者少，由于个体变异与歧变者多，同时，外界的影响，在任何发育的阶段里，也时常在那里活动，帮助这种间性状态的成立。

不过间性状态的产生，性染色体的关系虽属基本，还是比较间接的，比较有直接关系的是内分泌的作用。我们可以有这样一个看法，就是，性的发育最初是由性染色体领导的，但性染色体的影响有时而尽，及其既尽，其导引的地位便由内分泌取而代之。内分泌不止一种，每一种多少和性的决定都有关系，各种内分泌又有其集结的特殊的复合体；身体体质部分（所以别于种质）[25]所成的组织[26]，不断地在接受这种复合体的活动与刺激；因此活动与刺激，这些组织便有发展与表现雄的性征或雌的性征的潜在能力；我们要注意那个或字，雄的或雌的，男的或女的，都属可能的。卵巢除产生卵细胞而外，也有其性的内分泌，不过这种分泌的作用，据专家的见地，在发育的初期里，对于体质部分是不发生很显著的影响的，因此，女性的发展好像是完全属于先天固有的，但及其既经发展，此后的维持，即女性性征全部的维持，也还得依靠性内分泌的复合体的力量。但男性的发展与分化则不然。固然，它也有它的先天固有的基础，但其发展似乎始终得依靠精囊所供给的内分泌。因此，这方面的生物学家认为，所谓雌性或女性实际上是一个不分雌雄男女的性的型式，在男性的内分泌上场以前，一个个体的体质部分就取这样一个无所谓雌雄男女的型式，及男性的内分泌上场，方始发生作用，这体质才获得男的性型，而从阴阳不分的原始型式分化出来，以成所谓男性。所以，假若男性的内分泌展缓登场，或登场愆期，结果就成为某种程度的间性状态，愆期不多，则男性的成分虽不达寻常的标准，还不至于太少，愆期过久，则女性的成分便要占优势了，愆期的久暂和女性成分的多寡成正比例。葛吕说过："雄性内分泌开始活动的迟早决定了变态程度的大小。"[27]这可以帮同解释，为什么一个个体，在生命的初期看上去是雌的或女的，一到性成熟的年龄却表现起雄的或男的性征来。

肾上腺（肾上腺的外层）也制造一种内分泌，其活动的结果，和精囊的内分泌一样，也有一种增加男性化的影响。这种变本加厉的结果，如今有人叫做"阳刚现象”或“男性化现象”〔（virilism），以前医学的名词是“肾上腺性症异常综合征”（adreno-genital syndrome）〕，其表现与多毛发状态（hypertrichosis）有连带关系，其在男子，除多毛发状态而外，更有性发育与一般体格发育的提早等，其在女子，则更有子宫的萎缩、附带着卵巢内部的变化、大小阴唇的发育不足、阴蒂的过分发达、乳峰的退化、骨盆的变窄、肩部的放宽，附带着肌肉或脂肪的特殊发展等性征上的变化。性的功能因此也发生扰乱，甚至于到不能孕育的程度。根据发生的迟早，我们可以把阳刚现象分做四种型式：一是先天型（侧重女性的拟阴阳同体，性腺如卵巢等照常，但第二性征却是男的）；二是发陈型（发生在将近春机发陈的年龄，多毛发，月经不调）；三是成人型（与第二型大致相同，但性征上的变动比较不显著）；四是产后型（发生在经绝以后，脂肪过多，全身发胖，毛发脱落或变本加厉地增多，神志不健全，一般的机能衰弱）。肾上腺的分泌究属怎样的活动，以致引起这一类的变动，专家的见地还很不一致。

从大体看，间性的状态，据希尔虚弗尔德的说法，可以分为四类：一是生殖官能的阴阳同体（男女性器官混合存在）；二是体质的阴阳同体（男女第二性征的混合存在）；三是心理的阴阳同体（哀鸿现象或男女心理品性的混合存在）；四是性心理的阴阳同体（即同性恋）。[28]

所以，研究同性恋事实上不能超出间性状态的范围，我们也无疑不能搁过内分泌的作用而不论，不过我们事实上也已经进入心理的领域，而一进心理的领域，许多生理以及病理的综合征一般就不容易追究了。这种综合征无疑未尝不存在，但大都相当轻微，即使间或比较显著，也是无关宏旨。固然，我们也承认，在许多年前，韦尔（Weil）和其他的专家也曾就同性恋的例子，寻找一些轻微而终究可以量断出有先天依据的品性，以示和寻常人多少有些区别，但这些区别毕竟是有限的。除了这种量断得出的区别而外，我们也不怀疑，对于有的人，间接因先天有机的气质，而直接或因内分泌的比较异常的凑合，确乎有一种特殊的行为倾向，使他们对同性的人可以经验到性的满足。这种人也许不多，但日常经验又告诉我们，另有更多的一批人，平时也许是很正常的，但若处境特殊，不能和异性的人来往时，暂时也可以在同性的伴侣中取得一些性的满足；不但在人类如此，在人类以下的比较高等的动物里，也有这种例子。

我们假如说，每一个个体是男性成分和女性成分的一个混合体，而两性的分量大有不齐，拼凑的方式也很不一致，因而造成各式的性型；一个逆转的男子是由于女性的成分特多，而一个逆转的女子是由于男性的成分特多——这说法虽简单，却是有些危险的，因为它近于刻板，而刻板的说法万难解释全部的逆转现象。不过，如果我们把许多常人所间或表现的同性恋的行为搁过不论，我们也似乎很有理由地说，逆转是一个先天的变态，或者，说得更正确些，是基于先天条件的一个变态。如果说这变态同时也是一个病态，也没有什么不可以，不过所谓病态，我们得依据威尔休（Virchow）的看法，威氏对病理学的定义是，病理学不是研究各种疾病的科学，而是研究各种变态的科学。这看法是最合理的，我们在上文不是已经说过么，一个逆转的人可以是很健康的，如同色盲的人的健康一样？因此，先天的性的逆转是生物界的一个变异。这变异的由来无疑是因为性的分化不全，而这种变异的状态和一个个体所表现的任何病态往往没有什么必然的牵连关系。

这样一种性的逆转的理论近来大有流行的趋势，并且一天比一天有力量。不过事实上也并不太新奇，我们若把它追溯一下，那历史也不算太短；在 1862 年，乌尔里克斯早就说过逆转是“阴阳同体的一种”。1888 年，基尔南在美国也申说过，在进化历程的初期里，双性两可的现象原是有过的，人种既属于同一的演化历程，和这两可的原则自然也有关系。胎儿在成胎后八个星期以前，至少表面上也呈一种两可或不分男女的状态，谢瓦利埃（Chevalier）对于逆转现象的解释就拿这事实做根据，那时是 1893 年。[29]次年，马德里的作家勒塔曼迪（Letamendi）又提出“泛阴阳同体现象”（panhermaphroditism）的说法，据他看来，男性中必有潜在的女性的种子，女性中必有潜在的男性的种子。[30]最后，到 1896 年，克拉夫特-埃平、希尔虚弗尔德和我自己（三人似乎是不约而同地）都采取了和上文各家所提出的相似的解释。

这一类性逆转的见解的流行对于逆转现象在治疗学上的分类当然有它的影响。克拉夫特-埃平承认四种不同的先天逆转和四种不同的后天逆转。冒尔拒绝了这样一个复杂的分类，而另外承认两类:一是性心理的阴阳同体现象（psychosexual hermaphroditism），如今普通称为双性两可现象（bisexuality）；二是完全的逆转现象，即非同性不恋的现象。这分法和目前大多数专家所承认的分法是大致相同的。

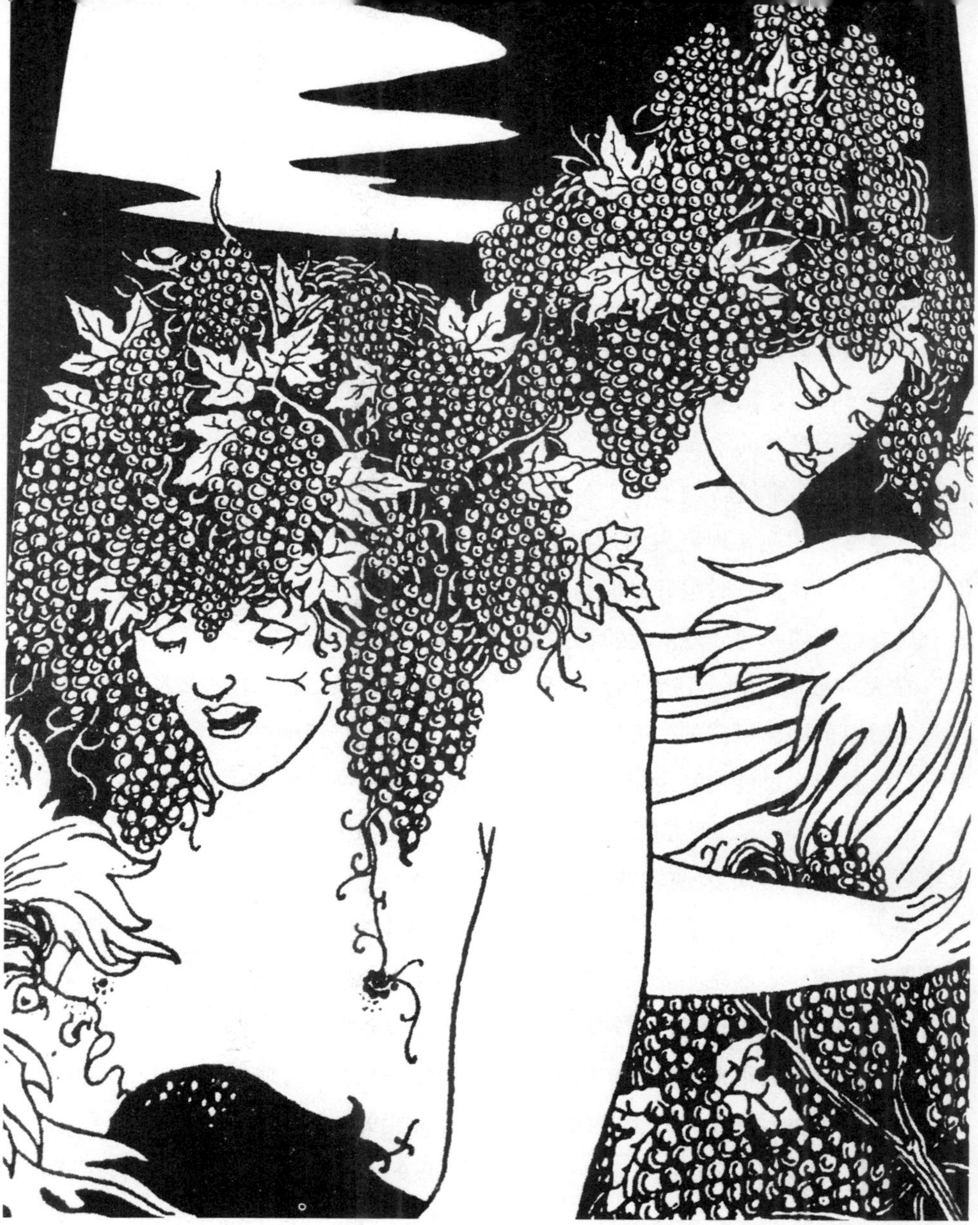

换言之，除了非异性不爱的人而外，我们只能有两种人，有些是非同性不爱的人，有些是同性和异性两可爱悦的人。这简单的分法而外，当然还有无限的个别的例子，但正唯其个别，是不容易归纳成确切的门类的。就是所谓双性两可的一类便不很确切，因为其中一定有些分子，原是先天的逆转者，但在后天也稍稍习得了异性恋的能力。

如果我们把比较显著的性逆转的例子观察一下，我们可以发现若干共同或屡见重现的特点。其中很大一部分的家世（据我个人的经验而言，大约在50%以上）虽相当健康，但不健全的也复不少，大约有40%的家世里，总有几分病态或变态，例如心地偏窄、酗酒成癖、神经衰弱等。性逆转的遗传是很清楚的，这一点虽也有人否认，但事实俱在，怕不能不终于承认的；一家之中，有兄妹同是逆转的，也有母子同是逆转的，也有叔侄同是逆转的；有时二人之间，彼此未必知道有相同的特性，但在善于观察的第三者看来，却是无疑的。据我的材料，家世逆转或遗传逆转的例子要占到全部逆转例子的35%，而罗默尔观察到的比例恰好和我的相同。这些事实已足够证明逆转现象大约是与生俱来的了；至于个人身心的健康则大约2/3的例子是好的，并且有时很好，但其余则神经上总有几分欠缺或性情上总有几分不稳定，只有很小的一部分（依我的观察是8%）显然是有病态的。

在大多数例子里，逆转的倾向是很早就显露的，大抵在春机发陈的年龄，但在此年龄以前即已呈露的，亦所在而有。很大一部分例子的性发育，也显然比寻常要早。性感觉的过度锐敏也是一个常有的趋势。许多逆转的例子自己承认“感觉过敏”或“神经脆弱”。外界暗示的影响也往往可以推究出来，不过在这种例子里也大抵可以找到一些先天逆转的证据，先天逆转倾向于前，斯暗示易于发生效力于后。很大一部分例子是有手淫习惯的，但在通常异性恋的人中，手淫的习惯是同样的普遍，因此，手淫绝不是逆转现象的成因之一是显而易见的。逆转者的性梦大抵也是逆转的[31]，但不逆转的性梦也是可以有的，即在先天倾向相当清楚的逆转的人，有时也可以有正常的性梦，好比正常的人有时也可以有逆转的性梦一样。

逆转的性冲动所由取得满足的方法是不一而足的。在我所观察到的例子里，差不多20%是从来不曾和别人发生过任何性关系的。30% ~ 35%是有过性关系的，但程度不深，大都不过是一些身体上浮面的接触，程度最深的也只是相互的手淫罢了。在其余的例子里，两腿肌肉之际的交接是一个比较通行的方法，“咂阳”也间或用到。在女的例子里，取得满足的方法不外接吻、身体紧密的偎倚、相互手淫间或也有“咂阴”的，但逆转的人所处的大抵是一个主动的地位而不是被动的地位。男的逆转的例子倾向于“鸡奸”或“粪门交接”方法的（也见主动多于被动）为数不多。希尔虚弗尔德以为此种例子占全数8%，我则以为15%更为接近事实。

男性的逆转者往往有相肖于女性的倾向，而女性的逆转者则有相肖于男性的倾向；并且这种倾向在身心两方面都有；相肖的品性也不止一端，有的好像和其他的品性有些格格不相入，但也不一定。但有的逆转的男子始终自以为富有阳刚之气；也有许多别的例子说不清楚究竟自己觉得像一个男子抑或像一个女子。女的逆转者，在态度与性情上很像男子，但此种相像外表上也不一定很明显。在身体的结构与生理的功能上有时也略有变动。无论男女，性器官的发展有时在寻常标准以上，但大抵在寻常标准以下者为多，即多少有几分幼稚的状态。不男不女或亦男亦女的状态（gynecomasty）有时也观察得到；在女子，喉头的发展会有几分像男子；多毛发的状态也可以有（据马拉尼昂的观察，男的品性倾向于在右半身发现，而女的品性在左半身发现）。逆转的男子有时不会作啸声。又逆转者无论男女，面貌及体态上总见得比较年轻，即实际已到壮年，看去还保持着不少青年之气。也无论男女，往往特别喜欢绿的颜色（通常绿色是儿童最喜欢的一种颜色，尤其是女童）。逆转的人也往往有些戏剧的才能；一种喜欢铺张炫耀和把自身打扮得花枝招展的倾向也不算不普遍；装饰品以及珠宝的爱好也是有的。许多这一类的身心特点可以说多少都是幼稚状态的一些表示[32]，而幼稚状态无他，就是一个双性两可的状态；我们越是把一个个体的生命史向前追溯，我们便越是接近一个双性两可的时期。上文讨论性逆转的起源时曾提到双性两可的现象，到此，这一个溯源的说法就更取得了几分佐证。

在道德方面，逆转的人大抵接受普通正常的观念，而对于自己的地位总想设词以自圆。其对自己的本性作强力的挣扎，而始终不以自己的态度为然或对自己的地位发生怀疑的，为数不多，不足 20%。逆转的人难得向医师或专家请教，这就是一大理由了。他们这种自圆与自是的地位多少也受外界舆论与法律的推挽，而益见其巩固，在法国以及其他受到《拿破仑法典》影响的诸国（意、比、荷等国），单纯的同性恋行为是和法律不发生接触的，但需不用强暴，不侵犯未成年人，不伤公开的风化，此种行为是不成为罪名的。主要的国家中，只有英美两国还保持着一部分旧时教会法律的影响，对此种行为还不免以比较严厉的看法相绳。不过在英美等国，法律在这方面的行使也时常引起种种困难和争辩；因为要断定同性恋行为究竟是不是一桩刑事的罪名，实在是不容易的。在实际上，被发觉的同性恋的案件也不会多，也没有人故意去侦索这一类案件，偶有发觉，公安当局也大抵装聋作哑，不加追究。我们也不要以为凡是这方面有法律制裁的国家，逆转的人就比较少，比较不显著，这推论是绝对不对的。例如在法国，在旧时君主专制的时代，逆转的人是可以依法焚杀的，然而在那时代里逆转的现象不但发达，有时还很时髦，很受人注目；但在今日的法国，情形就完全相反。近人有鉴于这种历史的事实，所以发起了一种运动，主张凡属不违反社会治安与风化的同性恋行为应不受法律的惩处；这运动在开明的医学与法学界中已经取得了不少拥护的力量。一旦此种主张成为事实，显现出为了这题目而发生的社会上的骚动，包括开明人士为同性恋者的请命运动在内，既可无形消灭，因此类骚动而对同性恋者所养成的一种妄自尊大或高自标置的心理也便可以不再存在了。对同性恋的行为一体加以压迫，固属不对，同性恋者自身的此种心理，也是不健全的，甚至是有妨碍的，不过外界的压迫一日不去，此种心理便多一日滋长的机会。关于同性恋的刑法有取消的必要，这一层可以说是最有力的理由了。[33]

第二节　性逆转的诊断

我们在上文很早就说过，儿童时期的性冲动比成人时期的要来得散漫。也许正因为比较散漫，所以冲动的力量不会很准确地集中在异性对象的身上。德索瓦（Max Dessoir）甚至说，男女孩子在满十四五岁以前，就正常的情形而言，性的本能是不分化的，即在对象方面不做男女的辨别。[34]后来弗洛伊德（承美国心理学家詹姆士及其他专家之后）再三地说，在童年孩子的性生活中，通常总有一缕同性恋的气质。[35]在理论上这见解是完全通达的，每一个人，在体质方面，既具有异性的种子，那在心理方面，自亦不免有异性种子的存在；而在儿童时期，一人固有的性别既尚未发展，异性特点的相对显著，也是情理内应有的事。

同性恋倾向的早年即呈露和生理学家研究的结果也是不谋而合地相呼应的。希普的结论里就说，我们所有的资料都证明“世间没有纯粹雄性或雌性的动物……一切动物多少都含有雌雄两性的成分”。生理学家所以有此结论的理由是相当显明的，而这样的一个结论也是心理学家久已认为最合理的对逆转现象的解释。从这样一个结论，我们就更容易了解为什么在应占优势的性的成分还没有充分发展的年龄里，其潜在的性的成分自会有一番出头露面的机会，一旦应占优势的性的成分充分呈露以后，这些潜在的成分始被抑而退藏于密。弗洛伊德在1905年写道：“在我研究精神分析的经验里，我所遇见的男女例子的生活中全都可以找到不少同性恋的伏流，在分析之际，不能不加以郑重地考虑；没有此种伏流的例子，简直是一个都找不到。”（同注[35]）弗氏的经验宏富与分析功夫的周详，是我们知之有素的，他这番对有病态而需精神分析来治疗的人的话既属可信，则我们可知在比较正常的人，这样一个伏流，无论多么细微，也一定是存在的，所不同的就是一到成年以后，其隐伏的程度更深而更不易刺探罢了。我们这样一个推论也是合理的，因为我们早就说过，在正常的人和有病态而需治疗的人中间，原只有些程度上的差别，而找不到什么分明的界限或鸿沟。

这样一个同性恋的歧流或伏流之说是很可以邀我们承认的；我们看了上文之后，也可知此种承认也不至于把我们陷进一种处境，非同时接受童年的性冲动完全不分化之说不可。童年的性冲动，分化未到家则有之，完全不分化则不确。固然，在有的范围大些的学校里（尤其是有几个大些的英国公立学校），同性恋是很流行的，有的且因学校传统观念的推挽，骎骎然有成为一种校风的趋势。这种事实好像是替不分化之说张目，不过这种事实似乎终究是一些例外。读者之中谁都有过早年的学校生活和交游生活，如果大家回想一下去追寻一些同性恋的经验，无论是自己的或别人的，我恐怕不容易找出很多清楚的例证来。间或有些性的爱慕的事实，其爱慕的对象大抵悉数是异性的人，而不是同性的人。[36]

不过这只是说童年时期的性冲动并非完全不分化，而并不是说童年时期完全没有同性恋的趋向。这种趋向无疑也是存在的。一种多少有些浪漫性的同性间的爱悦是有的，男童中间有，女童中间或女童和比较年长的女子之间、女童和女教师之间往往也有，并且比男童要多得多。这种爱慕也时常只是片面的。但即使不是片面，而是相互的，即使内心的爱慕演成行为的表示，以至表示到一个可以取得相当性满足的程度，我们也不必大惊小怪，或轻下断语，或妄加干涉，以为它是淫恶之源应严加惩处，或以为是一种病态，故作解人而强欲付诸治疗。这一类行为的表示，就大多数的例子而论，实在是很单纯的，实在是童年时期性发育过程中所不可避免的一个阶段。

这一类同性恋的表现，大都是属于纯粹的感情方面的，即使有些性的感觉存乎其间，也是很模糊隐约的，粗鲁以至于残暴的方式虽也未尝没有，但是很偶然的；因此，我们在应付它们的时候，我们切需记得，我们所应付的，表面上虽有几分异态，实际上也许是多少不失为正常发展的一个初期的阶段。如果我们过于躁切，妄下断语，认为它们是病态的、淫恶的或发乎恶劣的根性的，我们对一个孩子的品格，在神经与其他心理方面，也许可以遗留很大的创伤，至于这孩子在未来名誉上所受的不良影响，还是一个次要的问题。遇有这种表现时，如果必须应付的话，适当的方法是让做教师的人或有其他监护之责的人，本着平时爱护的热忱，在授予一般的性的知识的时候，婉转地加以指示，让他一面知道尊重自己的人格，一面爱护别人的安全与健康。在女童中，这一类的表现大抵不会引起什么严重的应付问题，一则因为这种表现比较普遍，再则因为同样是这种表现，若在女子方面发生，一般的态度比较放任，在女子自身看去，尤其是如此，不仅如此，往往观察别人有此种表示的女子，自身也就有这种表示。

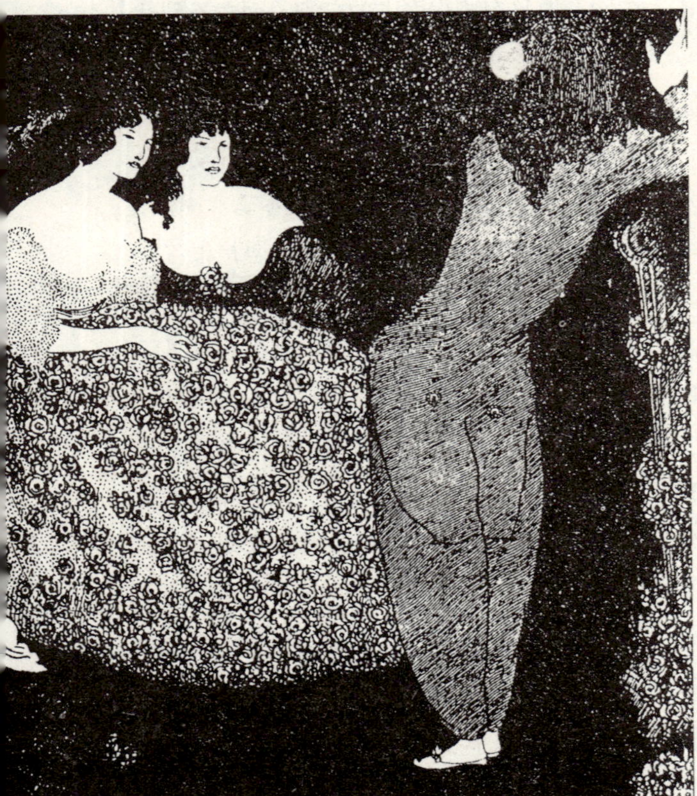

不过，暂时的同性恋的表示是一回事，先天的性逆转的倾向却又是一回事，当其初期，两者也许是一样，但一则及期而归于无形消灭，一则可以暗示一

个人一生的性冲动与性理想的特殊的趋向；起点虽同，而归宿则大异，是不容不细察而明辨的。在有的孩子中间，性的冲动，当其最初表现时，既不是毫无分化的表示，又始终不以异性做对象，而偏偏专向同性的方面去寻找出路，这其间就有问题了。不过，先天逆转的诊断是不容易的，一定要到成人期完成以后，才可以诊察明白而加以断定，在此年龄以前，诊断是可以的，但诊断错误的机会比较多。例如，有一个大学的学生于此，天分既高，造诣也好，而风流蕴藉的程度亦在侪辈以上，其所交游的人又大都是品格相同、程度相等的同性学生，这样一个大学生，终其大学以至研究院的求学时期，也许一贯在同性人中寻求与满足他的情绪的生活，而对于异性，则始终不感到兴趣；这样一个男子自省之余，也许会自己断定是一个生而逆转的人。但是，一旦脱离大学的环境而与社会接触，他终于会发现他和一般的世人，在情欲方面，实际上可以说全无区别。这种例子虽不多，但也非绝无仅有。因此，一定要一个人满了二十五岁，甚至于过了二十五岁，我们才可以恰如其分地断定他的同性恋的冲动是先天根性的一部分，而不单是正常发育的一个阶段。即远在成年以后，一个人的同性恋的冲动也还可以改变过来而转入异性恋的方向，或演成一种折衷的局面而变做一个真正的双性两可的人。

但是话又得说回来。在很早的年龄，要断定一个人是先天逆转的固然是不行的，但根据一个人的行为倾向而加以预料是可以的。如果一个人性的发育是特别的早成，而其性的活动又完全以同性做对象，同时也许自己虽属男性而却有女性的兴趣，喜欢女性的作业，再如果在他的家世里又可以发现不少的神经变态和性情怪僻的倾向，我们就至少可以猜测，他大概是某一类先天逆转的例子了；不过，猜测是可以的，断定则还太早。

不过有的先天逆转的例子，虽属先天，而同性恋的倾向则出现得比较迟，甚至要到成年以后。这种情形，在以前大家都以为毫无疑问是后天的而不是先天的，不过到了今日，许多专家以为这种看法是错了的，这种例子的同性恋倾向，其实未尝不与生俱来，不过是发展得比较迟缓罢了，他们所表现的可以说是一种晚成的先天逆转现象；早晚虽有不同，其为先天则一。

总之，我们总得辨别三种现象，第一种是真正的先天性逆转现象（无论发展的早晚）；第二种是双性两俱可恋的现象（其中大多数例子也还是逆转的，不过表面上已取得相当的异性恋的习惯）；第三种的例子最多，也最不易诀别，可以叫做拟同性恋者，其所以有同性恋的表现的原因也不一致，或因一时的怨旷（例如航程中的水手），或因老年而性能萎缩，或因一种好奇爱异的心理，故意要在性的生活里寻求一些反常的经验。不过即在这种拟同性恋的例子里，我们根据目前专家中流行的看法，还得承认一些先天种质的基础，而不能完全看做是后天的一种虚构；先得有种子，然后会有枝叶花果，无中生有是不可能的。

性逆转的现象有特别严重的意义，因为表现这种现象的人，往往在理智与品格上要高出侪辈之上，即把古往今来许多著名的君王、政治家、诗人、雕塑家、画师、作曲家、学者等除开不说，剩余的例子中也还有不少高人一等的人。性逆转的不容易为观察所及，这大概也是原因之一。有许多医学界的人认为他们从来没有遇见过逆转的例子。即如英国的萨维奇爵士（Sir George Savage），是医学界经验极丰富的精神病学家，有一次他说，他似乎从没有和逆转现象发生过接触。另一位著名的医学家的经验起初也复如此，但后来却不同了。这其间的变迁是很可以发人深省的。奈克起初也认为没有碰见过逆转的人，有一次他写信给希尔虚弗尔德，请希氏送一个逆转的例子到他家里去给他看看，希氏对逆转现象的经验是任何其他医师所不及的，对于这请求自然是极容易答应的。逆转的人到了奈氏家里，奈氏见了，很吃一惊，原来这人他早就熟识并且是他妻党方面的一个近亲，大抵一个人先得碰上这一类的经验，先把眼光放开了，才知道在任何社会环境里都可以发现逆转的人。不过，发现的功夫也并不太容易，大抵总是社会环境里地位最低微、生活最无聊、习惯最可鄙至于肯以色相换钱的逆转的分子才容易把他们的特性透露出来。至于地位较高的例子，除非有特别的事故发生，是轻易看不大出的。自杀的案件或突然死亡的案件，若发之于这种地位高而才具大的人，往往和逆转现象有相当关系，不过即在案件发生以后，即在当事人的墓木已拱之后，其所以致死的原因，就一般公众的视听而论，也许始终是一个哑谜。这种人大概从来没有请教过医师，把自己的心事和盘托出来给他看。他们也知道即使请教也是没有用的，普通的医师根本不懂怎样帮他们的忙，甚至在听取了他们的心事以后，还不免大吃一惊或作三日呕咧！

有一位医师，学识很好，品格很高，他同时也是一个有先天逆转倾向的人，不过因为传统的道德观念很深，始终没有敢在行为上表现出来；有一次他在给我的通信里，写到当初在一个举世闻名的医学重镇的大都市[37]里专攻医学时的经验，他说：“我第一次听到性的变态的题目是在法医学的班上，在那班上，性的刑事案件是总得参考到的，因为提到此种案件，教师也就不能不牵连讲到性的变态，不过他实在讲得很笼统，很不切实，同时，关于性逆转的一端，

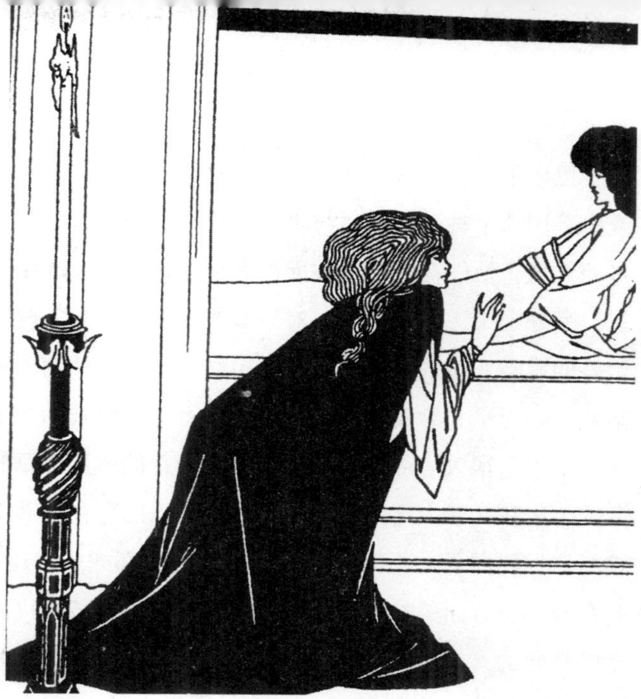

他也讲得极忽略，也根本没有提到。对于一部分生不逢时的人，性的逆转是一个天生的状态；有许多不大正常的性行为，虽不正常，却也未必是疾病、淫恶或罪孽，他却不分青红皂白，一并归作常人怙恶不悛或立心不肖的行为或疯子的狂妄行为。对于我这样一个青年学生，这一番讲演的恶劣影响是可想而知的；我当时正开始深切地感到自己的性的本质和其他青年有深刻的不同，正在暗中摸索这不同的所以然，这一番讲授更变本加厉替我增加了无限的疑惑和焦虑，从此以后，我的特性就更像壳里的蜗牛一般，再也不敢出头露面了。更不幸的是，教师们在分类医学和临床医学两门最基本的课程里，对这题目竟只字不提。有几种极难得的病症——其中有几种在我二十一年的行医经验里始终没有碰见过，倒是极详尽地讨论过，独独对我个人最关切的一个题目，也是我以为我的职业所应该表示关切的一个题目，却完全付诸不论不议。”这位医师所口诛笔伐的一点也是历来学习医科的人所共有的一种经验；医学教育对于性的各种问题确乎是过于漠视了；不过我以为这种教育上的欠缺，流弊所至，涉及医师本身者尚少，而涉及其未来所能匡救的病人者实多。幸而近来局势渐变，这种基本的缺陷如今已经很快地逐渐补足。

逆转的例子虽若在特出的人中比较多些，所谓特出，指的是两种人，一是所谓天才或其他有异常智能的人，一是指世俗所称“退化”的畸人；但寻常人口中这种

例子也还不少。寻常逆转的人，有时有人把他叫做“女性化”的人，即在医生，间或也袭用这个称呼。这是与事实不尽符合的。有一部分逆转的男子诚然可以当此称号而无愧，他们在身心两方面都表现一种软绵绵的状态，在性情上他们善于忸怩作态，爱好虚荣，喜欢打扮，对于衣饰珠宝，大都表现特别的系恋；他们的旨趣很像娼妓的旨趣，有的后来真的变做男妓。不过这种例子不足以代表逆转的现象，好比娼妓——无论其为实际的娼妓或性情有类乎娼妓的女子，不足以代表女性的人格一样。事实上很大一部分逆转的男子是异常的风流蕴藉的，其感觉的锐敏情绪的易于激发，也在一般人之上，不过这一类特点的存在，并不限于这种逆转的例子，许多神经比较脆弱而并无同性恋倾向的人也大都如此。还有别的例子，其中男女都有，则在身心两方面的外表上，完全看不出有什么特点可以暗示本人是一个性冲动有反常的趋向的人。许多人，包括一部分医师在内，认为始终没有遇见过一个逆转的例子，这显然是一个解释了；表面上既没有什么不同于常人的特点，试问将从何辨识。不过认识不认识是一回事，有没有是另一回事，事实上，逆转的例子在一般人口中的比例，据专家比较精细的估计，至少当在1%以上，即100人中不止1人。[38]

上文已经提到，逆转现象流行的程度在各国大概是差不多的，在欧洲南部的若干区域里，这种程度比较广得多，那大概是因为特殊的风俗与习惯的关系。[39]有的人总说，在他的本国人中，逆转的例子要比较少，大概在外国要多些——这是不明事实真相的话。这种表面上与印象上的估量的不同是随着各国社会与法律态度的互异而来的。这并不是说凡属法律比较宽容的国家，逆转现象就比较发达，而严刑峻法的国家，逆转的例子就比较少，其实就浮面的印象而论，后一类的国家里，反而要见得多些，因为，严刑峻法的结果，不免引起一般有心人对逆转者的热烈的同情，同情的发展会演成一种要求取消此种刑法的运动，运动是必须大吹大擂的，于是在一般人的心目中，不很大的题目会变成大题目，不很多的例子会变做很多的例子。在一切性的歧变中，流行之广，要推同性恋为第一；各式性爱的象征现象，若就其各个初步与不完全的程度的事例而论，也许比同性恋还要普遍，但完全发展而成格局的例子总要比同性恋的例子为少。同性恋的见得比较发达，还有一个理由，就是许多有这种行为倾向的人，在精力与品格上往往有过人之处。

逆转原是一个很普通的现象。自从这一点受一般通常智力与行为比较正常的人

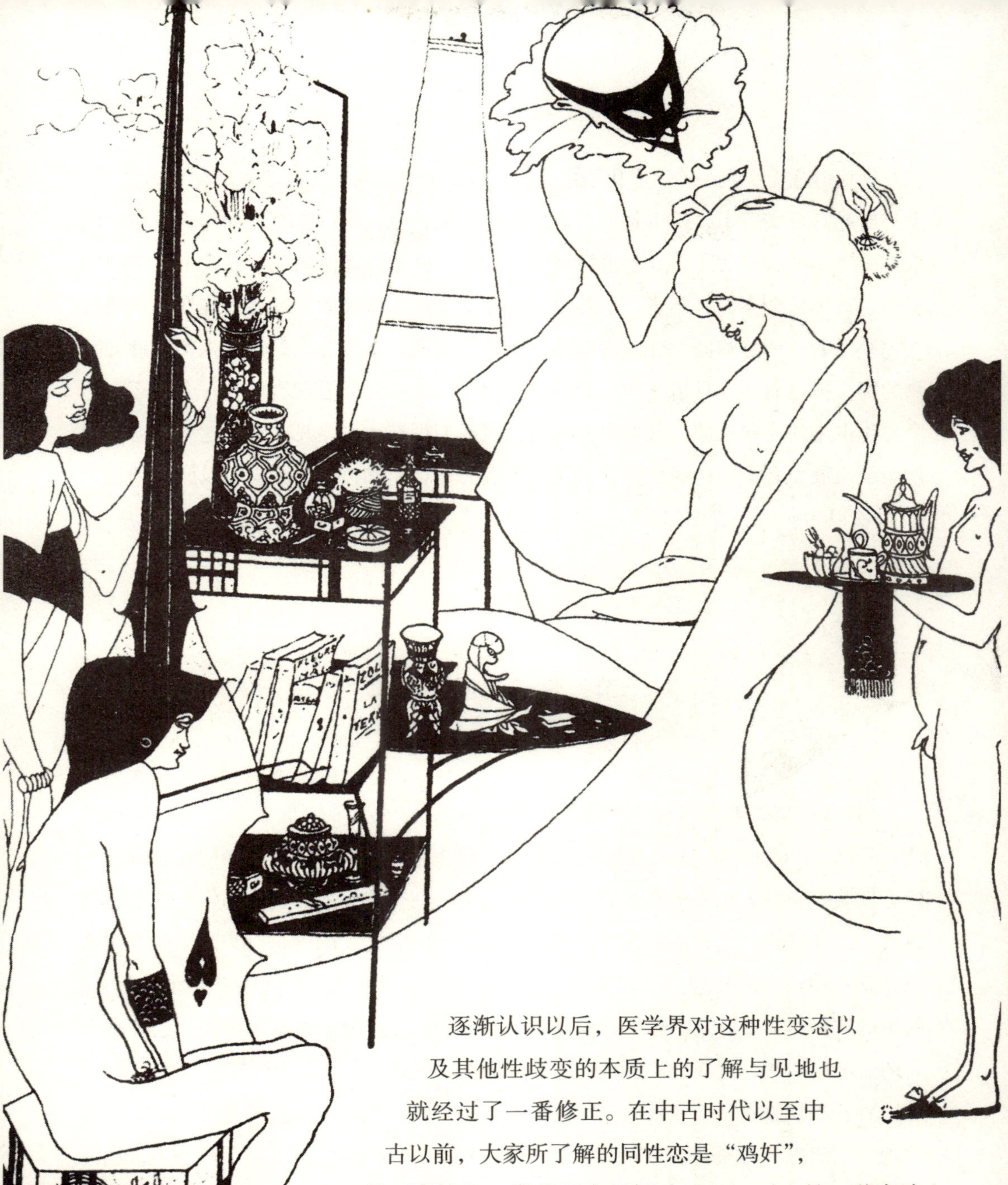

逐渐认识以后，医学界对这种性变态以及其他性歧变的本质上的了解与见地也就经过了一番修正。在中古时代以至中古以前，大家所了解的同性恋是“鸡奸”，是“磨镜”一类的两女相奸（tribadism），是一种亵渎神明的深重罪孽，非付之一炬活活烧死不足以蔽其辜的；从中古到十九世纪，它始终是一个被认为是堕入恶道的劣根性的表现；到了十九世纪后期与二十世纪初年，渐有人把

它看做疯癫或至少是一个“退化”的表示。不过到了现在，这看法也成明日黄花了。大势所趋与事实所示，这也是无可避免的；我们一旦发现在富有智力与善自操守的人也未尝不能有同性恋以及其他性歧变的倾向，而虽有此倾向也未必完全受冲动的驱遣，甚至完全不受其驱遣，于是我们才逐渐了解，这种倾向的存在实在是不值得大惊小怪的。偶然的同性恋倾向当然是更来得普遍，人类有，其他和人类接近的动物的物类里也有，并且事实上是来自一个源头的。先天的逆转当然是一个变态，一个与生俱来的变异现象，其所由构成的因素我们现在也已略见端倪，这种变态。即使极端发展而有病态的嫌疑，此其所以为病态，也正和色盲、天老以及脏腑的转位[40]的所以为病态一般无二。

第三节　性美的戾换现象[41]

“性美的戾换现象”（sexo-æsthetic inversion），一称“哀鸿现象”，又称“服饰的逆转现象”（transvestism），虽有时和同性恋有些连带关系，却不能和同性恋混为一谈。性美戾换的人也是男女都有，但在服饰上，在一般兴趣上，在动作时的姿态与方式上，在情绪的趋舍上，男的多少自以为是女的，而女的则自以为是男的。这可以说是一种认同的心理。不过这种认同的心理是有限制的，一到狭义的性的态度，则男的依然是男的，女的依然是女的；换言之，正常的异性恋的态度往往还是很显著的。虽则如此，这种现象的讨论还是在这一章节里提出，最为便利。

性美的戾换是一个很疑难的状态，替它下界说既难，见了这种例子之后，明确地加以指认也不容易。许多年以前我就注意到这现象，但觉得一时无从下手，也就把它搁置起来，留待日后的仔细研究。在这时期里，希尔虚弗尔德在德国，那时已经是同性恋研究的第一个权威，对这现象也发生了兴趣，他认为它和一般的逆转现象是截然二事，又替它起了一个名词，即“服饰的逆转现象”。他在这题目上接连写了好几本书。在我的第一篇研究里（1913），我把这现象叫做“性美的逆转现象”。

这两个名词都不很满意，而“服饰的逆转”一名词更是不妥当，因为，想穿着异性的服装不过是这现象的许多特点之一，而在有的例子里，这特点并不显著，甚至完全看不出来；而“性美的逆转”则又与一般的性逆转混淆不清，在不察者不免以为性美的逆转的人也必有同性恋的倾向，事实上则大都没有此种倾向。[42]

最后我又创制了“哀鸿现象”（1920）的名词。目前有许多专家已经接受这名词，在各个名词之中，它到现在还似乎是最较方便、最足以把所名的现象从其他现象中区别开来。好比“沙德现象”（即施虐恋）和“马索克现象”（即受虐恋）一样，它也是拿人名做根据的。这人是法国的哀鸿骑士（Chevalier d' Eon de Beaumont，1728—1810）。他是法国东南部勃艮第地区的人，家世很好，法王路易十五时代在外交界做过官，后来寄寓在伦敦，并死在那里；他在伦敦流寓的时候，一般人都以为他是个女子，一直到死后由医师检验尸体，才发现他是一个在其他方面全都很正常的男子[43]；在性美的戾换现象的实例里，他可以说是最富有代表性的一人，因此，我就利用他的姓名来创制“哀鸿现象”的名词。另一个比较没有他著名的实例是舒瓦齐修院院长（abbé de Choisy，1644—1724）；他也是贵族家庭出身，有几个方面他比哀鸿更富有代表性；他写过一本自传，从这自传和别的当时的文献里，我们知道他是一个很文雅与和蔼可亲的人，他虽有戾换的癖性，却很能获得人的欢心，他很有风仪，很平易近人，也很有几分女性化，但对女子又极崇拜，性的热情并不强烈，似乎尚在中人以下，但至少也生过一个孩子，理智的能力很高也很醇，当时许多有声望的人都拿他当做一个诤友。他成为一个著名的宗教家、教会的掌故家，并且担任过法国学院的掌教。[44]在著名的女子中我们也找得到不少戾换的例子，例如英国贵族斯坦厄普女士（Lady Hester Stanhope）和巴里（James Barry）[45]，巴里一生穿着男子的衣服，并且还做过英国陆军军医部的高级总监。这两个戾换的女子似乎都不曾有过同性恋的表现。[46]

哀鸿现象或性美的戾换现象是一个异常普遍的变态；就我个人的经验而言，若比较各种歧变的流行程度，同性恋以后，就要轮到它了。就戾换的男子的日常生活看去，他们是很寻常的，并没有什么可以惊人的特性，和一般的男子也许完全分不出来，不过有时候感觉要比较锐敏，性情要比较沉静，他们对妻室往往很能爱护，不过性的情绪与能力大都比较薄弱。他们的戾转的旨趣大都是极难得透露的，因此，即使是和他们最亲近的人，也往往会全不知道。戾换的例子也不全都喜欢“换装”（crossdressing，这英文名词是卡本特起的），不过，不换则已，换则总可以完全成功，换的技巧也很好，对于女子服装的采用，即在最小的细节上，也都能得心应手，真好像生来就有这本领似的；据他们自己说，全部换装的手续和换装后的姿态行动，他们总感到十分自然，毫不牵强。[47]在性的关系上，他们虽难得有戾换的愿望，但有时对女子孕育和做母亲的经验，却感到很强烈的兴趣而心驰神往。在智力方面，他们大抵在中人以上，成为作家或从事其他业务而成名的，很有一些例子。

性美的戾换现象可以归作间性状态的一种。不过它究竟是如何发生的，似乎还不容易说清楚。我们不妨同意基尔南的见地，认为有时它是由发育的中途停止和以前我曾提到的在体格方面的阉寺现象（eunuchoidism）很可相比，实际上戾换现象和阉寺现象有时好像是有些连带关系的。既然如此，戾换现象的解释或许也可以向内分泌利用的不平衡与不和谐方面去寻找，未来这方面的知识更加充分以后，我们或许可以从调整内分泌的作用入手而觅取一种治疗的方法。

在心理方面，据我看来，戾换的人抱着一种极端的审美的旨趣，想模仿所爱的对象，以至于想和所爱慕的对象混为一体。上文所说的认同的心理就是这个。一个男子想和他所爱的女子混而为一，原是一个正常的心理。[48]戾换的人也有此心理，不过走了极端，走过了头，其所以过头的理由大概是这样的，一则因为他心理上有些感觉敏锐与近乎女性的成分，再则因为他的男性的性能或因神经脆弱的关系而有所缺陷；敏锐的感觉煎逼于内，而脆弱的男性性能不足以应付于外，结果就只有走极端认同的一途了。不正常的童年生活，加上母亲的溺爱，而母亲本人在心理上或许也不大正常，这种情形似乎有时也可以鼓励戾换现象的发生。精神分析派作家费尼克尔（Fenichel）认为戾换现象的特殊因素是一个阉割症结（释见第三章第一节）；不过，这种因素的推寻是没有多大意义的，因为费氏对于一切性歧变的解释，几乎无往而不用阉割症结的说法，同时费氏也承认他这种见解对于戾换的女子是不适用的。[49]

第四节　治疗的问题

性逆转这样一个如此特殊的状态当然会引起种种特殊的问题。一方面，在模样上是个十分十二分的变态，而同时，至少就许多例子而言，这变态却和一般的身心健康并行不悖；而又一方面，它虽属一种变异，却又不是人类的一个生物学上的突变。[50]这变异牵涉到的只是身体上的特殊功能之一，固然我们也承认这功能恰巧是非同小可的一个，影响所及，可以牵动全身。它之所以为变异，上文已经说过，也不过像色盲之所以为变异，并无其他特殊的意义。施瓦茨（Oswald Schwartz）不久以前在这方面的一篇精密的（固然也有一些失诸过于哲学的，而不完全是科学的）研究里，依然主张我们不能不把同性恋当做病态看，不过他也还很严谨地指出，他所了解的“病态”是有一个定义的，就是“一个器官对全身功能的法则有不遵守约束时”才是病态，而此种不守约束的原因，大抵可以追溯到一种幼稚状态的留滞，即未因发育而休退；他这种“病态”的界说是和威尔休的“病理”的界说有很相同的意义的。这种看法也和弗洛伊德的地位很相近，弗氏以为在同性恋的状态里，先天的倾向和后天的经验是紧密地连锁在一起而分不开的，同时，和别的专家的见地也相去不远，这些专家认为一切真正的同性恋都有一个生成的基础，其因外铄的力量而发生的各种方式的同性恋是虚拟的，不是真实的。

严格的治疗方法不在本书范围以内。马拉尼昂和其他专家在这方面都有过充分的讨论可供参考。不过不提同性恋的状态则已，偶一提到，无论其有无先天逆转的基础，治疗的问题往往是一个首先有人揭出的问题。而普通提出的治疗方法既不外精神治疗的一途，但从心理的立场，此种治疗究属有何益处，自亦不容不加讨论。

我先把外科手术的治疗方法搁过不提，因为它还没有通行，还没有受专家的公认。利普舒茨说到过一个同性恋的男子，医师把一个正常的男子的睾丸移植到他身上之后，他居然变成了异性恋，而在一年以内觉得可以和女子结婚了。这种外科手术究属可能到什么程度，有效到什么程度，目前观察到的资料实在太少，无从断

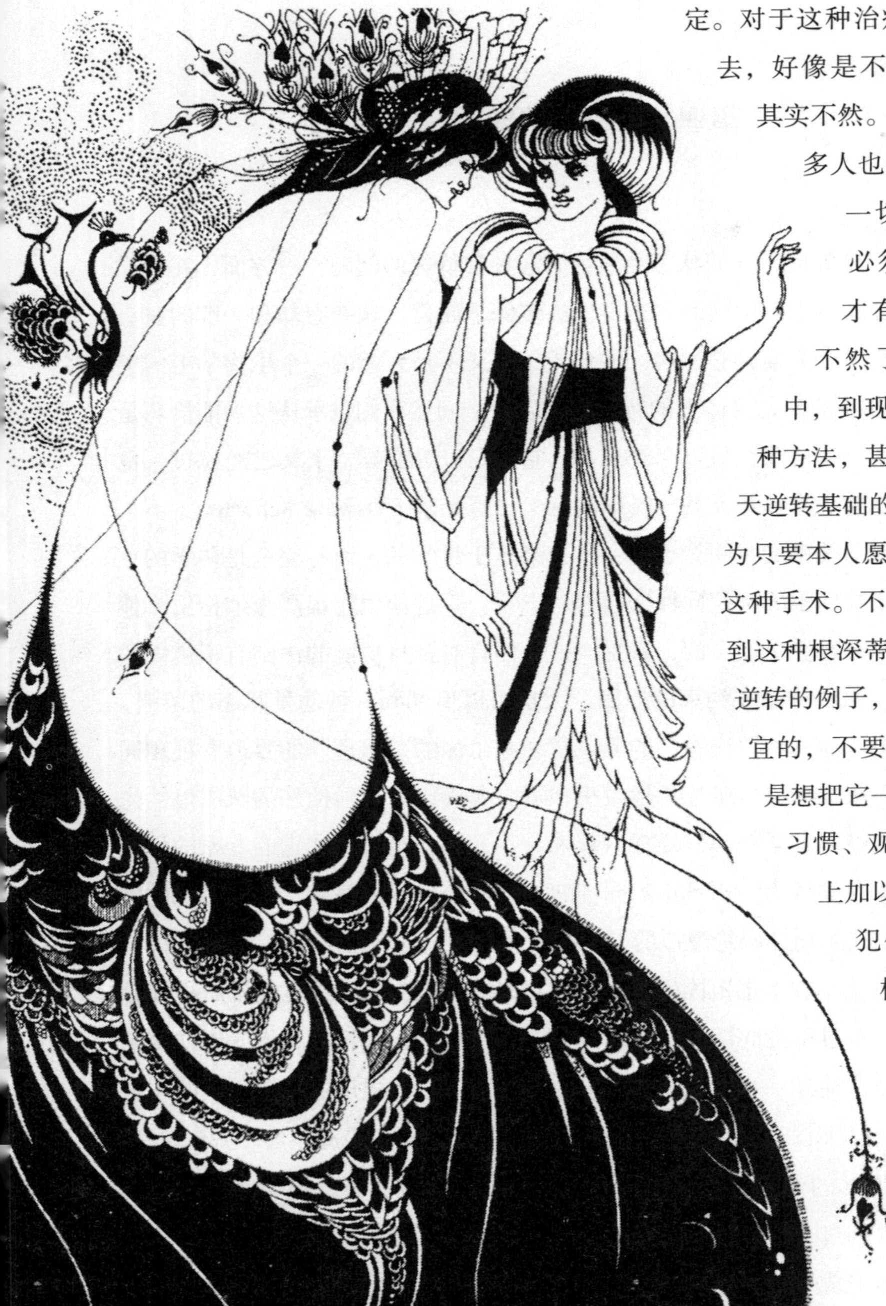

定。对于这种治疗方法，骤然看去，好像是不成问题地有效，其实不然。在有的时候，很多人也一厢情愿地以为一切同性恋的例子必须施行这种手术才有办法。如今也不然了；固然专家之中，到现在还有人赞成这种方法，甚至对很明显有先天逆转基础的例子，他们也认为只要本人愿意，也不妨施用这种手术。不过我以为如果遇到这种根深蒂固与格局完整的逆转的例子，这种方法是不相宜的，不要说施行手术，就是想把它一些有组织的生活习惯、观念、理想等根本上加以改革，以至于干犯他个人原有的性格，我以为尚需郑重考虑之后，方才可以下手。我们总需记得，如果一个例子真是根底深远，而已成一种固定的状态的话，一切正常的治疗方法都是行不大通的，外科的手术并不是例外。催眠的暗示方法，在以前对于各式各样的性变态的例子，是发生过效力的，至少对于不少例子是如此，但对于格局已成而有先天倾向的歧变，也是相当没有用的。并且运用这种方法也有困难，因为这种例子往往不接受暗示，拒绝暗示，好比一个正常的人拒绝犯罪行为的暗示一样。施伦克-诺津在许多年前，当性逆转的先天说在一般人的心目中还没有确立的时候，就费过不少的时间与心力，一方面运用催眠的方法，一方面劝谕同性恋的人宿娼，而自以为很有成效。[51]不过这种成效是很浮面而有名无实的；就性交的能力一层而论，也许有成效，你问起当事的本人来，他或许也满口地应承这种治疗的方法是有效的；但若问他的性的观念、理想以至于性冲动的本身是否已经改弦更张，真正与永久地踏上了一条新的以至于有利的路径，那就无从答复了。实际上所得的成效，据一位被治疗者的说法，是从此以后，他学会了利用女子阴道的手淫方法！

弗洛伊德的精神分析法也有人运用过，作为治疗方法的一种，据说也有几分效果。不过到了现在，精神分析家中也渐渐地承认，如果逆转的状态已成固定（无论有无先天的根底），要用精神分析的方法把同性恋的倾向扭转过来使其成为异性恋，是不可能的。我认识许多曾接受过精神分析的例子：有的在开始受分析后不久就放弃了；有的认为是全无结果或等于全无结果；有的认为有很显然的效验，不过所谓效验，指的大都是分析以后所得的更进一步的自知之明与此种自我认识对于生活的良好影响而言，而并不是性的冲动找到了新的趋向。总之，利用精神分析法而把同性恋完全转变为异性恋的例子，并且再一成不变的，我到现在还没有知道过。冒尔的联想治疗法也许可以算做精神治疗的第三个方法[52]，值得在此一提，不过就治疗的方式而论，也算不得新奇。但在理论与实际上，这方法是行得通的，而其要诀是在当事人的反常的情欲和正常的目的之间，觅取一个联系的途径。例如假定当事人特别喜欢男童，就可以用联想治疗的方法加以训练，教他把情欲转移到有男童性格的女子身上。这是很可以做到的，因为我们早就知道逆转的人在这种地方是愿意加以考虑的。我举一个实例罢，我所观察到的例子里有一个男子，生活很健康，活动性也强，习惯也富有阳刚之气，对于同性恋的欲望，也颇能加以抑制，很愿意结婚生子，也曾再三地做性交的尝试，但都没有成功。后来在马耳他（英属，地中海中岛屿），在跳舞场里邂逅了一个意大利女子，她约他舞罢到她的家里：“她的身材细长，像一个男童，面貌也像，胸部扁平，几乎是没有乳房似的。我践约到她的寓所，见她穿了男子的宽大衬裤。我虽觉得她异常可爱，但一到交接的阶段，我还是失败了。不过到分手的时候，我却并没有那番以前常有的憎恶心理；到第二天晚上再去，结果却如愿以偿，真是快慰极了。我离开马耳他以前，我又去了几次，不过，老实说，这女子虽属可爱，我却始终没有感到性交的乐趣，一度性交之后，总想立刻把我的身体转过去。从此以后，我又和十多个女子有过性交的关系。不过这在我总觉得很吃力，每次总要留下一些憎厌的心理。总之，我知道正常的性交与我是无缘的，它实在是费钱、吃力、不讨好，甚至是有危险的一种手淫。”精神治疗的方法一般所能希望的成效最好的也不过如此而已。

还有一点必须说明。这种种治疗的方法，即使对于根深蒂固的逆转例子，也可以说有几分效力，这种效力，说得最好些，也不过大体上把逆转的人引上双性两可的一条路，教他从此以后在同性或异性的对象身上，都可以取得一些满足。不过这样一来，这样勉强地把性冲动移花接木一下，或把它原有的抛锚处搬动一下，对于一个人性格的稳定和他的比较严格的道德生活，实在是很不利的。同时，从民族的立场看，使逆转的人居然结婚生子，也并不是一件值得庆贺的事。一个逆转的人和一个健全的异性的人结婚，所生子女事实上也许并不是不健全，不过不健全的可能性是同样的大，谁都不敢说这种结合的危险性有限，而不妨尝试一下。总之，如果一个逆转的人真正不满于自身的状态，切心于加以改正，而向专家请教，专家当然不容易拒绝，也自不忍拒绝；不过未来的成败如何，成功到什么程度，成功后的结果又如何，都是不容我们乐观的。

不过治疗的方法依然有它的用武之地，要直接抑制逆转的倾向，固然不必，也比较不可能，但其他治疗的需要还有；又有人很乐观而轻描淡写地以为同性恋不过是“不修边幅不识体貌的一种”（我真见有人主张过），但此种不修不识的背景里，安知没有一些应当治疗的病态？逆转的人，就很大一部分例子而言，在一般体格方面，有时单独在性能方面，总有几分以前医学上所称的神经衰弱；有的例子则在性能方面感觉过于敏锐，虽极微小的刺激也可以引起反应，而这种感觉敏锐又大抵和一般的神经过敏同时存在；他不但在知觉方面易于接受刺激，在情绪方面也易于感到接触，有时则又不免因一己的变态关系，而突然感到一阵恐怖或一阵焦虑，弄得十分狼狈。这一类的情形都是需要治疗的，或用镇静剂，例如各种溴化物，或用强壮剂或补益剂，视情形而定。电疗、浴疗、体操或运动、可以增进健康的职业、迁地与环境的更换等寻常治疗神经疲惫的方法都有人提倡过，认为不但对同性恋有效，对其他各式性歧变的例子也大概有些益处。许多逆转的例子，只要身体健康上无问题，对自己的性变态是不大引为可虑的，因此，也正因其有这种情形，如果有特殊医疗的需要时，这种需要总需设法加以满足，而在平时，生理卫生与心理卫生的培植，也绝对不容忽略。逆转的状态虽不能因此消除，但一方面专家的开导既增加了当事人的自知之明，专家的同情心又叫他生活上多了一种信赖，逆转状态所引起的焦虑必因此可以减轻，它所激成的行为上的流放必因此可得约束，而整个的逆转倾向必因此可以受理性的自我制裁。就大多数的例子论，他们所必需的治疗不过如此而已，就许多例子而言，所能发生效力的治疗也不过如此而已。

逆转的人应不应该结婚，有时也成为问题之一，固然大多数这一类婚姻在事实上是不征求医师或专家的意见便缔结了的。当做一个治疗的方法看，无论逆转的人是男是女，婚姻是用不得的，绝对与无条件地用不得的。婚姻也许可以叫逆转的人走上双性两可的路，但如果他在婚前早就有此两可的倾向，那也就根本无须乎婚姻的治疗方法，至于想把逆转的冲动取消，尤其是如果在婚前此种冲动并没有丝毫消散的倾向，则成功的机会真是微乎其微。总之，婚姻是没有益处的，而它的害处却很显然。逆转的人对婚姻原是不感兴趣的，今强其所难，势必引起一种憎恶的心理，恶醉而强酒，醉的程度不免加快加强，恶婚姻而强婚姻，逆转的状态亦必不免增剧。这是有实例可以作证的。这些例子，在未婚以前，本属太平无事，在结婚不久以后，这种婚姻表面上看去还是相当美满的，他们忽然因性行为的不检而罹了法网。总之，正常的性交，无论其为在婚姻以外或婚姻以内，绝不是纠正逆转状态的一个方法，而宿娼一途尤其走不得，因为妓女所能表示的女子的性格，是逆转的人所最最憎恶的。比较有效而引人入胜的一法还是就异性之中，找一个温良明敏的对象，而和她发生柏拉图式的友谊关系。[53]如果在这异性的朋友身上又找得到当事人在同性对象身上所能找到的种种特点，而这些特点又属当事人所能欣赏，那就更好，因为这种友谊关系，比起正常的性交关系来，更有希望可以供给一些上文所谓联想治疗法的功效。一个有先天根据的逆转者可以说是一个通体逆转的人，如果他的精神状态可以因外力而修正的话，这种外力的运用必须是逐渐的和多方面的才行。

无论婚内或婚外的性交绝不能做治疗的方法，固然有如上述，但若说逆转的人一定结不得婚，无论如何必须加以禁止，那也不必；逆转状态如此，其他比较深刻的歧变状态也未尝不如此。事实上，逆转的人有家室生活的也不太少。不过我们以为婚姻尽管缔结，却不应盲目从事，也不应过于抱什么奢望，大抵对方的年龄不应太小，并且对方在成婚之前，对于未来的配偶究竟是怎样一个人，成婚以后，将来会有什么成败利钝，也应当先有充分的认识，如果双方的情意相投，这样一桩婚姻是可以差强人意的，甚至还说得上美满两个字。不过无论如何，我们应当记得，任何一方要取得充分的性的满足是机会很小的。逆转的一方，除非同时也有真正的双性两可的倾向（大多数双性两可的人是侧重于同性恋一方面的），要对异性的人表示一种毫无隐蔽的挚爱和完全放任的热情，是不可能的，而这种挚爱与热情却是性爱关系的基本因素，万不可少的。逆转的男子的性器官未尝不宜于性交，但性交之

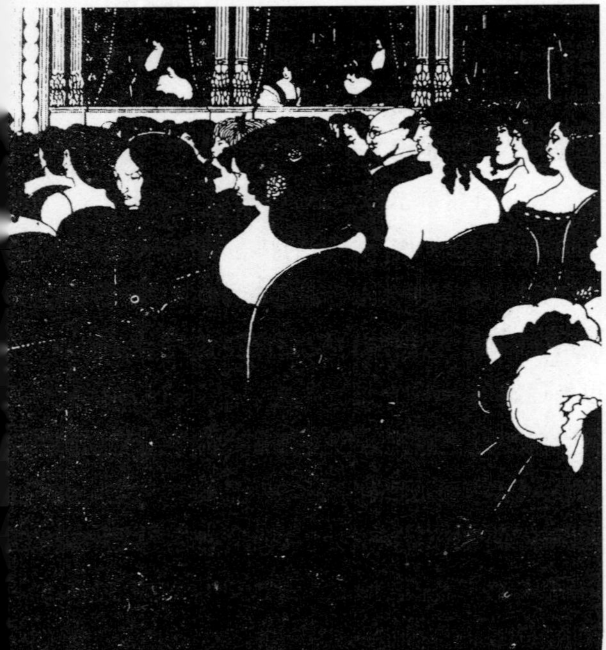

际也许必须靠一番想象的力量，把对方当做一个同性而非异性的人，甚至把这种力量完全转注在另一个可爱而同性的人身上。用力在此，而用心在彼，这样的性生活对逆转的一方是不会有很大的满意的，而在不逆转的一方，即使在意识上对于此种性关系的不很完整的状态不很了了，而在本能上，终必不免有失望与沉郁不舒之感，甚或引起厌恶的心理也是可能的。所以这一类的结合，如果索性把性交的满足搁过不问，而把双方的关系完全建筑在其他共同兴趣上，未来的幸福倒可以比较多些。

至于子女的生育应不应列在这些共同兴趣之内，也是一个严重的问题，而不一定容易毅然地加以否定的答复。就大体说，我们固然完全可以肯定地定下一个原则来，就是凡属有先天同性恋倾向的人是不应当生育的。不过，如果逆转的一方在其他的身心方面很属健全，而其所从出的家世又相当清白[54]，同时，不逆转的一方又属完全正常无缺，则所生子女未尝没有比较健全的希望。逆转的人是往往喜欢有子女的；对于不逆转的一方，子女也是一种慰藉的力量，因而可以使婚姻生活更加巩固。不过就一般情形而言，这种结合总是不稳定的，分居与被第三者离间的机会总比较多，因此，家庭环境风雨飘摇的危险也比较大，这对于子女也是不利的。

在今日的社会形势下，为先天逆转的人计，大抵相对最圆满的办法是：由他尽管保留他所特有的性观念与性理想、特有的内在的种种本能倾向，根本放弃去变就常的企图，对他变态的情欲，也根本不追求什么直接与比较粗率的满足，他间或不免就自动恋方面觅取情欲的出路，虽不满意，亦属事不得已，只好听之。这是不足为奇的，不少操行很好的逆转的人就这样做。例如有一个和我通信的男子，他在十九岁以前是有过同性恋的经验的，但后来就停止了，他写道："间或我可以连上几个月不手淫，但偶然手淫一次以后，我的精神上就觉得比较自足，不过我对于其他男子的爱慕，从此就更觉得情不自禁；我的最好的朋友们当然不知道我对他们如何倾倒，假若知道，一定要引为奇事。这种倾倒的心理和一般同性恋的情绪，只有我自己知道。从朋友的立场看，我的性生活是没有什么不正常的。我相信从我形于外的品性与行为看去，绝没有丝毫的痕迹可以叫别人疑心我在情欲方面竟可以和一般人所知道的'退化的人'属于同一个流品。不过我自己并不觉得我是一个退化的人。我对我自己的情欲也并不以为有什么可耻的地方，不过我不愿意人家知道，人家一知道便不免看不起我，因而影响到我的身份与地位，身份地位若有变动，那就可耻了。"

还有一个男的例子。他也从来没有和别人发生过同性恋的关系，他是一个海军将校，过着很忙和很活泼的生活，不属于性的范围以内的友谊很多，并且很能在这种友谊里取得生活上的满足。他写道："我在任何方面都没有近乎女性的表示，我过的生活是很艰苦的，也很危险的，但这也是我志愿所在，向不退避。我对于在性方面可爱的男子，一心只愿和他们做伴侣，我平生最快乐的日子就是有这种伴侣生活

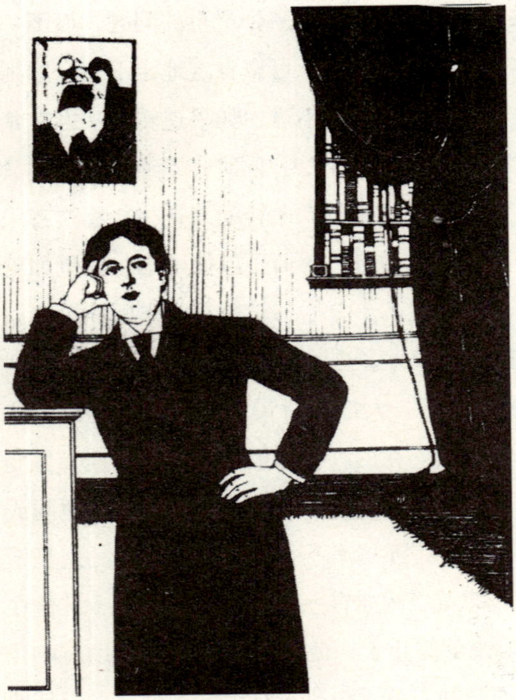

的日子。不过我的欲望也不完全是性的，其中50%是心理方面的十足的投合与和谐，只是性的吸引而没有此种附带的情投意合的生活是不行的。因为生怕失掉此种伴侣的关系，我始终没有敢向所爱的人做过进一步的表示，而假如真要做进一步的表示，而另觅男妓做对象，则此种情意上的和谐我以为又是不可能的。我是和别的男子不同的，我以前不免以此为可耻，这种羞恶的心理现在是过去了，我现在的看法是，我这种状态，就我个人而论，是自然的。”

对于有的逆转的人，上面两个例子的行为是几乎不可能的；对于许多别的例子，这种行为是可能的，不过得经过一番很痛苦的挣扎，得赔上许多可以用在事业上的精力。不过就一大部分逆转的人而言，他们的性冲动事实上是不很强烈的；这种冲动固然与正常的冲动不同，因此不免过分在意识界徘徊不去，而又因不容易得到满足，更不免变本加厉地在意识上不断动荡，但实力终究是不大的。因此，他们只需在同性之中，选择气味相投的分子，缔结一些柏拉图式的友谊，也就可以得到很大的满足。如果这种例子能进一步把柏拉图本人和古希腊诗人的作品中关于同性恋的情绪和理想研究一下，从而加以体会，这种友谊便可以进入一个更高的境界；近代作家中如美国诗人惠特曼（Walt Whitman）、英国的卡本特、法国的纪德（André Gide），都值得参考。

还有一层我们要记得，逆转的性冲动相对是最容易升华的（详见本书第八章末节）。弗洛伊德认为同性恋的人只要把异性恋冲动确立以后，升华的发展是可以跟踪而来的，从此以后，欲力所至，可以为友谊关系，可以为伴侣生活，可以表现为同舟共济的精神，可以推进天下一家的理想。诚如弗氏所说，升华必待异性恋的倾向确立以后，那我以为十有九例将永无升华的一日，因为，上文早已说过，对于先天逆转的人，要同性恋转变为异性恋，事实上等于不可能。幸而就我们观察所及，类乎升华的功能是很早就可以发生的，并不必等到这样一个也许永远不会来到的日子，而即使对于同性恋的冲动早已确立不移的人，也还可以培植此种功夫，也不必等待其性冲动转入异性恋的轨道之后。并且这种实例也还不少，逆转的人替同性的人做些老安少怀的社会事业与慈善事业的例子所在而有，并且做得很热心，这显然表示事业中也自有乐地，所病不求耳，求则得之。

有一位先辈是教友派的一个信徒，他是一个男子，家世中有不少分子在神经上有不健全的倾向，同时却又有很特殊的智力，这位男子本人也复如此。他自己又有同性恋的冲动，但除了很轻微的表现而外，他是从来不让这种冲动发展出来而见诸行为的；他已经结婚，不过他的异性恋的冲动却不强烈。他在通信里写道："双性两可的人似乎最能博爱，其对象是全人类，不止是一个人；一样是以心力事人，这也许是更尊贵而更有用的一种。即如科学的研究也未尝不是以心力事人的一种，一个人一生能写出若干篇科学论文来，对真理多所发明，即不啻替自己添了许多化身，其为造福人群，岂不比生育一大批儿女似乎更见得有用。"[55]这是同性恋的倾向转入科学创作的一例。但转入宗教的努力的一途的例子更要多些。另一个和我通信的例子，他平时很喜欢研究但丁，并且自以为有双性两可的倾向，他写道："我以为性与宗教之间，有一个密切的关联，我所熟悉的逆转的人（四个男子）全都是虔敬的宗教信徒。我自己就是一个在英国教会中服职的人。我自己有一个理论，恋爱的要素是不自私地以心力事人；我笃信为人服务是人生幸福的唯一钥匙，也唯有以此为钥匙的人才获得真正的幸福。无论逆转的人或不逆转的人，对于外来的观感，无论在心门上敲得如何紧急，总有一部分是要加以摒斥的。对于许多青年男女，我都觉得美丽可爱，我都受到感动，但我把这种灵感转移到宗教与日常事业上去，而力自把持，养成一种定力，不教此心完全放散出去而过分受私人情欲的驱策。在我的精神发育的过程里，我已经越过那风波最险恶的阶段。也许有一天我可以碰上我中意的女子，而自身可以体验到做父亲的乐趣。"

上文云云，固然只能对比较高等的逆转者发生兴趣，而不足以语于一般的逆转的例子。不过，我们不妨再复一笔，这种高等的逆转者为数并不太少，在全数之中实在要占很大的一部分。在对于自身的特殊状态有充分的了解以前，他们容易觉得宇宙虽大，他们不过是一些穷途流浪而无处栖身的人。但一旦这种了解有长足的进展之后，他们自身的幸福和他们对于社会的功用也就随而增加，从此教他们可以感觉到，天覆地载之中，也未尝没有他们的地位，即使他们始终保持他们的故我，这地位也依然存在，并且这地位也还未始不是值得教人忻慕的一种。[56]

[1] 本节及下文第二节与第四节两节大部分根据霭氏《研究录》第二辑《性的逆转论》。

[2] 出自柏拉图所著《宴席》一篇中的一段神话；神话中的主角名优浪诺斯（Uranos），故名。柏氏这篇也是西洋第一篇讨论到同性恋问题的作品。

[3] 关于中国的情形，详见译者所作《中国文献中同性恋举例》，见篇末附录。

[4] 霭氏论两性的不同，认为男子变异性（variability）大，女子变异性小，即男子品性走极端者相对较多，而女子则中庸者多。近年以来，研究性别的人也大都持此见解；同性恋的倾向既属品性的一种，当亦不是例外。

[5] 清代末叶以前北京的“象姑”或“相公”，大抵由幼年的伶人兼充，优伶是主业，“相公”是副业，或优伶反成为副业。“相公”的称呼原先只适用于男伶而演旦角的人，后来则成为男伶而同时是同性恋的对象的人的一种称呼。再后，好事者认为“相公”之名不雅，又改为“象姑”，声音相近，而义则更切。当时北京通行的一种近乎指南性质的书，叫做《朝市丛载》的，载有咏象姑车诗说：“斜街曲巷趁香车，隐约雏伶貌似花，应怕路人争看杀，垂帘一幅子儿纱。”到清末及民国初年，伶人如田际云（想九霄）辈始出而倡议废止所谓“私寓”的制度，详见译者所著《中国伶人血缘之研究》，238—239页（商务印书馆版）。

[6] 中国的“象姑”或“相公”必兼擅音乐及扮演，是无须说得的，同时也兼习其他艺术，特别是绘画及书法，亦所在而有，清代陈森的《品花宝鉴》在这方面是相当写实的，参看本书篇末附录。

[7] 见佩氏所著《大学人物的性生活》一文，载美国《神经与心理病杂志》，1925年1月号。

[8] 见汉氏所著《一个婚姻的研究》一书。

[9] 见戴氏所著《二千二百女子性生活的因素》一书。

[10] 见毕氏所著《柏林的男妓业》一文，载《霍华德杂志》，1931年。

[11] 霍氏是瑞士的一个商人兼作家，他在1836年，鉴于当时发生的一个因同性恋而引起的妒杀案件，写了一本书，叫《恋爱之神》〔Eros，厄洛斯，男神，和女神阿佛洛狄忒（Aphrodite）有别〕。据一部分批评家的见解，这是柏拉图《宴席》一篇以后，在同性恋的题目上第一本认真的作品。

[12] 卡氏是十九世纪中叶德国法医学界的最高权威，他指出后来所称的逆转现象是一种“涉及道德的阴阳同体现象”，而是有先天根据的，见1852年卡氏所自编的《卡氏季刊》。

[13] 乌氏不是一个专门的学者，而是一个法庭的员司，不过从1864年起，他在性逆转的题目上发表了一系列文稿，他也认为同性恋是一种先天的变态，是“女子的灵魂联合在男子身体里”（anima mulieribus in corpore virili inclusa）的一种变态。

[14] 韦氏是柏林大学的精神病教授，他是《精神病学藏档》多年的老编辑，这例子就是在《藏档》里发表的。

[15] 见是年法国《神经学藏档》。

[16] 圣保罗在这题目上也有一本专书，叫《同性恋与各式同性恋者》，原本，1896 年；增订本，1910 年。

[17] 西氏两本小册子的名字是:《希腊伦理中的一个问题》(1883)和《近代伦理中的一个问题》(1891)。霭氏《性的逆转》(今《研究录》第二辑)的初稿，是和西氏合作的。

[18] 书名为《优良现象和单性现象》。

[19] 即今《性心理学研究录》第二辑。

[20] 马氏书名为《性的进化和间性状态》。

[21] 这见地是对的，“少成若天性”，少成之中，自有其天性的基础，不但少成如此，晚成也未尝不如此。“习惯成自然”一语亦应作同样的看法，即若无自然做依据，习惯是养不成的。同性恋也不能逃此公例。

[22] 中国文献里所叙同性恋的例子虽不算太少，但对于逆转现象与此种现象的由来则向无学理上的探讨。不过类似先天或后天的说法也未尝没有。清纪昀在《阅微草堂笔记》(卷十二)里说:“凡女子淫佚，发乎情欲之自然；娈童则本无是心，皆幼而受绐，或势劫利饵耳。”这可以说是后天之说。清袁枚《随园诗话》中载逆转者春江公子诗，说:“人各有性情，树各有枝叶，与为无盐夫，宁作子都妾。”这可以说是先天之说。不过纪氏在《笔记》里另一处(《如是我闻》卷三)说到伶人方俊官的一生因果，又作“事皆前定”之说，又说:“此辈沉沦贱秽，当亦前生孽报，受在今生，未可谓全无冥数。”则又若并不完全否定先天之说。遗传学家所称的先天和因缘果报者所称的先天，虽大非一事，但既属先天，其不因后天的教育训练而轻易改动，则一切主先后天分别的学说都是承认的，此说详见篇末附录。

[23] 借用严复译赫胥黎《天演论》劈头的几句。

[24] 这里所指的研究蛾类的专家显而易见是德人而目前在美国加利福尼亚大学担任动物学讲席的戈德施米特(Richard Goldschmidt)。戈氏关于间性状态的研究论文极多，最近(1938)又把他自己和别人研究所得一并纳入一本英文的新书，叫《生理的遗传学》(*Physiological Genetics*)。

[25] 种(germ)和体(soma)，或种质(germplasm)和体质(somatoplasm)，是近代遗传学的基本观念之一。种质是本，是遗传原素所寄托之因，体质是末，是遗传品性所表现之果；体质由种质分化与专化而来；就世代关系而论，种质是绵续的，而体质是中断的。就生理关系而论，一个个体的种质把体质构成而后，和它也是比较隔绝的，所以外界可以达到体质的影响大都达不到种质，后天获得性的事实上无法遗传下去，一部分就因为种质是比较独立的缘故。

[26] 生物个体最小的基体或单位是细胞，细胞的有机集体是组织，组织集合而成器官，器官集合而成系统，个体是由多个系统集合而成的。

[27] 见克氏所著《性论》一文，是《近代科学大纲》一书中的一篇。

[28] 这四类间性状态的英文名称，顺着次序，是genital hermaphroditism，somatic hermaphroditism，psychic hermaphroditism，psycho-sexual hermaphroditism。

[29] 谢氏也著有一专书，名《性的逆转》。

[30] 勒氏是当时西京马德里医科大学的教务长，他的这番见解是在 1894 年在罗马举行的国际医学会议席上发表的。

[31] 上文注[22]引纪昀《笔记》中所述伶人方俊官的例子，按方俊官在将近春机发陈的年龄就做

过逆转的性梦："俊官自言本儒家子，年十三四时，在乡塾读书，忽梦为笙歌花烛，拥入闺闼，自顾则绣裙锦帔，珠翠满头，俯视双足，亦纤纤作弓弯样，俨然一新妇矣；惊疑错愕，莫知所为；然为众手挟持，不能自主，竟被扶入帏中，与男子并肩坐，且骇且愧，悸汗而寤。"(《如是我闻》卷三）逆转者有逆转的性梦，这是富有代表性的一例了。

[32] 中国唱生旦的伶人，无论其兼营"相公"业与否，全都善用所谓"假嗓"的喉音，并且往往能维持到壮年以后，清李斗《扬州画舫录》里讲到扬州当全盛时代，唱旦角的男伶有到了八九十岁还能登场演唱的，例如小旦马继美，年九十，犹如十五六处子。此其解释必须向这一段幼稚现象的讨论里寻找。详见译者所著《中国伶人血缘之研究》，37 页。

[33] 霭氏本节又尝参考到一篇论文，虽列入书目而未尝在文字中特别提出，就是勃洛斯特（L. R. Broster）的《性征辑评》，载《不列颠医学杂志》，1931 年 5 月 2 日。

[34] 见德氏所作《关于性生活的心理学》一文，载德国《精神病学普通期刊》第五册，1894 年。

[35] 见弗氏《论文集》第三辑。至于詹姆士的见解则见《心理学原理》第二册，439 页。

[36] 霭氏这一番观察，就男女交际生活比较自由和男女同校的风气早就开辟的欧美情形而论，大概是准确的。但若就一二十年前中国的学校而论，男学生间同性恋的例子是不太少的，虽不至于像英国公立学校一样成为一种风气，其间可以确指的例证，即就译者个人记忆所及，即不一而足。自男女同校之风开，这种例子当然是一天少似一天了。但即在男女同校的学校里，女同学间的同性恋的例子依然可以找到不少，甚至有相约不嫁或将来共嫁一人的；不过，这终究是一时情感的表现，及时过境迁，年龄成熟，也就各走异性恋与婚姻的路了。

[37] 大约是指奥京维也纳。

[38] 读者到此，当已明白霭氏是把同性恋现象和性逆转现象划分得很清楚的。前者的范围要大得多，甚至于包括寻常人的偶然的同性恋行为在内，所以在人口中的百分比也要大得多（见本章第一节）；后者则专指有先天根据的同性恋，其范围要小得多，所以在人口中的百分比也要小得多。

[39] 此种地域分布不同的印象，在中国也有。清褚人获《坚瓠五集》（卷三）中即有"南风"以"闽广两越为尤甚"之说。在福建，男子中有所谓"契哥契弟"的风气。在广东，特别是顺德一带，女子中有所谓"金兰会"的组织，见清梁绍壬《两般秋雨庵随笔》（卷四）及张心泰《粤游小志》。这种分布不同的印象大概就是这一类风气所引起的，实际上这些是不能做分布不同的佐证的。

[40] 色盲有两种：一种是不辨红绿两色，或以红为绿，以绿为红；一种是不辨任何颜色，目中景物，尽作灰色，像寻常相片一般。天老是皮肤、毛发、眼球上都缺乏色素，就毛发而言，好像生来就是白头似的，故名天老。脏腑转位指脏腑的左右地位互易。三者都是先天的变态，色盲与天老的遗传因素与遗传方法并且早经遗传学者研究明白。

[41] 本节根据霭氏《研究录》第七辑中《性美的戾换现象》（*Eonism*）一文。

[42] 三个名词中，译文中仍决定采用霭氏最初创制的一个，即"sexo-æsthetic inversion"，而不用"哀鸿现象"；译者在这种地方，本注重一个原则，即译意不译音，译名中如能把意和音双方兼顾，固属最好，但事实上既不能都这样办，只有舍音而取义。霭氏自己所以不满意于第一个名词的缘故，乃是因为它不免和一般的性逆转现象混淆不清，易滋误会，如今译者把 sexual inversion 中的 inversion 一词译作"逆转"，而 sexo- æsthetic inversion 中的 inversion 一词译作"戾换"（根据以前论理学里所称的"戾换法"），则至少对于读译本的读者可以不至于发生霭氏所过虑的一点困难了。

[43] 哀鸿的生平详见杭伯克（Homberg）与朱瑟林（Jousselin）合著的《哀鸿的生平与其时代》。

[44] 中国记载中所述男子戾换的例子或迤近戾换的例子拉杂摘引于后：

六朝颜子推《颜氏家训》中说，梁朝子弟无不熏衣剃面，敷粉涂硃。明徐应秋《玉芝堂谈荟》（卷十）中有《男子女饰》一则，所记有宋端平间广州尼董师秀及明成化间太原人桑翀等。桑翀一例亦见于明杨循循吉《蓬轩别记》及清褚人获《坚瓠余集》（卷四）。

最富有代表性的一例则见清袁枚《子不语》（卷二）："蜀人滇谦六富而无子，屡得屡亡，有星家教以压胜之法，云：'足下两世，命中所照临者多是雌宿，虽获雄无益也；惟获雄而雌蓄之，庶可补救。'已而生子，名绵谷，谦六教以穿耳梳头裹足，呼为小七娘，娶不梳头、不裹足、不穿耳之女以妻之；果长大，入泮，生二孙；偶以郎名孙，即死，于是每孙生，亦以女畜之，绵谷韶秀无须，颇以女自居，有《绣针词》行世，吾友杨刺史潮观，与之交好，为序其颠末。"滇绵谷有性美戾换的倾向与表现是事实，星士压胜云云是解释这事实的一个说法，事实在先，而说法在后，不过到了不明因果的好事的稗官野史家手里，说法就变成真正的因了！"绵谷韶秀无须，颇以女自居，有《绣针词》行世"数语，无疑是这一段叙述的画龙点睛处。至子孙两代全都当女子一般养大，而人人都能相安，都肯以女自居，难道戾换现象也有先天的根据不成？这一层霭氏未加讨论，我们亦不敢臆断。

清张心泰《粤游小志》中《妓女》一则说："男扮女妆而狎邪，谓之'赣妆会'，或曰'减妆会'，又名'镜妆会'，盖因其施朱傅粉，以男作女妆，故有是名。此风潮阳最盛。"

以前同性恋者所恋的对象中，"相公"或"象姑"业中，扮旦角的男伶中，一定有不少例子是有戾换倾向的，清代末年北京唱旦角的伶人里，有好几个就在日常生活里也喜欢模拟女子，并且模拟得极自然，例如艺名小翠花的于连泉。在以前男女伶不许合演的时候，男的必须当旦角，女的必须当生角，伶人的职业倒是戾换者最好的一个出路。这一层，是中国特有的情形。在西洋是无须考虑到的。

[45] 巴里名詹姆士，原是一个男子的名字，女子而用男名，显然也是一种戾换的表现。

[46] 中国文献里所载关于女子戾换或迹近戾换的例子拉杂征引于后：最早的例子见《晏子春秋》（卷六，即内篇杂下第六章）：齐"灵公好妇人而丈夫饰者，国人尽服之。公使吏禁之曰：'女子而男子饰者，裂其衣，断其带。裂衣断带，相望而不此……。'"

明徐应秋《玉芝堂谈荟》（卷十）中又有《女子男饰》一则，所记有六朝宋东阳女子娄逞、唐昭义军兵马使国子祭酒石氏、朔方兵马使御史大夫孟氏、五代外蜀司户参军黄崇嘏等例。又引《乾𦠆子》中唐贞元末三原南董地张大夫店一媪、《名胜志》中顺庆府南都尉墓中之"都尉"娘、焦竑《焦氏笔乘》中明初蜀韩氏女及明金陵黄善聪等例。娄逞尝诈为丈夫，粗知围棋，晓文义，遍游公卿间，宦至扬州议曹录事，事发，宋明帝驱之还东；出《南史》。黄崇嘏相传曾应试中状元。蜀相周庠欲妻以女，作诗辞谢说：'一辞拾翠碧江湄，贫守蓬茅但赋诗；自着蓝衫居郡掾，永抛鸾镜画蛾眉；立身卓尔青松操，挺志坚然白璧姿；幕府若容为坦腹，愿天速变作男儿。'此例初见于稗史名《玉溪编事》者，元明间有传奇名《春桃记》者，即演此事，明曲又有《女状女》者，系徐渭所作，当即本诸《春桃记》者。明初蜀韩氏女，遭明玉珍之乱，易男子服饰，从征云南，七年人无知者，后遇其叔，始携以归；《焦氏笔乘》而外，亦见明田艺蘅《留青日札》及清朱象贤《闻见偶录》，事与木兰从军极相类，徐渭别有曲名《雌木兰》，即演此事。黄善聪一例亦见田氏《留青日札》。

大抵木兰、祝英台一类的故事多少都建筑在戾换状态上，在以前男女之别极严的时代，少数女子居然甘冒大不韪，以男子自居，而居之到数年或数十年之久，其间必有强烈的心理倾向在后面策动，是可以无疑的。代父从军，为父兄复仇（如谢小娥之例），以及易于在乱离之世混迹等身外的原因，似乎都不足以完全加以解释。

[47] 不少唱旦角的中国男伶便有此种本领。

[48] 读者到此可以联想到赵孟頫（松雪）的妻子管夫人的一首小词和波斯诗人欧玛尔·海亚姆

（Omar Khayyám）的一首诗。

[49] 见费氏所著《服饰逆转现象的心理学》一文，载《国际精神分析杂志》1920 年 4 月号。又弗吕格尔《衣服的哲学》一书，亦很值得参考。

[50] 逆转现象是不是一个生物的突变，我们不知道；不过假若它是一个变异，那也不见得一定不是一个突变。进化论者说生物界的变异不外三类，一是由于先天种质上的变化，二是由于品种交配，三是由于后天环境影响。第一类的变异如今也大都称为突变。霭氏在上文的讨论里，既再三承认性逆转有先天的根底，则其为变异，显然应当属于第一类，即突变的一类，至少逆转状态的生物基础是由于突变而来。霭氏又曾一再提到性逆转可以和色盲、天老等特点相提并论，性逆转之所以为变异，等于色盲、天老之所以变异；然据遗传学家的见解，色盲与天老恰巧是两个突变，两者都是隐性，并且色盲是一个性联的隐性；色盲与天老既是突变，何独性逆转不是一个突变？

[51] 见施氏所著德文《治疗用的暗示》一书，英译本，1895 年。

[52] 见德文《精神治疗期刊》，1911 年第1期。

[53] 即不假手于肉体的恋爱。

[54] 清白一词，此处也有健康的意义。以前中国人称先世没有不道德的行为为“家世清白”，译者以为清白一词的用法太狭窄，主张把它推广，而认为先世在血缘上没有身心病态与变态的遗传才是真正的家世清白。

[55] 双性两可的人大都是侧重同性恋一面的，同性恋的人既不宜于结婚生子，所以有此议论。参看《左传》襄公二十四年穆叔答范宣子论“世禄”与“不朽”的区别的一番议论。对于性生活比较正常而智力又比较卓越的人，不朽要，世禄也要，如果只有后者而无前者，那只好专在不朽一方面用功夫了。

[56] 霭氏于本节文字中，除所曾提出的参考资料外，又曾提到下列各书与论文：

卡本特：《间性论》（已见本章第一节）。

前人的自传：《我过的日子和做的梦》。

比思（G. Beith）辑：《卡本特：一个人格的鉴赏》。

艾夫斯（George Ives）：《希腊罗马的青年观》。

阙名：《逆转者与其社会的适应》〔本书作者未具名，但篇首有索利斯（Thouless）医师的导言〕。

霭理士夫人：《恋爱与生命的新眼界》，辑入《优生与精神的亲道》一书。

第六章

婚　姻[1]

第一节　引论（绝欲的问题）

从社会的立场说，也多少从生物学的立场说，婚姻是性关系的一种，凡加入这种关系的人总立意要教它可以维持永久，初不论在加入时有无法律或宗教的裁可。不过在入题以前，我们似乎应当把绝欲或禁止性交的问题与夫绝欲后所发生的恶劣影响，无论其为真实的抑或传说的，先约略地考虑一下。

绝欲的问题自来经历过好几个阶段。在一百年以前，这问题是极难得和医师发生接触的，即使发生接触，他在情理范围以内所能说的话是：就男子论，婚姻以外的绝欲是道德的，而性交是不道德的（不过这是冠冕的说法，私人的行事是不一定受这限制的，即男子在婚外有无性交的行为是个人可以自由抉择的一件事）；至于女子，她是公认为没有性的要求的，因此，绝欲与否，就不成问题了。[2]后来，当本书的部分读者入世后不久的时期里，社会状态发生了变迁，一般人对性的题目的态度也比较公开了，于是就有人开始向医师请教，要他对绝欲的问题宣示几条大家可以遵守的原则来。结果就演化成不少笼统与模糊的说法，认为节欲是无伤的，这种说法可以说是全无意义，并且还可以有被人任意利用的危险；例如，有的道学家之类主张生育子女而外，为传宗接代的必需而外，一个人尽可以绝欲，换言之，即一生中只需有两三度的性交，于事已足；这一类道学家就大可利用这种说法，而踌躇满志。毫无疑问，一般肌肉系统和内分泌系统的撙节利用是于健康无碍的，与性的功能有关的肌肉和内分泌腺的节用也未始不如此。不过，这一类绝欲的说法失诸咬文嚼字，故弄玄虚，稍知自尊自爱的医业中人是不屑做的；因此，日子一多，这种似是而非的努力，就掉进庸医和江湖医生的手里，一般民众对于性知识既缺乏，即有一知半解，又大都是些传统的成见，也就成为这一类庸医的敛钱的工具。真正的医师原是准备应付实际的病例的，无论是预防未然的病，或治疗已然的病，他所接触的都是一些活泼的男子与女子，而不是一些抽象的说法或死板的条文。这一层现在很多人已经明白了解，且自近年以来，既然性道德的观念也不像以前那般呆板，绝欲问题究竟应如何应付，也就比以前灵活得多，而不限于一个千篇一律的答案了。

在以前，大家对于绝欲的危害不是估计得太大，便是估计得太小。一方面，有人以为绝欲的困难和危害是微小得不足挂齿的，不惜舌敝唇焦地向人申说；这种人大都属于上文所称的道学家一类，他们对于道德的兴趣实在是浓厚得过了分，他们所日夜焦虑的是人心不古，世道衰微。在另一方面，有人以为各式各样的疯癫，各种不同的神经错乱，是绝欲所酿成的，这样一个极端的看法虽局部与一部分古代的传说有关，而局部也未始不是道学家的看法所引起的反响。据我们所知，在先天健康的人中，只是绝欲一端似乎不会酿成任何严重的精神病或神经病的。以绝欲为此种病态之因的人是犯了一个很普通的错误，就是把前后发生的关系当做前因后果的关系；反过来，假如一个一生淫纵的人后来也得了这种病态，我们若把病源归咎到性冲动的身上，也是同样不合逻辑。弗洛伊德在 1908 年说过一句话："组织成我们社会的分子，就先天气质而论，大多数是不配讲绝欲的。"不过弗氏接着又说过几句极有意义而值得我们牢牢记取的话："绝欲是可以引起极大困难的，但必得有一个先决条件，就是有神经病先天倾向这条件存在，则绝欲的结果，不免引起神经病态，特别是所谓忧郁性的神经病（anxiety neurosis）"。后来在他的《导论演讲集》（*Introductory Lectures*）里，弗氏又说："我们一定要小心，不要把绝欲对于神经病的影响看得过分重要了；因久旷而欲力壅积所造成的可以致病的状态里，只有一小部分可以用唾手得来或用钱换来的性交来减轻。"我们都知道，弗氏从来没有把性冲动对于生命的意义估得太低，所以他这一番见证的话是特别有价值。还有一点值得参考的事实，天主教的神父在神经方面的健康大抵极好，难得因绝欲而发生困难或痛苦；洛温费尔德也提出过这一点，洛氏对这问题的经验很丰富，并且曾用不偏不倚的眼光加以研究，他的结论也复如此[3]；他的解释是：或许因为神父的贞操生活是从幼年便养成的，所以没有困难。

我们总得牢牢记住，生命是一种艺术，而这种艺术的秘诀是在维持两种相反而又相成的势力的平衡：一是张，现在叫做抑制，一是弛，现在叫做表达或发扬。[4]广义的抑制，而不是精神分析家有时所了解的狭义的抑制，也未尝不是生命的一个中心事实，其地位并不在于表达。我们在同一时间里，总是不断地在那里抑制一部分的冲动，而表达另一部分的冲动。抑制本身并无坏处，且有好处，因为它是表达的先决条件，不先抑制于前，何来表达于后？抑制也不是文明生活所独具的特点，在比较原始的各时代里，它也是同样显著。甚至在动物中也很容易观察得到。抑制既然是这样一个自然的东西，其对于人生在大体上决不会有害处，是可以推想而知的；抑制不得其当的弊病固然也有，特别是对那些先天禀赋浅薄而在身心两方面不善作和谐的调适的人；不过这些终究是例外。[5]

不过我们也不否认，绝欲的结果，即使对生命的安全与神志的清明不发生威胁，就许多健康与活动的人而言还是可以引起不少很实在的困难的。[6]在生理方面，它可以引起小范围的扰乱，使人感到不舒适；在心理方面，对性冲动既不能不驱遣，而又驱遣不去，结果是一个不断往复的挣扎与焦虑，而越是驱遣不成，神经上性的意象越是纷然杂陈，那种不健全的性感过敏状态越是来得发展，这两种倾向更会转变而为一种虚伪的贞静的表现[7]，特别是在女子中。例如有一个大学青年在此，他很能守身如玉，志气也很远大，愿意把所有的力量放在学业上面，但因和性冲动挣扎的关系，在精神上不免忍受着大量的焦虑和抑郁。许多女子也是如此，她们或许也在求学时代，或许已经加入社会而从事各种工作，冲动之来，无法排遣，只好在学业上、工作上或体育运动上加倍努力，甚至弄得精疲力竭、头昏眼花，也还是不能排遣。[8]我有时甚至以为女子在这方面所感受的困苦要比男子为大，倒不是因为升华的工夫在女子比在男子为难（弗洛伊德有此见地），也不是因为女子的性冲动要比男子为强，而是因为在婚外发生性的关系的机会，在男子比在女子为大，向来如此，现在也未尝不如此；同时，还有一层，就是守身如玉的男子还有一条正常的出路，就是睡眠期间自动的亢进作用，而在女子，除非她以前有过性的经

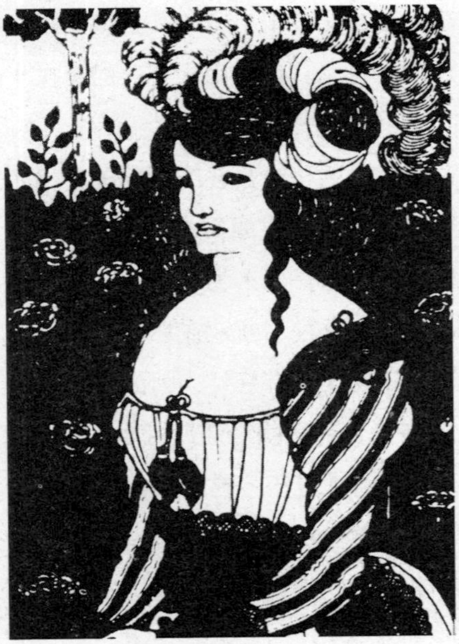

验，这种作用是比较很难发生的，初不问其人性欲强烈到什么程度。往往越是才性过人的女子在这方面的困苦越是大，因为越是这种女子，越不愿意把她的困苦诉说出来。[9]

戴维斯女医师在她的研究用的征求案里，曾经提出这样的一个问题来：为了身心两方面的十足的健康设想，你认为性交合是必需的么？我们可以很有趣地把1000多个女子对这问题的答复参考一下。当然我们得记住，这些答复，即使一般都能考虑到比较严格的生理与心理的需要，也还不一定全都能考虑到，其间自然有许多不能避免的道德标准、社会观念以及流俗的成见等等的影响。不过我们从这些答复里，总可以知道一点，就是在二十世纪初年长大的美国知识界妇女，对这问题究属有些怎样的私人观感。1000多个答案中，我们发现38.7%（即394人）认为性交合是必需的，其中少数更认为是绝对的必需，大部分则附上一些特殊的条件，还有一小部分则不很肯定。其余的大多数，61.2%（即622人）认为不必需，有的认为绝对不必需，也有一小部分不很肯定。认为必需而附有条件的答复里，其所附的条件自不很一律：有的认为“特别是为男子”是必需的；有的认为“为心理的健康”，则然，为身体的健康，则否；有的添上“为生命的完整”或“为某几类的人”一类的字样。在认为不必需的一方也附有不少有条件的说法：有许多答案说“不必需，然而是正常的”，有的，“不必需，然而是可以的”；有的，“为真正十足的心理健康是不必需的”；有的，“不必需，但有困难”；有的，“不必需，但没有性交经验的人似乎见得很粗糙鲁莽，而身心方面也似乎有些干瘪的样子”。一个很有趣的从旁参考之点是：在那些认为不必需的女子中，59.5%即半数以上，是有手淫习惯的；而在认为必需的一方，则有手淫习惯的人更多（76%），这当然更是在意料之中，不足为奇了。认为必需的一方有过性交合经验的例子要比认为不必需的一方为多，也是很自然而可以料想得到的。[10]

凡是把绝欲的困难与痛苦看得太无足轻重的人很应当参考一下基督教初期许多禁欲主义者在沙漠里的经验，例如帕拉狄乌斯（Palladius）在《天堂》（*Paradise*）一书里所叙述的种种。这些独身绝欲的人都有强健的身体与坚忍的意志，他们对于禁欲主义所昭示的理想是准备全神贯注地求其实现的，他们所处的沙漠环境，为实现此种理想计，真是再理想也没有了，而他们日常生活所守的戒律真是严厉到某种程度，在我们看来，不但是不可能，并且几乎是不可想象。但是，他们感到困难而排遣不来的一点，始终是性的诱惑，终他们一生，这种诱惑多少总不断地和他们为难。[11]

还有一桩事实，可以警告我们，对于这问题不要轻易听从许多近乎道学家的老生常谈，我们可以撇开古代禁欲主义者的经验不论，而就目前的情形而言，一切比较精密的研究都证明，真正能绝欲而历久不懈的人，即真正没有任何方式的性的活动的人，即使我们把从事于医业的人包括在内，事实上是很少很少的。[12]除非我们把这些方式都除开不算，例如向异性勾引、搭讪一类虽正常而不完全的性满足的方式，又如种种歧变的性的活动，又如自动恋的种种表现等，那数目自然是比较大了。罗雷德是这方面很有经验的一位医学家，他在好几年前就说过，绝欲或绝对童贞的现象是根本没有的，少数真正能绝欲或真正毫无性的表现的人无非是一些性能或性感缺乏（sexual anaesthesia）的例子罢了。[13]至于表面上好像是性操贞洁的例子比较多，那大体上是因为各国传统的风气不同，而这种风气又不外两途：一是宿娼的一途；二是手淫的一途。事实上在这题目上医师也分两派：一派极端地反对手淫，认为是乾刚正气的一种玷污，而对于宿娼，却持一个比较宽大的态度；另一派则极端反对宿娼，认为是一种危险而不道德的行为，而对于手淫却比较宽容。（不过沃瑞尔则认为二者是一丘之貉，在他看来，和一个不关痛痒的异性的人发生狎娼的行为，"也不过是手淫的一种方式罢了"。）[14]这一段讨论是很值得医师们参考的，他们在行医时，对于因性欲的不满足而发生的种种病候，例如局部的充血、失眠、易于发怒、抑郁、头痛以及各种模糊的神经的症候，必须设法加以治疗或减轻，这一类的讨论到那时就有相当用处了。假如这一类的症候再进一步，而逼近精神的领域，那其间我们总可以发现一些别的合作的原因，精神分析者因为要推寻这一类的原因，曾经在下意识或潜意识的领域里发现过不少的弯曲的小径。据洛温费尔德的

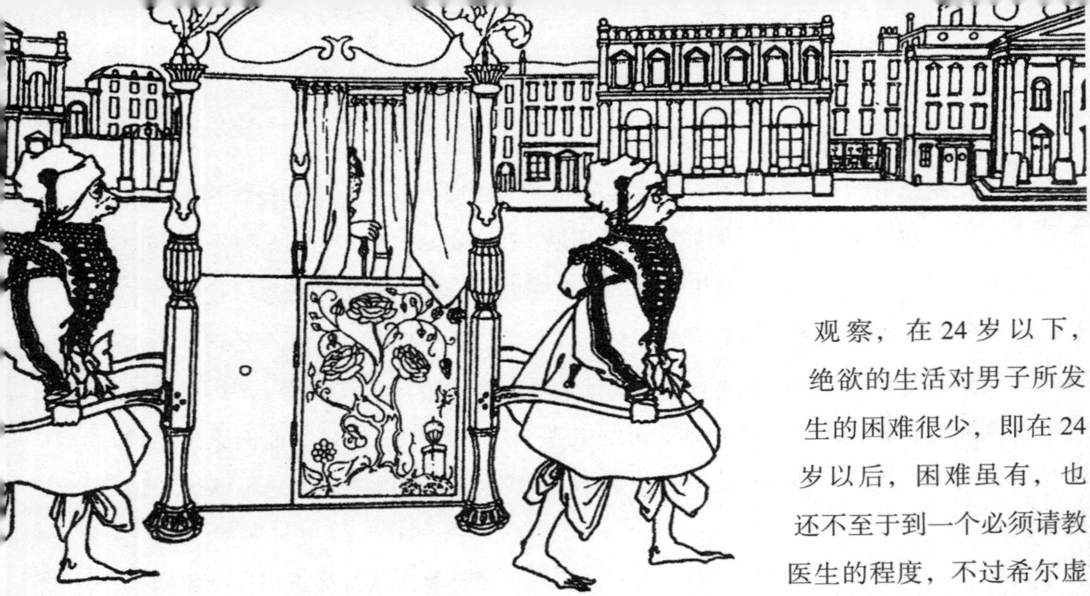

观察，在24岁以下，绝欲的生活对男子所发生的困难很少，即在24岁以后，困难虽有，也还不至于到一个必须请教医生的程度，不过希尔虚弗尔德则以为30岁以前绝欲而30岁以后方才结婚的男子是要相当感受到一些困苦的。无论如何，要绝欲的经验成为神经病态的一个原因，先天气质的恶劣是一个必需的条件，而这种神经病态，据弗洛伊德、洛温费尔德以及其他专家的发现，无论病者是男是女，大都取所谓忧郁性的神经病的方式。

绝欲所引起的症候是需要治疗的，不过在性的领域里的所谓治疗，事实上往往不用药物的方式，而用卫生调养的方式，而此种方式，还得绸缪于未雨之先，才会发生效力。这调养的方式包括：朴素的生活、简单的食品、冷水浴、奢侈习惯的预防、一切身心两方面强烈刺激的避免、谨慎的交游、相当繁忙的工作、充分的户外运动，等等。一个孩子，家世既清白，天赋又健康，再从小能得到这种调养的工夫，除非碰上不可避免的危险事故，是很有希望可以把性意识的开发缓上好几年的。尽管在理论上我们承认儿童也自有其性的活动，但这种理论终究是很抽象的，和性的自觉发展的迟缓并不冲突。而性的自觉发展尽管延缓，相当的性教育的实施依然可以进行，其间也并无妨碍。不过一旦性的自觉已经发展开来，而有机的性冲动已经在意识上作有力的冲击，这一类极好的调养方法就不像有的人所口讲指画的那般有效了。无论如何，这些方法还是值得履行的，它们的效用虽不如以前所说的那样大，有时也未始不能减轻或牵制性冲动的鼓荡的力量，不过我们绝不能抱什么奢望就是了。适当的肢体运动，实际上不但不能抑制性欲，并且往往是可以激发性欲的一个刺激，在男女都是一样；只有过分剧烈而使全身疲惫不堪的运动才有一些抑制的影响，但这种运动又是违反了健康的原则的。[15]肉食的避免也是同样没有多大效力的[16]，希尔虚弗尔德曾指点过，肉食的兽类所表示的性的兴趣反而要比谷食的兽类为冷淡。至于脑力的工作，有时即使是纯粹抽象的一类，也容易激发性的兴奋。这都是不足为怪的，一切一般的摄生方法，对全身既有增加精力的效能，而性的领域又既属全身的一部分，自亦不能不分受其惠；我们绝不能一面设法教全身的精力增加，而一面又强加干涉，不让一部分多出来的精力分发到性的领域里去。

固然，我们可以把性的精力转化成别的更神妙的方式，但我们以前也提到过，以后还有详细考虑的机会，这精力之中只有一小部分是可以这样升华的；弗洛伊德说得好，性的精力之于我们的身体，好比热力之于机器，只有一部分是可以转化成工作的。[17]当然我们还可以用药物来应付剩余的性的精力，特别通用的和也许比较最有效的是各种溴化物。不过药物的用途也有限，它对某一种人是有用的，就是神经衰弱、感觉过敏而其性的兴奋又并不是性的精力的自然表现的那种人。对于身体强健性能焕发的人，溴化物是往往全无效力的，除非是因特别大的分量，但分量一大，性能固然受了管束，其他精神方面比较细腻的活动，也就不免遭受一番萎缩的打击。性冲动是一个伟大的自然的冲动，用之有节，它对于人生可以发生许多好处，如果这种好处因药物而横受糟蹋，当然也不是一个令人满意的办法。总之，绝欲期间性能的应付是一个很难的问题，我们得承认目前的学识有限，还无法解决，但有两点我们应当注意，一是碰到社会环境所已酿成的许多困难的时候，应明白承认它们，不应用老生常谈的方法把它们轻轻搁过一边，二是在可能范围以内，还应当让有问题的本人自己去相机设法，来解决他或她的问题，我们最好不要故作解人的帮忙，免得越帮越忙。

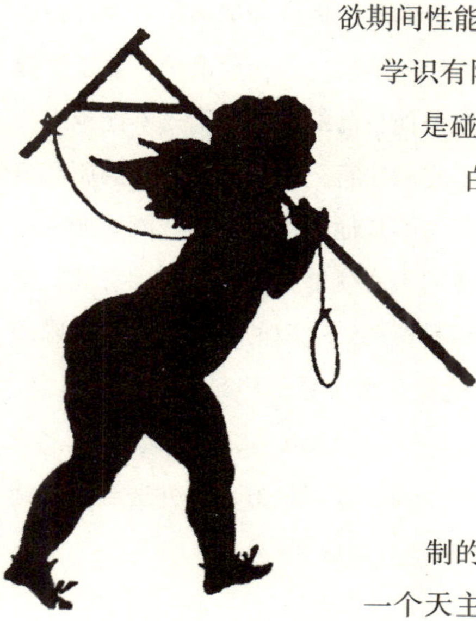

医学界有一部分人很大胆地当众说："对于这个问题他们自己总得负起一个无限制的责任来。"一个有问题的人来了——假定说是一个天主教的神父罢，或者是一个嫁了一个阳痿不举

的丈夫的妇人罢，因为长期绝欲的关系，这个来人显然在神经方面有些问题。这一些医师们拍着胸脯说："我们的责任来了，我们得坚决劝他或她找性交合的机会。"我以为这是不对的。即不论性交合的这个药方是否真有效力，即开方子的人究属能不能担保，也不论这个方子合乎道德与否，做医师的人这样随便越出了他的业务范围说话，至少也得考虑到，如果向他请教的人真照了他的方子行事，在请教的人身上，除了生理的一端而外，还会发生些什么影响。再就刚才不论的两点而言，关于第一点，我认为是未必十分有效的，关于第二点，我认为简直是不道德的，医师暗地里劝告这种人寻找性交的机会，而他在公开的场合，也许根本反对一切胡乱的性交行为，或者明说反对，或者在言辞间隐含反对的意思，总表示他对乱交是不赞成的；如今公开的是一种话，而暗地里又是一种话，并且两者完全背道而驰，这岂不是不道德么？至于对请教的人本身的影响，我还可以申说一下。假如那个神父或那个守活寡的妇人真照了方子去行事，在前者，其结果势必至于和他的宗教信仰及职业的人格发生正面的冲突，而在后者，势必至于叫她的社会地位一落千丈；此种冲突与社会地位惨落的影响，即单单就生理的健康而论，又何尝是有利的呢？其为不利，也许比因禁欲的挣扎而发生的更进一步；禁欲的挣扎方去，而道德的挣扎已来，结果只是一个以暴易暴，而事实上道德的挣扎所引起的痛苦大概更要在禁欲的挣扎之上。我以为如果一位医师不得不越职言事的话，他应当把问题以及各种可能的出路的是非利害明白地、宽泛地、不偏不倚地向请教的人交代清楚，至于抉择哪一条出路，应由请教的人自己决定，因为这原是他自己的责任，别人不能越俎代庖的。医师的责任在这里好比是一个督促着陪审官的法官，他只能把案子的原委审问明白，至于有罪无罪的判决，那是陪审官的事，不是他的事。医师诚能这样去应付，他不但可以不闹乱子，并且同时可以让请教的人心气上更平和一些，态度上更合理一些，可以使他不操切从事，硬把一个不容易解的结一刀两断。快刀斩乱麻的办法，在别处也许有用处，在别人也许可以出这样一个主意，但是在性的题目上，从医师的嘴里说出来，却是很不相宜的。

要补救绝欲的弊病，天下通行的唯一方法——只要环境良好，条件适当，无疑也是最美满的方法，是一个人地相宜的婚姻。

第二节　婚姻的可取性[18]

现代的医师比从前的多了一种任务，就是在婚姻的可取性一点上，向他请教的人比以前多了许多；凡是将要结婚的人，对于未来夫妇的幸福或子女的健康发生疑问时，总要找他帮同解答。医师在这方面的意见，在以前是比较不受人重视的，现在也更有分量了。因此，做医师的从今要特别小心，不应再轻率地用些老生常谈把请教的人打发开，而应尽能力所及，在替他作一番郑重与周密的考虑后发言。这种考虑所必须依据的科学资料现在还不完全，也还没有整理清楚；至少对一大部分婚姻的例子，这种资料还不很适用；不过整理的工作目前已经开始，在不远的将来可以应用，到那时我们或许可以预料一桩婚姻的可能的结果，此种预料虽未必完全准确，总要比目前准确得多。就目前论，霍尼女士（Karen Horney）在一度研究这问题之后，也说，就是精神分析的方法（她对这种方法是有很大信仰的）也不能教我们窥见婚姻问题的底蕴，而知所预测。不过婚姻问题终究是一个社会学的问题，我们若穷根究底，不免越出我们的题目的范围。我们在这里所能讨论的，事实上只能限于这问题的一小部分，甚至只是这一小部分的一些端倪而已。

举一个时常发生的简单的例子罢。一个青年男子或青年女子，事前既不向家人亲戚朋友说明，临事又不听任何旁人的劝告，突如其来地宣告行将和某某人结婚；不过这样一桩婚事，即使表面上并不违反什么优生的原则，而实际上从别的立场看，是绝对人地不相宜的。也许第三者看不过去，总希望这样一个恶姻缘可以打消，于是便向医师请教，并且有时还指望他明白地宣告，说明那轻率从事的对方实在是一个精神上不健全的人。对方精神上究属健全与否，是应该仔细探讨的一个问题，不过，就大多数的例子而论，这是一个几近罗织罪名的说法，那所谓轻率从事的对方或许在遗传上有一些轻微的神经变态的倾向，但此种变态，即使可以叫做变态，在分量上实在是很轻微而并不超越寻常生理的限度，因此，单单把医师找来而凭他的片言只语，是不足以断定的。莎翁剧本里所描写的罗密欧与朱丽叶（Romeo and Juliet）一类的爱侣，因为不胜一时兴奋之故，把反对他们结合的社会障碍完全置之度外，这是有的，但他们并不疯狂，除非是我们从文学的立场接受勃尔登在《愁的解剖》（*Anatomy of Melancholy*）一书里反复申论的说法，认为在一切恋爱状态中的人是疯狂的。就大多数的例子而论，我们所碰见的绝不是两个疯狂的人，而是两个还没有从“狂风骤雨”[19]里钻出来的青年；新发展的性爱的生活原是这番风雨的一部分，当其突然来临的时候，势必至于产生一种生理上的惊扰与此种惊扰所引起的精神上的失其平衡。一刹那风息雨止，生理的惊扰既消，精神的平衡自然恢复，并且更不至于发生第二次。

再有一种很有代表性的例子。一个行为正直而操守纯洁的青年男子，或因一时的好奇，或偶听朋友的怂恿，或完全因偶然巧合，认识了一个妓女，情投意合，竟想和她结婚，他的动机是极理想的，他以为妓女是俗人眼里最下贱的东西，既受人糟蹋于前，又永远得不到翻身于后，他这一来，就可以把她搭救出来，永离苦海，岂不是功德无量；至少这是他当时自觉的动机，在他比较不自觉的心理里，一种正在暗中摸索的性的冲动固然也未尝不存在，不过在那时是不免被搭救的理想所隐蔽而看不大出的。[20]和妓女结婚，在原则上本来没有什么不可以，事实上结果美满的例子也未尝没有，不过在男子方面总得是个成熟而有经验的人，并且在成婚之前也一定有过一番谨慎的选择。若在一个初出茅庐的男子，天真一片，再加上理想所唤起的一般热情，莽撞做去，结果大概是不会圆满的。[21]我们碰到这种例子，最好的方法是暂时取一种虚与委蛇的态度，然后相机劝止。直接与强烈的禁遏手段不但不行，并且适足以煽动他的热情，使大错的铸成更不免急转直下。虚与委蛇的用意是让他把婚事延缓下来，在这延缓的期间，就可以设法教他对所爱的人有一番静心观察的机会，结果，他对于对方所估的价值也许会降下来，而和亲戚朋友所估的相差不远。到那时，这样一桩婚事便不打消而自打消了。[22]

再假如一个青年女子，一时为情感所驱，想草率地和人家成婚，做家长或监护人的往往可以想法使她改换一个环境，让新的兴趣和新的友谊取而代之。有时候（在第一次世界大战时，这是屡见不鲜的）一个青年女子，一时意兴所至，想和一个社会阶级比她自己低的男子结婚。无论我们对于阶级的观念怎样不重视，这样一桩婚事是应当竭力加以反对的，因为它很不容易有美满的结果，而当事的女子，如果能悬崖勒马，自己也绝不追悔这马是不应当勒的。近年小说里的恰特里夫人虽一时爱上了一个农家子弟，但若真要嫁给他做他的妻子，未来的生活是绝不会幸福的。[23]这一类拿一见倾心做根据的造次的结合往往要产生一系列悲惨的结果。因此，我们如果在成婚之前，能设法加以阻碍，这种设法总是合理的；固然我们也承认在“远亲远亲”或“近看一面麻，远看一朵花”的说法下[24]，障碍越多，在恋爱状态中的青年越是一往情深，追求得越用力，越不甘放弃，即使障碍发生效力，使一段姻缘功败垂成，在当事人也许会引为终身的一大憾事。英国小说大家狄更斯（Dickens）的经验是很多名望赶不上他的人同样身受过的。狄氏早年曾经爱上一个女子，但终于被她拒绝，没有缔结姻缘。后来这女子在狄氏的想象中成为十全十美的女性典型，他的作品里的女主角，也无形中拿她做了蓝本[25]，但最后双方再度有机会见面时，狄氏终于不免大失所望，嗒然丧气。

婚姻也有许多我们局外人的注意所达不到的特殊的疑难问题。但看不到，并不就证明没有问题。男女两人之间，不发生婚姻之议则已，否则总有一些要解决的问题的，问题发生的方面尽管很不一致，但其为问题则一，而这一类的问题之中，总有一部分会请教到医师手里，近年以来，请教人的更一天多似一天，而所请教的问题的方面也一天比一天增加了。对这一类特殊一些的问题，我们在这里只能略微提到，一则为本书的范围所限，再则要解决这类问题，我们不容易有什么固定不移和到处可用的简单的答案。每一桩婚事的每一个问题都得单独地解答，也许对甲是最有利的解答对乙却说不定是最有害的。也许将来全世界的各大都市里我们都可以有一种婚姻的咨询机关，专门帮助已婚与将婚的男女就婚姻问题的各方面寻求答案〔已成立的柏林性学院（Sexual Institute of Berlin）可以看做这种机关的一个前驱〕。[26]

这类问题包括年龄、个人的健康与家世的健康或遗传、婚前的体格检查、对于婚姻生活的准备与准备到何种程度、生育的展缓与节制，特别是夫妇在身心两方面可能融洽的程度，因为这种程度的深浅和婚姻幸福的大小往往大有关系。

婚姻的年龄问题就是对待迟婚早婚的问题。究竟迟早到什么程度，才对夫妇的幸福以及健全子女的产生最为有利，是一个意见还相当分歧的问题。就目前论，这方面的资料数量上既嫌太少，范围上也不够宽广，使我们难以做出一些可以适用于多数人的答案。在美国费城，哈特和希尔兹（Shields）两氏，根据法院里婚姻关系

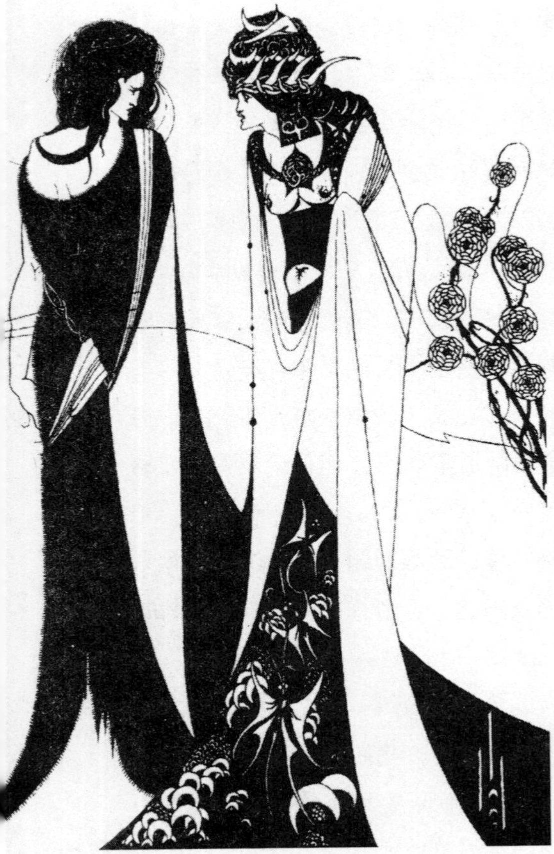

专庭上所处理的案件和每一对夫妇因勃谿而构讼的次数，来衡量年龄与婚姻生活美满程度的关系，发现早婚是不相宜的，而同时另一位费城的作家，柏特森（Patterson）在这方面的研究发现，在20岁以下缔结的婚姻中发生的龃龉并不比20岁以上缔结的婚姻中明显得更多。狄更生和比姆女士合作的调查里，发现凡属可以认为婚姻生活满意的（即双方能彼此适应而无不足之憾）妻子的平均婚年比全部调查里的平均婚年要大几岁，而在考虑到婚后同居生活的长短和后来分居或离婚的关系时，又发现婚年最早的人中，此种同居的期限倒也并不是最短的。[27]成婚迟一些的女子当然比较明白自己生活里最需要的是什么，而比较能有一些健全的主张，这固然是好处；但同时这种人的心理习惯大抵已趋固定，而在身体方面，也说不定已经有一些小毛病，这种习惯与毛病的存在对婚后夫妇间的顺适总要引起不少的困难；反过来，早婚的女子不但在心理方面比较容易适应新环境，并且体格方面也比较健全，性交既不感困难，生育亦易于应付；这种比较，在一般人还不很了解，但事实确乎如此。不过实际上，问题并不只在年龄的大小，而也和性格、智力及经验有关；单就年龄而论，目前的平均婚年也许是已经够高的了，并且往往是太高。近年来在婚姻问题的作家里，伯格杜弗尔（Burgdörfer）竭力主张早婚，同时哈根（Hagen）和克里斯欣的结论是，从优生学的立场，男子婚年应为25岁，而女子则在25岁以前，假如这样提早以后，不免遭遇种种困难，这种困难，无论多大，应该用最大的勇气来克服，不应规避退缩。在德国，男子的平均婚年是29岁，女子的是25岁，不过在数世纪以前，男子的是在19岁以下，女子的是在15岁以下，相差得真是很多了。[28]

无论在什么年龄结婚，男女双方，为未来夫妇的关系和子女的生育设想，都应当有一度周密的医学检查；这一层不但有利而值得做，就道德的立场说，也是义不容辞的。并且检查的手续要做得早，在婚约发表以前，在许多亲友知道以前，就应当做。当然，检查的工作也必须包括女子的妇科检查和男子的生殖与尿道检查。有人更主张，检查后必须有证书，而证书的有无应当成为婚约成败的第一个条件；所以在行将结婚的人应当被强迫接受检查而出示他或她的受检证书；这种主张，在有的地方，已经有实现的倾向。[29]不过这种检查的关系实在是太多了，即专为未来夫妇的幸福着想，而不参考到本节范围以外的种种优生学的需要，行将结婚的男女也是应当照做而愿意照做的，并不待外界的强制。[30]

婚姻还有另一种准备工作，其意义的重要更要在医学检查之上，是双方当事人必须在私底下自己做的。这种准备工作是性知识和性感觉的自我检查，婚姻关系最重要的一部分当然是性的关系，在发生这种极亲密的关系以前，双方对于自己和对方行将发生这种关系的条件，应当有一个比较明白的认识。他们应当自问，对于自己和对方身体的构造和生理，以及彼此对于性题目的情绪的反应，已经有充分的了解没有。就一向的情形而言，狄更生和比姆女士在他们的研究里所说到的一点是很寻常的，就是“少不更事的未来的新郎觉得对方是‘太神圣得’不可侵犯了，因此，对于她内部的结构，不便作什么探索的尝试；在未来的新娘方面也把自己当做是一棵树，那么一根实心的木头。这种男女对于生理与解剖的知识比起古代的波斯人来，并不高明多少”。他们特别应当自问一下，他们对于婚姻之爱或床第之爱的观感究属如何。我们知道有的夫妇生怕对方触摸到自己的私处和其他平时不大呈露的发欲带部分；有的夫妇从来没有在浴室里碰过头，不是他怕见她，就是她怕见他。在这种情形下，身体上的开诚布公、和盘托出，既谈不到，要取得精神上的推心置腹、肝胆相照，更不必说了；这样，试问还有真正的婚姻结合可言么？戴维斯女医师发现，凡属婚前的准备，不论在哪方面都比较充分的女子，比起没有准备的来，其婚后生活比较圆满的，在百分数上要多占许多。

这种相互的认识当然不限于性的方面。婚姻关系中，性的关系既属中心，但并不是唯一的关系。我们知道有许多婚姻的例子里，真正的性关系始终不曾有过，但因双方有十足的性格上的体认，所以也不能算完全不圆满。许多婚姻的研究都认为

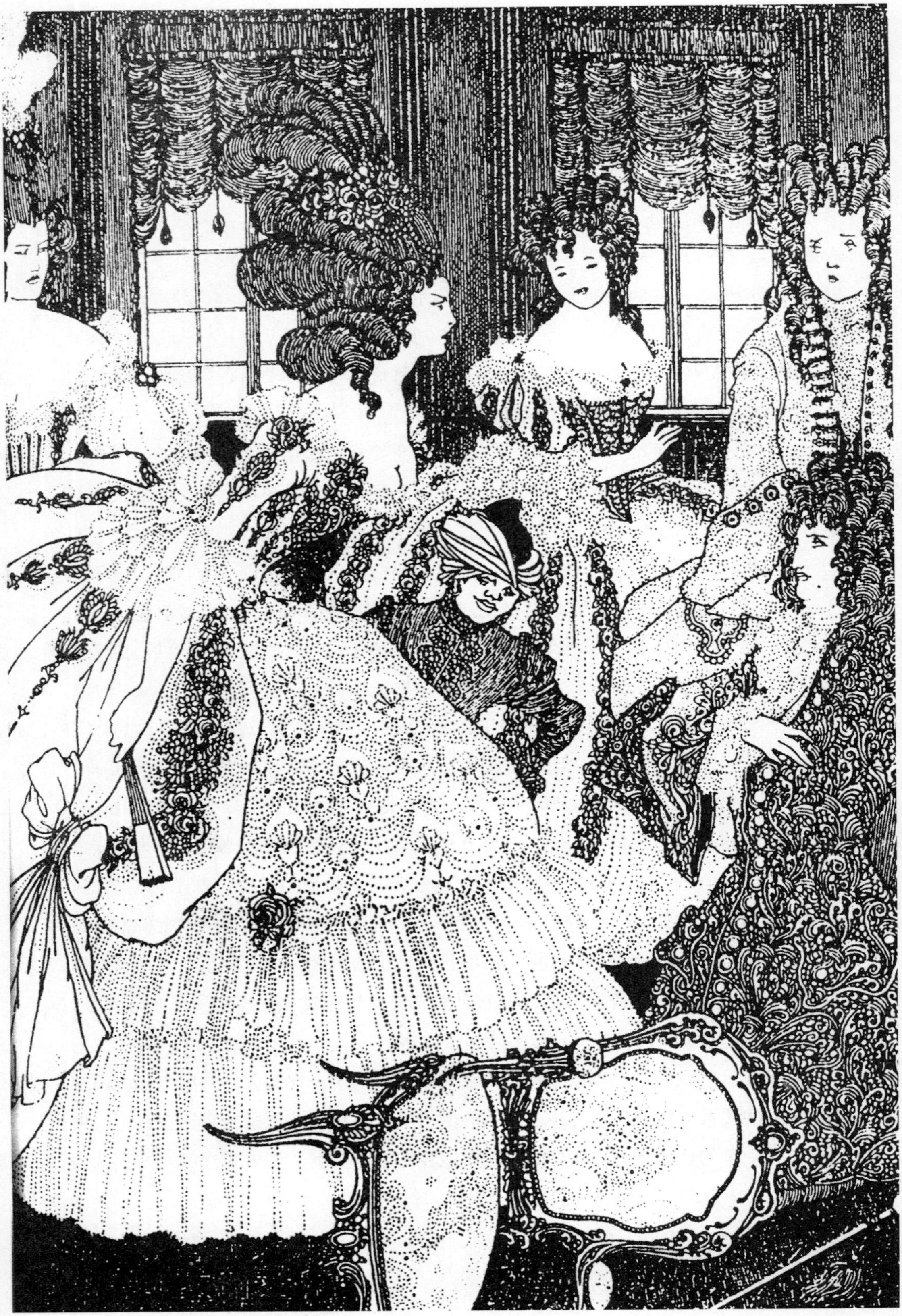

性情投合是婚姻幸福的最大的钥匙。[31]两个人的性情，单独看，也许是很不差的，但放在一起，就合不起来，所以必须在婚前加以认识；留待婚后再加以体验是不妥当的。最好在结婚以前，双方就能有较长期住在一起的机会，这同住的环境必须能供给种种寻常必须解决的问题以至特别不容易解决的难题，让双方共同设法应付；如此，双方才可以观察到彼此对自己、对第三者以及对一般事物的反应的方法；我特别提到对第三者以及一般事物的反应，因为只看双方彼此间的反应是不够的，这些，在婚前婚后往往有很大的不同。天主教里的修士和修女必须经过一个见习期，见习及格才可以正式做修士和修女，我认为婚姻也应当有一个见习的阶段，见习有成，才许在婚姻祭坛前立下正式的誓约。这种见习工夫究竟做到什么程度，包括不包括性的交合在内，是一个次要的问题。[32]

所谓性情的投合，不一定指性情的相同，有时相反的情形也可以彼此和谐，不过只是性情的投合还嫌不够。见解、兴趣与才能的投合也是极关重要的。性情的不同，例如一个内向（introvert），一个外向（extrovert），也许是和谐而相辅相成的，也许比性情的相似和反应的相同更可以促进婚姻的幸福。不过要此种幸福的长足进展与长久维持，趣味与才能的相投也是极基本的，而所谓相投自然也不一定非相同不可。一方不爱好音乐，而一方则专心致志于音乐，这大概是不容易调和的；政治的见解不同，即使性的关系很和合，怕也不一定能维持长久的美满。至若宗教的信仰完全不合（例如罗马式的天主教和福音主义的耶稣教），则婚姻绝无和乐之理，无论如何应以不缔结为是。应知在今日的时代，做妻子的已经不止是一个纯粹的家庭的成员，她多少总有一些家庭以外的兴趣，所以对于外界社会生活里各种较大的活动与潮流，双方理应有些共同和相似的见解，只要大处相同，细节不同，就不要紧，所持的原则同，方法不同，也就不要紧，但若大处和原则上便有冲突，婚姻生活就难期美满。

不过我们总需记住，对于任何一桩婚事的事前的一切劝告多少总有几分臆断与预料的性质，未来是否一定成为事实，是谁也不敢断定的。一对当事人，尤其要是很年轻的话，是会因发展而随时变迁的，今天这样，明天就不一定这样。埃克斯纳（Exner）说得好："从心理的立场来看婚姻，把婚姻当做一个富有创造性的人格关系看，它根本是一个造诣的过程。这种关系，这种过程，在行婚礼的时候，不一定就会发生或开始的。”[33]这造诣的过程也往往很慢，也许要费上好几年渐进的工夫，一种圆满的与深切的婚姻关系，即真正配叫做婚姻的婚姻关系，才有希望确立。表面上已到白头偕老的阶段，而此种关系还没有确立的例子，也所在而有。[34]

世间也有不少人，因为若干特殊的个人的原因不适宜于婚姻，而我们便也不以婚姻相劝。另有一部分人，因遗传的关系，为种种的健全起见，可以许其结婚，而不许其生育子女；对于这种人，比任何方法要高明许多的不生育的方法，是让做丈夫的接受绝育的外科手术。[35]

第三节　婚姻美满的问题[36]

在旧时候，婚姻是看做一种神圣的责任，不是由神道命定，便是由国家裁可。法国散文家蒙田（Montaigne）说，我们结婚，不是为了自己。[37]在当时，满意不满意的问题可以说是不存在的，一个人把这种神圣的义务完成以后，就算是已经取得了幸福。至于那些得不到幸福的，是一些例外的人和一些邪孽的人，可以不论。这种对婚姻的看法，不但得到宗教的裁可，也受到艺术的承认；冠冕一些的爱情小说，结果总是一个夫妇团圆，百年好合，而主持婚姻的教会也认为这是唯一可能的结果，旁的结果是不可想象的。不过这种看法现在是早就过去了，事势所趋，也是不能不过去的，所谓事势，一则指以前所承认的并不是真正的事实，而是想象所蒙蔽的事实，再则近代的社会与生活状态确乎是比从前要复杂得多了。到了今日，不但这种看法已经站不住，并且许多人的见解已经走向另一个极端，就是，婚姻不仅不能供给百年好合的甜蜜生活，并且连相当的满意和幸福都拿不大出来。

弗洛伊德在 1908 年就说过：“大多数的婚姻的结局是精神上的失望和生理上的剥夺。”又说：“要消受得起婚姻的折磨，一个女子必须特别健康才行。”这一类的话，出诸声望没有弗氏那般大的作家之口的正不知更有多少，我们只要愿意，可以连篇累牍地征引。

不过，这一类的话所传达的终究是一些个人的印象，在科学的题目上，个人的印象是最容易错误而不足为凭的；个人的印象始终是个人的印象，不会有统计的根据的。并且，这种个人的印象，和别的有经验的观察家所得的个人的印象不一定相符。我们所知道的婚姻的弊病，无论就丈夫、妻子或子女等三方面的哪一方面而言，虽大部分不难于事前加以预防，确乎是很多而很实在的。美国洛杉矶的家庭关系研究所（Institute of Family Relations）的波普诺发现凡夫妇间发生困难，在1930年间连续到所里来咨询的500个例子里，只有1个是没有性的成分的，即在其余的499个例子里，性生活的不调和都成为一个增加问题的复杂性的因素。但是，埃克斯纳又从另一方面说，我们对于婚姻的未来也无须乎过于悲观，假如社会能比以前再谨慎一些，对于青年的理想，不多加干涉，对青年涉世的最初若干步骤，不故示老成地强加指导而把他们引入歧途，这种对待婚姻的悲观的态度也就更可以缓和一些。埃氏又说得很正确，婚姻普遍的不满意，好比塞翁失马，不一定是一个十足的祸患。它表示从事婚姻的人大都有一种很高的理想，并且都切心于实现这种理想，唯其这种理想不容易实现，才发生不满与失望的反应；这是一个好现象，事实上婚姻是一个造诣的历程，一个需不断努力攀登的历程。[38]这一层见地确实是我们所时常忘怀的。在我们西洋文明里，也许在任何文明里，真正的婚姻关系，即十足配得上叫婚姻的婚姻关系绝不是一蹴而就的，这原是在我们意料之中，不足为奇的。加入婚姻的人，对自己，对对方，既十有八九没有充分的认识，甚至全不认识，只是盲人骑瞎马似的做去，一下子又怎么会到达真正圆满的婚姻关系呢？即就严格的个人一端而言，婚姻已经至少有三个方面（照霍尼女士的说法），一是身体的关系；二是精神的关系；三是一种建筑在共同生活上的人事关系。关系之多而复杂如此，而准备工夫的欠缺又如彼，未来困难的丛生与必须历时甚久才有克服的希望，才可以到达一个真正圆满的境地，可以说是一件势所必至理有固然的事了。设或始终达不到这种境界，即婚姻关系里多少总有一些罅漏，我们若再加仔细地观察，在大多数例子里，大抵可以发现种种补苴罅漏的办法；不圆满的婚姻关系既所在而有，这种补偿的办法也就不一而足。美国文哲家爱默生（Emerson）的补偿的学说原适用于生活的许多方面，但最最适用的方面无疑是婚姻生活。

要相当程度看清楚婚姻的事实，一番范围很广的按部就班的调查是万不可少

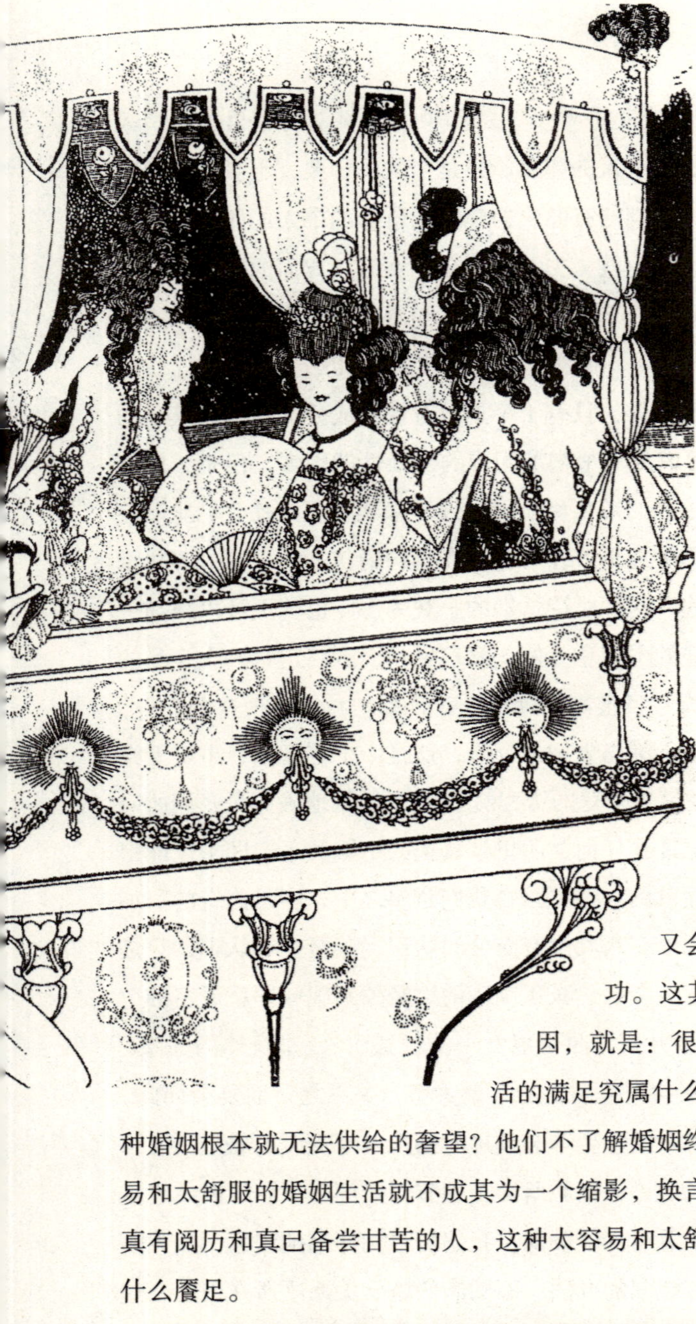

的。但即使有了此种调查，所可能得到的，也不过是很大略的一个结果。许多人不愿承认他们的婚姻是一个失败，对自己不肯承认，对别人自更讳莫如深了。又有一些人的态度恰好和此相反，婚姻生活总有一大堆不可避免的小烦恼和小冲突，当其在烦恼和冲突之中时，他们很容易把婚姻的大纲大经或婚姻的中心事实完全忘却，而很匆遽地承认他们的婚姻是失败了；等到烦恼和冲突的情景过去之后，他们有机会比较超然地观察到生活的大处，于是婚姻大体的情形复又呈露在他们的眼前，这时，他们又会承认，他们的婚姻生活是一大成功。这其间还有一个发生困难的基本原因，就是：很少人了解，他们所希望的婚姻生活的满足究属什么性质，安知他们怀抱着的不是一种婚姻根本就无法供给的奢望？他们不了解婚姻终究是人生的一个缩影，一个太容易和太舒服的婚姻生活就不成其为一个缩影，换言之，就是不可能的；而对于人生真有阅历和真已备尝甘苦的人，这种太容易和太舒服的婚姻生活事实上也不能给予什么餍足。

因此，我们对于满意不满意的问题，虽得不到一个绝对准确的答案，我们至少必须把这种答案的尝试放在一个统计的基础上。戴维斯女医师，在“性关系无疑是全部婚姻关系的主要部分”的假定下（按这假定必须附有条件，才能成立），发现

1000个大体上认为正常的已婚女子中间，872个毫不犹豫地承认她们的婚姻生活是美满的；116个是不很美满的或完全不美满的，而其主要原因是性的不相投合；只有12个女子在这方面没有答复。[39]

狄更生的资料和戴氏的不很一样，他的研究对象是到他的妇科医室里来请诊的女子，她们的正常程度大概赶不上戴氏的那一批研究对象。狄氏发现自认为满意的百分数似乎不及戴氏所发现的那般大；他的结论是，在所研究的1000女子里，每5个之中有3个，即3/5是“适应[40]得当”的，即对于婚姻生活至少是“无憾”的。其余2/5便是“有憾”的而“不善适应”的了。“适应得当”和“不善适应”的两组女子，在成分与性质上是没有显著区别的；她们的社会身份和经济地位很相像；两方面各有2/3的分子，在以前都有过不少的自动恋的习惯；“适应得当”的一组，在生育力方面要略微强些；不过两组之间最主要的一个一般的区别似乎是在人生观方面，“适应得当”的一组的人生观要比较客观，比较不以自我为中心，比较不受内心冲突的折磨。不过狄氏也发现那组“不善适应”的100个妻子在“社交生活上是正常的”，她们的教育和经济水平也在一般人之上，而其中少数代表的分子也是很温雅的，穿着的也很齐楚，有的也很美，很有头脑；其中有13个是很清楚有不健全的性格的；100个中，精神不健全到近乎“深刻的整个人格的扰乱”的，有19个。无论如何，在社会地位、教育造诣或健康程度上，这一组和“适应得当”的一组并没有很大的区别，而就一般的外表看，双方的人格和环境可以说是一样的。婚前的自动恋或手淫一类的习惯也是差不多同样的普遍；而在成婚以后“不善适应”的开始也不一定全都由于性的不相投合，往往其他方面的不相投合是一个起点。两组之间最大的区别是“内心冲突”的有无多寡。看了狄氏的这一番研究，我们可以了然于这个婚姻“适应”的问题是往往很复杂的了。[41]

汉密尔顿医师所研究的人数比较少，但两性都有，并且大体上都可以假定为很正常的，其中100个是已婚男子，100个是已婚女子。汉氏对于婚姻生活满意不满意的问题探讨得最为细到，他根据每人所得的积点或分数，把满意或幸福的程度分做14级。他发现男子满意的程度很清楚地要在女子之上，在最高度的满意的各级（第7级到14级）里，男子有51人，而女子只有45人，剩下的49个男子和55个女子就都在低度的满意的各级里了。汉氏认为这种统计的结果是和个人接触时他所得的很确切的印象相符合的，这种印象也以为“就一般情形而言，女子对于婚姻的失望，比起男子来更要见得严重”。[42]

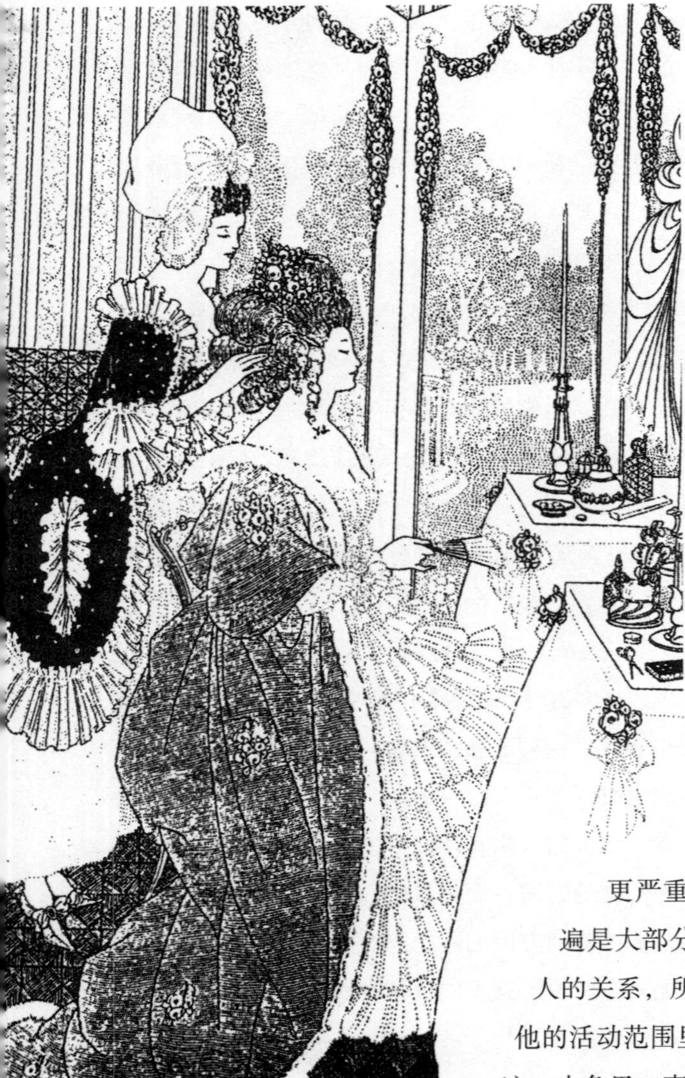

我不能说这样一个结论是值得诧异的，我个人所观察到的结果似乎也是如此。女子在婚姻生活里更不容易得到满意，一部分也许是不可避免的，也许是两性在婚姻关系里所必有的一些结果。一样是婚姻，但对女子，它的意义比对男子要深长得多，因为既要当心丈夫，又要生育子女，还要管理家务，一身兼数役，她必然要把更大的一部分精力交付出来，因此，如果在她那方面有失望的感觉，那失望一定是更严重的。至于男子，他的生活既然普遍是大部分在家庭以外，他对家庭生活和家人的关系，所处的是一个比较超然的地位。在他的活动范围里，家庭只占比较小的一角；而在这一小角里，事实上他用不着活动，他只需休息。反过来，一个女子一定时常要感到婚姻就是她的生命的全部，因此她时刻要顾虑到种种比较严重的问题。这就叫我们回想到上文狄更生的一点很有意义的观察，就是“适应得当”与“不善适应”的两组妻子之间，主要的区别是前者比较客观，比较不受内心冲突的骚扰。换言之，这种比较客观与不受内心冲突的骚扰的妻子，在生活态度上，和普通的丈夫，就更多几分相像了。

不过我们时常遇见的一些妻子对于婚姻的失望，虽则多少是表面的或离开表面不远，但实在是很有根底的一个现象。这种失望当然是和近代妇女生活的变迁有连带关系的。近代的妇女对于生命已有一种更大的展望，因此，也就感到一番更大的要求；男性的优势，她们自己的比较委屈的地位，在她们的母亲一辈认为是很自然而不可避免的，在她们看来却是很不满意的。对于女子，这世界是变了，特别是在她的宗教生活和社会生活方面；对于男子，这种变动虽也未尝没有，但远不如对女子的那般深刻；在女子不能不感到这种变动的深刻，部分也是因为这种变动的一大部分是经过舆论的特别承认与法律的特别规定的。男子一般的传统生活也没有改变很多。因此，一个女子加入婚姻生活以后，很容易感到一种刺谬的情形，一种事实与理论的刺谬，一种生活与主张的刺谬，而这种刺谬又很容易引起一番内心的冲突。有许多女子——其中有旧派的富有浪漫主义理想的女子，从小到大很少和男子发生接触；其中也有比较新式的女子——到了蜜月时期才第一次了解男子是怎样的一种人和婚姻是怎样的一回事，而从那天起就深深感到不满与失望，甚至到老也不会完全忘记或摆脱。对于旧派的女子，这固然是由于旧式教育的错误，而对于新式的女子，这种不满的心理就得追溯到方才所说的那种刺谬的情形了。

不过婚姻生活之所以令人不满，还有一个更基本的理由，这我在上文已经偶然提到过。近代婚姻制度虽曾经发生不少的变迁，不过这种变迁大都是限于表面的，对于婚姻关系的基本事实，往往忽略过去。这种变迁把注意点集中于种种浮面的条件或格式上，叫大家以为只要条件合宜，格式允当，婚姻的幸福就有了保障似的。最不幸的是，这种变迁把婚姻关系最紧要的一层搁过了一边，就是婚姻关系绝非寻常的人事关系可比，其深刻处，可以穿透两个人的人格，教他们发生最密切的精神上的接触以至于混化，除了极度肤浅与无聊的人，这种深入腠理的精神关系，虽属不容易培植，却是谁都可以有的，如今所注意的既然只是外表的条件与格式，风气所趋，不但是从事婚姻的人忘了这种培植工夫的不易，并且教他们不再感到这种工夫的必要。就这一点说，近代的婚姻是退步了，因为在旧式的婚姻里，这一点能比较充分做到。[43]旧时的一种观念认为婚姻必有其不可避免的痛苦，现在这观念是不时髦了。不过痛苦依然存在，所不同的是方式已经换过罢了，而这种痛苦是从婚姻关系的内在性质所发出的。要解除这种痛苦，离婚的方法也许完全没有效力，我们即使承认离婚应当有最大的自由，也并不一定能解除这种痛苦。离婚而再婚的人，在再婚以后并不享受更大的幸福，这种人是我们时常遇见的。可见这其间错误的不是婚姻，而是他们自己。德国凯塞林伯爵（Count Keyserling）在他那篇很皮里阳秋而又鞭辟入里的关于婚姻问题的分析里[44]，把婚姻描写成“一种两极间的张力”；婚姻是一元的，但这一元是由两个焦点组织而成的，焦点之所以能彼此维系，是由于其间有一种紧张的引力——他在别处说，这张力也许是个很悲惨的张力，但若这焦点的关系必须维持于不败，这张力是不能取消的。这种焦点间的关系事实上也是一般生命的一个象征，自有其在生活上可以增加愉快的价值，在婚姻里如此，在一般的生命里也未尝不如此。我们说婚姻自有其痛苦的成分，或焦点之间的张力自有其悲剧的性质，我们并不采取禁欲主义的立场，认为痛苦与悲剧本身有很大的意义而值得加以申说。我们说这话的用意，有一位诗人而兼先知的作家纪伯伦（Kahlil Gibran）已经再三地说过，就是：快乐与悲苦是分不开的。“那盛你的酒的杯子当初不就是在陶人的窑里烧炼过的么？”没有烧炼的痛苦，又何来饮酒的快乐？远在纪伯伦以前，智慧的蒙田，在他的《关于维吉尔（Virgil）的几句诗》那篇论文里，早就向我们提醒过，管我们哭的几根肌肉也就是管我们笑的那几根[45]；蒙田这一类值得记诵的话不一而足，这不过是一例罢了。[46]

第四节　一夫一妻的标准[47]

到近代为止，单婚或一夫一妻的婚姻是我们西洋文明所认为唯一合情合理合法的婚姻方式。[48]西洋文明不但这样承认，并且，就一般的见解而言，以为是一种天造地设的格局，毋庸讨论的；假定有一二例外的人敢冒天下之大不韪加以讨论甚或提出疑问，那人大概在事实上是个有怪癖的人或有心疾的人，至少也要被别人看做有怪癖或心疾的，以至于比有怪癖或心疾更要不堪，他的意见当然是不值一笑了。到了今日，婚姻的方式问题是再也不能这样一厢情愿地承认下来而搁过不谈了；婚姻的方式是可以有变化的，绝不是宗教、道德、法律，甚至社会的惯例所能叫它一成不变的。那些议论到它的人也不再全都是无足轻重的了。所以，距今而研究性心理学的人，在讨论到两性的关系时，对于一夫一妻的标准，总得准备拿出一些见地来。

开始把一夫一妻的婚制当做一个社会问题来讨论的前驱者不止一人，其中最早的一个我们要数英人兴登（James Hinton）。兴氏的评论大约在五六十年以前就有了的，但比较明白地用文字印行出来不过是一二十年以前的事。他之所以迟迟不公布的理由是因为他觉得对于这西洋单婚制的研究还嫌不够，不欲轻于问世，但等到公布的时候，他已经是古人了。兴氏的为人是很多人都知道的，他是一个相当常态的人，没有心疾，因此我们不能把他搁过一边，认为是无足轻重的。他是伦敦一位著名的外科医学家，也是一个哲学思想家，对当时科学界的活动有紧密的接触，对当时一般的社会问题也有很博厚的兴趣。他也是和现实生活有密切关系的人，而不只是一个高谈理论或潜心于小题目钻研的专家。他的遗稿尚未成形且无系统，但其中对单婚制以及建筑在单婚制上的一般社会制度的那一部分评论大致是有线索可寻，而可整理出来的。他认为在人类婚姻史里，真正的单婚制是从来不曾有过的，又以为在他所认识的西洋社会里，真正笃守一夫一妻标准的男子在数目上等于凤毛麟角，实际上还没有东方的多妻社会里那么多。[49]一夫一妻的婚制，就已成的格局而言，他以为根本上是一个自私而反社会的制度，娼妓制度的由来与成立要归它负责。一夫一妻制是个理想，我们赶得太快了，我们想一蹴而就，并且以为是真赶上了，殊不知过于匆忙地把一个理想演为事实，演为一个天下通行的法定格式，无论那理想多么可爱，但终究是个大错。结果是，表面上与名义上单婚制好像是防杜了不少淫逸的行为，实际上所唤起的淫逸行为比多婚制所能唤起的还要多。[50]所以据兴氏看来，西洋的婚制是已经腐烂的，目前正在因腐烂而解体。他相信我们需要的是一个比较流动的性关系的制度，不是死板的和一成不变的，而是容许相当的改动的，例如，只要多方面都有益处，容许一个男子和两个女子结合之类；在不妨碍人类共同生活的大原则下，这种更动是随时应当有的。[51]

自兴氏以来，这一类议论我们时常可以遇见，发议论的人的立场也许和兴氏的不一样，议论的扫荡力也许难得赶上或根本没人能赶上兴氏的那一支笔，但大都是在一条路上，是没有问题的。同时，我们也得注意，我们的婚制在实际上也发生了不少的变迁。如果我们把目前婚制的状态和兴氏那时的比较一下，我们可以看到不少的变动，并且这些变动往往和他所希望的方向相符合。离婚是比较容易了；妇女在法律和社会方面已经取得更大的独立的资格；社会对于私生子的看法，也似乎没有以前那般严厉了；生育节制的方法已经传播得更广；而两性之间应有更大的接触的自由也已经受到一切文明国家的承认。

同时，从不止一方面看，一夫一妻制在今日的地位却和以前一样的稳固，甚至于可以说更见稳固。这是不足为怪的，一种能维持长久的东西是应当有弹性的，婚姻制度有了弹性之后，以前在没有弹性状态下所发生的种种流弊就有很大的一部分可以不再发生。

还有一点必须弄清楚的，就是“单婚”一词我们时常用错，因此又引起一番见解上的混乱。例如，我们常听见人说，两性之中，有一性是比较更有“单婚”倾向的，所谓有一性，特别是指女性，而男性则更有“多婚”的倾向。严格地说，这种措辞是没有意义的。为什么没有意义是一目便可以了然的。初步的事实告诉我们，人口中两性的比例，在初生的时候，便是差不多相等的（最初，男性略微多些），既然相等，要叫文明社会里的男子人各二妻事实上是行不通的，即在承认多妻的社会里，真正多妻的也不过是少数富有的男子罢了。即使男女的数量不平均，而女多于男，我们也不能说我们文明社会里的男子（少数例外搁过不提）大都有两个妻子的要求，无论这两个妻子是合住成一户，或分居作两户，总有各式各样的不方便与弊病教大多数的男子不敢尝试；至于女子，要同时维持两个家庭，各有不同的父亲，是更行不通了；她必然是要走“单婚”的路的。[52]

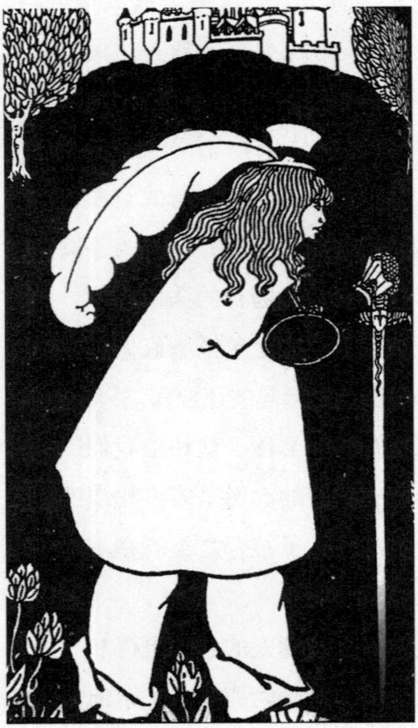

实际上，这单婚或多婚的名词是用错了的。一般人讨论到男子是不是比女子更有“多婚”的倾向时，他们的意见是，是不是男子比女子更有“多恋”的倾向。[53]那就是说，所问的并不是他们是否喜欢多结婚，而是他们是否愿意有更多的性的自由。我们若说，某一个男子是喜欢单婚的，我们并没有答复他究竟是指单恋抑或多恋的问题，即使我们确定他是多恋的，那我们也并不能断定他是喜欢多婚的，甚至是乱婚的，所谓乱婚，指的是不分皂白、毫无选择的性的结合，那是任何人所不会有的[54]，除非在特殊的疯狂状态下。[55]因为这种名词的乱用，很大一部分讨论就成为混淆不清，因而毫无意义。

据我们的观察，大多数的人，无论男女，是单婚而兼多恋的。那就是说，他们只愿意有一次永久的婚姻，而同时希望这种婚姻关系并不妨碍他或她对其他一个或多个异性的人发生性的吸引，固然我们也可以感到这种引力和在婚姻以内所经验到的引力在性质上是不一样的，同时他们也会知道，把这种引力多少加以控制，使不至于推车撞壁，也是很可能的事。[56]这种单婚与多恋的倾向，似乎是两性所共有的一个现象，即其间并无性的区别。女子似乎完全和男子一样，也可以同时对不止一个异性的对象发生性爱的情感，不过因为性的意义对女子比对男子要深刻得多，她在作性的选择时，也许更出乎天性似的要苛求得多，因此，自然而然表面上就见得多几分限制，同时，因为社会和其他方面的顾虑，她在表现这种情感或接受男子的情感时，也比男子要更加小心，更加不露声色。

上文说大多数的男女都有单婚而多恋的倾向，当然其他的型式还有，而个别的变异更是不计其数。这许多种的性的型式之中，我们绝不能说某一种是绝对最富有道德的意义或社会的价值，而其余的型式都赶不上它。苏联的勃朗斯基（Blonsky）讨论到女子可以分做主要的两类（勃氏研究的对象大部分是学校教师），他分别叫做单男型（monandric）和多男型（polyandric），前者只和一个男子发生严格的性关系，而后者则倾向于和许多男子发生性关系，或在同时期内发生，或更迭地在不同时期内发生；这两个主要的型式之间，当然还有不少居间的类群。勃氏发现单男型的女子，无论从个人的立场或社会的立场看，都要比多男型的女子高出一等；多男型的女子是比较自私的、独断的、逞能的，而神经也比较特别容易受刺激。至于单男型的女子则相对更富有责任心，神经比较稳称，有更大的组织能力，在社会与人事关系上，也比较易于成功；在数量上，单男型的女子要比多男型的多出一倍。勃氏这种结论大体上无疑是很正确的，在俄国固然适用，在其他国家也未尝不适用；不过我们必须小心，不要太快地作什么过于肯定的概括的论调，我们知道也有不少多男型的女子在品格上也是很好的，比勃氏所说的和所肯承认的要好得多。勃氏的这番结论也可以完全适用于男子。

关于单恋或多恋的问题，我们的责任是就这问题的性质与原委加以说明，至于一个人应否多恋，要我们加以指导，那就在我们的任务之外了。这是一个社会道德的问题，而凡属可以牵动到社会道德的举措行为，是必须由个人负责的。不过在研究心理学的人，遇到旁人有这一类的行为举措时，应当用一种同情与了解的态度来观察，他应知他所处的目前的社会环境是复杂的，大家在这种环境里的反应也必然是不单纯的；如此，庶几不至于教社会道德的问题更见得严重。在这方面，我们无疑正目睹着一番变迁的进行，不过这种变迁并没有走上什么了不起的极端，至少距目前关心世道人心的人所口讲指画而深恶痛绝的极端还很远。[57]

目前有一部分人所引为可以痛心疾首的“多婚”的倾向，大部分属于被人称之为“连续的多婚”，不过这名称是不正确的。这一类的多婚倾向是由于离婚的增加；一个人连续结婚不止一次，旧婚方才解除，新婚便尔开始，一而再，再而三，近时的所谓多婚大都属于这一类。不过这也未尝不是寻常的单婚的一个扩大，不过每一次单婚的时间比较短促罢了。无论用哪一种看法，这种现象总是对多恋倾向的要求的一个承认。每一个男子或女子，就基本与中心的情爱而言，无论他或她如何倾向于单婚，对其夫妇而外的其他异性的人，多少总可以发生一些有性爱色彩的情感；这一点事实，我们以前是不大承认的，到了今日，我们对它的态度却已经坦白得多了。因此，从今以后，婚姻以内以及以外的性的关系必然要更见复杂，而此种关系的调整适应必然要更见困难，必须人人有比较开放的胸襟，宽阔的度量，能彼此谅解，彼此体贴，必须人人有持平的恕道，能把原始的嫉妒心理的遗蜕充分地加以克制，这种调整适应的工夫才有希望。本来，假若没有这些品性上的进步，不要说婚姻内外的男女关系的适应要发生问题，就是一般健全的文明生活怕也不能永久地维持一个和谐的状态。[58]

不过婚姻制度，就其纲目的大处而言是始终存在的，今日存在，千万年之后，怕还一样地存在，并且还是千万年前之旧。不过如果我们能在这制度上多加一些弹性，对于这制度的原委多几分精密的了解，对这制度的因时因地而不同的需要多表示几分同情，结果一定是，不但摧毁不了它，并且可以叫它在人类的历史里，更取得一个巩固的地位。

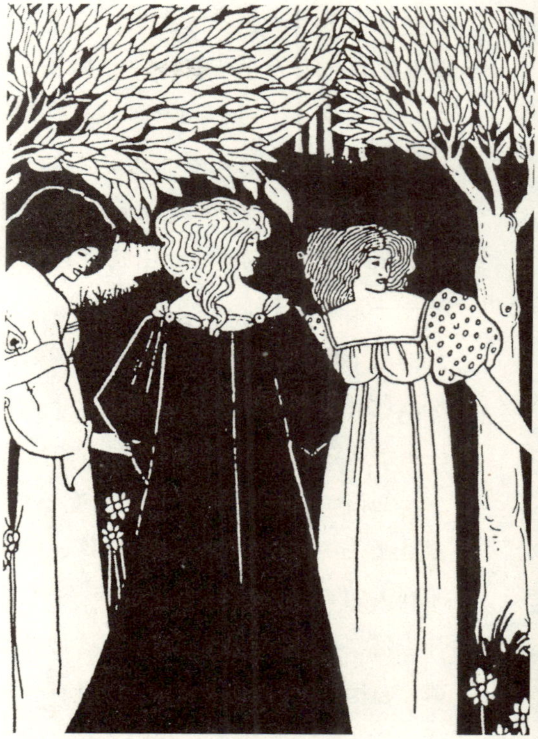

婚姻不止是一个性爱的结合。这是我们时常忘怀的一点。在一个真正“理想的”婚姻里，我们所能发现的，不止是一个性爱的和谐，而是一个多方面的而且与年俱进的感情调协，一个趣味与兴会的结合，一个共同生活的协力发展，一个生育子女的可能的合作场合[59]，并且往往也是一个经济生活的单位集团。[60]婚姻生活在其他方面越来越见融洽之后，性爱的成分反而见得越来越不显著。性爱的成分甚至于会退居背景以至于完全消散，而建筑在相互信赖与相互效忠的基础之上的婚姻还是一样的坚定而震撼不得。[61]

第五节　生育的控制[62]

德国凯塞林伯爵说过，凡是不能接受真正婚姻关系的人我们不妨劝告他们索性避免婚姻，而采取其他的性关系的方式。[63]

除了凯氏所提出的这样一个解决而外，在今日的情势下，还有一点我们必须牢牢记住，就是婚姻还有一个优生学的关系，即未来子女可能有的品质的关系。在以前，婚姻与生育是一回事，就目的而论，两者是分不开的。教人结婚是等于允许他生育；劝人不生育等于告诫他不要结婚，直接的结果是把两个可以享受婚姻生活的人贬入冷宫似的永远地度那凄凉寂寞的生涯，而间接的结果是无形中鼓励了娼妓和其他有害的解欲方式。如今这种婚姻和生育的连锁关系是不存在了，至少任何文明国家的知识分子已经知道它不再存在。所谓防止受精或避孕的现象（contraception），就是运用各种方法，一面可以不妨碍性交，而一面可以防止受精——无论有无正式的舆论的许可，已经通行很久，至少在西洋，稍有知识的人几乎无人不知利用，所以究属这种现象的利害如何，似乎不值得多加讨论。在有的国家，现行的法律还在禁止此种知识的传播，但事实上避孕的方法依然流行得很广，甚至于即在反对此种方法的宗教中，其信徒利用此种方法的也不在少数。[64]

总之，到了今日，一个人或一对人宜乎不宜乎结婚是一件事，宜乎不宜乎生育是又一件事，我们对二者应该加以区别。宜乎不宜乎的问题牵涉很多，它不但牵涉到夫妇本身的利益，尤其是妻子方面，并且影响到子女的健康。能把两个问题分开应付，无疑是一种进步。而这种进步又是很自然的，其间并不包含什么剧烈的变革。在医学的经验里，我们早就有一种习惯，就是劝健康上有特殊情形的妻子用绝欲的方法来停止生育。我们现在做的不过是比此更进一步，就是在初婚时就加以劝阻罢了。不过这也并不是很容易的一件事。很多人知道神经有病态的人有彼此吸引的倾向。这种倾向是跟着物以类聚的原则来的，品性相像的人容易彼此吸引，原是一个一般的倾向，有精神病态的人当然也不例外。以前以为品性不相像的人，根据相辅相成或截长补短的原则，易于彼此吸引，现在我们知道是不对的；换言之，同品相婚（homogamy）要比异品相婚（heterogamy）普遍得多。[65]异品的吸引是有的，但只限于第二性征的范围以内；就是，特别阳刚的男子容易和特别温柔的女子接近；若男子特别温柔，则其所爱悦的对象大抵是富有刚性的女子；但一出第二性征的范围，异品相聚的道理就不适用了。

两个精神有病态的人考虑到结婚时，也许要我们予以指导；而我们不加指导则已，否则上文所说同品异品的道理是很有参考价值的。一个精神有病态的人，往往感觉很锐敏，智力也相当高，而性情兴趣又大都很温雅细腻，他对于另一个精神有病态的人一定会发生不少同情之感，而一个健全与正常的人，在他看来，反而见得木强与索然无味。反过来，在正常的人也觉得一个有精神病态的人有些不近人情而不可捉摸，因而彼此之间，总有几分嫌厌，而不易接近。以前常有人以为我们应当劝一个有精神病态的人觅取一个遗传健全而体魄强壮的人，如今看了本节的讨论，可知这种劝告是很徒然的。假若我们再参考到遗传的法则，例如孟德尔的品性隐显和品性分合之理[66]，则更可知此种劝告在理论上也不会正确。无论如何，这种劝告是行不大通的，因为他根本没有理会一个简单的事实，就是常态和变态是合不大起来的，即使结合于先，也不会和谐于后。教两个都有显著精神病态的人成婚，根据同品相聚的道理，宜若可以好合了，其实也不然，既然双方各有显著的病态，好合的可能性当然不大，因此，为他们自身计，为他们的配偶计，我们劝他们最好不要结婚。明知在独身的状态中，性欲的不容易满足是一个很大的难题，但根据福求其大、祸求其小的原则，也只好听之了。假若精神病态中又有显明的性歧变的成分，而此种歧变又属对方所无法顺应，无法满足，则不婚的劝告，在我们就更义不容辞了。对于精神病态程度不深的人，这一类反对成婚的理由当然就不大适用，事实上这种人也往往一往情深，因缘固结，旁人的劝告也极不容易发生效力。遇到这种例子，婚姻可而生育不可的劝告就大有其必要了。

生育节制的必要到现在已经得到一般人的公认，不但是不想要子女的人承认这一点，即是想要子女的人也已大都有此认识。这是有显然的理由的，为母亲计，为子女的健康计，两次生产之间应该有适当的距离，而这距离至少应当有两足年；这就需要生育节制的帮忙；早婚的青年，为了经济以及其他种种很合情理的原因，也许愿意把生育展缓几年；这也同样需要生育节制的帮忙。无论一个夫妇怎样喜欢子女，子女的来临是应当有时间的选择的，就是应当选择父母最有能力来接纳他们和养育他们的那几年。尤有进者，大家庭[67]的日子是过去了。为家庭设想，也为国家与民族设想，每一对结婚的夫妇平均能生育两个甚至三个子女，在文明社会的卫生条件下，事实上也已经足够维持人口的数量。若因不得已的理由，例如母亲的健康程度不宜于生育或父母的一方有不良的遗传品性，那最好是不要发生胎孕的作用，遇到这种例子，生育节制的方法就得严格地与强迫地加以运用了。[68]

生育节制的各种方法的讨论不在本书范围以内。好在这方面的文献如今已经很多，大可供读者的参考[69]；固然我们也承认究属哪些方法最好，到现在还有争论

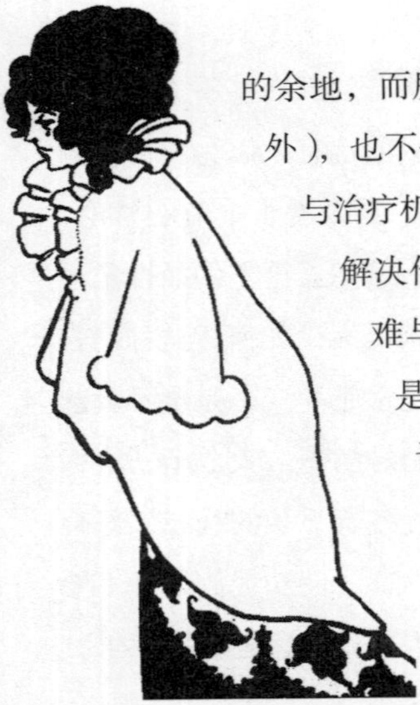

的余地，而所谓最好的方法，不管是哪一个（下文所论绝欲的方法除外），也不一定十足可靠。幸而在各国的大都市里，生育节制的咨询与治疗机关很快一天多似一天，凡属愿意节制的人可以得所问津而解决他们种种疑难的问题，从此以后，因知识不足而引起的困难与失败可望逐渐减少了。[70]不过我们也承认，知识的充足是一回事，而运用的谨慎又是一回事，运用而不慎，无论知识如何充分，同样可以失败，而运用之际，要始终谨慎行事，也并不是容易的。在新式的节育方法流行以前，最古老与最普通的节育方法或避孕方法是“中断交接”或“户外射精”，这是无须什么物理或化学工具的，也是不需指示而尽人能为的；并且，就防止受孕一端而论，也相当有效。不过这古老的方法会减少性交的满意，因为就大多数男子而论，这方法失诸过于迫促，过于仓皇，那是不痛快的，而对女子也不相宜，女子解欲的过程本较男子为迟缓，交接的时间过于迫促，则不满足的程度不免加深。户外射精对于男女的健康也有不良的影响，但此种影响并不像有的人所想象的那般大。

中断交接或户外射精也确乎是一个久悬未决的问题。医学界的最高权威都承认它是最普遍的节育方法。无疑它也是最古老的方法，在犹太《旧约》经典的《创世纪》里就提到过俄南的例子。[71]这方法的所以普遍，也因为它简单；它事先无须计虑，临事无须准备，并且在经济上无须分文的耗费。不过若就神经系统的健康而论，户外射精的习惯有时也是无疑可以发生问题的。固然我们也承认户外射精既如此普遍，只是一个可以发生问题或往往有害的说法是不够的。不过事实也很清楚，有部分例子——初不问这部分的人数，是可以发生种种轻微的神经病态的，其表现大都是一些神经方面的烦躁不安，经不起种种刺激，有的只在男子或女子方面表现，有的男女双方都有这种表现，而这种表现的由来，除了户外射精而外，更推寻不到其他的原因。在女子方面容易有这种表现，是比较不难了解的。做丈夫的，在交接的时候，不一定每次都能体贴到妻子解欲的需要，不一定都能顾虑到妻子已否到达亢进的境界，而女子的性欲亢进在正常的情形下原比男子为迟缓，因此，女子性欲还没有到亢进的程度以前，户外射精大抵已经发生；这样，男子尽管得到解欲的结果，而在女子，则势必因亟切得不到解欲的缘故而感到神经上的紧张、失望与烦懑。而在丈夫方面，既生怕得不到户外射精的结果，不能不提心吊胆时刻顾到他自己那方面解欲过程进行的程度，将进亢进的境界，又不得不提早抽身，那种悬崖勒马而又深恐勒不住的光景，以及幸而勒住的动作所招致的情绪上的震撼，有时对神经的健康，也不免有几分不良影响。所以做夫妇的，一方面对户外射精的方法尽管了解，有时也不免再三运用，但若神经上发现有此种不良影响，而此种影响又似乎别无其他原因可供解释时，便应暂时放弃不用。就许多夫妇而言，户外射精的方法无疑是不适宜的，他们应当采用其他比较无害的节育方法。即为一般夫妇设想，除非性交的艺术已达相当成熟的程度，双方真能有相互的同情，密切的合作，纵使射精虽有内外之分，而双方亢进的到达无仓皇、迫促、不足与后期之患，这种方法的利用也只可偶一为之，而不宜成为一种惯例；要使妻子方面不吃不足与后期的亏是有法子的，就是在交接之先，多留一些准备的时间，务使在妻子方面，积欲的过程先行进达很深的程度，庶几男子射精的发生，比起女子亢进的到来，不会失诸过早。

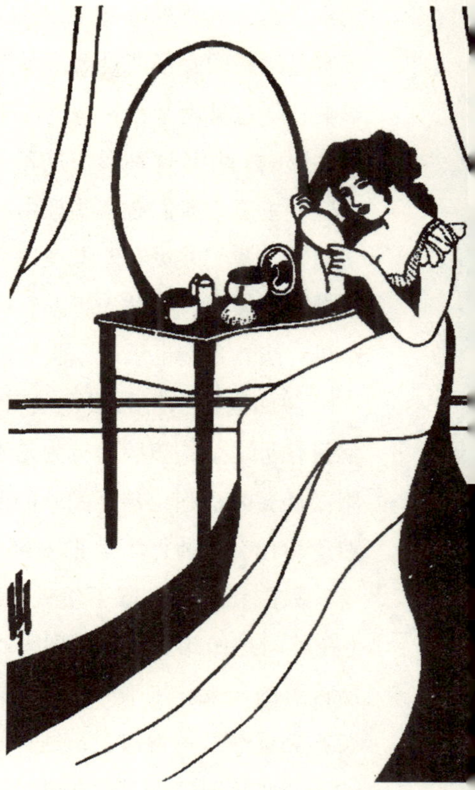

中断交接或户外射精的反面的一种交合行为是延宕交接或忍精交接，有始终忍耐不达亢进程度便终止的，也有到最后还是任其到达亢进程度的。彻底的忍精交接自可以用作避孕的一法，因此近来提倡这方法的人很多，实行的人也有不少，但并没有实行中断交接的那么多，因为这方法是比较不容易的。用忍精交接法来避孕是当初奥拿伊达新村（Oneida Community）[72]中人的惯例，后来又经斯托克姆女医师（Alice Stockham）在她那本很传诵一时的《卡雷扎》（*Karezza*）一书里提倡过。拖宕交接对女子方面无疑是十分适合的，并且毫无不良的结果；因为这种交接对她全无拘束，并且总维持着充分的时间，可以让她从容到达亢进的境界。凡是对这种交接有过经验的女子似乎都表示赞同。不过对男子方面是否同样适宜，同样没有不良影响，那意见就不很一致。对于有的例子，忍精过久在神经的健全上或许可以发生一些影响，并且这种影响是和中断交接所发生的属于同一性质，不过在程度上大抵要轻些罢了。我们有一些理由叫我们想到这种影响是可能的。但就很大的一部分例子而言，我们并没有能发现这一种影响。这种交接是不大容易的，大抵非神经系统很健全而又很稳称的人不办，而这种人似乎并不感到拖宕交接对他们有什么不良的结果，当然我们也承认，假如运用过度，坏的影响也还是可以有的。

假如避孕不得其法，或有法而失诸粗疏而至失败，即依然不免于成孕，那也就只好听之了；堕胎的行为是不能做的。帮同一个女子打胎，无论是为了个人的健康或社会的福利，甚至民族的前途设想，到现在还是一个刑事的罪名。女子大都愕然于为什么这种行为是非法的，也不了解为什么一个穷苦的女子，对于不欢迎的胎孕，只能私底下乱服不生效力的有害健康的打胎药的一法，而在比较富有的女子（在英国是如此）只能走到国外去施行手术的一途，此外别无可以取得国家与法律所许可的长策。将来妇女对于国家的立法有更大的权力时，法律对于堕胎的禁条无疑不免要经过一番修正，这种禁条的修正在事理上也正复有其必要，因为它所根据的是一些陈旧理由，现在已经不适用了，未来总有一天大家会很明白地承认这是一个个人问题，而不是法律所能过问的。要是有胎而打不得，那配说打不得的话的人是医师，而不是法官，不是警察。目前在许多国家里，开明的舆论已经渐渐朝着这方向走，而在苏联，堕胎虽不受鼓励，也并不受禁止，因此凡属要堕胎的人都可以在医院里得到相当的医事与卫生的调护，这并不是承认堕胎是一个好法子，但是在避孕的知识没有充分传播与避孕方法没有充分进步以前，这是只好容忍的一条出路。[73]

因为普通避孕的方法非谨慎行事不容易成功，于是近年以来一种替代而更彻底的方法便渐渐通行起来，那就是绝育的方法（sterilization）。绝育方法的避孕效力是绝对的。而其方法，在外科医术昌明的今日，又是很简单而没有危险的；手术是需要的，但无须将性腺割除，男子只需把输精管截断（vasectomy），而女子只需把输卵管或喇叭管结扎或截断（salpingectomy），用绝育的手术来治疗精神病态，也许没有什么很大的价值，若用强制的手段加以执行，对于一个人的精神生活可以有很坏的影响；但若自愿采用一个避孕的方法，那似乎有很大的成效；普通避孕方法的种种麻烦，运用时节所必不可少的经心留意，绝育以后，便可以一扫而空；所以在对普通避孕方法感到厌烦的人大抵可以赞成这个彻底的绝育方法。[74]绝育的避孕方法既属彻底，既属一经手术，便无可挽回，所以从事的人必须于事前加以充分的考虑，否则不免噬脐莫及；这一层是无须多说的。

有的人，甚至于医学界的人，以为绝育在现在还是干犯法纪的。这种教条并没有确实的根据。英国的优生学会曾经设法请国会通过一个推广绝育的议案，其用意倒并不在使它成为一种合法的行为（有人以为用意如此，但这是无须的了，因为这在事实上已经做到），而在使绝育的好处可以传播开来，让生活困难或有重大遗传缺陷的分子也得沾实惠。对于这种好处也有人提出过疑问，很不幸的，甚至于医学界中人到现在也还不很了解。遗传有重大缺陷的人所生的子女，不一定各个都有同样的缺陷固然是不错的，但无论此种子女的比例的大小，这类人能实行绝育，那无疑总是对个人、对社会，以至于对民族有益的一件事。就民族的利益而言，绝育并不能把人口中所有在智能上不适于生活的分子完全淘汰；但它可以做这种淘汰工夫的一个起点，也是不成问题的。总之，关于绝育的题目，我们目前还得做不少教育工作，因为了解它的人还实在太少，其所了解也不够充分。[75]

还有一个时常有人讨论到的连带的问题是性交接的频数。这方面的意见很参差不齐，并且主张的人各有各的成见，说来都很武断。有的人认为即使每夕交接一次，也是正常的，并且是必需的，他们实行了多少年也没有感到明显的害处。在另一极端，有的人以为除非为身后嗣续之计，一个人不应当性交——即一生之中也许可以有两次或三次性交，否则便是不自然、不正常的。就一般的动物而言，除了生育的功用以外不作交接的行为固然是个事实，但应知我们问题的对象是人，我们在对人决定自然与不自然的标准时不免参考到在血缘上隔离得很远的物种，岂不是有些问道于盲？我们要考虑的是，人类在这方面的一般习惯究属如何，而我们知道这种习惯是并不很狭窄的专以生育为目的的；固然我们承认，在文明程度低而没有受文明之累或沾染文明的恶习的民族，比起文明程度高的民族来，要寡欲得多（这一层是和一般人的错误的假定相反的）。但我们也不一定要师法文明程度低于我们的民族，假如我们觉得所行的是合乎情理的话，我们也尽可以有我们自己的习惯，且不必拿它们做什么蓝本。不错，天生了我们的性器官，是为传种的，不是为个人逸乐的；但天生了我们的手，目的原在帮助我们的营养的功能，如今我们拿它来弹钢琴、拨琵琶，难道也错了么？一个人用他的器官来取得生命的愉快，增加精神的兴奋，也许和这器官的原始功用不很相干以至于很不相干，但因为它可以帮一般生命的忙，这种用法还是完全正当的，合乎道德的，至于我们愿意不愿意称它为“自然的”，那毕竟是一个次要的问题。总之，我们不能把自然的含义看得过于狭小，那些主张“问道”于低级动物，而认定只有以嗣续为目的的性交才合乎“自然”的人，似乎在别的生活方面也应当拿低级动物做师法，例如，废除衣服的“不自然的穿着”。换言之，人类若没有活动则已，有则艺术的成分或人文的成分，当然会演展出来，而此种演展并不会和自然发生真正的冲突。[76]前人有诗句说：

这是一种艺术，
把自然改头换面则有之，
就自然根本补充则不会，
不过此其所谓艺术，
本身也未尝不是自然。

把一切似是而非亟切无从证明的说法撇开而从事实的立场说话，我们必须承认性交频数的自然变异范围是很广的[77]，因此，我们在这方面不能定下什么规律，而必须就个别的例子，分别寻找对他最适当的一个频数，不但对一个例子的本身，并且还得参考到他的配偶，假如双方有些悬隔的话，还需进一步设法调和。在以前，频数的规律是有过一些的，从很古老的时候就有。希腊的政治家梭伦（Solon）教人一月 3 次，希腊医师们的主张大致也是如此。宗教革命的领袖马丁·路德定下的规矩是一星期 2 次，赞成这规矩的人大概占最大的一个多数。哈维医师（O. Harvey）把美国各家的统计表加以综合研究的结果，发现最中庸的频数是一月 8 次，约占 50%，两端所跨的变异的范围是从最少的一月 3 次到最多的一月 15 次。[78]不很规则的次数有时也有几分好处，所谓不规则，指的是有很密的次数于前，而继之以长期的休息于后；次数之所以密接也许是将顺女子性欲的结果，女子在经净以后往往性欲比较旺盛，所以有此必要。女子的性欲大抵比男子不规则与不可捉摸，因此性

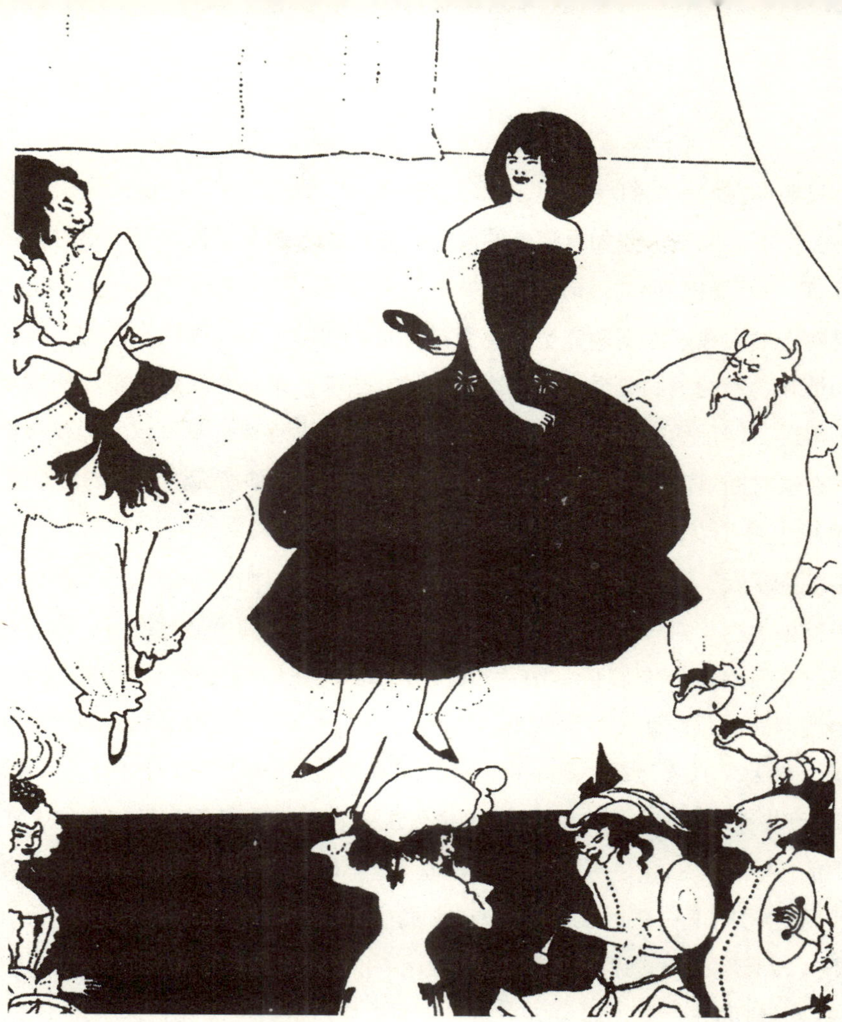

交一事，很相宜地应当由她发难，由她主动，而做男子的把这种主权交付她之后，自己在事实上也不吃亏。不过，就事理而言，把交接的次数匀开，让每两次之间总有相当的时间上的距离，总要比增加交接的次数好些。次数增密的结果，总不免减少性交对身心两方面的利益。要使性结合真正成为一种人生的乐趣，成为性爱小说里所称的“真个销魂”的乐趣，根据物以稀为贵的原则，次数总以稀疏为宜。[79]

交接太频的习惯，一经养成以后，还有一种困难，就是遇到必须长期节欲的时候不容易应付，例如旅行在外，配偶的一方有病，或分娩后的休养时期（一个月到六个星期）。妊娠期内应不应交接是一个疑难的问题，医师在这问题上大抵不大愿意给什么劝告，因为生怕夫妇之间因此而引起感情上的纠纷。不过这问题的最大关键，无疑是流产的倾向[80]；这倾向的大小，在女子之间是大有不齐的，据说有的女子，只要你在她面前打一个嚏，她就会流产；有的，即使你把她从五层楼的窗口推出去，也不会流产。假如有流产的倾向，妊娠期内便应节欲以至于临时绝欲。就一般而言，到了妊娠期的最后几个月内，这种节欲或绝欲的习惯也是应当培植的。不过要劝告别人在妊娠期内完全避免交接，是要加以相当周详的考虑的。大抵一对富有同情和聪慧的夫妇总会自己想出应付的方法来，绝不至于遭遇很大的困难，真属万不得已，即使暂时运用手淫的解欲方法，也并没有什么不可以。但要叫做医师的劝人在这时期里完全绝欲，这种劝告也许会引起以后他所无法纠正的困难。

关于生育子女的条件，即在何种状况之下才配生育，或一对正常与健全的夫妇应生多少子女，这些问题的详细讨论不在本书范围以内。一般人的见解以为除非一个人结婚太迟，对于成孕一节，最好不要操之太切，即婚后最好有一个避孕的时期。不过在目前社会状态下，婚后立即受孕的可能性是不大的，因为避孕的知识已经相当普遍。并且即使有孕育的事，这其间也并没有什么危险，以前以为青年女子不宜于生育太早，这种看法是不很对的。不久以前（1932 年 6 月 8 日），在爱丁堡产科学会里，米勒医师（Miller）提出报告说：在皇家产科医院里临盆的 174 个 17 岁以下的产妇里，85% 是所谓瓜熟蒂落而丝毫不假手于医药的，只有 8 个例子因为大小不称，才用了一些人工的帮衬；同时，在婴儿方面，哑产（即产下已死）与产下不久即夭殇的死亡率是 6.5%；这也比一般的同样的死亡率要低，在同一医院里，这种一般的死亡率（即包括一切年龄的产妇所分娩的婴儿在内）是 11.8%。可见妙龄生育，对母子的健康都没有什么不相宜。反过来，若第一次生育发生在中年以后，那困难与危险倒要大得多。[81]不过无论第一次生育时产妇的年龄如何，为母子双方的利益设想，也为做父亲的人设想，在每两次妊娠之间，至少总应该有两足年的休息。就一般的情形而言，在近代的景况下，最恰当的子女数目是从两个到三个，为一家设想应该如此，为全部人口的数量设想也应该如此。在以前，社会状况没有现在的健全，人口死亡率要比现在高，生育率要高些，平均子女的数目要大些；但现在是无须了，社会的文明向前推进以后，优生或民族卫生的需要行将更见得迫切，到那时，有的家庭一定要比两个或三个更少生些，而有的家庭则不妨多生几个。[82] [83]

第六节　不生育的问题

婚姻的又一个问题是无出或不生育的问题。在讨论这问题之先，我们很可以把下面的两种例子搁过不提：第一种是，在婚姻之前，男女双方先有过一番深思熟虑，觉得因为种种原因，最好是暂时不要子女，或根本而且永久不预备生子女[84]；第二种是，想要子女；而一时因生理或心理关系不能有子女，但只需经外科或医药的诊治以后，依然可以有生育的希望。除了这两种以外，还有一小部分夫妇一方面想有子女，而另一方面又明知根本没有法子有。这种例子又应该怎么办呢?

这种根本不能生育的情形论理是不应当很多的。这种夫妇要是真渴望着有子女，他们在结婚以前，应当先经过一次医学的检查，检查的结果至少可以让他们预先知道，成孕与分娩的机会大概有多大。我说大概，因为无论检查得如何细密，要预先完全断定是不可能的，也因为，有的例子，在第一次婚姻里没有能生育子女，期望虽殷，杳无踪影，但后来离婚而彼此再婚以后，男女双方居然都生起子女来。还有一种情形，婚前的检查是认为可以有子女的，但婚后局势变动，成孕的可能性也就随而变动，而这种局势的变动当然不是在婚前所可预料的。凡已婚而根本不能希望生育的例子只有四条可能的路走，而每一条在当事人的精神生活方面都有它的影响。

（一）第一条路是坦率地接受不能有子女的局面。[85]对于许多例子，这也许是最好的出路。大多数人，特别是大多数妇女，固然愿意有子女，但这种愿望不一定是很长期的，过了一段时期往往会成过去，他们会发现子女而外，生命中值得向往的东西还不止一端。他们同时也会看到当代的世界事实上也并不吃人口太少的亏，少数人不生子女是无关宏旨的。他们的阅历增多之后，他们更会感到他们的专业也已够叫他们操心的了，或已需要他们的全神贯注，再要叫他们，特别是在妇女一方，担当起做母亲的责任，也似乎有些说不过去，何况这种母道的任务，要是做得好，也等于一个必须维持上好多年的职业，而其所需要的惨淡经营，全神贯注，也

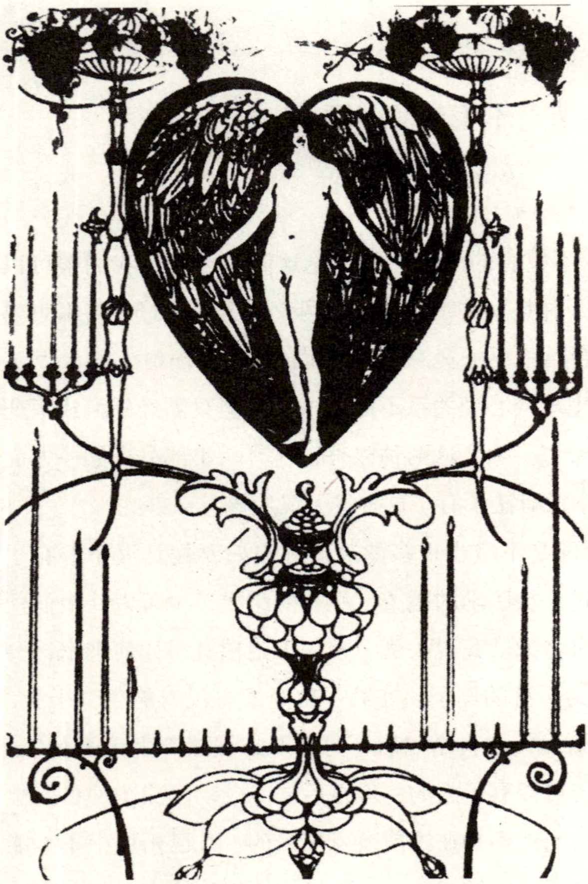

许还在一般专业之上呢。又或许这女子自审对于母道根本缺乏特殊的能力，即使勉强做去，也是吃力而不见得讨好。又或许男女双方或男女的一方感到自己的遗传气质里，多少有些不很健全的地方，能够不把这种气质传递到下一代，也未尝不是一桩功德的事。好在做父母的本能一大部分是可以升华的；母性的本能是不难改用社会事业做它的对象的。加入社会事业之后，这样的一对夫妇虽不是一些未必成材的子女的骨肉上的父母，却不难成为许多别人家子女的精神上的父母，他们造福所及，也许要远在生养两三个子女之上，许多被人称为“万家生佛”的人不往往就是这种社会分子么？在西洋社会里，有不少妇女，就是这样成了名，造了无量的功德，而赚取了生命的乐趣的。

（二）第二条出路是离婚。为那些以子女为婚姻的第一要义的人，这也许是一个合理的解决困难的方法。[86]但是，这实在不是一条很值得欢迎的出路。大多数国家法律在这方面是很复杂的，要老老实实根据不能生育的理由提出离婚，往往困难很多，因此就不能不假造理由来迁就法律的条文。即使撇开这一点困难不说，这一条出路还有许多问题。我们一面尽管在原则上赞成离婚不应当太困难，但同时在实际上也尽可以采取一种态度，认为这路子是越少走越好。[87]离婚之后再婚，也许结果比第一次婚姻还要不好，关于子女生育的一点，也许更毫无把握。同时，离婚的举动，我们即使极表同情，也总等于一个失败的自白，失败的招认，而这失败又是非同小可的，因为它是人生最密切的一种关系的失败，此失败后，将无往而不失败；而反过来，一桩婚姻，除了不生子女这一点而外，也许是好好的，不生子女也许是唯一的美中不足之处，只是为了这一点，我们即用最苛刻的眼光来看，又何能断定这婚姻是已经失败了呢？因无出而想离异的人，不明此理，贸然地舍此而就彼，岂不是有几分愚拙？凡是用没有子女的离婚理由的人，我们若把真相研究一下，实在是性情上有些问题彼此融洽不来，不过恰巧又没有子女，于是就拿它做一个比较冠冕的题目罢了。因此，就这种夫妇而言，不生子女的问题实际上不过是一个更大的问题的一部分。

（三）第三条出路是抱养别人的子女。[88]这是很容易想到的一条出路，并且要是做得得法，也是最好的一条出路，特别是因为在目前它可以取得坚强的法律的保障，我说在目前，因为至少在英国，这种法律的基础是近年才有的事。子女的抱养不但不拆散一个婚姻，并且或许可以教它更见巩固；而对于这种子女，做父母的，特别是做母亲的，除了生理或血缘的一端而外，尽可以把父道与母道的兴趣与能力完全施展出来。同时抱养的举动也有不少社会服务的意义，别人家的一个子女，本来也许免不了糟蹋的，免不了成为家庭与社会的一个累赘的负担的，从此可以有一个比较光明的未来，比较充分发育的机会，这也岂不是很好么？对于不少妇女，即使大部分的生活是在家庭以外，大部分的兴趣是在事业与学问上，抱养子女以后，往往精神上更见得饱满，生活上更见得愉快。

不过抱养子女显然是要很小心的，否则恐怕不容易成功。不但所抱养的小孩年龄要小，要很小，并且抱养的手续要做得清楚干净，最好和本生父母完全脱离关系。主要的问题是子女本身的健康和家世的清白。假若对子女所从来的父母家世不加充分的理会，未来也许会产生很痛苦的经验的。抱养子女的人家，应当先请医师帮忙，把养子或养女的来历，凡属可以调查清楚的，都弄一个清楚与加以熟虑以后，才实行抱养，否则不宜轻于尝试。

（四）第四条可能的出路是在婚姻以外别谋结合，而希望从新结合里产生子女。这是最困难的一条出路。[89]有时也有人想到这条出路，但除非有很特别的情形，实行是不容易的。最大的困难是这种举动第一要取得三方面的同意，而三方面的意见很不容易完全一致，即使勉强一致，又不免感到这种举动总要遭到大部分外界社会的反对而不能不多所顾忌。要实行这条出路，而希望各方面都不发生问题，所需要的条件的凑合是极难的，是百不得一的，所以我们觉得也就不值得加以讨论了，至于劝人家走这条路，那更是不容易的。

我们也知道这条路还有两条变通的办法，第一法是绝对要不得的，就是，做妻子的，瞒了丈夫，暗中自己去找外遇，把由此所生的子女算是和丈夫所生的子女。[90]第二法是比较可行的，就是人工授精的方法。不过这方法也往往失败，并且也有许多显然不近人情的地方。但这是可以做的，并且成功的例子也间或可以遇到。人工授精的技术问题，范·德·弗尔德医师在不久以前曾有过一番讨论。[91]

第七节　阳痿与阴冷（性能不足与性感过敏）[92]

性冲动能力的大小与它发生和衰歇的年龄，其变异的范围都是很大的。在这一点上，除了少数高等的猿类以外，人和其他低于人类的动物可以说完全不相同，在这些动物中，性冲动和生育的功能有不可须臾分离的关系，而在不生育的时期里，性冲动是十有九例不存在的。

我们在上文已经讨论过，性冲动在身心两方面的表现，即在寻常健康的儿童中，也并不是不常有的事，因此，它的特别提早的呈露，我们不能当做变态看。[93]至于到了老年，性的生活，特别是在精神方面，也很难说有什么确定的止境。在女子方面，月经的终止并不一定代表性冲动的衰歇，即性能的衰歇并不一定随经绝而俱来，甚至于往往不是一个并行的现象；而在男子方面，即年登耄耋，性欲往往还存在，甚至于性能也还完整。[94]

性能的大小也因人而异，其变异范围之大不在出现的快慢与衰歇的迟早之下。我们不妨把守身如玉的青年男子梦遗的频数做一个比较的尺度；在有的青年，一星期内梦遗两次或三次，而并不引起什么严重的疲乏的感觉；有的一月只有一次或两次，有的从不曾得到过遗精的经验。对于有性关系的人，性交接的频数也是一个尺度，对于有的人，每夕必交接一度，习以为常，历经多年也并不感到什么损害，而有的一个月只能有一次，过此他认为就要过度了。总之，即在一般的健康程度很过得去的人中，性能的个别变异是很大的，因此，我们没有法子定下什么可以共同遵守的规律来。

十足的性无能或性能缺乏〔sexual anæsthesia，齐恩（Ziehen）称作 anhedonia〕，在男子中是极难得的或绝无仅有的。性能不足（sexual hypoæsthesia 或 hyphedomia），即相对的萎缩、冷淡与不受性的刺激，在男子中却是很寻常的，比我们有时所想象的要寻常得多。有的男子，性能不足是表面的而不是真正的，这种男子的性冲动往往有些不太正常的倾向，特别是一种尚在发展中的同性恋的倾向，不免把原有的性能藏盖起来，使它潜而不显，成为潜意识的一部分，其于性能的表现，在浮面上便呈不足之象，其实未必如此。另有许多例子，性能的萎缩是手淫过度的结果，是精力消竭的表示。第三种例子，性能不足是由于生活的其他方面过于忙碌，过于紧张，把身心两方面的剩余精力消耗殆尽的缘故，不过我们也得承认，在这种例子里，有一部分的性能不足是一个原有的虚弱状态，和生活的紧张无干。再有第四种例子，性能不足是由于一种幼稚状态（infantilism），那就成为发育停滞的一种表示了。

在文明社会里，因为生活紧张，劳于应付，以至于疲于奔命，也因为性冲动所由发展的环境多少有些不自然，男女当交接时，容易发生局部的或完全的阳痿或阴冷的现象。汉密尔顿医师在他的研究里，发现只有 55% 的丈夫和 38% 的妻子认为他们自己的性能是正常的，而这些丈夫和妻子，我们要知道，全都属于社会里所谓最上流的阶级的；在男女的答复中，虽则有一部分不大清楚，不很肯定，但总体来说，无论男女，自己承认性能在水平以下的，在比例上比自认为在水平以上的要高得多。这一点是很有意义的，因为我们一般总以为，无论男女，对于一己的性的能力，喜欢夸大者多，而谦逊者少；汉氏调查的结果既适得其反，足证不是我们寻常的见解错了，便是性能不足的男女实在为数不少，以至于无可夸大，只好谦逊。还有一点也是值得注意的，就是，认为妻子的性能不足的丈夫，和认为丈夫的性能不足的妻子，在数目上不相上下。汉氏又发现 41% 的丈夫自己承认，现在或以前遇到交接的时候，有过痿不能举或举而不坚的困难，而同时 24% 的妻子（不一定就是所调查的那些丈夫的妻子）认为她们丈夫的性能是有欠缺的。[95]不过性能的大小并不一定是圆满的婚姻生活的唯一以至于主要的关键。在汉氏的研究里，那些自认为性能在水平以下的丈夫和妻子，同时承认婚姻生活相当圆满或很圆满的，在比例上比自认为性能中平或性能中上的丈夫和妻子为高。这一层的发现事实上倒是和寻常的经验符合的，那些把婚姻看得太狭窄的人，认为婚姻关系以性结合为主体的人，把高度的性活动看做婚姻幸福的主要条件的人，应当牢牢记取这一点。狄更生医师关于妇女性能的那一番研究，虽和丈夫的性能只有一些间接的关系，似乎证明男子中，只有 6% 的光景是阳痿的。[96]

我们应当记住，性能萎缩的产生，后天的纵欲过度和原有的性能不足或性感薄弱都是有分的，甚至于两者还可以合作，共同造成萎缩的结果。这是很重要的一个考虑，因为一部分男子在婚姻生活里最大的一种恐惧就发生在这一方面，他们自己以为性能有问题，自己以为有“不男”之诮，于是疑心生暗鬼，一种莫须有的恐怖心理就笼罩着他们的生活。我们说婚姻生活里如此，其实在婚姻生活以外，或虽在婚姻状态以内，而事实上已到了这状态的后期，这种恐怖心理还是可以发生。因各种原因而发生的性冲动与性能力的缺乏，在男子中是很寻常的，其寻常的程度要在我们有时所认识之上。这是一个事实，因为这个原因而夫妇始终未尝享受床笫之乐的婚姻，数目也不为少；这也是一个事实。但这种事实的存在并没有完全成为婚姻幸福的一个障碍，这种人的婚姻幸福并不一定在一般人之下。所以事实上性能不足往往不大成问题，成问题的是想象中的性能不足。性能的薄弱、欲念的静止、所谓“古井不波”一类的情绪状态，在另一部分的人是求之不得的，而对这种疑心生暗鬼的平常人却可以引起极大的忧虑，他总是千方百计要把它治好，他不惜向任何走江湖的庸医请教，庸医利用他这种恐惧心理，从中渔利，他也执迷不悟。他不知道在紧张的情绪状态下，暂时的性能消失是很容易的，并且也是无关宏旨的。对于神经脆弱和经验不足的人，这种暂时的消失特别容易发生。蒙田虽不是个科学的心理学家，但对于这一点他看得很正确，在他那篇论想象力的散文里，他说性能的消失本身就从恐惧而来，他又很有眼力地叙述到，只要用些巧妙的方法，把恐惧心理抵消以后，原有的性能可以完全恢复。

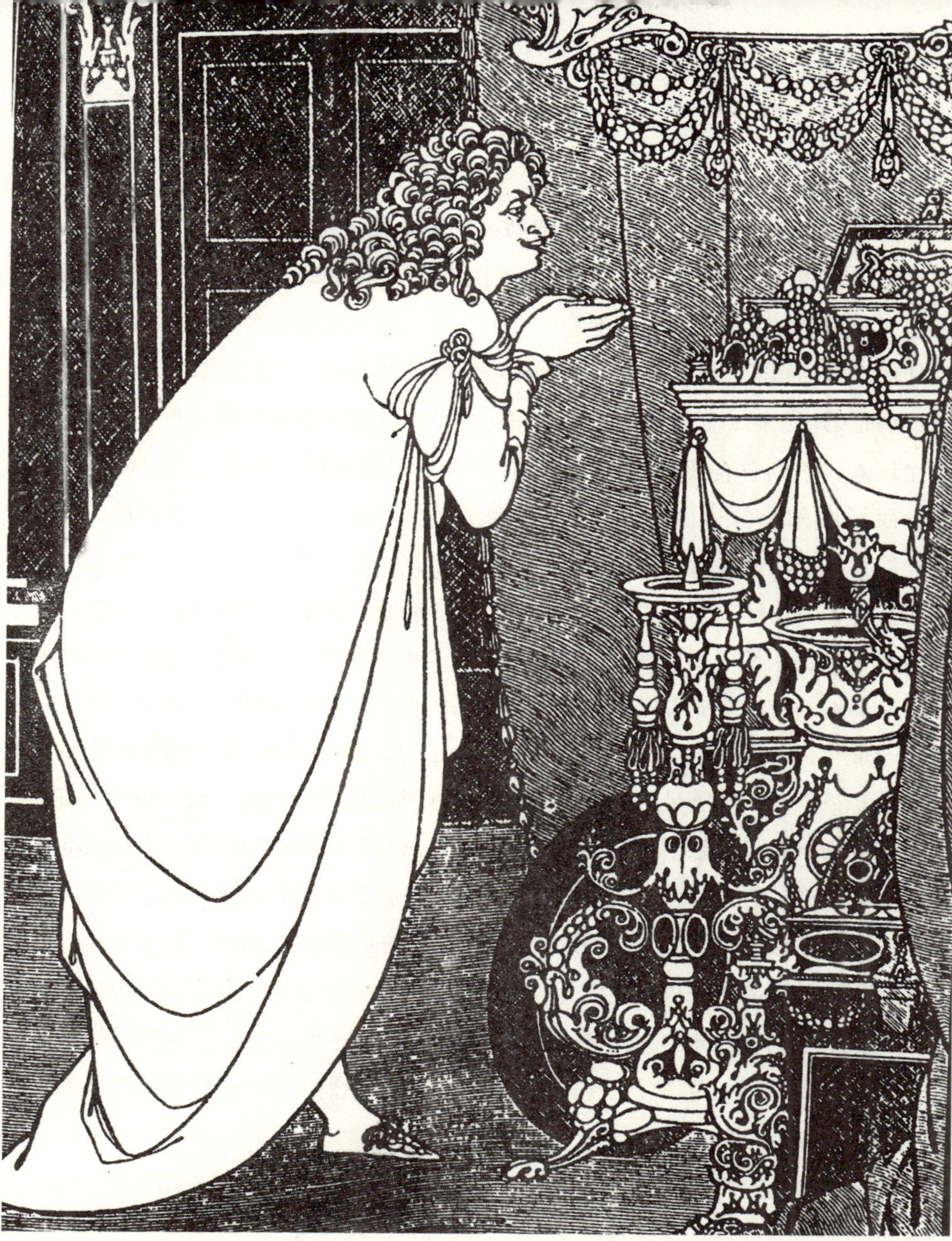

不过，在有的例子，性能的欠缺是建筑在神经系统的后天获得的一个习惯上，而不是轻易可以补救的。性欲的长期抑制[97]、手淫成癖、交接过度，都普遍被指认为性能欠缺的一些原因。[98]还有一层，近代文明社会的生活环境很容易养成一般的神经锐敏的状态，对一般刺激的反应，往往不免失诸过于匆促而不能从容与委婉行事；这在性的方面，就容易使积欲的过程过于缩短，而解欲的过程与亢进的到达过于提早，根本影响到交接的圆满程度。性能的不足或欠缺，这也是一种解释了。

弗洛伊德和其他学者认为男子泄精过早的现象是很普通的，我观察也是如此；但洛温费尔德把75%早泄的例子归咎到手淫上去，我却不敢赞同。在部分例子里，手淫无疑是早泄的一个因素，但我们知道，极端的手淫癖习有时也可以对性能不发生任何严重的影响；无论如何，手淫的习惯既如此普遍，我们要拿它来解释任何变态或病态的现象时，总需特别小心，一定要证据确凿，原委分明，才可以咬定它是一个因素，否则总有几分捕风捉影，如今我们讨论到性能不足，当然也得注意到此，而不便信口轻作因果之论。或许就通常的情形而言，我们一定得把神经衰弱性的性能萎缩看做近代的一种一般倾向的特殊表现。什么倾向呢？就是，在忙迫的都市生活里，一切反应不免失诸过于急促、过于锐敏（即如女子怀孕以后，不足月便分娩的现象也未始不是此种一般倾向的一个特殊表现）。[99]同时，我们也不得不把神经衰弱性的性能萎缩看做长期忍欲的结果。青年的结婚年龄延迟以后，自春机发陈以至成年，这许多年以内的性欲是无法满足的，虽有手淫一类的解欲的出路，但往往因积欲太久，其满足的程度也自有限；这时期以内的性欲，既有积而不解的一般倾向，而虽解又每患不尽，影响所及，对于解欲过程的循环机构，不免引起几分损坏。有此内外两个原因，于是神经衰弱性的性能萎缩便很难避免了。

就大多数例子而言，性能萎缩只是一种相对的或比较的亏损，而不是绝对失其效用。阳道的勃起多少也总还完全，射精的作用也照样发生，所憾的是发生得太快了些。在当事人本身也许并不感到这其间对人对己有什么问题。不过在我们看来，近代女子方面的性能萎缩，或所谓阴冷，无疑要间接归咎到这种男子性能的缺陷上去。

但若或因气质的实际衰弱，或因一时精神刺激的关系，引起了比较绝对的性能萎缩，当事人在心理上往往可以发生很大的忧惧。在这种忧惧心理下，他会一天到晚揣摩着自己的性的能力，不断地想把它激发起来，假如他还没有结婚，也许再三再四地想寻花问柳，为的是要测验他的性能有无进步——但结果总是失望。[100]

所以事实上我们有两种性能萎缩的例子，一是心理上的萎缩（psychic impotence），二是神经衰弱性的萎缩（neurasthenic impotence），后者是一个旧有的名词，我想我们现在还可以用。在第一种例子，解欲的机构并无问题，始终完整，但因情绪方面的抑制，张而不能弛，结而不能解罢了。所以治疗的方法只需把这种抑制的势力尽量消除，对当事人的种种疑虑加以排解。在神经衰弱性的例子，解欲的机构不是受了抑制，而是多少有衰弱的倾向，因此治疗的工夫通常虽未尝不可能，而复原的希望却比较不大，不过经治疗以后，虽未必能把损坏的机构恢复原状，至少可以减轻损坏所引起的影响。无论哪一类的萎缩，治疗的要点是在缓和当事人的恐惧心理，让他的意念从性的题目上转移开去，并且要他能切实留意到日常的卫生。我们在这里不准备考虑各种药物，市上尽管有这些东西出售，尽管有许多广告宣扬它们的效力，它们的价值终究是次要的。对部分的例子，有的药物也许有些用处，但除了心理方面可以增加少许兴奋与慰藉而外，究竟有几许影响得到体质的实际功效，却始终是一个疑问。马钱子（一称番木鳖，nux vomica）一类的药物，对于性的系统以及整个脊脑，是有兴奋影响的，当一种强壮剂或补益剂用，也有它的价值，但若服用的人已经在一个过敏与易感的状态之中，用了比不用还不好。[101]性交也不是治疗方法的一部分，不应当鼓励，至于用寻花问柳的方法来锻炼性交的能力，更是应当在劝止之列。不过对已婚的人，久旷和期待的时间太长，倒也是不相宜的，对常人如此，对此种例子尤其如此，同时，一切太用力的心理活动和情绪上的焦虑也是犯忌的。在这种地方，一个明慧和能随机应变的妻子是医师的最好的副手。卢梭的经验在这方面就供给我们一个很好的例子。卢梭是个神经过敏和极容易引起兴奋状态的男子；他的一般情绪是一触即发的，而他的性冲动也反映着这种高度的神经易感。要是对象是个娼妓，或是个他能感到热恋的女子，他是不能完成交接行为的。但是他和泰蕾丝[102]相处既久，既维持着一个宁静的伴侣生活，他似乎并不萎缩，并且，要是他在《忏悔录》里所自信与自述的种种确实是事实的话，他还生了许多的儿女咧。对于这一类易感而易于兴奋的例子，凡属可以和缓或轻减这种易感性的事物都是有用的。寻常一个男子，在久旷之后而有交接的机会时，第一次的亢进与射精作用也许不免提得太早，但第二次交接的结果即便恢复了常态，至于第一次与第二次间的距离，少的不到半小时，多的可以延缓到好几天，那就要看各人性的方面的气质了。久旷则易感，易感则不免射精过早，常人如此，萎缩的人更不免如此，道理原是一条。我们在这里不妨再进一些劝告，性交的尝试，最好不要在夜间就枕的时候，而在已经有一度睡眠与休息之后，或在清晨已醒未起之际，据一部分专家的意见，以为就大多数萎缩的例子而言，清晨实是最适宜的交接时间。凡属萎缩的例子诚能留心到这些细节，同时又能涵养些精神上的静谧和注意到一般身心上的合理的调摄，相当满意的结果是可以有的。

上文的讨论表示性能的薄弱或欠缺大部分是一个个人与社会适应的问题。就大多数例子而言，假定一个青年，从小和异性的人始终维持一个自然与健全的关系，到了结婚的时候，如果对方人品相当，要取得和谐的好合，是不会成问题或发生很大困难的，见了可爱的异性以后，上文所提的那种神经性的恐怖、那种事先的畏惧或临事表面上虽急色而实际上却萎缩的一类的状态也就不至于发生。我刚才说性能萎缩大部分是对社会生活适应得不完全的一个表示，我以为这不是徒托空言，而是有相当理由的。我们当然不能忘记那些先天的因素，例如，同性恋的倾向之类；我们也未尝不顾到体格上或结构上的弱点或缺陷，这些，要有的话，是不能不请教外科医生的。但是一个有见识的外科医生自己就承认，他把他的一部分责任尽了以后，心理学家和精神治疗学家应尽的责任正还不少咧。

我们也有理由可以相信性冲动虽因人而有强弱，但总不会弱到一个完全不能表现的地步，即在最弱的人，遇有良好的机缘，也总可以有几分表现。克拉夫特-埃平承认性能完全缺乏的例子虽属极少，却是有的，但他自己并没有提出亲自观察到的例证来，他所提出的只是两个不完全的例子，一是迪索尔（du Saulle）所研究的，一是哈蒙德的，前者始终能遗精，后者甚至偶然还有暂时勃起的能力。这一类例子的性感觉无疑是极薄弱的，但既有遗精或勃起一类的表示，就不能算作性能完全缺乏的例证了。

女子方面是否真有性能完全缺乏的例子，也是一样可以怀疑的。女子中性能薄弱的例子或普通所谓阴冷的例子，特别多是不成问题的；有人曾经加以估计，认为几乎多到 70%，这种估计究属是用什么方法，我却不知道了。这一类夸大的数字当然是要不得的。汉密尔顿医师在他的研究里，在一百个正常的已婚妇女中，真正阴冷而始终不曾有过性感觉的例子，他只找到一个；至于只能接受自动恋与同性恋的刺激的例子，虽也有几个，但为数也不多。狄更生的《一千件婚姻的研究》里有很长的一章讨论到这问题，狄氏认为“阴冷”不能看做一个固定的状态，也不能算做一个确切的先天的品性。阴冷的成因真是不一而足，体格、性情、教育、习惯（包

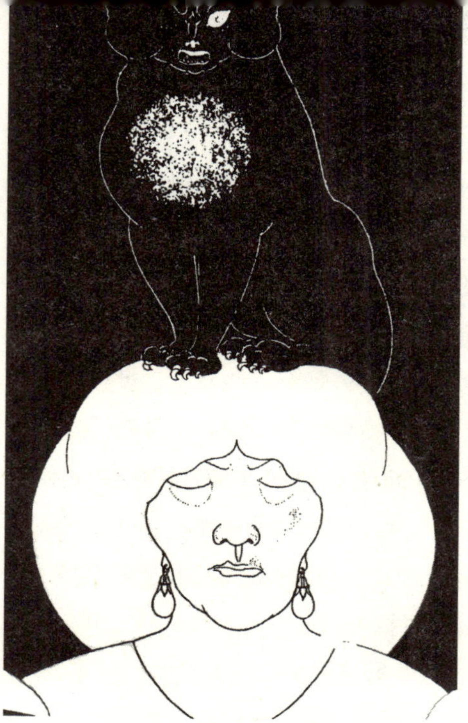

括知识缺乏和自动恋的种种习惯在内）以至丈夫的知识能力不足等，都有关系。狄氏又认为最一贯“阴冷”的女子是那些有自动恋习惯的女子；不过，严格说来，自动恋的女子是一点儿也不阴冷的，只要性刺激对她们的胃口，她们的感觉和反应是再敏捷没有的。

许多女子之所以被认为“阴冷”，主要的原因并不在她们自己身上，而在男子身上。上文已经再三说过，在男子方面，性冲动的发展是趋向于自动与主动的一途，好像是不靠什么外力似的；在女子则不然，无论性冲动的潜在能力是如何强大，在潜意识里的地位是如何重要，它的活跃的表现是要靠外力引逗出来的。在我们的社会里，就正常的情形而言，这外力就是丈夫的功能与工夫了。妻子的性生活的教育，是丈夫的一种责任；要教妻子有性的要求，要教这种要求成为她的自觉的欲望，只有丈夫做得到。[103]如果因为知识不足，或成见太深，或过于急切，或不善体贴，做丈夫的不能完成他的自然的任务，做他的妻子的，尽管身心两方面全无缺陷，也可以被认为“阴冷”一流。在近代以前，在很长的一个时代里，一切性知识既在所必禁，既被认为不登大雅之堂，又何怪乎一大部分男子不能成为热情的丈夫，而一大部分女子不免被认为属于“阴冷”一类，有如不波的古井呢？到了最近，我们才渐渐从这时代里解放出来，也正因为我们去那时代不远，所以“阴冷”的女子至今还是那么多。

在我们的文明状况下，女子容易发生貌似阴冷的状态，根据上文的讨论，可见是有许多理由的。我们的社会情形，名为文明，一般男女在性的题目上，却是充满着茫昧无知、浑浑噩噩的状态，再加上一般教育的不得其当，性态度的假仁假义，酸腐不堪，同时，性关系开始的年龄又复延缓到无可再缓，许多女子不免于阴冷的判断，也就无怪其然了。不过若说绝对的性能缺乏或性感缺乏在女子中是个普通的现象，那我们必须记得，在女子方面，这问题要比男子方面困难与复杂得多，轻易下什么断语是危险的。还有一层，在女子的性生活里，我们更需辨别一点，就是性欲和性交时的快感往往是两件事。在有的女子，也许有其一而无其二，即使两者俱无，我们也不便断然说她是一个性能完全缺乏的例子。汉密尔顿医师的研究里，有一点也许是很有意义的，就是，有很大一部分女子（55%），色情亢进的能力虽薄弱，却自己承认性欲的强烈要在一般女子的水平以上。另有一些女子，虽然嫁过好几次，和好几个男子发生过接触，虽始终表示着阴冷的状态，但到了最后，也许已到中年的后期，性冲动才开始活跃起来。即使性冲动的活跃始终不在性交的时候发生，它也往往可以在别的时候用别的方式表示出来，或成为种种歧变的活动，或假手于其他比较边缘的发欲带而取得满足；在女子身上，发欲带比男子要多得多，并且接受刺激的能力要大得多，这是以前早就讨论过的。

总之，要肯定女子有性能缺乏的存在，比在男子身上作同样的肯定要困难得多。假如我们遇到貌似阴冷的特殊例子，我们只能说，我们还没有发现这个女子所由表现她的冲动的方式，或目前虽无表现的方式，将来或许有，那就得留待将来再说了。阿德雷是一向笃信性感缺乏是女子中常有的现象，但当他想提出一个最确切的例证来的时候，要提出一个真正的“冰一般的女子”（femme de glace）或“在心理上纯粹缺乏性感”的女子时，他却只能在故纸堆中搜寻出一个，而这个例子是在他自己出世以前已经作古了一百多年，并且除了文学的记载外更无丝毫医学记录以资对证的一个，那就是大名鼎鼎的华伦夫人（Madame de Warens）。并且他所依据的只是卢梭在《忏悔录》里的一段笔墨，而我们知道卢梭只不过是一个善于设词的文学家，其记述未必可靠，同时，即以情人的地位来观察，卢梭的才具也颇有问题，即卢梭根本不是一个富有性经验的情人；更可异的是阿氏根本没有看到华伦先生自己对他的夫人的一些记载，他说她是有歇斯底里的神经病态的。而自性心理学发达以后，我们知道这种病态是容易引起性冲动的种种诡谲的变相表现的，如果一个例子没有精细的医学记录，这些微妙的变化便根本无从究诘。总之，这一类的例子是很难置信的，我们必须寻根究底以后，方才可以接受。我根本怀疑“冰一般的女子”的存在，不但当代没有，怕从来就不曾有过。

上文讨论的是性能不足的一端，下文对性感过敏的又一端也要约略说一说。在目前文明状况下，男女性感过敏的存在，比性能不足更要普通一些，而其大部分的原因也就由于文明的生活情境。这种情境一面增加性的刺激，而一面对于性的冲动，却又多方阻挠，不让它有适当地表现。在寻常求爱的过程里，少许的性感过敏原有它的地位的；在动物中，性感过敏的表现是一种极度的兴奋和躁动，其在人类，此种兴奋在表面上往往取一个比较静止的方式，而成为对于对方才貌的朝思暮想、魂牵梦萦。在绝欲或久旷的状态下，性感过敏也时常可以发生，普通和性生活不很相干或很不相干的事物到此也可以成为性的刺激。但若性感过敏到一个程度，以致随时可以发生反应或反应的倾向，那就成为一种变态，而是和神经病态多少有些关联了。

但性感过敏和性能强大并不是一回事。性能异常强大的人，或贝内迪克特（Benedikt）所称的"性的运动家"，或"性的健将"，在性感上是并不过敏的；力量的表现需要事前的宁静，而在性感过敏的人是享受不到宁静的。性感过敏的人若有性能强大的表现，那只是一个形似，虽往往足以教本人自信为性的健将一流，但明眼人自能辨识；性的过敏是孱弱的表示，不是强健的表示。

变态的性的过敏可以在春机发陈前表现，也可以在老年的时候发生。在上文所讨论的各种歧变里，它或许也是个很重要的成分；必须一方面有接受不寻常的性刺激的力量，一方面又有相当敏感的程度，一种歧变的方式才有成立的可能。上文说过，在性感过敏的状态下，任何和异性对象有关的事物，甚至和性的事物至多只有一些形似或比类关系的事物也可以引起性的联想和激发性的情感。身体的任何部分；并不是穿在身上的衣服；任何比较特殊的姿态，也许和性的题目全不相干的姿态；动物的媾和以至于昆虫的交尾[104]；寻常至多不过是一些浮动的象征，过眼便忘却的，到此不但都成为象征，并且都具体化而变为可以留恋的刺激了。在这种广泛的性感过敏的状态里，一个人对于刺激是无所谓选择的，几乎一切都是刺激，而一切刺激都有提示或暗示的力量。有了这广泛的过敏状态做基础、做土壤，各种特殊的物恋现象就可以分别地生根茁长[105]；物恋现象的发生虽大多不由此路，但这也未尝不是路径之一。我们在这里更不妨提一笔，性感过敏也可以有变相的表现，或假扮得教一般人看不出来，甚至于连本人都感觉不到。上文说过的性的寒酸，或性的假仁假义，就是此种扮相的性感过敏。对性事物的畸形的恐怖或憎恶以及畸形的爱好，同样是建筑在过敏状态上的。[106]

变态的性感过敏往往和神经病态有连带关系，但不一定是癫狂的表示；过敏的状态是可以约束的，可以掩饰的，即多少是可以受意志的控制的。但在极端的例子里，冲动的力量和筋肉活动的力量，也可以大到一个不能控制的程度。在这种情形下，就可以成为一种病态，在男子叫“嬲狂”或“求雌癖”（satyriasis），在女子叫“花旋风”或“慕男狂”（nymphomania）。[107]

第八节　贞节[108]

我们在上文讨论过绝欲的问题。我们谈到绝欲，我们心里想到的是一个消极的状态；只是把一个自然的冲动抑制下去，当然是消极的。这种抑制自有其动机，而动机又自有其外铄的因缘，而此种因缘往往是卑之无甚高论，不但和冲动很不相干，而且完全和冲动作对。绝欲往往有害，原因即在于此。绝欲本身绝不是一种德操，固然我们也承认造成绝欲的一部分动机也许是一些德操，或与德操有关系的事物。法国作家福楼拜（Flaubert）有一次写给法国女作家乔治·桑（George Sand）的信里，很有趣地讨论到这一点，他说绝欲的努力是好的，但绝欲本身不是。我们如今要讨论的贞节，却不能和绝欲同日而语了。

贞节可以有绝欲的成分，但不一定包括绝欲。贞节这个名词，在一般人的用法里，常有时和绝欲相混，那就不免小看了贞节，是很不相宜的。贞节可以有一个界说，就是在性领域里的自我制裁。换言之，贞节的人有时可以绝欲，但有时也可以适度地施展他的情欲，紧要之点，是要在身心两方面对性冲动有一个熟虑与和谐的运用，而把这种运用认做生活的一大原则。我们有此了解，就可知贞节不是一个消极的状态，而是一个积极的德操。有一次我从旁听见一个十四五岁的女童责备一个差不多同样年纪的男童，说他太贪吃，她说：“你从来没有懂得自我节制！”男童说：“这是不必要的。”女童说：“你并不需要节制，不错，但能节制要比不能节制好些。”我认为这女童将来长大以后，一定很容易了解什么是贞节。贞节是情欲有分寸、享用有分寸的一种表示，这个一般的节制或有分寸的原则英文叫做temperance[109]，而古希腊人叫做sophrosyne[110]，性欲的有裁节，就是贞节。

贞节之所以为德操是不受任何信仰与宗教的限制的。固然我们承认，在全世界许多地方，宗教对于性欲总有一些制裁的力量。换言之，从宗教的立场看来，性的活动只应在相当规定的范围以内，超出了这种范围，便成罪孽。一切宗教社会，无论其为基督教的或其他宗教的，不能不有此种态度与规定，是很容易了解的。不过我们若把宗教搁过一边，而完全就社会以至于人性的立场说话[111]，贞节也始终是一个德操，以前如此，现在还是如此。

在世界各地的野蛮人中，幼童可以很自由地在性的方面做些游戏，甚至于实行一些性的活动。这证明在这种民族里，抽象的、凌空的性活动的禁止是不存在的。不过，一到春机发陈的年龄，即在我们所认为的原始人的眼光看来，一种新的对于性的态度也就似乎成为必要：这态度就是一个制裁的态度。在有了一些文化的民族里，种种对于性活动的限制的规条就很普通了，这种种限制也许和基督教对于未婚犯奸（fornication）与已婚犯奸（adultery）等的限制不同其旨趣，但其为限制则一。大体说来，这种种限制对于性的价值的提高，性的尊严的维护，都有几分帮助；有的限制目的在避免有害的性活动，有的在规定有利的性活动，有的则把性活动和民族相传为神圣的节气或仪式联系起来，所谓有利有害当然得用他们的眼光来看，但客观说来，大致也是不错的。这一类的制裁，这一类经过调节后而认为可以趋利避害的性活动，我们可以很正当地叫做贞节，并且这种贞节可以被认为是初民生活机构里一个很中坚与有机的部分。民族文化不论高低，大抵总有一大串所以直接或间接维护贞节的惯例，往往有很离奇的，但即就这种离奇的惯例而论，其目的也无非是在增加性生活的庄严性，所

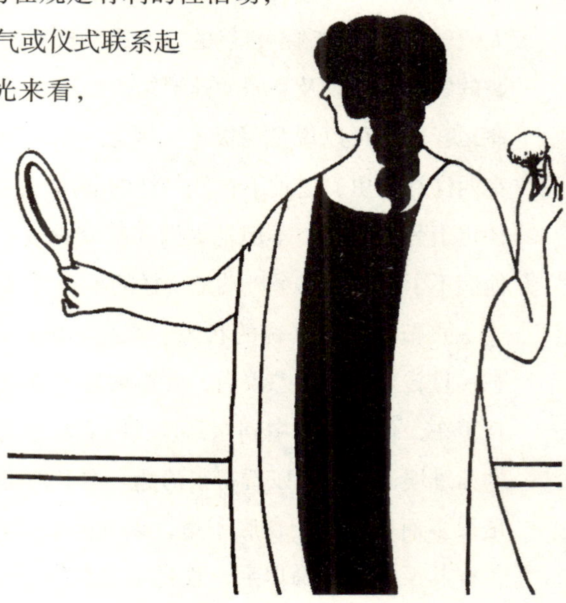

以不但可以得到大众的拥护，并且可以历久而不敝，成为文化传统的一部分。英国人类学家克劳莱说得好，在我们看来，这种惯例尽管离奇，“但至少从初民社会学的立场而言，它们是和生物学的事实相和合的。并且这种和合的程度是很深的，同时，这种惯例也有许多传说的解释，表面上这些解释似乎也很不相干，但事实上它们对于初民富有弹性的神经系统也帮了不少忙，使初民的生活可以日臻于能克己、有理性，而无论于个人或于社会，都可以在事业上多取得有效的成绩”。克氏随后又说：“但若这种惯例太走极端，一种分崩离析的趋势也在所难免；不过，就大势说，它们的目的是一个节制的目的，经过许多试验之后，试验，不用说，总是很迂缓的，他们终于很有把握地到达了这个目的；这种原始而自然的贞节既然是几经试验，才发展完成，也正富有它的科学的价值；这初元的贞节便是人类性生活史的起点。”[112][113]

克氏所讨论的这一层，到了文化比较发达以后，往往有转趋暗晦的形势，而其原因就在上文所提的走极端那一点，也就是宗教的信条和社会的习俗往往把贞节的概念看得过于绝对，在最近几百年的西洋文明里，这一层便有很好的例证。贞节一旦变相而成强制的绝欲以后，它就成为不自然的了，也就不成其为一种德操，并且也不再有什么实际的效用。贞节的根本性质也就无形消灭。到此境地，不明原委的人便转以贞节为“不自然的”或违反自然的行为，从而加以贬斥，并且认为它是陈腐的宗教信条以及衰弱的政治统治的一个附带的条件，应该和这种信条和政治同其命运。这真可以说是冤极了。因为一般人有这种不明原委的看法，所以到了近代，在西洋社会里，这种不自然的性的藩篱一旦撤除或破败以后，许多人的性活动便往往走上另一极端，不但把纵欲和乱交看做一个理想，并且真把这种理想见诸行事；他们不了解这样一个极端是一样的不自然，一样的要不得。[114]

贞节是一个平衡的状态，禁欲和纵欲是两个动荡而各走极端的状态，平衡状态一旦转入动荡状态以后，要再恢复是需要相当的时日的，因为像钟摆一样，既摆到了东，便不能不摆到西，这其间有自然的物理的限制。[115]这种困难我们在近年的苏维埃俄国就可以看得很清楚。在帝俄时代，在表面上，习俗对于性活动的限制是很多而很严的，在底子里，纵欲败度的行为也正复不少，这两种相反的倾向自各有其反应。革命以后，性活动是解放了，而此种解放大部分趋于纵欲一途。目前（1933）离开革命已快二十年，但这种放纵的趋势还很有人感到需要，特别是那些把节制看做资产阶级陈腐德操的人。但主要的趋势总是对于纵欲的反动。因此，共产党员因私人性行为不检而被开除党籍的，近年来也不在少数，也许并不少于因政治行为有所干犯而被清除的分子。目前俄国这种情形很像十八世纪加尔文宗（calvinism）统治下的日内瓦的情形，因为俄国的马克思主义的板执与严厉根本上和加尔文教义很相像。在苏俄，有人说："谑浪、乱交、淫荡、强奸（也许包括短期中连续不止一次的离婚再婚在内）等是受人厌恶的，犯者不免被开除出党，因为这一类行为是违背党的社会的目的的。"

这种动荡的状态虽属不幸，却不应教我们忘记平衡状态中的贞节；它终究是一个值得怀抱的德操。这一德操也是万不可少的，为了培植性功能的活力，我们少不得它，为了维护做人的庄严，我们也不能没有它。此外，对于可以增进幸福的恋爱的艺术，它也正复是一个很大的要素，所谓恋爱的艺术，有人下过一个界说，就是"用双手来和性的事物接触的艺术，而这双手同时并不忘记它们对生命的一切细微目的也同样有追求与范制的工巧能力"。

第九节　经绝[116]

在婚姻的过程里，月经止绝或经绝（menopause）是富有心理意义的一个阶段；以前关于这种意义的看法也许是过分了些，但重大意义的存在，终究是个事实。我提到这一点的缘故，是因为最近的趋势又不免把这种意义看得太轻。许多医学界的妇女如今常说，把这年龄里的种种病痛推源到月经止绝上去，是人们的一种"怪癖"，就她们行医的实际经验而论，真正因缘于经绝的症象是极难得发现的。这又未免把经绝的重要过于小看了。

经绝确实是富于心理意义的，直接对妇女本人或间接对家庭生活与社会生活，都不容我们忽视。经绝是妇女生殖期的终点，好比春机发陈是生殖期的起点一样，起点可以成问题，终点也同样可以成问题，因为都是一种关口。

经绝，在英文里，一称climacteric，有交逢关口的意思[117]，又称生命的变迁（Change of life），是性与生殖系统的一个退化时期，其发生的年龄往往因人而异，最早的35岁，最迟的55岁，普通的年龄则为45 ~ 50岁之间，大抵少则2年，多则3年，便可以完全止绝。它和内分泌功能的变迁以及自动神经系统的变动，都有连带的关系，而其所引起的结果，则为情绪方面、动脉血管方面以及神经方面的种种症象，其中最叫人感觉不快的是心跳、升火等；这些症象与其说是由于血压的增高，毋宁说是由于血压高低的动荡不定。好久以前，马拉尼昂就提出过一个“多腺说”（pluriglandular theory）来解释经绝的由来，据他看来，最有基本关系的是卵巢、甲状腺（一称盾状腺）和肾上腺，其次是脑下垂腺；这些起了变化，月经也就随而发生变化。[118]菲茨吉本（Fitz gibbon）另有一个说法，他认为女子到此年龄，生殖器官便会自动退化萎缩，经绝便是这种退化的一部分，而退化之际又不免发出一种毒素，上文所述升火以致面红耳赤一类的症象便是毒素流行的结果，所以在比较严重的例子里，若把子宫割除，这一类的症象就可以随之消灭。不过我们知道有些女子，早年因病把子宫割除以后，这一类的症象到此依然可以很显著地发生，所以菲氏这个说法至少也是很可怀疑的。

在经绝的时期里，身心两方面轻微的变动或扰乱总是有的，但就许多妇女而言，甚至即就一部分神经不很稳健的女子而言，她们全都可以安全地过渡，不会经历很严重的困难。只有少数女子在身心两方面会感受到一些不可支持的虚弱而非静养不可。

在精神方面，有一种影响倒是很实在而不可避免的；人人怕老年的来临，妇女也许特别怕，并且总想教它延缓，如今经绝的时期到了，生命的变迁开始了，她的壮年行将结束——这种不由她不认识的事实不免在精神上留下一个很深刻的印象。同时，生殖生活的结束好像也就是全部性生活的结束，固然在事实上并非如此，我们在上文已经谈到过。女子到此，更不免大吃一惊地发现，她毕生最主要的一个阶段是像日落西山一般快要结束了。有的女子，自制的力量比较差，不甘心的感受比较深，会不自觉地突然增加她的性活动的范围与努力，甚至于主动地弃旧迎新，与别的男子发生关系。即在未婚的女子，一向循规蹈矩、深畏人言的，到此有时也会发生同类的行为；不过这种女子神经的不稳健大抵要在一般女子之上，否则不至于此。这一类的表现是很多人都知道的，但在一般人的闲话资料里，又不免言之过甚；其实有这种表现的女子终究是不多的。

不过我们还得承认月经止绝的时期里，性心理的生活有时是可以发生各种扰乱的，特别是性欲的畸形强烈，就是上文所已暗示的生殖之火的一次回光返照，或许还要添上一些别的心理品性，如同性情古怪、多疑虑、好猜忌等，有时性欲的表现又不免突然走上歧变的路。在已婚的女子，这一种情形往往更见得严重，因为她的丈夫的性的能力，到此也不免因年龄关系而日渐衰退，同时，因为结婚既久，彼此的情感关系已趋于和平淡泊的一流，要男子鼓起余勇，来响应妻子的强烈的性欲，是很不容易的，因此，这一种欲力便不免别寻发展的途径，或许转而表现为嫉妒的方式。所以当此时期，不但生理方面可以有种种痛苦与困难，在心理方面，许多不近人情的品性也不免应运而生。不过如果这一类身心两方面的品性转趋显著，无论

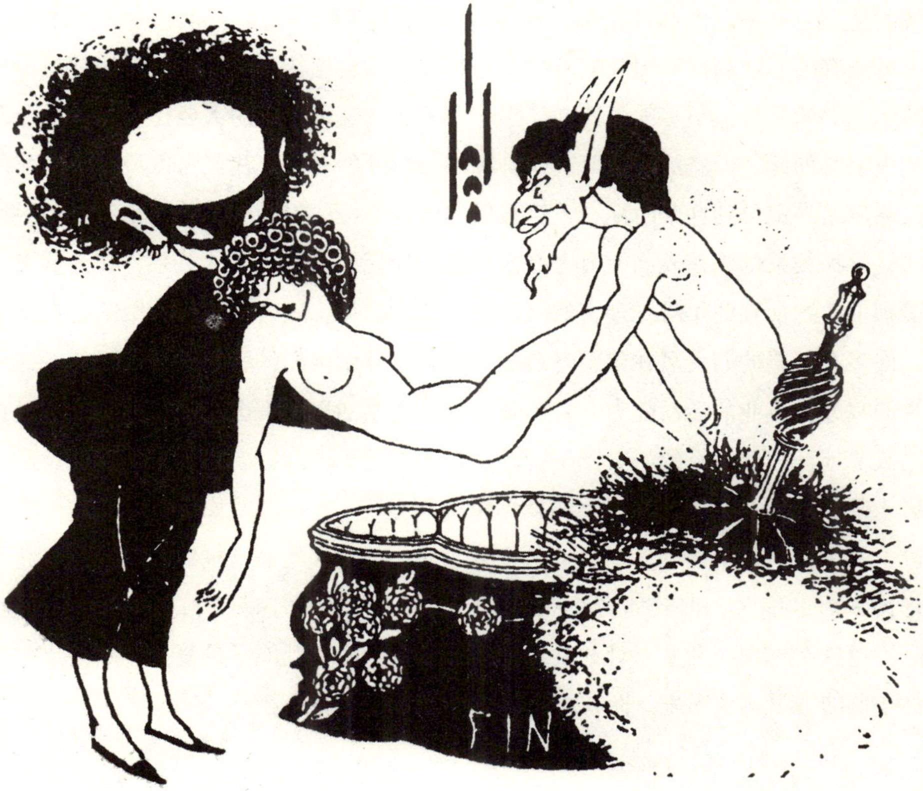

显著到何种程度，我们应当知道，它们是和经绝没有直接的因果关系的，直接的原因还在本人的气质里原有此种种特点，潜伏在内，到了经绝时期，才乘机窃发罢了。

我们更需认识清楚，在经绝时期里，不但上文所说的种种症象和经绝没有根本内在的连带关系，到时候非发出来不可，并且女子到此年龄，事实上还有不少补偿的优点。菲尔丁（W. J. Fielding）说过："对于无数的妇女，经绝是成就事业的一个黄金时代的开始。同时，只要先天的遗传良好，后天的生活正常，妇女到此年龄也不会失掉她的姿色风韵，至少我们找不出什么非失落不可的理由来，实际上，有许多妇女在 50 岁时反而比她在 25 岁时要见得美；如果她们的人格，随年龄经验的增进而日趋开拓丰满，她们到了 60 岁时，或许比 30 岁时更要见得风神逸秀。"[119]

霍甫施塔埃特（Hofstaetter）说，在这个时期里，女子不但在体格方面表现一些男性的特征，并且"在习惯与思路方面也表现很可以教人惊怪的近乎男性的种种品性，如条理清楚、见地客观、对公道与正义一类的抽象概念的了解容忍的态度、经济的能力、一般社会与政治的兴趣等"。我以为我们尽可以承认这些是经绝以后女子可能有的心理品性，但我们并没有把它们看做男性特征的必要。它们都是一些和性别无关的品性，很多人虽以为寻常男子中表现这种品性的人要比女子为多，但事实也未必如此。但经绝以后既有这种种心理特征的表现，我们可以说，许多配偶的共同生活一定要到这个时期，才算最后完成，才可以看做十分美满与和谐的一种关系，这种关系尽管在表面上看去好像只是一种兄妹或姊弟式的关系，其为美满与和谐则一。妇女到此年龄，理智的活动会比以前增加，这一层也是无疑的；在事实上，许多有名望的妇女是在生殖时期过去以后才开始她们的事业上的活动的。这种理智的兴趣或事业的活动能力，若不在一般社会生活里表现出来，就会在家庭里找到用武之地，因此，有的妇女于子女的发育，不免干涉过甚，特别是对已经长成而家居未婚的女儿，这样，做子女的就不免很吃亏了[120]；后辈如果遇到这种母亲或祖母，一种坚决而不伤和气的反抗是很必要的；不伤和气的反抗大抵不至于引起家庭任何一方的痛苦，但若痛苦势在难免，那么，与其教小辈受苦，毋宁让老辈吃亏。不过在有见识的老辈，处此境地，一面对后辈往往既能尽量爱护，一面也会把母性本能的力量解放出来，而施之于更广大的社会与事业上去。[121]

男子的生命里有没有一个约略相当于经绝的时期呢？这到如今还是一个争辩的问题。要有的话，这时期一定没有女子的那样清切可指，因为我们知道，精液分泌的功能是没有一个确定的最后年龄的，有的男子到了耄耋之年还能分泌精液，记载所及，有一个103岁的男子还有这种功能。不过有的男子，到了生命的某一个时期里也会突然感到一个转变，而在精神上引起一些烦扰。孟德尔（Kurt Mendel）是最早教我们注意到这一点的人，从此以后，很多人却认为这种转变是相当于女子经绝的一个现象；但也有不承认的，例如克拉夫特-埃平和一部分别的专家。不过就在古代，大家在男子的生命里也公认有一个“大关口”（grandclimacteric），而其交逢的年龄是63岁。[122]这所谓关口的说法倒也不错，因为我们绝不能说男子也有一个经绝的时期。马拉尼昂也见到这一点，替它另起了一个意思差不多的名词，就是“危机的年龄”（critical age），承认它是个人有机演化里的一个阶段，其中心现象是生殖生活的减少以至于消灭，不过这只是中心现象，而非轴心现象，是一个关口，而非一个枢纽，个人生命的演化只是经历着它，而不绕着它走，它是以前演化的果，而不是以后演化的因；所谓不是轴心，就是这个意思。个人的生命推演到这个年龄，生殖功能是退化了，同时，神经和内分泌腺的联络反应也起了变迁，这便是所谓危机的年龄的生物基础了。沃克（Kenneth Walker）把这个年龄约略放在55 ~ 60岁之间[123]，托雷克（Max Thorek）认为这年龄比女子的经绝年龄要迟7 ~ 10年[124]，兰金（Rankin）把它放在57 ~ 63岁之间，马库斯（Max Marcuse）则在45 ~ 55岁之间，但认为最早的可以在40岁。我可以说还有比40岁更早的例子，有不少人在38岁前后就感到这个年龄的来临。男子到此，自己会突然发觉他的能力的扩展时期已经终结，从此就不免日趋衰退，一般的能力如此，性的能力自亦不成例外；这种发觉当然是不舒服的；到此，发虽未白，齿虽未落，而所谓“垂垂老矣”的厌倦心理不免油然而

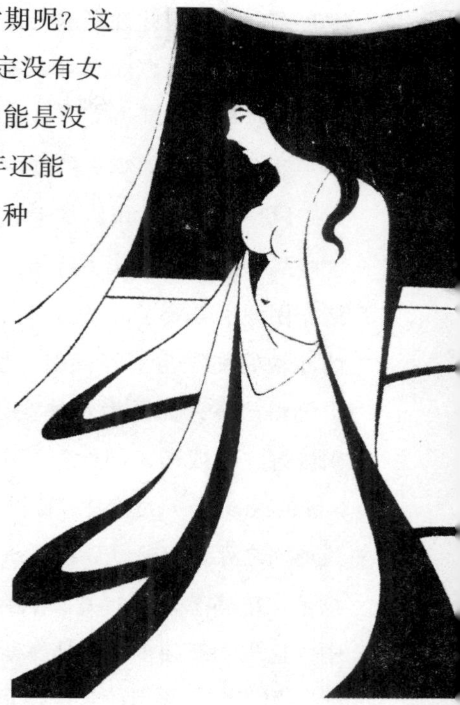

生。能力衰退与此种衰退的发觉是很有一些不良影响的，一种所谓“不服老”的心理，在一般性格方面，可以表现为妄自尊大、自私自利、缺乏同情、待人粗犷等的品性，而在性生活方面，好比上文所说女子在经绝时期所表现的那样，也可以像火山一般有一些突然喷火的现象；这些性格上的变迁，大体上是有好处的，就是它们对于风烛残年，总可以加上几分自卫的力量，老人所切忌的是强烈的情绪作用，而这些品性是和这种作用背道而驰的，即有了这种品性，青年人和壮年人所表现的情绪作用便不需要了。不过它们也可以引起许多问题，而这些性格的会同表现，包括性冲动的突发与不容自制、私利心之多与同情心之少等，其所引起的问题，不免更见得严重，而成为各种变态的性行为，例如上文所已讨论的裸恋；对女童的特别爱好；又或转入同性恋一途而对男童发生兴趣，所谓“迟暮的同性恋”（retarded homosexuality）的就是。德国著名小说家托马斯·曼（Thomas Mann）在他那本《在威尼斯之死》（*Der Tod in Venedig*）里就拿这问题做题材，曼氏自己也说明著作的原意是在把病态男子的关口年龄描画出来，希尔虚弗尔德认为在未婚男子与已寡女子中，这种病态独多，而马库斯则以为凡是性能欠缺的男子特别容易表现这种病态。

男子到了关口的年龄或危机的年龄以后，心理品性的变迁自不止上文所叙的一些。从广处看，勇气的减少；一切行为的自积极趋于消极、自急进趋于恬退；在社会与政治的见解上，自革命的或改革的而趋于保守的一流；这一类到处认为是老年的特征的，我们也可以看做肇始于这一年龄。固然我们也承认，人老心不老的例外分子也还不太少。

总起来说，男子的生殖的生命既远不如女子的那么浓厚，所以男子的关口时期要比女子的经绝时期模糊得多，也比较无关宏旨。不过它依然可以引起一些轻微的不健全的品性，相当于女子在同期内所发生的品性，例如烦躁、卑鄙、吝啬，等等。但比较健全的也有，到了老年，一个人的人生观要比以前宽广，宁静，不过这其间所牵涉的精神上的变迁，比起女子来，更见得是内在的，而不是外铄的，因为男子的生活一向既比女子为活跃，其外倾的性质也比较显著，到此情形一变，便不免更见得内倾了，而女子的则似乎相反。内在的品性与行为的方向既有此种转变，所以朗金说，这也许是“生命的一个新的租期”，是一种新生命的起始，在这种新生活里，即使活动减少了，志向与豪气改变了，人生哲学也经过一番折磨而归于淡泊宁静，也正富有它的好处。[125]

[1] 本节大部分取材于《研究录》第六辑《性与社会之关系》，特别是专论绝欲问题的第六章。

[2] 这种关于绝欲的说法，对中国人也还大致适用。不过绝欲的问题，在中国一向是比较简单；一则在儒家生活哲学的熏陶下，对自然的情欲，主张中和的“节”的原则，而不主张极端的“禁”或“纵”的原则；再则，中国原有常人总需婚姻而婚姻总需及时的习惯，早婚之风气就是这样成立的。第二点当然就是从第一点来的。有绝欲问题的只有比较例外的几种人：一是守不婚与不淫之戒的宗教信徒，例如佛教的和尚尼姑或邱长春一派的道士；二是守贞的未婚女子与守寡的已婚女子；此外的例子就很难举了，除非是离家比较长久的出差或谪徙的官员和行役的兵士，或因道德的拘束而自动绝欲，或因环境的特殊而被动绝欲；但这种人的数目一定是极少的。

关于宗教信徒的绝欲的困难，前人所称引的故事是很多的。唐代仪光禅师不胜情欲的压迫，竟至自宫，见当时人李肃的小说《纪闻》。五代至聪禅师修行十年，终于破戒，见宋张邦畿《侍儿小名录》。宋玉通和尚持戒五十二年，最后也败于一个妓女之手，见明田汝成《西湖游览志》。宋时又有五祖山和尚名戒禅师者，小说称为五戒禅师，其事迹亦复相似。我疑心这三个和尚的故事其实是一个故事，因为使他们破戒的女子都叫红莲，但也可以说，这一类的和尚事实上绝不会太少，因此，历代传说之余，总不免有部分事迹彼此相混。无论如何，这一类故事终于成为传奇与杂剧的题材；元代王实甫的《度柳翠》，明代徐渭的《翠乡梦》《玉禅师》，吴士科的《红莲案》，未详作者的《红莲债》，都是和这些故事有关的。相传戒和尚的再世后身便是苏轼，而苏轼时常在绝欲的题目上开佛印和尚的玩笑，有时到一个谑而且虐的程度，见清褚人获《坚瓠三集》(卷三)。清纪昀的笔记里引吴僧慧贞所述浙僧某的故事，和上引玉通禅师的十分相似，见《姑妄听之》(卷一)。清诸晦香《明斋小识》(卷三）有《禅房送春》一则，形容在绝欲生活中的和尚偶然听人讲述性爱故事时的心理与表情，也很逼真。和尚绝欲已久，神经比较脆弱的也有做白日梦的，也有发生幻觉而“见鬼”的，则见清代某笔记所引释明玉所叙西山某僧和山东某僧的故事，西山僧做的是性爱的白日梦，山东僧见的是性爱的幻觉。流行很广的故事或寓言“沙弥思老虎”则见清袁枚的《续子不语》。老和尚《叫春》诗“春叫猫儿猫叫春，听它越叫越精神，老僧亦有猫儿意，不敢人前叫一声”也是很多人都知道的。佛经内典有种说法：三十三天，离恨天最高，四百四病，相思病最苦。这些都是从绝欲经验中来的。田汝成《西湖游览志余》说净慈寺僧皎如晦书作《卜算子》词云：“有意送春归，无计留春住，毕竟年年用著来，何似休归去？目断楚天遥，不见春归路，风急桃花也似愁，默默飞红雨。”这首很脍炙人口的词，显然是绝欲已久而性欲稍经升华后的作品；古来名僧中，有这种风情旖旎的笔墨的很不乏人，姑举此一例。

关于尼姑，《思凡》的一曲最能把绝欲的困难描绘出来。女子的性欲比男子为广泛，为散漫，表面上易绝，实际上难绝，狭义说来易绝，广义说来难绝。特别是在有过性交经验的女子。所以佛姨母瞿昙弥想出家，而如来不许，对阿难说：“若听女子出家，乃令佛法清净梵行，不得久住，譬如莠生稻田，善谷复败。”又说：“我之正法，千岁兴盛，以度女人故，至五百岁而渐衰微……”

关于道士绝欲，我们在上文第三章第三节的注里曾经引过魏悟真的故事，他因绝欲故，曾经做过一个很有趣的性爱的白日梦，出清青城子《志异续编》(卷四)。

关于第二类的绝欲的例子，贞女与寡妇，特别是寡妇，我们所见的故事也很多，姑引清人笔记中所叙的几个例子于后。

清沈起凤《谐铎》(卷九)有《节妇死时箴》一则说："荆溪某氏，年十七，适仕族某，半载而寡；遗腹生一子，氏抚孤守节；年八十岁，孙曾林立。临终召孙曾辈媳妇，环侍床下，曰：'吾有一言，尔等敬听……尔等作我家妇，尽得偕老白头，因属家门之福；倘不幸青年寡居，自量可守则守之，否则上告尊长，竟行改醮，亦是大方便事。'众愕然，以为昏髦之乱命。氏笑曰：'尔等以我言为非耶？守寡两字，难言之矣；我是此中过来人，请为尔等述往事……我居寡时，年甫十八；因生在名门，嫁于宦族，而又一块肉累腹中，不敢复萌他想；然晨风夜雨，冷壁孤灯，颇难禁受。翁有表甥某，自姑苏来访，下榻外馆；我于屏后观其貌美，不觉心动；夜伺翁姑熟睡，欲往奔之。移灯出户，俯首自惭。回身复入。而心猿难制，又移灯而出；终以此事可耻，长叹而回。如是者数次。后决然竟去；闻灶下婢喃喃私语，屏气回房，置灯桌上。倦而假寐，梦入外馆，某正读书灯下，相见各道衷曲；已而携手入帏，一人趺坐帐中，首蓬面血，拍枕大哭，视之，亡夫也，大喊而醒！时桌上灯荧荧作青碧色，谯楼正交三鼓，儿索乳啼絮被中。始而骇，中而悲，继而大悔；一种儿女之情，不知消归何处。自此洗心涤虑，始为良家节妇。向使灶下不遇人声，帐中绝无噩梦，能保一生洁白，不贻地下人羞哉？因此知守寡之难，勿勉强而行之也。'命其子书此，垂为家法。含笑而逝。后宗支繁衍，代有节妇，间亦有改适者，而百余年来，闺门清白，从无中冓之事。"《谐铎》的作者是译者的外高伯祖，外氏相传，《铎》中所记，除一部分显然为寓言外，其余都有事实的根据，绝非凭空虚构。绝欲本人所难能，特别是在有过性交经验的女子，揆诸情理，这一节描写得很生动的笔记，大概也是不会假的。

《谐铎》(卷三)别有关于寡妇绝欲的一则叫《两指题旌》："赵蓉江未第时，馆东城陆氏。时主妇新寡，有子七岁，从蓉江受业。一夕，秉烛读书，闻叩户声，启而纳之，主人妇也，含笑不言，固诘之，曰：'先生离家久，孤眠岑寂，今夕好风月，不揣自荐，遣此良宵。'蓉江正色曰：'妇珍名节，士重廉隅，稍不自爱。交相失矣，汝请速回，人言大可畏也。'妇坚立不行，蓉江推之出户，妇反身复入；蓉江急阖其扉，而两指夹于门隙，大声呼痛，稍启之，脱手遁去。妇归，阖户寝，顿思清门孀妇，何至作此丑行，凌贱乃尔？转辗床褥，羞与悔并，急起引佩刀截其两指，血流奔溢，濒死复苏。潜取两指拌以石灰，什袭藏之，而蓉江不知也，即于明日卷帐归。后其子成进士，入部曹，为其母请旌；时蓉江已居显要，屡申屡驳。其子不解，归述诸母，母笑曰：'吾知之矣。'出一小檀盒，封其口，授其子曰：'往呈尔师，当有验。'子奉母命，呈盒于师，蓉江启视之，见断指两枚，骈卧其中，灰土上犹隐然有血斑也。遂大悟，即日具题请旌。此事载赵氏家乘，其亲慎茂才为予言之。"按此事亦见于程趾祥《此中人语》(卷三)，惟略有出入，师为谢墉，而非赵蓉江。《谐铎》说主妇家姓陆，而此则但言某氏，《谐铎》说子成进士后为母请旌，而此则言子游庠后；其余完全相同，当是一事。

纪昀《槐西杂志》卷一，说"交河一节妇建坊，亲眷毕集；有表姊妹自幼相谑者，戏问曰：'汝今白首完贞矣，不知此四十余年中，花朝月夕，曾一动心否乎？'节妇曰：'人非草木，岂得无情？但觉礼不可逾，义不可负，能自制不行耳。'一日，清明扫祭毕，忽似昏眩，喃喃作呓语，扶掖归，至夜乃苏。顾其子曰：'顷恍惚见汝父，言不久相迎，且慰劳甚至，言人世所为，鬼神无不知也，幸我平生无瑕玷，否则黄泉会晤，以何面目相对哉？'越半载，果卒。此王孝廉梅序所言……此妇子孙颇讳此语，余亦不敢举其氏族，然其言光明磊落，如白日青天，所谓皎然不自欺也，又何必讳之。"这个节妇到了晚年，神经显然有些失常，这固然和衰老有关，但多年绝欲，或许也有几分影响。

寡妇自愿的绝欲，自与一般强制的绝欲不能完全相提并论，读者应参阅下文本章第八节《贞操》及其注文。

关于出差或谪徙的官员，绝欲的例子虽不多，但我们也可以举二三人。宋“刘元城（安世）南迁日，求教于涑水翁（司马光），曰：‘闻南地多瘴，设有疾以贻亲忧，奈何？’翁以绝欲少疾之语告之。元城时盛年，乃毅然持戒惟谨。赵清献（抃）张乖崖（咏）至抚剑自誓，甚至以父母影像悬之帐中者……欲之难遣如此”。（清褚人获《坚瓠秘集》卷三）

[3] 见洛氏所著德文《性生活与神经病》一书。

[4] 这张弛互用的生活哲学，中国人是一向明白而能照做的，特别是对儒家哲学真能服膺的人，《礼·杂记》下有段话说：“子贡观于蜡。孔子曰：‘赐也乐乎？’对曰：‘一国之人皆若狂，赐未知其乐也。’子曰：‘百日之蜡，一日之泽，非尔所知也；张而不弛，文武弗能也，弛而不张，文武弗为也；一张一弛，文武之道也。’”弗能与弗为的说法真好，专抑制而不表达，是做不到的，所以弗能；专表达以至流放而不抑制，道义上有所不可，故曰弗为；其实不抑制于先即不克表达于后，也可以说弗能，不过道义的说法似乎更进一步。

[5] 绝欲对先天健康的人不见得有害处，上文注[2]里所引的刘安世就是一例。安世是司马光的学生，做谏议大夫时，论事刚直，时人敬慑，把他叫做“殿上虎”。章惇最恨他，把他安置到两广，凡投荒七年，甲令所载远恶的烟瘴区域，他几乎都到过，当时最可怕的八州里，春、循、梅、新（“与死为邻”）、高、雷、窦、化（“说着也怕”），他竟然到过七州而没有送命，谪满回到中原，更有人替他起了一个绰号，叫“铁汉”。上文说安世遵从司马温公的告诫，以绝欲为摄生之法，这告诫对不对，是别一问题，至少安世即在蛮烟瘴雨之乡，没有吃绝欲的亏，是显而易见的。史称安世“仪状魁硕，音吐如钟，家居未尝有惰容，不好声色货利”，也足见他是一个先天很健康的人，七年绝欲，对他没有什么不良的影响，这就是最大的一个原因了。

[6] 霭氏原注：这一点，一切有能力的专家是很早就承认的。例如奈克，一向很谨严，不轻易接受结论，在二十年前就说过，在性问题的专家里，如今再也找不出一个承认绝欲是无害的。近年来专家所争论的，不是绝欲的有害无害，而是害处的性质如何、数量如何，据奈克个人的看法，这种害处是从不会十分十二分的严重的。

[7] 此处原文用prudery一词，中文中并无相当的词，词典把它解作“伪为贞静”或“矫为贤淑”也失诸呆板，且不足以把性的意义传达出来。江南人批评伪善或故示廉隅的人，常用“假撇清”三字，其实prudery就是性的假撇清。江南又有“爱吃梅子假嫌酸”的说法，prudery就是爱吃性的梅子而假嫌酸的一种心理与行为。有的穷人见了阔人或阔绰的场面，不免有寒酸之气，绝欲的男女见了健全的异性，也不免有一种内则羡慕而外若不屑的情态，这种情态也可以叫做“性的寒酸”。

[8] 这里译者不得不联想到某一个很动人的节母的故事。清青城子《志异续编》（卷三），说“一节母，年少矢志守节。每夜就寝，关户后，即闻撒钱于地，明晨启户，地上并无一钱。后享上寿；疾大渐，枕畔出百钱，光明如镜，以示子妇曰：‘此助我守节物也！我自失所灭，孑身独宿，辗转不寐，因思鲁敬姜“劳则善，逸则淫”一语，每于人静后，即熄灯火，以百钱散抛地上，一一俯身捡拾，一钱不得，终不就枕，及捡齐后，神倦力乏，始就寝，则晏然矣。历今六十余年，无愧于心，故为尔等言之。’”

[9] 霭氏原注：我从许多女子那里听到她们在这方面身受的痛苦是很尖刻的。她们时常从远处（即本来居住相近，特赴远处付邮）寄不具名或仅具假名的信给我。有一例是很有代表性的，她写过好几次信给我（碰巧她和我的某一个朋友相熟，所以我知道她是怎样一个人，不

过她并不知道我知道她就是了）；她是一个中年女子，很壮健，发育得很圆满，很美，智力很高，有独立的生计，时常在外国侨居；她和别人从来没有发生过任何性的关系。她大体上虽享受着健康的生活，但也有若干轻微的病态和不健全的经验（特别是在十六岁时受过一次惊吓，以致月经的数量减少），这种病态与经验对她的性欲往往发生异常强烈的刺激。她的性欲总是十分旺盛，她在身心两方面用尽方法，也没能减轻它的紧张的压力。她的性格、教育与地位不但教她不便于寻找什么不规矩的出路，并且根本不容许她把她的这种情形对人诉说；经期时性欲尤其强烈，使她间或不得不采用手淫的方法，但此种方法所能给予她的，并不是欲力的消除，而是一番追悔的惆怅心理。

[10] 见戴氏所著书《二千二百个妇女的性生活的因素》。

[11] 详见巴奇（Wallis Budge）所著《教父的天堂》（*The Paradise of the Fathers*）一书。

[12] 霭氏原注：德国科隆（Cologne或Köln）城的医师麦罗夫斯基（Meirowsky）调查过八十六个同行的性生活，发现此数中只有一个在结婚以前完全没有性交的经验。在讲英语的国家里，这种人也许多些，但同时采用各式自动恋的性活动的人也多些。

[13] 罗氏在这方面发表过一篇很有批评眼光的论文，题目就叫做《绝欲》，载德国《性科学期刊》，1908年11月号。

[14] 见沃氏所著《性的问题》一书。

[15] 上文注[8]里所引撒钱与拾钱的节母便是很好的例子。

[16] 佛家主不杀生，不食荤腥，是和不淫的戒律也有关系的。我们读原文到此，再参看和尚绝欲的困难，可知此种关系，即使有的话，也是很微薄的。

[17] 见弗氏1908年所著《文明的性道德与近代的神经脆弱》一文，现入其《论文集》第二辑。

[18] 读者读本节及下文第三第四两节后，如对婚姻的制度、历史以及近代的趋势尚需作补充的阅读，译者可以介绍霭氏《研究录》第六辑的第十章和译者所著《中国之家庭问题》，133—238页。

[19] 所谓“狂风骤雨期”，西洋是有一个常用的名词的，英文叫storm and stress，德文叫Sturm und Drang，直译是“风潮与压迫”；在这时期内，一个青年，因生理心理种种方面的发展，对内在的冲动的驱策，对外缘的刺激的袭击，大有山阴道上，应接不暇之势，因应接不暇而起纷扰，因纷扰的亟切无由解决而发生“少年维特”般的烦恼、愁闷以至于悲哀。凡此种种心理的反应、汹涌、复杂、混乱，和狂风骤雨之下一个旅途中踯躅的人的心理反应最相仿佛。

[20] 译者有一位老友，在求学时代，就表示过这种志愿，他认为最理想的婚姻是和一个妓女结婚。但后来并没有实现，恐怕这位老友把这志愿说过以后，不久也就忘了，后来他所与结婚的，还是一位名门淑女。

[21] 此处我们不由得不联想到一个宋代理学家的故事。相传陆象山门人有名谢希孟者，少年豪俊，和一个姓陆的妓女结不解缘，“象山责之，希孟但敬谢而已。他日为妓造鸳鸯楼，象山又以为言，希孟谢曰：‘非特建楼，且为作《记》。’象山喜其为文，不觉曰：‘《记》云何？’即占首句曰：‘自抗、逊、机、云之死，而天地英灵之气，不钟于男子，而钟于妇人……’象山默然。希孟后忽省悟，不告而去，妓追送悲啼。希孟口占曰：‘我断不思量，你莫思量我，从前你我心，付与他人可。’竟解舟行”。惟查《宋元学案》中《象山学案》里并无谢希孟其人，象山比较重要的门人中并且根本没有姓谢的。译者颇疑这一类故事，事实上虽很可能，但也许是有人为了开道学家的玩笑，特地编造出来的。象山姓陆，妓女也姓陆，而抗、逊、机、云也姓陆，显示象山不是天地之灵气所钟，其地位且不及一个妓女！

[22] 中国以前对娶妓女作妻妾的态度是很清楚的，轻者不许以妓为妻，重者不许以妓为妾，最重

者根本不以宿娼为然。清褚人获《坚瓠集》(卷三)引《碉石剩谈》说:“江西举人龙复礼……自书平生未尝与妓苟合，盖恐媾精受孕，生男必为乐工，生女必为娼妇，父母之遗体沦于污贱矣……”社会地位较高而道德标准较严的人家往往把不娶妓作妾的禁条，列入祖训，载在家谱，如有故违，身后不准入祠堂。清邹弢《三借庐笔谈》(卷九)便记着一个表示此种禁条的效力的例子。这种态度与禁例也许失诸抹杀武断，但就大体而言，此种婚姻总是不健全的，前人对其所以不健全的理由，虽无从细说，但于其为不健全，则亦未尝不深知之。

[23] 见英国小说家劳伦斯(D. H. Lawrence)所著《恰特里夫人的情人》(*Lady Chatterley's Lover*)，它是近年来西洋著名的性爱小说的一种。

[24] 西洋说男女相爱，有“距离增添美丽”(Distance lends to beauty)和“瞬违是十全十美之母”(Absence is the mother of ideal beauty)等说法。这些和中国“远亲远亲”和“近看一面麻，远看一朵花”一类的说法最相近似。错误的婚姻，固然也由此种因距离而产生的错觉而来，但美满婚姻的得以长久维持，也未尝不由于夫妇间适当的距离的培植;“相敬如宾”的原则就是为培植此种距离而设的。

[25] 例如《块肉馀生述》里的“全盏花”。

[26] 清诸晦香《明斋小识》(卷三)有《媒翁》一则说:“徐翁爱作媒，凡人家诞儿女者，密访时日登于簿，俟其将冠与笄，暗以门户相当，先为配偶，然后白两家撮合之，故谐合甚多。苟天下尽如是翁，焉有所谓怨女旷夫耶?”徐翁所为，可以说是此种机关的滥觞。目前西洋大都市里事实上已经有不少帮人家解决婚姻问题的机关，但这种机关的任务专在介绍撮合，还谈不到咨询的重要工作，惟其如此，它们对婚姻率的增加，也许不无小补，但对所成就的婚姻的和谐程度，怕不会有多少补助，它们在这方面的贡献也许还赶不上以门第相当的原则做依据的徐翁哩。详见波普诺与约翰生所著《实用优生学》(Popenoe and Johnson, *Applied Eugenics*)，246—248页。

[27] 见二氏合著的《一千个婚姻的研究》。

[28] 参看译者所著《中国之家庭问题》中《早婚与迟婚》一节，160—184页。译者在那里所得的结论和克里斯欣的结论最为接近。

[29] 例如在德国普鲁士的许多大城、奥国的维也纳和美国的洛杉矶，都有帮同做检查工作的官立或私立机关。

[30] 此种检查工作译者以为必须包括家世的检查，即不为未来子女的健康设想，而为夫妇生活的长久调协设想，这种检查也是万不可少的。例如许多种疯狂的症候，不到相当的岁数是不表现的;配偶的一方，在成婚的时候，也许表面上是很健全的，只是本人的检查并不能发现他或她有什么病态，但婚后十年八年之内，也许潜在的疯狂倾向会突然发作起来。这种情形，只有家世的检查可以供给我们一些资料，好让我们在事先作防杜之计。关于这一点，我颇以霭氏没有多加讨论为嫌，他在上文虽提到家世的健康为问题之一，但讨论到医学检查的时候，他反而把这一点忽略过去，没有特别举出来。我认为这种挂漏是应当补足的。

[31] 这一段见解和译者所见很有几分出入。译者以前在《中国之家庭问题》里说过:“性情亦为身心健康与否之一种表示，生理与心理上无病态或变态者，其性情无有不温良之理，即偶有个别不与人同之处，亦未尝不可藉理解力之助，而减杀其不相能性。”详见是书149—153页。且性情是最不容易下界说的，什么是好性情，什么是坏性情，更不容易决定，至于要断定哪两种性情可以放在一起而和谐无间，更是难之又难了。霭氏谈到性情的种类，也只偶然提到内向与外向两种，此外他没有提到什么，因为根本没有什么可提。至于说相投合的性情不一定要相同的性情，同的可以合，不同的也可以合，然则究属怎样的性情才不可以合呢?关于这一点，霭氏及其他重视性情的作家似乎从来没有说明过。还有一层，根据上文影响的理

论，青年人对恋爱对象往往有精神分析派所称“性的过誉”或俗语所称“情人眼里出西施”的危险；在这种性心理状态下，他所见的对方的性情，不好也是好的，不合也是合的，即使按照霭氏夫妇的建议，在婚前有一个见习的时期，怕也不容易把这种盲目的程度减轻很多；若见习的时期比较长，这种盲目的程度自不难减少，但若太长，特别要是见习工夫包括性交在内，那就名为见习，实等婚姻，设有大错，岂不是已经铸成？关于婚前求爱期内的“性的过誉”一点，参看《中国之家庭问题》，205—207 页。

[32] 见习期之说，详见霭理士夫人所著《婚姻的一个见习期》一文。霭夫人关于这方面的零星文稿，现全都收入名为《恋爱与生命的新眼界》的一部论文集里。

见习期之说，译者也不敢苟同。见习的时间短，见习的方面少，等于不见习，见习的时间长，见习的方面多，就等于实行婚姻，等于曾子所说的“学养子而后嫁”。婚姻好比人生的许多别的大事，原是一个冒险的历程，要把全部历程的安全于事前完全加以肯定，是事实上不可能的。下文霭氏不是在引埃克斯纳“婚姻为一个造诣的过程”之说么？婚姻本身既是这样一个过程，既需夫妇两人不断地彼此力求适应，才有日新的进步可言，才有高度的造诣可言，那岂不是等于说，全部婚姻的过程不就是一个见习的过程么？不等于说，有婚之日，莫非见习之年么？又何必别立一个见习的期限呢？霭夫人的作品里很有些特出的见解，但她的神经是不很健全的，霭氏在最近问世（1940）的自传里也坦白地承认这一点；霭氏引到她的见习期的主张，恐怕是出乎爱敬与纪念他的夫人的心理者为多；此种主张的理论根据却是不坚实的。

[33] 见埃氏所著《婚姻的性的方面》一书。

[34] 这一段议论岂不是和上文“见习期”的主张相冲突，相抵消？

[35] 其他可供参考之书目：

《我们目前所已知之遗传知识》〔梅奥基金会《演讲集》（*Mayo Foundation Lectures*），1923—1924〕。达尔文（进化论大师之少子 Leonard Darwin）:《优生的改造》。

狄更生:《婚前检验》。

瓦尔（Lopez del Valle）:《婚前医事检验》一文,《世界的健康》月刊，1927 年 9 月号。

[36] 参看霭氏《婚姻的历史》一文,《研究录》第七辑。霭氏又有一论文集，集名可译作《恋爱与德操微言论集》，也值得参读。

[37] 中国的婚姻像蒙田所说一样，也不是为了自己。神道命定的一点，我们也有，但远不如西洋基督教势力下的那般刻板和不可侵犯。所谓神道命定，又可以分三层而言，最广泛的说法是婚姻和天命有关，即“天作之合”的说法。婚姻乃命中注定，有缘则千里相会，无缘则见面不逢，是一般人的信仰中很重要的一部分。这一点从以民间故事做张本的戏曲里最容易看出来。明人戏曲有《天福缘》一种，演癞子张福遇奔女彭素芳，复发藏金，遂得富贵，示姻缘福泽，悉由天定。清华万侯作《杜鹃声》，说秦员外女娇哥嫁一憨哥，乃是一种业缘，无可避免，需缘尽方可。李渔的《奈何天》也以为婚姻子禄，皆前生注定，即如巧妻之伴恶夫，亦是天数，非人力所可奈何。谢宗锡有《玉楼春》一种，其用意的一部分也以为结缡之亲，命所前定，不可苟求。又不详谁氏的清人曲本《楼外楼》演姚女曼殊和杨立勋以梦媒成婚，以示婚姻自有定数，不可勉强。

第二种神道命定的说法和“月下老人”一类的神话有关。唐李复言《续玄怪录》有《定婚店》一则，是此种神话中最早也最有趣的一例，详录如下:“杜陵韦固，少孤，思早娶妇，多岐，求婚不成。贞观二年，将游清河，旅次宋城南店，客有以前清河司马潘昉女为议者。来旦，期于店西龙兴寺门；固以求之意切，且往焉。斜月尚明，有老人倚巾囊，坐于阶上，向月检书；觇之，不识其字。固问之:‘老父所寻者何书？……’老人笑曰:‘此非世间书，君何得见。’固曰:‘然则何书也?’曰:‘幽冥之书。’固曰:‘幽冥之人，何以到此?’曰:‘君行自早，非某不当来也；凡幽吏皆主生人之事，可不行其中乎?……’固曰:‘然则君何主?’曰:‘天下之婚牍耳。’固喜曰:‘固少孤，尝愿早娶，以广后嗣，尔来十年，多方求之，竟不遂意；今者人有期此与议潘司马女，可以成乎?’曰:‘未也；君之妇适三岁，年十七，当入君门。’固问囊中何物?曰:‘赤绳子耳，以系夫妇之足，及其坐，则潜用相系；虽仇敌之家，贵贱悬隔，天涯从宦，吴楚异乡，此绳一系，终不可逭；君之脚已系于彼矣，他求何益?’曰:‘固妻安在?其家何为?’曰:‘此店北卖菜家妪女耳。’固曰:‘可见乎?’曰:‘妪尝抱之来，卖菜于是，能随我行，当示君。’乃明，所期不至。老人卷书揭囊而行，固逐之，入米市，有眇妪抱三岁女来，弊陋亦甚；老人指曰:‘此君之妻也。’固怒曰:‘杀之可乎?’老人曰:‘此人命当食大禄，因子而食邑，庸可杀乎?’老人遂隐。固磨一小刀，付其奴曰:‘汝素干事，能为我杀彼女，赐汝万钱。’奴曰:‘诺。’明日袖刀入菜肆中，于众中刺之而走，一市纷扰，奔走获免。问奴曰:‘所刺中否?’曰:‘初刺其心，不幸才中眉间。’尔后求婚，终不遂。又十四年，以父荫参柏州军，刺史王泰……妻以女，可年十六七，容色华丽，固称惬之极；然其眉间常贴一花钿，虽沐浴闲处，未尝暂去。岁余，固逼问之，妻潸然曰:‘妾郡守之犹子也，非其女也，畴昔父曾宰宋城，终其官时，妾在襁褓，母兄次殁，惟……与乳母陈氏居，去店近，鬻蔬以给朝夕，陈氏怜小，不忍暂弃；三岁时，抱行市中，为狂贼所刺，刀痕尚在，故以花子覆之。七八年前，叔从事庐龙，遂得在左右，以为女嫁君耳。’固曰:‘陈氏眇乎?’曰:‘然，何以知之?’固曰:‘所刺者固也……’因尽言之。相敬愈极。后生男鲲，为雁门太守，封太原郡太夫人，知阴骘之定不可变也。宋城宰闻之，题其店曰‘定婚店’。”

更有趣的是所谓露水姻缘也有神道掌管。清袁枚《续子不语》有《露水姻缘之神》一则说:“贾正经，黔中人，娶妻陶氏颇佳。清明上坟，同行至半途，忽有旋风当道，疑是鬼神求食者，乃列祭品沥酒祝曰:‘仓卒无以为献，一尊浊酒，毋嫌不洁。’祭毕，然后登墓拜扫而归。次春，贾别妻远出，一日将暮，旅舍尚远，深怯荒野，无可栖止；忽有青衣伺于道旁问曰:‘来者贾相公耶?奉主命相候久矣。’问为谁。曰:‘到彼自知。’遥指有灯光处是其村落。私心窃喜，遂随之去。约行里许，主人已在门迓客，道服儒巾，风雅士也；楼阁云横，皆饰金碧。贾叙寒暄问曰:‘暮夜迷途，忽逢宠召，从未识荆，不识何以预知，远劳尊纪。’答曰:‘旧岁路中把晤，叨领盛情，曾几何时，而遽忘耶?’贾益不解。主人曰:‘去年清明日，贤夫妇上墓祭扫，旋风当道者即我也。’贾曰:‘然则君为神欤?’曰:‘非也，地仙也。’问所职司。曰:‘言之惭愧，掌人间露水姻缘事。’贾戏云:‘仆颇多情，敢烦一查，今生可有遇合否?’仙取簿翻阅，笑曰:‘奇哉，君今生无分，目下尊夫人大有良缘!’贾不觉汗上，自思妻正少艾，若或有此，将为终身之耻，乃求为消除。仙曰:‘是注定之大数，岂予所得更改?’贾复哀求，仙仰天而思，良久，曰:‘善哉善哉，幸而尊夫人所遇，庸奴也，贪财之心，胜于好色，汝速还家，可免闺房之丑，不过损财耳。’贾屈指计程，业出门四日矣，恐归无及；又思为蝇头微利，而使妻失节，断乎不可。乃辞仙而归，尽夜赶行；离家仅四十里，忽大雨如注，遂不得前；明午入门，则见卧房墙已淋坍，邻有单身少年相逼而居，回忆仙言，不觉叹恨。妻问何故。曰:‘墙坍壁倒，两室相通，彼此少年独宿，其事尚可言而来问我乎?’妻曰:‘君为此耶?事诚有之，幸失十金而免。’贾询其故。曰:‘墙倒后少年果来相调，逃往邻家，不料枕间藏金，遂被窃去；今渠怕汝归，业已远飏。’问金何来，则某家清偿物也。贾鸣官擒少年笞之，而金卒难追。此事程惺峰为予言。”这种神话，显系有人造作，即使略有事实的根据，也是一二神经不健全而生怕妻子有外遇的人所做的白日梦。我们引来，无非是表示婚姻天定之说的无远弗届而已。

第三种神道之说和祖宗崇拜有密切的关系。基督教统治下的西洋婚姻对上帝负责。祖宗崇拜下的中国婚姻对祖宗负责，以至于对祖宗的代表父母（或姑舅）负责。《春秋左氏传》隐公八年说："郑公子忽如陈，逆妇妫……归……先配而后祖；铖子曰：'是不为夫妇，诬其祖矣，何以能育？'"《仪礼·士昏礼》于《亲近》下说："父醮子，命之曰；'往迎尔相，承我宗事，勗帅以敬先妣之嗣，若则有常。'"《礼记·曾子问》曰："三月而庙见，称来妇也，择日而祭于祢，成妇之义也。"又说："曾子问曰：'女未庙见而死，则如之何？'孔子曰：'不迁于祖，不祔于皇姑，壻不杖，不菲，不次，归葬于女氏之党，示未成妇也。'"这些都是婚姻对祖宗负责的理论与事实。后世婚礼，乾宅于迎亲前，坤宅于女上轿前，都要祭祖一次，那大约相当于陈铖子所说的"先配而后祖"的祖；婚礼告成的当日或次日乾宅又祭祖一次，那就等于庙见。

三种神道主义的婚姻观，一、二两种和事先的命定有关，第三种则与事后的裁可有关。一、二两种，事实上并不很重要。"天作之合"的天，和"靠天吃饭"的天是一个天，都是"天高皇帝远"的天，其实并没有很大的拘束力，不过有此说法，有此一部分的神道设教之后，可以教在婚姻生活上不得适应的人可以聊以自慰；在无可如何之中力图适应，而不妄作他求罢了。约而言之，此其所谓神道命定和基督教的神道命定，性质上既很有不同，力量上更大有区别；西洋的神道主义是十分认真的，中国的神道主义却多少带几分游戏的性质，几分点缀的性质，这是不能不辨的，一般如此，关于婚姻的一部分也如此，至于两种性质的是非利弊如何，那就在本书范围以外，可以不论。

不过祖宗的裁可，虽也未尝不是设教的一部分，其意义却深长得多了。说详译者所著《优生学的应用》一文，《申报月刊》第一卷第一期，兹不赘。

第二与第三种神道命定的说法之间，也还有一种神话，可以在民间传说里发现。清王士祯《池北偶谈》（卷二十三）有《鸳鸯镜》一则说："楚人王兰士者，尝游江西，一日遇风雨，投宿古祠，遂假寐，门忽洞开，见翁媪二人，入祠，据上坐，仆从十许人，旁列；复有二翁妪，扶服入，跪其前；坐者怒数其罪，顾从者鞭之数百，跪者哀号乞怜，且曰：'业生此不孝子，不敢辞罪，祈见释，当碎其鸳鸯镜，事犹可及也。'坐者沉吟，释之。王嗽，发声，遂无所睹。晨起，雨霁将行，复有少年，持一镜，入拜祠下。王怪而问之。曰：'此鸳鸯镜，汉物也。'视之，背作鸳鸯二头。益异之。谓少年曰：'肯见售乎？'少年不可。展转间，镜急坠地而碎。少年方惊惋，王告之曰：'汝必有失德，坏人闺门事，不实相告，且有险谴。'少年惧，吐实。乃与里中谢氏女约私奔，期会祠中，镜即女所遗也。因语以夜来所见。少年大悔恨，再拜而去。王视其额，乃'谢氏宗祠'也。"

[38] 见埃氏所著书《婚姻的性的方面》。

[39] 见戴氏所著书《二千二百个妇女的性生活的因素》。

[40] 英文adjustment或adaptation一词，以前译作"适应"或"顺应"，大抵是由日本的译文中沿袭而来。译者按《中庸》有"致中庸，天地位焉，万物育焉"的话，注释家说位是"安其所"，育是"遂其生"，然则安所遂生，就是位育；进化论者所说adjustment或adaptation的精意其实也不过如此。本书曾改用"位育"做译名，后经整理，已改作"适应"。

[41] 见狄氏与比姆女士合著的《一千个婚姻的研究》。

[42] 见汉氏所著《婚姻的一个研究》。

[43] 在中国也有类似的情形。新式的婚姻主张恋爱需绝对自由，绝对的"没有条件"，必须完全自己裁可，别人不能赞一词；这些，都可以说是外表的条件或格式。实际上这种婚姻的好合程度并不见得比旧式婚姻的程度要高出多少。旧式婚姻于结合之先，主张门第相当，才貌相配，需有老成的人为之主持，结合之后，又主张亲而不狎，相敬如宾；如此，婚前既有相当

客观的条件做保障，婚后又有一些培植的工夫来维持，旧的夫妇关系之所以能历久相安，这些显然是原因的一部分了。那些醉心于新式婚姻的人，动辄以为旧式婚姻之所以能相安无事，是受了一种定命哲学的麻醉，特别是在女子方面，那是知其一而不知其二的。

[44] 见凯氏所著《婚姻问题的一个正确的陈述》一文。凯氏于二十年前（1925）曾约请当代许多有名的作家就婚姻问题的各方面加以论述，由凯氏编成一本论集，题目叫《婚姻之书》，全书凡三篇二十余章，凯氏此文就是开宗明义的那一章。

[45] 道的说法有其哲学的根据。中国人的人生哲学大体上是接受这种说法的，所以有"祸兮福所倚，福兮祸所伏"一类的话。褚先生在《史记·日者列传》后有几句话很足以代表这种哲学："祸与福同，刑与德双"，"黄金有疵，白玉有瑕，事有所疾，亦有所徐，物有所拘，亦有所据，罔有所数，亦有所疎，人有所贵，亦有所不如——何可而适乎？物安可全乎？……物不全乃生也"。《列子》寓言里的富人所做的噩梦也代表这种哲学。希腊的人生哲学里也有这很基本的一部分，详见英国人文主义的批评家莫尔（P. P. More）所作《神圣的嫉妒》（*Nemesis*，*or The Divine Envy*）一文，现入《谢尔本文集》第七辑（*Shelbourne Essays*，Seventh Series）。佛家一方面也承认这种说法，但另一方面则更进一步想把痛苦和快乐两俱摈斥在心理生活以外。印度相传有一个故事：有一婆罗门家，于室内忽见一美貌庄严之女，服饰均非凡品。主人异之曰："汝何人斯？胡为来至吾家？"女曰："吾乃功德天也；凡吾所至，百事畅遂，福寿无疆。"于是主人欢喜异常，敬心供奉。及至出门，于门外复见一女，囚首垢面，衣服褴褛。主人诃之："汝勿得立于此地。"女曰："吾乃黑暗女也，吾姊在汝室内，汝何能不许吾立于此？"主人曰："汝立此何意？"女曰："吾之所至，其家必衰，一切祸患，排闼而来。"主人大恚，欲强驱去。女曰："吾与吾姊，形影不离，吾姊在内，吾必在外，俟善缘终了，吾姊出时，吾即入矣。"主人思之，福利固可乐，祸患又可惧，既压黑暗女，亦遣功德天。故曰："有智主人，二俱不受。"

[46] 霭氏在上文论婚姻的可取性的一节里提到"暌违是十全十美之母"的道理，如今讨论到婚姻生活的满意问题时，反而把这一层道理忘了，至少没有想到只字，连暗示都没有，这是译者认为很可以诧异的一点。其实恶婚姻的促成虽往往因为一层道理，而好婚姻的维持久远也未始不由于这一层道理，惟其距离可以增加思慕，增加美好的想象，所以婚姻的维持，就得靠一种培植适当距离的工夫。"相敬如宾"就是此种工夫的一个原则；"上床夫妻，下地君子"，就是这原则的注解。相传金圣叹曾经把妻子送回娘家，过了许时，又鼓乐喧阗地用花轿把她抬回来，这虽未免过于徜徉玩世，但就"暌违"或"距离"的道理而言，他是对的。不参考到这一层道理，而讨论婚姻生活的满意与否的问题，译者以为是不容易搔到痒处的。

[47] 霭氏《研究录》第六辑里的《婚姻》一文，和第七辑里的《婚姻的历史》一文，关于本节的题目尚有更细密的讨论。译者所著《中国之家庭问题》中的"婚姻的专一"一节，208—225页，也可供参看。又卡尔弗登（V. F. Calverton）所著《婚姻的破产》一书亦值得一读。

[48] 中国以前的婚制大体上也有同样的一个承认。一夫一妻在中国也有天经地义的地位。不过因为同时承认妾的制度，此种天经地义的禁锢力并没有西洋的那般大。《说文》妻者，妇与夫齐者也。又妻字，古文从女从贵，妻字从贵得声，贵字大约也有意义的成分。《礼·哀公问》，妻也者亲之主也。董仲舒《春秋繁露》，妻者，夫之合也。《仪礼·丧服传》，夫妻牉合也。《礼·内则》，妻不在，妾御莫敢当夕。《春秋·公羊传》僖公三年阳穀之会及《穀梁传》僖公九年葵丘之盟，齐桓公特别提出"毋以妾为妻"的条约来；《左氏传》哀公二十四年讥哀公以妾（公子荆之母）为夫人之非礼，且谓哀公因此而失鲁国的人心。这些都是征中国的婚姻是始终以一夫一妻为骨干的；一夫一妻是常经，妾制是权变。

[49] 这一层很值得加以研究发挥。在容许妾制的中国社会是否如此，更值得我们加以探索。以前

真正纳妾的中国人，其实只不过是人口中很小的一部分，绝大多数的士庶大抵都是单婚的，而这些单婚的人也许有很大的一部分能恪守“恒其德贞”的原则；我们若能就这方面着手加以调查，也许兴氏的话是可以证实的。

[50] 这教我们联想到《礼·经解》上的几句话：“婚姻之礼废，则夫妇之道苦，而淫辟之罪多矣。”不过这里所谓婚姻之礼是兼两个条件而言的，一是附加的妾制，二是相当的早婚，否则，像兴氏所评论的西洋的婚姻之礼，不更足以增加夫妇之道的痛苦和淫辟之罪的频数么？

[51] 译者按兴氏是霭氏和霭夫人的一位多年的老友。兴氏下世后，他的作品好像就是霭夫人为他整理的，兴氏的小传（James Hinton : A Sketch）也是她的手笔。详见1940年出版的霭氏自传《我的生平》。

[52] 霭氏原注：人类学家皮特·里弗斯（Pitt Rivers）在他很有参考价值的那本《文化的抵触》（*The Clash of Culture*）的《附录》里说，人类像许多其他的动物一样，是一个多妻的物种（虽则基督教治下的所谓一夫一妻制是一个多妻制与多夫制的凌乱的混合物），又说：“成年的女子多于成年的男子，这种女性的剩余现象是所以维持人类活力和增进人类元气的一个必然的条件。”皮氏的话虽如此，我们总需记得正常的性比例是所差有限的，即使多妻的倾向是有利的话，这种比例终究是不可避免的一个限制，使这种倾向无从发展。译者按：霭氏这一段注原在注[51]的地位，今酌移于此。

[53] 霭氏这一点辨别很好。单婚英文叫monogamy，多婚叫polygamy；单恋霭氏叫做mono-erotic，多恋叫做poly-erotic。

[54] 乱婚的无证可凭，详见英国社会学家韦斯特马克的《人类婚姻史》，此书有详简两种，其简短的一种，上海神州国光社早已有译本出版。

[55] 在疯狂状态下，男女都可以有乱交的倾向，医学名词分别叫做男子的嬲狂与女子的慕男狂。女子的慕男狂中国旧称“花邪”，亦称“花旋风”。清独逸窝居士《笑笑录》说：“冯仲新言曾寓一客店，主妇年将六旬，忽发狂，裸体欲出市觅男，有少年店伙三人拥之入室，窃窥之，则次第据而迭淫焉。良久淫毕，妇衣服而出，安靖如故。诧甚。后有人语之云：‘此妪患花旋风，每发，必多人与合乃愈；三少年尽蓄以待之者，如无健男迭御，则入市乱嬲。’此症此医，皆奇闻也。”唐柳宗元《河间妇传》中的河间妇所患的也是花旋风无疑。或说柳氏这篇文章是一种寓言，意存讽劝，但亦不能一无所本。

[56] 霭氏这一部分的见解是很对的，也是最合情理的。他这一段议论教我们很自然地联想到《诗·国风》序言里的几句话：“故变风发乎情，止乎礼义；发乎情，民之性也，止乎礼义，先王之泽也。”多恋的倾向，是“发乎情”，是“民之性”，单恋的原则和归宿是“止乎礼义”，是“先王之泽”，先王之泽就是传统的文教的影响。教男女于婚姻之外，对其他异性的人丝毫不发生与不表示爱慕的心思是不可能的；但教他们在表示爱慕的时候，应当有相当的分寸，相当的限度，最好不要到达一个推车撞壁的境界，甚至不要到一个悬崖勒马的地步是可能的。中国的性道德的观念，以至于一般的道德观念，至少在佛家上场以前，是不作诛心之论的。容许“发乎情”，承认“民之性”的道德观念和建筑在动机或“诛心之论”上的道德观念迥然不同。耶稣基督说：“你们听见有话说，‘不可奸淫’，只是我告诉你们，凡看见妇女就动淫念的，这人心里已经与她犯奸淫了……”（《马太福音》第五章第二十七、二十八节）。这就是诛心的性道德观念了，这是否定了“民之性”和禁止了“发乎情”的。霭氏这一部分的见解无疑在中国读者中可以找到不少同情与谅解的反应，而在基督教统治已久的西洋社会里怕反而不容易得到一般人的公认。

[57] 霭氏在这一段里所暗示的问题是很对的，不是医师所能越俎代庖的一个问题。而是一个个人修养的问题。所谓个人的责任实在包括两部分，一是事先的修养，一是事后的不躲避因多恋

而引起的种种责任。显然，为维持社会的道德起见，事先的修养要比事后的负责重要得多。“发乎情止乎礼义”的工夫是可以修养出来的，在一般的欲望上应当修养，在性欲的活动上更有修养的必要，因为这种活动特别容易影响到第二者以至于第三者的治安、利益以至于人格。这种修养的工夫无他，就是一种裁节的工夫，说详译者所著《论人格教育》一文，《今日评论》第四卷第六期，今辑入《自由之路》一书。

[58] 霭氏这一段议论和译者在注[57]里所申论的是殊途而同归的。说殊途，因为霭氏侧重团体的同情、谅解、宽容、平恕，而译者则侧重个人的自我制裁。说同归，因为所求的均是两性关系的最合乎情理的适应。这侧重点的不同也似乎根本代表着中西文化的一大区别。

[59] 霭氏在这里用到“可能”一词是有理由的。霭氏对于生育子女是用严格的优生学的眼光来看的；他自己虽结婚，却从未生育子女，据他在《我的生平》里说，他和霭夫人在未婚以前，对于这一点曾经加以熟虑，当时便认为双方的性格未必能产生很健全的子女，所以便决定不生。不过我认为霭氏陈义过高了。霭氏自己是很健全的，除了不大喜欢交际生活一端而外，他是很正常的，而交际生活的厌避一层根本上也没有什么特别的不健全；霭夫人在精神生活上是不大健全的，尤其是到了中年以后，但还没有到一个病态的程度。这样一对配偶而不留子女，译者以为世上将无真正配做父母的人。凡读《我的生平》的人怕不免有同样的感想。

[60] 这一句话也教译者联想到霭氏自己的经验。霭氏一向主张夫妇在经济上应彼此独立，但在《我的生平》里，他承认他自己的经验是失败了，他与霭夫人名为经济独立，实则霭夫人有许多笔的糊涂账和身后的债务是由霭氏清偿的。所以到了晚年，霭氏对于这种主张的兴趣似乎减少了许多，“往往也是一个经济的单位集团”的“往往”两个字大可以说明这一点。

[61] 这句话和霭氏自己的经验也有密切的关系。霭氏在《我的生平》里承认自己的性能是相当薄弱的，又说，大约过中年后不久（确切的年岁连他自己也记不得了），他就不再和霭夫人同房，并且后来根本不大住在一起，不过见面和通信的机会极多就是了。霭氏这煞尾的一句话当然并没有小看性爱的成分的意思，如果婚姻生活于其他方面能融洽之外，又能有性爱的调协，一直到性能的衰老为止，岂不是更可以增加美满的程度？霭氏自身的经验虽不及此，至少在理论上他是不会不赞同的。

[62] 关于此节，霭氏别有更详细的讨论，见《研究录》第六辑第十二章《生育的科学》。又霭氏所著《恋爱与德操短篇论集》续编中也有讨论。

[63] 见前引《婚姻之书》一书。

[64] 作者在这里指的是天主教徒。

[65] 优生学者称同品相婚为“类聚配偶”，也认为是自然法则之一种（Law of assortative mating）。

[66] 可参阅译者所作《遗传的法则》一稿，见《华年》周刊第四卷。

[67] 大小家庭之分，在西洋只有一义，即子女多者为大家庭，子女少者为小家庭。在中国，则可以别有一义，即祖孙父子三代同居而成年有室之兄弟又不别财分居者为大家庭，其别财分居者则为小家庭。这里所指的大小家庭显然是属于第一义的。

[68] 霭氏此论是要略加补充的。文中所用强迫运用的字样大约不是指外缘的强制执行，因为床笫之事，外缘的强制是不适用的，而是指个人的自动的制裁。而讲起自动的制裁，一般对于中才以下的人，特别是对于智能低下的人，就行不通了。对于这种人，唯一有效的避孕方法是下文里讲到的绝育法。男女隔离的方法（segregation）当然也可以用，但在此法下，室家之好是不能有的，并且社会也将不胜其防杜之烦，同时经济上的耗费也大。说详译者所作《消极的优生学》一稿，《华年》周刊第四卷；又《人口品质的一个政策》，《今日评论》第四卷，今入《优生与抗战》(《人文生物学论丛》第七辑）中。

[69] 在这题目上，中文方面还没有什么很好的参考书或手册。姑就霭氏在参考书目里所列的英文各书转引于下，让能阅读英文的读者知所问津：

Michael Fielding Parenthood：Design or Accident？ A Manual of Birth Control.

J. F. Cooper：Technique of Contraception.

M. C. Stopes：Contraception，lts Theory，History and Practice.

A. Konikow：Contraception.

[70] 这种机关在中国也已经有一个开端，抗战以前，北平上海等大都市里，在颜福庆陈达等诸先生提倡下，都已经有这种机关的成立；上海方面，那一篇缘起的文字是译者承乏写的，北平方面的委员会，译者也承乏过一年的主席。北平上海两方也就有过工作报告发表。

[71] 出《创世纪》第三十八章。犹大有三个儿子：珥、俄南、示拉。珥早死，遗寡妻他玛，犹大对俄南说："你当与你哥哥的妻子同房，向他尽你为弟的本分，为你哥哥生子立后。"俄南知道生子不归自己，所以同房的时候，便遗在地，免得给他哥哥留后（八九两节）。按古代希伯来民族实行我们所谓"叔接嫂"的婚制，叫做levirate。

[72] 在十九世纪初年，美国宗教界产生许多新的小宗派；这种宗派，为便于实行它们的宗教生活而不受外界的牵制起见，大都自己有新村的组织。奥拿伊达新村就是这样的一个，地点即在名奥拿伊达的一个乡镇，西距纽约州的首府不很远，也是从纽约市到首府的铁道必经的一站。新村的领袖和教主叫诺伊斯（Noyes），其教义属于当时所称"至善"的一宗（perfectionism）。这种至善的生活包括很有优生意义的一部分，就是村中善信的配合和生育都要经教主的同意；甲男与乙女可以暂时配合，而不可生育，丙男与丁女，可以暂时配合，同时也可以生育等等，都要经教主的许可；村中没有永久的配偶，其不许生育的临时结合就得运用忍精交接的避孕方法。因为不胜外界的压迫，这新村后来终于结束而改为一个股份有限的企业公司。说详译者所著小册《宗教与优生》（上海青年协会书局出版）和霭氏《研究录》，第六辑553—554页。

[73] 在以前中国，堕胎也是一件极不方便的事，之所以不方便的缘故，一半是道德法律的制裁，一半是技术的缺乏，而技术的缺乏还居大半。不过堕胎不成，另一种减少养育之烦的方法就应运而生，就是溺婴，特别是溺女。溺女的风气在中国是相当普通的，特别是在穷苦的山陵地带。福建的建阳崇安一带，相传此风最甚。所以莆田周石渠有《戒杀女歌》，流行甚广，特别是歌辞的前面一大半，后来也采入《达生篇》一类劝善的书。苏轼与友人书，也提到鄂岳间田野小人，例只养二男一女，过此则杀之。明朱国桢《涌幢小品》卷三十二也说到"江西人最喜溺女"。可惜到现在我们在这方面还没有人做过通盘的调查。

[74] 霭氏原注：我所知道的最早的绝育的一例是一个美国的医师；他身体很好，已经有了好几个子女，但不愿再事生育，同时他的夫人对普通避孕的方法，又深觉厌烦，于是便决定请同行在他身上施行截割输精管的手术。这手术是极简单的，所引起的些微痛楚与不舒适丝毫没有影响到他的日常工作，而夫妇双方对于手术后的结果，又完全认为满意，过了好几年，始终没有发生什么遗憾；我和这位医师是一向彼此通信的，至少到最近的一封信为止，情形是如此。手术以后，他的性能与性欲都没有减少，这个例子，如今看来，可以说是很富有代表性的。

[75] 参阅译者所作关于这题目的两篇短稿《美国绝育律的现状》（民国十二年，现入《人文生物学论丛》第一辑《优生概论》中）和《二十八年来美国加州优生绝育之经验》（民国二十六年，现入《人文生物学论丛》第七辑《优生与抗战》中）。

[76] 中国的人生哲学在这方面是比较无懈可击的。孔子文质之论，荀子性伪之说，都是这方面的很健全的基础。"质胜文则野，文胜质则史，文质彬彬，然后君子"；一切生活最好能如此，

性的生活也不是例外。

[77] 清采蘅子《虫鸣漫录》(卷一)说:"饮食男女，大欲存焉，然秉赋亦有不同。常开平(遇春)三日不御女，皮裂血出，军中携妓自随，明太祖不之禁。近世纪文达公(昀)，日必五度(五鼓入朝、归寓、午间、薄暮、临卧各一度)，否则病……袁子才(枚)太史……自吟云'半生非病不离花'；每称有色福。而梁山舟(同书)学士则四十年独宿……寂若枯僧，寿至九十。其不同如此。"性交频数的自然变异范围之广，此亦可作一例。

[78] 见哈氏所著文《美国社会学杂志》，1932年7月。

[79] 节欲或交接次数的不宜过多，一方面有生理上自然的限制做保障，一方面，至少在读书明理、爱身修己的人，也大抵知道自我制裁。不过对一部分知识不足而又不免于放纵的人，有时还需要神道设教的方式来加以约束。中国文化里，神道设教的成分是不少的，性生活方面自不免也有这种成分。坊间流行的《达生篇》一书(亟斋居士原编，汪家驹增订)大都附录有"养生节欲戒期"的一部分。所谓节欲戒期分"每月一定戒期""每月无定戒期"和当戒的天忌、地忌、人忌的日子或环境三种。一定戒期全年共101日；五月最多，12日；其次为正月，11日；七月，9日；二、三、四、六、八、十一、十二诸月，都是8日；十月、七月、九月最少，6日。初一、十五、三十或二十九是各月共同的戒日，犯者不免短寿或减寿。二十五是月晦日，犯则主病，二十八，人神在阴，主夫妇同病；这两个也是各月所共同的。五月最凶险，12个戒日里的前9个名为最毒日，最犯忌；五月十五日，最可怕，"前半夜犯之，男死，后半夜犯之，女死，子时犯之，男女俱死。"其他犯戒的结果包括恶疾、产恶胎、失音、血症死、一年至三年以内死等。无定戒期是：四立日(立春、立夏、立秋、立冬)；两分两至日；四绝日(即四立前一日)与四离日(即分与至的前一日)；甲子庚申日，夏至后丙丁日，冬至后庚辛日；社日，腊日，天空日(是日受胎生子，主雷击)，夫妇元辰本命日，大月十七与小月十六日。合起来也有40日光景。所谓天忌，指的是日食、月食、雷电、大风大雨、大雪大雾、大寒大热、虹霓、日月星斗之下。所谓地忌，指地震、神祇寺庙之地、井灶柩厕之旁、风露之中、灯火之下。当戒的人忌是：疾病新愈、劳倦方息、大醉过饱之余、远归、新浴、大喜、大怒、惊忧悲苦之后和妇人临经和产后不久。这种戒日虽不能确算，大约至少要在100天以上。将各种戒日并算扣除以后，一年之中，夫妇真能同房而不遭禁忌的日子不过是100天上下，全年平均，约3—4日可以同房一次，这倒是和哈维医师的研究结果大致有些仿佛。但以前真正能遵守这种戒期的人究属有多少，我们却亟切无从知道了!

[80]《达生篇》开始便说:"古者妇人有孕，即居别室；盖有孕而犯之，三月以前者，常致胎动而流产，三月以后者，则致胎衣太厚而难产；且生子身多浊物，他时多病而少寿。故保胎以绝欲为第一义。"所说虽未尽合乎科学原理，但一种劝诫的意思是不错的。

[81] 参阅译者所著《中国之家庭问题》，160—182页。

[82] 参阅《中国之家庭问题》，239—258页。又译者所著《优生概论》中《优生与生育节制》《人文史观》中《说才丁两旺》及《革命》周刊第四卷中《生育节制的几个标准》等篇。

[83] 关于本节，中国书籍方面可供参读的尚有陈达:《人口问题》；山格夫人:《新母道》；海尔医师(Norman Haire)辑:《还有几个关于节育的医学方面的意见》；卡尔-桑达斯(A. M. Carr-Saunders):《人口问题》；霍格本(Lancelot Hogben):《医学中若干渊源的原则》；戈斯尼(Gosney)与波普诺合著:《绝育与人类改良》；兰德曼(J. H. Landman):《人的绝育：性绝育运动史》。又期刊二种，一是英国的《优生杂志》(*Eugenics Review*)，一是美国的《社会卫生杂志》。

[84] 霭氏自己就是这样的一例。他在《我的生平》里说，他和霭夫人在结婚以前，就很坦白地讨

论到这方面，结果决定不生子女。

[85] 在立嗣的办法普遍通行的中国，这条出路可以说是不必要的。在以后，旧日家庭的精神减杀的结果，走这条路的人也许要多些。

[86] 这条出路教我们联想到唐律以至于明清法律的“七出之条”里的“无子”一条。现行的《民法·亲属论》里没有这一点。参阅《中国之家庭问题》，226—238页，又《人文史观》中《优生婚姻与法律》一文。

[87] 霭氏这几句话说得好。一个人尽管可以在原则上主张离婚应当相当自由，而实际却劝别人最好不诉诸离异的一途。无论为什么理由，离婚总是一个生活失败的供状，一个对未来生活的莫大打击。近代婚姻朝秦暮楚的日多一日，有的几乎完全说不上什么理由，只是受了见异思迁或择肥而噬的心理所驱策，这种人应当熟读霭氏这几句话和下文接着的一段议论。

[88] 这在中国是最普通的路子。不过在中国，抱养是有条件的，就是养子必须是同姓本宗，并且在血统上要越近越好，至于所抱养的必须是男孩是无须说得的。这种抱养我们叫立嗣。抱养的儿子大都是立嗣的儿子，但立嗣的儿子不一定要经抱养的手续，因为有的嗣子是在已经长大以后入嗣的，甚至于入嗣的时候，所嗣的父母已经去世的也很多。西洋一般的抱养方法我们自然也有，特别是在不甚读书的阶层里；读书的士大夫阶层里有家谱，家谱上特别写明“异姓抱养不书”。

[89] 其实在以前的中国，娶妾就是这样的一条出路，这条路在道义上最困难，但在事实上，只要不顾道义，却最容易，以前如此，现在对一部分人，还是如此。

[90] 这在中国以前叫做“借种”。引一个借种的故事于下，以备一格。明郑瑄《昨非庵日纂》（卷二十）说：“周状元旋之父，多子而贫，馆富翁家。翁无子，欲令妻求种；召饮，酒半，佯入睡。令妻出陪曰：‘君多男，妾冒耻求种。’某愕然遽起，而门闭不得出，以指书空云：‘欲借人间种，恐妨天上人。’妻启门放之。是秋（旋）中乡榜，太守梦迎状元，幡上写‘欲借人间种’二语。明年大魁报至，太守往贺，因诘所梦，讳之而不言。”科举时代里，这种因缘果报的故事是很多的，果报的部分究属确否，我们不得而知，但可知借种的办法以前是有的。不过这种办法也可以有丈夫的同意在内，甚至丈夫就是出主意的人，原文中“瞒了丈夫”云云，也是不尽然的。又明徐应秋《玉芝堂谈荟》（卷七）有《固宠借种》一则，搜集的例子不止一个，但实际上不尽属“借种”的外遇，而是一般的外遇性质。

这第四条出路有此变通的一法，也亏霭氏想得周到。不过霭氏若了解中国的社会情形，便可以知道第三条抱养的出路也可以有同样的一个变通办法，就是所谓“装假肚”，假肚装到相当时期，便从外间抱进一个来，算是自己生的。此其用意，部分也许在固宠，像借种一样，部分也所以回避异性不许抱养而同姓又无可抱养或不愿抱养的困难。

[91] 见范氏所著《婚姻中的多育与不育》一书。

[92] 本节内容，关于女子的部分，霭氏别有更详细之讨论，见《研究录》第三辑中《妇女的性冲动》一文。又斯特克尔《女子的阴冷》一书也值得参考。

[93] 清袁枚《续子不语》（卷八）引《褚氏遗书》说：“男子二八精通能近女，八八六十四而精衰，然近日禀气厚薄不同，有十三四娶妻生子者，似又难拘于定数也。俗有量童子法，能知其近女与否，法用粗线一根，自其顶围颈一匝。记其长短，以线双折，从其鼻准横量至耳，长过耳者，便能人道，否则犹童子，不能近女也。”所谓量童子之法，是否经得起科学的盘驳，我们不得而知，但童年性发育的迟早，因人而大有不齐，中国人是早就观察到的。禀气厚薄是一个寻常的事实，二八精通之说原是就一般的常数而言，正复不必拘泥。

[94] 性能的提早发育和展缓止歇，在以前只有一个浅显的测验，就是一个人能不能生育。不能生育的人未必缺乏性能，但能生育的我们可以断定他必有性能，所以这个浅显的测验也未尝没

有它的地位，特别是在性生理学尚未发达的前代。《金史》称金之始祖函普，从高丽来，年已六十余，居完颜部，部中有贤女，年六十而未嫁，始祖纳之，后生二男一女，男名乌鲁与斡鲁，女名注思板。这也许是神话，未必可信。明徐应秋《玉芝堂谈荟》（卷四）引《姝姝由笔》说：“嘉靖乙酉濮阳李蒲汀《南行日记》内，载利津有老妪年八十二，生子。”又引《乾膢子》中“张督妻，七十二岁嫁潘老，复生二子”。至童年生子，则元末陶宗仪《辍耕录》上说：“至正丁丑，谣言拘刷童男女，以故婚嫁不问长幼，平江苏达卿有女，年十二，赘里人蒲仲明之子为婿，明年生一子。”清褚人获《坚瓠广集》（卷一）引《真珠船》说：“隰宁张娼之女，十二岁而得男，长安刘氏之妇，六十二而育女，是胚胎之结，亦有不假天癸者。”褚氏又自引一例说：“近闻扬州某商，老而乏嗣，妻年六十而生一子，族人争疑之，讼于郡守……当堂滴血，验系果真（按滴血是否可据，显系另一问题），众议方息。”又宁都大族曾姓，相传有一七岁祖，见清独逸窝退士《笑笑录》（卷六），事果属实，可以说是童年生子最极端的一个纪录了。

[95] 见汉氏《婚姻的一个研究》。

[96] 见狄氏与比姆女士合著的《一千件婚姻的研究》。

[97] 原文此处用相当于“节操”的一词，显与作者的本意不符，所以不符的理由，见下文本章第八节，译文中改定为“长期的性欲抑制”，于义较妥。

[98] 霭氏原注：性能欠缺也许别有一种比较确定的心理的原因，汉密尔顿医师最近对我说，他认为童年时对母亲的情爱发展过分则成一个凝固的状态（精神分析家名为“母缘固结”，或径称为“母恋”mother-fixation），是可以引进到阳痿的境界的。

[99] 自抗日军兴以来，在流离颠沛与情绪紧张的生活里所发生的妊娠似乎也有同样的现象，这是许多人已经观察到的。

[100] 霭氏原注：我在这里也许无须加以申说：对于一个守身如玉而温文尔雅的男子，一度寻花问柳中所体验到的萎缩是绝对不足以证明性能不足的。冒尔提到过一个青年男子，一向没有性交的经验，在结婚之前，接受了一个朋友的劝告，特地到妓馆里试验一次，究属有无交接的能力；结果是完全失败。但一旦结婚以后，和他妻子交接的时候，他却完全成功。

[101] 对这一类的药物，古今中外都有很深的迷信，译者所见于中国记载的，至少有下列的几种：

一　动物类

鹊脑（《淮南毕万术》，高诱注）。

驴驹媚（唐蒋防《霍小玉传》）。

盐龙（宋何远《春渚纪闻》）。

石镭（清褚人获《坚瓠补集》引《挥尘新谈》）。

如意钩（清凉道人《听雨轩笔记》）。

红蝙蝠（清卢若腾《岛居随录》）。

鸤鸠骨（同上）。

鹤子草所饲蝶（同上）。

二　植物类

砂挼子，一作矽俘，又作倒行拘子，又作俘郁旋（宋孙光宪《北梦琐言》引陈藏器《本草》，又见汤若士《武陵春梦诗》及褚人获《坚瓠补集》）。

怕老婆草（清凉道人《听雨轩笔记》）。

榼子仁（卢若腾《岛居随录》）。

三　人工调和类

萃仙丸（清钮琇《觚賸续编》）。此类人工调和之药方不一而足：犹忆在美国游学时，在一开设洗衣作之华侨处见春方一束，多至十三种，当时曾抄录一份，惜今已遗失。民国二十年，译者因参与太平洋国际学会会议之便，在日本西京购得《东西媚药考》一种，印刷极精，且附有各种药物的插图，书尾注明为非卖品，当是好事者编印分赠同好的一种作品，可惜此书不在手边，如今连作者的姓名也都记不起来了。

又人工调和的药物有极奇者。清诸晦香《明斋小识》(卷九)说:“黄溪东有樊将军庙，后楹塑夫人像，相传面上粉，可作媚药，镇中无赖，群领其颐，随施随刮，终年苦陀㒲……”晋张华《博物志》有云:“月布在户，妇人留连”，注谓月布埋户限下，妇人入户，则自淹留不肯去(亦见明刘玉《已疟编》)；此容或有一些物类感应之理存乎其间，至若木偶脸上的白粉也有媚人的效力，则真匪夷所思。

中外药物的市场上，壮阳的药品极多，报纸上的广告总把它们的效用说得天花乱坠，性能不足的人便是这些药品的好主顾。霭氏这一段议论，语虽不多，已足以发这一班人的深省。

[102] 见卢梭自著《新爱洛伊丝》。

[103] 若就中国坊间流行的性爱小说中求一例，则最好的无过于《肉蒲团》中的主角未央生对他的妻子所用的工夫。

[104]《西厢记》中“怨黄莺儿作对，恨粉蝶儿成双”二语，最足以代表这种心理。

[105] 近人郭沫若氏说《西厢记》的主角张生有足恋(郭氏称为拜足狂)的表示，我们读霭氏这一段议论，可知在当时张生所处的情境里，这种性感过敏的表示真是大有可能。《西厢记》一书不无性心理学的价值，亦从此可见。但张生未必是一个经常患有足恋的人。

[106] 意大利社会思想家帕雷托(Vilfredo Pareto)发挥行为动因之说(theory of residues)，说甲乙两人的言辞举措虽有不同，甚或完全相反，而其言行的动因也许是同样的一个。例如一个淫荡的人，开口闭口，总说些秽亵的话，而一个持禁欲主义的道学家则不遗余力地反对一切性的言行，认为凡属性的言行总是龌龊的或有罪孽的，甚至专找这种言行来做他抨击的对象——这两个人的动因只是一个，性的饥饿！这和霭氏的议论正可以彼此引证。根据性感过敏的理论，可知从事于“淫业”的人和从事于“戒淫事业”的人，可能是一丘之貉；而后一种人的过敏的嫌疑更是来得大，因为经济的理由不能假托，而道德的理由可以假托。

[107]“嬲狂”一词是译者造作的，“花旋风”一词则不无来历，详见上文本章注[55]。

[108] 霭氏对贞节一题，别有更详尽的讨论，见《贞节的功用》一文，《研究录》第六辑第五章。

贞节一词，原文为chastity。今酌译为贞节，贞是对人而言，节是对一己性欲而言。贞有恒久之义，即《易》所称“恒其德贞”，亦不无从一而终之义，所谓从一之一，可以专指配偶的另一方，也可以共指配偶与和此配偶所共同生、养、教的子女。寡妇鳏夫，或追怀旧时情爱，或于夫妇情爱之外，更顾虑到子女的少所依恃，因而不再婚嫁的，根据上文的说法，都可以叫做贞。前代所称的贞女，其所根据既完全为外铄的礼教，而不是发自内心的情爱，是一种由外强制的绝欲状态，而不是自我裁决的德操，我们依据上文的了解，也就不敢苟同了。明代归有光以女子未嫁守贞为非礼，大抵也用此立场。后儒非难归氏的往往就情爱一层加以曲解，认为男女虽未觌面，而其实情感已通，例如清朱彝尊在《原贞》一文中说:“夫妇之道，守之以恒，而始之以感；夫男女异室，无异火泽之相睽，自将之以行媒之言，信之以父母之命，委之以禽，纳之以纯帛，则犹山泽之通气，其感兴之理已深。故曰:男女睽而其志通也，因其所感，不以死生异其志，乃所谓恒其德也。”此种议论，我们在今日看来，总觉有几分曲解，有几分玄妙，除了成全一个传统的礼教的教条而外，别无更重大的意义。

不过女子已嫁守贞，即以前所称的守节，无论有无子女，只要本人自审有自守的能力，而完全出诸自愿，我们是可以赞同的。即已婚而丧妻的男子，果能守贞不再婚娶，我们也正复可以佩服他勇于自制的毅力。

译名中的节字是对一己而言的。节的本义，就物用而言，是有分寸的享受，就情欲而言，是有分寸的抒展。所以节字的适用，就本义而言，也是就应有的意义而言，是不应限于寡妇鳏夫一类的人，甚至不应限于已婚而有寻常性生活的人。凡属有性冲动而不能不受刺激不作反应的人，自未婚的青年以至性能已趋衰落的老年，都应知所裁节。裁节是健全生活的第一大原则，初不仅性生活的一方面为然。

总之，我们在这里所了解的贞和节是和前人所了解的很不同的。一个已寡的女子，假定自审不能苦守，即不能有贞的德操，而毅然决然地再醮，使性的生活依然有一个比较有规律的归宿，我们依照我们的了解，还可以承认她是一个知所裁节的人。

上文解释贞节二字，节字的意义在霭氏原文中已有明白的发挥，贞字的一部分却是译者参酌了中国的情形以后而提出的一些补充。译者对于西方文物的介绍，一向认为介绍只是初步而未必切于实际的工作，我们必须使介绍的事物和中国原有而同属一类的事物之间，发生一些会通的关系、补正的功能，这才算尽了介绍的能事。好比下一颗种子，只是把种子拿了来，撒在地上，当然是不够的。译者把贞节二字作为chastity的译名，而一定要把贞和节并提，便根据这个认识。

[109] 节制与禁止不同，英文中temperance一词是节制，不是禁止；西洋禁酒的团体往往自称为Temperance Society，而中国同类的团体也采用“节制协会”一类的名义，实在是名实不相符的。

[110] 中国文字源流中节字和其他联系的字的由来是极有趣味的。详见《说文》对于卩、皀、即、艮、节、沛、咔、栉、㔾、卵、巽、選、頭、孯各字的解释。节字之用途甚广，竹木之节、人身的关节、时季的节气、音乐的节奏，适度称节，标准也称节，都脱不了分寸的意义。

[111] 中国的儒家起初用的就是这样一个立场，佛教东来而后，一部分的儒家受了佛教的影响，局面始为之一变。

[112] 见克氏所著《贞节》一文，载黑斯廷斯（Hastings）所编《宗教与伦理的百科全书》（*Encyclopaedia of Religion and Ethics*）。

[113] 关于单纯民俗的比较贞节的生活，近年来可供参考的书目较多，例如：

米德女士:《新几内亚人的长大》。

麦林诺夫斯基:《野蛮社会中的性与抵制》。

[114] 霭氏这一段很精刻的议论，不但适用于西洋，也很适用于中国，从主张性的中和论的初期儒教的影响，中经主张寡欲与维持礼教的道学家以至禁欲的佛家与一部分道家的影响，最后到达晚近“打倒孔家店”与推翻礼教的主张，所历的三段过程和霭氏所说的，方式虽微有不同，程度上虽也有差别，但原则上是完全一样的。

[115] 参看译者所作《性与人生》一文,《优生月刊》第二卷，青年协会书局。

[116] 关于本节内容，霭氏以前并未有过有系统的讨论。

[117] 霭氏原注：menopause和climacteric两个词有时也有不同的用途，前者指月经停止，后者指卵细胞成熟与发出作用（ovulation）的停止。译者按月经与发卵两种作用一向以为是同进止的，就一般情形而言，这是对的，但也有例外。上文本章注[94]所引《真珠船》说“胚胎之结亦有不假天癸者”，在事理上是很可能的。

[118] 见马氏所著《经绝》(*The Climacteric*）一书。

[119] 见菲氏所著《性与恋爱生活》一书。

[120] 霭氏这一点观察是很深刻的，如果在西洋比较范围小的家庭里犹不免有此种现象，中国式的

大家庭的不能没有此种现象是可想而知的了。在中国的大家庭里，青年人所受的痛苦总有很大一部分要归咎到祖母或母亲在经绝时期所表示的特殊心理。

[121] 曾经做过罗素（Bertrand Russell）夫人的布莱克女士（Miss Black）主张过，女子在婚姻以后，最初十年或十五年作为生养与教育子女的时期，过此便是从事职业的时期。这一类妇女生活分期的主张可见是可以有生理与心理的根据的。（参看译者所作霭氏《性的道德》一文的译本的序言，第 5 页。）最近西洋有人著一书名《事业前程在四十岁以后》（*Careers after Forty*）。译者尚未见其书，但就书题顾名思义，大约也是根据这种心理认识而写的。

[122] 此与中国人从前的了解可以说完全相同，中国“八八六十四精绝”之说正相当于西洋六十三岁的大关口。西洋人算年龄是算足的，所以西洋的六十三岁等于我们的六十四岁。人类真正的经验大抵是相同的，初无分古今中外，特别是生理方面的经验，这也是很现成的一例了。

[123] 见沃氏所著文《男性关口年龄的一些意外遭遇》《不列颠医学杂志》，1923 年 1 月 9 日。

[124] 见托氏所著《人类的睾丸》一书。

[125] 本节所引书外，尚有二书可供参阅：

马歇尔：《生殖的生理学》。

加利根（W. Gallichan）：《女子的危机年龄》。

第七章

恋爱的艺术

第一节　性冲动与恋爱的关系[1]

我们对于“婚姻”可以有许多看法。如果就它的不加粉饰而抽象的基本方式看，并下一个界说的话，婚姻是“合法的同居关系”。在文明状况下，婚姻成为一国风俗或道德习惯（从它的基本要素看，道德其实就是习惯，就是风俗）的一部分，因而成为一种契约关系了；克里斯欣认为:“婚姻之所以为一种契约，不止是为了性关系的运用与维持，并且是为了经营一个真正的共同生活。所谓真正，指的是一方面既有经济与精神的条件做基础，而另一方面更有道德的（也就是社会的）责任与义务做堂构。”不过从进入婚姻关系的人的亲切的生活方面看，婚姻也是两个人因志同道合而自由选择的一个结合，其目的是在替恋爱的形形色色的表现，寻一个不受阻挠的用武之地。

“恋爱”是个很普通而悦耳的婉词，我们说到恋爱，我们大抵把性冲动的任何方式的表现包括在内。不用说，这是不确的。我们必须把“欲”和“爱”分别了看，欲只是生理的性冲动，而爱是性冲动和他种冲动之和。

欲和爱的区别，是不容易用言辞来得到一个圆满的界说的。不过许多专家所已提出过的界说，我们多少可以接受，因为它们多少总可以把这种区别的一部分指出来。约略地说:“恋爱是欲和友谊的一个综合，或者，完全从生理的立场看，我们可以跟着沃瑞尔说，恋爱是经由大脑中枢表现而出的性的本能。”又或者，我们也可以响应哲学家康德（Kant）的说法，认为性冲动是有周期性的一种东西，所谓恋爱，就是我们借了想象的力量，把它从周期性里解放出来，而成为一种有连续性的东西。菲斯特在《儿童的恋爱与其变态》(*Love in Children and Its Aberrations*）一书里，对于恋爱的界说，用很长的一章加以讨论，他最后所得到的界说是这样的："恋爱是一种吸引的情绪与自我屈服的感觉之和，其动机出乎一种需要，而其目的在获取可以满足这需要的一个对象。"这个界说是不能满意的，其他大多数的界说也大都如此。

发展到了极度的恋爱方式会成为一种完全无我而利他的冲动，不过这只是表面的看法，其实它的出发点还是一个有我的冲动，即使利他到一个程度以至于牺牲自我，这其间还是有自我满足的成分存在。[2]有若干专家，特别是弗洛伊德（在他的《导论演讲集》里），对于这个出发点曾再三地申说，但同时也承认，到了后来，恋爱便和这出发点脱离（弗氏同时在别的论文里说到"若就初元的情形而论，恋爱是有影恋的性质的"，比此说更进一步）。把显然是性的成分撇开而言，弗氏和其他作家又都认为母亲是儿童的第一个真正的恋爱对象，但到了长大以后，除了那些有神经病态的人以外，这最早的对象会退隐到背景里去，因为别的恋爱对象很自然会日趋彰显，取而代之的缘故。[3]

总之，性冲动中占优势的成分是"有我的"或"为我的"，但在发展成恋爱的过程里，同时也变为自觉的无我与利他的了。在自然而正常的情形下，这种利他的成分，即在性发育的最初的阶段里，就已经存在。就在动物中，若是一个动物只知有己而不知有对象，但知利己而不识体贴，求爱的努力亦不免归于失败，而交接的行为便无从实现。不过性发育有了进境以后，这利他的成分就成为意识的一部分而可以发展到很高的程度，甚至可以把利己的成分完全克制过去。[4]

恋爱的发展过程可以说是双重的。第一重的发展是由于性本能地向全身放射，经过宛转曲折的神经脉络，甚至特别绕了些远路，为的要使性领域以外的全身都得到这放射的影响，寻常性冲动一经激发，如果可以不受阻碍地得到它的目的，其过程大抵如此，否则又自当别论了。第二重的发展是由于性的冲动和其他性质多少相连的心理因素发生了混合。

性发育成熟以后，恋爱的发展又可以添上一些相连的情绪的成分，就是从亲子关系中所产生出来的种种情绪。女子到此，她的性爱便与因子女而唤起的恋爱与忍耐心理相混；而在男子，性爱中也会添上亲子之爱的成分，就是一种防护的情绪作用。所以，在婚姻制度成立以后，性爱也就成为社会结构的一部分；此种性爱的表现，就其最崇高的例子而论，是可以和创设宗教与创造艺术的各种冲动联系在一起的。在这一层上，女子似乎往往成为男子的先驱。法国人类学家勒图尔诺（Letourneau）告诉我们，在许多民族里，关于性爱的诗歌的创制，女子往往占领导的地位，有时对性爱的表示，不但处领导的地位，并有骎骎乎霸的趋势。关于这一点，还有一些可供参证的事实，那就是，因性爱的动机而自杀的例子，在原始民族里，也以女子为独多。

不过我们也应当知道，在许多文明比较单纯的民族里，性欲的发展成为恋爱是很迟缓的，即在文明社会中，对于很大一部分人口，这种演变也是极粗浅的。这从语言上多少可以证明。天下到处都有“性欲”的概念，也到处都有表示这概念的语言；但是“恋爱”的概念便不普遍，而有许多语言里就没有这个词。不过恋爱的出现，倒也不一定完全随着文明的程度为进退。有时你满心指望着可以找到它，结果却是一大失望。有的地方你以为绝不会找到它而结果找到了。即在动物中，性欲也很有几分“理想化”的程度，特别是在鸟类中；鸟类可以为了失偶的缘故，伤感到一个自我毁灭的境界[5]，可知这其间所牵涉的绝不止是一个单纯的性的本能，而是此种本能与其他生命的要素的一个综合，一个密切联系的综合，其密切的程度，即在文明最盛的人类中，也是可遇而不可求的。在有的未开化的民族中，我们似乎找不到什么基本的恋爱的概念，例如美洲印第安人中的纳化族人（Nahuas），就找不到什么基本的字眼；但在古代秘鲁人的语文中，我们可以发现差不多六百个和munay联系的词或词组，munay就是他们的“恋爱”的动词。

上文引的是人类学家勃林顿（Brinton）的观察；勃氏同时又提到，在有几种印第安人的语言里，代表恋爱的字眼又可以分成主要的四类：一是表白情绪的呼喊，只有声而无音的；二是表示相同或相似的字眼；三是代表媾和或结合的；四是坚决申明恋爱的心愿、欲望或相思的。勃氏又说：“这几种字眼所代表的概念和雅利安语言系统中大多数的恋爱的字眼所代表的是很一样的。”不过，有趣的是，雅利安语言系统中的各民族，对于性爱的概念，发展得实在很迟缓，而印第安人中的玛雅

（Maya）一族，比起初期雅利安文化的各民族来，要前进得多，在它的语文中我们找到一个很基本的词，专门表示恋爱的愉快，而此种愉快在意义上是纯粹心理的，而不是生理的。

就在希腊人中，性爱的理想也是发展得相当迟的。在希腊人看来，真正的恋爱几乎总是同性的恋爱。希腊早年的伊奥尼亚（Ionian）[6]籍的抒情诗人们认为女子只不过是男子享乐的工具和生男育女的人罢了。诗人泰奥格尼斯（Theognis）把婚姻的功用和牛类的繁殖等量齐观。另外一个作家阿尔克曼（Alcman），对斯巴达的健美的女子，想说几句称赞的话时，就说她们很像他自己所结交的那一班美艳的男朋友。悲剧家埃斯库罗斯（Aeschylus），在他的剧本里，借一个父亲的口气说，如果他不管他的几个女儿，她们就不免为非作歹，闹出有玷闺范和门庭的笑话来。在另一悲剧家索福克勒斯（Sophocles）的作品里，我们也找不到性爱的成分来，而据欧里庇得斯（Euripides）看来，只有女子才会发生恋爱的行为，男子是不屑一为的。总之，在希腊文化里，在没有到达较后的一个时期以前，性爱是受人看不起的，是一个不值得在公众面前提出或表演的一个题目。我们必须从广义的希腊文化的范围，即从大希腊（Magna Graecia）的范围而言，而不从希腊的本部说，我们才可以找到男子对女子真有一番性爱的兴趣。不过性爱的受人推崇，认为是生死予之的一种情绪，则即在此大范围以内，也要到亚历山大的马其顿时代，才成为事实。近人贝内克（Benecke）认为在阿斯克莱庇阿德斯（Asclepiades）的作品里，这种推崇性爱的精神表现得最为清楚。欧洲人的生活里有浪漫性质的性爱的观念，可以说是滥觞于此。后来克尔特族（Celts）上场，把特里斯坦的恋爱故事[7]带进欧洲生活，于是此种性爱的观念才算完全成立，而从此成为基督教化的欧洲文学与诗歌的一个中心题材，并且也成为个人行动的一股很大的推挽的力量。不过在当时，这种观念的流行，还只限于上流阶级，至于在一般的民众的眼光里，所谓“恋爱”是和单纯的性交行为一而二,二而一的。[8]

充分发展的恋爱当然不止是单纯的性交行为而已，而是扩充得很广与变化得很复杂的一种情绪，而性欲不过和许多别的成分协调起来的一个成分罢了。斯宾塞在《心理学原理》（*Principles of Psychology*）一书里，对此种情绪的分析有一段很有趣的讨论，他认为恋爱是九个不同的因素合并而成的，各个彼此分明，每个都很重

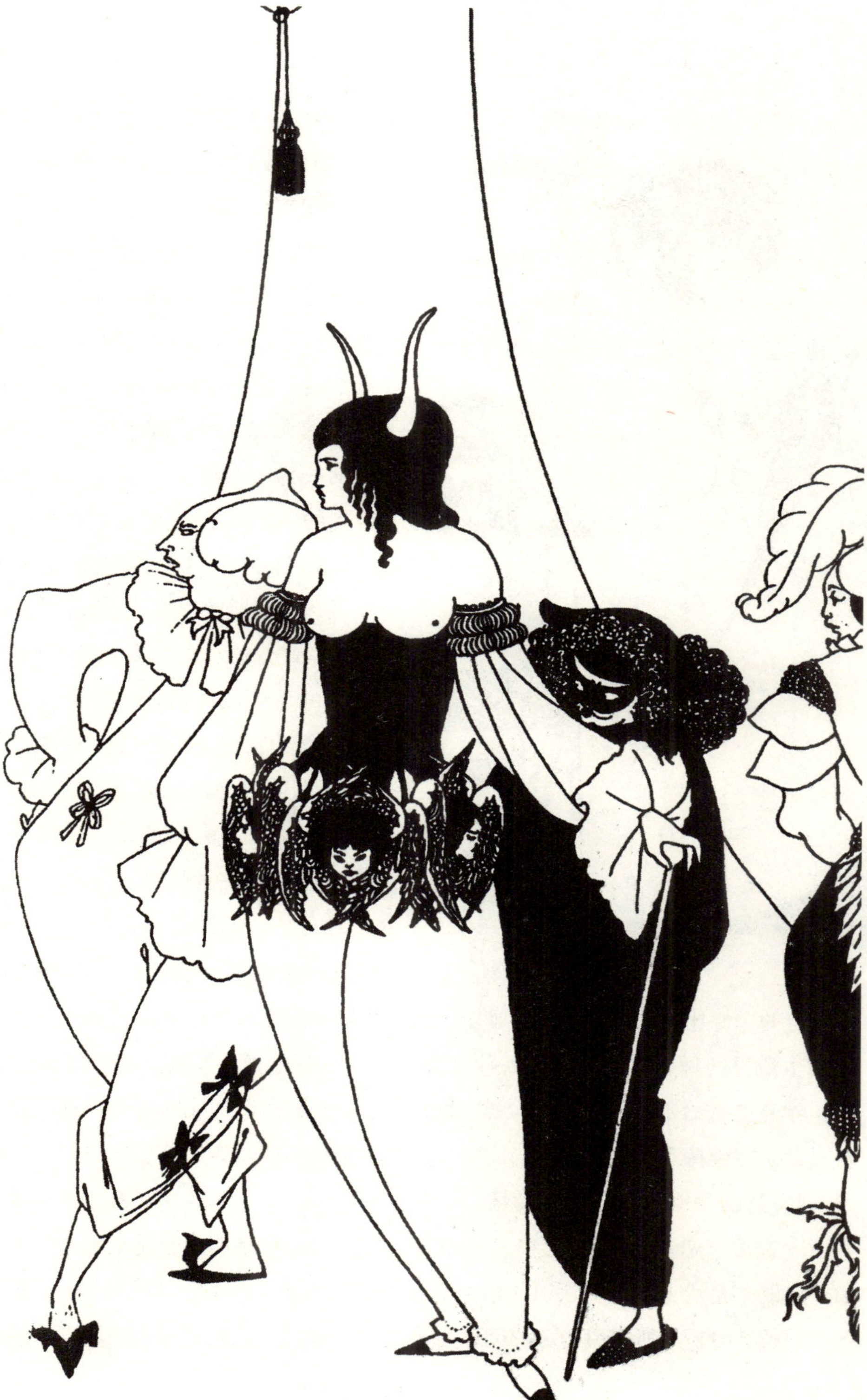

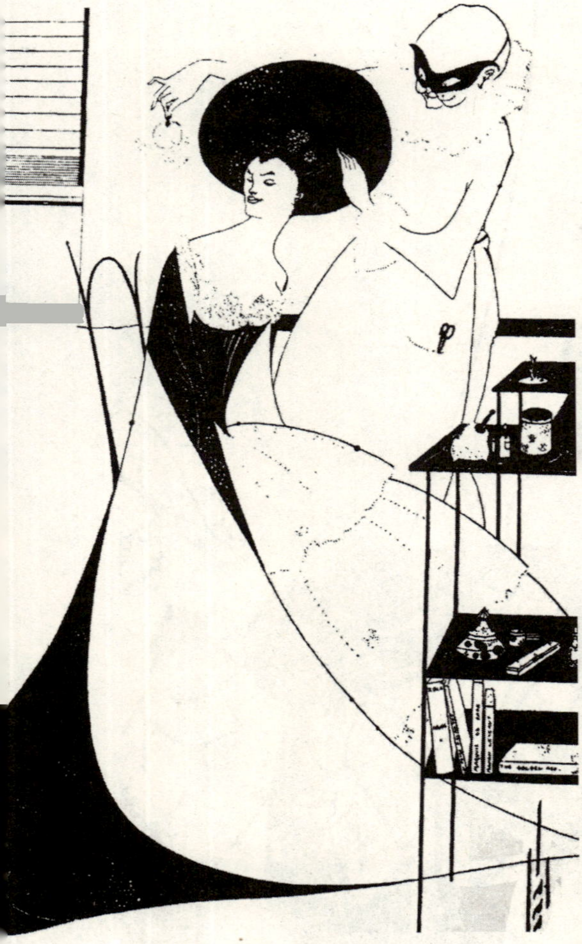

要：一是生理上的性冲动；二是美的感觉；三是亲爱；四是钦佩与尊敬；五是喜欢受人称许的心理；六是自尊；七是所有权的感觉；八是因人我间隔阂的消除而取得的一种扩大的行动的自由；九是各种情绪作用的高涨与兴奋。斯氏在分析之后，作一结论说："我们把我们所能表示的大多数的比较单纯的情绪混合起来而成为一个庞大的集体，这集体就是性爱的情绪。"不过就是这样一个详尽的分析还是不完全的，它遗落了一个很重要的因素，就是我们已经说到过的建筑在亲子之爱的本能上的一部分的情爱；这因素的重要性是很容易看出来的，婚姻生活到了后期，严格的性的因素渐渐退居到背景中去，从此，丈夫对妻子，尤其是妻子对丈夫的情爱，很容易变做慈亲对子女的一种情爱。[9]前人对恋爱的种种分析，归结起来，总不外克劳莱所说过的几句话，就是："恋爱的界说是极难定的，好比生命的界说一样难定，而其所以难定的理由也许正复相同。恋爱在社会生活里的种种表现，无论就什么方式来说，都是极重要的；恋爱的地位的重大，除开贪生怕死的本能而外，就要算第一了。它把所以构成家庭的基本因素汇合在一起，它维持着家庭的联系与团结，它把一个种族或民族的分子统一起来，教分子之间都有一种契合和同胞的感情。"[10]

上文关于恋爱的一番讨论，虽然很短，但也许已够证明恋爱是很复杂的一个现象，它既不是浅见者流所认识的那种浪漫的幻觉，以为可以搁过不论，也不是羽毛未丰的精神分析家所想象的那种厌恶的转变[11]，而可以无须深究。问题剧作家易卜生（Ibsen）固然说得很对：“今日天壤间没有一个词比恋爱这个小小的词更要充满着虚伪与欺诈。”不过无论此种虚伪与欺诈的成分多少，恋爱绝不是一个凭空虚构的名词，它确实代表着一种状态、一个现象、一件事物；这名词是受人滥用了；不错，但滥用的方式之多、范围之广、程度之深，正表示这名词所代表的真正的事物自有其不可限量的价值。人世间唯有最值钱的东西，例如黄金，例如钻石，才会遭到假冒与滥用的厄运。世间没有大量的黄金，于是便有人用镀制的方法来冒充，用减轻成色的方法来混用，甚至于用仅具皮相的东西来顶替。人在社会里生活，自然也不会只有自我，而无他人，孤零的自我是不可思议的，既有他人，也就不会不发生对他人的种种爱欲；反过来说，我们除非先把自我抛撇开去。要把他人和他人在我身上所激发的爱欲完全束之高阁，也是不可思议的。因此我们可以知道，恋爱是和生命牵扯在一起的，分不开的，假若恋爱是个幻觉，那生命本身也就是个幻觉，我们若不能否定生命，也便不能否定恋爱。[12]

我们当然不否定恋爱。我们若再进一步加以思考，可知它不但和个人的祸福攸关，并且与民族的休戚也是因缘固结，它的功能不但是自然的、物质的，并且也是社会的以及我们所谓精神的。总之，吉布森（Boyce Gibson）说得好，它似乎是“生命中无所不包与无往而不能改造的一股伟大的力量，也是一切生命的最终极的德操”。（同注[10]）另有人说过，“恋爱是最峻极的德操”，而“德操就是爱”；再不然，我们也可以追随初期基督教徒之后，接受他们在讨论教义的通信里的说法，认为“上帝是爱”[13]，爱是生命的最高准则。[14]

第二节　何以恋爱是一种艺术[15]

上节提到的吉布森和别的作家曾经替恋爱下过一个界说，认为恋爱是一种“情”（sentiment）和一种“欲”（passion）；究属是情是欲，要看一个人的观点了。无论是情是欲，它是情绪生活的一个稳定而复杂的组织。当“情”看，它是一种比较理智的、文雅的与不露声色的心理状态；当“欲”看，它是一个富有力量的情绪的丛体。所谓“欲”，据英国心理学家香德（A. F. Shand）的定义，是“情绪与欲望的一个有组织的体系”，换言之，它不止是一个情绪的系统而已，不过在无论什么欲的发动的过程里，迟早会产生一套自动控制的方法来调节欲力的大小，并且总能调节得多少有几分效力，至于这一套方法究属如何活动，究属利用什么机构，我们姑且不论。因为恋爱之所以为一种欲是成体系的，并受统一的原则支配的，所以我们可以把它看做有下列几种特点:“它是稳定的或稳称的、调节的、富有含蓄的，并且有内在而深沉的理性存乎其间。”不过上文云云，只是就恋爱之所以为人体内一种心理状态而言，再若兼就体外而论，或兼顾到它的正常的发展而论，恋爱的基本条件（也有如吉布森所说）是“从对象身上所取得的快乐的感觉”；说到这里，我们就发现我们的讨论所最需措意的一条路径了。这种快乐的感觉固然不一定全是快乐，其间也夹杂着无可避免的痛苦，甚至牵引起不少可能的悲哀，这几种情绪原是彼此合作、交光互影而糅杂在一起的；不过，也正唯有痛苦与悲哀的成分同时存在，恋爱之所以为一种有快感的欲，便更见得有力量，更见得颠扑不破。[16]也正因为恋爱是如是其复杂，如是其富有含蓄，它才可以成为六欲的班头，七情的盟主，我们这样推崇恋爱，绝不是一种浮词，一种滥调，而是有特殊与庄严的意义的。

不过我们这样推崇恋爱，我们还没能把它的意义充分发挥出来。恋爱实在还有比此更大的价值。所谓“情欲的班头盟主”，也许只不过是一种放大的唯我主义，一种牵涉到两个人的唯我主义，就是法国人所说的égoïsme à deux。比起单纯的唯我主义尽管大一点，终究并不见得更崇高，更雍容华贵。照我们在上文所了解的，恋爱也可以说是一个生发力量的源泉，而在恋爱中的两个男女是生发这种力量的机构，如此，则假若双方所发出的力量都完全消磨在彼此的身上，这不是白白地耗费了么？恋爱原是一种可以提高生命价值的很华贵的东西，但若恋爱的授受只限于两人之间，那范围就不免过于狭小，在有志的人，在想提高生活水准的人，就觉得它不配做生活的中心理想了，这话罗素也曾说过，我以为是很对的。[17]于两人之外，恋爱一定要有更远大的目的，要照顾到两人以外的世界，要想象到数十年生命以后的未来，要超脱到现实以外的理想的境界，也许这理想永无完全实现的一日，但我们笃信，爱的力量加一分，这理想的现实化也就近一分。“一定要把恋爱和这一类无穷极的远大目的联系起来，它才可以充分表现它可能有的最大的庄严与最深的意义。”

我们现在要讨论的，就剩所谓恋爱的那一半由于外铄的基本条件了。这外铄的条件，我们已经看到，就在道学家也承认，他们对它的细节虽不免因道学的成见而存心忽略过去，但大体上也总是接受的。这条件就是上文提到过的“从恋爱的对象身上所取得的快乐的感觉”（joy in its object）。说到这里，我们也就说到了恋爱为什么是一种艺术了。

在以前，不很久以前，恋爱的艺术，在心理学与伦理学的书本里，是找不到一些地位的。只有在诗歌里，我们可以发现一些恋爱的艺术，而就在诗人，也大都承认，他们虽谈到这种艺术，却也认为这是一种不大合法而有干禁忌的艺术，所以谈尽管谈，只要许他谈，他就心满意足，但他并不觉得这是应当谈的或值得谈的。十五世纪以前，罗马诗人奥维德（Ovid）的许多关于恋爱艺术的诗词，就是在这种心境下写的，而这种诗，有的人以为真是合乎艺术的原则，而加以歌颂；有的人则以为是诲淫的，而加以诅咒。一直到近世的基督教化的欧美国家，大家的看法始终如此。一般的态度，总以为性爱至多是一种人生的责任，一种无可奈何的责任，因此，把它在众人面前提出来讨论，或在文艺里加以描绘，是不正当的、不冠冕的以至于不道德的。[18]有人说过，就近代而论，恋爱艺术的萌蘖，是到了十二世纪的法国才发现的，但其为一种艺术，却始终是不合法的，只能在暗中发展。

到了今日，情境才起了变化。把恋爱当做艺术的看法如今已渐渐得到一般人的公认。他们觉得这种看法终究是对的，并且道德学家与伦理学的接受与主张这种看法，倒也并不后人。他们承认，只是责任的观念，已经不足成为维持婚姻关系于永久的一种动力，我们诚能用艺术的方法，把恋爱的基础开拓出来，把夫妇间相慕与互爱的动力增多到不止一个，那也就等于把婚姻的基础更深一步地巩固起来，把婚姻的道德的地位进一步地稳定起来。[19]我们在这一节里并不预备专门讨论婚姻的道德，但这种道德的见地与要求我们是充分地承认的。

承认恋爱是一种艺术，其初期的一番尝试也还相当早，在近代文明开始之初，我们就有些端倪了。法国外科医学界先辈大师帕雷教夫妇在交接以前，应当有多量的性爱的戏耍（love-play），作为一个准备的工夫。更晚近的则有德人富尔布林格在他讨论婚姻的性卫生一书里，认为凡是做医师的人都应当有充分的学力和才识，可以对找他的人，讲解交接的方法与技术。再回到和性爱艺术的初期发展特别有关系的法国，1859 年，医师居约发表了一本《实验恋爱编》(*Bréviaire de l'Amour ExpérimentaL*)，把性爱艺术的要点极剀切精审地介绍了一番；过了七十多年(1931)，此书才有人译成英文，书名改称为《婚姻中恋爱者的一个仪注》(*A Ritual for Married Lovers*)，仪注的说法很新颖可喜。[20]

说到这里，我们就追想到女子性冲动的种种特点，以及女子性生活中所时常发生的性能薄弱或性趣冷酷的现象。惟其女子的性能有这种种特点以及不健全的表示，恋爱的艺术才得到了发展的鼓励，而整个动物界中，何以求爱的现象大率有成为一种艺术的趋势，也就不待解释而自明了。

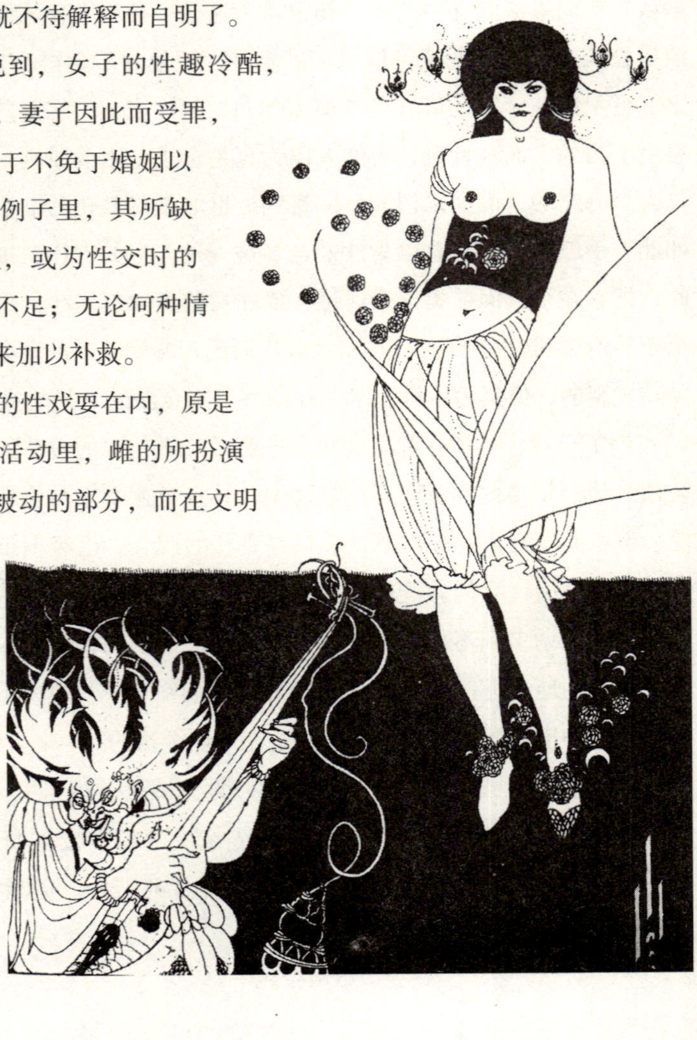

我们在上文已经说到，女子的性趣冷酷，可以产生家庭间的勃豀，妻子因此而受罪，丈夫因此而觖望，或终于不免于婚姻以外，别求发展。在这种例子里，其所缺乏的，或为性交的欲望，或为性交时的愉快，往往是二者均有不足；无论何种情形，都需要恋爱的艺术来加以补救。

性交接，包括初步的性戏要在内，原是一个生物的活动；在这活动里，雌的所扮演的，正常的是一个比较被动的部分，而在文明的女子，这相对的被动的地位，不但受自然的驱遣，并且受习俗的限制，不免越发变本加厉起来。阳性刚而主动，阴性柔而被动，确实是自然界的一大事实，阴阳刚柔的学说，只要不过于抹杀武断，是有它的价值的。这种二元的区别是极基本的，而男女两性在心理上的种种差异也就导源于此；这是一个无法否认的事实，也是近代人士最容易忘怀的一个事实。[21]布赖恩说得好，两性之间，性的紧张状态，既相反而相成，则彼此在自己的身心上所引起的种种感觉与反应，也自不能一样；易于兴奋的阳具所产生的反应是急遽的推动、不断的活跃、具有侵占性的霸道的活动，等等；而知觉锐敏的阴道所产生的反应是比较静待的容受、被动的驯服，等等。换言之，我们在这里可以发现所谓“男性”和“女性”两者不同的精义。不过，布赖恩也曾经提示给我们看[22]，在我们到达这阳动阴静的阶段以前，即在求爱的较早的一段过程里，所谓动静的地位是多少有些对调的，即阳的反有几分柔顺驯服，而阴的反有几分主动与几分作威作福。[23]女子的性神经中枢，数目上既较多，分布上亦较散漫，因此，性冲动的驱遣、疏散与满足，往往容易找到许多比较不相干与意识界以下的途径，而同时，把性事物看做龌龊与把性行为看做罪孽的种种传统的观念，也容易在女子身上发生效力，从而教她把性的冲动抑制下去。也因此，自古以来，女子的性冲动，比起男子的来，也就容易被摈斥到意识的下层里去，容易从不相干与下意识的途径里找寻出路。弗洛伊德的学说之所以成功，就因为他能把握住这一层大有意义的事实。不过，女子虽有这种种无可否认的性的特点，我们却不能根据它们而怀疑到女子本来就有一种寂寞与冷酷的自然倾向。我们知道，在相当不违反自然的生活环境里，性趣冷酷的女子是不容易觅到的。即在文明社会的穷苦阶级里，说者都以为“老处女”是绝无仅有的（一部分的女仆是例外，她们的生活状态是很不自然的，像许多家畜一样）；即此一端，虽不能证明女子的性能本

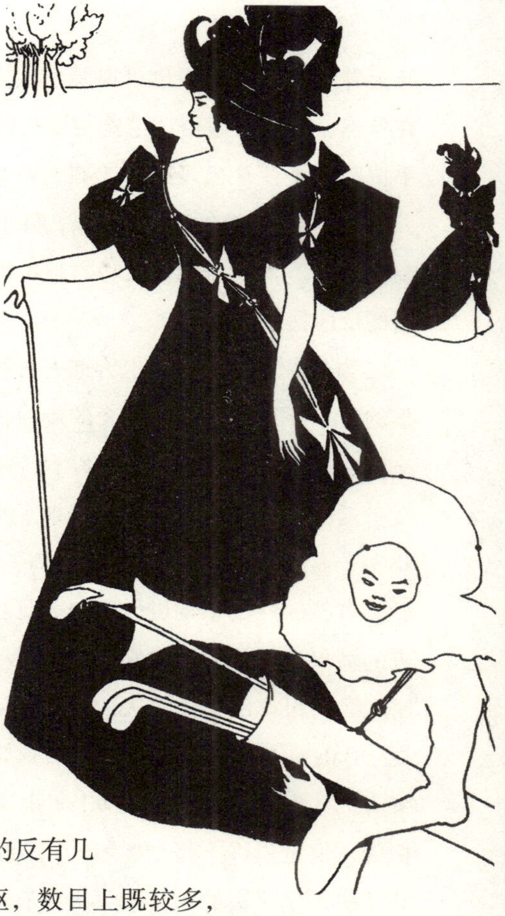

质上并无缺陷，至少也可以暗示到这一点。不过就文明女子而论，情形就不同了。在自然、艺术、习俗、道德与宗教的协力的影响下，等到她经由婚姻而到达丈夫的手里时，她往往已经是一个将近徐娘半老的人（原文是成年期后半的人），已经不大适宜于性交接的行为，所以，除非做丈夫的人特别有些艺术上的准备与性情上的温存体贴，否则，床笫之私，只足以引起她的痛苦、厌恶，或对她只是一种味同嚼蜡的反应罢了。

当然，在女子自身也容或有种种不健全的状态，有不能不于事先加以治疗或纠正的。早年自动恋或同性恋的癖习往往可以使女子对正常的性交发生厌恶，视为畏途，在性交之际，也确实可以有许多困难。或许性器官本来不大正常，而多年的处女生活的恝置不问，又不免增加了这种不正常的程度，又或许有阴道口过度紧缩的状态（vaginismus）。[24]对这种例子，妇科医师的帮忙是不能少的，而一经诊治以后，自然的性的感觉也许很快而且很满意地发展起来，而性交之际，也不难达到亢进的境界。不过大体说来，要治疗妻子的性感缺乏，主要的责任通常总是在丈夫的身上。所可虑的是做丈夫的人不一定都有这种准备。我们很怕法国名小说家巴尔扎克（Balzac）一句很煞风景的话到如今还是太与事实相符，他说，在这件事上，做丈夫的人好比猩猩拉小提琴！小提琴始终不能应手成调，始终好像是“缺乏感觉”似的，但这也许不是小提琴的错误。这倒并不是说做丈夫的人是自觉地或故意地鲁莽从事。做丈夫的人，如果太没有知识，太被“为夫之道”的义务观念所驱策，大量的鲁莽行为当然是可以发生的。不过，做丈夫的人，一面固然外行，一面也未尝不真心想体贴他的妻子。最可以伤心的是，就很大一部分实例而言，丈夫之所以外行，之所以笨拙，是因为他是一位有道之士，一位有高尚理想的青年，当其未婚以前，他的生活曾经是玉洁冰清到一种程度，几乎不知道世上另外有种动物，叫做女子，姑且不论女子的本性与女子在身心方面的需要了。我们固然得承认，最美满的婚姻，最能白头偕老、始终贞固的婚姻，有时就是由这样的两个玉洁冰清的青年缔结而成；他俩在婚前婚后真能信守“不二色”的原则。但这种玉洁冰清的态度与行为可以比做一把两面是口子的刀，操刀的人用这边的口子来割，是有利的，若用那边，就是有害的，而就不少的例子而言，操刀的人往往用错了口子。所以一个在旧时宗教与道德观念下所培养出来的青年，在结婚以前越是“天真”，越是“纯洁”，一旦结婚以后，他会突然发现，这种“天真与纯洁”便是粉碎他的婚姻生活和家庭生活的唯一的礁石，害了自己，又害了妻子。不过话得两面说，一个在结婚以前专以寻花问柳为能事的青年，比起这种“天真”的青年来，在准备上也是一样的不适当，寻花问柳的人失诸过于粗鲁轻率，不免以待妓女的方法来待妻子，“天真”的青年则失诸过于顾虑到妻子的“纯洁”，其不幸的方向虽大有不同，而其为不幸则一。[25]

我们得承认所谓丈夫的责任也往往并不容易尽到。近代晚婚的倾向，特别是在女子方面，更教做丈夫的不容易尽到这种责任。在近代的文明状况下，女子在结婚以前，总有不少的年份是过着一种我们不能不假定为比较贞洁的生活，我们也不能不假定，在这许多年份以内，她的性的活力，像电一般地发出来以后，总得有些去路，有些消耗的途径。而在寻觅去路之际，她总已养成种种牢不可破的习惯和陷入种种摆脱不开的窠臼；她的整个神经系统总已受过一番有型的范畴，并多少已很有几分硬化。就在性的体质方面，她的器官也已经失掉几分原有的可塑性，以致对于自然功能的要求，不容易作正常的反应。迟婚的女子第一次分娩，往往有许多困难，这是很多人知道的；但迟婚者的初次性交也有许多困难，并且这两类困难是彼此并行而同出一源的，却还不大有人充分了解。很多人以为青年期的前半不适宜于结婚与发生性交的关系，以为此时期内的性交，对女子无异是强力奸污；这种见解实在是一个错误。实则事理恰好与此相反，一切事实都能证明一个青年期内的少年女子，比起一个成年的女子来，对于初次的性交经验，要容易领略得多。要知初次性交经验的必须像目前的那般延缓，所有的理由只有文明社会的传统观念做依据而并无生物事实的依据。在动物进化的过程里，发育成熟的期限，固然有越来越延缓的趋势，这种趋势当然也有它的意义，但我们应当知道，进化过程中所延缓的是春机发陈的年龄，而不是春机发陈以后的初次的性交关系，而人类的春机发陈，已经是够迟缓的了。文明社会的种种要求固然迫使我们把性交行为的开始越往后推越好，但若我们顺受这种逼迫，结果便是我们无可避免地要自寻许多烦恼。反过来说，我们如果要解除这种烦恼，便更有乞灵于性爱的艺术的必要。

总之，我们要对男子的性生活加以调节，我们必须就女子方面同时加以考虑，这是显而易见的一种道理。更显然而同时却又不得不加申说的是，如果我们要了解

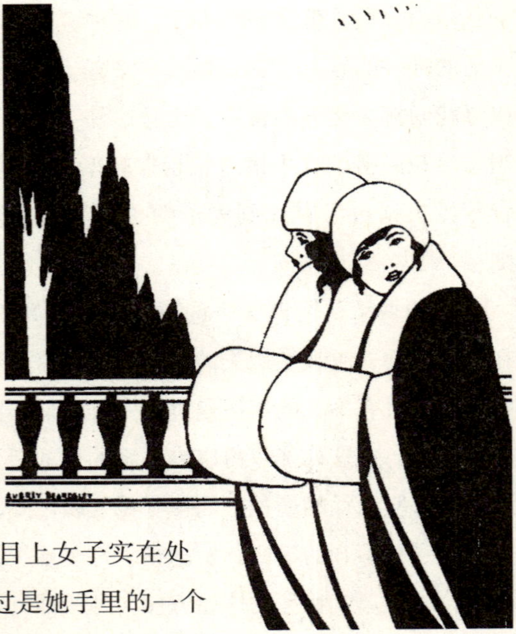

女子的性爱方面的心理生活，我们也必须兼顾到男子的方面。

女子的性生活大部分受男子性生活的限制和规定，这是我们首先必须了解的，而必须了解的理由也不止一个。这些理由我们在上文大致都已经提到过，不过性爱的艺术在性心理学方面既有其特殊的意义，我们不妨再提出来讨论一下。第一点，我们要再度提到阳动阴静、阳施阴受的道理。常有人说，并且也说得不无几分理由，在性的题目上女子实在处于一个优越与支配的地位，而男子不过是她手里的一个玩物罢了。话虽如此，基本的事实却并不如此。我们充其量说，就我们和大多数的生物所隶属的高等动物界而言，阳性总是比较主动的，而阴性总是比较被动的。就解剖学方面而言，以至于就生理学方面而言，阳性是施与者，而阴性是接受者。而心理方面的关系也自不能不反映出这种基本的区别来，尽管在种种特殊的情形下，在许多不同的细节上，这阳施阴受的自然原则自然规范，可以有些例外，但大体上是不受影响的。

第二点，既不论自然的雌雄的关系，我们有史以来，以至于有事迹可据的史前时代以来，一切男女关系的传统观念也建筑在这一大原则上。我们承认，在性关系的树立上，男子占的是一个优越与支配的地位；我们更从而假定，在这方面，女子主要的功能，以至于唯一的功能，是生男育女，任何性爱的表示，要有的话，多少是属于不合法不冠冕的一些串戏性质，没有正规的地位的。我们的若干社会制度也就建立在这条原则与这种假定上，演变出来，建立起来：即如婚姻制度，我们一面承认家庭中丈夫有法定的家主的地位，而妻子则不负法律的责任，即妻子对丈夫负责，而不对社会负责；一面又于婚姻以外，承认娼妓的存在，以为只有男子有此需要，而女子则否。我们知道这些都是过火的，不全合事理的；幸而近代的社会舆论与国家法律已在这方面有些变迁。不过我们也应当知道，古代传下来的制度，尤其是这种制度在我们身上所已养成的种种情绪与见解，要加以改正，是需要相当的时间的，绝非朝夕之间可以收效。我们目前正生活在一个过渡时代之中，即在过渡的时代里，凡百的变迁要比较快，我们依然不免很深刻地受到已往的影响。

还有很值得考虑的一点，这一点和上文的两点也有些渊源，不过和女子方面的心理生活的领域更有密切的关系，这就是羞涩的心理。羞涩的心理有两部分：一部分可以叫做自然的羞涩，那多少是和其他的高等动物共通的；第二部分是人为的羞涩，那一半就建筑在社会习尚上面，而是不难加以修改的。世间也有怕羞的男子，但羞涩终究是女子的一种特殊的品性。这其间详细的情形以及种种例外的事实，不在本节的讨论范围以内（参看上文第二章第三节末段），不能具论。不过就大体而言，羞涩的品性是女子心理的一大事实，不容怀疑的，它和一般阴性动物在性活动之际所表示的柔顺驯服的性格有极密切的先天关系，而和社会的习俗又有不少的后天关系，并且此种先天的关系，因后天的关系而越发现得牢不可破。（不过上文说过，后天的关系是可以修改的，至于可以修改到什么程度，晚近的裸体运动很可以证明，裸体运动的会社近来一天多似一天，而男女社员可以完全以裸体相见而不露丝毫的窘态。）就一般的情形而言，这种后天关系的修改是不大容易的，传统的种种习惯，近来虽已发生不少变迁，但显著的效果也还有限。不但

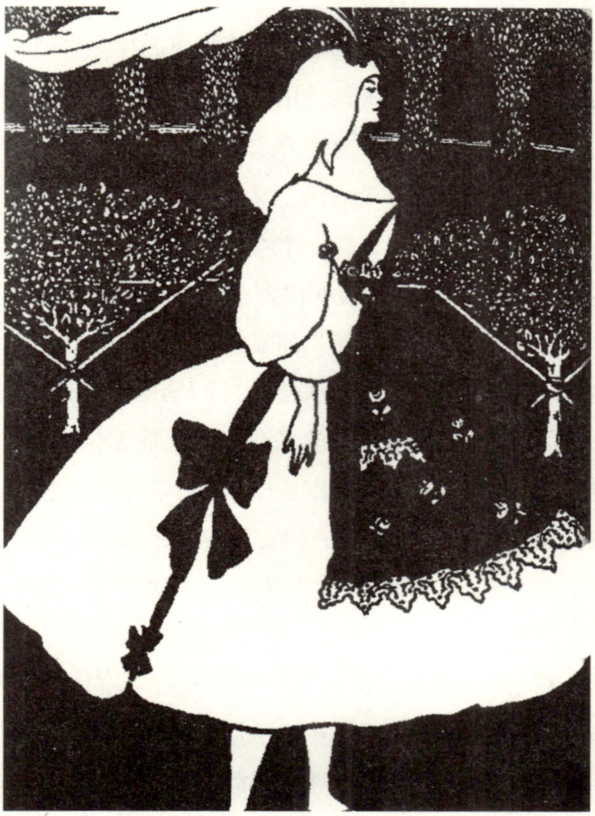

有限，并且暂时还有一种不良的趋势，就是在女子的意识上，引起一种不和谐的局面。意识包括两方面，一是体内的感觉，二是身外的表现；今日的女子对于自身内在的性的感觉欲望，已经有自由认识的权利，但要在身外表示这些感觉与欲望，她就往往没有这种自由了。结果是，现代的女子之中，十有七八知道她们要些什么，但同时也知道，如果她们把这种需要老实地说出来，势必至于叫对方的男子发生误会，以致令男子作呕，因而把男子拒于千里之外。这样，我们的话就又得说回来；我们的先决条件是必须开导男子，让男子了解女子的需要。这样，我们就又回到了男子的身上。

就是这两三点的讨论可以足够提示给我们看，我们目前所认识的女子应有的性生活的领域，实在有两个，而这两个是彼此冲突的。第一个是，女子性生活的理想是极古老的，可以说和我们的文明同样的古老，这理想说，女子的性生活应以母道为中心事实，这中心事实是谁也不能否认的；但这理想又说，这中心事实以外，其余的性生活的领域大体上全应由男子执掌；女子除了为成全她的母道而外，是没有性冲动的，即使有，也是等于零的；因此，女子的天性是单婚的、一夫一妻的、从一而终的，而男子那方面，既无须困守家庭，又少子女养育之累，心理品性的变异范围便比较大，婚姻的倾向也就很自然地会走上多妻的路。又因此，女子的性的问题是单纯的、显而易见的，而男子却要复杂得多。这样一个女子性领域的观念，我们几乎可以武断地说，是远自古典时代以迄最晚近的现代大家所认为自然的、健全的，而不容易有异议的，至于与确切的事实是否相符，那显然是别一问题。不到一百年前，英国的外科医师阿克登（Acton）写了一本关于性的问题的书，他说，我们若认定女子也有性的感觉，那是一种“含血喷人”的恶意行为，而这本书便是十九世纪末年以前在性的题目上唯一的标准作品与权威作品！[26]在同一个时期里，在另一本标准的医书上，我们发现写着，只有“淫荡的妇女”在和她们的丈夫交接的时候，会因愉快而做出姿态上的表示来！而这一类荒谬的话，居然受一般人的公认。

到了今日，另一个女子性生活领域的观念正在发展。这个新观念，我们也许得承认是比较健全的，一则因为它和两性价值均衡的观念互相呼应[27]，再则因为它和自然的事实更相吻合。在今日的情形下，就在性生活的领域以外，我们对男女两性的区别的看法，也不像以前那般斩钉截铁。我们承认两性之间有极基本的差异，并且就其细节而言，也真是千头万绪，无法清算，但这些差异只是一些很微妙与隐约的差异。若就其大体而言，则男女既同为人类，便自有其共有的通性，换言之，人性终究是一个，而不是两个。男女同样有做人的通性，也同样有此通性的种种变异的倾向。两性之间，变异的趋向纵有不同，但始终不至于影响通性的完整。[28]

我们已经再三提到过男子天性多婚与女子天性单婚的那句老生常谈，这句老生常谈究竟有几分道理，几分真假，我们也已经加以讨论。无论如何，我们总得承认一个基本的事实，那就是，就男女自然的区别而论，一样是性交接的行为，其对女子所发生的影响与责任，在分量上，比对男子的要重得不知多少，因此，女子在选择配偶之际，比起男子来，就出乎天性要审慎得多，迟缓得多。这个区别是自有高等动物以来便已很彰明较著的。但也尽有例外。世间也很有一部分少数的女子，一方面对母道完全不感兴趣，而另一方面则和寻常的男子一样，可以随时随地和不同的许多男子发生性关系；而一般女子喜新厌旧的心理，好动善移与去常就变的心理，也大体上和男子没有区别，因此，假定有所谓三角恋爱事件发生的时候，以一女应付二男，比起一男应付二女来，不但一样的擅长，有时则更见得八面玲珑，绰有余裕。[29]总之，把男女看做截然不同的两种人，彼此之间有一道极深的鸿沟，极坚厚的铜墙铁壁，这虽属向来的习惯而至今还没能完全改正，可见是没有多大理由的。女子像她的兄弟一样，也是父亲生出来的，因此，尽管男性与女性之间，有无数的细节上的差异，彼此所遗传到的总是人类的基本的通性。男女之所以隔阂，以至于所以成为一种对峙与对抗的局面，由于自然的差异者少，而由于不同时代与不同地域所形成的不同的观念者多。我们在今日的过渡时代里，正目击着这种不同的观念或不同的理想所引起的明争暗斗。

我们看了上文的讨论，便知道我们对于女子性生活的实际状况的了解，为什么必须要寻找比较大批的精审而有统计数字的资料？女子一般的性生活状况如何？正常的女子如何？不同阶级或团体的女子又如何？比起男子来又如何？这一类问题的答复，非有精审与统计的资料不办。只是笼统武断地叙述，尽管持之有故，言之成理，尽管描绘得活灵活现，也是没有用的。精神分析家和其他作家所能供给的往往就是这一类的叙述，并且这种叙述又不免被学说的成见所支配，多少总有几分穿凿附会，即或不然，其所有的根据又不免为少数特殊的男女例子的经验，实际上不能做一般结论的张本。幸而这些如今都已渐成过去的事物，而事实上我们也无须再借重它们。客观的调查与统计的资料原是最近才有的事，但幸而没有再晚几年，否则我们今天便无法利用。我们在上文已经屡次引到过戴维斯、狄更生、汉密尔顿三位男女医师的结论，我们如今还要借重他们。[30]

上文说，在性生活的领域里，女子的被动性似乎比较大，这一点是不是就暗示在生理方面的性要求和心理方面的性情绪，男女之间也有根本的差别呢？为测验这一点，我们倒有一个方便的尺度，那就是性冲动的自动恋的表现，在男女之间，在频数上有什么相对的差异。汉密尔顿、戴维斯和狄更生，在这一点上，都有过一番周详的探讨。为什么自动恋的表现与其频数可以做尺度呢？大凡有到自动恋的表现，无论表现的人是男是女，我们便有理由可以推论，说背后总有一个主动的性欲在；固然，性欲之来，是可以抑制而不是非表现不可的，但只要有些表现的事实发生，我们一样的可以作此推论。三位医师所供给的数字当然并不一样，因为三家的探讨的方法并不完全相同，而他们在征求答案的时候，被征的人有答不答的自由，并没有必须照答的义务，因此，有的问题就被跳过。据说这种跳过的脾气，女子要比男子为大。如果女子真有这种脾气，那么，凡是坦率承认有过主动的自动恋的答复，当然是特别有意义的，而这种答复越多，那意义便越大，这是我们在第三章里已经加以说明过的。据狄更生的发现，通常属于各种不同阶级的女子，经验到有充分力量的性欲要求的有 70%，足以使她们时常采用自动恋或手淫的方法，作为解欲的途径。戴维斯女医师，在 1000 个未婚的大学女生中，发现 65% 的答复（跳过未答者不计）承认她们有过手淫的活动，其中有一半更承认在作答的时候，她们还没有放弃这种习惯，而在这些没有放弃手淫习惯的女子中，健康属于“最优等或优等的”，比起已经放弃或从无手淫习惯的女子来，人数要来得多；这大概是有意义的，因为性冲动的健旺就是一般身心健旺的一种表示。汉密尔顿所研究的都是一些地位与才干在中等以上的已婚女子，而这些中间，只有 26% 郑重声明从小没有手淫过；同时，汉氏又观察到一种倾向（这我自己在许多年前便观察到过），就是，女子手淫习惯的开始，总在童年过去以后，而一般开始的年龄又大率比男子要晚，例如，在满 25 岁以后才开始手淫的，在男子中只有 1%，而女子要占到 6%。此外，汉氏的观察里还有许多有趣的发现。手淫的习惯，有的是由别人诱引的，有的是自动发现的，但两者相较，自动发现的例子，无论男女，要多得多。通常以为此种习惯的开始大多由于旁人的诱惑，由此可见是不确的了。还有一点也是很有意义的。在结婚以后，放弃手淫习惯的，男子虽只有17%，而女子则有到42%，但在结婚以后，依然手淫并且“屡屡”为之的，女子的数目差不多和男子相等，并且在婚后依然手淫的全部的女子中，也几乎占到半数；换言之，婚后依然“屡屡”手淫的女子要比男子为多，而偶一为之的，则男子比女子要多得多。这一层似乎告诉我们，已婚的男子手淫，大部分是因为旅行在外，或因其他外来的原因，而已婚的女子手淫，则总有一大部分是因为床笫生活不能满意。还有一点值得注意，就是，认为手淫的习惯对身心的健康有不良影响的男子，要比女子多得多。

三位作家中，只有汉密尔顿对于夫妇双方所能经验到的床笫生活的相对满意，有过一番直接的探讨，因为他的研究对象里是夫妇都有的，并且数目相等，地位相当，可以比较，而调查的方法又完全一样。他把满意与否的程度分成14等，他把各等的程度整理而列成表格以后，发现能够达到第7等的高度满意境界的，丈夫中有51%，而妻子中只有45%。换言之，在妻子方面，就全体而言，对于婚姻的失望，要比丈夫更见得严重。戴维斯女医师虽未直接比较这一点，但也能从旁加以坐实，因为她所研究的妻子在答案里提到对于婚姻表示满意的，以她们的丈夫为多，而她们自己则较少。我自己对英美两国婚姻的观察，虽没有汉、戴两家的精审，也很可以和他们先后呼应。总之，夫妇双方所表示的对婚姻的满意程度，差别虽未必大，但是可以很显然地看出来。

女子并没有什么特殊而与男子截然不同的性心理，这一层是越来越明显的。说女子有特殊的性心理，那是修士和禁欲主义者所想出来的观念，不过既成一种观念，也就流行了很久，到现在才渐渐被打消。不同的地方是有的，而且永远不会没有。男女之间，只要结构上与生理上有一天不同，心理上也就一天不会一样。不过在心理方面的种种差别，终究不是实质上的差别。我们现在已经看到，就基本的要素而言，男女的性的成分是一样的，来源也只有一个，而西洋一部分人的旧观念，认为这样便不免“有损女子的庄严”，那是捕风捉影的看法，要不得的。

我们也看到，在性的境遇里，女子吃的亏大抵要比男子为大，这其间主要的理由，当然是因为以前的知识太不够，而传统的成见太深。虽则一部分的旧观念认为婚姻制度是男子为了女子的幸福而创立的，但事实上在这个制度里，女子受的罪要比男子为大，女子所获得的满意要比男子为少，不但一般的印象如此，更精审的妇科医学的证据也指着这样一个结论。例如，在研究到的 1000 个已婚女子中，狄更生发现 175 个有“性感不快”（dyspareunia）的现象，就是在性交的时候，多少会感到痛楚和不舒适，而对另外 120 个女子，在性交之际总表示几分性趣冷淡或性能缺乏，而这些在事实上也就和性感不快没有区别。而就丈夫方面而言，这两种情形是可以说完全不存在的（唯一可以对比的现象，所谓性能萎缩，即阳痿，那完全是一种消极的状态，实在不宜相提并论）。总之，即就这一端而言，女子所处的地位是有比较重大的不利的。

女子的这种不利，究属有几分是天生的，又有几分是后天环境所酝酿出来、因而还可以控制补救的呢？大抵两种成分都有。换言之，要在性交关系上取得充分的身心两方面的调适或位育，就在正常的形势下，女子本来比较难，而男子比较易。那当然是一个自然的不利，但也多少可以用自然的方法来加以纠正。目前我们的问题是，不幸得很，这种局部基于自然的不利，在人类以前的历史里虽多少也感到过，但似乎从没有像近代的这般厉害。戴维斯女医师，在转述她所研究的各个已婚女子的经验时，提到有一位曾经很惨痛地问道：“为什么做丈夫的在这方面不多受一点教育呢？”至于这些经验是什么，我们很可以从已婚女子的一部分答复里领悟得到。戴医师问大家对婚姻第一夕的反应如何，她们简短地答复：“啼笑皆非”“可怜可笑”“十分诧异”“满腔惶惑”“一场失望”“惊骇万状”“愤恨交并”“听天由命”“手足无措”“呆若木鸡”，等等；同时有 173 个例子好像世故很深似的“承认这就是这么一回事”。当然，作这一类答复的女子大部分是在结婚前，对婚姻的意义，对婚姻的葫芦里究竟有些什么药，几乎全不了解，事前既全无准备，临事自不免发生这一类惊惶失措的反应了。这样，我们的讨论貌似到了尽头，实际上却又回到了当初的起点。

在以前，女子和她的性的情境之间，可以说是有一种适应的，至少，一种浮面上的适应并不缺乏，因为女子在结婚以前，对于和当时当地的生活应该发生一些什么密切的关系，多少总有几分训练，也可以说这种比较不能不密切的关系自会不断地给她一些训练，事前让她知道，让她预料，婚姻的葫芦里大概有些什么药，临事她也可以发现预料得大致不错。[31]到了更近的时代，她们不是全无训练，便是训练得牛头不对马嘴，训练的结果，也可以教她在事前预料婚姻的葫芦里有些什么药，但临事她会发现压根儿不是这么一回事。换言之，近代以来，妇女的身份地位，妇女的每一个活动的园地，都静悄悄地经历着一番革命，其结果虽对性冲动并无直接的影响，而一种间接的、并不存心的、牵牵扯扯的影响，却到处皆是，四方八面都是。

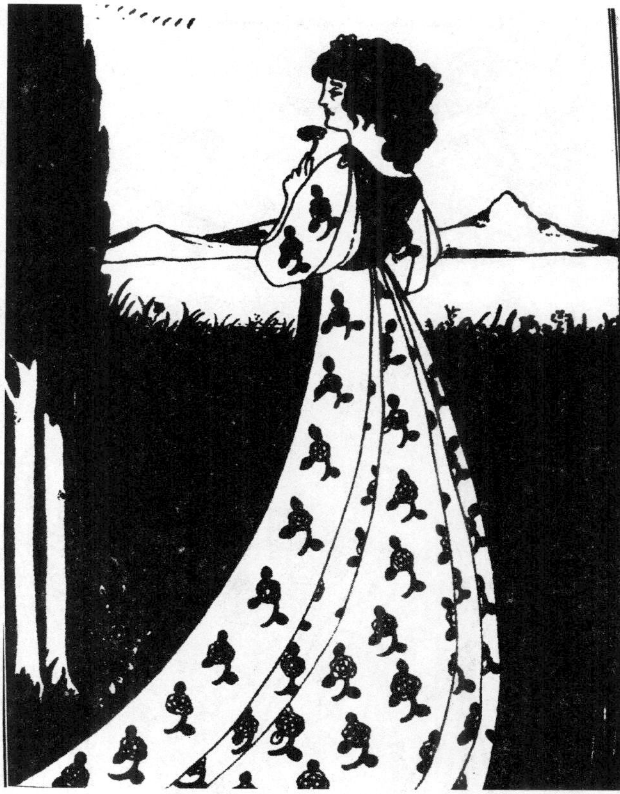

而同时，在男子的地位与活动方面，却并没有发生可以对比的革命，今日的男子还是五六十年前和七八十年前的男子。结果当然是一个无可避免的失其适应的局面。妇女运动或妇女革命的种种效果，我们既无法加以打消，也不想加以打消，那么要修正目前已失其适应的性的局面，那责任的大部分就不得不由男子担当起来。我们必须有一个新的丈夫来接待一个新的妻子。

生命的一切都是艺术，这话我以前已经说过不止一次。不过也有一些人不承认这句话。我以为这些人是误会了，他们把艺术和审美的感受力混做一回事，实际上却是两回事。一切创作，一切行为，都有艺术的性质，这不但以人类的自觉活动为然，一切自然界的不自觉的活动也可以说多少有些艺术的意味。说生命是艺术，实际上也不过是一种老生常谈，卑之无甚高论，要不是因为时常有人作为矫情的反面论调或口头上虽承认而行动上却全不理会，我们也无须把它特别提出来。就现状而

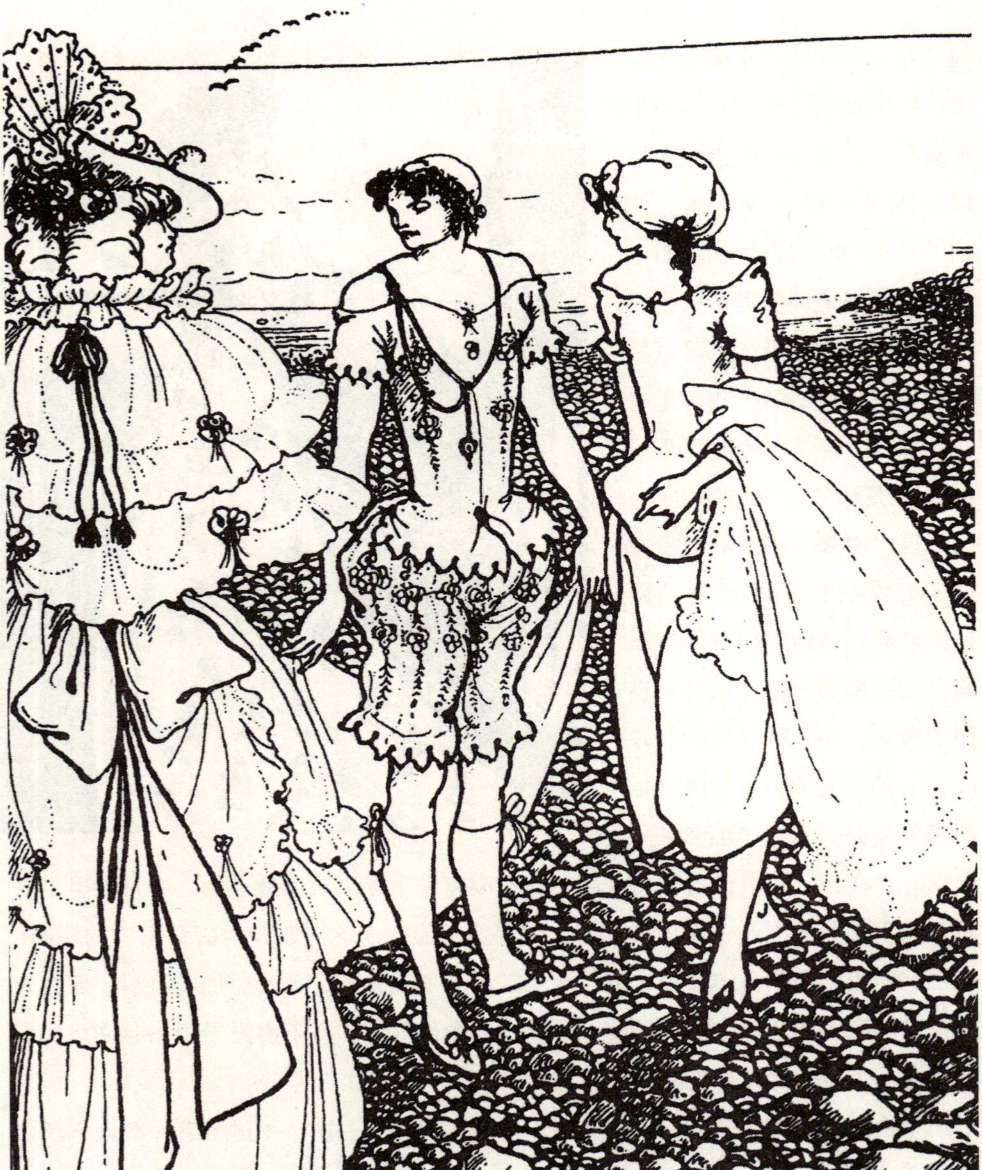

论，说不定也正因为这种矫情与言行不相呼应的人太多，我们忍不住要说，要是人生是艺术的话，那大部分不是美好的艺术，而是丑陋的艺术。

我们说人生大部分是丑陋的艺术，指的是一般的人生，但若就性爱的人生领域而论，我们似乎更忍不住要说这样一句话。我们常听见说，两性之间，真正更能在自然界表示或流露艺术的冲动的是阳性，而不是阴性，这话是不错的，许许多多动物界的物类确实是如此（我们只需想到鸟类，就明白了），但若就在性爱领域以内的近代男子而论，就汉密尔顿、戴维斯、狄更生三位医师所和盘托出的种种事实而论，这样一个总括的结论，就很不容易达到了。这是很不幸的一个局面，因为恋爱这个现象，若当做性关系的精神的方面看，实际上等于生命，就是生命，至少是生命的姿态，要是没有它，至少就我们目前的立场而言，生命就要消歇。时至今日，我们对恋爱的艺术所以受人责备、忽略以致蔑视的种种原因，已经看得很清楚，并且可以很冷静地把它们列举出来，例如，宗教的、道德的、精神的、审美的，等等。而这些原因的活动实际上并没有多大的根据，即基于成见者多，而基于事理者少，我们如今也看得很明白。这样一番认识，一种看法，是很重要的，我们今后要改进恋爱的艺术，这种看法是个必需的条件。我们也知道这种看法在目前已渐渐发生影响，即使与真正的事实与学理未必完全相符，但终究是个进步。有的人甚至根据这种新的看法，从而作为矫枉过正的主张，就是，想把性的活动完全看做一种寻常日用的活动，一种尽人必须例行的公事，好比穿衣吃饭一般，或一种随时乘兴的娱乐，好比跳舞与打球一般，事前既不需广事张罗，临时也毋庸多加思索；他们认为只要采用这样一个看法，一切性活动所引起的问题便根本可以不致发生，更无论解决之烦了。这样一个主张，虽属矫枉过正，也和以前的有些不同，就是，以前的人若有这种主张，往往是出于一时的意气，而今日的人作此主张，则大有相当的理论做依据。不过这种主张，终究是不健全的。英国的文学家与批评家赫胥黎（Aldous Huxley）对当代的生活风尚是有很深刻的观察与评论的一个人，他根据诗人彭斯（Robert Burns）的见地，曾经说过一句很真实的话："冷漠而没有热情的放纵行为是世界上最可怕的一件事。而恋爱这样东西，假如可以随便发生的话，结果一定是冷漠而没有热情的。"[32]还有一层我们不得不加以说明的，就是即使我们真把恋爱降低成为一种例行公事，或一种随兴消遣，我们对两性关系的协调问题，不但并不能解决，并且可以说很不相干。不久以前，我们把性结合看做一种义务，初不问其间有没有一些感情或浪漫的成分；那种情形固然是离开应有的健全状态很远，如今把性结合当做一种公事，一种娱乐，其为违反自然，其为与自然睽隔，事实上是同样远。[33]上自文明的人类，下至哺乳类以降的动物界，性结合的行为，就一般正常的状态而论，事先总有几分犹豫，几分阻力，而要消除这种犹豫与阻力，而使结合的行为得以圆满地完成，其间必须有充分的热情与相当的艺术。如果我们想否认这个自然的基本生理事实，我们是一定要吃亏的，而所吃的亏还不限于一种方式。

至此我们就说到了恋爱的艺术在卫生学与治疗学上的重要，而不得不多加一番申说。在以前，这种申说是不可能的，并且即使说来，也没有人能了解。在以前，所谓恋爱的艺术是可以搁过一边的，可以一脚踢开的，因为妻子的性爱要求既向来无人过问，而丈夫的性爱要求很多人都认为可以暗地里在婚姻以外别求满足的途径。不过时至今日，我们对于夫妇双方的看法都已经改变了。我们现在的趋势是承认妻子和丈夫同样有性爱的权利；我们也渐渐指望着，所谓一夫一妻的制度会切实地经过一番修正，不再像已往及目前的那般有名无实，掩耳盗铃。因此，在今日，不讲求恋爱的艺术则已，否则势必最密切地牵涉到另一个问题，就是单婚制或一夫一妻制的培植，因为，婚姻之制，除了一夫一妻的方式以外，实际上是行不通的，无法维持的，而即使在一夫一妻的方式下，婚姻生活的维持已经是够困难的了。

恋爱的艺术，就它的最细腻最不着痕迹的表现而论，是一个男子和一个女子在人格方面发生最亲切的协调的结果。不过就它的一般粗浅的程度而论，这艺术也未始不是寻常性的卫生的一个扩展，亦即未尝不是医师的工作范围的一部分，换言之，如果寻常的婚姻生活产生困难的问题或遇到困难的情境时，是很有理由可以向医师领教的。目前一部分提倡性卫生的人还往往忽略这一点，但我相信这种忽略的态度终究是不能维持的，事实上也已经很快地正在那里发生变迁。我们到了现在，再也不能说，求爱与性交的知识是天授的，是天纵的，是良知良能的一部分，因而无须教导。好多年以前，英国名医师贝杰特就说过，至少在文明状态下，这种知识是要授受的。我们不妨补充说，就在文明程度不高的民族里，这种授受的工夫其实是同样的需要，在这些民族里，男女青年到了相当年龄，便需举行很隆重的成人的仪式，而性交知识的训练便成为这种仪式的一部分。还有很多人所不大注意而值得提出的一层。就是这些民族所处的环境既比较自然，对于性交前的种种准备步骤也往往能多所措意，而性交方式的繁变，也是一个比较普通的现象。这些参考的点都是很重要的。求爱或交接前的准备必须多占一些时间，因为，在生理方面，时间不多，则欲力的累积有所不足，上文很早就说过，所谓积欲的过程是要充分的时间的；而在心理方面，时间不多，则恋爱中精神方面的一些成分便无从充分地发展，而真正的婚姻生活便失所依凭，因而不能维持于久远。我们也必须承认，交接是可以有许多不同的方式的，不同的方式虽多，要不至于超越寻常人性的变异范围之外，换言之，它们实际上并没有什么不正常，并不是一些恶孽的根性的流露。我们更需承认，这些方式的变换也是必需的，因为对于有的人，或在有的时候，某一方式要比另一个更相宜，更有满足的能力。新婚夫妇，有时要经过好多年，才发现只有在某种情况下，采用某一方式，性交方才发生快感，或单就妻子方面而言，虽无快感，也至少可以把不快之感减到最低限度。这两层，即交接前求爱的准备工夫与交接方式的变换与选择，如果能得充分的注意，我以为大多数女子方面所谓性能薄弱或性趣冷淡的例子已经可以不药而自愈。

上文所说的种种，我们如今渐渐了解，是一个贤明的医师所不能不过问的。我们应知即就受孕一端而论，女子的性的满足也未尝不是一部分的条件，因为女子的地位，至少就受孕一点而论，绝不是完全被动的。英国前辈中著名的妇科医师邓肯（Matthews Duncan）认为为保障受孕起见，女子的性快感是万不可少的，后来别的专家如同基希（Kisch）等对这个看法又曾经加以坐实。我们以为性交时快感的有无未必是受孕与否的一个万不可少的条件，因为世间大量的婴儿的孕育，总有一大部分是和这种快感之有无没有关系的；换言之，性交而有快感的女子既少，而婴儿之孕育却如此之多，足证两者之间不会有很大的关联。不过基希也发现性感不快的症候（基希认为这是和性交的不得满足是一回事）和女子不生育的现象有很密切的连带关系；他发现38%的不生育女子有这个症候，不过基氏所提到的只是一部分资料，至于一般的情形是否如此，或一般的关联程度是否如此之高，他却略而未论。[34]

上文所谓求爱的准备工夫指的并不是、至少不止是、结婚以前的那一个耳鬓厮磨的阶段，而是每一度性交以前很自然也很必需的一个先决条件。这是恋爱艺术里最单纯与基本的一个事实，上文也曾提到过。开始求爱，大抵是男子之事，如果他从察言观色之中，觉得时机是相当成熟，他就不妨建议（他一定得察言观色，时机成熟与否，女子是绝不会告诉他的）；建议是他，交接前后过程中始终取主动地位的当然也是他；不过如果女子也表示一些主动的倾向，这其间也丝毫没有什么不正常的地方，因为假定女子是一百分的被动的话，恋爱的艺术是无从说起的。在纯粹的生理方面，求爱的准备工夫，即一些性爱的戏耍，直接可以引起女子的愉快的情绪，而此种情绪又转而激发生殖器官一带的腺的分泌，总要等到这种分泌相当多，使生殖器官呈一种浸润的状态，才可以开始交接[35]，否则勉强交接也是不愉快的，甚至于有许多困难。有时，因为分泌的缺乏，不能不用滑腻的油脂之类来代替，但如准备的工夫充分的话，这种替代品应该是用不着的。

上文说的这些，在文明社会中虽往往受人忽略，但在所谓不很“进步”的民族里，却了解得很清楚。例如新几内亚的马来人，据说配偶的选择是很自由的（但需不侵犯图腾的界限和血缘的限制），并且男女可以同居好几个月以后才提到婚姻的缔结。有几个地方，又流行着一种风俗，就是男女青年可以同卧，男的可以把女的抱在怀里，同时对于女的上半身可以有抚弄的行为。在这种情境下，交接的行为倒也难得发生，但若发生，随后这一对男女也就议亲而成夫妇。[36]这一类的风俗，至少对恋爱艺术的一些基本原则是顾及到了的。

交接前求爱的准备工夫的过程中又有很自然而也很需要的一点，就是在女子的阴蒂上，多少要运用接触、挤压或揉擦一类的方法来加以刺激，因为阴蒂始终是女子性感觉的主要汇点。[37]有的精神分析学派的人认为阴蒂之所以为此种汇点，只限于女子性发育的最初几年，一到成年期，正常的情形是这种汇点会从阴蒂转移到阴道，并且事实也往往如此。这种见解究不知从何而来，此派的人每多闭门造车的见解，我以为他们对女子的身心结构，如有几分真知灼见，这种见解是很容易消除的。阴蒂是性感觉的正常的汇点，起初如此，后来也未尝不如此，并且往往不但是主要的汇点，而且是唯一的汇点。女子到了成年，在性交生活确立以后，阴道会自成一个性快感的中心，也是很自然的，但其间说不上什么“转移”。狄更生以妇科专家权威的资格说：“就一大部分的女子而论，只有在阴蒂部分感受到压力以后，性交时才能达到亢进的境界，而这是完全正常的。”

说到交接的方式或姿势，有人以为正常而合理的姿势只有一种，就是女子平卧面上，而任何别的姿势是不自然的，甚至是“邪僻”的“作孽”的。[38]那是一个错误。人类历史中某一时代或某一民族所最通行的习惯未必就可以成为天下万世的师法。人类最古的一幅交接的图画是在法国西南部的多尔多涅（Dordogne）地方发现的；它属于旧石器时代的一个文化期——所谓索留特累期（Solutrian Age）。在这幅图里，平卧面上的是男子，而女子则取一种蹲踞的姿势。就现状论，不同的民族中，对交接的姿势，就各有其不同的习惯或风尚，而同一民族中，所采用的也大都不止一种姿势。[39]近时美国医师范·德·弗尔德讲到欧洲人的性生活时说，做丈夫的大都不知道床笫生活的单调，如果知道，此种单调的生活是可以用姿势的改换来解除的，而姿势的改换事实上也没有越出正常的变异范围之外；可惜的是，他们大都根本不了解这一点，或虽知其可能，而认为只有“淫秽”的人才肯这样做，他自己是不屑为之的。[40]

事实上我们还可以说更多一些的话。对许多例子，只需选定一种姿势，问题就可以解决，但对另一些例子，问题要比较严重。就一部分女子而言，有几种姿势，甚至包括最寻常的几种姿势在内，是根本不容易采用的，或勉强采用了，也可以感到极大的不舒适，而一种比较奇特的姿势反而比较容易，反而比较可以供给快感。

我们说到最广义的生理方面的性关系，我们还得记住很重要的一点，就是，凡属对于夫妇双方能增加满足与解除欲念的一切行为与方式，全都是好的、对的，而且是十足的正常的；唯一除外的条件是，只要这种行为与方式不引起身心两方面的创伤。（而就身心健全的人而言，这种创伤也自不至于发生，我们可以不必过虑。）寻常的交接而外，更有两种主要的接触，一是女对男的咂阳，二是男对女的舔阴。这种吮咂的冲动是很自然的，即在从未听人道及过的男女，兴会所至，也往往会无端地自动地想到。

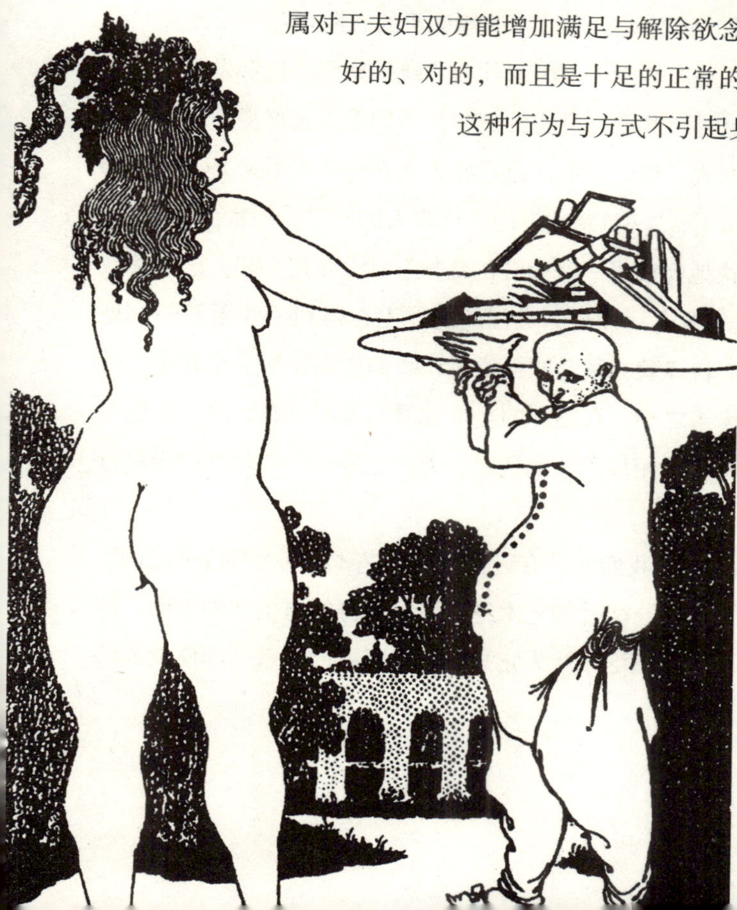

我发现一般神经不大健全而道德成见又很深的人不断地发问，这种或那种不大寻常的性接触的方式是不是有害的，或是不是一种罪过。对于这种人，这一类的方式可以引起一番神经上的震撼，他们认为至少“从审美的”立场而言，这种方式可以叫人作三日呕。不过他们似乎忘记了这一点，就是，所谓最寻常与最受人公认的性交方式又何尝“美观”呢？他们应当了解，在恋爱的神秘领域里，特别是到达床笫之私的亲昵境界以后，一切科学与美学的冷静而抽象的观点，除非同时有其他特殊的人文的情绪在旁活动，照例是不再有地位的，有了也是不配称的。一般板执而讲求形式主义的人，一到性的题目上，尽管美意有余，总嫌理解不足，我们对他们，只是很婉转地把莎翁的一句百读不厌的老话提醒给他们听：“恋爱说起话来，自有它的更善的知识，而知识说起话来，总充满着更亲密的爱。”[41]

在这一点上我们还不妨补充一些事实。汉密尔顿在所调查的100个已婚女子——全都不能不假定为很正常、健康而社会身份很好的女子中，发现13个有过舔阴或咂阳的经验，或两者兼有，而13个例子都没有发生过不良的影响。因此，汉氏很合理地作结论说：“无论何种性的戏耍的方式，就心理的立场而言，是没有禁忌的。”同时，汉氏也说了一些保留的话，其中最重要的有两点：一是此种戏耍在身体上不引起什么创伤，二是在心理上不引起什么罪孽的感觉。这都是很有意义的。汉氏也说到他在别处遇见过一些憨态可掬的例子，他们很天真烂漫地采用过这些所谓“作孽的”性的接触方式，当时并不知道这些方式在许多人看来是如何的龌龊，如何的凶险，如何的不得了，“一旦忽然发现这许多人的看法，一番震惊之余，不免深自懊恼追悔，结果很快地促成了一些癫狂的症候”。[42]即此一端，已足够教我们知道，当务之急是要让一般人，在这一类性的问题上，得到一些更开明的见解。狄更生，根据他多年的妇科经验，很贤明地说过，我们应当让每一个女子“可以放心地了解，夫妇之间，床笫之私，在高涨的热情弥漫充塞的时候，没有一件事是和精神恋爱的最高理想根本上不相称的；换言之，夫妇之际，一切相互的亲昵行为是没有不对的”。

在这样一本引论性质的书里，我们并没有讨论恋爱的艺术的种种细节的必要。不过在结论里，我们至少应当说明，恋爱的艺术绝对不限于身体与生理的方面。即使我们把生理的方面搁过不论，或虽论而认为它只有一些间接的关系，即使就成婚已经二三十年而性的生活已退居背景的例子而论，甚至即就根本不能有性交生活的夫妇而论，恋爱的艺术依然不失为一种艺术，一种不容易的艺术。夫夫妇妇之间，应当彼此承认个人的自由；生活理想尽管大致相似，其间脾气的不同、兴趣的互异，也应当彼此优容；彼此应当不断地体贴，应当坦白地承认自己的弱点与错误，同时也接受对方的错误与弱点，而不以为忤；嫉妒的心理是有先天自然的根据的；任何人不能完全避免，偶然的表现是一定有的，并且表现的方式也不一而足，这种表现在一方固然应当力求自制，在对方也应当充分宽恕——诸如此类问题的解决，尽管与狭义的性关系无干，也未始不是恋爱艺术的一部分，并且是很大的一部分，甚至可以说是最大的一部分。并且，若有一分疏虞，不但夫妇的关系受影响，全部的人生艺术也就从此可以发生漏洞，成为种种悲哀愁苦的源泉。

总之，我们对夫妇的关系，总需取一个更宽大的看法；否则，我们对构成此种关系的种种因素，使此种关系的意义更可以充分发挥出来的种种因素，便无法完全把握得住。一定要这些因素都有一个着落，个人的幸福才有真正的保障，而除了个人的卫生上的功用而外，社会的安全与秩序也就取得了深一层的意义，因为，婚姻的维持与巩固也就根本建筑在这些因素上。弗洛伊德在 1908 年时说：“要在性的题目与婚姻的题目上提出改革的方案来，那并不是医师应有的任务。”这种置身事外的看法现在是过去了，而弗氏自己后来也似乎看到这一点，因为，自从 1908 年以后，他在许多人生的大题目上，可以说一些含义再广没有的大题目上，下过不少思考，发过不少议论。时至今日，我们可以叫穿地说，医师的任务绝不在保留一部分人间的罪孽，为的是可以借题发挥，甚至可以于中取利；这种看法尽管和医术的原始的看法完全相反，但时代既大有不同，我们的观念也自不宜故步自封，墨守成规。在医学的每一个部门里，医师和一般明白摄生之道的人的任务就在对人生的种种条件与情境，求得进一步的调整与适应，务使“罪孽”的发生越少越好，在我们目前所讨论的部门里，我们的任务更应如此，因为它和人生的关系要比任何其他部门更见得密切，而其为祸为福，所关更是非同小可。因此，医师对于任何医学的部门虽应有充分的认识与运用充分的聪明智慧，而对于我们目前所注意的部门，尤其应当如此。[43]

[1] 关于恋爱的艺术，霭氏别有详细的讨论，见《研究录》第六辑第十一章和《恋爱与德操小言集》。

[2] 这话是再对没有的。译者以前在别处讨论过，前代中国人很大一部分的殉国或杀身成仁的行为是由于忠君爱国的情绪，也是一种爱，成仁的仁，不用说，也是根源于爱的情绪；爱国而至于殉身，不能不说是尽了自我牺牲的能事。然此类成仁的人，其动机之中，也多少总有一些保全名节的观念，读书人之于名节，好比寻常人之于身家财产，都是自我的一部分；名节何以要保全？因为它是名教纲常的一部分，固然有保全的价值，同时也正因为它是我的名节，所以更有保全的必要。为保全名节而牺牲自我，其间同样可以有自我满足的成分存在；不过和保全身家性命的自我满足相比，其价值自不可同日而语了。

[3] 可参阅译者所著的《冯小青》。

[4] 中国文字在这一点上很可以和这段讨论相互印证。说文中有“厶”字（今私字从此，且已取厶字而代之），八厶即为公，八就是分，把厶分配出去，或推广开去，就成为公，故公中不能完全没有厶的成分，而公的观念根本需从厶发展出来。男女的关系如此，一般人我的关系也复如此。这看法是最合理而健全的，有此看法，则西洋社会思想中“群己权界”一类的困难问题便根本不会发生。

[5] 雁就是最好的一个例子。富有人本思想与浸淫于拟人论的中国文学家也早就观察到此。

[6] 伊奥尼亚为古希腊的一部分，由若干岛屿组成，雅典便是这一部分的中心都市。

[7] 这故事的梗概是这样的：特里斯坦的叔父，是康沃尔国（Cornwall，今英国西南部）的国王，名字叫做马克（Mark）；他衔叔父之命到爱尔兰迎娶新后叫依索尔德（Isolde the Beautiful），在回程中，他和这位新后共饮了一种药水，遂至彼此相爱，固结不解，后来终于被马克刺死。

[8] 兼顾到精神方面的恋爱观，在中国也似乎发展得相当迟，除了重视同性恋一端而外，中国文化在这方面和希腊的很有几分相像。我们现在用的恋爱二字，已经是后来的假借，恋爱二字并用而成词，更是近年来才流行。《说文》爱原作㤅，经传都以爱为之，而㤅字遂废。爱字最初训惠，训仁，训慕，并不专用于性爱的方面。《诗经·国风》中多男女相悦之词，但遍索的结果，只找到两个爱字和性爱有关，一是《静女》的“爱而不见，搔首踟蹰”，二是《将仲子》的三句相同的“岂敢爱之”？《国策》中的《齐策》“有与君之夫人相爱者”一语中的爱显然是性爱之爱，但注里说，爱犹通也。孟子提到过:“昔者大王好色，爱厥妃。”总之，爱当性爱用，在最初大概是很不普通的，偶一用到，也没有多大特殊的意义，更说不上意义中有多少精神的成分。《孝经正义》于“爱亲者不敢恶于人”一语下引沈宏的注释说：“亲至结心为爱。”结心二字的说法极好，但可惜所指并不是性爱，而是亲子之间的爱。恋字比起爱字来，似乎要更有性爱的意义。戀、孌、孿、彎，古书上大率相通，从䜌，䜌从丝，有乱烦之意。《老子》说，不见可欲，则心不乱，戀字既从䜌从心，可见应与性爱的情绪，最为相近。但在古时候也不见得如何通行。《易·小畜》，“有孚孿如”，子夏《传》作“戀如”，注谓“思也”；思字富有性爱的意味，说详下文。《诗经》上戀字皆作孌，如《泉水》的“孌彼诸姬”，《静女》的“静女其孌”，《猗嗟》的“猗嗟孌兮”，《车辇》的“思孌季女逝兮”，《候人》与《甫田》的“婉兮孌兮”——大都用作形容词，而不用作动词，作“可爱”讲，而不作“爱”讲。我以为自形容词转用为动词，是后来的一个演变。好比婉字，最初显然是一个形容词，例如《野有蔓草》的“清扬婉兮”，后来三国时阮瑀为曹操致孙权书中，有“婉彼二人”《刘备张昭》语，即用作动词，即作爱字讲。

《诗经》的《国风》，不用说是最富有性爱情绪的一部文献，而恋爱的概念却始终不曾有过清切的表示，这是很可以惊异的。不过《国风》有两个用得比较多的字，比爱字恋字要普通得多，我以为倒很有几分恋爱的意味。第一个是“怀”字，如《卷耳》的“嗟我怀人”及“维以不永怀”;《野有死麕》的“有女怀春，吉士诱之”;《终风》的“愿言则怀”;《雄雉》的“我之怀矣，自诒伊阻”;《载驰》的“女子善怀”;《将仲子》的三句“仲可怀也”。第二个是“思”字。如《汉广》的“汉有游女，不可求思”;《桑中》的三句“云谁之思”;《伯兮》的“愿言思伯，甘心首疾”与“愿言思伯，使我心痗”;《褰裳》的“子惠思我”与“子不我思”。《东门之墠》的“岂不尔思？子不我即”;《子衿》的“悠悠我思”;《出其东门》的“匪我思存……聊乐我员”与“汇我思且……聊可与娱”。《伯兮》与《出其东门》二诗里的几个思字，最足以表示真正的恋爱的情绪。《伯兮》的主角是一个十分贞洁的女子，当丈夫不在家的时候，连修饰打扮的工夫都暂时废弃，而思慕之深，竟到一个“甘心疾首”与“心痗”的程度，所以我以为两句“顾言思伯”里的思字绝不只是代表寻常思虑的一个字。《出其东门》里的“思存”与“思且”，因为有下文的“聊乐”与“聊娱”做对照，也是比较有特殊意义的，其意盖谓，东门外的游女虽则多如云，闉闍外的游女虽则美如荼，在诗中的主人看去，只配做些寻常调情的对象，可以相互娱乐罢了，而说不到什么比较真正与深刻的性的情绪（按注疏的看法与此完全不同，孰是孰非，目前姑不深论，惟注疏一方面受了《诗序》的文词的限制，一方面又免不了家族主义的道德观念的支配，所说的一大套实际是很牵强的，译者不敏，未敢苟同）。

《诗·国风》中所开辟的这个思字的用法，到了后世，也还继续地发展。《方言》十，凡言相怜爱，江滨谓之思，其实我们根据《国风》立论，思字的这个用法并不限于江滨，我们见到的是《郑风》里最多，但卫、鄘、周代的王畿等地也有。《山海经》的《大荒东经》说:“有司幽之国，‘思士不妻，思女不夫’”，注:“思感而气通，无配合而生子”，性的情绪到此境地，也真够缠绵悱恻了。后来的诗人喜欢用“闺思”一类的题目，描绘“思妇”的情态。由此再进一步，便成不大健全的感伤主义的情绪状态了。《文选》张华《励志诗》的“吉士思秋”，注:“悲也。”好比《淮南子》所说，“春女悲，秋士哀”，那思字就等于悲或哀了。曹植《七哀诗》亦有“上有愁思妇，悲叹有余哀”之句。《诗序》上所说“亡国之音哀以思”的思字，也就是这样一个思字。所以就中国文字的源流而言，最接近西洋所称romantic love的字，不是“恋”，不是“爱”，而是“思”或后世惯用的“相思”。

[9] 说到这里，上文注[8]中所提到的怀字便很有它的地位。《论语》说:“子生三年然后免于父母之怀”；又说:“少者怀之。”所以译者以为假如男女间的情爱依然可以用思字来代表，则亲子间的情爱可以用怀字来代表。

[10] 见克劳莱和吉布森在《宗教与伦理的百科全书》中合著的《恋爱》与《初民的恋爱》两段释文。

[11] 精神分析派的这个见地不能说全错，不过把问题看得过于单纯，是不相宜的。爱憎的心理不容易截然划分。《论语》有“爱之欲其生，恶之欲其死”之语;《管子·枢言篇》也说:“爱者，憎之始也。”

[12] 古今中外的哲学思想中，只有佛家在这一点上是一贯的，是充类至尽的，它否定恋爱，也根本否定生命。

[13] 基督教《新约·约翰福音》一书第四章第八节说:“没有爱心的，就不认识上帝，因为上帝就是爱。”

[14] 关于本节，又可参看:

韦斯特马克:《人类婚姻史》；又《道德观念之由来与发展》。

卡本特:《爱的成年》，有中译本。

爱伦·基（Ellen Key）:《恋爱与婚姻》。

[15] 参看霭氏《研究录》第六辑第十一章及第三辑的全书。第三辑中的三篇研究，《性冲动的分析》《恋爱与痛苦》《女子的性冲动》，都和本节有密切的关系。

[16] 此段见解，霭氏发挥得最清楚，即见《研究录》第三辑《恋爱与痛苦》一文中。

[17] 近代青年，在一部分文人的提倡下，很喜欢阅读冒襄《影梅庵忆语》和沈复《浮生六记》一类的书，他们应知这一类的书，如果当文艺小品看，固然有它们的价值，但若当恋爱生活的规范与金科玉律看，那是一大错误。霭氏这一段话，在这一点上最能发人深省。

[18] 中国人对性爱的看法，虽比基督教文化下的欧美的看法略较开明，不把性现象看做龌龊的事物，性活动看做造孽的行为；不过这种责任的看法以及不便形诸笔墨的看法，倒是中西一致的。《国策》：楚围雍氏，韩令尚靳求救于秦。宣太后谓尚子曰："妾事先王日，先王以髀加妾之身，妾固不支焉；尽置其身于妾之上，而妾弗重也，何也？以其少有利焉。"战国去古代比较自然的光景未远，所以宣太后肯如此说，而史家敢照所说的记录下来；而后世文人的看法就不同了，清人王士祯对这一段话的反应是："此等淫亵语，出于妇人之口，入于使者之耳，载于国史之笔，皆大奇！"见《池北偶谈》。王渔洋这种见地，在后世是很普遍的，硕学鸿儒，因为好作风月小词，至于被摈于从祀之列，例如欧阳修，也就因为主持风教的人大都有此种见地。袁枚《子不语》(卷二十一）说："李刚主正心诚意之学，有日记一部，将所行事，必据实书之，每与其妻交媾，必楷书某月某日，与老妻敦伦一次。"虽不避讳掩饰，却又犯了所谓责任的看法，而其所以肯坦白写出的缘故，倒也并不因为此事值得写，不妨写，而是因为要表示他的意诚心正，他的不欺，所以不得不写；这其间也当然富有一种对己的责任的看法。

[19] 中国人对婚姻，责任观念很重，而艺术观念很轻，真正床笫间的性爱的艺术自然也谈不大到。不过对于此种艺术的第一步，即充分积欲的准备，却不能说全无理会，"相敬如宾"的原则，"上床夫妻，下地君子"的道理，从这个立场看，而不从礼教的立场看，是极有价值的。惟其下地能守君子之谊，上床才能尽夫妇之欢。

[20] 英译本只是法文原本的一部分，译者是个女子，名叫格特鲁德·M.平肖（Gertrude M. Pinchot）。

[21] 参看中国《易经》一书及宋元以来理学中阳刚阴柔的人生哲学。

[22] 见布氏所著文《双性现象》,《国际精神分析杂志》，1930 年 4 月。

[23] 参《易》咸卦。此卦说："咸、亨、利、贞、取女吉。彖曰：咸感也。柔上而刚下，二气感应以相与。止而说，男下女，是以亨利贞取女吉也。"按此卦艮下兑上，孔氏《正义》说："艮刚而兑柔，若刚自在上，兑自在下，则不相交感，无由得通；今兑柔在上，而艮刚在下，是二气感应以相授与，所以为咸亨也。"《正义》又说："艮为少男，而居于下，兑为少女，而处于上，是男下子女也。"此卦的卦象说："山上有泽，咸，君子以虚受人。"《正义》说："泽性下流，能润于下，山体上承，能受其润，以山感泽，所以为咸……君子法此咸卦，下山上泽，故能空虚其怀，不自有实，受纳于物，无所弃遗，以此感人，莫不皆应。"

[24] 中国旧时所称的石女，其中有一部分所患的实际上恐怕是此种阴道紧缩的状态。

[25] 这一节所称的玉洁冰清、天真、纯洁，当然不是真的，而是"罔昧无知"的代名词。

[26] 阿克登所著书叫做《生殖器官的功能与病患》。按此书之作，既完全以男子为对象，好像生殖的功能是和女子全不相干似的。及偶然提到女子，则一则说，凡属教养健全的女子对于一切的性的题目是不闻不问的。再则说："大多数的女子是从不受任何性感觉的很多麻烦的（这真是社会的幸福）！"三则说，我们若说女子有性的感觉，便是一种"含血喷人"的恶意行为，见霭氏《研究录》第三辑 194 页。

[27] 男女平等的概念，在稍知两性差别的人是不大容易接受的，因此，霭氏在《男与女》一书的修正版（1926）的序言里，特别提出一个所谓价值均衡的概念来，英文是sexual equivalence。有sexual equivalence的新概念新名词，而sexual equality的旧概念旧名词可废。

[28] 译文中“通性”的说法是译者酌加的，原文并不如此清楚。译者以为霭氏这一段讨论还嫌过于笼统。译者不敏，近年来常以所谓“人格三方面”之说做议论的骨干，青年修养要培植到这三方面，社会思想要顾虑到这三方面，社会问题要解决到这三方面，举其一而遗其二，或举其二而遗其一，结果总是不健全的。此三方面是，一为人我相同之通性，二为人我相异之个性，三为男女相差之性别。通性发展的效果是社会秩序，个性发展的效果是文化进步，性别发展的效果是民族绵延，群居与人文的生活事实上也跳不出这三大方面。说详拙稿《关于妇女问题的讨论》(《今日评论》第二卷，今辑入《抗战与优生》)及《青年与社会思想》(昆明《民国日报》，民国二十八年七月三十日，今辑入《自由之路》)。

[29] 李昉《太平广记》(卷一〇一) 引《续玄怪录》说：“昔延州有妇人，白皙，颇有姿貌，年有二十四五；孤行城市，年少之子，悉与之游，狎昵荐枕，一无所却。数年而殁。州人莫不悲惜，共醵丧具，为之葬焉，以其无家，瘗于道左。大历中，忽有胡僧自西域来，见墓，遂趺坐具敬礼，焚香围绕，赞叹数日。人见谓曰：‘此一淫纵女子，人尽夫也……和尚何敬耶？’僧曰：‘非檀越所知，斯乃大圣慈悲喜舍，世俗之欲，无不徇焉；此即锁骨菩萨，顺缘已尽，圣者云耳，不信即启以验之。’众人即开墓视，遍身之骨，钩结如锁状，果如僧言。州人异之，为设大斋起塔焉。”此段文字可以看做这种女子的一个讽刺，也可以看做这种女子的理想化以至于神明化。荀子说：“小人以为神，君子以为文。”我们姑且把它看做一种人文的点缀就是了。

[30] 三家作品已屡见上文译注中。

[31] 以前的女子是生来就预备结婚的，所以当其月经已来之后将近成婚之前，做母亲的对她多少总有一番教诫，让她知所准备，所谓“往至女家，必敬必戒……以顺为正，妾妇之道”的一类训词里大抵包括着不少虽属常识而不便形诸笔墨的话。所以说，葫芦里的药多少可以猜透几分。如今呢，女子生来便不一定结婚，尽管大部分终于不免走上婚姻的路，但事前既未打主意，临事自全无准备，家庭无此告诫，学校无此课程；于是闷葫芦一旦打开，除仓皇失措而外，自更无第二种反应。

[32] 赫氏是严复所译《天演论》的原作者托马斯·赫胥黎之孙。赫氏诸孙中有二人负有盛名，一是生物学家朱利安（Julian），一就是这位奥尔德斯（Aldous）。

[33] 霭氏是一个人文思想家，凡所主张，不离一个时中的原则，此处又是一些论证。

[34] 见基氏《女子的性生活》一书。

[35] 有人说起《易经》的咸卦是中国最古老的描写性交的文字，但译者以为与其说是描写性交的本身，毋宁说描写性交的准备。所谓“咸其拇”“咸其腓”“咸其股，执其随”“咸其脢”“咸其辅颊舌”，都是一些准备性的性戏耍，并且自外而内，步骤分明。孔氏《正义》解释“九四，贞吉悔亡，憧憧往来，朋从尔思”一节，似乎认为二体已入交接状态，窃以为义有未妥。

[36] 见塞利格曼（C. G. Seligman）所著《英属新几内亚之黑人》。

[37] 民国三十年三月教育部召集的社会学名词审查会中，于cultural focus一词，译者提议应译为“文化汇点”，幸蒙同人采择。汇点似较旧日之焦点为佳，今译文中即加以引用。

[38] 中国也有这种看法，性爱的小说如《肉蒲团》也曾讨论到这一点。

[39] 交接的姿势的讨论，在东方的文献里虽也不大公开，但忌讳的程度要远较西方为浅。在中国，则一部分见于道家的作品，一部分见于性爱的小说，道家的作品还往往有几分科学的价值，近年长沙叶德辉氏汇印的《素女经》便是最好的一例（《梅影庵丛书》)。印度方面亦然。

比较流行几种作品如《爱经》(*Kama Sutra*)、《爱海慈航》(*Kamaledhiplava*)等在这方面都有多量的讨论，并且在要点上和近年来西洋医学界比较有价值的著述，如范·德·费尔德的《理想的婚姻》，没有很大区别。

[40] 此论即见范氏《理想的婚姻》一书。

[41] 原文是Love talks with better knowledge，and knowledge with dearer love。

[42] 这种征象西文称为paranoid（妄想狂）的症候，有此症候的人一方面很夸大，一方面总觉得有人因为嫉妒他的伟大，不断地在暗算他，以至于谋害他，甚至于竟会发生被人谋杀的错觉。

[43] 其他参考书目：

赖特（女）(Helena Wright)：《婚姻中的性因素》。

赫登（女）(Isabel Hutton)：《婚姻的卫生》。

罗比：《恋爱的艺术》。

山格夫人与斯通（女）(Hannah Stone)：《避孕的实施》。

第八章

结 论

第一节 性冲动的动力性质

人生以及一般动物的两大基本冲动是食与性，或食与色，或饮食与男女，或饥饿与恋爱。它们是生命动力的两大源泉，并且是最初元的源泉，在人类以下的动物界中，以至于生物界中，生命的全部机构之所由成立，固然要推溯到它们身上，而到了人类，一切最复杂的文物制度或社会上层建筑之所由形成，我们如果追寻原要，也得归宿到它们身上。[1]

两个冲动之中，就其对个人的不可须臾离开的程度而论，饮食或营养自是关系重大，但性的冲动之于生命，以常态论，既极其错综复杂，以变态论，更可以趋于支离灭裂，不可究诘，所以它所唤起的注意，往往要在饮食之上；饮食是比较不可须臾离开的，而性欲则比较有间歇的；饥饿的驱策虽也有程度之殊，但其暴烈的程度每不如性欲之甚；饮食是一个人单独可以做的事，而性欲的满足有恃于另一个人的反应与合作——这些也未尝不是它所以能唤起多量注意的原因。

不过饮食的冲动，其意义的重大尽管往往受人忽略，也未尝不是一般生命的一种动力，并且它的力量之大不在性欲之下，而不能很狭隘地把它限制在经济的范围以内。它和性欲的动力一样，也可以转变而为一种心理的力量；在饮食之外的行为上表现出来，甚至于也可以升华，而其在行为上的表现可以取得精神的方式。人类生活必有其比较崇高的理想，我们对此种理想总有几分希冀愿望的心理，而愿望之至，我们往往用如饥似渴一类的形容词来表示。[2]理查兹（Audrey Richards）最近用了非洲南班图族（Southern Bantus）做主要对象，曾就这个食欲升华的题目，做过一番开风气之先的研究，并且已获得相当的结果。不过这是在我们题目以外的，我们搁过不论。[3]要紧的是，我们必须承认食与性在心理学上有同等的初元的地位，否则我们对于生命的观念便失诸片面与畸零了。

在社会生活的日常状况下——所谓社会生活与日常状态，当然是指我们的文明人类而言，性冲动力量的发挥大抵遵循三条大路。第一条是，我们可以避免一切性行为上的公开表现，让冲动的力量随时随地消散，至于消耗的途径，有正常的，也有不正常的，那我们也不问。第二条是，我们但需有短期的或偶然遇合的性关系，便觉得已经可以对付过去，甚至觉得已经满足，这种性关系的最常见的方式便是狎娼。第三条路是加入婚姻生活，那就是说，加入一种比较长期的性关系，而加入的时候，又认为如果情形许可，还希望此种关系可以维持永久，甚至于至死不渝；同时，此种关系的成立，其所包容的共同旨趣，也不限于性欲的满足一端而止。三条大路之中，不用说，这第三条最可以引人入胜，最可以扩充与加醇人生的经验，至于有无子女，还是第二个问题。这样一个重视婚姻的看法是古今中外的文明社会无往而不通行的，初不论一个人属于何种宗教，或怀抱着那一派的道德原则，甚至于不受任何宗教以及道学派别的束缚。[4]

婚姻固然是最好的路，但也是一条必须披荆斩棘的路。我们在上文已经看到，整个的性活动的过程，包括婚姻的一路在内，是崎岖蹭蹬，随时随地可以发生危难，对神经有病态的人固然如此，对身心健全的人也未尝不如此。这其间的原因当然不止一端。性冲动的发育比其他冲动的发育完成得要迟，即在发育开始得比较特别早的人，其完成的期限也必在其他冲动之后；这是一点。性欲之所以为一种冲动，是有时期性或季候性的，而冲动之来，又自有其强烈的冲击的力量；这又是一点。宗教、道德、法律、习俗对于性冲动是最不放松的，它们合起来在性领域的四周安排上许多道藩篱，不让它越雷池一步；这是第三点，并且是很重要的一点。[5]因此，我们对于性冲动的整个过程，最需要的是一番卫生与防微杜渐的看法与布置，要应付得聪明，要随在的警觉，一刻不能松懈，因为若有疏虞，未来所演成的困难与纠纷，往往非医学所能完全排解。我们不能不把性的冲动看做一股力量，好比发酵的力量一般，这不止是一个比喻，恐怕也是一个事实，自生理学发达以后，这方面学者的见解确已渐渐地公认性冲动是一种体内的发酵作用，由不止一种的强有力的酵母发出，而其表现的方式又可以变化无穷，有健康的，也有病态的，有正常的，也有反常的，有时候并且可以反常到一种程度，教我们几乎看不出它和性欲有什么关系，不过无论方式如何，有一点是相同的，即我们尽管可以在相当限度以内加以控制，加以利导，但绝不能把它完全抑制或抹杀。这样一个对性冲动的观念，把它完全看做一股动的力量，而不是静的事物，虽若比较新颖，其实前人也早已隐约看到，精神病理学家安斯蒂在五十余年前已经运用这个看法来解释不止一种的精神病态，这几种病态后来大都叫做神经衰弱[6]；兴登也曾把它发挥过，特别是在若干道德方面[7]；后来在自动恋的观念里也有它的成分，假若性冲动不是一股内在的活力，自动恋的种种现象自无法解释；到了弗洛伊德，不用说，这观念更遇上了一位能手，弗氏更把它发挥得曲尽其妙。

我刚才说，性冲动是“一些强烈的酵母的发酵作用所产生的一种动力”。这说法还失诸模糊隐约。如果我们要为它下一个更准确的界说，我们不妨换一种口气说：“性爱的人格是建筑在一个三边有密切联系的三角上的，这三边是大脑、内分泌系统和自主神经机构。”自主神经机构是比较处于背景之中而不大显露的，但其重要性似乎不减于其他两边。不妨在这里说明一下，这机构包括消化系统、循环系统、呼吸系统、泌尿系统、许多的分泌腺以及这些系统所附带的中枢神经核。这个机构所管制与调节的可以说是生命的全部的基本功能。在心理学者中，康普夫（Kempf）对行为中自主的因素，一向认为极有意义，未可等闲视之，因为我们行为里有此成因，所以在生活环境中，我们会发生他称之为两种富有驱策性的动作的趋向，而教我们或取或舍，或趋或避，可以分别叫做趋利的强制（acquisitive compulsion）与避害的强制（avertive compulsion）；这两种强制的动作大部分是归这自主的神经机构负责的。我们的动物界的祖先很早就有这个机构，因此，遇到危险，就知痛苦，因为要解除痛苦，就知所舍弃，知所闪避，及舍弃与闪避成功，痛苦就可以解除，生命借此得以维持延展，于是这些动作的倾向以及主持这种动作的机构得以保留而传授给高等动物，并且终于传授到我们身上。[8]这一番见解可以帮我们的忙，把身心两方面的因果关系联系起来，而教我们了解为什么一个个体在活

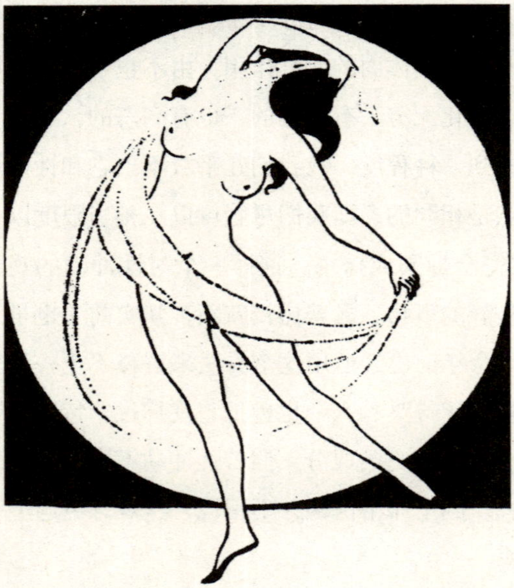

动上归根结底是一个单位，一个分不开的基体。它还帮着一种忙，就是教我们对所谓的“意志”，所谓的“情欲”，或总起来所谓的“欲”，即精神分析派所称的libido，或哲学家讲到性冲动时喜欢引用的“志”——也就是叔本华（Schopenhauer）所说的“志”（will），从此可以有一个更精确的观念，英国文学家卡莱尔（Carlyle）很早也说过：“我们所听说的各位上帝里，唯一最著名的一位也就是德国文字源流家格里姆（Grimm）所能考见到最早的痕迹的一位，那就是叫做意志的上帝了（God Wünsch或God Will）。”

弗洛伊德，从1912年以后运用他那一支生动灵活的笔，对于因性生活的困难而足以引起神经病态的各式各样的条件与环境，都曾加以仔细探讨；而他这一番探讨的结果，比起别人来，要见得特别有意义。因为，他虽然是精神分析派心理学的一位开山祖师，但因其见识比较广博，议论比较周密，往往处于一个超脱的地位，而不落一般精神分析派的窠臼，不受此派门户之争的支配。弗氏在这方面也作过一番分类的尝试，但他自己也承认这种分类是不满意的，因为它未必尽合医学诊断的立场，而所谓不合，指的是在同类的例子里，其病态所由发生的条件或情境未必完全一致，或某一病态的例子的条件或情境往往因时因地而有变迁，甚至于在同一时间之内，即有若干不同的条件或情境存在。不过无论如何，这种分类是有用的，至少它可以让我们知道，这些条件或情境是些什么。这分类里包括四个项目。（一）第一项足以发生神经病态的性的情境是最简单而显然的，也是大多数人多少总要经历到一些而无可避免的，那就是性欲的克制或拒绝，或足以造成克制与拒绝行为的情境。一个当事人只需身外有一个实际的对象，使他得以满足性爱的需要，这个人原是很健康的，可以丝毫没有病态的表示，但若情境转变，对象散失，而同时又别无适当的补偿的事物，神经病态也许就会发生；不过即使在这种境遇下，一面对性欲不得不克制，一面又要维持相当的健康，事实上也还有可能的两条路：一条是把精神上紧张的力量转移到实际工作或事业活动上去，假以时日，也许在工作的机会里终于找到了一个可以满足性欲的实际的对象；第二条路是如果这对象始终没有着落，当事人也许可以把克制着的性欲升华为另一种力量，而把它运用到与性欲不相干的精神的事物上去。不过这种转变的过程，弄得不好，会发生另一种倾向，就是容格所说的内转的倾向（intro version），就是抑制着的性冲动并不真正升华，而其力量的消散从实际的种种路线转进想象的种种路线，于是当事人的心理活动大都囿于一个梦想（dream-wishes）的境界。[9]（二）第二项的例子里，当事人的病态是比较内在的，而不是外铄的，他的病态的发生，根本并不因为外界的环境起了什么变化以致剥夺了他满足性欲的机会，逼迫他踏上禁欲的路，而是因为他自己的力不从心。外界的机会与对象是有的，当事人想觅取这种机会与对象的愿望与努力也是有的，不幸的是他有许多内在的困难，使他对于身外的环境，不能作适当的适应，纵有适应之心，实无适应之力，或有力而不足，于是虽明知什么是正常的满足性欲的方法，虽也曾用过一番心力，无奈他自身的条件实在不足以相符，以致心劳日拙的结果，终于成为病态。（三）第三项包括因发育停滞或发育受了抑制以致发生的种种病态；这一项实在是第二项的扩充，所不同的是其中的例子更趋极端罢了；所以在理论上实无另分一项的必要。这一项里的当事人，就一般身心的发育而论，也许已过了青年期而进入了成年期，

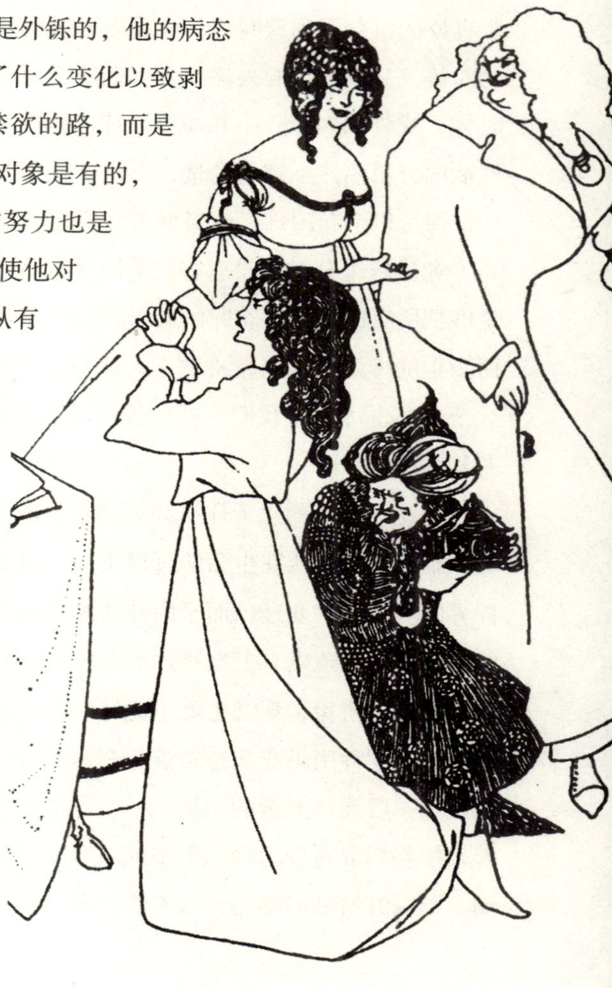

但是他的性心理的发育没有并行共进，以至于他所认为可以满足性欲的事物始终没有脱离幼稚的阶段；当事人也未尝不自知此种脱节的现象，也未尝不竭力设法克服这种幼稚的冲动与避免幼稚的满足方法，但事实上却不可能，或绝少成效，于是内心便发生冲突，积久而成为一种病态。（四）第四项里，我们发现所有的例子原先都是健康的，到了后来才发生病态，而其所由发生的原因又与外界的环境并不相干，至少是没有什么直接的关系。一个人在生命的过程里，总要经过几个关口，每个关口总要牵涉到一些生理上的变迁，例如春机发陈，又如月经止绝，其间一部分的变迁便是性欲的分量的增加或减少，而无论增减，势必暂时波及甚至破坏原有的生理上的平衡与和谐，即势必影响到健康，并且给足以引起神经病态的种种外缘一个良好的机会。到这时候，或欲力增强而环境不许其随在的满足，例如在春机发陈的时候，又或性欲的兴趣虽无大变迁，而满足性欲的能力则已大减，例如在经绝的时候，或外因内缘，不相凑合，或兴趣能力，不相呼应，也就成为致病的原因了。性欲的分量固然不容易衡量，不过，就个人而论，它是可以增减的，而此种相对的增减便足以引起困难，使当事人穷于应付。

弗氏这个分类虽没有客观的医学诊断的佐证，而只有抽象的分析的价值，但也足够把所有的神经病态归纳起来，自正富有它的方便之处。我们要治疗种种因性欲而发生的神经病态与精神病态，或更进一步想从卫生方面预防这种种病态的发生，这个分类也可以给我们一些比较最准确的途径，而对于事先预防，比起事后治疗，尤其有用。

无论一个人的先天体质如何健康，他在一生之中，多少不免要经历一些性生活的困难或病态；他在生命的过程里，一面要应付内在的生理上的变迁，一面要适应外界的境遇上的变迁，而于内外两种变迁之间，又不得不随时谋求一种协调与和谐的关系，一有疏虞，上文所述的四种病态的一种或几种，即乘机窃发，而此种疏虞既无法完全避免，病态也就不能绝对不发生了。如果一个人遗传上更有些不健全的倾向，则此种困难或病态自难免变本加厉。性冲动是一股力量，在某种程度上还可以说是一股无可限量的力量，一个寻常的人，甚至一个超出寻常的人，要不断挣扎着来控制驾驭这股力量，本来就不容易，加上驾驭的人与被驾驭的力又都在不断变动，而双方所处的境遇也是不断在那里转移变化，其间危难的发生与不可避免，当然更是意料中的事了；这还是就正常的性冲动而论，或就当事人力求其正常发展的例子而论，如果遇到根本不大正常的例子，未来陷阱之多自更可想而知了。

上文说如果一个人的性冲动根本不正常，问题自然更加复杂。所谓不正常，一可以指分量太多太少；二可以指欲力的出路异乎寻常，甚至为寻常意想所不及；三也可以指性冲动已经有了确切的变态的方式，并且这方式有时还有些先天的根据。方式是比较具体的东西，也许不适宜用先天二字，但若遗传的趋势教它不能不终于采取这一方式，我们也还不妨说这方式是先天赋予的，而不是后天习得的。

讨论到此，我们大体上应该明白，我们在本书卷首对“性”之一词，或弗洛伊德所称的“欲”之一词虽没有下什么准确的界说，我们到此可以知道，我们越是往下探讨，这名词的含义便越见得深广。弗氏自己经过数十年的潜心研究以后，对于性这个词或欲这个词的含义，也是越看越广，而一部分最初做过弗氏门弟子的精神分析家更青出于蓝地把欲这个词看得无所不包，甚至于到一个极端，把原来狭义的性冲动反而小看起来；韦尔斯（F. L. Wells）也是这样，他把欲这个词的内容扩大以后，主张不用“性爱”（erotic）一词，而用“享乐”（hedonic）一词，不用“自动恋”（auto-erotic），而用“自动享乐”（auto-hedonic）。伯特（Cyril Butt）曾经点醒给我们看，这种把性或欲的观念扩充的倾向是和近代心理学的一般趋势相符合的，近代心理学对我们从动物祖先所遗传下来的种种内在的行为倾向似乎有一种新的看法，就是认为它们全都从一个源头出发，为同一生命的冲动力所产生，它们不过是同一源泉的许多支流，许多从一股原始的大动力特殊分化出来的许多小股的动力罢了。[10]麦图格在他最近一本著作里，也把他以前关于本能的分类看得相对活动了许多，甚至可以说他对本能的观念已经有一种化零为整的新趋势，认为各种本能原是造化的伟大目的的一部分而已。“这伟大目的是一切生物之所以取得生命的原因，它的前程，它的用意，我们目前所能模糊看

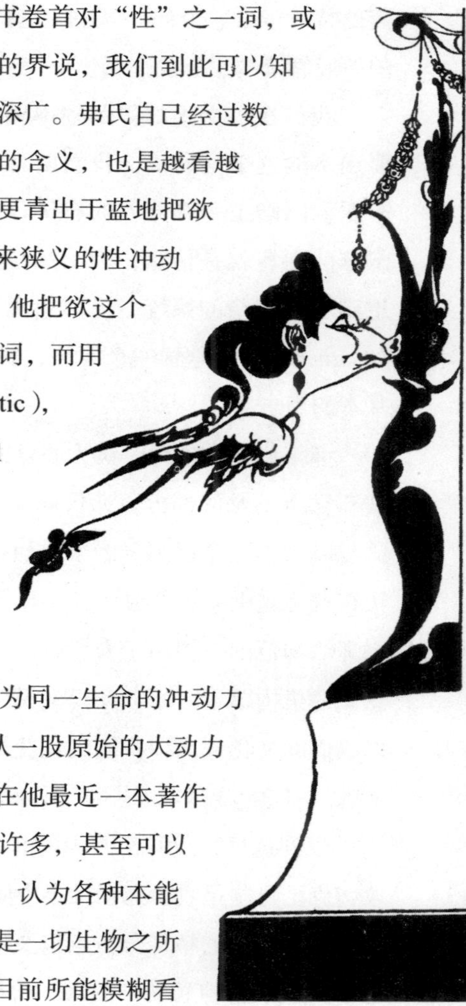

到的，或加以名状而得其仿佛的，就是继续不断地绵延更长的生命与增加更多的生命而已。”[11]

我们同时也可以注意到容格在这方面的见解。容氏也曾经把欲这个词的含义扩充得很大，比较弗洛伊德最初所了解的性欲之欲要大得多，因此曾经招致过侪辈的不少批评。不过我们仔细想来，经他扩大以后，所谓欲（libido），实际上又回复到了古代原有的对于“一般的情欲”（passion or desire in general）的见解。这样一来，也就变做相当于叔本华的“志”（will）和柏格森的“生命的驱策力”（élan vital）；而伯特对于欲这个词的界说，也就因此得以大加扩充，认为它是从一切本能发出来的一股笼统的意志的力量。

我们在上文里难得用到本能这个词，讲到性本能，我们总是说性冲动，但若要用本能这个词的话，我们以为最好是把它看做比情绪更来得原始与基本的一种东西，而修正一部分人的看法，认为情绪是本能的一个中心的成分，或本能中一部分的内容就是情绪，因为那是不妥当的。凡是讲到本能，我们联想所及，与其想到一些情绪的系统，毋宁想到一些意志的系统，因为后者是较为近情；加尼特（Garnett）有过这样一个看法，我们很可以赞同。[12]本能所联系着的冲动是一种很基本的意志作用。

弗洛伊德的学说，认为心理的范围至广，其上层属于意识部分，其下层尚有寻常知觉所不及的部分，弗氏叫做下意识或潜意识（unconscious），其影响之大，弗氏也以为不在意识部分之下；而据弗氏的意见（1918 年提出），生命中本能的成分实在就是这下意识部分的核心。下意识，包括这本能的核心在内，便是一种原始的心理活动范围，相当于人类以外的动物的智能，不过到了人类，又加上一层理智的意识的机构罢了。所以弗氏又说，抑制的作用就教我们退回到这一本能的阶段，所以我们的文化越高，我们的创获越富，我们的代价，就是抑制的需要越大，而神经病态的机会也越多。[13]

说到这里，我们又回到以前讨论过的张弛的原则或收放的原则了。自由表达是放，克己自制是收；文明社会中固非此不成，动物生活也靠它维系。[14]我们这一层看法就和一般的精神分析家以及精神病理学者的看法不大一样了。我在以前已经说过，从事于精神病理学的人，根据他们自己特殊的经验，往往只看见抑制的危险，抑制足以致病，特别是神经病态，而不见其为物理的一种自然趋势，也不见其为生命的两大原则之一，显而易见那是失之偏颇的。

我以为只要在正常的范围以内，即只要不过分，而当事者又是一个健全的人的话，张弛收放，表达抑制，二者互为消长，更迭用事的结果，是无害的，并且是健全的，甚至为生命所必需。这一点我们一定得明白了解。若说下意识的活动与意识的活动一定是不相容的，或不和谐的，或虽不一定，而不相容的机会为多，那实在是歪曲了事实。假设有人在此，他的下意识不断地要和他的意识发生龃龉，那真是太不幸了。我们但需稍稍地用心观察，可知就我们中大多数人而论，这绝不是事实。我们也只需把我们自己晚上做的梦参考一下，因为梦是能够最亲切地把下意识的活动揭开给我们看的一种东西。我敢断定，大多数正常的人所经历的梦境里，不断地总有一部分是白天经验的重演，白天意识界的事实与情绪的再度铺陈，并且有时铺陈得更美满、更温柔。不错，有时候梦境是一番潜在的不和谐的启示，不过同时我们也得承认，两层意识界的和谐，也未尝不可从梦境中获取证验，可惜常人的心理特别容易注意到不和谐的事物，而对于和谐的事物，反而熟视无睹罢了。我们对于梦境，平常也只知注意到它浮面的一些光景，而以为已足，而对于它蕴藏着的内容与意义反而容易忽略过去，否则这一类错误与片面的见解也就无从发生了。

第二节　升华

在一个健全的人，表达与抑制的持平，无论大体上维持得如何得法，间或总还会发生一些困难，而在一个不健全的人，这种困难更不免成为无法排解的危机。一个普通而常有人提出的补救方法是升华（sublimation）。不过提出的人往往提得太容易、太随便、太不费吹灰之力。这诚然是由于一种很寻常的误解，以为性欲的压力是很容易恝置不问或挥之即去的。为若干少数人，这也许可以，但就多数人而论，我们早就看到，即使有百炼成钢似的意志与毅力，也是不可能的。劳力工作的磨砺或心理兴趣的转移，都不中用。中等学校的校长先生们大都深信团体的体育活动有很大的用处，可以像缰绳之于野马，阻止性欲的活跃；其实不然，除非把运动增加到一个过火的程度，使学生疲惫不堪，更不再有剩余的精力来“胡思乱想”，但这又是很有害处的。有人说过，在学校里，最著名的运动员往往也就是最浪荡而不修边幅的人。这也不是，那也不是，然则我们又能够做些什么呢？在答复这问题以前，我们先得弄个清楚，我们到底要做些什么。如果，我们像加尼特一样，相信性欲之所以为一种本能与性欲之所以为一种胃口或嗜好，实在是可以分得清楚的（加氏批评弗氏，说他往往把二者混为一谈），就本能而论，本能的激发是必须靠外缘的，有可以满足性欲的外缘存在，内在的本能才得以唤起，如此，如果可以避免这种外缘，问题不就很简单么？不过就胃口或嗜好而论，就不同了，胃口的形成，是由于内因，而不由于外缘，好比饮食，一个人到了相当时候，自然要饿，初不论外界有没有可吃的东西；所以性欲的外缘尽管可以闪躲，而性欲的胃口总是要发生的。[15]又如琼斯的议论，我们在这里感到关切的，并不是狭义的性欲，而是“性本能的许多个别的生物学的成分，也就是许多不同的幼稚的倾向；这些成分或倾向到了后来成为性欲的基础以及许多不属于性欲的兴趣的张本……其之所以能如此的缘故，盖由于性的力量的特殊的转移，从一个原来的兴趣领域转入了另一个领域”。[16]琼氏这一番话虽有参考的价值，但同时，我们也必须记住，升华的需要，大抵在一个人的幼年是不发生的。日本人松本的研究指出睾丸里的间隙细胞（interstitial cell），既然在一个人出生后不久便进入休止状态，一直要到春机发陈期过后才重新开始活动，可知一个人在幼年时似乎不会有很强烈的性兴趣的（固然，我们应当补充一句，我们到如今对于性冲动的所有来源，还没有能明确知道，间隙细胞的分泌作用不过

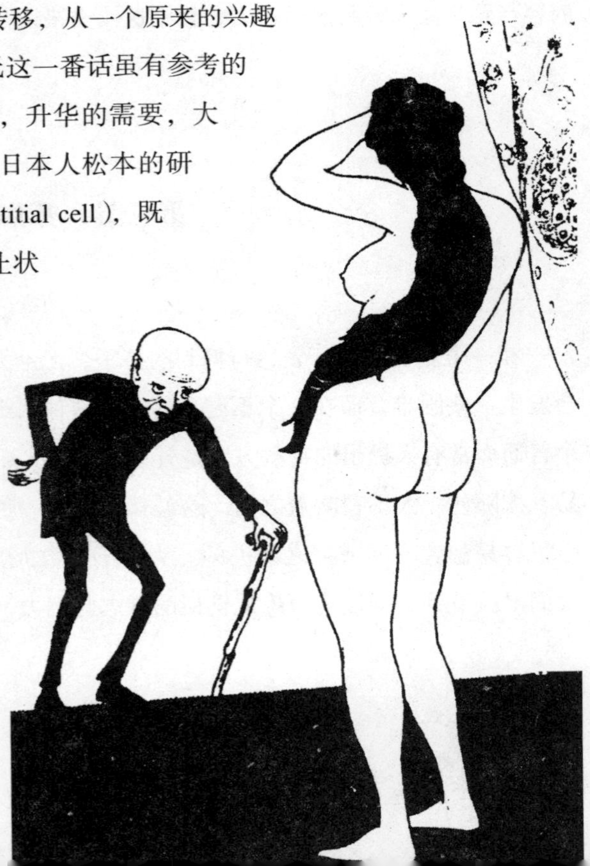

是一个来源罢了）；同时，女子的性兴趣起初也往往是潜伏的，或散漫得茫无头绪，有时一直要到三十岁光景才集中起来，才尖锐化。话虽如此，升华的问题迟早总不免要发生，而对遗传良好操行稳称的人，这问题更要见得急迫。

希腊哲人柏拉图说过，恋爱是一棵天上生长的树。我们不知这句话究应作何解释，如果说，恋爱之所以为一棵树，根柢虽种在地上，长在人间，而开出来的花朵，却美得好比“天上”的花一般，这样一个比方可以说是很实在而可以证明的一个真理。历来的诗人都了解这个真理，并且不断地引作他们诗歌的题材。但丁诗中的女主角贝雅特里齐（Beatrice）实际上不过是佛罗伦萨的一个女子，但到了但丁手里，一经想象的渲染，却成了他进入天堂的向导；即此富有代表性的一例，已足征很寻常的一个性对象的吸引，会怎样蜕变而为一番精神活动的强有力的刺激。

升华之成为一套理论，有人曾经加以考据，以为不但可以追溯到柏拉图，并且可以推源到更富有科学精神的亚里士多德。德国文艺批评家莱辛（Lessing）认为亚氏的“涤化论”或回肠荡气之论（katharsis）指的是“一般情绪或情欲的转变而为合乎道德的行为意向”。不过莱氏这番解释恐怕是不对的，亚氏讲这一套理论的时候，心目中指的不过是怜悯或恐惧一类的情绪，经过一度抒发以后，心中稍稍觉得舒适罢了，事实上怕与性的情绪不很相干；而加尼特也很正确地说明过，这只不过是一种情绪的宣泄，宣泄绝不是升华。

其实一直要到基督教上场，升华的概念才慢慢形成，在我们的想象中才逐渐具体化。若从这方面加以追溯，可知最早创说的人是一位隐遁在埃及沙漠地带的早期教父，叫做麻卡流士大隐（Abbâ Macarius the Great）。据一部分人的看法，他也是“基督教国家里第一个科学的神秘主义者”；昂德希尔（Evelyn Underhill）在《神秘之道》（*The Mystic Way*）一书里曾经介绍过麻卡流士的见解，说一个人的灵魂的实质是可以逐渐转变的（灵魂在他心目中并不是一种绝对的非物质的东西），灵魂原先是很重浊而趋于下坠的，但一经神圣的火烧炼以后，就渐渐变为更纯粹而精神的了。他说：“灵魂好比五金，抛在火里，就失掉了它们自然的硬性，并且越是在熔炉里留存得久，越是在火焰的不断烧炼之下，就越软化。”火烧着是痛楚的，但它也就是天上的光，而对于麻卡流士，光与生命原是一回事。在这里，我们可以说真正找到了我们近代所了解的升华的观念了，麻卡流士的说法也许还不够确切，但在当时，已经要算再确切没有的了。麻卡流士是圣巴西勒（St. Basil）的朋友，圣巴西勒是基督教中心传统里的一位领袖，因此，麻卡流士这一番见解后来成为基督教神秘主义的一部分，不断地在神秘主义者的言行里表现出来，再后，热那亚的圣卡特琳（St. Catharine of Genoa）的涤罪地狱论（doctrine of purgatory）就建筑在这一番见解上：罪孽就等于灵魂生了锈，只有地狱之火才可以把这层锈燃烧净尽。[17]

上文所引的见解里，我们还未见“升华”的名称。到了后来，在诗人的歌篇里，接着又在道德家的作品里，我们才确确实实地读到这个名称，而这一类作品说到升华的时候，倒是和宗教的教义并不相干。所谓升华，就原有的意义而言，指的是用热力，把一种质料，从我们普通认为比较粗糙、比较重浊、比较块然一物的[18]状态，化为我们认为比较超越、比较轻清的气体状态。这样一个过程好像很有诗意，于是诗人就利用它来象征我们精神生活里的一个仿佛相同的过程；在十七世纪初期，他们利用得最多。例如戴维斯（Davies）在他那首《灵魂的不朽》的诗里就有这样一句：“资升华之妙法兮，变肉体而为精神。”同时，散文作家，在宗教和其他方面，也抓住这个观念。例如泰勒（Jeremy Taylor）在他的作品里说到“把婚姻升华成一个圣礼（sacrament）”；又如夏福兹贝瑞（Shaftesbury）在1711年讲到人生若干淳朴的通则，说人生的方式原是重浊的，但如“借重一种精神的化学，不难升华”而为更高超的方式；又如，到了1816年，皮科克（Peacock）也说到“那种热烈的升华作用就是伟大与力量的源泉”，这样一个用法就和我们今日的用法更相近了。后来叔本华对于这个观念也相当重视。

在性心理学的范围内，所谓升华包括两点，一是生理上的性冲动，或狭义的“欲”，是可以转变成比较高尚的精神活动的一些动力，二是欲力既经转变，就不再成为一个急迫的生理上的要求。这样一个升华的观念目前已经成为一部分通俗的心理学识，流行得很广。不过采纳这个观念的人，似乎不一定了解所谓升华的过程，即仅就其物理的本义而论，是必须消耗许多力量的，若进一步而就其比喻的或精神的意义而言，则尤其是言之匪艰，而行之维艰。“升华”也许不止是个名词，而确代表着一种由粗入细、由质入文、由生理的冲动变为心理的力量的过程，而此种力量的消耗大致相当于欲力的消耗，而消耗后所获得的满足亦差足以替代性欲的满足——这我们也许可以接受。不过，我们必须承认，这样一番转变，虽非不可能，却是不容易的，也不是亟切可以期望成功的，并且也许不是人人可能，而只是少数神经组织比常人更细腻的人才真正可能。性心理学的作家中，希尔虚弗尔德便轻易不肯接受升华的观念，他主张用另外一个名词来代表类似升华的现象，叫做“性的当量”（sexual equivalent）；并且他否认绝欲的人所产生的科学文艺的作品比不绝欲的人所产生的更为优异卓越。他只承认只有在宗教家和从事剧烈的体力工作的人中，我们才可以找到升华的作用。

不过弗洛伊德是承认升华的，他甚至准备下一个异常概括的论调，就是整个的文明是由一切本能的力量升华而成，而所谓一切本能自包括性本能在内。他指给我们看，并且用他惯用的口气说，性冲动是最富有可塑性的，叫它圆也可以，叫它方也可以，甚至于它的对象，我们也随时可以替它转换。他认为各式各样的人中，也许艺术家升华的本领要特别大。

近年以来，精神分析学派的人很想对升华的观念作一番更精当的解释，下一个更正确的定义，同时又想把它和别的可以相混的心理过程更明白地划分开来。例如格洛弗（Edward Glover）就是一位，他曾经有过一度很冗长而细密的讨论。他的议论可以说是属于“形而上心理学”（metapsychology，大致即心理学的形而上学）的范围，对一般读者未必能引起多大兴趣，不过他的主要结论是值得参考的，他认为升华的观念虽至今还是模糊不清，我们因而也不便依据它作什么肯定的推论，但只是引用升华的名词，是没有什么不合理的。[19]

不用说，就日常生活而论，我们即使不了解升华的过程，即升华之际，力的转变究属是怎样一回事，也没有什么很大的关系。不过我们必须承认，这过程大体上是发生在意识的境界以下的，因此，我们的意志尽管可以跟着它走，却不足以控制它，促进它的完成。还有一点也很重要，就是我们不要把升华作用和欲力的改道相混，应知升华以后，性欲应该不复是性欲，而欲力改道后，性欲依然是性欲，不过另换了出路罢了；我们也不要把升华作用和病态的象征或代用品混淆起来；我们应知不讲升华则已，否则这其间所发生的变迁必须是从幽谷进入乔木，而不是从乔木退入幽谷，其间一定得假定着一个更高的文化水准。例如一个患窃恋的人用偷窃的行为替代了性的活动，这一完成绝不能叫做升华。要不是因为确实有人似是而非地提出过这种例子，认为是升华的证据，我们这一段话原是无须说得的。

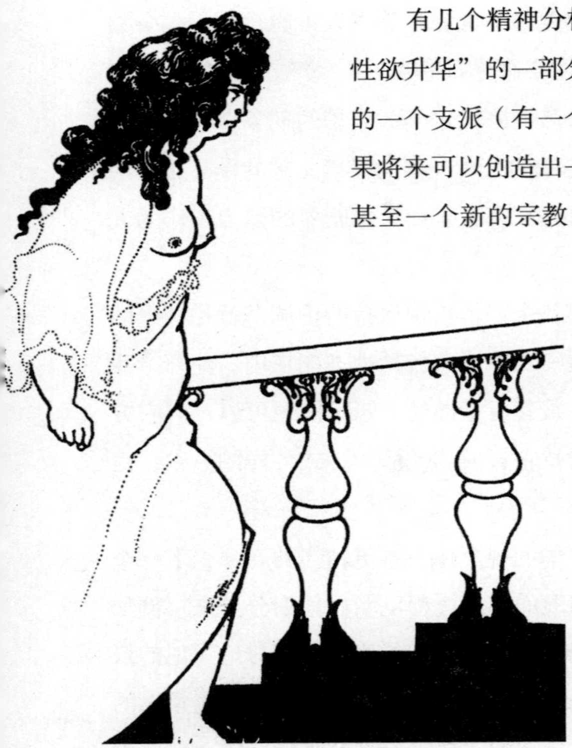

有几个精神分析学派的人，接受了弗洛伊德的“文明由于性欲升华”的一部分理论，又把它引申到了极度。例如，瑞士的一个支派（有一个时期它的代表人物是梅德）认为升华的结果将来可以创造出一个“精神综合”（psycho-synthesis）的局面，甚至一个新的宗教，在这一宗教里，人的灵魂和但丁的一样，也被引导着，自地狱入涤罪所，再自涤罪所入天堂，所不同的是，但丁诗中的向导——诗人到此换了一个医生罢了！

意大利的精神治疗学家阿萨奇奥利（Assagioli）的见地比较要中和得多，他认为如果一方面性欲是过分的强烈，而一方面正常满足的机会又是过分的难得，在这样一个杯水车薪似的太不相称的局势下，升华是有很大价值的。高水准的心理活动和低水准的性欲冲动也许有些因果关系，但阿氏以为如果把一切高水准的心理活动全都推溯到若干单纯的冲动上去，似乎是不大妥当的。在实际的治疗方面，他也不大用直接的精神分析法，而改用他所称的自动升华法（auto-sublimation）。他说，自动升华的结果虽不能用仪器来量，或在熏满了炭墨的记纹鼓上用忽上忽下的一根曲线表示出来，然而却是一样的真实，一样的有效；他又明白地指给我们看，一个人要真正获取升华的益处，第一必须纠正他对性的观念，绝不能再把它看做兽性的表现而引为可耻，因此非力加抑制不可；这种错误的观念存在一日，即一日得不到升华的效果。这自然也是很对的。在他看来，性的冲动虽然强烈，也不难把它和高水准的情绪活动与理智活动联系起来，而转移它的出路；如果能把工作或职业的性质完全改变一下，能完全转进一种真正有创造性的业务，则升华尤易收效，因为艺术的创造和性的升华，关系最深且切，此种关系的究竟，我们目前虽还不甚了解，但其存在总是体会得到的。（希尔虚弗尔德某次提到西文中genus一词与genius一词盖出一源，前者指生殖，指物类，后者指天才，指创造；

生殖与物类是欲力未经升华的结果，天才与创造则为欲力既经升华的效用，与此可以相互印证。）阿氏又引歌剧家瓦格纳的巨著《特里斯坦》为升华结果的最神奇的一例，通篇作品中都充满着作者对女子维森唐克（Mathilde Wesendonck）的热烈的情爱的火焰，假如作者在实际生活里得以顺利地满足他的热爱，这巨著便不会与世人相见了。

阿萨奇奥利这一番议论也可以帮着提醒我们，让我们知道升华的功用也正富有它的限制。根据热力学的第二条法则："没有一种机会可以把所有接受到的热力转变成为工作；只有这热力的一小部分是转变成工作的；其余全都放散出去，成为废弃的热力。"我们如今讨论到升华，也是把一个有机体当做一件正在动的机器看，因此，我们不得不承认总有一部分的性的力量要"放散出去而成为废弃的热力"，至于废弃之后究竟作何方式，我们可以存而不论了。就是但丁，在他写《神圣的喜剧》时，也还有他的妻子和家庭。[20]

弗洛伊德在他的《导论演讲集》里，也曾说得很对："一个寻常的人所能吸收的未经满足的欲力的分量是有限的。欲力的可塑性与自由流动性固然很大，但不是人人能始终加以维持或充分加以保留的；因此，升华的结果至多只能消耗一部分的欲力而已；这还是就一般的人而论，若就升华的能力本来不大的人而言，那就更又当别论了。"总之，在一方面，升华的可能，升华的价值，升华的深远意义，是值得我们牢牢记住的；在另一方面，我们也得记住，即使升华成为事实，而当其进行之际，总有一部分的性冲动为升华所不及，而剩余下来，此种剩余的欲力或从比较健全而原始的途径消散出去，或别寻不正常的出路，而形成各式的神经变态。[21] [22]

[1] 这不用说，不论古今中外，不论经验或科学，所见是完全一样的。

[2] 这又是古今中外相同的，中外所不同的是，也许西洋用在比较抽象的理想上多些，而我们则用在比较实际的人事上多些，譬如说，国君求贤若渴；又如《诗经・国风・汝坟》说："未见君子，惄如调饥。"后一个例子又多少暗示给我们看，不但食欲可以适用饥渴的字样，性欲也可以借用。

[3] 见理氏所著书《一个未开化部落的饥饿与工作》（*Hunger and Work in a Savage Tribe*）。

[4] 这三条可能的大路，在以前的中国，第一条可以说我们是否认的，第二条是默认的，第三条

是公认的，即在我们的民族文化里，真正公认为一条堂堂正正的大路。读者对于这一层如尚有疑问，可把《诗经》的《国风》部分再仔细地读一遍，对毛苌的一些序文，特别是《关雎》一诗的序文，再低徊讽诵一遍。

[5] 霭氏这一段议论当然也适用于一般的文明社会，不过就中国而论，第三点的适用程度究不若基督教统治下的西洋社会为甚，一样是束缚，礼教的总不若宗教的那般严密。这种程度上的差别是要我们体会的。

[6] 安斯蒂是一位早年的精神病理学家，也是一位妇科专家，霭氏在这里征引到他，是因为他在五六十年前所著的一本《神经痛》(*Neuralgia*)里，已经看到性欲是个富有动性的东西。霭氏在他的《研究录》里时常征引到他，并且把他推崇得很高，认为他是后来弗洛伊德的升华论的一个前驱。

[7] 关于兴氏，参看上文第六章第四节及同节的注[5]。

[8] 康氏著一书叫做《人格中自主的若干成因》(*The Autonomic Factors in Personality*)。

[9] 详见容氏的《分析心理学》(*Analytic Psychology*)，又《下意识心理学》(*Psychology of the Unconscious*)。

[10] 见伯特所著文《英国优生杂志》(*Eugenics Review*，1918年1月号)，

[11] 见麦氏所著心理学教本《心理学：行为的研究》(*Psychology: The Study of Behaviour*)。

[12] 见加氏的《心理在动作中》(*The Mind in Action*)。

[13] 见弗氏《论文集》第三辑中《一个幼稚性的神经病态》(*An Infantile Neuriosis*)。

[14] 参看上文第六章第一节及同节注[5]。

[15] 见加氏的《心理在动作中》。

[16] 见琼氏的《精神分析论文集》。

[17] 天主教论死后生命，分三界，普通的地狱最下，其次为涤罪地狱，亦称涤罪所，再上为天堂；人入天堂以前，必须经过涤罪地狱的火的一番锻炼。

[18] 原文于此用"物质的"一词，而外加引号，这对西方读者是有很清楚的意义的，而于中国读者则否；西方文明，特别是在基督教教义的熏陶下，把心与物，或灵与肉，划分得特别清楚，所以霭氏用此一词。今改译为"块然一物的"。

[19] 格氏这篇论文叫做《升华、替代与社会的愁虑》(*Sublimation, Substitution, and Social Anxiety*)载《国际精神分析杂志》1931年7月号。

[20] 霭氏这句话有语病，难道对于但丁，妻子和家庭便是接受废弃的欲力的尾闾么？译者以为这在但丁自己也未必承认。

[21] 霭氏于升华的理论，虽说得相当小心，但译者还嫌其过于肯定。译者比较更能接受的是希尔虚弗尔德的看法。近年以来，这方面的性心理研究也还不少。抗战开始前不久，译者曾经读到美国史密斯女子大学生物学教授帕夫希莱（prof. Pavshley）的一本新书名为《生殖的生物学》(*The Biology of Reproduction*)，他在结论部分也谈论到升华的可能与升华的效用，他征引了一种关于大学研究院青年的研究，认为这种青年的性欲，十之八九总有一些不规则的宣泄的方法，并不完全受到抑制，因此，他们的智力活动究属有几分是从升华而来，还是一个疑问。

[22] 关于本节，赫伯特的《生命与艺术中的潜意识之地位》一书也值得参考。

附录

一　性的教育

译序

谁都承认性是当代许多重大问题里的一个，谁也都承认霭理士（Havelock Ellis）是对于这个问题研究得最渊博、最细致，也是最有健全的见地的一个人。他的《性心理学研究录》，到1910年为止，一共出了六集，他几乎把性心理的各方面都已包举在内了。但霭氏犹以为未足，以后又陆续有些新的研究文字发表，到1928年，归纳为一个第七集。这七大集里的笔墨，都是直接以性的题目做对象的，其他比较间接的作品还多，其中有科学的研究，如《男与女》（*Man and Woman*），有艺术的欣赏，如《生命之舞》（*The Dance of Life*），也有问题的讨论，如《社会卫生工作》（*The Task of Social Hygiene*），旨趣虽殊，其中心一贯的思想则一，就是性与人生。

《性心理学研究录》的第六集的总题是《性与社会的关系》，其中包括《母与子》《性的教育》《性教育与裸体》《性爱的估值》《贞操的功用》《禁欲问题》《娼妓》《花柳病的征服》《性道德》《婚姻》《爱的艺术》《生殖的科学》十二个分题。本书便是第三分题——性的教育的译文。在各分题中，自然要推它为最基本的分题，与青年生活的关系也最较密切，所以我拿它做一个最初的尝试，倘若成功，当进而选译其他的分题。

任何一本讨论问题的书总有它的时间和空间的限制，本书当然不是一个例外。就时间而论，从最初在美国出版以至今日，它已经有二十四年的历史，二十四年前的资料，到今日当然有一部分已经不很适用，例如叙“性教育的书籍”的第九节。就空间而论，一本在英国写、在美国印的书，移到中国来读，即使假定民族文化之间没有多大的歧异，已不能期望它完全适用，何况民族文化之间确实有许多不同之点，而目前的题目又不是别的，而是变化万端的性的题目呢?

这空间上的限制，亦即文化背景的限制，是最明显不过的。原始民族对于性的看法，总是很健全的。文化发达以后，此种健全的程度，便有减少的倾向，但也不一定，例如希腊的文化与罗马初期的文化。中国也是很好的一例，文化的发达一定得转个弯，把人类自身的重心与自身的福利看模糊了，健全的看法才会一变而为病态的看法，例如基督教发达以后的西洋文化。中国文化，在佛教东来以后，也几乎步西洋文化的后尘，我们在篇末译注里所引的那一首达摩禅师的《皮囊歌》，就十足代表着一种病态的看法，后世善书里所刊行的种种“戒淫”文字，便十有八九是这种看法的推演，或至少采用此种看法，把它当做“淫”之所以不得不戒的一大理由。但是就大体而论，在中国文化里，这种看法究竟是外铄的，不是固有的。我们心目中的性，始终是一种现象、一个事实，从来既没有把它捧上三十三重天，也没有把它推下十八层地狱。我们应付性生活的原则，始终是一个“节”字，一面固然反对纵欲，一面却也从没有主张过禁欲。淫字的原意之一便是“溢出”“过甚”“失当”，所以久雨而溢，叫做“淫雨”(《礼记》)；执法过度，叫做“淫刑”(《左传》)；滥施恩惠，叫做“淫惠”(《申鉴》)。两性之间的关系，自然也不是例外，所以“不能以礼化”(《诗序》)的结合，便叫做“淫奔”，所谓礼，所指也就是分寸与节制的原则。就是后世的戒淫文字，虽则夹杂上一些释氏臭皮囊的看法与因缘果报的宗教笔墨，究其极，也不过志在劝人安于婚姻生活罢了。至于根本以性为秽恶、以性行为为罪过的态度，终究是没有。

我们在性教育的方面，不用说，也是向来没有什么设施的。但因为我们传统的对于性生活的态度还算健全，真正可以阻碍性知识的获得与性发育的自然的势力，倒也很少。做男子的，在这方面，七拼八凑的，总可以取得一些将就得过的准备，是可以无疑的；做女子的，至少在出嫁的前夕，总可以从母亲那边知道一些婚姻生活的实际与意义。我们虽不明白地指导子女，我们却也并不对他们一味地缄默、特别地掩饰，到不能缄默与掩饰时，便满嘴地撒谎。在这种比较任其自然与不干涉的局面之下，我们的性生活虽未必圆满，但性的变态心理与变态行为也似乎并不多见。德国性心理学家希尔虚弗尔德（Magnus Hirschfeld）三年前到中国来演讲，也就注意到这一点，并且曾经说过几句赞许的话。

在西洋，情形可就不同了。因为他们所见的性是龌龊的，所见的性行为是有罪的，于是便不能没有“缄默的政策”，不能没有“造作的神秘主义”，不能没有“伪善的贞洁观念”。于是对于婴儿的由来，大家不能不说谜话，让儿童自己去摸索；对于婚姻生活的究竟，大家更不能不守口如瓶，让女儿自己去碰运气。于是在上级的社会里，连一个腿字都不能说；在男女杂遝的场合里，身体可以半裸，可以有种种皮里阳秋的诱惑挑逗，但若裤子上撕破了指头大的一块，全场空气，便可以突然黯淡起来。这种精神生活上的自作自受的禁锢与自甘下流，在最近四五十年之间，虽已经减轻不少，但依然时常可以遇到。霭氏这篇文章，一半是以解放、澄清做职志的，所以有很大的一部分是消极的清道夫的工作。对于中国的读者，这一部分虽不无相当的趣味，可作海国奇谈读，但并非必要。

然则这本小书的价值又在哪里呢？我在上文说过，中国人对于性的看法不过是大体上比较的健全而已，若就其细节目而言，则不健全的地方正复不少。这些不健全处便须纠正。此其一。自西化东渐，西洋文化中的糟粕，包括旧的性观念在内，也成为输入品的一部分，而竭诚接受它的也大有人在。一部分的基督教的信徒就在其内。对于这些人，这本小书也自有它的贡献。此其二。这还都是消极一方面的话，若就积极的价值而言，它终究是一篇专论性教育的文字，于清除粪秽、摧拉枯朽之外，毕竟大部分是建设的笔墨。这种建设的笔墨却是我们向来所没有的。此其三。

这种建设的笔墨中间，也有好几点是值得在这里特别提出的。第一，性的教育原应包括性与人生关系的全部。所谓全部，至少可以分做三部分，一是性与个人，二是性与社会，三是性与种族。坊间流行的性教育书籍，大率只讨论性与个人卫生的关系，最多也不过因为花柳病的可惧，勉强把社会生活也略略提到罢了。霭氏便不然。他是各部分都顾到的，我在此不必举例，这种能抓住问题的全部的精神，也绝不是一二单独的例子所能充分地传达，总得让读者自己去理会。第二，在霭氏心目中，性教育的施教方法也是和生活的全部打成一片的。教育家说，生活就是教育，社会就是学校；霭氏对于性教育也有同样的见地；所以家庭里的母亲与学校里的教师而外，医师有医师的责任，牧师有牧师的贡献；自然历史的训练而外，文学可以助启发，艺术可以供观摩。必将全部的社会与文化生活能导人于了解、尊重与欣赏性的现象与经验之域，性的教育才算到达了它的目的，否则还是片段的、偏激的、畸形而不健全的。霭氏之所以不斤斤于教授方法的细节，之所以十分信任儿童在发育时代那种天然纯洁的心理与自动的能力，之所以主张做母亲的人但须有正确的观念、光明的态度、坦白的语气，以激发儿童的信托之心，而无须乎多大专门的知识——原因也在于此。第三，霭氏于一般的启发工夫之外，又主张在春期开始以后，举行一种所谓诱掖的仪式，使青年的新发于硎的心理生活可以自动地控制与调节它的含苞乍放的生理生活，而无须乎外界的制裁。他说："我们总得明了，'春机发动'中所指的春机，不但指一种新的生理上的力，也指着一种新的精神上的力……在春机发动期内，理想的世界便自然会在男女青年的面前像春云般地开展出来。审美的神妙的能力、羞恶的本性、克己自制力的天然流露、爱人与不自私的观念、责任的意义、对于诗和艺术的爱好——这些在这时候便都会在一个发育健全、天真未失的男女青年的心灵上，自然呈现……"又说，诱掖的仪式的目的是在"帮助他们，使他们自己可以运用新兴的精神的力量，来制裁新兴的生理的与性的力量"。（第 96—97 页）这种见地与建议真是前所未有。性教育到此便和伦理教育、宗教教育、艺术教育打了一笔统账，而一个囫囵的人格，便于此奠其始基。这种诱掖的仪式原是健全的原始民族所共有的一种经验，霭氏相信我们不谈性的教育便罢，否则此种民族的经验总有换了方式复活的一天。第四，霭氏一面极言性教育的重要，一面却也深知性教育的限制。凡是谈教育的人，大都以为教育是一种万能的力量，远自中国古代的孟荀，近至哥伦比亚大学师范学院毕业的教育专家，几乎谁都有此笃信。霭氏却是一个例外。他开宗明义，就讨论到遗传与环境的关系。遗传健全的人，固然会因恶劣的教育的阻挠摧残，以致不克充分发展，但对于遗传恶劣的人，就是在性的生理与心理方面，天然便有缺陷的人，良好的教育亦正无能为力。这一层精意他在第一节以外也曾再三的提到。一个人的智慧，应从了解一己的弱点开始；教育的功能，也应从从事教育的人明白它的限制始。近年来时常有替性教育的题目过事铺张的人，观此也可以废然思返了。

最后，我要把这一本小书作为纪念先父铸禹公（鸿鼎）之用。先父去世二十一年了，因为他去世得早，生前又尽瘁于乡国的事务，对于儿辈的教育没有能多操心，但对于性教育的重要，他是认识得很清楚的。记得有一次，因为有一位世交的朋友有手淫的习惯，他在给我的大哥的信里，便很详细地讨论到这个问题。他曾经从日本带回一本科学的性卫生的书，我在十三岁的时候初次在他的书橱里发现，他就容许我拿来阅读。明知书中叙述的种种，不是我当时的脑力所能完全了解，但他相信也不会发生什么不健全的影响。有时候我们看些有性的成分的小说，他也不加禁止。他当时那种态度，如今追想起来，竟和霭氏在下文第600页上所采取的很有几分相像。显而易见他是一个对于青年有相当信任心的人；他虽不是一个教育专家，他却深知在性的发育上，他们需要的是一些不着痕迹的指引，而绝不是应付盗贼一般的防范与呵斥禁止。

1 环境与遗传

作者讨论的总题目是性的心理学，现在又忽然讨论起儿童来，并且把儿童的祖先、父母、受孕、胎养，甚而至于婴儿时期，都看得很重要，读者不是要说离题太远了么？事实上却不是这样。我们这样讨论，不但没有离开题目，并且讲到了性的问题的根本了。近来日积月累的科学知识都告诉我们，一个孩子的心理或精神方面的本性，和生理与结构方面的本性一样，也是根据着遗传和教养的，换一种说法，就是一端根据他所隶属的血统的品质，一端也看他早年的将护是不是适当，能不能维持他原有的良好的血统。

我们当然要记得，血统和教养对于一个人的命运所发生的影响是难分轩轾的。教养的影响比较明显得多，所以不大容易受人忽视。但是血统的影响却没有那样明显，所以就在今日，我们还可以碰见一些相对知识浅薄或成见满胸的人整个否认它的存在。但是这一方面的新知识逐渐增加以后，使大多数人知道遗传的力量是怎样地无微不至，我们相信这种错误与可以败事的见地自然会像烟消云散般的化归乌有。要知一个社群里的民众大体上一定得同时兼具良好的血统和良好的教养，健全的文化才能够在他们中间发展。遗传对于生命的影响，固然到处可以看出来，但是在性的范围以内，尤其是来得深刻，来得清切。我有一位俄国朋友，他的出身极好，做人也极斯文，他曾经把他幼年的生活详详细细地告诉我听，从他这一番话里，我们就可以找寻一些材料，来证明我上面所说的话。他说他从小和他的弟兄姊妹一起长大，中间有一个姊妹却是从别处来的；她是一个娼妓的私生子，生产后不久，母亲就死了，后来就归了他家里抱养。但是在待遇上，她和其余的小孩没有分别，所以大家一向不知道她是外边领来的。可是从小她的脾气就和其余的小孩不同，喜欢撒谎，喜欢捣乱和虐待别人，并且很早就表现下流的性的冲动；虽则和其余的儿童一样受教育，她终于在她二十二岁的时候步了她母亲的后尘，并且因为抢劫和杀人未遂的罪名，被充军到西伯利亚。一个碰巧的父亲和一个当娼妓的母亲，所产生的子女不一定都是坏的；不过目前这一例的遗传大概是坏极了，遗传既坏，虽有好的教养，结果还是凶多吉少。

2 性冲动的早熟的表现

我们的讨论进入婴儿时期的时候，事实上我们早已走过了性生活的最先的基础和原有的可能性；并且有时候我们已经可以观察到真正的性生活的起点。一个不到十二个月的婴孩往往已经会有所谓“自恋”的表示。[1]这种表示究属是不是属于常态，是不是可以当做属于常态看待，学者议论不一，我们在此并不预备讨论。[2]在初生的时候，少许月经的作用和乳腺的分泌作用，有时也会发生。[3]在这时期内，神经方面和精神方面的性的活动，似乎已经像水的源头一般，在汩汩地流动，过此以往，便逐渐扩大，流域越来越广，待到春机发动的时期，便像长江大河，一泻千里了。

有人说一个十分健全的人，在婴儿与孩提时期在神经和精神方面不会表现什么性的活动。这话也许有些道理，并且也许是确实的。但是这种活动依然是一种相对时常遇见的东西，既属时常遇见，我们就不能说一定要等春机发动期来到，才有注意到性卫生与性教育的必要了。

早熟的体格方面的性的发展，是一种比较不常见的变异，但非完全没有；威廉士（W. Roger Williams）在这方面有过一些很重要的贡献。[4]这种早熟的现象，本以女子为多。威氏的研究中包括二十个男童与八个女童，他在女童中不但发现早熟的人数多，并且早熟的程度也要深，其中有在八岁时[5]即受胎的，至于男童，则至早需十三岁方能证实真有生殖的能力。这大概是不错的，因为十三岁也是男子精液中最早发现有精子的年龄，在此以前则但有液而无精。反是，富尔布林格（Fuerbringer）与冒尔（Moll）发现有到了十六岁，甚至于十六岁以后，依然没有精子的。在男童中间，性的早熟往往和一般体格的进展有连带关系，但是在女童中间，这种连带关系比较要少，性的部分尽管早熟，一般的体格也许和其他同年龄的女子无异。[6]

早熟的性的冲动大都是模糊的，也是不常有的，并且多少是近乎天真的。但也有例外，美国底特律城（Detroit）的里奇（Herbert Rich）医士曾经叙述过一例：一个早熟的男孩子，从两足岁起，对于女孩子和妇人，便感觉到深切的性的兴趣，他的一切思想和行为都集中在她们身上，想和她们发生性的关系。[7]至于早熟现象的一般的证据、它的普遍性的大小、它的意义等，美国心理学者推孟（L. M. Terman）曾经把它们从旧的记载里选辑起来，成为一篇专门的文章。[8]

男婴阴茎时常发生的挺直作用大多是没有性的意义的，因为它不过是一种反射作用；但冒尔说过，一经引起婴儿的注意以后，它也许会取得性的意义。有几位专家，尤其是弗洛伊德（Freud）以为婴儿的种种活动的表现中，有一部分是有性的来源的，例如，大拇指的吮咂；弗氏也信性的冲动往往可以表现得很早。一般以为孩提期内是没有性的本能的，这一点弗氏认为是很严重而同时也是极容易借观察来改正的一个错误；极容易改正而依然不免成为普通的误解，他也觉得很诧异。他有一次说："实际上性的本性是与生俱来的，自哺乳时期以入孩提时期，谁都可以有一些性的感觉，至于性的活动与情绪，虽发现较迟，但在孩提时期结束以前，即春机发动期以前，也是几乎谁都可以体验到的。"[9]弗氏这一番话，冒尔认为是形容过甚之词，我们不应该接受，但同时他也承认孩提时期的情绪，究竟哪一部分是性的，哪一部分是非性的，确乎是不容易分析，甚而至于无法分析。[10]冒尔自己也以为八足岁以后的性心理的表现是一种常态，而不是病态，又以为体气虚弱或遗传恶劣的儿童往往不免早熟的倾向，但同时他自己也发现过若干例子，虽在八九岁的时候已呈早熟之象，而此种早熟并没有妨碍他们的健全的发育以至于成人。

孩提时期一些雏形的性的活动，和连带的一些性的情绪，只要不太引人注意，或太过成熟，像成人一般，总得看做常态的一部分，而不是变态；同时我们固然得承认，假若他们和恶劣的遗传同时存在，便不免要闹出乱子来。但对于健全的儿童，过了七八岁以后，这种活动与情绪便不会产生什么恶果，并且和其他的游戏或"好弄"性的活动丝毫没有分别。据德国学者格鲁士（Groos）网罗得异常丰富的材料而论，可知游戏一道，实在是一种良好的教育的过程，对于一切高等动物如此，对于人也是如此；教育的功用在准备，儿童时代在游戏中的所作所为，便是成人时代所作所为的雏形。格氏在他的那本名著《人类的游戏》（*Spiele der Menschen*）里，便把这一层见地应用到儿童的性的游戏上去，并且从文学作品里引了些证据，来加以坐实，例如凯勒在他的《村中的罗密欧与朱丽叶》（Keller，*Romeo und Juliet auf dem Dorfe*）里，便十足地描写着童年的种种恋爱关系；又如苏尔兹麦柯斯基（Schultze-Malkowsky）叙述一个七岁的女子的生活，也很能够把这时期内女童的性的表现，充分地烘托出来。[11]

3 童年的性的游戏与性的情绪

布洛克（Bloch）所谈到过的那种儿童期内的性交[12]是在许多地方可以遇到的；但在他们的老辈看去，只当做一种游戏，并不认真。例如在非洲德兰士瓦（Transvaal）地方的巴温达人（Bawenda）中间[13]，以及西太平洋德皇威廉岛（Kaiser WilhelmsLand）上的派普恩人（Papuans）中间[14]，都有这种情况，虽不大张晓谕，至少是得到了父母的允许的。法人高达氏（Godard）也曾经在埃及的京城开罗地方目击到男女儿童间的性的游戏。[15]海孟特氏（W. A. Hammond）在美国新墨西哥也观察到男女儿童做同样的游戏，并且看见还有成年的男子在那里从旁鼓励；他在纽约也遇见三四周岁的男女孩子，当了父母的面，从事性交的游戏，做父母的最多不过是带着笑呵斥一两句罢了。[16]这种所谓"装扮爹娘"的把戏在儿童中间实在是很普通的，并且是完全出乎天真，丝毫没有淫恶的意味存乎其间；并且也并不限于下流的阶级。冒尔也曾经提到这种把戏普遍的程度[17]；同时德国有一个牧师组织的委员会，在调查德国乡村的道德状况的时候，也发现未到学龄的儿童作性交的尝试。[18]儿童性的游戏也不限于所谓"装扮爹娘"的把戏，他如大声亲嘴、下体的裸裎、验看等，亦所在都有，那其间所装扮的不是"爹娘的把戏，而是医生与病人的把戏了，因为唯有医生才有验看的权能"。有一位青年的英国妇女曾经对我说："我们女子在学校里的时候（十一二岁的光景），我们当然不免以彼此的身体做游戏的工具；我们常常跑到校外的田地里，假装做医士，彼此检验；我们也时常撩起了衣服，用手来觉察彼此的下体。"

这一种游戏并不一定是出乎性的冲动，其间更谈不到什么恋爱的成分。但是恋爱的情绪，往往也可以发展得很早，并且和成年人的性爱没有多大分别。就广义言之，它们实在也是一种游戏，因为广义的游戏是包含一切对成年生活含有准备性的行为而说的，但同时也和一般的游戏，如球戏之类不同，因为从事的人并不把它们当做游戏看。朗图尔（Ramdohr）在一百多年以前，便提到男孩子对于成年妇女的恋爱事件，并且认为是常有的事。[19]此种恋爱的对象大都是异性的，但也有同性的，年纪上虽不相差好远，却多少要比发动恋爱的一方大一些。这一类的情形比朗氏所提到的要来得更普通。关于这个题目的科学的研究，大约要推美国人贝尔（Sanford Bell）的研究最为面面俱到了。[20]贝氏根据了2300件个案的材料，发现3～8岁之间的性的情绪的表现大率不出挤在一堆、亲吻、彼此拥抱举起、耳鬓厮磨地并肩而坐、彼此互诉衷曲、在别人前面彼此时刻提起、只爱彼此的淘伴、不爱别人在场、别离时分外伤心、彼此馈送礼物、彼此特别体贴、牺牲、表示妒意之类。大体说来，女童要比男童为急进，也不怕人家窥破或揭穿秘密。过了8岁以后，女的越来越怕羞，而男的急进的程度却并不增加，并且似乎越来越讳莫如深。在这时期内，性的感觉大率并不集中在性器官上；假若男童的阴茎在此时便能挺直，或女童的阴部已有充血的现象，那贝氏认为是一些过于早熟的例外，而不是常例。但是一般的血的充盈、神经的紧张以及精神上的兴奋是应有的现象，并且和成年时期与成人所经验到的很能够相比，不过程度上稍差一些罢了。贝氏末后很稳健地说，大体讲来，"男女儿童的恋爱和成年男女的恋爱的异同，好比花与果的异同，它中间所包含的生理的爱的成分好比苹果花中所包含的苹果的成分一样，都是很少罢了"。冒尔[21]也认为儿童时期性冲动的初期的表现总不出亲吻与其他皮肤上浮面的接触。冒氏把这种接触特地叫做"厮磨的现象"（Phenomenon of Contrectation）。

4 城乡儿童成熟先后的比较

人家常说乡村儿童的性的天真要比城市儿童的易于保持，因为城市里的性的活动要比乡村里显著与热闹得多。这话是不确的，不但不确，并且有时适得其反。固然，乡村的儿童，因为工作比较劳苦，生活比较单纯，习惯比较自然，而耳目闻见又不很广，在思想与行为上往往要来得纯洁，一直要到成年期终止，才有性的经验。德人亚蒙（Ammon）说从巴登（Baden）征到的士兵，因为习惯于乡村生活，便是很天真的；他虽没有给什么证据，这观察大概是可靠的。同时，在城市方面，耳目的濡染既多且广，或直接与性的现象有关，或间接可以引起性的欲望，也自不免影响到儿童们的性的发展，使它特别地提早。但是，话虽这样说，我们也得注意，在城市中间，欲望的发展虽早，而满足这种欲望与好奇心的机会却不多。城市是一个比较公开的所在，到处都是耳目，到处有人指摘，到处大家不能不讲些体面——这些情形虽不足以遮掩一切性的刺激，至少这种刺激在成人方面的反应，既满足性欲的行为，又是可以隐藏得过的。在乡村中可不同了；城市中所有的藩篱，虽不能说是尽行撤去，至少要低得多。一方面，各种家畜的性的行为是遮掩不来的；另一方面，体面是不大讲的，说话也比较坦白粗俗，而儿童在田亩与林木间的生活，事实上又无从管理；于是性经验的机会就俯拾即是了。总之，城市生活对于儿童性的早熟所发生的影响，是在思想与观感方面，乡村生活的影响，则在行为与实际经验方面。

几年以前，德国路德会的牧师们曾经组织一个委员会，来调查性的道德，发现在德国的乡村里，性的活动是很不受限制的[22]；同时冒尔也说淫书淫画的流行，似乎以村镇及乡间为多，而大城市反较少[23]；冒氏始终以为乡村的性生活并不比城市的为大，所以他这种观察，特别值得注意。俄国都市生活与乡村生活的分途发展，比较没有其他国家的显著，但就性生活的自由的程度而论，似乎也有同样的情形。有一位俄国朋友写信告诉我说："我不知道左拉（Zola）在他那本《田地》（*La Terre*）一书里所描写的法国乡村生活究属正确不正确。但无论如何，我是在俄国乡村生活里长大的一个人，知道俄国的乡村生活和左氏所描写的很有几分相像。在这种生活里，几乎到处含蓄着性爱的气息。”举目四顾，几乎到处可以看见兽欲的蠢动，丝毫没有隐讳。所以人家以为乡村中的儿童比较纯洁，我却以为市镇中的儿童比较容易保守他的天真。这其间自然也有例外，我不否认。但大体说来，性的作用，在市镇中总要比陇亩间容易遮掩些。性的羞恶之心（不论其为真实的、抑或比较浮面的），在都市人口里也总要比较发达些。一样谈论性的事物，在城市里大家总要婉转一些；就在未受教育的阶级也比乡下的农夫知道一些节制，知道用一些体面的字眼。所以在城市里，成年人可以在儿童面前毫无禁忌地闲谈，而不致引起儿童的惊怪。我们可以说，城市的淫恶，唯其隐蔽，便越见得比乡村的为深。这话也许是的，但既较隐蔽，可以免掉儿童们的耳濡目染，终究是一桩好处。城市的儿童天天可以看见娼妓在街上徘徊，但假若没有人告诉他，在他的观感中，她和寻常女子是没有分别的。但是在乡下，他就随时可以听见东家的姑娘被人“称私盐”，西家的姑娘和人“麦园会”[24]，并且往往描摹得淋漓尽致；至于性交、胎孕、生育等事实，自然更其听得烂熟了。城市里的儿童，见闻极广，不限于一事一物；但是乡下所习见的，日去月来，无非是田间的工作，对儿童是不生兴趣的，其余便是动物的交尾、孳乳和东邻西舍偷婆娘、偷汉子一类的故事了。我们有时说起都市的环境里到处有强烈的刺激，那是想到了成年人才说的，但是要知道这种刺激对于儿童是大多不会引起性的反应的。在乡间却又不然了。假若平日之间，随时可以窥见东邻的大脚姑娘和西舍又长又大的青年汉子在麦田里拥抱，试问一个儿童可以历久不受性的影响么？总之，城市生活里的性的行为比较细密周章，乡村生活里比较粗率坦白，在儿童身上所唤起的反应自然很有分别的。我知道一般总以为凡在对于性的现象讳莫如深的国家里，那种藏垢纳污的情形往往很厉害，也许比坦白率直的国家还要厉害。但我相信这是一个错误的印象。例如英国是一个比较不坦白的国家，在英国社会里我们可以看见不少的遮遮掩掩的光景；走马看花的外国人，比较不老实的，到了英国，往往被这种遮遮掩掩的光景所引逗，从而作种种放浪形骸的举动；但是要知道引逗这种外国人的固然是这种遮遮掩掩的光景，保全一部分英国青年的令节的也未始不是这种同样的光景。无论如何，我们遇见的英国男子里，淫佚放浪的固多，而二十岁以外，犹贞洁如处子的，亦复所在而有；但是对于法、意、西班牙等国的青年，我这句话就不敢说了。俄国朋友的这一番话中间，当然有一部分是很对的，但是读者不要忘记，贞操虽然是好东西，假若没有理智的根据，而完全建筑在不识不知之上，是可以陷入于极危险的境地的。

5 儿童对于婴儿由来的解释

上面这一番关于早熟的话固然很要紧，但是性的卫生尤其是性的启蒙工作，倒并不因此种早熟的现象，方才感觉到必要。少数儿童的早熟，原是一大事实，但我们还有一个更大的事实在，使我们不能不领悟到性教育的严重。儿童智力的活动是很早就发生的，儿童们对于生命的种种基本的事实，每喜欢寻根究底地问个不休，这便是智力活动的一大表示，而此种基本的事实终不免归结到性的现象上去。儿童们在这一方面的问题里，最粗浅也是最普遍的是：小孩子是从哪里来的？这个问题是最自然不过的，而儿童的哲学观念里，“本源”或“由来”的问题是必然的最基础的一个；其实在成人的哲学观念里又何尝不是如此，所不同的是，更要来得具体罢了。大多数的儿童对于小孩子的由来的问题，往往很早就有了一个解释的学说，大多由老辈谈话的暗示与一己的观察，拼凑堆砌而成，其错误的程度虽有不齐，其为足供解释之用则一。

美国心理学界的前辈霍尔（Stanley Hall）在这方面曾经搜集过不少的材料。[25]下面就是好几个儿童的回答。“小孩子是上帝在天上做成的，但是圣母甚至于圣诞老公公也会做。做好以后，让他们在天上掉下来，或把他们扔下来，然后娘儿们或大夫把它拾起来。也有时候上帝把他们留在路过的人行道上，或从木梯子上把他们倒退着送下地来，然后再把梯子抽回天上，让母亲、大夫或看护去接领；小孩子也有坐了氢气球下来的，也有用翅膀飞下来的，但将近地上的时候，就把翅膀丢过一边，跳向耶稣的怀里，由他向各处分送，至于翅膀遗落在何处，他们便记不得许多了。有的儿童说，小孩子是面粉桶里出来的，面粉是黏的，他们就很久地黏在里面，掉不出来；也有小孩子是从卷心菜里生出来的，上帝把他们摘下来放在水里，或路旁的水沟里，再由大夫把他们拾出来送给喜欢小孩子的病人（按即坐褥的产妇，儿童不知，以为卧病），要不然就由送牛奶的人一早把他们送上门来；小孩子是从地下掘出来的，一说是从小孩店里买来的。”

在英美两国，儿童要寻根究底地盘问时，父母或别人总喜欢对他说，是在花园里一棵树底下或别的地方拾到的；或者说，是医生送来的；这后一说比较通行，也比较近理。在德国，最普通的讲法是小孩子是鹳鹤送来的。至于这种说法，从何而来，历来也有过不少的解释，大都是根据各地方的民情土俗，加以推测，但都似乎有些牵强。[26]奈客（Naecke）以为彼德曼教授（Petermann）的解释似乎最较近情，就是，鹤是一种吃田鸡的水鸟，一只田鸡在鹤嘴里的挣扎便很像一个四肢划动的婴儿。巴特尔斯（Max Bartels）说冰岛地方所流行的这一类的故事是半真半假，而不全出乎向壁虚造（鹤在那里并没有分，鹤的故事只限于西欧南部的国家，丹麦以北便没有了），在冰岛北部流行的是：婴孩是上帝造成之后，而由母亲生产的，母亲的卧床不起，便因生产之故。其在西北部，则以为是上帝将婴儿造成之后，把他交给母亲的。此外，也有以为婴儿先由上帝送了下来，再由收生婆带到房里，母亲之所以卧床不起，为的是可以接近他（彼处习俗，婴儿初生，不放摇篮中，而放床上）。但也有说婴儿是一只小绵羊或一只鸟送来的，这就和鹤的故事差不多了。也有说婴儿是半夜里自己从窗子里进来的。最像事实的一种说法是：婴儿是母亲的奶（乳峰）里出来的，或奶部的下面出来的，因此母亲便卧病在床。[27]

儿童们有时虽知婴儿由母体内出来，这种知识往往十分模糊，并不准确。例如，在许多文明国家里，他们常把肚脐当做出来的关口。这样一个见解是很自然的，一则因为脐孔是很像一个可以通到里面的关口，再则因为脐眼在平日是毫无用处的。同时他们不容易疑心到阴部，因为在女童的心目中，阴部不过是便溺的关口而已，既有便溺的作用，也就不疑有它（至于男童，自然更不会疑到这一点了）。把脐孔当做产门的见解，不但很普遍，并且很持久，在所谓受教育的阶级里的女子，往往有到了成年还不放弃的；这种女子，一来既以此种问题为不雅驯，平日不想和已婚的朋友多所讨论。一来又自以为脐孔之说已足以解释一切，更无寻根究底的必要；所以很少有机会发现她们的错误。脐孔之说，初看好像没有什么害处，但在成年期内，是很可以发生危险的，因为她们所注意的既是假的关口，那真的关口反而要受忽略，那危险便可从此种忽略而生。在爱尔撒斯地方（Elsass，德法两国交界处地，欧战后归法国），便流行着不少的民间故事，证明青年女子们因为溺于脐孔之说，以至于未婚前即失贞的，不一而足。[28]

这一类的故事虽多，精神分析学家弗洛伊德却以为儿童们大都不很相信。据他研究的结果，可知儿童们根据自己平日的观察与思想，另外创立了种种说法来解释婴儿的来到。据他看来，这种说法和原始民族对于世界的由来的说法很有几分相像，往往很聪明，但也总是很不完全的。他在结论里很对的说，这一类的说法，最普通的大约不外三个：第一个，也是三个中最流行的一个，是这样的。男孩子和女孩子在解剖学上实在没有真正的分别；要是一个男孩看见他的小妹妹没有很显著的阴茎；他的解释是妹妹的年岁还不够大，否则便和他自己一样；在妹妹自己也以为这看法是对的。弗氏以为这种看法多少有一些事实的根据，原来在孩提的时期里，女子的阴蒂或阴核相对的见得大些，并且有一些像男子的阴茎。从这一点解剖学上的事实，又产生出两种倾向来。一是成年期内的女子做性梦的时候，有时自以为具备着阴茎；二是凡属有同性恋的倾向的人，便容易把他这种倾向发展出来。第二个说法可以叫做大便说。小孩子一面既也许以为母亲是有阴茎的，一面又不知道有阴道的存在，于是不免疑心到大便所从出的一个关口，以为生产是和大解差不多的一种作用。第三个说法，大概也是三个中比较最不普通的一个，弗氏叫做性交的虐淫说。儿童想起自己的由来问题时，总疑心到他的父亲绝不会完全没有关系。性交和暴力脱不了干系的学说原有一二分真理，但弗氏这个学说究属怎样形成的，我们看不大出来。但无论如何，这说法是并非没有一些依据的。例如，一个儿童和一个同伴打架或角力的时候，往往忽然之间会体验到平生第一次的性的感觉。又如父母居家的时候，有时彼此不免半真半假地做一些含有性的意味的活动，如拥抱亲吻之类，父亲是追逐者、压迫者，母亲是回避者、抗拒者，在此种迎拒挣扎之中，儿童们也不免疑心到性结合与生育的一些底蕴来。弗氏也提到儿童们对于婚姻状态的解释，他发现在儿童心目中，婚姻的状态是一个取消了羞涩的心理的状态；在此种状态中，大家可以面对面小解，或把私处供彼此观看，而不再有什么顾忌。[29]

6 早年实施性教育之益与缄默政策之害

读了上文种种，可知假若我们不谈性的启蒙问题则已，否则此种启蒙的工作很早就得开始。在文化大开的今日，性的启蒙原本早就不该成什么问题的，但在我们西洋人中间，这确实依然是一个问题。三千五百年前，埃及有一位父亲对他的孩子说："我给了你一个娘，你娘在她的身体里独自负了你许久，一个很重的担子，都是为了你。后来你出了世，她又心甘情愿地继续挑这副担子，你在她的怀抱里，在她的乳头上，足足有三年之久。你的大小便也从来没有叫她打过恶，也没有叫她不耐地说，'我在这里干什么呀？'你上学堂读书的时候，她天天送家里做的面包和啤酒给你的先生吃。你将来结了婚生育孩子的时候，千万要学你的母亲，她这样生你育你，你也这样生育你的孩子。"[30]不想过了三千三百年，这一类的话我们反而不会说了。

我认为这一点是可以无须多说的。性的启蒙工作应于何时开始，或怎样开始，也许成为问题；但是这种启蒙工作的非做不可，非仔细与谨慎做去不可，万不能再把它交给无知识的甚至于居心不良的同伴或仆妇手中，是再也不能怀疑的了。时至今日，谁都渐渐看出没有知识做保障的天真烂漫是有绝大的危险的。

在芝加哥的白特勒博士（G. F. Butler）[31]说：父母所能给的一切慈爱，宗教所能给的一切的良好影响，耳目接触与友朋来往所能给一切修养——也许可以在一刹那之间化为乌有。到那其间，伦理的计较是没有地位的，甚而至于往往连自非的意识都抛向九霄云外，所剩下的不过是马吉利姑娘所说的"真是甜蜜呀"。[32]白氏又说（这话以前另有人说过，例如葛瑞克夫人Mrs. Craik），在基督教徒中间，体格越是细致、感觉越是灵敏的分子，便越容易感到性的情绪。在男孩一方面，李德尔顿（Canon Lyttleton）说得好，我们总是把性的教训、把最中心最神圣的一件事实的教训，交给"心地龌龊的同学、男仆、园丁或任何早年便受了充分恶浊的影响以至于不能不在这题目上胡乱发言的人"。至于女孩子呢，法国小说家巴尔扎克（Balzac）很早就说过，"一个母亲尽可以用十分严厉的方法训练她的女儿，可以把女儿卫护在她的羽翼之下，到十六七年之久，但是只要仆妇丫鬟一句话、一个手势，就能够把她的苦心孤诣，一笔勾销。"

下流的仆妇在这方面可以有什么一种恶劣的贡献，我以前在我的《性心理研究丛录》第三辑《妇女的性冲动》里，已经有过很详细的叙述，现在不必再说。但此种仆妇虽时常遇见，我们绝不能说她们占仆妇中的大多数。在这点上我不妨加上几句话。例如在德国，肯特博士（Dr. Alfred Kind）最近把他自己的经验记载着说："我在青年居家的时候，虽则仆妇丫鬟们的进退好比四月天的阳光与阵雨一样，我却从来没有从她们那边听见过半句不正当的关于性关系的话；她们和我们小主人中间，始终维持着一种友谊和伴侣的关系。”至于在英国，我也可以把我自己的经验和肯特博士的相提并论。这原是不足为奇的。仆妇丫鬟也是好人家的儿女，发育上也未必有什么缺陷，她们的德操纵然未必能做出什么惊天动地的事，至少她们对于儿童们的天真大率能自然而然地知所尊重，不欲在性的方面去引诱或挑逗他们，同时她们也有一种很自然的了解，以为有性的局势发生的时候，主动的该是男的，而不是女的，有此了解，她们纵然有性的兴趣，也不至冒主动的不韪了。

晚近在稍有知识之辈也稍稍感觉到，毫无知识根据的天真烂漫不但是一种过于脆弱的东西，不值得保留，并且是一种极危险的东西，尤其是对于女子；其危险所在，就正因为它没有知识的依据。古德察尔博士（Dr. F. M. Goodchild）说[33]：“把我们的青年送到大城市里去，在种种诱惑和刺激中间讨生活，同时所给他们的准备，却等于零，好像他们此去，是进天国一般，真可以说是一件作孽的事了。”在女子一方面，性知识的缺乏，还有一重危险，就是使她们对于别的女子不能有一种有理解的同情。女子对于其他女子之所以不能表示一些同情的缘故，往往是因为她们太不明白生命的事实，否则绝不至此。一个很明了这一点的已婚的女子写信给我说：“我真不懂，为什么女子在发育的过程中，对于一己以及别的女子的本性，竟会这样的不理会，不过问。她们在几十年里所获得的对于其他女子的了解，还不及一个最平庸的男子在一日之间所得的一半。”我们于事前既不能在性的方面给女子以相当的教育，我们便只好于事后把保护女子以及维持道德的责任一股脑儿推在警察以及其他有维持治安之责的人的身上，真可以说是“不揣其本，而齐其末”了。冒尔不坚持着说么：贞操的真正的问题，绝不在多规定几种法律或多添上几个警察，而在使女子知道性的危险性，从而培植她们在这一方面的责任心。[34]就现状而论，我们一天到晚忙着通过保护儿童的法律，同时也不断地叫巡警随时注意。但是法律与巡警的功用，不论是好是歹，事实上是没有效力的。等到要用到它们，往往已经太迟，它们只会在事后责罚，却不会在事前防杜。所以我们还得在根本上去做些工夫。我们得教育儿童们到一个程度，使他们自成为法律，自成为巡警。我们得给他们相当的知识，使他们能够保护自己的人格。[35]我记得有一个真实的故事。一个女子正在学习游泳，教堂里的牧师听见了很不以为然，认为游水绝不是闺阁千金应做的事。她不服气，辩解说："假若我因事坠水，有淹死的危险，便怎么样？"那牧师说："那你就应该等着，等有男子来到，把你救起。"在这个故事里，我们就可以看出对付女子的两种不同的得救的方法来，一是旧的，一是新的。从来女子可以陷溺的深坑也不止一个了，但是最危险、最容易坠入的自无过于性的深坑了。刚才所提的新旧两种拯救的方法，究属哪一个好，到此自不言而喻。

在近代的情形之下，我们要寻找反对性教育的重要的议论，已经是不很容易。所以我们如今读到法国写实派小说家杜德（Alphonse Daudet）所说的话，便觉得顽固得可笑。有一次有人在性教育的问题上征求杜氏的意见，杜氏代表着当时一般男子的见地，表示反对。他认为对于男子这是不需要的，因为他们在街上和从报纸上自然会得到一切的知识，无须特地介绍。"至于女子呢——那就绝对不行。我不愿意把生理的事实教给她们。要教的话，我只看见坏处，看不见好处。这些事实是丑得很，对于女子的本性是极不相宜的，她们知道之后，要震惊，要厌恶，要觉得一切理想都是空的，都是骗人的，因而灰心丧志。"这一类的话就无异于说：街道上既经有许多水潭在那里，可以供给任何人做饮料，我们又何必开掘自流井或创办自来水厂呢？和杜氏同时的那位英国诗人，柏德谟（Coventry Patmore），在他那篇《贞洁观念今昔观》的论文里[36]所持的见地恰恰与杜氏的相反，他对于所谓"不贞洁的病症"很下了几分针砭，并且认为这种病症是从"我们近代不神圣的缄默"中产生出来的。这种不神圣的缄默，恰好就是杜氏所竭力辩护的那种东西。较柏氏略后，俄产而法籍的医学家麦奇尼哥夫（Metchnikoff），也从科学方面申说道德行为绝不能没有知识做依据的道理，并且说，"最不道德的行为要算是知识的缺乏了"，他这一番话尤其是为了女子才说的。[37]

比利时著名的小说家乐蒙念（Camille Lemonnier），在他那本《恋爱中的人》（*L'Homme eu Amonr*）里，便拿性教育的重要做了一个题目。书中的情节是这样的。一个青年男子，从小就在一个普通所谓循规蹈矩的环境里生长起来，一向把性和裸体一类的事实当做又污秽又可耻的东西。因此，在成年期内，错过了好几次自然的与健全的恋爱的机会，到了最后，竟坠落到一个淫荡的女子怀里，受她的支配宰割，做她淫欲的工具；在他上场以前她已经玩弄过一大串的男子；他实在是最后来填她刀头的一个。乐氏这本书是性教育的一个贡献，他苦口婆心地要人了解性的教育是卫生的、健全的、自然的一种工夫。不幸 1901 那年，他在勃吕奚（Bruges）地方受了法律的检举。后来虽被判决无罪，但已经很可以反映出近代一般人在这方面的感想了。

7 母亲的导师资格

上文所引杜德所表示的一类旧的见地，以为性的事实既龌龊得令人厌恶，又可以使青年人的心灵上起剧烈变动，以至于灰心失望——实在完全是错误的。李德尔顿以为这种事实应该由母亲讲给儿女听，并且根据经验说："儿女们听这种讲解的时候所表现的那种天然的尊敬之心、那种了解的真切、那种天真细腻的神情，真是一种绝大的启示，教你知道自然的美是没有穷期的，没有涯涘的。我常听见人家讲到童年天真的美非笔墨所能形容。但是我敢说他们但知其一，不知其二，他们但知天真的美，而不知世间更有美于天真的东西在，那就是把生命、生育以及儿童们自身来历的奥秘讲给他们听的时候你所得到的一些经验。但是这种审美的权利只有绝少数的开明的父母可以享受得，一般人就谈不上了。就一般的情形而论，我们不但不能给儿女们以适当的知识的准备，并且自己也常把可以多得一些神圣经验的机会轻轻地断送了。"卡本德（Edward Carpenter）也有同样的见地，认为把母子的生物关系打头就讲给儿女听是一件又容易又自然的事。他说，"一个在春机发动期内的儿童，因为潜在的情绪的与性的本质逐渐地像花一般的开放出来，是最能够体认性的意义的，并且此种体认的工夫往往很细腻、很能不涉邪念（在今日比较开明的情势之下，儿童尤其是能如此，至少要比他的父母或保护人要高明得多了）；因此，只要教的人能够有相当的同情，他是最肯领教的，他的羞耻之心绝不会因此而受打击。羞耻之心是青年人的一种自然的有价值的保障，原是不该受打击的，但如今只要教得得法，也就不成问题了。"[38]

近年以来，舆论已大有变动，比较开明些的社会领袖大都承认性知识的教育不应仅仅施于男童，亦应施于女童。不多几年以前，有人把欧美各国各界男女领袖在这方面的意见收集在一起[39]，发现真正反对这一层见地的只有两位（犹太教牧师亚德雷Adler与林顿夫人Mrs. Lynn Lynton），而赞成的却有法著作家亚当夫人（Mme Adam）、名诗人哈代（Thomas Hardy）、英国小说家白桑爵士（Sir Walter Besant）、丹麦戏剧家边恩孙（Bjoernson）、英国小说家开殷（Hall Caine）、作家格兰特女士（Sarah Grand）、退化论者诺杜（Nordau）、英节制运动家桑木赛爵士夫人（Lady Henry Somerset）、奥国小说家苏德纳子爵夫人（Baroness von Suttner）和美国节制运动者魏拉特女士（Frances Willard）。女权运动的领袖们，不用说，自然是在赞成的一方面的。1905年，德国妇女保护协会（Bund für Mutterschutz）在柏林开会的时候，便全体通过了一个议决案，认为早年的性教育是绝对不可少的，当投票之际，几乎没有一张是反对票。至于医学界的分子，也不用说，很早就赞成这种启蒙的工作。[40]例如英国《医学杂志》（*British Medical Journal*）在1894年6月9日的那一期的社论里便说："大多数的医学界中人，假如要在这时代里在这一方面得到人家的信仰，但须翻一翻记忆的旧账，把以前因为知识的缺乏而产生过悲剧的女子举几个例出来，要不是为了这些悲剧，我们简直可以很无情地说，这种知识的缺乏可以令人发一大噱。要是青年男女对于性的关系以及选择配偶的重要，能够得到一些必要的认识，我们以为人世间定可以减少不少的悲哀与疾病。这种知识不一定是龌龊的，即使真正龌龊的话，至少要比因为没有知识而产生的胡思乱想要龌龊得好一些。"再如美国医学会（American Medical Association）有一次开年会的时候，芝加哥的刘易斯博士（Dr. Denslow Lewis）也长篇大论地申说青年男女性卫生性教育的重要；刘氏以后的九位讲员，其中有好几位是举世闻名的医师，也都异口同声地赞助这种主张。[41]又如，霍华德（G. E. Howard）在他那部巨著《婚姻制度史》的结尾里也认为要根本解决婚姻问题，性的教育是万不可不讲的。他说："在未来的教育设施里，性的问题一定得占很有荣誉的地位。"[42]

读上文种种，可知对于性教育的重要，在理智的认识一方面，已经是很普遍。但这种认识已经变成实际的措施与否，却是另一问题。也有不少的人一面虽承认性教育的不可不讲求，一面对于施教的年龄，却又踌躇不决。观察他们的态度，好像他们的内心始终以为性是一种不祥之物，因此，性教育无非是一件不可避免的恶事，虽不能不做，至少是越迟越好。这种态度可以说是完全错误的。一个儿童对于他自身的由来，要求相当地了解，这种要求是极其自然的、诚实的，也是毫无危险的，只要做长辈的不加以遏止而使折入歧途罢了。一个四岁的小孩子也许就会很自然单纯地提出些问题来。这种问题一经提出，尤其是在再三提过以后，我们以为便应立刻答复，答复的态度要同样地自然与单纯，并且还要真实，不应有一句哄骗的话，至于答复的内容，应周密到何种程度，那便须看儿童的智力与成熟的程度而定，未可一概而论。这便可以说是初期的性教育，这初期的来到，早则四岁，迟则六岁，不应迟至六岁以后，要是做父母的真正留心的话，也不会迟至六岁以后。六岁以后，无论保护得怎样周到，总免不了外来的濡染了。至于男女两性在这一方面的分别，冒尔以为不论在哪一个时期里施教，女的总该比男的早一些；这分别是合理的，因为在春机发动期以前的发育，女的要比男的早。

性教育的要素，既须于孩提期内相机授予，那么，做教员的应该是谁，便不言而喻了。这个权利无论如何是应该属于做母亲的，也当然不成问题。除了从小就失恃或与家庭分开的小孩以外，也唯有做母亲的才有自然的机会来接受和答复这一类的问题。就寻常的形势而论，做母亲的无须先发动。一个小孩子的智力和好奇心自然会发展，发展到相当程度以后，自然会供给许多的机会，使她的慈爱之心与循循善诱的能力有用武之地。她也无须有什么专门知识的准备。只要她对于母子之间生物关系的纯洁与尊严，有绝对的信仰，谈话的时候，能温存，能坦白，不作忸怩之态，不说哄骗的话就行。只要这些条件都能具备，任何母亲都可以说已经有了充分的准备，不怕不能应付她儿女的需要了。

各先进国最有权威的学者，不论是男是女，现在似乎都已经承认，母子生理关系的事实应该由做母亲的相机讲给子女听，所谓相机，就是指一经儿女开始发问，便须答复。例如冒尔在德国便曾经再三这样的立论；他始终以为性教育是私人与个人的事务；在学校里面，学生如有手淫等习惯，也不宜由当局向大众或个人发出警告（但冒氏认为在学生年长以后，对于花柳病的警告与训诲是应该的）；冒氏以为唯有做母亲的才配传授这种切身的知识，同时也以为此种传授的工作的开始，可以不拘年龄，但须所授的内容与儿童的年龄相称，便不成问题。[43]

德国消灭花柳病会（German Society for Combating Venereal Disease）在满海姆（Mannheim）举行会议的时候，曾经采取性的教育为唯一的讨论题目，当时大多数的意见，也主张由母亲从早下手。葛罗根堡夫人（Frau Krukenberg）在会场上说：

“以前小孩子往往不能有的对于性的了解，理应由母亲负责供给，这一层做到了，我们再说别的。”[44]有一位教师叫做恩德林（Max Enderlin）的也在这会议里说：“一些初步的解释理应由母亲供给，因为儿童最初也最自然地找到和问到的人便是她，不是别人。”[45]又如在英国，李德尔顿说，母亲对于儿子在性的启蒙与性的保护两方面的责任是极端重要的，并且此种责任便应及早负起。[46]李氏是英国公立学校校长中间有数的人物，他在这方面的言论一向以干脆清切见称，值得我们的注意。另有一位校长，柏特莱（J. H. Badley）也承认母亲的一份工作应在任何人之先。[47]诺士柯德（Norlthcote）也以为在这一件工作上，父母的责任是最基础的，至于家医与教师的责任，乃是后来的事。[48]在美国也是如此。阿伦夫人（Dr. Mary Wood Allen）主张只要小孩子一有问题，做母亲的便该讲给他听，最初发问的年龄大概是四岁，做母亲的不应以其年岁太小而恝置不理。夫人一面叙述此种讲解的方法，一面又举例以示只要讲解得法，便可以增加母子间的感情与信任。[49]

研究性教育的人中间，也有少数认为此种教育的开始应在十岁以后，不应过早。我们很不以为然。因为十岁或甚至十岁以后，便发生一种困难。就是，讲解的时候一定不及早年的那样自然，也不能再用简单的语意。同时儿女的身材日就高大，几与成人无大分别，做母亲的也不免觉得难以启齿，要是从小讲惯了的，自然是不成问题，但若是第一次，那真是不好开口。既不容易开口，或自审开口以后，说得不好，或说了不能发人深省，她也许索性完全不说，以不了了之。这样一来的结果，性的事实便依然是一种神秘的东西，让儿女们自己去暗中摸索，于是种种令人难堪与误入歧途的经验又在所不可免了。

把性教育开始的年份延迟，是有害无益的，我们可以从另一方面看到。一个儿童的性的冲动，虽很模糊不清，却往往紧紧追着，驱遣不开；对于这种儿童，尤其是对于其中比较聪明些的，你越是把性的事实遮遮掩掩，他越要窥探，结果可以产生一种病态的性的好奇心理，寻至比较平淡的事实不足以餍其欲壑。这是很早就有人承认的事实。在十九世纪的初年，白都士医师（Dr. Beddoes）就说过：“我们用尽法子来减少男女儿童对于彼此形态上的好奇心，但总是空的。无论做家长怎样的讳莫如深，也无论他们用什么转弯的方法，把这本小说藏过，把那本笔记放开，总不能把儿童们这一类的好奇心压一个透不出气。全部人类的思想史里，离奇诡变的部分亦不为不多了，但什么都比不上青年男女在这一方面所用的种种出奇制胜的心思，任你用天大的秘密，他们总有法子来刺探。只要他们自己刺探到什么，那刺探到的东西，对于他们的想象，便无异火上添了油一般，越发不可收拾。”[50]卡衡（Kaan）在最早的一本专论性的病态的书里，也把隐讳认作性的精神病的一个因缘。马罗（Marro）也说隐讳非徒无益，而又害之，因为越是遮掩，越容易集中人家的视线。[51]荷兰名作家墨尔达陀利（Multatuli），在他的书信中间，有一次也提到隐讳的危害，认为隐讳反足以增加儿童的好奇心，并且指出因掩饰而造成的知识的缺乏不仅不能保全儿童的纯洁，反足以促进他们的胡思乱想，使其愈发的畸形化。（弗洛伊德曾经引用这一番话，并且加以赞许。）阿伦夫人也曾为此向一般的母亲下一忠告，以为千万不应让遮遮掩掩、教人难堪的神情在性的事实上表现出来。[52]她说：“要是一个教师，在答复这一类问题的时候，怕难为情，那他就不配做教师，因为那种怕难为情的神情有一种潜移默化的力量，使儿童们感觉到一件好东西受了糟蹋一般的不愉快。这种不愉快的感觉不但要不得，并且是很可以免去的，只要做教师的对于性的纯洁，能够先自认识一番。”她又接着说：“生死同样是生命的大关口，讲起死，我们就有一种庄严肃冒之感，何以讲起生来，便不怎样？难道生命的取消反要比生命的产生来得严重么？”瑞丘蒙夫人（Mrs. Ennis Richmond）写过一本关于母教的书，中间说了不少的有道理有经验的话，有一段说：“我要三令五申地说，我们对于身体某部分所守的秘密实在是儿童思想中危险成分之所由来。从很小的年岁起，大人就告诉他们说，这部分是神秘的，不但神秘，并且是龌龊的，那神秘就从这龌龊中来。”因此，小孩子对于这部分，是没有什么名字的。有时你要提到它的时候，你总是吞吞吐吐地低着脖子说“你那你不应当谈到的小部分”，或其他类似的语气。所以如今我们谈起性的知识，第一你的孩子对于这部分的身体和它的生理作用得有一套便于引用的名字，第二得教他听惯这些名字，也知道自己使用它们，目的要使他很自然地公开地习惯这些名字，好比他习惯耳目手足一类的名字一样。这种说法，因为社会的风尚关系，不能在公众地方通行，但至少你可以在保抱期内，把这种风尚打破，要知道在这期限以内，这种风尚是有百害而无一利的。你的孩子，在公众地方，或在客人面前，有时不免信口说出你认为不好听或难为情的话或字眼，照寻常而论，你原可以很方便告诉他说：“孩子，我对你说，你这话可以对你爹爹讲，也可以对我讲，但因为各种的理由，在客人面前，人家总是不讲起这一类东西的。”你以后可不要如此，让你的孩子去说好了，不要阻止他（假如你的客人要吓一跳的话，也只好让他去）。[53]性固然终究是一个神秘的东西，但是瑞夫人也曾经很对地说：“生殖与生产的真正的神秘与通俗的那种鬼鬼祟祟的神秘实在有天壤之别，不可以不辨。”

至于生殖与便溺的器官和它们的作用应该用什么名字来明白指出，也确实是有些问题。在这些地方，我以为每一个母亲只有用她自己的聪明，参照她所处的社会环境与背景，斟酌办理。我以前在另一个地方讨论“害羞心理的演化”时，曾经提过，在这些地方，人类大都喜欢采用种种新的好听的名词。英文中有许多旧的与简单的名词，在大诗人乔叟（Chaucer）引用的时候还是很正当很自然的，但后来就被俗人认做泥溷中的东西、不足以登大雅之堂。但事实上它们却是毫无疑义的最雅驯的一些名词，并且就字的来源而论，也是最庄严最达意的。所以近来有许多人主张把它们从泥溷中拯救出来，把它们原有的庄严的意义教给儿童们。有一位医界的朋友写信告诉我，他总是对他的儿女们说，那些关于性的粗俗的名词实在是很美的古字，所以我们只要认识得正确，我们绝不会把它们当做开玩笑的资料。它们既很单纯简洁，又很庄严稳重，确实能够把生命的中坚的事实传达出来，只有那些最低级的鄙俚不堪的人才会把它们看做淫秽的事物，因而资为笑乐。有一位美国的科学家对此也有同样的见地，他曾经私自不出名地编印过几本关于性问题的小册子，在这些小册子里他就通体很不客气采用这些古雅的简单的名字。我以为这是我们应该追寻的理想，固然我们也承认在今日之下要达到这种理想，也有很明显的困难。但无论如何，做母亲的应该在这方面有充分的准备，对于儿童随时要提到或问到的那些身体的部分与其生理作用，应该都有正确的名词，而废弃模糊影射的名词不用。

8 造作的神秘与其恶劣影响

我们有时候听见人家说，在这样幼小的时候，我们不应该把生命由来的真事实讲解给儿童们听，无论你讲解得怎样简单，总是不相宜的，最好是采用神仙故事的方法，把真事实用象征的事物表达出来。我们绝对不赞成这个办法。神仙故事在儿童教育里有重要的地位，可以激发儿童的想象力，我们是充分承认的。此种故事对于儿童有真切的价值，是儿童的理智的养料，没有了就要感受饥荒；在幼小的时候不供给他这一类的养料，那就是对不起儿童，并且以后再也不能希望有什么方法可以补救。这些我们都承认。但是，性的事实却不能用作神仙故事的材料。这其间有两层理由。第一是性的事实太真实，太关紧要，即在童年，亦有丝毫不能假借处；第二是性的事实本身原是极神奇的，其引人入胜的能力，其足以激发儿童的想象力，并不在普通一般神仙故事之下。

即使说上文所提的几个理由不能成立，我们至少还有一个最坚决的理由来反对用神仙故事的方法来传授性的事实。真正以慈爱为怀而明白母教的重要的母亲，看到了这层理由，便不再会有什么怀疑。这理由就是无论你把那神仙故事讲得怎样天花乱坠，你的小孩子不久便会因一己的聪明或别人的告语，而发现你撒了一个大谎；他问的原是关于他的经验里一点简单的事实，你答的却是一派神话，不就等于撒谎么？你越说得天花乱坠，便越见得那谎的大。从此以后，母亲对于他在这一类事故上的一些好影响一定会烟消云散，再也收不回来。小孩子是最怕上当的，他一次受了别人的欺骗，再也不愿意有第二次的尝试，以自讨没趣。他以为性的疑问既得不到直截爽快的答复，足见这种疑问原是不该提出的，提出而受别人的冷待，岂不是一种羞辱？从此以后，关于这一类的事故他绝不再向他的母亲提什么问题，他已经不能再信任她；一样要讲性的“神仙故事”，他以后自己也会学得讲，不必再劳母亲的驾。他当初向他的母亲发问的时候，原是出于十分信任的心理，可是她的答复却出于一种提防的心理；这样不能推心置腹的一个母亲，费尔德女士（Henriette Fuerth）说得好，是要自贻伊戚的，她迟早会看见“她儿子对她的情爱与信仰生生地被一个街头巷尾没有多少家教的孩子偷了去”。假若做母亲的到此境地还不知幡然变计，依然拿那些无聊的故事来搪塞，结果，于失却信仰与情爱之外，更可以引起儿女们对她瞧不起的心理。儿女们早就在街头巷尾捡得了一些真相，你却还在那里说梦话，又怎样叫他们瞧得起你呢？（冒尔在这方面曾经举过一个真实的例子。）没有眼光的母亲，起初认定了儿女们的天真烂漫，以为他们不会受外界的濡染，因此自己不加努力，后来总有一天忽然发现儿女们对她的感情大非昔比，遇有难题的时候，也不再向她求助，因此贻终身之戚的——所在而是。谈起信任这一点，原应该由母亲发端的；凡是不信任他们母亲的那些儿童总有一个缘故的，那缘故便是当初坐在母亲怀里的时候，多少上过一些当。

9 性教育的书籍

讨论到性教育问题的小书或小册子，不论其为儿童自用或父母教师用作参考，近年来在英美等国已经增加了许多，德国的出版量尤其惊人。新近故世的艾尔美氏（Ben Elmy），曾经用过艾息尔默尔（Ellis Ethelmer）的假名，编印过两本小书，叫做《婴儿的花芽》和《人的花朵》[54]，虽则在科学的一方面似乎不能算十分的可靠，却能够把性的事实很简单很细腻地传达出来。在卡本德《爱的成年》（Edward Carpenter，*Love's Coming of Age*）一书的篇末附载着从法国方面来的一篇母子的谈话，也是很美。又有一本《我们是怎样出世的》（*How Are Born We*）也很满意，作者叫做n. J. 夫人（大约是一个能够写英文的俄国妇人）。我们也不妨提到普尔夫人做的那本《生命的奇观》（Mary Tudor Pole，*The Wonder of Life*）。美国出版的那本穆雷女士的《生命之歌》（Margaret Morley，*Song of Life*），我是没有见过，但是很受读者的赞美。这一类的书，大都是为了很小的儿童写的；关于婴儿的来源，多少都还解释得清楚；他们差不多总是从植物的性生活下手；对于性的交合这一点，他们不是只提到一点，便是完全不提。

瑞丘蒙夫人所著的各书，大部分是以母亲做对象的；她的议论大多很健全、很直接，文笔也美；李德尔顿的各书虽无一定对象，也是很好。下文所提的各书却属于第三类，他们的对象是已达春机发动期的男女儿童。他们都提到性的交合，有的详些，有的略些；他们也大都讲起手淫。《生命的故事》（*The Story of Life*）是一个已故的很有才叫做霍布金斯（Ellice Hopkins）的女子的手笔，有些失诸模糊印象，不很显豁，中间高妙的宗教观念也太多。邱鲁比的《健康的童年》（Arthur Trewby，*Healthy Boyhood*）是一本小小的书，倾向很健全；是以手淫做专题的。葛克（Edward Bruce Kirk）做的两本书，《男童摄生一夕谈》与《女童摄生一夕谈》（*A Talk with Boys about Themselves*与*A Talk with Girls about Themselves*），是把性的卫生和身体一般的卫生相提并论的（关于女童一书实系葛氏与一女作家合作的结果）。

比上面所提的各书都要更有价值的是华伦的《差不多十四岁了》（M. A. Warren，*Almost Fourteen*）。华氏是美国的一位教师，他以1892年写成这本书；笔墨的雅驯细腻，真是前所未有，就教一个感觉最敏锐不过的闺女读去，也绝不会有什么触眼的地方。拿这样的一书给正在春机发动期内的青年男女阅读，真是再好没有的了。可是对于性的伪善者，真可以说没有一本书是圣洁的，他们居然在这本书里也找到了"淫秽"的东西，因此，在1897年间，他们就串通了法律，禁止这本书的流行。这还有什么可说的？凡是可以打动一个性的伪善者的性欲的东西，无论本身怎样圣洁，对于那伪善者的心，总多少有一些"淫秽"，否则何以能打动他呢？不过，薛吕德（Theodore Schröder）说得好，"书不淫人人自淫，淫秽是读者自己对于一种书的贡献"。唯其如此，我们觉得世间更不能没有这种书，唯独这种书才有希望把性的伪善者逐渐减少；所以用法律来禁止这一类绝对的好书，不特不能促进性道德，适足以增加性的不道德。后来有人告诉我，这本书后来再版过，但最精彩的部分已被窜去；薛吕德又在他的文章[55]里提起作者自己亦终于被教育当局停职，不能再做那公立小学的校长。德国李希纽士加女士的那本《儿童的性教育》（Maria Lischnewska，*Geschlechtliche Belehrung der Kinde*r）[56]是最详尽最值得佩服的一篇讨论，不过作者的兴趣侧重在教员的一方面，而不侧重在母亲的一方面。但假若做母亲的想多得一些参考，不妨查阅莎罗士的《小孩子是哪里来的？》（Hugo Salus，*Wo Kommen die Kinder her*?）、许蒂尔的《母亲的天职之一》（E. Stiehl，*Eine Mutterpflicht*）和许多别的书籍。肯特博士（Dr. Alfred Kind）则竭力地推荐戈理德的《和我儿女的一席谈话》（Ludwig Gurlitt'*Der Verkehr mit meinen Kindern*），对于这本书能够把性教育和审美的教育相提并论，他尤其觉得难能可贵。布洛克在他那本《现代的性生活》的第二十六章里也提到了许多同类的书（Bloeh，*Sexual Life of our Time*）。

我不惮烦琐地把这许多小书提出来，因为它们的发行往往是半公开性质的，平日不但不容易买到，并且根本就不大听得见。在现状之下，大家似乎依然把这一类书的流通当做一种不名誉的行为，只好私下传递，不便公开买卖。这种态度也不能说是不自然；像《差不多十四岁了》那样的一本有益的书，不但得不到鼓励，反而要受禁止，它的作者不但得不到荣誉，反而要受排挤，以至于终身不能希望再有什么发展；在像美国这样名为很文明的国家犹且如此，其他又何足怪呢？

参考的书籍固然重要，但我不妨在这里加一句，就是，当一个母亲和她的子女作实际谈话的时候，最好还是多多地靠她自己平日的知识和随机应变的能力，不要把书上的知识当做泰山之靠。

10 母亲的责任

母亲对于儿女们早年所施的性的启蒙教育是不会专门的，也不应该专门的。她应该知道来做这一件事是她的义务、也是她的权利，也应该知道这种教育的性质是一种私人的与亲密的启发，而不是一种正式的指导。做母亲的固然自己先得受些教育[57]，但这种教育的重心并不在专门的知识的增加，而在她的慈爱和见识的培养；在这最初的时期里她所需要的科学事实是很简单的。她的主要的任务是把她的儿女和她自己的密切的关系很明白地让他们知道，同时也应该把世间许多小的生物和它们的母亲的关系，分别叙述清楚，做一种陪衬；她又可以把这许多母子关系的事实，用卵的观念概括起来。卵是一个固体的原始所采取的最基本最简单的方式；卵的概念——包括植物种子在内，不但对人适用，对世间一切动物植物也都适用。在这初期的解释里面，父子的关系还牵涉不到，不妨留作第二步的材料，或至少应该让子女问到它的时候，再替他们说明。

除了他自己的由来问题以外，儿童对于他自身的性器官以及父母兄弟姊妹的性器官，也时常表示相当的兴趣，不过在他看来，这些不过是专作便溺用的器官罢了。做母亲的，到此便不妨用很简单很自然的语气来满足他的简单与自然的一点好奇心，她不妨很老实、很不含糊地把这些器官的名字叫出来，至于这些名字应该是通俗些的呢，还是不普通的呢，她不妨审情度势，斟酌办理。这样一来，做母亲的无异间接地打头就筑成一道堤防，使儿女们年事稍长以后，不至于接受那些伪善的性的见解。同时她也可以于不知不觉之间，使儿女们对于自己的性器官逐渐养成一种敬而远之的态度，和不敢狎玩的习惯。这样，儿女们因母亲的循循善教，一边既了解自身生命的由来，一边又明白生殖器官的功用，无论他们所了解与明白的是怎样粗浅，至少他们已经走上性知识与性卫生的大道，前途正常的发展是已经比较有把握的了。

这样一个能够以真诚和儿女相见的母亲是有很光明的前途的。再加上一些聪明、一些随机应变的能力，她便会永久维持儿女们对她的信任，一直到春机发动的时期，甚至于到那难关重重的成年期以内。但就今日的文化组织而论，她的狭义的教育家的任务，在春机发动期来到的前后，便可以告一结束。到那时候，儿女们所需要的性知识比以前更为专门，比以前更为客观化，完全无须再用母子的关系等做参考；这种知识的供给，一般该是学校的责任。

那个伟大而同时却有些不可捉摸的教育家巴泽多（Basedow），真不愧为卢梭的弟子，他是一个性教育的先进，他在学理上和实验上都有过几分贡献，他所施教的范围以十岁和十岁以上的儿童为限。在他那本大著作叫做《基本学程》（*Elementarwerk*，1770—1774年间出齐）里，他也坚持这个题目的重要。他说，小孩子有问题的时候，应该据实答复，同时也应该教导他们，切不可把神圣的性的关系当做开玩笑的资料。胎产的图画，应该给他们看；不规则的性行为的危险，也应该打头就解释给他们听。更应当把他们领到医院里去，让他们目睹花柳病的种种恶果。巴氏也知道他这种书本里的主张和他实地的教授工作可以教许多父母与教员神经上受莫大的震撼，但是，他说，这些人见了基督教的《圣经》，便该受些震撼。[58]总之，巴氏是太过超越他自己的时代了，不但是他自己的时代，并且还超越了我们的时代，所以当时的影响既不大，他死后也并没有几个继起的人。

比巴氏较迟的，又有一位著名的英国医生，就是白都士（Thomas Beddoes）；他也用公开演讲和展览图解的方法，来推广性的知识。在他1802年出版的那本《卫生论》里（*Hygeia*第一册第四篇）他揭穿一般那种见地的不合情理，他以为世俗之见，一面要人家不做伤风败俗之事，一面却又把性的事实瞒在鼓里，实在是一大矛盾；他说“聪明的操守和盲目的无知绝不能存在于同一的胸襟里”。他在那本书里也很详细地讨论到手淫和性教育的需要。生物界的种种现象，他认为大可以用演讲的方法让大家知道，并且据他自己的经验，听讲的时候，尽可以让男女共同入座，绝不会发生什么有碍观听的事。在他自己的经验里，他又发现植物、两栖类、母鸡与卵、人体解剖的图说、各种疾病，甚至于真的病的表现，对于性的教育，都是有帮助的。一个小孩子对于性差异的知识，如能从解剖的题材方面得到，他认为是很适当的；所以他以为解剖室是施教的良好场所，因为死的尊严可以留下一种很深刻的印象，使儿童们可以把病态的性的伪善的观念彻底地打消。但关于最后这一点，我们不用说，白氏并没有找到许多赞成和提倡的人；我们只要想起儿童们的敏锐的感觉，就觉得这种印象是很不相宜的，同时我们也觉得并没有把死人抬出来的必要；生的尊严不是和死的尊严一样的可以感人很深么？

11 学校中的性教育

至于学校在这方面的责任，近年以来也很有人提倡，其中尤以李希纽士加女士（原名及作品见前）最为有力与能干。她对于儿童教育和儿童的生活以及他们的家庭环境，有过三十年的经验，所以说来头头是道。她说在今日大批民众的家庭生活中间，到处可以遇见很粗率的性的事实，儿童耳濡目染，日久视为当然，但是比较纯洁的与开明的介绍，便可以说是绝无机会，原因自然是在父母的知识缺乏与道德能力的薄弱。在这种形势之下，她以为性教育的责任，大部分自然应该由学校负去，并且这种责任也是和近代文明文治的趋势完全符合的。她主张一种分期教授的方法，对于第五年级或第六年级的儿童，应该借重图案之法，让他们知道高等哺乳动物的性器官的形态与功能，取材应以牡牛与牝牛为上。所谓功能，胎产的事实自然也包括在内。这一部分教过以后，教员就可以很容易地过渡到人的一方面，他不妨轻描淡写地说，“小孩子在母亲肚子里长大，就好比小牛在母牛肚子里长大一样。”

李女士这一番议论，自不容易否认的，她所提出的那种教授法，也似乎是和现代文明所进行的路，很相符合。她那种教法是正式的、冷静的、不牵涉到个人的；她并不把性的事实特别提出来教，却把它当做自然历史的一部分教。这种教法，仅仅在知识一方面，可以补母亲所教的不足，但同时倒也不会把母子间或母女间早就培养成功的那种信任和亲密的关系给打消。这种信任和亲密的性知识的启发，我们上文已经讨论过，虽不能望于今日没有受过多大教育的大众，终究是最妥当的办法；白氏所提的方法虽妥善，却不能取而代之。

生理学的基础知识的教授，在将来大约不免以学校最为相宜，但在目前确实还行不通，尤其是要是这种基础知识里要包括性与生殖的一部分，而不像以前那般把人当做一种没有性的动物的话。一个教育程度低下而粗劣的社会可以说是老在一个恶圈子里兜着。这样一个社会中的分子从小就受了一种教育，认为性的事物是肮脏的；他们长成了和自己有了孩子以后，自然也竭力反对孩子们在这方面得到什么认识。一个学校教员处此境地，想有所作为，无疑是万分困难的；假若这个社会是一个比较民本的社会，谁都有出头说话的机会与权利，那就不但困难，简直是完全不行了。所以在最近的将来，我们不能希望把性的生理介绍到学校里去，就是把它当做一般生理学的一部分来介绍，不另立课目，也还有绝大的阻碍。性的生理原应该这样介绍的，但无奈即此还行不通啊！

12 植物学与动物学的价值

但在学校以内，至少植物的生理学是可以全盘教授的。反对教动物生理的气氛虽浓厚，却并不影响到植物生理的课程。所以我们以为在春机发动期以前的青年，应该在这方面取得一些知识。这至少有两层理由。第一，植物对于性现象的初步，表现得最赤裸、也最扼要；对于性的性质、由来和意义，表现得也最清楚，一点也不含糊。第二，教员讲解的时候，不管学生是男是女，是多大年岁，尽可以坦白地说去，不受什么抑制，因为在今日之下，大家对于植物的性现象，至少已经能不以为忤。同时做教员的还有一点便宜，就是他对于植物性作用的美丽与富有诗意可以尽量地指点出来。动物的性作用又何尝不是同样的美，只可惜我们平日粗劣的习惯、陈腐的教育、伪善的联想作用早把我们的心地给弄糟了，教的人既不易开口，受教的人也不容易入耳。从植物的性现象到低等动物的性现象，相差不过一间，过渡是不难的，教员可以斟酌办理。

距今一百五十年前，便有一位教育界先辈查尔兹曼（Salzmann）主张实施儿童性教育的时候，应先授植物学，继以动物学。以植物学为初步的方法，到现在已经很普遍地有人提倡，例如马罗（Marro）[59]，又如胡德墨诺（J. Hudrey-Menos）。[60]桑墨（Rudolf Sommer）在一篇论文里[61]也主张从简单的自然历史知识入手；他说："性教育的初步的机会真是不一而足，讲神仙故事的时候，乡间散步的时候，一个水果、一个鸡蛋、农夫的下种、鸟儿的筑巢——哪一个不是大好的机会？"李德尔顿也主张同一的方法，并且特别申说母子间彼此信任的必要；他说："关于动物界的性现象，如需参考到，应以儿童一般的知识程度为限，不宜急进，目的在使儿童对于此种知识，认为是一般知识的一部分，而并不是分立的或隔离的；但无论如何，最关紧要的一点是随时应注意到儿童对于母亲的情感和那种因母子关系而产生的一种天然的敬意。"他同时又说，即使这样困难，父和子的关系也应该和儿女们一视同仁地讲解明白。[62]基士（Keyes）也主张从植物的性事实入手，其次为昆虫及其他下等动物，由此递进，以至于人类；这样循序渐进地做去，便可以免除那种不健全的神秘的意味。[63]瑞丘蒙夫人（原名见前）以为儿童应该有机会到乡间村庄上去居住一时，因为在那里不但对于自然界的一般的事实可以认识，对于普通不容易用言语来讲解的动物的性事实，也可以直接观察得到。[64]卡瑞因夫人（Karina Karin）有一次把她和她九岁的儿子几次谈话的一部分的结果记下来，也说他的儿子最初发问的时候，她也用植物做教材，后来用鱼用鸟，最后才讲到人类怀胎的事实，把一本产科必备的书所载胎孕的图画给他看。[65]德国拒梅毒大会有一次开特别会，以性教育为总目，许多演讲员也再三主张此种教育应从植物的现象入手。[66]

自然历史的过程，从植物到低等动物，再从低等动物引到人类的解剖与生理，是很单纯也很自然的。在春机发动期以前教授这一类的事实，大约不会十分详细。但无论详略，性是每一种课目中必然有的一部分，所以无论所授为男童或女童，都不应该故意把它剔出不教。以前有许多完全不讲生殖系统的生理教科书应该早就束之高阁，不再采用。睾丸的性质和分泌、卵巢和月经的功能、代谢作用与泌尿作用的意义等，无论男女儿童，不等春机发动来到，都应该明白一个大要。

13 春机发动后的性教育

及春机发动期来到，男女儿童自然有更新的和更有力的理由来接受切实的性的知识。在这时期以前，冥顽不灵的父母还可勉强想象他们的儿女始终在那里过着天真烂漫的生活。[67]到此可是不行了。性器官的发展、腋胯等处短毛的出现、内部一般有机状态的变迁、男童方面的遗精、女童方面的月经、性欲冲动的突然发觉、性器官的新奇的感觉和这些所间或引起的手淫的习惯——这一切事实难免不在男女儿童的心中，引出一种新的好奇心，急切要求解答，但往往越急切越没有办法，因为许多青年一向把这种好奇心看做太阴私、太可羞、不配在人面前多说的缘故。在男童中间，要是神经比较敏锐一点，这种求不到解答的痛苦不但要迁延时日，并且是很剧烈的。

有一位很著名的哲学博士，有一次写信给美国心理学界前辈霍尔（Stanley Hall）说："我的全部的青年时代，从六岁一直到十八岁，因为缺乏凡是懂得一些春机发动期的性质的人所都能给的一些知识，不知吃了多少苦；一方面既感觉到身体上陷阙不全，一方面又怕经医生的手术，羞恶之心与忧惧之心，两相交战，就留下了一些再也不能磨灭的创痕。"[68]这一类的经验之谈，除了这位哲学博士以外，能说的还多着呢。朗卡士德（Lancaster）讲起性卫生知识缺乏的祸害以及庸医贻误青年的事实，至于声色俱厉；青年们因为缺乏性卫生方面的准备，误信庸医之言，以为偶尔的梦遗是一件极端危险的事，可以陷入于癫狂或痨瘵一类的病态，因而寝食难安、形神俱疲的，真何止数百万人。朗氏很郑重地说："这绝不是一件轻轻可以放过的事，它可以教我们内心生活的基础根本发生动摇。它所影响到的又是我们生殖的一部分，所以一定有深刻的遗传的影响。在眼下对于性问题多方掩饰与虚伪的空气中，它也是一种自然的产果。所以当务之急，是要使青年男子都了解性生理的那些简单的事实，使其不再受庸医的糟蹋，以至于终身废弃，万劫不复。"[69]朗氏手中有一千封函件，大多数是青年写给庸医们的；这些青年都是一些普通健全的青年，但在那时候，正受着庸医的欺骗。我们在报纸上时常可以看见青年自杀的消息，其中有一部分的理由据说便是上了庸医的当，我们也相信其中确实有一部分不知死由的案件，是可以推到庸医身上去的。英国《医学杂志》有一次[70]在社评里说："我们时常接到灰心丧志的信件。是谁写寄的呢？便是那些被毒蛇疯狗咬了以后无可告语的青年。他们看见报纸角上有一块小小的广告，以为登广告的人可以救他们的急难，于是登门请益，却不料一上门便被劫夺，被鞭挞，以至于体无完肤；那登这广告的报纸还算是很冠冕、很有价值，甚至于受人敬重的咧。"那社评里又说，这些报纸的老板不但有钱，并且很有几分慈善的名气，但非特不能自动设法改良，等到有人提出请他们改良的时候，还要竭力推诿，说这是经理的事，不便干涉；实际的理由还是怕丢了一笔收入。所以那篇社评里最后便提议请官场出来检查取缔。

但我们以为这一层不但不易做到，并且事实上也是并不需要，只要青年人能够从他们的自然的保护人那边多受一些相当的诲训，能在这方面自己辨别利害，那庸医和滥登广告的报纸等便无所施其技了。

非法出精或手淫，无论其为偶一为之的或已成习惯而过后改正的，在青年的心理里，也往往成为一种忧郁惶恐的泉源，因为他们以为这种超越常轨的行为已经在健康上种下无可救药的祸根。因此，便引起这时期里性教育的又一问题来，就是，儿童应否在这一方面受相当的警告。学者们对于这个问题的答案，至今也已聚讼了很久。不列颠医学协会心理分会前几年开会的时候，有好几个人演讲到这一点，其中四个，包括主席白伦福特博士（Dr. Blanford）在内，很坚决地赞成下这种警告，另外三个却很坚决地反对，他们持两个理由：一、儿童中间不知道手淫为何物的人也不在少数，往往有读高等小学而始终没有听见过这种习惯的，所以便不必警告；二、本来完全不识手淫为何事的，一经警告的暗示与介绍，或反而要领上这条路，所以便不宜警告。但近年以来，大多数的意见以为隐瞒这种办法，即使可以始终维持，终究是一种含有危险性的行为，而一个慈母的谆谆训诲，对于自己性器官的部分，应如何尊重，应如何保护，一定会发生防微杜渐的效果，假若不能而终于不免引起手淫的行为的话，那总是因为他的行为倾向里早就种下一些根苗，到此已积重难返，即慈母的恩爱也已经无能为力了。目下流行的许多性教育书籍，对于手淫的危险，往往说得过火；这种过火的笔墨是不相宜的，因为它所能引起的害处比手淫本身的害处要大得多。学校方面实施性教育时，除非在特殊情形之下，手淫的警告一层是应该避免的。学校教育不比家庭教育，凡百训迪，以绝对的客观和不牵涉私人关系为是，性的教育如此，其他课目也莫不如此。

讲到这里，我们却又碰上一个难关了：那就是未来施教的人的无知识与不聪明。这困难是很普遍的，在家庭里和学校里都随时可以遇到。施教的人的知识和聪明既有问题，于是即使有良好的教材或书本，也不免要被糟蹋。做母亲的人，论理在这个性教育的题目上，原应该是小孩子的心腹与导师，并且她的健全的天性也自然会把她引上这条心腹与导师的路；但不幸得很，她自己就是一个在不健全的传统观念里长大的人，要纠正这种观念的影响，就非有坚强的志愿与高深的智慧不可。在学校里的教员呢，情形也正相同，他也是这种传统观念里的产物，一提到性的题目，他那种伪善的羞恶之心便不禁油然而生，所以平日就请他担任动植生理等科目，已经不免畏缩不前，性的教育更可以不必说了。少数在这一方编辑教材或编著通俗教本而以师道自居的人，虽能不受传统观念的支配，却又往往不免走另一极端，就是把他的一知半解，甚或错误的见解，用很不科学的、很武断的笔墨传达出来。冒尔[71]说得好，性的教育虽属万分重要，但若从事启迪别人的人自己尚须师长启迪，未来的结果我们就不由得不怀疑了。白氏又提到一点附带的困难，就是，在许多问题上，专家的意旨也还不能一致，例如，手淫是否是性欲发展初期里的一种生理的现象，禁欲到何种程度，方属有益无害之类。但同时我们也承认传统的观念逐渐改变、健全的知识逐渐推广以后，上文所说的困难自不怕不日趋减少的。

在春机发动期内的女子，对于性的本性的自觉，性质上既和男子的不同，程度上也并没有像男子那般的确实与深刻。但是因为缺乏知识而引起的可能的危险却反而比男子的要来得不可捉摸和更不易平反。她对于性的事实，也往往十分十二分的关心，青春期内女子的思想和同伴中间的谈话，也往往以性和其他连带的神秘现象做一个中心的题目。她对于性冲动的自觉，性质上虽和男子不同，却也是常有的事，她的接受外界恶浊影响的机会，也就不在少数。一部分人以为女子深居简出，一片天真，性的教训恰好足以破坏这种天真的完整，从而阻挠性教育的实施；未免太愚妄得可笑了。

意国作家奥比基（Obici）和马歇西尼（Marchesini）说起，他们认识的几位女师范毕业生有一次告诉他们说，在意国的大学与中等以上的学校里，人性的神秘，尤其是生殖的神秘，是日常谈话里极普通的一个题目。在英国，就在办得最好、最新式和对于女子体育有相当设备的大学里，有人说起，“大多数的女子对于性的问题，真可以说是茫然一无所知。但是她们未尝不好奇，未尝不时常谈论到它”。[72]几年以前，有一位颇负时誉的医生在他的书里[73]写道：“女子生活的范围比较狭窄，心理的活动又比较要受拘束，所以她们日常可以做思想的资料的事物要比男子为少。她们所受的叮咛训诲，无非要她们掩饰、隐讳；所以从外面看去，一个女子真是幽娴贞静，动中法度，但是心中却很不干净。她从小到大，所养成的对于性的态度，既然是一种伪善的态度，于是不提到性的题目则已，不唤起性的冲动则已，一经提到，一经唤起，她的注意与联想所及，自然只会向龌龊的一方面走去。健全的思想是不容易发生的，偶一发生，也一定要被强制地抑制。平日耳闻目见，无非是增加她心神郁结的程度，或逼她向一种不健全以至于淫秽的小说或文学作品里去寻出路，结果自然是心思愈益黯淡，想象愈益龌龊了。为她自己的利益着想，一个女子，到了相当的年龄，对于她自身与自身的天性，是应当有一番清切与正确的观念的；所以阻挠这种观念的取得，便无异剥夺了女子的幸福。许多青年女子，刚刚踏上生命的关口，便一蹶不振，自己既受耻辱，又玷污了门楣的清白，推究起原因来，知识的缺乏，至少也要算到一半。因为没有知识或知识不足，所以一经诱惑，便无丝毫抵抗的能力。从此可知女子前途的祸福并不系于她自己，而须视她所处的社会环境能否给她以充分的保障为断。”美国社会号称自由，但在这方面的情况倒也和英国的没有多大分别。丹佛地方（Denver）青年法庭的推事林哉氏（B. B. L. Indsey）有一次发表了一篇很能发人深省的文章。[74]以青年法庭的推事的资格说话，自然是很有权威的。他说，青年中无论男女，往往在他们的手册里写上许多极粗俗的性的东西。这种男女儿童大都是很和蔼可亲，一言一动也很聪明雅驯，他们也往往有很体面的父母；但是在性的知识一道，却除了顽劣的同学和下流的不相干的成年人以外，谁都没有给他们什么指导。经仔细的查问后，林氏发现每二十个人中，只有一个的父母，是和他或她谈起过性的题目的，其余十九家的父母都是装聋作哑。凡是知道一些性的事实的，无论准确或错误，几乎没有一个承认是从父母那边得来的，也就是几乎没有一个不承认是从街头巷尾拾得来的。做父母的大多以为子女们始终在这一点上维持着那不识不知的状态，一旦发现事态竟大谬不然，于是便引为万分诧异。林氏说，“父母并不知道子女的需要，并且对于子女不在他们面前的时候学些什么、做些什么，也是茫然不知。这种漠不相关与不负责任的父母，林氏以为实在是子女的罪人。据他和儿童接触的经验，他发现凡属失足的女子，不论失足以后是否日趋下流或自能振拔，十个里有九个可以推原到父母的大意与放任上去，有许多后来做妓女的往往在十二岁以前便已受人诱惑；林氏说，“凡是我当面查问过的误入歧途的女子都对我这样说，所以我相信上文的结论必与一般的真局面相去不远。”林氏又以为无论在城市或在乡村的学校男女儿童，对于性的事实，十个里有九个都表示十足的好奇心，并且女子所表示的也不在男子之下，对于这一点，他起初自己也觉得奇怪。

14 女子月经初期应有的准备

做母亲的对于女孩子的责任和对于男孩子的责任起码应该相等，她应该打头就留心她的发育，并且在个人的性的问题上，应该得到她的信任，让她凡事有一个问询或告诉的去处。这一类的事，学校是不便过问的。但后来年事渐长，凡属一般的性卫生的知识，尤其是关于月经的，因为人尽相同，学校教师便有一种随时注意的责任，并且在安排课程、支配作息时间的时候，须得参考到它，有必要时，她也得设法使在经期内的学生得到相当的休息。这种注意的工夫原是女子教育中最基本的一部分。要是教师做不到或不做的话，她就根本不配做教育的工作，应该取消资格。但事实上这是女子教育中间最最受忽略的一点。因为母亲与教师的失职，大部分的女童，在月经初次来到的时候，竟有丝毫未加准备，以致在生理与心理方面种下祸根的，也大有人在。[75]

有一位著名的妇科专家，普利反尔爵士（Sir W. S. Playfair），有一次在文章里说："男女青年之间，最大最绝对的分别自无过于月经的现象，但据我所知，没有一个规模大一些的女子学校对于这问题是有相当的设备的。不但没有设备，并且一般做校长的女子都觉得这是一个不屑一谈的题目。她们的见解是：发育期内的男和女实在没有什么分别；凡是对于男子有益的事，对于女子也是同样的有益；至于目前浮面上的一些差异，那完全是不良的风俗习惯的恶果，风俗习惯既不许女子参加男子可以自由从事的种种作业与活动，女子自不免相形见绌了，所以新时代来到以后，风俗一经改革，这些差异自然会烟消云散的。要是这种女校长的见解是准确的话，我们倒要请教为什么每一个对于学校生活有过服务经验的医生都在女学生中间发现不少的犯贫血病和萎黄病的分子，不但一般的血色不健全，并且还要加上月经闭塞、月经过多、头痛、心悸、消瘦和其他衰弱与委顿的症候，而同时在男学生中间却几乎连一个都找不到呢？"[76]

上文这一番话是很对的，但我们同时也承认，这种对于女子健康的漠不关心并不自今日始，不过对于这种漠不关心与忽略的说辞却是新的。五六十年以前，在女子教育运动还没有发轫的时候，另外有一位妇科专家，悌尔德（Tilt），在他的著作里也说[77]，他曾经对于女子月经初次来到的问题，作过一些统计的调查，在差不多1000个女子里，“他发现25%是完全没有准备的，这25个里的13个，不是惊吓得发呆，便是失声叫喊，甚至于搐搦惊厥，有若癫痫；这13个中间又有6个以为不知如何自己受了伤，亟亟的用冷水洗濯，满想借此可以把血止住。这25%的一般的健康，后来都因此受了很大的创伤。”

后来美国有一位妇科专家，恩格尔曼（Engelmann），对于悌氏上文这一番调查很表同情，因为他在美国也有同样的经验；他说[78]：“女子在春机发动的初期里，因惊惶、因神经与情绪的震动、因受寒而酿成疾病的，正不知凡几。一个身心健全而知识不足的女子，忽然之间发现身上流起比较多量的血来，自不免惊惶失措，认为是一种没来由的内部的损伤，从而设法加以阻止。普通止血的方法，自然也不外用冷水洗涤或用冷手巾之类贴住创口，但有的也有洗冷水浴的。我就认识一位女子，她在初次通经的时候，便洗过冷水浴，后来一场大病几乎不起，经多年长期的调养以后，才复了原。现在她是一位很小心谨慎的母亲，她并没有忘记她自己的那一番惨痛的经验，所以对于自己的儿女，能于事前给她们一些别的母亲所不能给的指导——年轻女子在经期以内的个人卫生。”

美国肯纳第博士（Dr. Helen Kennedy）有一次研究125个中学女学生在这一方面的经验。她说起通常流行的那种虚伪的羞恶心理往往在母女之间引起一种隔阂，使对于月经一类的题目，也讳莫如深，不相问闻。“这125个中间，有36个对于她们所以从女童变做妇女的道理，始终没有了解，她们所有的一知半解，还只得是零星拾来的。另外有39个比较好些，但也并不高明，她们多少受过一些正式的指导，但同时也承认，在这个题目上，她们从来不会有过自由谈论的机会。对于极切身的、也是极感兴趣的题目，而不能自由谈论，可见所谓正式的指导，也无非是教她们自己当心，和‘不必多问’一类急于打发开的语气罢了。真正觉得能和她们的母亲自由谈论这个问题而不受呵斥的，不到半数！”[79]

英美以外各国的情形，大概也很仿佛。其在法国，小说家德刚果（Edmond de Goncourt）在他那本《爱人儿》（*Cherie*，137—139页）里描写女主角在她月经初次来到的时候那种惊惶与恐怖的心理，十足表现出她事前一无知识，一无准备。作者在后面还加上按语说：“对于这一件迟早必得发生的事，女人们确实是难得谈到的。

做母亲的很怕在女儿面前下什么警告，做姐姐的不愿意和妹妹谈这种亲切的心事，一般做保姆的，自然是更守口如瓶，尤其要是她们所当心的女儿是没有母亲或姐姐的话。”

青年女子不明白月经的道理，竟有因此而引起自杀的惨剧的。不多几年以前，法国报纸上便登载着这样一件事。一个十五岁的女子，忽然在圣多昂地方（Saint-Ouen）向塞因江里投水自杀，经人救起以后，她在警察当局面前说她近来被一种无名的病魔纠缠不清，没奈何只好自杀。后来经婉转与体贴的查问，才知道那不知名的病症是任何女子都犯的，实在并不稀奇。警察当局于是把她送还给她的在理论上应该重重受罚的父母。

15 对于女子性生活应有的态度

五六十年以前，女子的性的生活之所以受父母与教师的忽略，原因是在上文已经提过的那种虚伪的羞恶心理；到了今日，女子教育的观念既经大变，宜乎是不再受忽略了，事实上却也不然，不过所以忽略的理由却也跟着发生变迁，就是说，女子对于生理的生活应该像男子一般的超脱与不受拘泥牵制。既要超脱，既不愿意受牵制，性的题目自然也在不闻不问之列了。时代既变，情形亦既变，而大家对于女子性生活的漠不关心与置若罔闻却没有变，足征前后所提出的之所以忽略的理由无非是一些所谓好理由，说来见得漂亮，听去可以自圆，而不是真理由，真理由还是知识的缺乏。所以性的知识发达以后，目前足以在幼年时代便破坏女性以至于母性的健全的一些坏习惯可以逐渐消除，至少，月经与摄生的关系那一点可以充分地受人了解。但这还是一些前途的希望，若就现状而论，则所见无非是一些很惨痛的事实：一方面，经期腹痛、经期不正，甚至于停经闭经的青年女子或妇女，几于到处皆是；另一方面，先天原来很健全的女子，因为在发育初期、月经初到的年龄里，在日常生活方面不知善自调节休养，以至于引起巨大与永久的损伤的，也随时可以遇见。医学界的领袖，无论是男是女，对于这一点的观察，可以说几乎是完全一致，没有例外。几年以前，有一位女医学家雅各比夫人（Dr. Mary Putnam Jacobi）还写了一本专著，叫做《妇女的休息问题》（*The Question of Rest for Women*）。她在那本书里有这样的一个结论，她说“普通健康”的女子可以让月经自来自去，不必管它，但同时她也承认女子之中有46%是算不得“普通健康”的。100人中够不上普通健康的多至46人，即几乎等于半数，我们也就未便等闲相视了。在学校或业务中的女子，对于一种工作或一种游戏，往往热心过火，以致不计利害，把一己的健康作孤注之一掷。但做教员的人，对于青春期内休息与将护的重要，已逐渐能一致地承认，并且慢慢地也觉感到，要是最初行经的一年之内，一个女子能善自调节，虽有工作，也不过于奋勉的话，不但于健康有益，即就教育的效率而论，也并不是一个失着。这些都是很好的现象，所以再过一时，大家对于性的知识日益增进，对于旧的成见，日益放弃以后，我们就不难希望女子们可以从传统的虚伪的文化里解放出来，不再像以前那般把个人生活中最可以自豪的一方面引为奇辱大耻，从而加以粉饰遮掩；要知在健全的原始民族里，性与生殖始终是一件很坦白荣誉的事。美国心理学与教育界前辈霍尔（Stanley Hall）在他那本巨细不遗的名著《成人期》（*Adolescence*）里也同样地希望着这解放的一天，他有一段很可以教我们欢欣鼓舞的话，说：“我们应当教女子们知道，这月经的作用不但不是一种耻辱，而是一种值得尊敬的事物，从而加以提携将护，在最初几年以内，尤宜以时休息，务使循着安全与正常的路径走去，至可以稳健地成立为止。要是世间再有比我们高的本体，如神仙之类，能在上面鉴临我们，好比我们鉴临花草一般，那么女子月经初到的几年，便无异一棵植物开着花的几个钟头，是最美丽最有趣不过的。将来对于个人的知识比较发达以后，女子在这时期里，一定会特别地尊重自己，不妄自菲薄作践。野蛮民族名为野蛮，却很能尊重这个时期，并且因此而对于女子能肃然敬畏的心态。将来也许会有这么一天：我们因为女子的缘故，将更改我们分岁时的方法，对于男子，我们依旧保留那星期或来复的作息的办法，但对于女子，则不妨把四个来复的休憩日子合作一大来复，可以连上休息四天。有一天女子们真能为她们的权利抗争的话，她们一定会把这一层做一个起点，并且要一反以前的心理，把男子教她们自认为耻辱的这件事认为一桩荣誉。目前流行的所谓妇女解放运动里，那一班领袖们便不明此理；以前男子看做是女子身上的一件奇耻，她们也竟依样画葫芦地看做一件耻辱，并且比一般她们所要劝导的女子还要看得厉害，名为解放，实同变本加厉地陷溺，天下伤心之事更有甚于此的么？”[80]

霍氏这一番至理名言真是颠扑不破。也许近年以来，情形已稍稍比以前为开明，但即就前数年而论，霍氏所引为可以长叹息的事真是百喙莫辞。所谓女权运动的领袖往往就是出卖女权的人。她们所采取的一些理想，原是男人的理想，她们敝舌焦唇以劝告别的女子的，无非是要她们做一些第二级的男子；以女学男，画虎不成反类犬，自然是只好屈居第二级了；她们对大众宣告说，凡是健康的、天然的女子是不用管月经作用的来到的。这真是以真作假、以假作真的见地。恩格尔曼说，"这些女权运动的领袖口口声声说，在自然状态之下，女子的体格是和男子的相平等的，又时常喜欢引原始民族与野蛮民族的女子做一个证据。不错。但同时她们也知道野蛮民族怎样地了解女子体格上那种有时期性的特点么？她们也知道在这种时代里野蛮民族里的男子怎样细心保护他们的女子么？我相信她们并不知道。月经可以说是女性生活一种高潮，潮来的时候，女子应受特殊的保护，使丝毫不受毁损——这原是凡属去自然未远的任何民族所能领会与见诸行事的一点；他们的宗教生活虽简陋，但是对于可以使女子在经期中得到休息的宗教习惯，却是最牢不可破。"我以为普天之下，唯有在白种人中间，可以找到很普遍的因为不注意性的健康而引起的女性病废现象，也唯有在白种人中间，才会发生目下这种因噎废食的现象。以前女子之所以深居简出，名为是宗教习惯所养成，实际上最初却出诸月经作用的要求，如今主持女权的人不明此理，以为宗教习惯一经改变以后，深居简出的生活便可以完全推翻，岂不是正合着因噎废食的一句老话？[81]

16 经期卫生与女子的教育机会及社会地位

德国学者托勃雷（Tobler）曾经研究过 1000 个德国女子的月经的经验。[82]他发现在绝大多数的女子的生活里，月经往往和健康的退步与活力的减少发生了连带的关系。在 26%的女子中间，月经一到或将到，腹部的疼痛、周身的不快、心神的烦乱，便纷至沓来，不一而足。其他单单感觉腹部疼痛、或周身不快、或心神烦乱的，为数自然更多。在这几方面都不发生问题的，只有 16%。此外又有少数女子，居然能在经期内感觉到体力与精神特别健旺，但此中也有一半在两个经期的中间发生身心不快之感。托氏的结论是：月经固然是生理的，但是这些症候却是病理的。

在英国方面，我们也有一些零星的观察。1908 年不列颠女医师协会举行会议的时候，对于正常的月经与疼痛的月经有过一次讨论。当时边泌女士（Miss Bentham）说，地位或职业良好的女子中间，患痛经的要占到 50%。邓纳脱夫人（Mrs. Dunnett）以为痛经的发生大率以 24 ～ 30 岁之间为多，因为早年行经时不知休息，才有此种现象；葛兰劼尔夫人（Mrs. Grainger）发现凡属患痛经的小学教员，总是因为在学生时代为了考试过于努力的缘故。

美国的材料比较多。许多的调查和研究都证明青年女子性生活的不健康是一种很普遍的现象。肯纳第博士很详细地搜集了关于 125 个女中学生的月经生活的资料。这些女学生的平均年龄是 18 岁。125 个人中间，经期内不感觉痛苦的只有 28 人；一半数总是在经前感觉到种种症候，如头痛、一般的不快、心神烦躁之类；48 人则于行经腹痛以外，又感觉到别的症候，尤以头痛与全身软弱无力为多。散宾夫人（Jane Kelley Sabine）在新英伦诸州的女学校里，发现在 2000 个学生中间，月经发生问题的多至 75%；90% 患有白带和卵巢神经痛；60% 每月总得辍学两天。[83]这一些发现似乎是特别的坏，但也未尝不富有意义，因为 2000 之数，不能算小，它一定有相当的代表性。其在太平洋沿岸诸州，情形也未必见佳。女医师瑞德尔（Dr. Mary Ritter）在加利福尼亚大学的 660 个一年级学生中间，发现月经生活不健全的多至 67%，其中患头痛的占 27%，背脊痛的占 30%，大解秘结的占 29%，心跳声音不正常的占 16%；只有 23% 完全不受这种种症候的支配。[84]又麦默尔切女医师（Dr. Helen MacMurchey）发表过一篇有趣的论文，叫做《经前与经期内的生理现象》[85]；她事前曾向多伦多（Toronto）地方的女医生、看护和女教员发出 100 份征求案，征求案中载明 21 项不正常的行经时候的现象，请应征的人在每项下面填明本人有无此种经验。归纳的结果，她发现 50% ～ 60% 患着睡眠不稳、头痛、心神郁抑、消化不良或感官迟钝等症候；25% ～ 50% 则患神经痛、头晕、神经过分的紧张有力、神经与肌肉衰弱、触觉特殊锐敏、血管舒缩不正常、便秘、腹泻、小解过量、皮肤发疹、易于伤风或经前经后泌水等症候。这一番的调查很有趣味，因为它足以证明月经期中不健全的状态的普遍。此种状态虽非严重，但也足够影响到一个女子的活力，一面既不免减少她抵抗外来足以致病的势力，如病菌之类，一面更不免降低她工作的效率。

月经的失调足以为女性生活的一大障碍，有一件事可以做旁证。大多做一番事业或享盛名的女子似乎不大受它的影响，反过来说，就是绝大多数的不能成就什么事业的女子至少一部分是受了月经不调的牵制。妇女运动里的领袖之所以不把月经当做一回事的理由，一部分也许在此。她们自己既比较不受牵制，于是推己及人，以为别的女子也大都这样，殊不知事实却并不如此。德国女士格哈特（Adele Gerhard）与西蒙（Helene Simon）在她们那本《母性与知识工作》（*Mutterschaft und Geistige Arbeit*）一书中，发现（原书 312 页）她们所研究的许多著名的有才干的女子，生平并没有受过月经问题的多大的牵制。

晚近有些医学界与教育界的人士时常主张凡属正在长发期内的女子，不但每逢经期，应该有两天的休息，并且应该于月经初来的一年以内，完全不进学校。在上文所提的不列颠女医师协会会议席上，施窦琪女士（Miss Sturge）说起某女学校里办过这一类的试验，凡属月经初来的女子，在最初两年内，每逢经期，总要让她们卧床两日，完全不习功课；所得的结果，很为满意。几年以前，葛克医师（Dr. G. W. Cook）在一篇杂志文章里[86]一面举了许多例证，一面说："这是我的坚决的信仰，以为凡属月经初来的女子，在第一年内，不应受功课的包围，而应多多地享受户外生活。"有一位大学毕业的女子，用了"老校友"的笔名，写了一篇《校友的儿女》[87]，专门讨论美国女子性生活方面的多愁善病和因生育频繁而引起的虚弱委顿；作者并不是一个对于目前的女子教育有什么反感的人，并且她以为这种教育并没有什么不健全之处，但既经鉴及一班女校友的生活的愁苦，她也未尝不再三申说这一点，就是，女子在春机发动期以内，应该有充分的休养。她说："要是脑子要把女子的精力完全霸占去的话，试问还有什么健全与圆满的发育可言？好比在脑子发达以前，幼童们总得先把全部的精力用到体格的发展上去，女子在智力生活发达以前，也总得先给这最关重要的生殖系统一个自由发展的机会。所以我们至少应该给她一年的悠游自在的生活，心理上与神经上丝毫不让她用力过度；在这一年以后，终她的学校生活的时期，也该让她以时休息，不太用心也不太用力。"惠泰格夫人（Nellie Comins Whitaker）在性质相类的一篇文章里也提出过同样的主张。[88]她说："有许多女子，在春机发动的时期里，应该完全离开学校，多则一年，少则数月。以前我是不肯这样想的，但事实胜于雄辩，终于渐渐把我折服，教我不能不作此违心之论。”她在下文里又说，这种主张的最大的障碍是女子自己的任性与不受劝告，和她的母亲的缺乏知识，这种母亲始终以为痛苦是女子分内应得的事，不必也不宜设法避免。

这样的休息，在身体方面固然可以增加健康而促进将来的抵抗力，就是在教育一方面，也未必是一种损失，因为教育原不限于学校的教育，学校教育不过是全部教育的一部分而已。这休息的方法也应该是普遍通用的，不应该仅仅适用于多病和弱不禁风的一类的女子。目前的女子教育在这方面的忽略，最惨痛的结果，倒不在脆弱的女子变本加厉的日趋衰颓，而在一部分本来极健全极优秀的女子亦于不知不觉之间，日归消沉淘汰。在目前紧张的生活状况之下，据说英伦的警察人员，也不过二十五年，便已筋疲力竭，呈衰老的状态。警察人员是任何人口中少数体力特别充盈、精神特别饱满的分子，他们犹且如此，何况一个人口中的花一般的女子呢？要知目前女子在学校里所处的环境，其为煞费精力，实在和警察在十字街头所处的车马喧阗的环境没有多大分别。

17 女子的卫生、体育与剧烈运动

女子的多愁善病，其主要的原因似乎是已经很明显，就是太不讲卫生。第一，月经期内的忽略，上文已经从详讨论过。第二，是一般的习惯上的不卫生。日常生活里凡属攸关摄生的行为与习惯本来就不很高明，但是在女子方面似乎尤其是黑暗，在盎格鲁-撒克逊民族里，这一点更来得明显。在女子生活里，这一类攸关卫生的举措往往会被一时紧急的工作或有趣的情境所搁置一边；她们穿的衣服往往是逼窄而妨碍动作的；她们对于一日三餐，往往不按时刻，不论饥饱；既不反对不容易消化的食品，滋养力薄弱的食品，尤其欢迎；逢到大解或小解的时候，或因懒展缓，或因忙搁置，或因虚伪的羞恶之心而竭力忍耐；甚至对于身体的清洁，有时也很不注意。[89]还有许多零星的习惯，分开来看好像是无足重轻，但是合拢起来，对于女性健康的影响，却也不小。社会所造设的环境，本来没有十分参考到女子的需要，即使女子们平日能小心翼翼，善自适应，尚且要费上九牛二虎之力，何况自己还要添上这许多不良善的习惯呢？美国某女子大学有一次对于紧身褡和学业的关系做过一次调查，发现全校之中，服用紧身褡与不服用紧身褡的女生大约各占一半，但是成绩优异因而得到荣誉或奖金的学生几乎是全部不在服用之列。做这个调查的麦克勃拉德（McBride）因此说："假若单单服用紧身褡的一个习惯，而且服用的时候又正值女子一生中最年富力强的时期，已足够产生如许恶劣的影响，要是一二十个不卫生的习惯荟萃在一个人身上，并且终身不改的话，试问那恶劣影响的总和还堪设想么？"[90]

讲起女子疾病的预防，茄埃尔士氏（A. E. Giles）说："女子只要能注意一般的卫生和教育，痛经的问题似乎很明显地可以避免。所谓一般的卫生，无非是指工作时间不宜太长，尤其是要是工作时须得站立的话；充分的户外运动，如网球、划船、骑自行车、各式的器械的运动之类，如环境不许可，设备不周到，则安步当车，亦无不可；食物应有定时、定量和适当的品质——老是吃一些茶、面包、牛油，再间或添上一些干点心之类，是不够的；用心用力，都不宜过分，已觉疲乏时，便该停止，不再勉强——这都是应该注意的一些要目。读书尽管读书，但应出诸从容不迫；要知无论读得怎样慢，也终有卒业的一日。"[91]茄氏这一番话是很切实的。全身运动的好处，原是极明显的，不但对于一般的健康如此，就是对性的发育以及精神生活的调整，也无不如此；但是要做到这一点，第一先得废弃笨重与逼窄的衣服，尤其是在胸部一带，女子体格不及男子之处不止一端，尤以呼吸的力量为甚，若再加以压迫，岂不是更相形见绌。[92]以前女子不能行动自由，原因在大家抱着一种理想，以为女子身体的一举一动应以拘谨为宜，越是多方的约束，越见得端庄稳重。现在这种理想固已不大受人重视，但是它的积重难返的影响至少还保留着一部分，同时从事女子教养工作的人，又不给她们充分的时间、机会与鼓励，使她们摆脱这种习惯，而把她们喜欢活动的天性从根培植起来。这种天性的培植，实在是教育的极重要的一部分，因为只有运动自由才可以把神经与肌肉系统建立起来，而神经与肌肉系统也就是一切活力所由表现的基础。独可惜目前的教育太不注意这一层了，女子体格上的许多瑕疵便是铁证。伦敦州政府技术教育股的医事检察员贝礼医师（Dr. F. May Dickenson Berry）发现在1500个成绩优异的有升学奖金的女学生中间，22%的脊柱，多少患着侧面即弯曲，即不向右弯，便向左弯，但是在同等的男学生中间，便几乎一个都找不到。[93]散朋女士（Miss Lura Sanborn）在美国芝加哥师范学校里，也发现同样的情形，一批很优异的女生中间，脊柱弯曲不正的也有到 17%，其中有几个并且弯曲得很厉害。[94]我们看不出来，为什么做了女子便不该有一根挺直的脊柱，像男子一样，其所以不能有的缘故，显而易见是在肌肉与韧带的得不到正常的发展；肌肉系统的发展一有错误，全身骨干的布局自难免不受影响；所以他们发现凡是脊柱不健全的人，大多数也是筋肉发展不健全的人，并且有时候也是患着贫血病的人。在现状之下，中上阶级的女子，对于个人的肌肉系统，如欲有相当的训练，机会倒也不少；但要寻一些比较普遍的设备，使大众可以享受，尤其是要使工人阶级或中下阶级里前途不能不靠卖力气吃饭的女子们，也得到一些训练，一些准备，那就绝对不可多得了。美国巴尔的摩地方（Baltimore）的色尔曼医师（Dr. W. A. Sellman）也申说适量的运动、卫生的注意与神经系统的休息，对于女子，确有极好的效验[95]；旧金山的女医师勃朗氏（Dr. Charlotte Brown）竭力地主张在一切村镇中间，设立公共的女子体育场，同时凡属比较大一些的学校应附设专馆一所，供女子练习自然科学、手工和家事学之用。勃氏特设女子体育场的建议很不错，因为在女子体育初倡的地方，难免男子们不少见多怪，争相观看，平添许多麻烦出来。但同时我们也承认，有许多女子体育比较发达的地方，例如西班牙的乡村中，女子的运动，往往就在本村的公用的大草地上举行，男子们视若无睹，久成惯例；我以前在西班牙旅居，见西国女子大多躯干健硕，与众不同，大概一部分便得益于此种习惯了。又游戏一项，在男学校中不但再三鼓励，并且久已成为一种强迫的作业，与课程相等，但是在女学校中间，这种情形只不过是偶一遇见，并非通例。这一番话并不是说女子所做的游戏或比赛在品类上应和男子的一样。那不是，此种品类不但不必相同，并且很不该相同。就英国一隅而论，女子的行动似乎特别见得笨拙，一弯腰、一举足之间，生硬有余，圆转不足，当然更不宜袭取男子的游戏与运动方式，使此种不美观的程度更变本加厉；要知力的表现固然是我们的期望，但若表现时不免生硬急遽，便足证神经与肌肉系统的训练，去协调与纯熟的地步还远。用这种眼光来看，游泳和好几种的舞蹈，是最合于女子体格的，它们不但可以促进力量，并且可以增加行动时和谐的程度；游泳的机会不可多得，但遇有机会，便应充分地利用。[96]1907 年国际学校卫生会议（The International Congress of School Hygiene）[97]席上，曾任纽约市公立学校的体育监督的居礼克氏

（L. H. Gulick）说，在纽约全市的小学与中学校里经过多次的试验以后，他们认为对于女子最合宜的运动，要推各式的土风舞。“此种土风舞对于周身大一些的肌肉集团，都能加以训练，使再三地伸缩，因此，对于呼吸、循环与营养各方面，都能有很良好的影响。且这种伸缩的活动，因为比较地从容不迫，所以可以历久不觉惫疲，与普通跑、跳或器械运动所需要的伸缩不同；普通运动也许十分钟便可以教人疲乏，此种舞蹈却可以延长三四倍的时光。有许多土风舞是富有模仿性质的，其中有模仿播种的，有模仿收获的，也有模仿手工业的活动的（例如鞋匠），也有模仿武术的攻势和守势的，更有模仿打猎的。所以它们所唤起的神经与肌肉的动作是和种族的历史一样的悠远，也就是种族的习惯的一部分；最宜于代表人类所由表现自己的艺术生活。假若我们用这种眼光来看土风舞，并且承认它实在是人类全部神经与肌肉的活动史的一个缩影，而不是一些杂凑的动作，那么，根据生物学的理由，我们以为应该正式地接受土风舞为女子最合理的运动，其价值要在他种舞蹈之上；他种舞蹈中也有被认为合乎生理原则而受选择的，但与土风舞相较，总嫌缺少经验的依据；从审美的立场看去，当然一切的舞蹈，其足以表现人的审美的天性，自然要比歌唱、绘画与雕塑等活动为多。”

但我们得永远记住，我们虽主张对于女子的天性要特别注意，我们并不以为女子便不宜受高深的教育。女子应否受高等教育问题是早经解决了的，丝毫不用我们怀疑。所以今日之下，为女子教育而奔走呼号的人，也就无须劳心焦思地来设法证明女子受教育的能力并不亚于男子，而女子教育的成绩也并不在男子教育之下。当务之急，倒在要让大家知道女子有女子的特殊需要，好比男子有男子的特殊需要一样，要是不能顾到这种特殊需要，而勉强其接受适用于男子的一些原则与限制，那么，不特对于女子自身有害，对于社会生活全般也是毫无益处。我们对于男子，也可以说同样的话。总之，男女之间，无论在学校里或社会上，我们虽则希望他们能共同工作，相辅相成，但彼此所由达到生活的目的的路径，终究因天性的不同而有歧异，目的能否到达，即凭能否遵循这天性的法则为断。我们在这里要牢牢记住的一点就是，女子之于男子，不但躯体比较短小，组织比较细腻，并且她们生活的重心也极容易受一种富有节奏的、性的波浪所震撼动摇；这种重心易受颠簸的现象，在男子可以说是完全没有，但在女子，却几乎无时无刻不受它的支配。所以名为同是圆颅方趾，而实则女子的生活，好比一座持平的天平，动不动便有不能保持均势的危险——无论大脑也罢、或神经的全部也罢、或肌肉部分也罢，只要受一些有分量的压迫，便要比男子容易引起严重的纷乱。上文所谓特殊的需要，与此种需要的不能不体贴，在此。

上文所说有分量的压迫倒不一定指不良的教育影响，大凡生活中过度的用心或用力的事都可以算得。这一层若是还需要证据的话，我们只要举一个例也就够了。就是，女子性发育的中途停止和神经的衰弱委顿，以至于非长期休息不可一类的现象，在商店和工厂中是极普遍的；她们中间往往有从没有进过学堂的，但这类不幸的现象照样可以发生。运动总算是好事情了，但若过火的话，影响也是很坏，而过火的运动，因为以前妇女太不注意体育，物极必反，也是目前常有的事。骑自行车是对于女子很有益的，但总以对于在骑的时候腹部不感觉疼痛或其他不舒适的人为最相宜。渥德金氏（Watkins）甚至于说对于盘骨不健全或不正常的女子，往往也有益处。但无论如何，过火了也有种种害处，最危险的是使会阴部分硬化，以致将来生产时发生困难，甚至于非动手术不可。讨论到这一层，我不妨随便添一句，就是，女子骑马太多，也有同样的危险。由此推而论之。凡属有震撼性的运动，对于女子大都可以产生危害，因为女子体内的子宫，是一件很细巧的器官，部位既不易持平，分量又以时轻重，偶一不慎，就会发生问题；凡属剧烈的运动或竞赛，如橄榄球之类，对于女子绝不相宜，这便是一个解释了。伐萨女子大学（Vassar College）的体育馆主任白兰亭女士（Miss H. Ballantine）某次写信给汤玛士教授（W. Thomas）说："无论怎样努力训练，我不信女子在体育方面的成绩有赶上男子的一天。"紧接着她又很有见地地添上一句话："我也看不出来她们有什么赶上的必要。"[98]这话真对，我们从上文里便可以看出来，不但没有赶上的理由，并且有许多不必赶上的理由，尤其要是她们准备有一天要做母亲的话。我个人观察所及，便看见许多强有力的平日擅长户外运动的女子，一到临盆的时候，不但不比别的女子容易，反而比她们要困难，甚至于危及胎儿的生命。一般我们以为讲究体育的女子，生产应比较便捷，殊不知结果却适得其反。有一次我和去世不久的恩格尔曼医师（Engelmann）提到这一点，一则因为他是一个妇科专家，再则因为他平日主张妇女体育最力；他说他自己的观察也是如此，同时英美两国的体育教员也对他说起过在她们的学生中间，也往往有因运动过火而后来发生难产问题的。恩医师在信上答复着说："'对于女子肌肉发达的影响的不良好'，我和你的见解恰好相同。剧烈的运动如各式田径赛之类，及过火的体育训练，无论这种训练是自动地出于体育馆中，或被动地出于工厂中，都可以使女子体格渐渐趋向男子的状态。凡属浸淫于此种活动中的女子，在品质上也会潜移默化，渐和男子相似；最彰明昭著的一些，是性欲力量的减少、生产困难的增加，最后再要添上生殖能力的降低。卫生的习惯对于女子的品质，确有促进之功，但是近乎男性的肌肉发展，却有杀伐之力，虽则同时我们也承认农工的妇女的生产倒并不见得困难。我向来所再三提倡的，只是女子体格的训练，而并不是肌肉的锻炼，也许我说话说得太多了，或者把训练的重要，说得太好了些，以致别人误会为肌肉的锻炼。但即在今日，各级学校以内的女子体育，还嫌不及，不嫌过火；只有那些阔人家的女儿才把高尔夫球玩过了火，或浸淫于各式的田径运动而不知节制。我眼下正搜集一些新鲜的材料，但就已经搜得的而论，便觉得你的见解极有根据，在我的脑筋里已经留下一个深刻的印象，不久我希望可以给它一个更详细的解释。"[99]但这个解释，或其他关于这一点的笔墨，我们始终没有得见，因为几年以后，恩医师便去世了。

18 性的尊严与女子自视的态度

对于女子特殊的天性、个别的需要以及独有的尊严，有了相当的认识以后，不但教育与卫生的事业要蒙到益处，我们还可以发现一些更远大的意义。女子在这一方面所接受的传统习惯与训练，对她都有深远的潜移默化的影响，好的影响固然好，坏的影响却很坏，所以，要是从小到大，社会或用明说，或用暗示，教她看不起自己的种种特点，即女性本身的性格，那么，她自然而然会把合乎男性性格的生活理想引为自己的生活理想，故而在她的人生观上和日常生活里引起种种的不和谐和不调协来；有人研究过英美两国的年轻女子，发现美国女子中间以男子的理想为理想的，多至50%，而自悔不该生作女儿身的，美国女子中有15%，英国女子中更多至34%，同时男子中喜欢做女子的却几乎一个都没有[100]。和这种趋向可以连在一起讲的还有一点，就是近代的女子教育太不注意情绪的训练；以前的女性生活也许太偏重情绪一方面了，这显而易见是一个不可避免的反动，但矫枉过正，不但不得其平，反而造成了置情绪于不问不闻的局面，其为殃祸，且甚于太讲情绪。一个发育得健全与细致的女子，往往用情绪来解释理智，来参赞理智，要是教育的培植过于偏重理智，一种不和谐不协调的趋向便会发生，以致使人格受局部的损伤或全部的破碎。所以德国有位学者瑞普玛尔（A. Reibmayr）曾经引证美国的女子，以为发育不全的一个炯戒。[101]我们讨论至此，更不妨指出，就在情绪范围以内，女子便已经不免不和谐与不协调的倾向；传统的观念时而把女子当做神仙，时而把她当做鬼怪，安琪儿是她，魔鬼也是她，爱之欲其生，恶之欲其死，女子从小就处这种毁誉无常、爱恶靡定的环境中，在情绪方面自难免不常起冲突。这种传统观念又是有极悠久的历史的，原始民族把圣洁和极污浊的东西混为一谈，便是此种观念的滥觞；所以女子对于自身所发生的情绪上的冲突也许是和我们的文化史同其悠久。德国学者黑尔曼（R. Hellmann）是研究这个矛盾观念的一个先进，他曾经做过一本书，加以发挥，中间说话有极过火处，但下面的几句是再对没有的。他说："每一个女子或妇女，传统的见解都教她把她自己的生殖的部分看做一个最名贵最神圣的区域，一般只有丈夫可以近得，或在特殊情形之下，做医生的人也可以近得。但传统的见解也教她把这部分看当一种毛厕似的肮脏东西，有了它，是一件奇耻，提到它，脸上便该忍痛地发红。"[102]一个一般不用脑筋的女子对于这两个天南地北的见解，总是毫无问题地接受下来，时而引用这个见解，时而引用那个见解，时而以为荣，时而以为辱，一任境遇变迁的摆布，表面上很像相安无事，在比较用脑筋的女子，则往往自己造作出一些私人的见地来。但女子中间因为此种矛盾的见解，而在人生观与自然观上引起错误与谬妄的影响的，终究大有人在。至其中少数性情特别敏锐的，往往全部的精神人格要吃不少的亏，甚或至于破灭。

精神病学者息狄士（Boris Sidis）曾经在他的著述里记下一个例子，证明以性为污秽的说教对于一个神经极度锐敏的女子，可以产生极坏的结果。他举了一个在天主教寺院里受过教育的女子。"她在寺院里的时候，她就留下一个深刻的印象，以为女子好比一只粪缸，满缸是蛆虫粪秽。[103]这个见解好像是一个持戒极严以圣洁著闻的尼姑教给她的。那时候她年纪还小，后来月经来了，又发现别的女子也有同样的经验，于是粪缸的见地便更深地印在她的敏锐的心上，再也不能磨灭。"后来年事日长，这见地好像是忘怀了，但所谓忘怀，不过是从自觉的记忆陷入不自觉的潜意识中罢了，所以做了几年公司里的业务以后，身心交疲之余，这见解的恶劣影响终于爆发。她后来结了婚，但从此以后“她对于一切妇女便发生一种极大的厌恶与恐惧的心理。在她看来，女子便是垃圾，便是粪秽，便是淫恶的化身。家里的衣服拿出去洗，绝不可以找有女子在那里工作的洗衣作。她又坚持‘路不拾遗’的主张，无论怎样贵重的东西，她以为都是捡不得的，因为保不定它是一个妇女所遗失的”。[104]这是以前所谓女教的必然的结果。所幸的，神经比较健全的女子对于这种教训多少都有一些天然抗拒的能力，绝不完全接受；但同时我们总得承认，即使接受一部分，也已经足够在女子的心灵上盘踞起来，迟早会产生一些孽果。

19 性教育与妇女婚姻的幸福

虚伪的传统观念，影响所及，不但使女子对于自身的关系，和对于同性的关系，见解上与感情上要发生种种谬误；同时，她婚姻中的幸福，与前途的一生，都要受到支配。一个天真烂漫的青年女子，一朝突然地加入“终身不改”的婚姻生活，那危险真是大极了；她既不明白她的丈夫的真相，她又丝毫不明白男女情爱的法则，她也完全不知道自己会发生什么可能的变化，最可怜的是，她对于自己这种知识的缺乏，始终蒙在鼓里一般的不识不知。好比一个人玩一种球戏，还丝毫没有学会，便须出场竞赛，其不至一败涂地不止，是可以无疑的了。一个女子不能先学养子而后嫁人，所以在她的天性没有因婚姻的经验而唤起以前，社会一定要她牢牢地和一个男子相依为命，这一类盲人骑瞎马、夜半临深池的情形原是多少不能免的。一个青年女子自信她有她的品格；她依据了这种品格，来安排她的前途；她终于结婚了。就在这种自动的情形之下，还有一大部分的女子（小说家蒲石Bourge说六个中有五个）在多则一年半载，少则一两星期以内，发现她以前对于自己和对于对方的认识完全错了；她在自己身上发现了另一个自我，而这个自我，对于新婚未久的夫婿，却是一眼也看不中的。这种不幸的可能的遭遇，只有一个有过恋爱的经验的女子，才有相当回避的能力。一班平日讲究恋爱自由与选择自由的女子还是一样地不能避免。

学养子而后嫁，虽属不可能，因此我们不能给女子以充分的自动的保护；但至少有一种保护，是未来做新妇的人可以取得而无碍于最通俗的婚姻观念的。就是，我们以为一个女子在结婚以前，至少应该预先知道她和她的丈夫会在身体上发生什么一种关系，并且应该知道得很正准，庶几临时不致引起什么精神上的打击或事后失望与上当的心理。对于两性关系的真相，我们讳莫如深的心理已经改去不少，但即在今日，所谓知识阶级的女子，在结婚的前夕，恐怕大多数还是莫名其妙，间或有一知半解，也是暗中拾人牙慧，不足为依据的。一个富有才学的女子像亚当夫人（Madame Adam）说她在未婚以前深信因为一个男子向她接过吻，她便非嫁给他不可，原来她以为接吻便是性结合的最极度的表现。[105]亚当夫人犹且如此，其他便可想而知了。有时候一个女子嫁了一个有同性恋爱的变态性心理的女子，却以为所嫁的是一个男子，而始终未能发现自己的错误。不久以前，美国便发生过这样的一个案子：三个女子连上嫁给同一的另一个女子，但三个之中，似乎谁都没有发现她们的“丈夫”究属是雌是雄。卡本德（Edward Carpenter）说：“一个文明生活里的女子，当她被牵到‘神坛’前面的时候，对于将近举行的礼节和此种礼节所含蓄得很浓厚的牺牲的意义，往往不是完全不了解，便是完全误解。”因为此种知识的缺乏与准备的毫无，婚姻的行为实际上便无异强奸的行为，并且我敢说，婚姻以内的强奸比婚姻以外的还要来得多。[106]一个将嫁未嫁的女子，一心期望着以为恋爱是一种怎样甜蜜的经验，但所谓甜蜜，在她却也很模糊，最多不过是普通所谓“浪漫的”亲热罢了；于此种期望之外，又添上她在小说书里看来的那些私订、落难、发迹、团圆一类千篇一律的凭空捏造的故事，以为神仙眷属的生活，便应尔尔。这种小说书里，因为传统的性观念的虚伪，又往往把健美的性的事实，完全搁过不提。瑟南古（Senancour）在他那本《恋爱论》（*De l'Amour*）里描写此种女子的心理说：“她真是一派信赖的天真，一个缺乏经验的人所有的欲望，一个新生命的种种要求，一个正直不私的心肠的期望，也都在那里候着。她有的是恋爱的种种能力，她一定得把她自己的爱发放出去；她有的是种种可以令人陶醉的媒介，她一定得把别人的爱接受过来。一切都表现着爱，也都要求着爱：一双手是生来预备做甜蜜的拥抱用的，一双眼睛竟是一个幽深不可测度的东西，除非在盈盈脉脉之中，它会对人说，你的爱是可以接受的；一个胸膛，要是没有爱，便不会动，也没有用，要是不受崇拜，也终必归于凋谢。这些都是一个处女的情感，宽大得可以笼罩一切，柔和得可以融化一切，浓艳得可以荡人心魄，是心坎里出来的愿望，是至情的豪放的流露！宇宙的法则既有那么一条细腻的规矩要她遵循，自然她也只有遵循一途。至于那陶醉的一部分、真个销魂的一部分，她也自然很明白地知道，一切都可以叫她联想到它，白天则感触时至，夜间更梦寐以求，又有哪一个年青、敏慧、富有情爱的女子不准备着来经历的呢？”这一番话固然写得很美，但真正到爱的这幕喜剧在她的面前展开的时候，尤其是当她霍然惊觉在那“陶醉与销魂的部分”里，她应该扮演什么一种角色的时候，形势往往便会突然变更，而喜剧竟不免化为悲剧！她发现自己对于这一部分竟全无准备，于是便不免惊惶失措，在心理引起严重的变化来。在这种形势之下，她的一生的幸福便已不绝若线，那一线便是丈夫的应付能力与体贴心肠和她自己的心神镇定了，希尔虚弗尔德（Hirschfeld）在他的作品里记载着一件事。一个十七岁的天真烂漫的女郎出嫁，结婚之夕，便坚拒着与新郎同房。新郎无法，便请求丈母娘把结婚以后应履行的“妇道”向新娘解释一番。解释了以后，新娘对她的母亲说，“要是妇道是这样的，你做母亲的事前为何不告诉我？要是我早知道这一点，我就打算终身不嫁人的。”后来发现这个女郎本来是一个同性恋者，对于异性恋是不可能的。但她的母亲和丈夫都不明白这一层；丈夫本异常爱她，守了她八年，要她回心转意，但是徒然，后来终于分居了。[107]这固然是一个极端的例子，不足以代表一般的状况，但在婚姻的佳期里，下面两种情形是一定时常发生的：一是同性恋者突然发现她们自己的特性；二是发育与性倾向很健全的女子，因为事前毫无准备，以致惊惶失措，使早年幽美的爱的“诗境”未能如春云一般地逐渐展开，终于演成了更加健美的“实境”。婚姻原是进入实境的必经的步骤，但在实境中脚还没有踏稳，而一个筋斗便把诗境跌成一个落花流水的女子，必定大有人在。

20 性卫生的演讲

在春机发动期以前，性教育的开始似乎应当是母亲的——或有母亲责任的人的独有的特权；学校中的动植物学当然也可以供给一些关于科学方面的知识，但那是例外。到了春机发动期的时候，也许母亲所能或所肯传授的便不够了；儿童的一般知识既加多，他们所需要的性知识自然也得更精确、更显得要有权威才行。在这时候，做母亲的应当把流行的关于性教育的书籍介绍给他们（见上文第九节），让他们对于性生活的生理、卫生、道德等方面，可以有更清楚的了解。到这时候，我们料想，他们对于胎产的道理、婴儿的由来，以及父亲对于这些，究竟有什么贡献等，已经有了相当的认识。所以无论介绍什么书籍，这书籍中间对于性交的一点，总得有相当的叙述，短一些不妨，但总要说得清楚，含混是不行的。对于主要的自我恋的种种现象[108]，也该论到，字里行间虽不能不存劝戒之意，却不宜故作惊人之笔；所谓自我恋的现象既不止一端，所以也就不该专就手淫或非法出精立论。把这样选择精当的书介绍给他们以后，便让他们自己去浏览去，绝不会出什么岔子；这样一两本书，不但可以代替母亲已教给他们的，并且也无异上了几点钟性教育的课，或和医士谈了一点钟的话；儿童在这时候也许正在学校里听受这种课程，将来比较长大以后，也许会有向医生咨询的机会，有了这本书的准备，也就不难互相参证了。有人以为这办法是不妥当的，因为儿童不免利用书中的资料胡思乱想起来，因而得取一种不正当的心神上的愉快。这固然是很可能的。男女儿童，要是从小丝毫没有得到过性的教诲，所闻所见，无非是一些虚伪的掩饰的暗示，那么，一朝有机可乘，可以满足他们很自然的而久经抑制的好奇心理，他们的想入非非，不能自制，当然是不免的。但是对于教养得很自然、发育得很健全的女童，这种危险绝不会发生。至于春机发动期已过之后，青年已渐入成年的境界的时候，则目下已很通行——尤其是在德国的演讲与个人谈话的方法就很可以适用了。演讲与主持谈话的人应该是一个特地挑选出来的教员、医生或其他有资格有特殊准备的人。

霍尔一面既主张传授性教育时，男童应该由父亲教，女童应该由母亲教，一面接着又说："也许在将来，这种性的启蒙，又会变做一种艺术，像原始民族里所履行的迹近冠笄的仪式一般，到那时候便有专门家指导我们，教我们在各式各样的特殊情形之下，就各种年龄不同品质不同的青年，可以放手做去，尽我们诱掖之责；同时也教我们认识，在这种责任前面，我们不但不应该觉得一筹莫展，左右为难，甚至于自甘暴弃，并且要明白了解在这时候教导青年，用这题目教导青年，是教育学与教授术的至高无上的一个开宗明义的机会，教育之所以能感人化人，也在这些地方最可以看出来；同时也要知道对于宗教的教师这也是一个最大的机缘，因为性的发育与宗教性的发展有连带的关系。”[109]这位著名的教育家又说：“我在威廉姆斯（Williams College）、哈佛约翰霍布金斯（Johns Hopkin University）和克拉克（Clark University）各大学里，先后曾在我所主持的一系里向学生们讲解这个题目，所讲以简洁明了为主，越是在团体前面讲，越要求其概括显明，有必要时，也偶作私人谈话，则可以比较详细；我生平对于学生们的贡献，比较有益的，自问这要算是第一件事。这我始终以为是我应尽的责任，固然我也承认是一种痛苦的责任，并不容易尽；一则要会随机应变，再则要有相当刚不吐柔不茹的常识，至于专门的知识，倒在其次。”[110]

普通的男女教师，对于性卫生知识的传授，在能力上是很欠缺的；这是谁都知道的一点，可以无须多赘。唯其如此，所以教师的训练是目前当务之急，即使教师们不能一一受此种训练，至少一部分是万不可少的。在德国，这种训练工作已经有了一个开端，就是集合了许多教师，向他们举行多次的演讲会，总题自然是性的卫生了。在普鲁士一邦内，最先尝试这办法的地方是布雷斯劳（Breslau），该地的教育当局请一位叫做旭村（Dr. Martin Chotzen）的医师向当地一百五十个教师举行了这样的一个演讲会，听众都表现十分十二分的兴趣；演讲的内容包括下列的几方面：性器官的形态与解剖、性本能的发展、性能的重要变态、各种花柳病和培植节制力的重要。[111]医师路透氏（Dr. Fritz Reuther）也曾经把他向一个教师讲习会演讲的概要发表出来，他所讲的内容和旭村的没有多大分别。

至于对于学生的直接的演讲，尤其是对于行将毕业的学生，至少在英国的教育当局还没有什么准备。但在普鲁士却不然，彼邦的教育部对于此种办法，早就表现很活跃的兴趣，并且已经开始推广演讲的集会，让学生自由参加，并不加以强迫。这在不多几年以前还是行不通的。记得1900年间，有一个德育促进的团体，向柏林市政当局提议举办一个演讲会，利用各学校的一部分的课堂，分期向市中高级的学生讲性卫生的道理，起初市政局答应了，但后来终于把许可证收回了，理由是“这种演讲对于青年听讲的人的道德观念是极端危险的”。法国的市政当局，在同类的情形之下，也表示过同样的态度。但无论如何，德国的舆论近年来已日趋开明。英国方面的进步，虽不多或几乎没有，但美国和德国一样，也已经开始这一类的工作，例如芝加哥的社会卫生促进会（Chicago Society for Social Hygiene），便是提倡此种工作最力的一个团体。我们到此，不能不向那些反对性教育的人特别说一句话：要知在大城市里反对性教育的宣传，便无异等于和当地的种种淫恶与不道德的势力携手，而朋比为奸，说得厉害一些，其罪应与那些陷入于淫行的人同科。

在德国，上面所讲的一类的演讲有时也专为女子而设，无论贫富，凡属将近毕业的青年女子都有机会在这方面受些教益；有人以为贫家的女子生活比较自然，可以无需这种设备，其实不然，她们的需要并不比富家女子为小，在有的地方并且需要得更见急迫。例如有一位海登汉医师（Dr. A. Heidenhain）便编印过一种演讲稿，稿末又附有解剖的图案[112]，他把稿子的内容向将近毕业的女学生演讲，演讲以后又把原稿每人一份地送给她们。法人萨尔伐（Salvat）在他的里昂大学的博士论文[113]里主张此种演讲中应包括妊娠期里的卫生与婴孩的护理两部分的知识。但据我的意见，此种知识，在这时期里，还嫌略早，不妨留待将来。

21 医师的责任

但是男女青年在这时期里的需要，尚有大于一两次演讲所能供给者。凡属做父母的或居师长的地位的人，在这时候应该替一个青年和相熟可靠的医师安排一次约会，让他或她在没有第三者干涉和过问之下，有机会在性卫生方面作一度友谊的推诚相与的长谈。这种约会至少应该有一两次。所约的医师自以普通全家所最信托的——即西方所称的家族医师为最相宜，因为唯有他才充分了解这家人家的历史和青年本人的性格。[114]对于青年女子，若能得一女医师做长谈的人自然更好。性原是一个神妙的事物，也应该是神妙的；对于一个很天真的青年，也是自然而然的神妙的；唯其神妙，所以严格讲来，实在是不宜于做演讲的题目的，演讲所能传达的，最多不过是一些抽象的与专门的一点知识罢了。但在私人的谈话里却不然。在这种谈话的机会里，专家和未经世变的青年拼在一起，便有许多在大众面前不必说而又必须说的东西，可以尽量地说出来；同时，青年人因为怕羞和谨慎自守的心理，就是在父母面前也不大敢吐露的问题，到此也可以很自然地、也很自由地向专家提出讨教。大多数的青年有他们特殊的要问明白的事实、特殊的要解答的困难；往往辗转寻思、一无办法的难题，专家可以片言而决。但若得不到这种机会，或没有能力和自信力去创造这种机会，这种知识的缺乏和难以解决的问题往往会拖长到壮年期以内，那就很不幸了。

同时我们要认识清楚这一类的私人谈话应该完全是医学的、卫生的与心理的，而并不是道德的；是朋友对朋友的质疑问难，而不是道学先生对学生的谆谆告诫。要不然，就是一个极大的错误。青年人对于通常的一些道德的戒条，大都抱一种反抗的态度，并且疑心它们实在是空无一物的；这种态度也未尝没有相当的理由。所以我们始终应该拿启迪与发蒙当做目的。知识这样东西是绝不会不道德或违反道德的；把知识和道德文章像《金刚经》一般的混在一起，事实上也毫无好处。

22 精神生活的发蒙与伦理导师的责任

我们一面很看重医师的责任，以为只要他能够就启迪与发蒙的目标去做，便可以收获很好的果子，我们同时却也绝不否认道德、宗教及其他精神生活的要素在这方面的贡献。我们不但不否认，并且承认它们对于性的卫生可以有极大的价值。此种精神生活的启发，大体上虽不是医师的分内事，但谁也承认它是和性的生活有密切的关系的，所以每一个青年男子和青年女子，在春机发动期开始的时候（但不在开始之前）应当有一种权利，可以因年长的人的启发，而开始体验到宇宙中此种生活的神妙不测。注意，我说的是权利，是在成年期内的人心灵上应有的作用，而不是外界强制加上去的一种义务、一种责任。但讲到这些，我们就踏入了宗教家与道德家的范围了。一个宗教或道德的导师应当认清楚青年的春机发动期是他因才设教的无上的时期，是万不宜错过的。当性的作用像花一般地在身体方面含苞渐放的时候，在心灵方面也有一种搭档的东西，在那里像花一般地开着。自古以来的教会一向看出这时期的宗教的意义，所以就把它规定做举行坚信礼（Confirmation）或其他同性质的仪式的时期。自人文日渐累积，此种仪式固然已经一天比一天地呆板，已经从有意义的活动变做无意义的僵尸。但实际上它们还是有价值的，我们要把它们的活力挽转回来，也并不是不可能。同时我们也不要把这种仪式的精神与意义和超自然主义的与凭籍启示的宗教混为一谈，以为唯有此种宗教才能有这种精义。要知洗礼与坚信礼一类的仪节虽属于神道的宗教，而大觉大悟的心灵的转变却是一种普遍的事实，在神道的宗教以外，同样可以找到。所以一切在道德或伦理方面做导师的人，在这时期里都应该特别注意与努力。他们应该了解春机发动期是种种高大的理想与志愿自然而然会在男女青年的心灵上发生的时期，而他们的任务就在贡献一些精神上的感奋与扶持，使此种理想与志愿不至于苗而不秀、秀而不实。[115]

我在上文讲的种种全都是适用于春机发动期已经开始以后。至若在春机发动以前，比较精神方面的恋爱的情绪虽往往已经逐渐发展，甚至于生理方面的恋爱的情绪有时也模糊隐约地可以体验到，但确切不移并且限于一两器官的性的感觉总究是稀有的。对于发育健全的男童或女童，恋爱大都是一种比较笼统散漫而还没有专门化的感觉或情绪；瞿瑶（Guyau）说得好，它是“一种状态，在此种状态中肉体所占的地位是极小的”。诗人勃雷克（Blake）所描写的日出的情景，也可以引来做一个很妙的譬喻；在性的太阳在东方初出的时候，一个男青年或女青年所见从天际冉冉上升的并不是一个浑圆的黄色的球，也并不是其他什么物质的现象，而是一群歌唱着的天使。但在体内的性的冲动与欲望初次很明白地感觉到以后，一种新的扰乱心神的影响就应运而生了；此种冲动之来也许在春机发动的时候，也许在后来的成年期以内，但其为足以扰乱心神则一。要对付这种新的影响，只是一点理智上的启发排解，也许就无能为力，就是母亲的爱护备至的一点叮咛告诫也未必有多大效果。这两种力量，我们在上文都已经充分讨论过，到此既已都不适用，我们便不能不考虑第三种的力量了。这第三种可以帮忙的力量，也就是我们刚才正在讨论的精神生活的激发。我们总得明了，春机发动中所指的春机，不但指一种新的生理上的力，也指着一种新的精神上的力。这精神上的力便是我们目前的救星了。唯有这新的精神上的力才能制裁那新的生理上的力。在春机发动期内，理想的世界便自然会在男女青年的面前像春云般地开展出来。审美的神妙的能力、羞恶的本性、克己自制力的天然流露、爱人与不自私的观念、责任的意义、对于诗和艺术的初步的爱好——这些在这时候便都会在一个发育健全、天真未失的男女青年的心灵上自然呈现出来。我用“天真未失”四个字，并没有什么特别的意义，不过是指在这个时期以前，父母或其他长辈没有把这许多东西强制地堆砌在青年的心灵上。要是以前有过勉强堆砌的痕迹，那么，到他真正可以了解这些东西的时候，他也许反而不会作自然的与正当的反应。不幸世俗的父母师长大都不明此理，往往在这些地方采用强制的手段，尤其是在宗教观念方面，也无怪春机发动期内真正发育健全的人的不多了。但在比较自然的社会状态之下，春机发动期也就是最宜于精神生活启蒙与诱掖的时候。宗教或伦理的导师在这时候便不妨把引导青年的责任负担起来，他的最大的目的是在扶植他们的精神上的发育，他也尽可以谈论到生理与性的一方面，但是谈论的方法应随机应变，而不宜草率，谈论的用意也并不在增加他们的知识，而在帮助他们使自己可以运用上文所提的新兴的精神的力量，来制裁新兴的生理的与性的力量，以免走入歧途，或沉湎于逸乐而不知自返。所以我们在上文说，新兴的精神的力是这时期里一大救星。我们在这里所说的宗教或伦理导师，不用说，自然也并不限于任何一种特殊的宗教或伦理系统。

23 野蛮民族中诱掖的仪式

这种精神的诱掖工作，我们应当在这里声明，并不限于把青年引进宗教情操的范围。宗教的情操固然重要，但尤其重要的是成人之道的全部。所以真正的诱掖工作是把青年引进这条成人的大路。所谓成人之道自然指许多男性与女性的刚柔相济的美德，但对于男性的美德，应该格外注意。凡是品质优异发育健全的原始民族，对于这一层，是很能够了解的。男女青年一到春机发动之期，他们大都举行一种仪式（Initiation），就不妨叫做诱掖的仪式[116]；这种诱掖的工作所包括的，不但有普通所称的教育，同时也有品格的锻炼、操行的勘察与勇力与毅力的试验，一切都是极严格的。

此种诱掖的仪式，在全世界的野蛮民族里是很普通的；仪式所包含的大半为身心的训练，已如上述。男女所经历的绝不完全一样。所占的时间有多至数星期或数月的。此种仪式十之八九都包含一些习劳、耐苦，以至于忍痛的成分；这种训练是极有益处的，它是成人之道的一个基本条件，可惜文明进步以后，大家习于安逸，我们很早就把它忘掉了。近代的教育顺了此种文化的风气，也是爱逸恶劳，不求振作，青年刚毅果敢的气概，几乎完全无从发展；尼采（Nietzsche）的哲学与人生观倒是一服对症的良药，多少有点以前诱掖的仪式的价值。

我们在下文略举几个诱掖仪式的例子。

人类学家英人海登（A. C. Haddon）对于托里斯海峡群岛（Torres Straits）的土人的男童诱掖仪式，有过很详细的记载。[117]在那里，此种仪式例必延长一月，体力与能耐的锻炼既极严厉，道德的训诲也很周详。海氏加以评论说，这种磨练确是很好；又说，“再要想一个比它再有效的速成训练法，怕是不容易的。”

至于澳大利亚洲维多利亚地方土人的诱掖仪式，则有麦休士（R. H. Mathews）的记载。[118]全部仪式要跨七个月，也是极有效力的。部落中的长辈把男童领到一个特别的所在，用种种方法教他们习练痛苦和难堪的境遇，甚至于要他们饮便溺、食粪秽；又教他们和素不相识的外族发生接触，教他们学习部落的法律和种种传说；最后，便举行一种集会，使他们和部落中的女子订婚。

澳洲中部偏北的一些部落也有极严厉的诱掖仪式；男童须行割礼，即将阴茎前部的包皮割去，同时又须将尿道的下部划开；此外又须做些很苦的手工和其他艰难的事。女童则须把阴道割开。详见斯朋色尔（Spencer）与格林（Gillen）所合作的报告。[119]英属东非洲的各民族，包括马赛埃族（Masai）在内，也举行盛大的诱掖仪式，也要延长到几个月。男童所行的也包括割礼，女童则所割去的是阴核，在一部分部落以内，兼割小阴唇。女童要是在奏刀的时候，有退缩或哭泣的情形，便要被同族的妇人所驱逐出境，终身不齿。仪式完全以后，男女便算已经成人，可以论嫁娶。[120]

有一位在非洲的传教士，讲起巴温达族（Bawenda）的诱掖仪式，说是有三个段落：第一个段落是教育的，男女青年所受教的是民族的传说、信仰、武术、自制力与能耐；从此他们就成年了。第二个段落是舞蹈的，日间男女两性分别舞蹈。第三个段落是性的，性的诱掖便于此段落内完成；到此男女便于夜间共同舞蹈，当时的景象，据那位牧师说，是“不堪叙述的”；从这时候起，这些男女便和其他成年的族人没有分别，在权利和义务上，都是一般无二。[121]

至中非洲阿精巴兰地方（Azimba Land）的女子诱掖仪式，则安格士（H. Crawford Angus）叙述得最详尽、最有趣。[122]一个女童的月经初次来到的时候，她的母亲便把她引到一所特地为她搭造的草屋里住下，在这个屋子里，只有女子可以来看她。经期过了以后，她又被领到一个僻静的所在，其他的妇女便在她四围舞蹈；男子是不许看的。安格士用尽了心机，才得到一个到场目击的机会。舞蹈已毕，便有人同她讲经期以内的卫生。"接着大家又唱些男女相悦的歌词；又有人讲些她将来做妻子时应尽的种种责任……如忠于丈夫和生育儿女之类。大家把这仪式的全部看做一件很家常的事，并没有什么可耻，也没有遮掩的必要；因为有了这种公开与率直的精神，因为婚姻一类的题目并没有什么讲不得的奥妙，所以这一族中的女子全都是很忠贞的。已婚的女子受孕以后，族中的妇女又要举行一次围着她舞蹈的仪式，但这一次大家都是裸体的，同时有人教她在分娩的时候应该怎样应付。"

美国加利福尼亚州的尤马族（Yuman）的印第安人也举行诱掖的仪式。鲁厄斯特（Horatio Rust）说他们把受诱掖礼的女子用绒毯裹住，安放在一个烘暖的坑里，让她们躺着，随时可以伸出头来满面春风地张望。这样她们要躺四天四夜（吃东西的时候偶然可以起来），同时族中年老的妇女便在坑的四围不住地舞蹈。她们又再三地把银钱向坑里抛去，为的是要她们嫁后待人慷慨。又把布料和大麦抛下，目的在教她们矜老怜贫；同时又把野草的籽在坑面与四围散播，目的是要她们多生子息。最后，将观礼的客人送走以后，便把受礼的女子扶起，头上各加花冠，把她们引到某处山脚下的一块神圣的大石旁边；这块大石是女性生殖器官的象征，在形态上也确有几分相像，并且据说又有保护女子的神力，所以非来此瞻拜不可。瞻拜既毕，又有人把五谷之类向大众一撒，便算礼成。[123]

我们最后再提一提美洲西北隅的特林基特（Thlinkeet）族的爱斯基摩人（Eskimos）。这族的女子是向以品质优秀著称的。在春机发动期内，她们也照例要受隔离，有时至一年之久，始终在黑暗、困苦和肮脏中讨着生活。这样的诱掖仪式不能不说是不高明的了，但是彭克洛夫脱（Bancroft）有一次讲起这一族中女子的美德的时候，便征引一位朗斯道夫（Langsdorf）的话说："她们的操行的基础也许恰好在这幽闭的时期里奠定的；沉静的生活、自省的机会、坚定了她们操守的力量，一旦出幽谷而入乔木，她们的身心便像洗刷过了的一般。"[124]

在我们中间，这些古老的与极有价值的诱掖的仪式已经遗失，同时把它们的道德的好处也给掉了；最多也不过把仪式的躯壳保留了下来，那精髓早就不知去向。在未来，我们相信，这种仪式是可以花样翻新地恢复的。但就目前的情形而论，男女青年的由发蒙而进入成年之道，几乎完全是一种碰巧的事，就是碰得得法，也往往偏于理智一方面，并不是很健康的，至少也是极不完全的。

24 文学的性的影响

理智方面的诱掖，也就是大脑方面的诱掖，一般总是假手于文学的读物的。所以文学读物在性教育一方面的影响之深且大，要远在那些专论性卫生的书籍之上；性卫生的书，无论写得怎样好，总只能就狭窄的性的范围说话，而顾不到性和其他生活方面的错综联络的地方。但是文学的读物里，大部分总是插着一些恋爱或自我恋[125]的意识和描写；而那些富于想象力的文学作品，又几乎全部以性做出发点，以一种无美不臻的理想的极乐世界做归宿。但丁的《神曲》便是这样的一个例子，它所叙述的是一个诗人自身生命的演进，富有代表性，可以垂诸不朽。此种在演进中的青年，在他和恋爱的实境发生接触以前，总先和想象的恋爱的诗境发生一些关系，所以贝格（Leo Berg）说得好，“凡是已经开化的民族，他的恋爱的途径是先得穿过想象的境界的。”所以，对于在成年期内的人，一切文学的读物便成为性教育的一部分。[126]文学的读物多至可以汗牛充栋，其中很大方、很能感化人的也复不少，要教青年男女得到阅读的益处，一部分自然得靠负教育风化之责的人的眼光与选择；我说一部分，因为要是全部得仰仗他们的话，其间也有危险。

一切伟大的文学作品，对于性的中心事实，总是很坦白、很平心静气地说出来。在这个伪善的、假斯文的时代里，这是应该牢牢记住而引以自慰的一点。对于这种健全的时代所遗留下来的作品，在不健全的时代里的人虽想随心所欲地把它施宫刑一般地改窜割裂，或把它禁锢起来，使青年人无从问津，在事实上也很难做到。这又是可以教我们踌躇满志的一点。例如《圣经》一书，或莎士比亚的作品，虽含有大量的性的成分，却历来始终受宗教与文学的传统思想所拥护。有一位时常和我通信的文学界的读者，有一次在信里说：“童年的时代，从《旧约全书》里获得性的观念的男女，真是多极了，所以我们要是把《旧约》当做一本性爱的教科书，也没有什么不可以。和我接谈过的许多男女朋友，大都说《旧约》中摩西的各书、俄南与他玛的故事，罗得和他的女儿的故事，波提乏的妻子和约瑟的故事[127]等，都可以引起他们的好奇心和种种遐想，因而悟到性交的关系。我又有两个男女朋友，现在都三十以外的人了，但在十五岁的时候，每逢星期日到主日学校查经，他们就一心一意检查《圣经》中讲性爱的段落，检到以后，便在同班中彼此传观，同时还把指头按在那段落上，好教别人易于阅读。”在同样的好奇心之下，许多青年女子往往向人借阅莎士比亚的乐府，但是她们所注意的并不在乐府本身，而在《爱神与亚都尼司》（*Venus and Adonis*）中热烈的爱情的诗境；女朋友们既和她们提起这一点，她们便想一探究竟。

但我们不妨说，要把《圣经》做一种性教育的入门的作品，却也不是各方面都相宜的。但虽不完全相宜，却也有利无害。即如所论马利亚因神感而生耶稣，又如所论多妻、纳妾和其他性的习惯，都能以自然的笔墨，不加丝毫矫饰，在习于有名无实的一夫一妻等制度的西洋青年看去，也大有扩大眼界的功效，让他们知道西洋世俗所流行的性的习惯未必是亘万古而不变、达四海而皆准的东西。至于笔墨的坦白与率直，也是和世俗粉饰隐讳的态度迥乎不同，自然也可以一新青年的耳目。

世人往往把坦白率直的笔墨或所谓赤裸裸的笔墨，和不道德与淫秽的笔墨混为一谈，不但不学无术的人如此，就是在知识阶级里也在所不免。这是我们要再三抗议的一点。记得十九世纪英国上议院对于拜伦的雕像应否占惠士敏士德大寺（Westminster Abbey）的一角，有过一次讨论，当时有一位博罗恩勋爵（Lord Brougham）替拜伦辩护，因而牵涉到莎士比亚，他以为“莎士比亚并不比拜伦更尊重道德。莎氏实在比拜伦要不道德。这位勋爵说他可以在莎氏的作品里，单单举出一节来，其中淫秽的资料，要远出拜伦全部作品所能供给之上”。所以这位勋爵的结论是，一样是一个作家，拜伦的道德与莎翁的不道德，其间不可以道理计。把此种议论推到一个逻辑的终点，世间的笔墨，岂不是将无往而不淫秽？但说也奇怪，当时便没有人把他这种鄙陋的思想上的混乱指点出来。

伟大的文学作品，因为率直坦白之至，对于青年的心理，有时候也有不很相宜的地方。青年乍见这一类的作品，不免好奇过甚，因而发生不健全的反应。但要知此种过度的好奇心并不是凭空而来，乃是因为历来关心他的教育的人，对于这题目太守秘密的缘故。你一面越是遮掩，他一面越是好奇，这是必然的趋势。同时我们也该知道，大作家关于天然事实的叙述，从不作丝毫佻侻的表示，并且要是一个青年发育健全的话，也绝不会唤起性的冲动。有一位女作家（Emilia Pardo Bazan）说她小的时候喜欢看《旧约》中有历史的意味的各书，遇到涉及性的段落的时候，她也不过照常看下去，她脑海里想象方面的活动并不因此而起丝毫的微波暗浪。我以为这一类的健全的经验，是大多数的儿童都可以有的。所以我以为古书中这一类的段落尽可任其自然，不应妄加割裂。虽没有多大积极的好处，至少对于坊间流行的那些低级趣味的性的读物，可以有点抵消的影响。

这种见地原不是我们的创见。1907年，德国性病预防会（Gesellschaft zur Bekämpfung der Geschlechtskrankheiten）举行第三次大会的时候，一班提倡性教育的都是这样主张。例如小学校校长恩德霖（Enderlin），便竭力反对把儿童用的诗词与民间故事任意改窜，使他们对于纯洁的性的表现与高尚的情爱的流露，得不到一个最温良蕴藉的引进；而同时我们对于坊间的低级趣味的刊物与报纸，却一任它风行无阻，随时随地可以把儿童的天真的心地摧残毁灭。要知“若是儿童的年纪还小，对于涉及性爱的诗词还不能作相当的反应，即还不能了解，那么，这种诗词根本就不会有什么坏处；一旦他们的年岁到了可以了解的程度，那么，所有的影响应该是只有好的而无坏的，因为他们从此可以领略什么是人类的情绪所由发展的最高尚最纯洁的路径”。[128]谢芬那格教授（Schäfenacker）也发表过同样的意见，说“那些眼光浅近、心地狭窄的教师往往喜欢把书中涉及性的部分，任意删节，以为否则便于青年有害——这种风气是绝对应该铲除的”。[129]我们也以为每一个发育健全的男童或女童，一到春机发动的年龄，便不妨让他在任何像样一些的图书馆里自由浏览，无论馆中藏书的内容这样复杂，总是有益而无害的。他们在选择读物的时候不但用不着大人的指导，并且反而比大人要显得更有眼光。在这个年龄以内，他们的情绪好比植物初茁的芽，异常娇嫩，所以遇到过于写实的东西、丑的东西、有病态的东西，他们自然会搁置一边。成年以后，阅历较多，心理的生活比较老练，那时再遇见这一类的刺激，他们也就同样地很自然地接受，而不再回避了。

爱伦凯在她那本《儿童的世纪》（*The Century of the Child*）的第六章里提出了好几个理由，反对替儿童选择所谓“相当”的读物；她认为这是近代新式教育事业里一种很蠢的举动。儿童应当有领略一切伟大的文学作品的自由，至于那些他的程度还够不上的读物，他自然会放下不读。凡是可以教成年人看了动情的景物，在他并不理会，他的冷静的心地并不因此而发生不安之像。就是后来年纪较大，那足以混淆黑白、因而污损他的想象、破坏他的鉴别力的东西，倒也并不是伟大文学作品的赤裸的笔墨，而是近代小说的那种矫揉造作的文字。矫揉造作了，便不坦白，不坦白便无异隐讳，而隐讳的结果，总是使青年的心地越来越入歧途，越来越鄙陋粗率，终于会到达一个程度，连《圣经》也会变做打动情欲的刺激物。古今大作家的笔墨，原是儿童的一种粮食，一有缺乏，他的想象力便无从发展，即使其中有涉及性爱的部分，可以打动他的情感，那部分也是很短促的，绝不会引起什么有力的冲动。爱伦凯又说，一个人年纪越大，和伟大的文学作品接触的机会便越少，所以在儿童的时代里，尤其是应当让他们有浏览的自由。许多年以前，露斯金（Ruskin）在他那本《芝麻和百合》（*Sesame and Lilies*）里，很有力地主张我们应该让青年子女在图书馆里自由涉猎。

25 艺术的性的影响

上文所说关于文学的种种，也都适用于艺术。艺术和文学一样，也可以间接做性教育与性卫生工作的一个有价值的助手。用这种的眼光来看，我们便不妨把近代的艺术搁过不提，因为它并没有多大帮助，但是古希腊的裸体的雕塑，以及文艺复兴时代意大利名家的裸体画像，在这方面便可以有很大的贡献。所以我们要让儿童们很早就有观摩这些塑像和画像的机会，并且越早越好。恩德霖比喻得好，观摩得越早，儿童便越可以养成一种抵抗力，庶几将来可以不受低级趣味的裸体作品的诱惑。此种早年的观摩还有一种好处，就是使儿童对于自然的纯洁，早早就养成一个正确的观念。许雷（Höller）有一次说："凡是对于艺术中的裸体现象已经有过一种素养、而能够冷静地欣赏的人，他对于自然界里的裸体现象，一定也能同样地欣赏。"

根据上文的理论，我们以为希腊罗马的塑像的石膏模型，以及意大利名画家裸体造像的印本，都很可以用作教室的点缀品。这种点缀的用意倒不在狭义的教育，而在使儿童们可以耳濡目染、于不知不觉之间对于人体养成一个正确与自然的观念。意大利的小学教师，听说时常把全班的学生领到画院里去参观，结果很好；又听说这种参观是国家规定的教育的一部分。

艺术上的裸体的美，是谁都应该能领略的。可惜这种领略的能力太不普遍。许多国家，和许多阶级的人士，对于这种能力太没有训练。唯其太没有训练，所以在英美的社会里，为了美术院里陈列了个把石像，或商店的橱窗里放了张把名画的印本（例如极平常的雷登的《女灵澡身图》Leighton's "*Bath of Psyche*"），又或街道两旁新添了几个代表各种美德的雕塑的像，便有人结队游行，向官厅请愿，不达撤去的目的不止。市上的民众，在这方面既同样的没有训练，所以一经人家鼓吹，也便随声附和；结果，那些伪善的、以风化为怀的人也竟会如愿以偿。这种举动，对于社会的真正的道德生活，实在是不利的。就是用宗教的眼光来看，这种过分的所谓整顿风化的干涉行为也是说不过去的。诺司戈德（H. Northcote）曾经从基督教的立场，对于艺术上的裸体现象，有过一度很有见地、也很和平中正的讨论。他以为艺术中的裸体现象自有它的价值，不应不分皂白地排斥；他又指示给大家看，裸体和性爱并没有不可分离的关系，即使有时候有关系，而引起反应，那种反应，正是艺术最良好最纯洁的表现所能激发的人情，是极正当的，无所用其隐讳。我们要反对性爱的艺术作品的话，《圣经》上的许多故事，便无法充分地传达出来。[130]

除了艺术上的裸体现象以外，到了春机发动期的青年男女也应当有观摩健美的人体照相的机会——二者应该相辅而行。以前行此种照相或包含此种照相而可以使少年人观览的书，是不容易觅到的。现在此种困难已不复存在。海牙的施特拉兹博士（Dr. C. H. Stratz）是在这方面的一位先进，他精造了许多健美贞洁的裸体照相，编成了好几种书。[131]略后，美京华盛顿的舒费尔脱医师（Dr. Shufeldt）也编印一本书，叫做《人体形态观摩录》(*Studies of the Human Form*)，把他多年关于裸体现象的研究的结果，归纳在一起，那种客观的精神和施氏的一般无二。[132]对于这种人体的照相的研究，我们在此有一点小小的纠正。以前的名塑名画，或因时代的风尚，或因世俗的伪善，往往未必把人体的庐山真面和盘托出；近代的裸体照相也竟有因袭此种故智的。这实在是大可不必的。因伪善而有所保留，本属不可；而所谓时代的风尚，则事已隔一两千年，更无盲从的必要。例如以前裸体画像不绘阴毛，这也许是伪善的结果，但东方社会里，即在今日，也有拔除阴毛的习惯，古代的艺术区域逼近东方，难免不受相当影响，而逐渐成为一种艺术的习惯。这原是无可厚非的。但事至今日，再要维持这种习惯，那就太不自然、太不合理了。然而说也奇怪，即在今日也还有人替此种习惯辩护的。海厉生氏（F. Harrison）在一篇杂志[133]

文章里说："我们有一桩极古老、极必需、极普遍的习惯，要是我们故意要把它破坏的话，我们可以叫极不正经的人青筋暴涨，叫女子立刻退避三舍。"[134]要是男女儿童，从小对于裸体的照相便已司空见惯的话，这一类可以令人作三日呕的臭文章也就没有人写了。

在我们西方人中间，儿童对于裸体现象的单纯的态度，很早就受一度打击，所以到了后来要加以挽救，势非特地地用一些教育工夫不可，否则他们也许终身不免把"性"和"淫"混为一谈。对于一个赶牛的田舍儿或一个当大姐的乡下姑娘，一切裸体的现象，都是可耻的，连希腊的塑像也不例外。一个乡下人见了一张极健美的裸体女子的照相，便指着它说："我有一张女人的相片，和她很像，还抽着香烟咧。"欧洲北部诸国的民众，在这方面的辨别力，至今还没有超过这一个境界。什么是美，什么是淫，他们的了解还不过是田舍郎和傻大姐的了解罢了。

[1] 一人性的发育，自幼至壮，可分为"母子认同""母恋""自恋""同性恋"与"异性恋"等段落，详见拙著《冯小青》，原系新月书店出版，现改归商务印书馆。——译者

[2] 婴儿"自恋"的种种表示，详见作者所著的《自恋论》(*Autoeroticism*)，载在《性心理学研究录》，第一集。又德国学者冒尔(Moll)曾于1909年刊行一书，叫做《幼儿的性生活》(*Das Sexualleben des Kindes*)。

[3] 关于初生后与幼婴时期中性腺及乳腺的活动，法人瑞努夫曾于1905年作一论文加以推敲，文名《性的重要关头与胎儿及初生婴儿的性的表现》(*Camille Renouf*, *La Crise Génital et les Mani festations Connexes chez le Foetus et les Nouveau-né*)。唯瑞氏对于此种表现未能有圆满的解释。

[4] 威氏曾著一论文曰"一百余个性发育特早的例子"，并附有摘要总论(Precocious Sexual Dovelopment with Abstracts of over 100 Cases)见1902年5月《不列颠妇科杂志》(*British Gynaecological Journal*)。

[5] 本篇所用年龄概照西式算法。——译者

[6] 德国尝有一5岁之女童，其性发育特早之情形曾经某学者详细加以叙述，并附有图说，见1896年《民族学期刊》(*Zeitschrift für Ethnologie*)第四种，第262页。

[7] 见1905年11月之《医学家与神经学家杂志》(*Alienist and Neurologist*)。

[8] 即《早熟之研究》，见1905年4月《美国心理学杂志》(*American Journal of Psychology*)。

[9] 引自《儿童的性的启蒙》(*Zur Sexuellen Aufklärung der Kinder*)载在1907年出版的《社会医学与卫生》(*Soziale Medizin und Hygiene*)第二册。读者如欲得一更详细的讨论，则宜参阅弗氏于1905年所出版之《性学说三论》(*Drei Abhandlungen zur Sexualtheorie*)。

[10] 见冒氏所作《儿童之性生活》(*Das Sexualleben des Kindes*)，第154页。

[11] 见《性与社会》(*Geschlecht und Gesellschaft*)第二册，第 370 页。

[12] 见勃氏《研究录》(*Beiträge, etc.*)第二集，第 254 页。

[13] 同注[6]所引书，第 364 页。

[14] 同注[6]，1889 年出版之期刊第一种，第 16 页。

[15]《埃及与巴勒斯坦》(*Egypte et Palestine*)，1867 年出版，第 105 页。

[16] 见海氏自著书，《性的痿废》，(*Sexual Impotence*)，第 107 页。

[17]《性欲论》(*Libido Sexualis*)第一册，第 277 页。

[18]《德国的性与道德的关系》(*Geschlechtliche-sittliche Verhaeltnisse im Deutschen Reiche*)第二册，第 102 页。

[19] 见 1798 年出版之《司天的女爱神》(*Venus Urania*)。

[20] 同注[8]所引杂志，1905 年七月号，论文题为《两性间爱的性绪的初步研究》(*'A Preliminary Study of the Emotion of Love between the Sexes*)。

[21] 同注[10]所引书，第 76 页。

[22] 同注[18]。

[23] 同注[10]所引书，第 137—139、239 页。

[24] 此二者俱为江南乡间之土语，"称私盐"指被人玩看阴部，"麦园会"即在麦田中苟合。——译者

[25]《入学儿童心理的内容》，(*Contents of Children's Minds on Entering School*)，载在 1891 年 6 月之《教授学杂志》(*Pedagogiecal Seminary*)。

[26] 例如德人黑尔曼（G. Herman）所作《性的神话论》(*Sexual-Mythen*)，载在《性与社会》第一册第五种，第 176 页，1906 年出版。又如纳客（P. Näcke）所论，见《神经研究简录》(*Neurologische Centralblatt*)，第十七号，1907 年出版。

[27]《冰岛岛民的习惯与信仰》等文（*Islaendischer Brauch und Volksglaube*），1900 年《民族学期刊》第二三两种。

[28] Anthropophyteia，第三册，第 89 页。

[29] 见弗氏所作《论幼儿的性学说》(*Üben Infantile Sexualtheorien*)，载在1908年12月出版的《性的问题》(*Sexual Probleme*)中。

[30] 阿美利奴:《古埃及人之道德》(Amélineau, *La Morale des Egyptiens*)，第 64 页。

[31]《情爱和它的联类》(*Love and Its Affinities*)，1899 年出版，第 83 页。

[32] 兹所云马吉利姑娘，当系一种比较通俗之典称，唯不审究出何书耳。"真是甜蜜呀！"云云，颇类我国小沙弥见老虎之故事。小沙弥自幼即居庙中，未尝越庙门一步，及长，某日因事外出，途中初次遇一妇人，诧为奇事，归而语其师，师曰，若所见为虎，善吃人；小沙弥曰，"美哉此虎！"——译者

[33]《费城之淫业》，载在《论战之坛》(*Arena*)，1896 年三月号。

[34] 冒尔:《相反的性感觉》(*Konträre Sexualemp findung*)，第 592 页。

[35] 此种法律与警力的无能为力，向为法界熟知此事者所公认。故维尔搭窪（F. Werthauer）在他那本讲大都市的道德的书（Sittlichkeitsdelikte der Grosstadt，1907 年）里始终主张做父母的人应负性教育的责任。

[36] 柏氏尝著一富有艺术价值的书，叫做《诗的宗教》(*Religio Poetae*)，此文即为书中之一篇。

[37] 见麦氏文集《乐观之文集》(*Essais Optimistes*)，第 420 页。

[38]《爱的成年》(*Love's Coming of Age*)，原书，第 9 页。

[39] 见《知识之树》(*The Tree of Knowledge*)一文，载在 1894 年 6 月之《过眼新录》(*New*

Review）杂志。

[40]《母道的保护》(*Mutterschutz*)，1905 年，第二小册，第 91 页。

[41] 1903 年 6 ~ 9 月之《法医杂志》(*Medico-Legal Journal*)。

[42] 见霍氏所著《婚姻制度史》(*History of Matrimonial Institutions*)，第三册，第 257 页。

[43] 同注[10]引书，第 264 页。

[44]《母亲之责任》(*Die Aufgabe der Mutter*)，载在《性教育学》(*Sexualpädagogik*)，第 13 页。

[45] 同注[44]所引书，第 35 页，但另为一文，曰《民众学校中的性问题》(*Die Sexualle Frage in die Volksschule*)。

[46]《母与子》(*Mothers and Sons*)，第 99 页。

[47]《性的难题》(*The Sex Difficulty*)，载在 1904 年 6 月之《广识杂志》(*Broad Views*)。

[48]《基督教与性问题》(*Christianity and Sex Problems*)，初版，第 25 页。

[49]《儿女的信托与其酬报》(*Child-Confidence Rowarded*) 及其他小册。

[50]《卫生论》(*Hygeia*) 1802 年出版，第三册，第 59 页。

[51]《春期论》(*La Pubertà*)，第 299 页。

[52] 同注[49]所引小册，第 5 页。

[53]《童年》(*Boyhood*)，第 60 页。

[54] 艾尔美夫人（Mrs. Wolstenholme Elmy）印行（通信处为英国 Buxton House，Congleton）。

[55]《言论与出版的自由对于贞洁宣传之重要》(*Liberty of Speech and Press Essential to Purity Propaganda*)，第 34 页。

[56] 同注[40]所引参考物第四册、第五小册，有单行复印本。

[57] 吉徯斯（E. L. Keyes）说，"父母要知道怎样把性知识传授给子女，自己先得受相当的教育，而此种父母教育便应该从他们自己做儿童的时候开始，"见《性的教育》一文（Education upon Sexual Matters），载在 1906 年 2 月 10 日《纽约医学杂志》(*New York Medical Journal*)。

[58] 此方面的参考物不止一种，例如平洛希之《十八世纪德国教育之改造；巴西道与慈善主义》(*Pinloche, La Rèforme de l'Education en Allemagne audixhuitième sicède: Basedow et le Philanthropinisme*)，第 125、256、260、272 页。

[59] 同注[51]所引书，第 300 页。

[60]《教育中之性问题》(*La Question du Sexe dans L'Education*)，载 1895 年 6 月之《社会主义杂志》(*Revue Socialiste*)。

[61]《女子教育欤人格培养欤？》载在《性与社会》第一年，第三小册。

[62]《性的法则与儿童的训育》(*Training of the Young in Laws of Sex*)，第 74 页以下。

[63] 1905 年 2 月 10 日之《纽约医学杂志》(*New York Medical Journal*)。

[64] 同注[53]所引书，第 62 页。

[65]《儿童自觉的贞洁与其教法》(*Wie erzieht man ein Kind zur wissenden Keuschheit?*)，见注[61]所引书，第四小册。

[66] 同注[44]所引书，尤其第 36、47、67 页为重要。

[67] 要使儿童完全不见不闻与性生活有关的事实，事实上是不可能的。冒尔于此曾反复地加以申论，见注[2]所引书，第 224 页。

[68]《成年》(*Adolescence*) 上册，第 452 页。（此人所患，想系阴茎包皮过长，既不知就医施手术于先，及其既引起梦遗甚或手淫之习惯，又不能力自振拔于后，故信中有此种语气。——译者）

[69]《心理学与成年期教育》(*Psychology and Pedagogy of Adolescence*),载在《教授学杂志》,1897 年七月号,第 123—125 页。

[70]《从最近的一次自杀案论到庸医作品的危险》(*Dangerous Quack Literature: The Moral of A Recent Suicide*),载在 1892 年 10 月 1 日的《不列颠医学杂志》(*British Medical Journal*)。

[71] 同注[10]所引书,第 276 页。

[72]《霭氏性心理研究录》,第二集,附录丁,《论女学校中的同窗友谊》(*The School-Friendships of Girls*)。

[73] 医师名福实吉尔(J. Milner Fothergill),尝著一书,亦名《成年》,1880 年出版,所引各语见第 20 与 22 页。

[74]《女子走入歧途的原因》(*Why Girls Go Wrong?*),载在 1907 年 1 月之美国《妇女家居杂志》(*Lady's Home Journal*)。(林氏从事于此种青年之救护工作,垂 30 年,尝于 1925 及 1927 年先后作书曰《现代青年之反抗》(*The Revolt of Modern Youth*)及《伴侣婚姻》(*Companionate Marriage*)二书,二书内容实为此文(参见注[74])之推演与充实,唯前者所以示问题之迫切,后者则目的端在设法解决耳。二书均曾哄传一时。——译者)

[75] 即对于阴毛的发生,有一部分的女子亦大多毫无准备。因此也有引起精神上的不静谧,而私自加此剪薙的。

[76] 见《青春期内女童的教育与训练》(*Education and Training of Girls at Puberty*),载在 1895 年 12 月 7 日之《不列颠医学杂志》。

[77] 见悌氏所著《健康要素与妇女卫生》(*Elements of Health and Principles of Female Hygiene*),1852 年出版,第 18 页。

[78]《美国少女之健康》(*The Health of the American Girl*),载在 1890 年《南方外科与妇科学会工作录》(*Transactions of the Southern Surgical and Gynaecological Society*)中。

[79]《中学教育期内的努力对于少女的影响》(*Effects of High School Work upon Girls during Adolescence*),载在 1896 年 6 月之《教授学杂志》。

[80] 见《成年》一书,上册,第 511 页。几十年以前,1875 那年,有一位克拉克博士,在他的《教育中的性问题》一书(Dr. Clarke, *Sex in Education*)中,谈到经期休息的必要,便时常引起了一番很剧烈的非难。这在今日,便已不会再发生,因为大家对于女子的特殊的生理情形与其可能的危险,已经逐渐地明白了解。

[81] 欲知经期中身心现象的详细情形,可参看作者所著的《男与女》(*Man and Woman*),第十一章。至原始民族对于月经的观念,则作者的《性心理研究丛录》的第一集里(附录甲),也有一番短短的讨论;而比较详细的,则可以查看弗瑞泽尔的《金枝》一书(J. G. Frazer, *The Golden Bough*)。经期隔离的风俗,流行极广,事实也极多,可参看普洛士与巴德尔士合著的《妇女》(Ploss 与 Bartels, *Das Weib*)。至陶瑞斯海峡群岛的女子在春机发动期内的隔离,则色立格曼(Seligmann)曾经有过一番特别的研究,见《陶瑞斯海峡群岛人类学探访报告》(*Reports Anthropological Expedition to Torres Straits*)第五册,第六章。

[82] 见 1905 年 7 月之《产科与妇科月报》(*Monatsschrift füer Geburtshülfe und Gynäkologie*)。

[83] 1904 年 9 月 15 日出版的《波士顿医学与外科杂志》(*Boston Medical and Surgical Journa*l)尝加以征引。

[84] 见瑞氏于 1903 年在《加州医学会》(*California State Medical Society*)席中所读论文。

[85] 见 1901 年 10 月 5 日之《刀圭杂志》(*Lancet*)。

[86]《月经不调之几种》(*Some Disorders of Menstruation*),载 1896 年 4 月之《美国产科杂志》(*American Journal of Obstetrics*)。

[87] 见 1904 年 5 月之《通俗科学月刊》(*Popular Science Monthly*)。

[88]《美国女子的健康》(*The Health of American Girls*)，载《通俗科学月刊》，1907 年 9 月。

[89] 芝加哥师范学校体育主任散朋女士（Lura Sanborn）发现两星期洗浴一次的女子，并不稀奇。逢到经期，许多女子对于用水一点，还抱着一种迷信的畏惧心理。实则凡为女子，应知在这个时期里，清洁是应该十分、十二分注意的一件事。晨兴和就枕以前，应该用温水举行“坐浴”一次，阴道的濯洗（切忌冷水），于清洁和舒适两方面，都有裨益。经期内对于水的畏惧，是绝对没有理由的。不多几年以前，《不列颠医学杂志》曾经讨论过这一点，各家的意见真是完全一致。有一位著名的美国产科医生，艾特格尔博士（J. Clifton Edgar）对于这个题目的种种意见与事实，经过一番仔细研究以后说，要是审慎将事，而生活习惯的转变不太急剧的话，女子在经期内也未尝不可、亦未尝不宜举行冷水浴（但非海水浴），见《论经期洗浴》(*Bathing during the Menstrual Period*)，载在 1900 年 9 月的《美国产科杂志》(*American Journal of Obstetrics*)。艾氏此论虽非人人可以采用，但即就海水浴而论，身体健硕的农家妇女或渔家妇女往往可以在海水中作长时期的浸渍，结果不但没有害处，反有益处。胡泽尔（Houzel）曾就 123 个去法国滨海的妇女的经期经验，发表过一种统计。她们都是捉虾的渔妇，每次到海中捉虾，总得在深可没腰的水里浸上好几点钟，上岸以后，接着就到街上去卖，要卖完归家，才换干的衣服。她们都说凡逢到工作的月份，她们的月经反而比普通要方便。就一般而论，她们的经期也很准确，生殖力也大。详见1894年12月出版之《妇科年册》(*Annales de Gynécologie*)。

[90] 见麦氏《我们的女子的生活与健康和她们的前途》一文（*The Life and Health of Our Girls in Relation to their Future*），载在 1904 年 2 月的《医学家与神经学家》杂志（*Alienist and Neurologist*）。

[91]《妇人病预防诊察之管见》(*Some Points of Preventive Treatment in the Diseases of Women*)，载在 1897 年 4 月 10 日出版之《医院杂志》(*The Hospital*)。

[92] 此方面之参考物甚多，例如霭氏自著之《男与女》(*Man and Woman*)，第九章。

[93] 1904 年 5 月 28 日出版的《不列颠医学杂志》。

[94] 1900 年 12 月之《医师杂志》(*Doctor's Magazine*)。

[95] 同注 [86] 所引杂志，1907 年 11 月。论文名《未婚妇女痛经之原因》(*Causes of Painful Menstruation in Unmarried women*)。

[96] 同注 [92] 所引书，第七章。

[97] 关于此次会议之记载可查者不止一处，例如 1907 年 8 月 24 日之《不列颠医学杂志》。

[98] 见汤教授所著的《性与社会》(*Sex and society*)，第 22 页。

[99] 同注 [78]。

[100] 见秦勃士所作《理想之演化》一文（*The Evolution of Ideals*），载在 1903 年 3 月的《教授学杂志》(*Pedagogical Seminary*)。又铎德女士（Catharine Dodd）曾作《学校儿童的理想》一文（*School Children's Ideads*），见 1900 年 2 月、12 月及 1901 年 6 月的《国家评论》(*National Review*)。德国女子没有一个承认过喜欢做男子；她们说这是一个恶念。在比利时根特（Ghent）地方的费莱明（Flemish）族的女子中间，伐朗唐克（Varendonck）发现有 26% 是拿男子做理想的，见 1908 年 7 月的《心理学研究存卷》(*Archives de psychologie*)。

[101] 见瑞氏《奇术异禀之发育史》一书（*Die Entwicklungsgeschichte des Talentes und Genies*），1908，第一册，第 70 页。

[102] 见黑氏所著《论性的自由》(*Ueber Geschlechtsfreiheit*)，第 14 页。

[103] 按中国人对于性之见解，向称健全。但文中所叙之看法，亦非完全无有，文昌帝君等戒淫文

字中以女子比“带肉骷髅”“蒙衣漏厕”，即其一例。《红楼梦》中贾瑞所见之幻象亦即从此种见地中化出。又达摩《皮囊歌》曰：“尿屎渠，脓血就，算来有甚风流趣；九窍都为不净坑，六门尽是狼藉铺。落三涂，沉六趣，尽是皮囊教我做。如今识你是冤家，可以教人生厌恶！”——译者

[104]《精神病理学研究录》(*Studies in Psychopathology*)，载注[83]，所引杂志，但为1907年4月4日出版之号。

[105] 以接吻为两性极度结合的谬解，似乎在欧洲大陆上比较普遍。法国小说家普利佛（Marel Prevost）所作《女子的书信》(*Lettres de Femmes*)，即拿它做题目之一。其在奥国，弗洛伊得也认为不能说不普遍，但仅仅限于女子中间。

[106] 但是，依英国法律而论，强奸一罪在丈夫对于妻子，是不可能的，可以参考之物很多，例如祁瑞的《婚姻法》(Nevill Geary，*The Law of Marriage*）第十五章，第五节。

[107] 此例见希氏所编的《性的间性现象的年鉴》(*Jahrbuch für Sexuelle Zwischenstufen*)，1903年，第88页。在这里我们不妨补一笔，对性交的恐怖心理未必一定是教育不良的结果，不健全与退化的遗传也未尝不是一个原因，有此种遗传的家族，表现此种或类似的变态心理的人往往不止一代，也不止一人。此种变态的心理或行为叫做“功能的性痿”（Functional impotence）。1906年意国的精神病学研究存卷（Archivio di psichiatria）第六册，第806页中即载有一例。一个意国的女子，年二十一，已婚，除性欲外，一切都健全，和丈夫的感情也很好。但后来终于解除婚姻关系，理由是因为她“犯着一种初步的性欲的或情绪的夸大狂”，故虽有健全的性器官，终不免因极端倔强与反抗的变态性格，酿成了精神上的功能痿废。

[108] 同注[1]。

[109]《成年》(*Adolescence*)，上册，第469页。

[110] 同上，第465页。

[111] 同注[11]所引刊物，第一册，第七篇。

[112] 演讲录名《民众学校卒业女生之性的教育》(*Sexuelle Belehrung der aus den Volksschule entlassenen Mädchen*)，1907年出版。

[113]《法国人口的减退》(*La Dépopulation de la France*)，1903年出版。

[114] 此举的合理，是显而易见的，初无待特别的申说。纳客（Naecke）说：“学校男女儿童在这方面的训诲，最宜请老成的医师来担任。”克劳士顿（Clouston）在《心理的卫生》(*The Hygiene of Mind*）第249页上也说：“我竭力主张请家庭的医师，来担任这种责任，有了父母和学校教师左右加以辅翼，他确实是一个最好的劝导和告戒的人。”冒尔也有同样的意见。

[115] 我以前在《宗教与儿童》(*Religion and the Child*）一文中，曾对此点加以发挥，见《十九世纪与以后》(*Nineteenth Century and After*)，1907年卷。

[116] 此种仪式之译名，颇不易定，如言“冠”“笄”，则嫌过于刻板，不适一般之用。如言“启蒙”，年龄上亦殊不称。今用“诱掖”，一则取其亦为一种成语，再则“前导曰诱，旁扶曰掖”，于意义亦尚近情。——译者

[117]《陶瑞斯海峡群岛人类学探访报告录》(*Reports Anthropological Expedition to Torres Straits*）第五册，第七与十二两章。

[118]《几个诱掖的仪式》(*Some Initiation Ceremonies*)，载《民族学期刊》(*Zeitschriftfür Ethnologie*)，1905年，第六册。

[119]《中澳洲的北方部落》(*Northern Tribes of Central Australia*)，第十一章。

[120] 见比德奈尔所作《英属东非土人之男女割礼》(C. Marsh Beadnell，*Circumcision and*

Clitoridectomy as Practiced by the Natives of British East Africa）一文，载 1905 年 4 月 29 日出版之《不列颠医学杂志》。

[121] 见教士葛奇龄所作《巴温达人》(E. Gottschling，*The Bawenda*)，载 1905 年 7 月至 12 月之《人类学会杂志》(*Journal Anthropological Institution*)，第 372 页。又另一教士未思曼亦尝于其所著之《巴温达人》一书中叙述及此（Wessmann，The Bawenda，第 60 页以下）。

[122]《"庆新华礼"，即女子之诱掖仪式》(*"Chensamwali", or Initiation Ceremany of Girls*）载在注 [117] 所引之刊物，1898 年，第六篇。

[123]《教会印第安（印第安派别之名）之诱掖仪式》，载《美国人类学家》杂志（*American Anthropologist*)，1906 年 1 月至 3 月，第 28 页。

[124]《太平洋之土著种族》(*Native Races of the Pacific*）第一册，第 110 页。

[125] 同注 [1]。

[126] 诗与美术对于性欲的密切关系，即在对于生活中自恋活动的憧憬尚未臻若何广大的境界的人，也大多有片段的认识。麦奇尼古夫在他的《乐观文集》(*Metchnikoff*, *Essais Optimistes* 第 352 页）里也说："诗是必然的和性的作用有连带关系"；他同时又引摩皮曷斯（Möbius）的说法，而加以赞许，以为"艺术的旨趣也许必得看做第二性征的一部分"（按此说摩氏以前，已经有许多人说起过，例如弗瑞罗 Ferrero）。

[127] 俄南奸其妹他玛，见《撒母耳记下》，第十三章。罗得之二女与其父淫，见《创世记》，第十九章。波提令之妻诱奸约瑟未成，见《创世记》，第三十九章。——译者

[128] 同注 [44] 所引书，第 60 页。

[129] 同上，第 98 页。

[130]《基督教与性问题》(见前)，第十四章。

[131] 其中尤著者为《儿童之身体》《女体美》《女性的种族美》三种（*Der Körper des Kindes*, *Die Schönheit des Weiblihen Korpers* 与 *Die Rassenschoenheit des Weibes*），概为司徒卡特城之恩克公司（Enke，Stuttgart）出版。

[132] 舒氏此书成后，即献给施氏，以示景仰先进之意。

[133] 见 1907 年 8 月的《十九世纪与以后》(*Nineteenth Century and After*)。

[134] 此所云习惯，显系指造像者于男子阴部必做一桐叶，以为隐蔽。尝见巴黎某幽默杂志载画一幅，中示一新成之石像，方将揭幕之顷，雕塑师某忽自远处狂奔而来，手持一大桐叶，向坛上大呼曰："且慢揭幕，余忘却最重要之一事矣！"——译者

二 性的道德

译序

译了《性的教育》以后，进而续译霭氏的《性道德论》，似乎是合情理的，性教育的效果所及，以个人方面为多，性道德的，则以社会方面为大。性教育是比较现实的，性道德是比较理想的。由个人推而至社会，由现在推而至未来，所以说很合情理。

霭氏的《性道德论》，实在有五根柱石：

一、婚姻自由

二、女子经济独立

三、不生育的性结合与社会无干

四、女子性责任自负自决

五、性道德的最后对象是子女

这五根柱石的实质与形式，具详本文，无须重复的介绍。不过它们的价值，不妨在此估量一下。

一、婚姻自由的理论，我想谁都不会持异议。不过有两点应该注意。西洋的婚姻制度，历来受两种势力的束缚，一是宗教；二是法律，这法律的一部分又是从宗教中来，所以束缚的力量是分外得大。唯其如此，霭氏在这方面的议论，便不能不特别得多；好比因为西洋人对于性的现象根本认为龌龊的缘故，他就不能不先做一大番清道夫的工作一样。这是一点。霭氏这里所称的自由，似乎目的端在取消宗教、法律与其他外来的束缚，是很消极的；至于怎样积极地运用自由，使婚姻生活的效果对于个人、对于社会、以至于对种族，可以更加美满，霭氏却没有讨论到。而所谓“积极地运用”里面，往往自身就包含相当客观条件的节制，这一层霭氏也没有理会。自由是应该受客观条件的限制的，否则便等于自放，等于“盲人骑瞎马、夜半临深池”，没有不遭灭顶的惨祸的。霭氏在下文说（7—8页）：“往往有很有经验的男子，到选择女子做妻子的时候，便会手不应心、身不由主起来；他最后挑选到的结果未尝不是一个很有才貌的女子，但是和他的最初的期望相较，也许会南辕北辙似的丝毫合不拢来。这真是一件奇事，并且是万古常新的奇事。”霭氏写这几句的时候，也许精神分析派的心理学说还不大发达，从这一派学说看来，这种手不应心的婚姻选择实在并不是一件奇事，并且只要当事人在事前稍稍受一些别人的经验的指导，即稍稍受一些客观条件的限制，而不完全诉诸自由行动，它就不会发生。这是第二点。就中国与今日的形势而论，我以为第一我们不必像霭氏那般地认真。中国以前的婚姻，也是不自由的，但是束缚的由来，不是宗教，也不是法律，而是家族主义的种种要求，无论这种种要求的力量在以前多大，到现在已经逐渐消散，而消散的速度要比西洋宗教与法律的还要来得快。结果，尤其在大一些的都会里，不自由已变为太过自由，而成为一种颓废的自放。好比自鸣钟的摆一般，以前走的是一个极端，现在又是一个极端。要挽救以前的极端，我们固不能不讲些自由，要免除目前的极端，更不能不讲求些客观条件的节制。霭氏所自出的民族，是一个推尊个人与渴爱自由的民族，所以他的议论也很自然地侧重那一方面。但我们的文化背景与民族性格未必和盎格鲁-撒克逊人的完全相同，斟酌采择，固属相宜，全部效颦，可以不必。

二、女子经济应否独立的一个问题，到现在可以说是已经解决了的；但究宜独立到何种程度，和男子比较起来，是不是宜乎完全相等，还始终是一个悬案。霭理士在这一方面的议论，好比他在别的方面一样，是很周到的。在原则方面，他不但完全承认，并且把它认为讲求性道德的第一个先决条件。不过在实际上他也认为有很严重的困难。霭氏写这篇文字的时候，原是西方女权运动最热烈的时候，但是热烈的空气并没有蒙蔽他的视线，别人也许忙着替极端的男女平等论鼓吹，心切于求、目眩于视地把男女生理作用的区别完全搁过一边，认为无关宏旨，但是霭氏没有。他说：

> 但上文种种还不过是一面的理论。女子加入工业生活，并且加入后所处的环境又和男子大同小异，这其间也就无疑引起了另一派的严重的问题。文化的一般倾向是要教女子经济独立，也要教她负道德的责任，是没有问题的。但是

> 不是男子所有的职业以及种种业余职务，女子都得参加，都得引为己任，而后不但女子自身可得充分发展之益，而社会亦可全盘收十足生产之功，我们却还不能绝对地看个清楚。但有两件事实很清楚。第一，社会现有的种种职业与业余职务既一向为男子所专擅，则可知它们的内容和设备的发展是在以男子的品格与兴趣做参考，而与女子不太相谋。第二，种族绵延的任务与此种任务所唤起的性的作用，在女子方面所要求的时间与精力，不知要比男子的大上多少。有此两点的限制，至少我们可以了解，女子之于工业生活，绝不能像男子的可以全神贯注，而无遗憾。

不能无遗憾的话是对的，二十几年前，霭氏写这篇文章的时候，这种遗憾还不很明显，但男女职业平等的试验又添上二十多年的经验以后，这种遗憾已一变而为切肤的痛苦。英人蒲士（Meyrick Booth）在他的《妇女与社会》（*Woman and Society*，即刘译《妇女解放新论》）一书里，在这方面讨论得最为精到。霭氏那时候，因为情形还不严重，但在我们看来，以为它的重要并不在其他段落之下。

我以为时至今日，我们对于女子职业自由与经济独立的问题，其实已经可以有一个比较圆满的解决办法。在原则下它是毫无疑问，上文早就说过。就实际而论，我们折衷近年来一部分通人的见地，以为有一种看法与两三种办法，值得提出来商量。

一、就健全的女子而论，我们总得承认生育是她们一生最主要的任务，不论为她们自身的健康计，或为种族全般的发展计，这任务都是绝对少不得的。至少就她们说——不就她们说，又就谁说——职业的活动与经济的生产只得看做一件附属的任务，一件行有余力方才从事的任务。这是看法。由这看法，便产生下列的一些办法。无论一个女子将来从事职业与否，她应该有一种职业的准备，应该培植一种经济生产的能力。宁使她备而不用，却不能不备。在她受教育的时期里，除了普通的教育以外一切有职业训练的机会，也应当为她开着，就是那些平日专为男子而设的，也不应稍存歧视的态度，目的是在让她们各就性之所近，有一个选择的自由。同时我们当然不希望一班极端的女权运动者出来吹打鼓噪，因为这种吹打鼓噪的工夫也未尝不是自由选择的一个障碍。有了职业与经济独立的准备，用也行不用也行，要用的话，我们以为不妨采取两种方式的任何一种。一是直接适用上文所提宾主的看法的结果。一个精力特强的女子，尽可于生育与教养子女之外，同时经营一种或一种以上的事业，但总以不妨碍子女的养育为限。二是精力寻常或觉得同时不能兼顾两种工作的女子便不妨采取罗素夫人所提的分期办法，就是，在婚姻以后，最初十年间或十五年作为养育子女的时期，过此便是从事职业的时期。这两个办法，我认为都很妥当。这两个办法又可以并做一个说，就是上文所说宾主的地位到了后来，不妨逐渐地对掉，起初养育子女的工作是绝对的主，后来子女渐长，不妨变做相对的主，到了子女都能进学校以后，职业的活动即作“夺主”的“喧宾”，亦无不可。

三、霭氏主张凡是不生育的性行为、性结合，便与社会无干，社会不当顾问。这个主张可以说是富有革命性的。西洋社会对于这种主张，到现在当然还是反对的多，赞成的少。在赞成的少数人中间，在美国我们至少可以举一个做过三十年青年法庭的推事林赛（B. B. Lindsey）。在英国，则至少有哲学家罗素。他根据了三十年间应付青年性问题的经验，起初做了一本《现代青年的反抗》（*The Revolt of Modern Youth*，1925），所谓反抗，十分之九是对于旧的性道德观念的反抗，对不合情理的宗教、法律与社会制裁的反抗；全书的理论与所举的实例，几乎全部可以做霭氏的“婚姻自由论”的注脚。林氏后来又发表一本《伴侣婚姻》（*Companionate Marriage*，1927）。要是《反抗》一书所叙的是问题，这本书所要贡献的便是问题的解决方法了。这方法是很简单的，就是：男女以伴侣方式的结合始，一到有了子女，才成为正常的婚姻，在没有子女以前，双方离合，却可不受任何限制。所谓伴侣的方式，就是一面尽可以有性交的关系，而子女来到的迟早则不妨参考经济和其他的环境情况，运用生育节制的方法，而加以自觉的决定。这种见解，可以说是完全脱胎于霭氏的学说的。罗素的见地则详他的《婚姻与道德》一书中（*Marriage and Morals*，1929，中译本改称为《婚姻革命》），大体上和林氏的没有分别。

至于反面的论调，我们至少可以举马戈尔德（C. W. Margold）做代表。他做了一本专书，叫做《性自由与社会制裁》（*Sex Freedom and Social Control*，1926）。马氏以为人类一切行为都有它们的社会的关系，性行为尤其是不能做例外，初不问此种行为的目的在不在子女的产生。他以为霭氏在性心理学方面，虽有极大的贡献，但因为他太侧重生物自然与个人自由，对于社会心理与社会制裁一类问题，平日太少注意，所以才有这种偏激主张。这是马氏的驳论的大意；他还举了不少从野蛮、半开化，以及开化的民族的种种经验，以示社会制裁的无微不入、无远弗届。

对于这个问题，我很想做一个详细一点的讨论，并且很想贡献一种评议，但现在还非其时。不过这评议的大旨是不妨先在这里提出的。霭氏因为看重个人自由，所以把性道德建筑在个人责任心的基石之上，因为看重生物的事实，所以主张自然冲动的舒展，主张让它们自动地调节，而自归于平衡。自然的冲动既然有这种不抑则不扬、不压迫则不溃决的趋势，那么，只要再加上一些个人意志上的努力，即加上一些责任心的培植，一种良好的性道德的局面是不难产生与维持的。这种见地，我以为大体上虽可以接受，却有两个限制。一是霭氏所假定的对象是去自然未远的身心十分健全的人，这种人在所谓文明的社会里似乎并不很多。他们自然冲动的表现，不是不够，便是过火，而能因调剂有方、发皆中节的，实在并不多见。中国古代的圣哲不能不说“不得中行而与，必也狂狷”的话，原因也就在此。第二个限制是责任心的产生似乎也不是一件轻而易举的事，而究竟应该用什么方法来培植它，霭氏也并没有告诉我们。要是马氏和其他特别看重社会制裁的人的错误在过于侧重外力的扶持，霭氏的错误就在太责成个人，而同时对于个人自己制裁的能力，并没有给我们一个保障。

性道德应以社会为归宿的对象，是不错的，应以个人的自我制裁做出发点，也是不错的。制裁不能不靠责任心的培植，也是一个不可避免的结论。但制裁与责任心的养成，一面固然靠一个人的身心健康，一面也不能完全不仗外力的扶持。但这层霭氏却没有完全顾到。但所谓外力，我以为并不是一时代的社会的舆论，更不是东西邻舍的冷讥热笑，而是历史相传文化的经验。这又是马氏的观察所未能到家的地方，说到这里，我们中国儒家的教训就有它的用处了。以前儒家讲求应付情欲的方法，最重一个分寸的节字（后世守节的节字已完全失却本意），所谓“发乎情，止乎礼义”，便是这节字的注脚，我们和西洋的宗教人士不同，并不禁止一个人情欲的发动，和西洋的自然主义者也不同，并不要求他发动到一个推车撞壁的地步，但盼望他要发而中节、适可而止，止乎礼义的义字便等于宜字，等于适可而止。这适可的程度当然要看形势而定。夫妇之间的性生活的适可程度是一种，男女朋友之间的当然又是一种。张三看见朋友李四的妻子，年轻、美貌、人品端庄，便不由得不怦然心动，不免兴“恨不相逢未嫁时”之感。这就叫做“发乎情”，情之既发，要叫它立刻抑制下去，事实上当然不能，理论上也大可不必，要让它完全跟着冲动走，丝毫不加隔阻，势必至于引起许多别的问题，非特别喜欢多事的人也绝不肯轻于尝试。所以张三要是真懂得情理的话，就应当自己节制自己，他尽可以增加他敬爱李四妻子的程度，提高他和他们的友谊关系，而不再作“非分”之想，那“非分”的“分”就是“分寸”的“分”，这就叫做“止乎礼义”。发乎情是自然的倾向，止乎义也未尝不是，不过是已经加上一番文化经验的火候罢了。“发乎情，止乎礼义”七个字，便是一种文化的经验，谁都可以取来受用，来培植他的自我制裁的能力，来训练他对人对己的责任心肠。

这样一说，不以生育为目的的性关系究竟是社会的还是私人的，也就不成为性道德问题的症结，问题的症结在大家能不能实践“发情止义”的原则。西洋社会思想的系统中间，总有一套拆不穿的“群己权界”的议论，任何道德问题，说来说去，最后总会掉进这权界论的旧辙，再也爬不出来。这在我们却并不是不可避免的。我们只知道此种行为不但不干社会全般的事，更不干第二个旁人的事，而完全是我个人的操守问题，而此种操守的准绳，既不是社会的毁誉，也不是鬼神的喜怒、宗教的信条、法律的禁例，而是前人经验所诏示的一些中和的常道；中和的常道之一就是“发乎情，止乎礼义。”霭氏曾说（15 页）:“我们不会对不起道德，我们只会对不起自己”，发乎情而不能止乎礼义，所对不起的不是礼义，不是道德，不是社会，而是自己。

四、关于第四根柱石——女子性责任的自负自决，不比以前的三根，我想谁都认为是毫无问题的。性责自负，当然和经济独立的条件有密切的关系。霭氏的理想，大约假定能够实行新性道德的社会，也就是所有的健全妇女经济上能够自给的社会。对于这一点，我们在上文已经略有修正，到此我们更不妨进一步地假定，以为所谓经济独立不一定要完全实在的。在教养子女之余，或教养子女以后，经营一种职业的女子，当然有她的实际的独立，不过在没有余力经营职业的女子，或平日有此余力而适逢分娩的时期以致不能工作的女子，我们始终得承认她们有与经济独立同等价值的身份。有到这种“等值”（Equivalent）的身份，不论她实际赚钱与否，一个女子的责任、权利与社会地位，便应该和实际从事一种职业的人没有分别。至于性责自决，也是一样的不成问题，若就生育子女的一部分的责任而论，她不但应该自决，并且应有先决之权。在生育节制方法已经比较流通的今日，这不但是理论上应该、也是事实上容易办到的事。

要女子能够自负自决她的性的责任，经济的条件以外，还有一个教育的条件。也许教育的条件比经济的还要紧，因为经济的条件，往往可以假借，有如上文云云，而教育的条件却绝对不能假借。所谓教育的条件，又可以分为两部分说。第一是一般的做人的教育。这当然是应该和男子的没有分别。这部分的教育也包括专业的训练，目的在使她前途能经济独立，或有独立的“等值”。第二是性的教育，目的在除掉启发性卫生的知识以外，要使她了解女子在这方面的责任，要比男子的不知大上多少倍，并且假若不审慎将事，她在这方面的危险，也比男子要不知大上多少倍。有了第一部分的教育，一个女子就可以取得性责自负的资格；有了第二部分的教育，她更可以练出性责自决的能力。资格与能力具备以后，再加上经济自给的事实或准备，女子在新性道德的局面里，才算有了她应得的女主人的地位。霭氏在全篇议论里，对于这一层似乎没有加以相当的考虑。他对于“性的教育”，固然已另有专篇，但是对于上文所说的第一部分的教育，他既没有讨论，对于这两部分的教育和女子性责自负自决的密切关系，又没有特地指出。这实在是全篇中的一个遗憾。

五、上文说过性道德的对象是社会，但这话还不完全。性道德的最后的对象是未来的社会，若就一人一家而论，便是子女。对于这一点，除了极端的个人主义者以外，我想也是谁都不能不首肯的。霭氏说：

> 就已往、目前与未来的形势而论，我们便可以得像法国女作家亚当夫人（Madame Juliette Adam）所说的一个综合的观察，就是，已往是男子的权利牺牲了女子，目前是女子权利牺牲了小孩，未来呢，我们总得指望小孩的权利重新把家庭奠定起来（85 页）。

又说：

> 社会要管的是，不是进子宫的是什么，乃是出子宫的是什么。多一个小孩，就等于多一个新的公民。既然是一个公民，是社会一分子，社会便有权柄可以要求：第一他得像个样子，可以配在它中间占一个地位；第二他得有一个

负责的父亲和一个负责的母亲，好好地把他介绍进来。所以爱伦凯说，整个的性道德，是以小孩子做中心的。

爱伦凯不但这样说，并且还为了这说法写了一本《儿童的世纪》（*The Century of Child*）的专书咧。

自从优生学说发达以后，子女不但成为性道德的中心，并且有成为一般的道德的对象的趋势。在民族主义发达的国家，这趋势尤其明显。优生学家有所谓种族伦理的说法，以为伦理一门学问，它的适用范围，不应以一时代的人物为限，而应推而至于未来的人物。有一位优生学的说客，又鼓吹“忠恕的金律应下逮子孙”的道理。六七年前，我曾经不揣谫陋地写了一本《中国的家庭问题》，站的也完全是这个立场。

以子女为最后对象的性道德或一般道德，终究是不错的。我们为什么要生命？不是为取得更大的生命的么？这更大的生命究竟是什么，当然各有各的见解。一班个人主义或享乐主义者以尽量满足一己的欲望为尽了扩大生命的能事；一班狭义的宗教信徒，以避免痛苦于今生，祈取福祉于来世，做一个努力的对象；但是另有一班人以为更大的生命实在就是下一代的子孙，而使此种生命成为事实的责任，一大部分却在这一代的身上。

说到这里，西洋近代的性道德就和中国固有的性道德，慢慢地走上了同一的大路。霭氏在这篇文字里，曾历叙西洋性道德的两种趋势，在中国的历史里，我们当然也有我们的趋势，读者要知道它梗概，不妨参考陈东原《中国妇女生活史》一类的作品，我们不预备在此多说。但这趋势里的最昭昭在人耳目的一点事实，是不能不提的。就是子孙的重要。“宜子孙”三个字始终是我们民族道德的最大理想。女子在婚姻上的地位，大众对于结婚、离婚、再醮、守寡等行为的看法，虽因时代而很有不同，女子所蒙的幸福或痛苦也因此而大有出入，但最后的评判的标准，总是子女的有无与子女的能不能维持一姓的门楣与一宗的血食。贞操一事，始终似乎是一个目的的一种手段，而自身不是目的。“饿死事小，失节事大”终究是一两个理学家的私见，而不是民族经验的公言，民族经验的公言是：失节事小，子孙事大。俞樾（曲园）的《右台仙笔馆记》里，记着这样一段故事：

松江邹生，娶妻乔氏，生一子名阿九，甫周岁而邹死，乔守志抚孤；家尚小康，颇足自存。而是时粤贼已据苏杭，松江亦陷于贼。乔虑不免，思一死以自全；而顾此呱呱者，又非母不活，意未能决。其夜忽梦夫谓之曰："吾家三世单传，今止此一块肉，吾已请于先亡诸尊长矣；汝宁失节，毋弃孤儿。"乔寤而思之：夫言虽有理，然妇人以节为重，终不可失；意仍未决。其夜又梦夫偕二老人至，一翁一媪，曰："吾乃汝舅姑也。汝意大佳，然为汝一身计，则以守节为重，为我一家计，则以存孤为重；愿汝为吾一家计，勿徒为一身计。"妇寤，乃设祭拜其舅姑与夫曰："吾闻命矣。"后母子皆为贼所得，从贼至苏州。

乔有绝色，为贼所嬖，而乔抱阿九，无一日离。语贼曰："若爱妾者，顾兼爱儿，此儿死妾亦死矣。"贼恋其色，竟不夺阿九。久之，以乔为"贞人"，以阿九为"公子"——"贞人"者，贼妇中之有名号者也。

方是时贼踞苏杭久，城外村聚，焚掠殆尽，雉豚之类，亦皆断种，贼中日用所需，无不以重价买之江北。于是江北诸贫民，率以小舟载杂货渡江，私售于贼。有张秃子者，夫妇二人操是业最久，贼尤信之，予以小旗，凡贼境内，无不可至。乔闻之，乃使人传"贞人"命，召张妻入内与语，使买江北诸物。往来既稔，乃密以情告之，谋与俱亡。乘贼魁赴湖州，伪言已生日，醉诸侍者以酒，而夜抱阿九登张秃子舟以遁。

舟有贼旗，无谁何者，安稳达江北。而张夫妇意乔居贼中久，必有所赢，侦之无有，颇失望；乃载之扬州，鬻乔于娼家，乔不知也。

娼家率多人篡之去，乔仍抱阿九不释，语娼家曰："汝家买我者，以我为钱树子耳，此儿死，我亦死，汝家人财两失矣。若听我抚养此儿，则我故失行之妇，岂当复论名节。"娼家然之。乔居娼家数年，阿九亦长成，乔自以缠头资为束修、俾阿九从塾师读。

俄而贼平，乔自蓄钱偿娼家赎身，挈阿九归松江，从其兄弟以居。阿九长，为娶妇；乃复设祭拜舅姑与夫曰："黾奉命存孤，幸不辱命。然妇人究以节为重，我一妇人，始为贼贞人，继为娼，尚何面目复生人世乎？"继而死。

俞曲园曰："此妇人以不死存孤，而仍以一死明节，不失为完人。程子云，饿死事小，失节事大，然饿死失节，皆以一身言耳。若所失者，一身之名节，而所存者，祖父之血食，则又似祖父之血食重而一身之名节轻矣！"

我记得以前看见这一段笔记的时候，在“天头”上注着说:“推此论而用之于民族，虽千万世不绝可也。”我现在还是这样想。

1 引论——娼妓、婚姻与道德

我以前曾经在另一篇文字里详细讨论过娼妓的现象。娼妓的现象虽则可以厌恶，洁身自好的人尽管可以避之若浼，但从社会的立场看去，它实在是一切性问题的中坚，不容我们不加注意。要是我们站得远一些看，即用绝对客观的眼光把它当做社会的一种动态来看，便可以发现，它不但不是偶然的与轻易可以革除的一种事物，还是目前全部婚姻制度里一个相辅相成的部分，一旦取消，那全部就不免土崩瓦解。凡是见过拙著的那篇娼妓论的人，对于这一点，是早已有相当的了解的。但我们不妨作更进一步的讨论。在今日不但娼妓现象，已经成为婚姻制度的风火墙，并且婚姻制度自身也多少有些娼妓制度的意味。假若我们不把婚姻从外面当做一种社会的制度看，而从里面观察它所由成立的动机，可知许多人的婚姻生活与狎妓生活很有几方面相像。这一点以前已经有人从许多不同的观察点再三加以申说，我们在此似乎可以不必多赘。但是从性道德问题的立场来看，这一点却是万分重要。我们目前的社会状况，对于女子道德观感的培植，是很不相宜的。一个在娼业里卖身的女子和一个在婚姻里卖身的女子，据马罗（Marro）的说法，“不过在价格上和时期的久暂上有些不同罢了”。佛瑞尔（Forel）也说，婚姻是“娼业中一种比较时髦的方式”，换言之，就是同是一种以金钱为目的而举行的性货物的贸易，不过要比较通行罢了。不但如此，婚姻之所以为娼业，不但比较时髦，并且是早就受了宗教与法律的封诰，它究属合乎道德与否，也久已在不论不议之列。只要有了法律与宗教的保障，无论一桩怎样不道德的婚姻也可以不受人家指摘。约而言之，娼妓的原则已经在我们生活中间变做合法与神圣不可侵犯的东西。因此，对于真正的娼妓的制度，要引起一些大家的公愤和合理的反对的论调，往往是极不容易。反对的论调并不是没有，不过那种论调所根据的理由是似是而非的。他们也把娼业与婚姻相提并论[1]，认为娼妓是“违反同行公议而甘心接受比市价更低的工资的一个人”，所谓同行，就是指广义的婚姻，所谓工资，就是出卖色相所得的酬报。但就是这种低级反对的理由也并不很妥当。就事实而论，要是我们把劳力和酬报合并地权衡一下，可知娼妓的劳力实轻，而酬报实重，而做人家妻子的女子则适得其反，她不但责任重大，并且还要放弃许多权利。爱伦·凯（Ellen Key）说得好，因为经济方面既仰仗了她的丈夫，她就不得不牺牲她对于子女、产业、工作，甚至于她自己身体的种种权利；假若她不嫁人，即使像娼妓一般，她还可以有所谓“自家身体”，不必把一切权利都给断送。娼妓的地位虽卑劣，却从没有把自己的身体完全签字卖绝的，但是做妻子的所签的婚约却是一种卖绝的卖身文契；娼妓有她的自由和个人的权利，虽然往往不足挂齿，但做妻子连这不足挂齿的也得不到。所以不守同行公议而擅自跌价的实在是做妻子的女子，而不是做妓女的女子。

婚姻制度的合乎道德与否，以前早就有人讨论到过，并不是近年来才开始。四十年以前，英人欣顿（James Hinton）就很不客气地下过一番攻击。他以为婚姻在宗教与法律的护符之下，放僻邪侈，真是无所不用其极；他说：“我们的婚姻关系中，根本有一种不健全的状态在。”“在实际生活上，此种关系既极可怕，而在理想上它也并不能满足许许多多人的感情与期望。有许多有才力的女子很愿意做一个已经结婚的男子的外妇；又有一些纯洁与很天真的女子说起她们看不出来为什么她们的婚姻非经过法律手续不可；另有一个女子谈起要是她和一个男子发生恋爱关系的话，她就不愿意有什么法律的束缚；即在通人也以为男子可以有性的知识，而女子则应以不识不知为原则，即因不识不知而发生危险，亦在所不惜——诸如此类不胜枚举的问题都可以证明目前婚姻关系根本上有不健全之处，非加以彻底地查究一下不可。”

许多年前，在1847年间，格罗斯霍芬格（Cross-Hoffinger），在他那本《妇女的命运与娼业》（*Die Schiksale der Frauen und die Prostitution*）一书里，也很有力地申说娼妓问题在事实上就等于婚姻的问题，所以婚姻关系要是不先经改革的话，娼妓问题也就永远无法革除。他以为把婚姻建筑在一个陈旧的经济基础上，并且把它当做一种有强制性的社会制度，便是一个错误，须得从头改正。就这一点而论，格氏实在是爱伦凯的开路先锋。布洛克（Bloch）对于他这本书，也认为是一本开山之作，有极大的意义，虽若称扬得有些过火，其实是很对的。

在格罗斯霍芬格以前，约距今一百六七十年，另外有一位和格氏很不相同的人，对于当代的道德状况，下过一次很严厉的分析，因为严厉之至，不客气之至，所以当时的人便以为他对于当代的神圣的习惯制度，是抱着一种玩弄与侮慢的态度的，所以群情愤激之余，便把他的书烧了。这个人叫做孟德费尔（Mandeville），他那本作品叫做《蜜蜂的寓言》（*Fable of the Bees*），是1714年出版的。在第64页上，他描写着近代的婚姻关系和此种关系的法律的内容说："我在这里讲起的那位很温文尔雅的先生，倒不必讲究什么克己与节制的道理，至少他不必比野蛮的土人更讲得多；野蛮人在此种场合，一方面要受自然法则的支配；一方面也是很天真很诚恳的——但这些这位新郎先生却可以不大顾问。他在满足他的性欲的时候，只要不违反他的国家规定的法律，他就可以不必有所忌惮。要是他的欲火比山羊或公牛还来得大，一经举行过相当的仪式以后，我们也唯有让他去尽量地发泄，他要到什么程度，就到什么程度。要有什么讲道理的大人先生们出来责备他，他还会对他们冷笑，觉得他们太不识时务。原来他这种纵欲败度的行为，不但女子全部赞成他，就是男子也是十个里有九个以上是和他一鼻孔出气的；他越是放纵，越是荡检踰闲，越是卖弄他的淫巧的行径，他越可以赢得女子的欢心，不但年轻、淫荡与爱慕虚荣的女子要拥护他，就是比较老实、稳重的太太们也暗中艳羡不止。"

所以从道德的眼光来看婚姻，我们以为它的最大的罪过是把两性的关系沦为金钱与淫欲的奴隶。而金钱与淫欲的奴隶，岂不是就是卖淫与买淫，就是娼业？所以说今日之下的婚姻与娼妓是一丘之貉。

真正合乎道德的婚姻的目的是这样的。无论我们用广一些的生物学眼光来看，或狭一些的社会眼光来看，婚姻是一种性的选择，它的形成应该受性择律的支配，而它的目的，直接则在产生因恋爱而结合一种共同的生活，间接则在种族的绵延。除非生殖也是婚姻目的之一，它便和社会不生干系，而社会也没有顾问之权。[2]但若生殖是目的之一，那么，无论在生物的立场或社会的立场，我们便应该让自然的、正当的性选择的影响有自由用武之地，而不让其他不相干的影响拦入，因为此种不相干的影响一经拦入，势必妨碍选择作用的健全，而产生不良善的婚姻关系与不良善的子女，而社会全般终必蒙其大害。

这当然是比较理想的话，若只就事实而论，则谁都承认传统的婚姻关系大多只顾到经济的利益，而不顾到生物的利益，就是在离原始状况不远的社会里，也复如此。但何以在比较原始而活力很强的社会里，此种以资产而不以生物选择为依据的婚姻倒也没有产生什么顶大的害处呢？这其间有两层原因，一是此种社会往往很坦白承认婚姻的经济性质，而不加以文饰，二是他们对于其他比较不正式而事实上更来得自然的婚姻关系，不但实际上能放任，名义上也不干涉。例如多妻的制度便有相当调和的影响，它一面按照经济的要求办理，一面对于比较自然的生物的要求，也能相当的顾到。近代所谓文明的社会里，却反而不能如此。近代婚制已经像带上了铜箍铁罩一般，丝毫没有回旋的余地，像多妻制一类的自然的保障与补偿方法，当然在不论不议之列。近代一夫一妻的婚姻，无论其内容如何糟不可言，总是“合法”的，总是“神圣”的。我们对于此种基于经济利益的婚姻，现在也已经司空见惯，所以西奇威克（Sidgwick）说[3]，假若有人把它比做“法律许可的娼业”时，我们也并不诧异，但“感觉他未免说得过火一些或似非实是罢了”。

一个男子为了金钱或满足某种野心而结婚，便已经离开了生物的与道德的正当目的。一个把自己的身子终身出卖的女子，在道德上和只出卖一夜的女子，没有分别。她的收入也许大些，为报答这收入计，她得当一些管家的差使和对丈夫的一些有求必应的侍候（对于这些差使与侍候工夫，她也许很不内行，不过奉行故事罢了）；因为此种服务工作，她就可以得到一个养老院的待遇，衣斯食斯，到尽其天年为止——这些一切，当然和妓女不同，但是从道德的立场来看，却终不过是五十步与百步之差。此种道德的责任，不用说，自然男女得平分负担，至少男子的责任不在女子之下。这种不道德的状况一大部分是男子的无知识与不关心所酿成的；他对女子的性格和性爱的艺术，不但所知有限，并且也不求甚解。往往有很有经验的男子，到选择女子做妻子的时候，便会手不应心，身不由己起来；他最后挑选到的结果未尝不是一个很有才貌的女子，但是和他的最初的期望相较，也许会南辕北辙似的丝毫合不拢来。这真是一件奇事，并且是万古常新的奇事。[4]对于自己准备娶来做妻子的女子，在性情上与品格上，不求全责备，不反复测验，也许是男子的一点自谦的美德。但无论虚己待人到何种程度，无论他怎样地把对方看做天鹅肉，把自己看做癞虾蟆，他总该盼望他把身心两方面的长处尽量贡献出来才是。这种要求，虽出乎男子，根本也是对女子自己极有益处的。女子所能给男子的，至少是一部分的宇宙的不传之秘；而女子而不能把她的品质的精粹充分表现出来，就等于不能把此种神秘启发给男子。这样的一个女子便是自贬了身价，她加入婚姻与家庭，就和别一个女子进收容所或救济院，没有多大分别。

2 道德的定义和分类

我们讨论性在精神方面的种种事实，牵牵引引，终于到达了性的道德的问题。我们讲起娼妓的现象的时候，我们再三再四地不能不提到“道德”这个名词。但道德这个名词是很模糊的，并且因为它的意义不止一个，往往可以引起误会。读者阅读上文的时候，一定也感觉到，上文用到道德这个名词的时候，究竟指的是哪一种意义，几乎完全要读者参酌了上下文自己决定。但讨论的过程到此，到我们快要进入婚姻问题的时候[5]，我们为免除模棱的了解起见，便不能不对于“道德”的几个常用的意义，加以一番辨别的叙述。

伦理学的著作里所讲的道德是**理论的道德**。它所注意的是大家“应该”做些什么，或怎样做了才算“对”。在柏拉图所作的对话里的苏格拉底士就注意到大家的理论的道德，他想答复的问题是：大家在他们的行为动作里，“应该”追求些什么？不但苏格拉底士如此，我们不妨说，近代以前一切关于伦理方面的著述，无非是要答复这个问题。西奇威克说，这种理论的道德是一种学问，而不是一种科学，因为科学的根据是现存而已然的事物，而不是未然而应然的事物。

就在理论的道德的范围以内，我们也可找出两种不同的道德来，它们不但不同，并且有时候还要彼此歧视或只不过维持一种面子上的客气的关系，所以彼此谈起的时候，嘴角总不免一弯，鼻子里也不免哼一声：“道德。”这两种道德是**传统的道德**与**理想的道德**。传统的道德是建筑在已往长时期的社会生活的习惯上的；和其他传统的见解一样，也是很牢不可破的；一个人呱呱坠地，便不由自主地受了它的包围。我们接受了它以后，它就变做我们的良心，随时随地会自动地替一切现存的规矩说好话；即使一个人也许早就否认了它，它还是不肯放松。例如许多以前对于主日礼拜竭力奉行的人，后来自己虽经过理论上的一番盘驳，以为奉行了未必“对”，不奉行了也未必“不对”，但一到不奉行的时候，不期然而然的自问总觉有些对不起“良心”似的。这种“良心”的抗议也就等于习惯的规矩的抗议，此种规矩，你虽不承认，社会全般是承认的，你现在虽不再承认，你以前却是在它们中间长大的。

理想的道德和传统的恰好相反，它所关心的是未来，不是既往。它的根据不是已往的一些越来越古老，甚至于越来越违反社会利益的种种社会习惯，而是一些新的社会行为，此种行为虽已有人实践，并且实践的人一天多似一天，但到底还没有多大的势力。就近代而论，哲学家尼采（F. Nietzsche）就是拥护理想的道德的一位健将，他主张拿一个开辟草莽者与建设新生活者的“英雄道德”来抵抗众人的传统道德或尼采所称的“羊群道德”。这两种道德自然是彼此对抗的，但是我们得记住，从接受和主张它们的人看来，它们都是合理的，也是绝对不可少的；对于社会全般也是如此，因为它们的对峙与竞争，理论的道德才能维持它的持平而不偏倚的形势。即就娼妓问题而论，我们就可以证明这一点；传统的道德是替它辩护的，不是替它的本身，乃是因为要维持一夫一妻制度的尊严，不得不以一部分的女子做孤注之一掷；但理想的道德却不承认有此种必要，它希望我们能够把婚姻制度逐渐改良，因而改变与减少娼妓的现象。

但除了理论的道德以外，世间固还有实际的道德这样东西。“应该”做的事是一回事，实际做的事却又是一回事。这实际的道德才是最基本、最扼要的。拉丁文里摩瑞士（mores）和希腊文里的霭苏士（ethos）都指着习俗这样东西；前者后来虽为英文的道德一词所本，但在当初并没有“应该”的意义，不过指习俗的实际而言罢了。[6]就是多少有一些应该不应该的意义，那也是和上文所提理论的道德所要求的“应该”不同。习俗所责成你做的，往往也是你心上觉得应该做的，所谓应该，如此而已。但同时我们得注意，一个人做一件合乎道德的事，他的最初的动机也并不是因为他觉得应该这样做，这其间实在还有更深更近乎天性的理由在。[7]他并不是真因觉得应该这样做，乃是因为别人都这样做，习俗向来这样做，所以他以为他也应该这样做。在实际的道德里的“应该”的意义，不过如此。

一个社群的行为是受它的生活的需要所支配的，而所谓生活的需要又要受时代、地理环境与文化背景的限制。有的社群里有子女扑杀老年父母的习俗，此种社群里，不但社群全般觉得这是最好的办法，就是被杀的父母也有同样的感觉，所以到了相当年龄，便很愿意接受此种待遇；这种行为，对于那个社群，不但是在实际上合乎道德，在理论上也合乎道德。[8]在我们中间，年老的人可以受保护，到尽其天年为止；这在实际的与理论的道德方面，也都没有什么不合。这种合与不合显而易见和不许杀人的规矩或律法不生关系；我们也未尝不杀人，有时且以能多杀人为荣，例如在以爱国为名的“战争”状态之下，有时候因为经济的要求，杀了人也不算什么一回事，例如在畸形发达的工业制度之下的草菅人命；但是杀害老人，不但社会经济生活里无此必要，并且也是我们感情所不许可；我们文明的情绪生活要求老年人的维持和高年的享受。杀人行为的道德的意义，是以多变化出名的，时代不同，地域不同，意义即随之而异。在二百多年前的英国，一个人犯了小小的盗窃的案件，就可以判死罪，而当时的开明的舆论也并不觉得这有什么要不得。但在今日，这就很不合道德了。一个未婚生子的女子把初生的婴儿弄死了，这在她原完全是一种违反天性的万不得已的自卫行为；但许多国家的法律对她不是判死罪，便判终身监禁，而我们对于这种死罪判决的道德问题，到近来才开始加以怀疑。杀人的战争，究属合乎道德与否，我们似乎连疑问都还不大有，我们所已明白承认为不道德的不过是妇女、儿童与不参加战争工作的分子的杀戮罢了。一时代一地方各有各的道德观念，由此可见。

韦思特马克（Westermarck）说得好：“严格言之，习俗是包括一个道德的规则的……社会是一个学校，行事的是与非、错与对，是课程，而习俗便是总教习。”[9]习俗不但是道德所从出，也是法律所由本。“习俗就等于法律，就是法律。”[10]理论的道德固然有趣，历来许多聪明的哲学家都把它当做大教场一般来练习些思想的把戏，但因为练习得太多了，我们反而有把实际的道德丢在脑后的危险，要知道德的实质，终究脱不了社群中大众的一些日常实践的行为。[11]所以我们要在实际方面为道德下一个比较确实的定义的话，我们不妨说，道德是一部分的习俗，其履行的结果，在大多数的社群分子心目中，是认为对于在某时代某地域以内的大众，可以产生福利的。因为这一层道理，即因为此种福利是一个切实的当前的问题，而不是悬揣的应该怎样的问题，所以实际的道德才可以成为科学的一门。韦思特马克说得是：“要是‘伦理学’这一个名词是准备做一门科学的名词的话，那么那门科学只能够拿道德意识的事实，做研究的对象。”[12]

勒基的《欧洲道德史》（Lecky，*History of European Morals*）是一本研究实际

的道德而不是理论的道德的著作。韦思特马克的那部大手笔，《道德观念的由来与发展》（*The Origin and Development of the Moral Ideas*），是一篇更新颖的客观的科学讨论；原书的题目虽嫌陈旧，不足以表示这一点，但其实质的价值则无可否认。书中所叙述的，就其大要而言，也不外历史上已然的事实，而不是未然而应然的一些悬拟。差不多同时出版的霍布豪斯先生的《演化中的道德》（Mr. L. T. Hobhouse, *Morals in Evolution*）也有同样的性质；它名义上虽以观念为讨论的对象，即以道德的规律为对象，而不以社会“行为的历史”自居，事实上它所讨论的规律也未尝不以有关“常人的常态行为”者为限（语见原书第一册，26 页）。换言之，霍氏此书也不失为一本实际道德而不是理论道德的历史。近代思想家中最深沉也最能发人深省的一位，法人戈蒂埃先生（M. Jules de Gautier），在他好几本书里，尤其是在那本《道德的依傍性与习俗的独立性》（*La Dépendance de la Morale et l'Indépendance des Moeurs*，1907 年出版）也用同样的眼光来分析道德的概念。他说：“行为的现象，和别的现象一样，也是经验的一部分，所以道德这样东西，就是在历史演化的任何时期里一切可以适用到行为的规矩条文，都是依傍着习俗的。”我也不妨征引到另一个法国学者的著作，就是莱维-布吕尔的那本《习俗的道德与科学》（Lévy-Bruhl, *La Morale et la Science des Moeurs*，此书有英译本）它在实际的道德方面，也有一番极有力量的讨论。

所以归根结底，实际的道德是一种所谓硬碰硬的自然的事实，也是一切理论的道德、不论其为传统的或理想的所由产生的基础。所以我们那种很普遍的生怕触犯或对不起道德的心理，是浪费了的。我们不会对不起道德，我们只会对不起自己。道德是以自然为根据的，所以我们最多只能加以变通罢了。克劳利（Crawley）说得很对[13]，就是传统道德中的金科玉律，其效用也无非在辅助自然，使种种自然的冲动，可以得到一种更有规则的表现；常人以为此种大经大法的目的在抑制自然，真是一大误解。此种金科玉律的弊病，像许多古板的东西一样，实在不能随时代而变通；往往原先是极有用的行为的规律，但时过境迁以后，它们却不能跟着变迁，结果就失其效用而成为生活的障碍了。这种障碍却也就是新的理想的道德所由产生的一大因缘；同时实际的道德也正在那里酿成新的结构，以适应新的生活的关系，而替代陈旧的与枯朽的传统的事物。[14]

理论的道德与实际的道德或道德的主体之间，显而易见有一种很密切的关系。何以见得呢？一方面，理论的道德原是社会生活中已然的习惯的产物，并且已经在我们的意识里经过了一番抽象的综合化，而又一方面，此种意识化的结果，又可以回过头来，对于流行的习惯，或加以拥护，或加以变通，便愈益适合于当时的生活。这其间互为因果与相互影响的手续是不一致的，其所以不一致的缘故是因为理论的道德实在有很不同的两种，我们不在上文已经说过了么？大凡传统的或“顾后”的理论的道德往往有留难的影响，使道德的习惯发展得慢，而理想的“前瞻”的理论的道德则有催促的影响，使此种习惯进行得快。所以实际的道德，或道德的主体，便成为这两种理论的道德的一种居中的东西。理想的或前瞻道德总是领着路，实际的道德习惯就永远在后头跟着，它跟得上跟不上和跟得上的程度自然又得看此种前瞻的道德是不是真正前瞻而是走得通的，亦或是徒有前瞻之名，而实际上却走进了一条死巷或牛角尖，那么，实际的道德就跟不来了。有许多空洞的道德理想便是准备引人到牛角尖里去的。至于传统的与后顾的道德呢？它却是跟着实际的道德跑，在后面端详评论。所以结果是，任何时代的实际的道德虽和两种不同的理论的道德有前瞻后顾相互呼应的密切关系，但绝不会和它们合而为一，对传统的道德，它是“过之”，对理想的道德，它是“不及”。

对于这三种不同的道德，传统的、实际的和理想的，原是任何读者所知道一点的。但我们在这里再三加以辨别，也自有故。我们以前在别处讨论到娼妓问题，也时常提到道德两字；在那时候我们并没有加以辨别，它所指的究竟是三种里的哪一种，而往往让读者根据了上下文自己去斟酌。但我们现在讨论到性道德的演化的本身了。我们势不能不对于名词的连用，有一个更清楚的界限，所以才有上文这一番议论。我们现在不妨在此说明，下文中间所指的道德，除了特殊标明的以外，全都是实际的道德，即道德之切实见诸日常的社会生活者。至于前瞻或后顾的道德，即指到时，也是比较次要的。

3 经济与宗教势力下的性道德

性的道德，和别种的道德一样，当然也是一些传统的旧习惯和一些因事制宜的变通的新习惯所共同组织而成。要是传统的势力太大，性道德的生活势必日归枯朽腐败而失掉它的位育的活力。[15]要是变通得太快，以至于见异思迁，性道德的生活就不免过于动荡，因而失掉它的威力的重心。二者都是不妥当的。唯有参酌于二者之间，使比较固定的体与比较流动的用可以互相调剂，也就是使传统一方与理想一方可以彼此会合，居其间的社会生活可以执中两用，斟酌损益，有威力而不失诸呆，有流动性而不失其重心，才为圆满。这原是很简单的一点道理，但是世间即以道德家自居的人，也往往不能了解。因为切心于取得逻辑上的妥帖，他们便不惜一意孤行，推车撞壁，不是一味讲空洞的理想，便是一口咬定传统的权威不放，而尤以侧重权威一方的人为多，因为权威的力量最足以唤起深刻的印象，最足以发人夕惕若厉之心，而勉其去恶行善。结果自然是很不幸的，尤其是在性的范围以内，因为唯有性这样东西，是比较最不肯受已经枯朽的传统习惯所拘束，它的反抗力最强，它的像火山般的爆发性最大。

我们普通的习惯是把现行的婚姻制度和抽象的“道德”混为一谈，以为合乎制度的，便是道德的，否则，便是不道德的；不但如此，我们也往往不理会当代在进行中的种种变迁，虽然很迟缓，很不易觉察，而对于我们的性道德，也未尝不在那里发生很深刻的影响；其实任何时代都是如此，也不独我们所处的今日为然。换言之，道德价值的转换与推陈出新是一种不断的过程；以前所公认为最高的道德标准，现在也许变做不道德的了；以前大家毫不置疑地认为不道德的东西现在也许变做一个崭新的标准了。欧洲在两千年前不就有过这种大转变么？基督教会和罗马帝都在对峙与冲突里，原先占上风的是罗马的传统文化，而可以做这种文化的代表的便是那个道德的典型人物奥来留士（Marcus Aurelius）；从罗马人的眼光看来，基督教不但叫人放弃一切公民的权利和责任，并且拒绝社会生活和一切用血汗得来的文化成果，所以是极不道德而宜乎扑灭的。但到了后来，这所谓极不道德而宜乎扑灭的东西反而占了上风，并且一跃而为道德生活的最高标准。[16]在西洋古代，即希腊罗马时代，仁爱、怜悯和自我牺牲一类的性格几乎和人品的懦弱无能相提并论；而一到基督教发达以后，它们便都变做最高的美德，甚至于成为神道的一部分。我们西洋的性道德是一向不把天然的人的情绪放在眼里的，若有人说，这不但不是道德而是不道德，因为它只顾尊重传统的法则而不顾人性的需要，我们便瞪着眼，不能了解。道德价值的因时因地转变，由此便可以举一反三了。

始终在演化中的道德的理想，一到了性的范围以内，往往因各种不同的标准互争雄长的缘故，以致发生顿挫，至少在我们西洋文化里是这样的。这其间的理由，我以为就因为我们还根本没有性道德这一门东西。[17]大家想起历来社会对于所谓“性道德”的三令五申，一定以为这是一种很可诧异的结论。不错，我们是有适用于性的范围的道德的。但要知此种道德大部分实在是属于资产道德的范围，而与性的范围无干，其间的标准大半以资产为依据，而不以性的事实为依据。完全参考了性的事实而形成的性道德，我们还没有，至少在一般人的心目中还没有。这一层是极容易了解的。性关系的中心事实是什么？当然是男女的恋爱，至少也是男女的性欲；性欲或恋爱是极基本的东西，是生理的，要是没有它，男女性的结合便不可能。所以真正的划得清的性道德起码应该拿这一点做一个基础。但是说也奇怪，我们历来所称的“性道德”，便有根本否认这一点的尝试。它也居然使人家发生契约的关系，替人做媒说合，它又设为种种担保，使性欲的倾向永久维持它的方位；不游移，不见异思迁。这种种考虑不能说不周详，但若加以推敲，则知它们实在是经济范围以内的东西，用在经济生活上固然有效，用在性的生活上，便不免不相称的可笑。广义的经济关系，对于任何健全的性道德系统的演化，原有极重要的影响，这是谁都不否认的，但我们要知道，此种关系是属于演化的条件一方面，而不是基础的一部分。现在的毛病，正在把它当做了基础。[18]

从法律的眼光看，传统的婚制根本是取得资产或遗产的一种办法。这一点在英国的离婚法律里便可以看出来。这法律说，要是一个女子和丈夫以外的男子发生了性交的关系，她的丈夫便可以和她离异；但若丈夫和别的女子发生了同样的关系，妻子便不能提出离婚，除非同时有虐待或遗弃的证据。从任何理想的道德的立场看，这样一种法律是显而易见的不公道的，所以除了英国以外，其他文明的国家早就已经把它废除。

但若我们用财产和产业的遗传的眼光来看，这样一种法律便很容易了解；大多数的英国人拥护这种法律，也就是因为这个理由。假若一个人的妻子和别人发生关系，前途承继他的遗产的儿子也许根本就不是他自己的血肉。但是丈夫要有外遇，这种危险就不会发生。所以妻子的不贞是一种严重的侵犯财产的行为，而丈夫的不贞则不是，所以从法律的眼光来看，便难以提出来一种离异的理由。至于何以加上了虐待以后，便可成立，那又完全是对于近代人士情绪生活的一种让步，其要点在虐待，而不在有外遇。但德国斯特克尔女士（Helene Stöcker）说得很对[19]：“一个已婚的男子于婚姻以外生产了一个自己能认账的孩子，其为一种严重的反社会的行为，正和一个已婚的女子与外遇私生了子女而于其血缘不加以坦白地承认一样。”前者把一种重大的责任卸在一个家以外的女子身上，后者却把此种责任推在家以内的男子身上，一卸一推，其为不合道德，初无二致。[20]

我之所以在此特别把性道德的经济要素再三地申说，是因为它已经在法律里取得了固定的地位，并且也是传统的性道德日益牢不可破的一个因缘。但若我们把眼光放开一些，可知此种要素还不止经济一端。古代的禁欲主义也未尝不是一个；因为禁欲主义的关系，我们的性道德也取得了一些宗教的情绪与宗教的尊严。所以我们的性道德，名为是性道德，实际上却是“财产道德”和原始的“禁欲道德”的一个共同产生的杂种，这杂种的两个成分和真正的性生活的事实都是没有什么须臾不可离的关系的。两个成分之中，“财产道德”后来在法律里占了优势，除了一二不很一贯的小地方以外，法律可以说完全受了它的支配。“禁欲道德”起初也和法律有过一些若即若离的关系，但是它的效用大都集中在社会的舆情方面，使大众对于性交这一件事，多少存一种贬薄的态度。但若不把性交当做单独的一件事看，而看做正式的婚姻的一部分，有资产的根据，又有宗教的保障，那就又当别论，而未尝不被认为是不可缺少的了。

传统的性道德是极看重处女的童贞的。因为看重之至，所以不知不觉之间，和未婚的女子奸淫便变做一种死有余辜的宗教上的“孽”，最后并且变做法律上的“罪”。教会的旧例，假若有人主张婚姻比守童贞为高，那人便得受教会的制裁，正式的要受诅咒或诃逐。有人说这是特伦托会议（The Council of Trent，1542—1563以后才如此。但事实上此种见地，就在基督教最初发轫的时候，便多少已经有人主张过，在保罗的致各教会的书信里就可以明白看出。但无论如何，基督教的神学家没有一个不承认和未婚女子奸淫是一个“死孽”，好比“死罪”一般。西班牙著名的神学家卡拉慕夷（Caramuel）对于人性的自然与理性的要求都还能特别地顾到，他以为这种奸淫，因为在被禁之列，所以才成为一项罪孽，但当时的教皇英诺森第十一世（Innocent XI）便正式地加以贬斥。和未婚女子犯奸的行为，从此便由宗教的“孽”渐渐地世间化，而成为法律的“罪”。例如在法国，一直到十八世纪，它还是一个触犯刑章的罪名，这是法国社会学家塔尔德（Tarde），在佩里戈尔（Périgord）地方研究当地刑法的变迁的时候发现的；他同时也发现，在这个地方，不但奸淫未婚女子是一个罪名，已婚的男女通奸也是，并且不论两造的受害人有无告状的形式，所判的刑罚都很重。[21]

英国的清净宗的教徒（和日内瓦的清净宗一样），在克伦威尔的所谓共和时代里，也学了天主教的样，把宗教对于犯奸行为的主张采进法律里去。1653 那年，又通过了一个议案，凡是未婚的人犯淫，两造都得受三个月的监禁。这个议案又规定已婚的女子犯奸（对于已婚的男子，则只字未提）是一种重罪，奸夫奸妇同律，都可以判死刑。[22]

这种性道德，实在是一种冒充的性道德。因其是冒充的，所以它的作用是双料的坏。在一方面，它无异把性行为赶进了一个秘密的所在，使它愈益地不知羞耻地放肆；在另一方面，它维持着很古板、很不能动人的一套规矩，既不中听、又不中用，结果，终于把理论的道德这样东西，在常人的心目中，变做一种空洞迂阔的事物。十八世纪与十九世纪间的法国作家瑟南古（Senancourt）说：“要是道德的履行可以比较省力一点的话，人类可以得到不少的好处。省力以后的功德，当然没有吃力的那般高大，但高不可攀，大而无当，试问有何用处。”[23]真是慨乎言之。近日的一位道德家爱伦·凯也说，今日之下，我们没有道德，我们只有鼓励罪恶而消灭德操的不道德，在这时候要有人为青年人讲说一种更健全的道德，而对于现存的鼓励不道德的社会不先加以痛快地贬斥一下，“这个人不止是一个傻子，而是一个比傻子更坏的罪人。”这话虽过火，却也难怪。

瑟南古是一百多年前的人，爱伦·凯是近代的。两位都是新性道德的先进，而近代所谓前瞻的或理想的道德也是唯他们马首是瞻。这种理想的道德，以前已经说过，自然总要比传统的道德和现行的道德跑得快些。

4 新性道德的酝酿

近代有一种很切实的运动，足以证明我们的性道德确实已经渐渐走上一个新的立足点。那就是一般人对于国家干涉的婚姻与教会干涉的婚姻的态度的变迁了。不但如此，他们并且慢慢地以为，除非是有子女的问题，国家对于性的关系，不应该横加干涉。

就欧洲的民众而论，这种不欢迎国家的干涉的倾向是一向有的；他们往往让时光的过去和子女的出生来坐实这种性的关系。此种倾向并且早就在无数的农村社会里形成种种公认的风俗习惯，一面既不受外界潮流的激荡，一面也不受神学的基督教见解的制裁。但这还是比较过时的话，若就近代而论，则此种倾向最发达的阶级倒不是一般闭塞的平民，在他们中间，事实上已经不存在，而是一些进步的知识阶级。马埃尔教授（Bruno Meyer）为近代的性交，举行在合法的婚姻以外的，总要远在半数以上。[24]这话真无可非难，越是有知识，越是进步与繁荣的社会里面，此种不受法律的羁绊的倾向越是来得显著。所以就世界的大势而言，一般人的常识已经根据了理想的道德家所指示的方向，逐渐地在那里转变，慢慢形成一种实际的道德。

近代有许多婚姻是自动的不生子女的。这种婚姻更可以示人以自由结合的种种便利，于是风气所趋，诚有如巴孙士夫人（Mrs. Parsons）所云，它已经变做“一种婚姻的进步的替代物”。[25]正式结婚的年龄的提高也是在一条路上的。它不但暗示自由结合的增加，并且告诉我们婚姻以外的性关系的各种方式，不论其为正常的或反常的，也都在那里孳长。例如在英伦与威尔士，在1906年一年里，男子的平均婚年是28.6岁，女子的是26.4岁，而一千个男子中间还没有成年[26]的只有43人，女子也只有146人，也可见加入正式婚姻者的一般年龄的高大了。就1906年以前约四十年间的变迁而论，男子的平均婚年已经延迟了八个月光景，女子的还不止此。此种倾向，在大城市里也比在乡村里要来得显著，例如在伦敦，因为在城市里婚姻以外的性结合的机会与可能性，要来得大。

要是我们把目前的平均婚年当做一种富有代表性的东西，以为就大体而论，它也就是一般的人口初次发生性结合的年龄，那就未免太迟了。德国的一位神经学界的领袖，巴埃尔（Beyer）发现迟婚与早婚一样的有许多弊病，以为就温带的人口而论，女子最相宜的婚年是 21，男子是 25。

但是，在恶劣的经济状况与死板的婚姻法律之下，早婚是有百害而无一利的。在穷苦人家，它便是赤贫的一种表示。越是穷苦，越是结婚得早；他们觉得反正再穷也穷不到哪里去。[27]但无论如何，穷人早婚总是一件不幸的事。霍华德协会（Howard Association）的干事兼警厅的牧师霍姆斯（Thomas Holmes）说："许多好心肠的人劝青年男女早早结婚，免得发生他们所称的'丑事'。我认为这是绝对的要不得的，它所作的孽要比它所能防止的更大更多。"[28]

早婚也是娼妓与离婚的一个极普遍的原因。早婚的女子流为妓女的，多至不可胜数，有的名义上虽还是人家的妻子，实际上却在卖淫。至于和离婚的关系，则可以就离婚的统计推算出来。例如在英伦，上文不是说每一千个结婚的女子中间，不成年的只有 146 人么？但是在离婚的统计里，每一千个女子里，不成年的却有 280 人。此种多寡悬殊的情形其实还不止此，要知道唯有小康和富裕的人家才可以享受离婚的艳福，而此种人家的结婚年龄总要比一般人口的高得多。这样一比，早婚与离婚的关系便越发显然了。很久以前，大诗人弥尔顿（Milton）说，少不更事是婚姻生活所由触礁的一个原因（弥氏自己在明白这一点教训以前，是付出过代价的）。他在文章里说："那些生活越是放浪的人，一旦正式结婚，越是能够成功，他们婚前的惹草拈花朝秦暮楚的行为，多一次，便无异添一次离婚的经验，经验便教训了他们。"[29]

克拉泊登女士（Clapperton），就受高等教育的阶级而论，主张很早的早婚，以为就在学生时代，也不妨，认为婚姻生活和学业不难并行共进。[30]爱伦·凯也提倡早婚。但她也很聪明地添上一种附带的主张，就是，离婚也得方便。这是很对的，有了这唯一的附带的条件，早婚对于一般人才有可取之处。男女青年——除非具有很质朴和稳定的品性，大都不能预料他们自己的发育的途径和前途最强烈的需要，对于一个异性的人的性质与品格，也不能有准确的估量。在这种情形之下缔结的婚姻，结果虽不至名实两亡，也不免有名无实。在结婚的第二天，便向法庭要求分居或离异的女子，也就不乏其人。

欧洲社会里这种多少能够持久的自由结合，大都是只能当做一种“试验婚姻”看。虽有试验的意味，事实上却也是一种能适合一部分人心理的防卫行为。何以言防卫呢？一桩婚姻的成功，不论其为夫妇间的感情上的协调，或产生子女的能力，是事前不能预料的，既不能预料，便不妨先进行尝试，这是防卫的第一义。欧洲大多数国家的法律，对于离婚的条例是十分古板、十分陈旧的，凡是正式加入婚姻关系的人，往往进得去，出不来，即于婚后发现严重的错误，也往往不能用离异的方法来加以纠正。这种近乎陷阱式的婚姻，有谁愿贸然加入呢？这是防卫的第二义。所以这种试验婚姻，可以说是谨慎与远见的心理所要求出来的，远见既是一种和文明一起增加的东西，我们并且可以相信此种婚姻的频数和社会对它的态度，将来一定会有并行共进的发展。要叫它们不发展，将来唯一的方法是根本修改欧洲流行的婚姻法律，务使正式婚姻的解散，在经济上与手续上和自由结合的解散同样的方便。但这是做不到的，因为法律的形成总要比舆论和习惯来得迟缓。

5 婚姻的自由与性道德——实例一

不过，倘若我们用远一些的眼光来看，可知这种自由婚姻的现象，虽和近代的状况有些特殊的因缘，实在也是很古老、很普遍的。在教会开始推行宗教式的婚姻以前，至少我们在欧洲所看见的便是这种婚姻。所以倘若我们认为今日的自由结合便是欧洲旧日的私家婚姻的余绪，实际上也没有什么不可以。

和试验婚姻的习惯的性质相同而程度上多少有些分别的，便是一些婚前的男女相悦的风俗。有的地方容许男女可以在一处过夜，大抵除了性交以外，其余的亲密的行动是在所不禁的。在欧洲的地面上，除了那些因为和外人接触而社会组织已经不大固定的地方以外，大都还保留着此种所谓“夜挑”（Nightcourtship）的遗风。在条顿与开尔特民族里，这种遗风尤其显著，在他们的语言里，便可以找到不少的证据，例如probenächte（试验行为）、fensterln（抓窗）、kiltgang（捉忙）、hand-fasting（拉手）、bundling（和衣共睡）、sitting-up（坐守）、courting on the bed（床上挑逗），等。在威尔士，这种风俗是大家知道的；在英伦州县也是如此，例如柴郡（Cheshire）；十八世纪的爱尔兰也有，见杜威斯（Richard Twiss）所作的《游记》；在美国的新英伦，这种风气叫做tarrying（逗留）；在荷兰，又叫做questing（追求）。在挪威，因为男女两家相去很远，不能没有长距离的跋涉，所以便叫做night-running(夜奔)，有人告诉我这是一种很普通的风俗，教会虽加以禁止，也没有用；此种风俗的内容是这样的，女子穿上好几套的裙子，然后就寝，男子便从门外或窗外进屋和她同睡；他们可以谈上一夜的话，除非当夜这女子有了孕，否则他们是不一定要结为夫妇的。

瑞斯（Rhys）和勃林摩琼斯（Brynmor-Jones）合著的那本讲威尔士民族（Welsh People 582-4）的书里有一段很有趣的专讲"夜挑"的话，并且引了不少的参考资料。至于德国，则读者可以参考的书也不少，例如鲁德克所著的那本《公德史》（*Rudeck's Geschichte der of fentlichen Sittlichkeit*）146—154页。读者对于试验婚姻的一般的事实，更不妨参考卜德（M. A. Potter）的著作。[31]

在英国乡间，自由结合也是很寻常的，甚至于可以说是很普遍的，但此种结合，在生育子女前后，便变做合法的正式的婚姻。即使没有子女，只要双方满意，也可以变做正式的。在有几个州县里，据说乡间的妇女大都是先和男子发生性的关系，然后再履行正式的婚姻；她最后嫁的也许就是第一个经过尝试的男子，也许不是，而是再三试验与选择后的一个。这种婚姻的结果，就大体而论，总要比普通的好些。身历其境的女子事前既有所准备，知道婚姻是什么一回事；并且也有所比较，因而不至于上当；同时她也不会有一种妄生希冀的心理，以为要是她不嫁这个男子，将来也许有更好的男子，供她的选择。这种婚姻还有一个特点，就是即使在生育子女之后，还不去觅取法律的承认，也不一定会引起什么道德的贬薄。在斯塔福德郡（Staffordshire）有几处地方，向来有养子而后嫁的风俗，但虽有此"陋"俗，据说那些地方的妇女都是"很和气的邻居，很勤俭和富有情感的贤妻良母"。[32]

德国埃尔哈特博士（Ehehard）有一次说："社会的下层阶级，尤其是农民，比我们更明白了解婚姻的基础不是别的，而是衾裯之好。所以他们便始终保留着那试婚的原始习惯。但在上流阶级里，此种习惯，在中古时代以后，便没有了。这种结合还有一个好处，就是没有生育，便不算成立。试验的婚姻还有一个假定，就是对于处女，虽也看重，却不过火。"[33]讲起处女的价值这一点，我们在此不妨添一笔说，世界上也有许多地方，认为婚前有过性交的女子要比没有过的更要来得名贵。[34]我们一面承认处女性确实是女子的一种性的诱力，有相当的天性的根据[35]，但一面也以为要是一个人太把它看重，那人便犯着一种性的乖戾，叫做“童淫狂”（paid-ophilia）的相近，所谓童淫狂，就是一种对于儿童所发生的性的欲念。

在小一些的而生活的调节不很圆满的社会，遇有大批的婚姻生活习惯不同的客民移入，这种试婚的风俗便有解体的危险。此种客民，因为习惯不同，往往把试婚与娼妓的乱交混为一谈，及至自身采取试婚的办法，又往往不能善始善终，负从事此种办法者所必得负的责任。在英国波特兰地方（Portland），有一种所谓“岛上风俗”，就是，一个女子，在未嫁以前，即和她的爱人同居，到怀孕后才正式成婚；在同居的时期里，女的对男的是绝对的不怀二心的；但设久而不孕，二人便可以商量，以为彼此恐非佳偶，留恋无益，最后也许就决定分手。这种风俗在十九世纪前半还很通行，在通行的时期里，地方上好久不曾有过私生子，也难得有不生育的婚配。但到了波特兰的石业发达以后，采石的工人大批地从伦敦移来，此种工人一面坐收“岛上风俗”的权利，一面却不肯尽义务，即于女子受孕以后，绝口不言婚姻，或去而不顾。于是这种风俗便行不通，不久就消灭了。[36]

但设我们把观察的范围放大一些，可知以自由结合始而以正式婚姻终的男女关系实在并不限于乡村社会。五十年前，笛不瑞（Després）说，在巴黎，在普通的市区（Arrondissement）以内十桩婚姻里，总有九桩是由自由结合转变而成的；不过这是平均数，在少数的区域里，十桩里只有三桩是这样的。[37]即在今日的巴黎，此种情形还是很通行，有人说，至少有一半的婚姻是以自由结合始开的。

在条顿民族的国家，自由结合的风俗是很古老、很有根柢的。例如在瑞典，爱伦·凯就说，大多数的人口的婚姻生活就是这样开始的。大家都觉得这种办法是有利的，“婚后的忠贞与婚前的自由是同样的伟大”。[38]在丹麦，也有类似的情形，有许多的儿童是在他们的父母正式成婚以前便已成孕了的。[39]

6　婚姻的自由与性道德——实例二

在德国，有两宗事实可以证明此种自由结合的普通，一是私生子之多，在柏林为 17%，在有几个城市里，还不止此；二是婚前受孕的数目，差不多要占婚姻全数的一半，有时候且超出一半，而成为大多数。例如在柏林，合法的初生子中，在婚前成孕的要占到40%以上，而在有几个以农业为本的省区里（私生子之百分数并不高），受孕后再履行结婚手续的婚姻，在百分数上要比柏林的高得多。德国农村社会的状况，几年以前，曾经有一个路德会牧师所组织的委员会，特别加以调查，调查的结果具载《德国的性与道德的关系》那两大本调查录中（*Die Geschlecht-sittliche Verhältnisse im Deutschen Reiche*），极有参考的价值。在汉诺威（Hanover）这调查录便根据大多数熟悉当地情形的人的见地说，婚前性交是一种通例。至少，在婚前有一度的"刺探"、尝试，是一种理有固然的准备，毫不为奇的，好比买一只猪，谁又愿意连袋都买了而不拿出来看看呢？在撒克森（Saxony）境内，也有同样的情形，据说，要寻一个女子，在婚前没有性交过，或婚前没有生过头胎的子女，或至少头胎的子女是在婚前成孕的，是很不容易的。一个女子要证明她的价值，配做人家妻母，似乎是非如此不可。一位牧师调查到此种习惯时，便有人对他说："你出一个铜板，买一支小笛子，也得先试一下子呀。"在什切青城（Stettin）四围的十二个乡区里（一起也不过二十多个乡区），婚前性交是一个公认的风俗，至少也是很普通的，舆论不是熟视无睹，便是并不加以严重的指摘。有几个乡区里，婚礼的举行，往往在初次成孕以后。在但泽（Dantzig）附近，据路德会委员会的报告，在调查到的例子之中，约有半数以上是在婚前行性交的，但得胎与婚礼并没有什么一定的先后连属关系。当仆妇的未婚女子，十有八九是有恋人的，所以乡间大户人家雇用女仆的时候有时便对她们说明，她们在晚上或夜间尽可以自由活动。这一类的情形，据熟悉的人的观察，对于婚后的贞操，是很有帮助的。又有一位专家在文章里说；德国的乡间女子有她自己的房间；她可以自由接待她的恋人；即使牺牲色相，也算不得一件大的羞耻。以处女的资格加入正式婚姻的女子是不多的〔尤其是在巴登（Baden）〕，但对于这种女子，舆论是加以保护的，舆论所欲指摘的不是婚前的性交，而是不负责任的性交，即性交成孕后男子不负婚姻的责任。比起法国和意国的女子来，德国女子在婚前似乎是不大贞洁。但这位专家后来又添上一句说，婚姻以后的贞洁，却似乎要稍胜一筹。[40]

有许多人见了德国的这种现状，以为它们是一种新奇的现象，并且是民族颓废急转直下的一个标识。但事实上并不如此。在此我们便不妨把德国天主教神父的经验接受下来做一种论证。天主教有教徒认罪的习惯，神父便是听取认罪的话的人，所以他们的经验应该是可靠的。有一位上了年纪的巴伐利亚的神父说[41]："在讨论道德的会议席上，我们常听见人家说'世风不古，道德沦亡'一类的话。这种话究竟对不对，我们姑且不管。就我个人的阅历而论，我在年青的时候所听取人家招认的种种罪孽，和在我现在年老的时候所听取的，至少是一样的多和一样的严重。民众的道德，这几十年以来，实在并没有多大变迁，既不加进，也不减退。但我们以为都市里的不道德已渐渐地向乡村散布，使之和都市同流合污，那却是一个错误。大家总把已往的乡村称道不衰，以为它是天堂一般的贞洁地方。我却看不出这一点来，我并不说乡村民众如何的不道德，但据我多年的经验而言，我可以说至少就性的生活而论，乡村与都市之间，实在并没有什么分别。我生平司铎或耳目所及的市乡牧区在一百以上，有的在山中，有的在平原，有的是瘠土，有的是沃土，所处的地域虽大有不齐，但是道德与不道德的情形，却到处如出一辙。到处的人品，也是一样的整齐或不整齐，所不同的，乡间的教徒往往要比城里的好些罢了。"

就当代的人一生的见闻，而论德国的性的习惯，诚有如这位神父所说，没有多大分别；但就现代的情形和近古的相提并论，分别也许就要比较显著，而"世风不古"一类的话也就可以一说。但若我们更进一步，把现代的情形和条顿民族初期的经验比较一下，便又可以得到一种大同小异的结论，两者所由同的因缘纵不一样，而不同的因缘所造成的相同的局面则一。这是一位研究亚利安民族史源研究得最深的学者施拉德尔（O. Schrader）的见地。施氏在他的《实用辞典》（*Reallexicon*）里[42]说，日耳曼初期的历史，我们总是根据塔西陀（Tacitus）的著述，如以塔氏为据，则严格言之，可知当时所称的妇女贞操，是指着两件事：一是婚后的用情专一；二是娼妓的不存在。施氏补笔着说，读了塔氏的话，又根据最早的史迹，可知古日耳曼女子在婚前不讲求贞操的一点，是可以无疑的。这一点，因为旧日古典的作家总喜欢把北方民族加以理想的粉饰，所以便被遮掩过去了。

统观上文，可知古往今来日耳曼作家所称道弗衰的"日耳曼人的德操"，事实上并不一定指他们对于贞操一事，有什么特殊的注意。罗马史家塔西陀的作品里，有一段被后人引征得比任何旧书为多的话，这一段话，虽然看去，似乎是很替初期的日耳曼人的贞操说话。其实不尽然。他申说日耳曼人的春机发动期要比较的迟缓，又说他们对于不忠贞的妻子处罚得极粗暴。这两点原是事实，但塔氏那种写法，又似乎暗示着日耳曼人是很讲贞操的。其实呢？塔氏是一位史家，也是一位善于讽刺的道德家，他的作品便用这种身份来写的，他表面上虽替日耳曼野蛮人的德操说好话，并且有时候说得很响亮，实际上却欲借此对于当时习于犬马声色之好的罗马人，下一个针砭。读者如不察底蕴，便不免上当了。其实后来的史家也往往有同样的可以淆乱视听的笔法，基尔达士（Cildas）叙述撒克逊人征服不列颠以后的种种情况时，便兼用史家与宗教家的两重身份，又如萨尔维恩（Salvian）描写第五世纪高鲁人的淫恶，也不免用同样的道德眼光看，以致所描写的未必尽为真相。[43] [44]

7 婚姻的自由与性道德——实例三

俄罗斯人性习惯的自由与容任是广为人知的。有一位和我保持通信关系的俄国朋友告诉我说："俄国风俗崇尚自由主义，所以青年男女能享受完全的自主。男女青年之间，彼此可以独自探望，彼此可以相偕同行，可以在任何时间分手回家，虽夜深亦无禁忌。他们行动的自由，和成年人丝毫没有分别；所以有的便借此讨论政治，有的便相互爱悦。他们读书也很自由，要什么，便获得什么；我认识一位女大学生，我某次在她的桌子上便看见一本《社会科学原素》，在当时是一本禁书；这位女学生是和她的姨母同居的，但她自有她个人的房间，只有她的朋友可以出进，姨母和其他戚属是不进去的。她自己的行动，不用说，也是很自由的，不受什么时间上的拘束。许多别的女大学生也是这样，虽和家人同居，却和独居无别。但在意大利，情形就很不一样，女子的行动是不自由的，既不能独自出行，又不能单独接待男友，假若在婚前和人发生性交，她就不免'一失足成千古恨'，不免'名誉扫地'，这又是和俄国不同的"。[45]

俄国性关系的自由，除了一部分为古代习惯的遗留而外，大半和离婚的困难也有些因果的关系。已婚的男女不能离异，只好彼此分居，分居以后，便各寻比较合式的配偶，不再履行什么法律的手续。但在 1907 年间，此种法律上的缺陷曾经一度补正，离婚的条例规定只要双方同意，并且在分居满一年之后，便可以离婚，这比以前要自由合理得多了。[46]

近年以来，俄国受教育的男女青年中间发生了一种性的放纵运动，这种运动虽和古代相传的自由的习惯不无相当关系，但究竟不能相提并论，因为它的由来，是另有一派直接的因缘的。在十九世纪的末年，俄国有精力的青年男女都忙着干政治革命工作，此种工作需要很紧张的心理上的努力，对于性的活动，自然不能兼顾。同时，革命工作是一种出生入死的工作，在生命朝不保暮的当口，谁还有心顾恋到性的活动，即使有心，也未免和革命的精神太不符合。因此，便产生一种禁欲的倾向。但到了二十世纪初年，革命工作暂告停止，而停止后的青年精力，便有很大的一部分向性问题的方向转去，始而不过表示浓厚的兴趣，终乃从事于放任的性的活动。男女学生“自由恋爱”的结合，于是便应运而生，到处皆是。亚戚巴谢夫的那本小说，《沙宁》(Artzibascheff，scheff，*Ssanin*) 对于这种放浪运动的促进，有很大的影响。这一种运动，尤其是那走极端的一部分，恐怕是不能维持很久的。[47] [48]

但俄国性自由运动的根据，实在比上文所说的要深得多；这种运动，不但在都市里的受教育的青年中间可以遇见，即使在穷乡僻壤也往往而有，因为它是和古代的习惯有连带关系的。

8 婚姻的自由与性道德——实例四

这一类有久远历史的性的自由，能够在像日耳曼与俄罗斯一类的坚强有力、奋发有为的民族中发现，确实是很有趣的一件事。我们始终说“性的自由”，而没有因袭着一部分的看法，把它叫做“不道德”，因为凡属和一个民族的风俗习惯已经打成一片的东西，我们绝不能看做不道德，尤其是要是我们明白道德一字的来源就是风俗习惯的话（见上文 11 页）。我们如今要更进一步地观察一两个新兴的民族，看它们有没有此种自由的习惯的发生，或有没有把旧习惯重新恢复的倾向。这种观察也许更要见得有趣。我们姑且举澳大利亚和新西兰的两个例子罢。在这两个新兴的国家里，此种习惯的发生也已经有相当的历史。在三十年以前，凡是从英国到澳洲的人，都感觉到性的自由是很公开、很受人容忍的一件事，其实此种情形以前早就如此。至于究于何时肇始，我们虽不能确指，但大约当在澳洲文化向着自觉的途径开始发展以后。诺士戈德牧师（Rev. H. Northcote）是在澳洲住过多年的，他说："经过一番仔细的探讨以后，作者发现近年以来，在澳洲的有几个部分，婚姻以外的性交确实有增加的趋势。"[49]澳洲统计界最大的权威，科格伦（Coghlan）在不多年前出版的那本《新南威尔士的生殖情形》（*Childbirth in New South Wales*）里，更明确地说："婚前成孕的生殖，究竟普遍到什么程度，以前是不大知道的，现在却是完全调查明白了。在新南威尔士，在六年之间，婚姻的总件数是 49641，其中却有 13366 件是于婚前便成孕的，即 100 件婚姻中，有 27 件是在成孕后才举行婚礼的。在同一时期内，私生子的出生数是 14779，以此和婚前成孕的件数相加，可知未婚女子的成孕总件数是 28145；此数之中，既有 13366 件是得孕后即成婚的，所以实际上 100 个私生子之中间，便有 47 个以上是半途取得了法律的认可的。这一番数字的研究，更可以叫我推想到有一大部分的婚前性交，并不以婚姻为目的，也不是先有婚姻之约，才发生性交的关系，乃是既经成孕，事实不能不出诸于婚姻的一途。"[50]科氏说"不能不出诸婚姻之一途"，显而易见此种婚姻是有强迫性的，既出诸强迫，可知在道德方面，是不大健全的，并且也反映着当事人的责任心也有问题。

这一类事实的存在，而所在的国家又不是别的，而是一个很年轻的国家。就事业的兴旺、民智的开通、公德心与责任心的发达而论，可以说比任何白种人的国家要高出一筹——岂不是可以教我们深长思考，而对于所谓开明的性道德所趋的方向，不也可以得到一些暗示么？

9 自由婚姻与女子的地位

有时候听人家说，或至少旁敲侧击地说，这种自由的运动里，女子是被动的，主动的完全是男子，而男子之所以发难，目的是在躲避婚姻的责任。这话和事实差得很远。

在路德会各牧师的很详细的调查报告里，他们再三提到德国女子在性的活动中的自动的能力。在但泽一带，据说"年轻女子献身给男子，甚或引诱他们，使堕入壳中"。军队的调动与驻扎，往往是乡间淫风发达的一大因缘，"但此中责任并不全在兵士的身上，大部分的责任还应该由乡间的女子自负，她们瞧见个把士兵，一半的心神就入了疯狂状态”。这是从德累斯顿（Dresden）一带得来的报告里的话。就德国东部的大概情形而论，这报告又总括地说：“青年女子的淫荡并不亚于青年男子；她们实在极愿意被人诱入奸情；成熟的女子往往肯和半成熟的男子勾搭；有的女子往往连一接二献身给好几个男子。诱奸的主动人物不一定老是男子，女子也不在少数；她们不一定老在自己屋子里守着，静待男子的来到，却往往先到男子的卧处睡下。女子对于性交的兴趣既如是其大，所以便有许多人相信，在这一带的女子中间，到十六岁以后，便找不到一个处女，这一点虽无真实的统计，但知道了这一带的大概情形以后，也就不觉得骇人听闻了。总之，在乡间的工人阶级里，不贞操的现象是很普遍的，而男女之间，究竟谁的成分大些，倒也难分轩轾。”[51]

在知识阶级的女子中间，情形当然有些不同。行为上的限制，不论发自内心的或外加的，要比乡间女子多得多。处女的形式，至少在生理方面，总是保持着的，并且往往保持到很大的年纪，即使有错失，以至于不能保持，她们也必多方地加以掩饰，那方法之多和周密，是乡间的劳力女子所万想不到的。但是把假面摘去以后，基本的倾向还不是彼此一样。就英国而论，毛迭穆（Geoffrey：Mortimer）说得很对：婚姻以外有性的经验的女子，无论其为（一）用心专一的一种或（二）因欲性发达、不畏人言、因而不求专一的一种，“在数量上实在比我们所猜测的要多得多。在任何社会阶级里，总有一些挂名的处女。有的名义上守身如玉，从没有接近过男子，实际上却已生过孩子，甚或不止一个；但大多数都能采用节制生育的方法。在外省市镇上悬壶的一位医生对我说：在他的区域以内，此种不规则的男女关系实在是一个常例，而不是例外。”[52]在德国也有类似的情形，有一位女医师，亚当雷曼夫人（Frau Adams Lehmann），在德国抗拒梅毒会的工作录[53]里说：“至我诊察所里来的未婚女子，三十以上依然是处子的，我可以说是很少。”她又补一句说：“这些女子是有眼力的，很勇敢，很真率，往往是女性中的铮铮佼佼者；我们应当与她们以精神上的援助，她们正为着一个新的时代努力迈进。”

常有人说，目前此种废除仪式，非到万不得已绝不举行的倾向是很不幸的，因为它对于女子的地位很有妨碍。目前的社会环境既以无仪式的婚姻关系为有乖风化，这见地当然是不错的，但同时我们也可以反过来说，要是社会舆论对于正式的婚姻确能拥护的话，它也就会供给一种动力，使以自由结合始的，都以正式婚姻终，那也就没有多大的妨碍。总之，妨碍之来，是由于社会的视听，而不由此种倾向的本身，假若本身会产生妨碍的话，则自由结合的风气，便绝不会像今日之盛。且就熟知此种风气的人所告诉我们的种种事实而论，可知此种不斤斤以仪式为重的结合，对于女子的地位反而能多加体贴，并且甚至于对于双方的忠贞与婚姻生活的寿命，也有帮助。这样一个结论似乎是到处可以成立，初不限于任何阶级，或任何种族。这其间也许有相当心理事实的根据，一样做一件事，自我发动做的兴趣大，奉了别人意旨做的不但兴趣要小，日久且不免引起厌恶反抗。至于婚姻的仪式究属有没有自然的事实做依据，究属有多少，那是另一问题，将来别有讨论的机会。

自由结合对于女子要比带有强制性的仪式婚姻为有利，我们还可以举一两个例证。在伦敦的工人中间，这是早经承认的。婚前即发生性关系的例子，在他们中间并不希罕，社会对他们也很宽恕。布思（C. Booth）的那本巨著，《民众的生活与劳作》(*Life and Labour of the People*)的最后一册里（41 页），便有这样的一句话："甚至于做粗工的工人，据说也是若和早就同居的女人结婚，结果最为圆满。这种见证特别地可以叫人发生深刻的印象，因为说话的人当时并没有什么推求结论的意识，所以丝毫没有罗织成谳的嫌疑。"在这最后的一册里，作者又引一位牧师的话说："这些男女，要是不正式结婚，便可以凑合着相安无事，但若一旦结婚，结果似乎总不免恶声相向，拳足交加。"

也许有人说，这种比较良好的结果并不是自由结合本身自然而然所产生的，它并不是自然法则的行使的表现，乃是大城市与文化中心的道德势力所影响而成的。文化中心的道德势力极大，所以就是在合法的婚姻制度以外的人，也能被其惠泽。姑不论这见地对与不对，我们至少认为是可以搁置一边的。因为不在大都市里，不在文化中心里，我们也发现同样的情形。例如在牙买加（Jamaica），岛民大多数是黑种人，高度文化的影响在那里是可以说没有的；不正式的婚姻自然要比伦敦还要来得多，即使生了子女，岛民也大都不用婚姻的方式使他们取得法律的地位。以前地方上组织了一个委员会，来研究本地的婚姻法，据他们调查所得，3/5 的婴儿是私生的，这就无异说，法律上的所谓私生，在社会上已无所谓不道德，因为早已成为大多数居民公认的一种风气。男子对于法定婚姻的衰歇，很表示赞成，因为他们发现自由结合的女子管家要管得好些；女子对他也不可惜，因为她们发现自由结合的男子要比较靠得住，比较不会有外遇。这些事实，李文斯东在他那本很有趣的《黑的牙买加》（W. P. Livingstone, *Black Jamaica*, 1899年）里，叙述得很清楚。他说，当地的民众承认“男女两人彼此以忠诚态度同居，便是婚姻”（210页），他们又说：“他们是结婚了，但并没有劳牧师的法驾。”[54]他们所以不赞成法定婚姻的理由之一，是他们很不愿意出那笔取得官家准可的手续费。[55]往往有过了一二十年、子女已经成人以后，他们才补行正式的婚礼。[56]在牙买加和其他类似的地方的这种情形，还有一个有趣之点，就是女子的地位特高。上文所引的李文斯东说：“农民中间的女子到现在还是几乎完全不倚赖男子，在体力与智力上，她们往往比男子强。”（同书212页）男子的好歹是不能预料的，也许前途会变做一个坏蛋，不但不能帮忙，反而添一沉重负担，所以她们便不愿意太倚赖他们，以致太受牵制。但凡属自由的结合，也不致中途离散。但若一旦经过法定的束缚，婚姻生活就会渐渐地不容易忍受，终于不免彼此仳离。可见婚姻偕老的保障并不在法律，而在“彼此的相爱与相忍所造成的一种局势”（李氏书，214页）。但此种情形，晚近也有改变的趋势，在宗教与社会势力的制裁之下，牙买加的民众已逐渐地切心于接受所谓“冠冕的”性关系的种种观念，那就很可惜了，因为参考李氏在上文所说的话，可知“冠冕的”观念一多，真正的道德也许就不免减少。但即就牙买加原有的情形而论，李氏以为也有美中不足的一两点，就是不道德的男子很容易躲避他的做父亲的责任，推其原故，是因为法律没有规定，把父亲的姓名登记在出生证上（同书256页）。在任何私生率占半数以上的国家，这一点，就是把父母的姓名登记在出生证上，是万不可少的。所以牙买加政府在这方面的失察，是很难原谅的，不费挥手之劳，他们便可以使“每一个婴儿有一个法定的父亲”（李氏书258页），但是他们却没有办。

根据上文所叙的一切，可知在今日之下——一半因为经济的原因，一半也因为文化过程中更深邃的种种趋势，我们已经进入一种新的境界，在这境界以内，女子一方已经往往能超脱以前的法定的性关系的束缚，而男女两方，即使缔结法定的性的关系，也大都能维持他们各个的独立性。讲起澳洲的土人，克尔（Curr）说：“在白人未到与原始的风俗未崩溃以前，我从没有听见过一个女子过了十六岁还没有丈夫的。”[57]在今日的欧洲，在比较偏僻的地方，也还有同样的情形。这些当然谈不到这个境界。但是在富庶一些、比较富于活力也善于进取的国家，情形便大不相同。不但结婚结得迟，并且一部分的男子和更大的一部分的女子（在一般的人口中间，女子原比男子为多）始终不走上婚姻的路。[58]

10 女子地位与历史倾向——母权论平议

大批的成年女子不走上婚姻的路，她们纵有性的关系，也不受国家和舆论的承认，并且这种人数一天多过一天，这当然有它的严重的意义，值得我们加以推敲。但在推敲以前，我们不妨先把历史上对于女子的身份有密切关系的两派倾向，先约略温习一遍。这两派倾向，一主张两性的社会平等，一主张女子的社会服从，到现在还都在西洋人中间活动。无论在行为方面或见解方面，用实际道德的立场或用理论道德的立场，来追溯这两派倾向，都是不难的。

有一段时期，学术界流行着一种见解，认为在人类社会生活的初期里，在父权时代确立以前，另有一个“母权”的时代，在那时代里的女子不但不受男子的庇护，并且有极高的权力。[59]五十年以前，德人巴霍芬（Bachofen）便是此种见解的最有力的说客。他读希腊史家希罗多德（Herodotus）的著述以后，在小亚细亚的古吕西亚人（Lycians）中间发现了一个最可以代表的“母权”的例子，因为希氏说，吕西亚人从母受姓，也因袭母的身份，而不从父，不因袭父。[60]巴氏相信这一类的民族是“女子政治”的[61]，治权是在女子的手里。这种见地，尤其是像巴氏的那种说法，到现在已经不能说有多么大的力量。至于从母受姓的习惯，即所谓母系的制度，确实在一个时代是很普遍的。但我们很早就知道，系虽从母，一族的治权却不一定在母亲手里，往往在各式公权的制度里，我们可以找到母系的同时存在。[62]巴氏的说法虽离事实太远，近年以来，一部分见地，却又走了另一极端，把母系制度下女子分有应得的权利否认一个干净。这当然又是和事实不符的，即使没有事实做依据，理论上似乎也太不近人情。苏门答腊（Sumatra）的所谓“恩比拉那克”（ambilanak）式的婚姻，我们就不妨拿来当做母权制度的一派，在此种方式下的婚姻，男子住在妻子的家里，虽不付什么代价，地位却是属体的而不是主体的。古吕西亚人的实在也就是这种制度，据希罗多德的那种写法，我们万难断定它有女子政治的意味[63]，我们却知道，小亚细亚一带的妇女古时候全都能享受优良的待遇和高度的权利，初不独吕西亚的女子如此，这一点我们在基督教初期的历史与文字里也可以找到一些痕迹。母系的制度确实能够提高妇女的身份，我们在古亚拉伯的“比那”（beena）婚制里可以找到一个更明显更清楚的例子。在“比那”婚制之下，女子的地位和普通买卖婚姻制下的大不相同。买卖婚姻制下，女子多少有些货物的意味，多少要受人的作践，但在“比那”制下便不然，女子是帐幕和一切家庭财物的主人，有了财主的身份，有了不必依傍丈夫的自由与能力，她的尊严也就提高了。[64]

原始时代从母得姓的倾向还可以叫我们联想到一点，就是原始的人类未尝不承认，在生殖的作用上面，母亲的力量要比父亲为大。既联想到这一点，我们便不由不想到原始文化里的另一种的倾向。就是，在神道的崇拜里，女神的地位要比男神稍胜一筹。女神的地位既比男神为崇高，则女子的地位绝不至于比男子为低，似乎是一件势所必至的事。原始的妇女往往和宗教的职司有重大的关系，原因也就在于此了。在澳洲中部的各部落有一种共同的传说，就是以前举行宗教仪式的时候，女子的名分原是很大的，到了后来，才几乎完全变做男子的职司；但即在今日，至少有一个部落似乎还保守着不少的以前的习惯，宗教仪式里依然有女子参加；可见那共同的传说是不为无据的了。[65]其实在欧洲也未尝不如此。开尔特民族以及地中海各民族的原始的许多神道，在基督教来到以后，虽全都退居不清楚的背景里去，但同时退避，而隐约之间，女神的影子要比男神的摇晃得大。[66]爱尔兰民族是以保守著称的，古代的习惯与传统思想至今还存留得不少，女子的地位也就比别处要高出许多，无论婚前婚后，她都享受不少的自由。他们说：“每一个女子可以走她自己愿意走的路。”爱尔兰女子在婚后的地位和离婚的自由，都要在基督教教会以及英国的习惯法所许可之上。[67]母系的制度对于女子的地位，有特殊的良好影响，初看似乎不容易承认，但我们要知道，就在最于女子不利的文化环境之内，女子对于男子，往往能行使很大的压力，使男子轻易不能以横暴相加，不利的环境之下尤且如此，何况有母系制度的帮衬呢？[68]

11 女子地位与历史倾向二——古代各民族的遗业

古代许多大国的情形和上文所说的有些相同。大体言之，大半在他们历史的初叶、即生长的时期里，和他们的末叶、即成熟的时期里，女子的地位总有提高的倾向；但是在中叶、即父权全盛而军事组织最占优势的时期里，女子的地位就得差一点儿了。这种高而降低、低而复高的循环的运动似乎差不多已经变做大一些的社会集团所由发展的一条自然法则。巴比伦的历史，便是很显豁的一例。最初巴比伦的女子是有完全的独立的人格的，她的权利也和她的丈夫和弟兄相等，稍后，据汉谟拉比（Hamurabi）法典所规定的种种，她的义务虽没有改变，权利却比以前为少了；最后到了所谓新巴比伦的几个时期里，她又重新取得和她的丈夫相等的权利[69]。

埃及妇女的地位，以末叶的为最高，在它的长期历史的其余段落里，女子的地位也始终能维持相当的水平线，并且始终有继续增高的趋势。同时，因为婚前的贞操是一件不大注意的事，而婚约的缔结也不以处女为重，我们更可以知道埃及人的妇女观是没有资产的嗅味的。虽远在三千五百年以前，男女的平等[70]，便早经埃及人承认。还有一桩事实，足以证明埃及女子地位之高，就是，她的子女，无论怎样都不会有私生的名目的；就是一个奴隶的妇女胡乱生了子女，也不适用私生的名义[71]。阿美利诺（Amélineau）说得好："能够把妇女的尊严在人类历史上作第一次的宣示，这是埃及民族道德的荣光"[72]，所谓"婚姻主权"的观念，即男女成婚以前，主权究应谁属，埃及人是完全不懂的。巴比伦和埃及的文化，同样地稳固，同样地有活力，同样地享国久长，对于人类全部的文明同样地有悠远的影响，而同时女子的地位，也是同样地优越——此中意味，真是耐人寻味。

在犹太民族的历史里，似乎找不到一个居间的时期，女子的地位，从完全地服从到自由地逐渐扩大，其渐进的步骤似乎是很一贯的。最初，一个丈夫可以不问理由地把妻子休去。（这并不是父权的一种扩大，而是纯粹的一个婚姻权或夫权。）后来这主权逐渐地受到限制，不能随便行使，这在《旧约》的《申命记》里就开始可以看出来。后来的《犹太法典》（*Mishnah*）就更进一步，遇到妻子有可怜悯矜惜的情形时（如疯狂、被劫夺、幽禁之类），便根本不准休弃。自公元后 1025 年以来，除了合法的理由或得到妻子的同意以外，离婚是不可能的。同时，妻子却开始取得她的离婚的权利，就是可以强迫丈夫把她休去，丈夫徜或不从，便得受刑法的制裁。离婚以后，女子便自已取得完全独立的人格，并且可以把丈夫给她的一分奁产带走。犹太人的法律虽严，而犹太教领袖对于法理的解释却宽，所以能顺着文化渐进的潮流，把女子的性的公道和平等，随时地提高。[73]

阿拉伯人在这方面的演进，也是有许多地方对于女子是有利的，尤其是在承继这一点上。在穆罕默德以前，就麦地那（Medina）地方流行的制度而论，女子是几乎完全没有继承权的。《可兰经》里立法的部分，就把这规矩改了，虽没有把它完全取消，至少是对女子的地位，已经促进不少。所以有这一番改制的理由，据说是因为穆罕默德的藉隶不是麦地那，而是麦加（Mecca），在麦加地方，当时还存留着一些母权制度的痕迹。[74]

说到这里，有一点不大受人理会的意思，我们不妨一提。就是，就在女子的权利受压迫、女子的人格被制服的时代里，此种压迫和制服的动机也实在出乎保护女子的一念，有时候重新的压迫的产生也许就是一种新的权利的取得的标识。仿佛我们把女子深深地禁锢起来，目的原不在剥夺她们的权利，而在保护这种权利，使之越发不可剥夺，爱之弥深，于是保护方法的采取，便不觉弥加周密。后世文化生活日趋稳定，女子的境遇不像以前那般危险，这种爱护的动机大家便不再记忆，而社会对于女子和她的权利的多方关切，反变成一种障碍，一种苦难。

罗马的妇女，在最初时期里的身份，我们几乎全不知道；在罗马的历史开始看得清楚的时候，父权制度已经很根深蒂固地成立，而女子不过是一个严格的“在家从父”与“出嫁从夫”的人格罢了。但罗马文化逐渐发展以后，女子的地位也就跟着发展起来，其大概的趋势和巴比伦与埃及的可以说是一般无二。但是在罗马有这么一点分别，就是，罗马文化的由粗而细，帝国版图的由小而大，是和罗马法制的灿烂的发展有连带的关系的，而罗马法终于把妇女的身份，几乎提高到了一个超凡入圣的境界。在民主时代的末期，女子的法律的地位已经慢慢地相等，到两位安东尼帝的时代，那些法律专家（Jurisconsults），受了自然法的学说的指引，便形成了两性平等的观念，认为它是一种秉公的法典应采取的原则。到此，父权制度下妇女的服从便完全成为历史上的陈迹，不再有人拥护。这种情形，一直要到查士丁尼帝

（Justinian）的时代，在基督教的势力扩大以后，才不能继续维持，而妇女的地位重复经历到一种新的磨难。[75]但是在妇女地位最占优势的时期里，旧式的罗马婚制就完全换了花样（实在也是旧花样翻新，不过在以前是认为不大名誉的罢了）；这种新方式的婚制，从法律的立场看来，便等于把女子从父母家取出，而在夫家暂时存放一般。所以对于丈夫，她是完全独立的（尤其要是妆奁是她自备的话），对于娘家，也不过是名义上有隶属的关系罢了。罗马婚姻是一个私人的契约，假使要的话，也不妨举行一个宗教的仪式，既属契约，便可以不拘理由地解除，只要取得家族会议的许可，觅到有力的见证，和履行相当法定的手续以后，双方便可以分手。这样的婚姻是以同意做第一要义的，既可以同意而合，即不妨因不同意而离，其间并没有什么可耻的地方。这种离婚对于罗马妇女的幸福与道德，也并没有什么坏的影响。[76]这样一个制度，显而易见比任何基督教发达后所树立的任何制度，要来得合乎现代的开明的情理。

还有一点要注意的，就是，这样一个制度，绝不是只是一个法律的创作物，而是一个赞成男女平等的开明的舆论所自然形成的副产物。罗马人赞成两性平等，也并不笼统，而是能深入性道德的范围。普劳脱士（Plautus）是在这方面的一个先觉，他借了那个老奴隶西尔拉（Syra）的嘴，问为什么在贞操的题目上，法律所责成于男子的不和女子一样。[77]比普劳图斯稍后的又有那位法律家乌尔比安（Ulpian），乌氏在文章里说："一个丈夫要责成妻子严守贞操，而自己却不做一些榜样出来，这似乎未免太不公平了。"[78]这些问题的原因很深，决非社会立法所能解答，但当时的罗马人士居然能把它们提出来，也足见他们对于女子的一般态度，是如何的开明了。到罗马文化的末期，父权制度对于女子的维系力，便已不绝如缕，名义上她虽还脱离不了"从父"的关系，而事实上却是十分洒脱，可以和她的丈夫齐驱并驾。霍布豪斯（Hobhouse）说："罗马帝国的主妇，其自主的能力，要比任何古代文化里的主妇更为充分，要有例外的话，也只有一个，就是埃及在某一时期里的主妇；并且，我们不能不添上一句，也比任何后来的文化里的主妇，要来得圆满，连我们自己这一代的主妇也还不是她的对手。"[79]

许多人根据育文奈尔（Juvenal）和塔西陀（原名见前）两个讽刺家的文字，以为后期的罗马女子是很逾闲荡检的。但是在讽刺家的笔墨里，要对于一个伟大的文化，寻一幅整个的、匀称的鸟瞰图，我以为至少是徒劳无功的。霍布豪斯[80]的结论是这样的：最初的罗马法律规定下来的婚制，把女子很严厉地安放在丈夫的掌握之中，在这时期里，她当然是一个良妻，是丈夫的伴侣、顾问、朋友；到后来法律一变，她的权利也一变，但是她的良妻的地位，她之所以为丈夫的伴侣、顾问、朋友，却始终没有变，这不是很难能可贵的么？大多数的学者到现在似乎都已经有此种见解，弗里德兰德（Friedlander）虽曾质疑于此，但那时代还早，也许有看不真切的地方。迭尔在他那本看得很真切的《罗马社会》（Dill，*Roman Society*）里（163页）就说："罗马女子的地位，在法律上与事实上，都在帝国时代逐渐地提高；提高的结果，她的道德和受人敬重的程度并没有减少，她的才艺和令人爱慕的程度却加多；行为上的束缚既少，她的风度和势力就有了放大的机会，甚至于在政治与社会事业里，都可以感觉到；她和她的丈夫的地位，确乎是越来越接近，越来越相等。一直'到西罗马帝国的末造，她这种地位和势力并没有衰退'。"杜那尔曾，在他那本有价值的《妇女史》（Donaldson，*Woman*）里，也以为罗马帝国的后期里，道德并不沦丧；"要是萨尔维恩的记载有几微可靠的话，那么，非基督教的罗马纵有它的淫放的地方，但比起基督教的非洲，比起后来的基督教的罗马和基督教的高卢来，真是小巫见大巫了"（113页）。萨尔维恩对于基督教的记载也许是偏激而形容过火的，但是非基督教的讽刺家和基督教的禁欲的传道家对于古罗马所叙述的种种又何尝不偏激、不过火，恐怕还要偏激过火得更厉害些咧。

我们要再寻一个在开明的程度上与罗马的末期差堪比拟的文化时期，我们得跳过一千几百多年而到十八与十九世纪的英法两国。在这时代里的英法两国，我们才再度发现一次道德的与法律的两性平权运动，在法国的尤其是早一些。在这运动的前驱，我们也发现一大串开辟草莽的人：阿斯特玛利（Mary Astor）、"一个有品格的女子苏菲"（Sophia a Lady of Quality），塞革（Segur），辉勒夫人（Mrs. Wheeler），而尤其著名的是乌尔斯顿克拉夫脱女士（Mary Wollstonecraft）和她的那篇宣言《女权的一个拥护》（*A Vindication of the Rights of Woman*），以及穆勒约翰（John Stuart Mill）和他的那篇论文《妇女的制服》（*The Subjection of Women*）。[81]

12 女子地位与历史倾向三——基督教

西洋历史里对于女子的地位有关系的倾向，现在已去其一。但这一个还是小的。那大的，假使把它的全部的现象综合起来看，那确实对于女子是很不利的，因为它的目的是在维持女子的服从的地位。上文告诉我们，罗马亡了以后，它所传给西洋的良好的遗业对于女子是很便宜的。但是这种遗业，一旦碰上坚强有力的条顿民族的习惯和组织严密的基督教会，就土崩瓦解了。条顿的风俗和基督教的势力当然也不会是全部对女子不利的，所以专家的评论在这方面往往很有出入，但是就大体而论，它们并没有能让女子和男子享受同等的权利，似乎是无可讳言的。条顿的民俗之所以不利于女子，有两个有力的原因。一是买卖婚的存在。买卖婚虽未必会降低女子的地位，诚如克劳利所云，但对于女子的人格，多少总有一些贬损。二是民族的尚武好战，在尚武的风气之下，一切和平而含有女性的作业就不受人尊重，而男女情爱的一事，自然也在无暇讲求之列。基督教起初对于女子是有利的，因为它的教义把富有女性的情绪重新解放出来，而加以崇尚；但后来组织越来越严密，理想越来越侧重禁欲的一方面，于是全部的气息便渐渐地对女子不利了。打头它就不许女子执行什么祝祷的职务。到此，它就更把她当做恶浊的性的代表，应该受人唾弃。[82]那位“偏心”[83]的教父德杜连（Tertullian）有一次说女子是“魔鬼之门”（Janua Diaboli）；不到七百年以后，那位温柔而富于哲学的涵养的安塞姆（Anselm）也在文章里写着说：“女子是魔鬼的火炬。”（Femina fax est Satanoe）[84]下面我们照例举一些例证。

佛朗克人是条顿人的一派。他们行一夫一妻的婚制；女子是终身不自由的；她不能买卖财产，也不能继承财产，除非先取得她所隶属的家长的许可。一个男子娶一个女子，他对于这女子就取得了所有权，婚期也是由他决定，决定的时候，他就给女子的父母一些小的钱币，叫做“阿拉”（arrha即译作婚钱），成婚的后一天，他又送给女子自己一件外衣，叫做“晨衣”（Morgengabe）。既嫁而寡，女子便还归父母所有。[85]他们的法律（Salic law）规定凡碰触女子的行为须处罚金，执女子的手指而加以挤捏，也在处罚之列。这好像是很看重女子了。其实不然，处罚的理由并不是因为得罪了女子，辱污了女子的尊严，乃是因为触犯了某人的财产而已。原始的日耳曼人可以出卖儿女，有时候也可以出卖妻子，甚至于可以把她们卖作奴隶。降至第十一世纪，卖妻的行为虽已属非法，也还时有所闻。

基督教的传说，比起条顿的习俗来，对于两性平等的维护，原是差较近情，但是一旦和此种习俗混合在一起，它不但不能加以补正，反而把它自己原有的“不洁”的观念火上添油一般地搀了进去。女子因为不洁，所以精神的地位要比男子为低，这一点就在教堂里的两性的待遇里也可以看出来。女子在教堂里，有时候要受种种限制，甚至于有没有进堂的权利，有时候还有问题；有的地方，她们虽可以进去，却只能停留在前厅里，就是在非寺院性质的教堂里，也是如此。[86]在教堂里男女还不免分个高下，是很值得注意的。

男女同属有性的人，但教会对于男子的观念，想教他性的成分越少越好，最好是能够完全取消，对于女子的观念，理论上虽不盼望性的成分越多越好，事实上却把种种性的现象都往她身上推；这样一来，女子的地位和女子人格的观念是必然的高明不到哪里去的。杜那尔曾也指出这一点，并且很妙地说[87]：“我不妨为男子女子各下一个定义，男子是一个阳性的人，女子是一个阴性的人……当初的基督教徒所尝试的是：就这两个定义里，在男子方面则去‘阳性’二字，在女子方面则去一‘人’字。”其实一般的宗教大都对于女子有些很有力的使她屈而不伸的影响，它尽管可以吸引女子，使女子皈依，但此种影响多少总是有的，初不独基督教为然。韦思特马克（Westermarck）甚至于说：“妻子之所以受制于丈夫，原因固多，但宗教也许是各原因中的最锲而不舍的那一个。”[88]

常听人说基督教这种贬薄女性的倾向最厉害的时代里，有一次的宗教会议竟正式否认女子是有灵魂的。这是不确的，并且愚蠢得可笑；但说也奇怪，竟有许多作家，像鹦鹉学舌一般，把它再三地播弄。葛瑞高瑞（Gregory of Tours）在他的教史里说[89]：585 年，罗马教会在马冈举行会议（Council of Macon）的时候，有一位主教提出一个疑问来，就是“人”字究属包括不包括女人在内，当时大众的意见都以为是包括的。女人没有灵魂的故事，大约就是从这个疑问里以讹传讹地散布出来的，未免太蠢得可笑了。后世的法家与律师，也时常怀疑到人字的含义，再三加以讨论，所得的结果，从女子的立场看去，有时候还赶不上马冈会议咧！初期教会对于女性的贬薄是基督教学者自己也承认的。梅瑞克（Meyrick）写着说[90]："我们不能不理会，就是最伟大的那几位教父，对于女子的估量，也实在低得可怜，而对于婚姻关系的价值，自然也在鄙夷之列了。奥古斯丁（St. Augustine）是何等的一位圣哲，但他也以为婚姻的行为，除了为了要有子女的缘故不能不郑重采取以外，便再也没有可以勉强认为合理的理由；所以为了产生子女以外的一切婚姻中的性交是有罪的。为子女而婚姻，还有理由可说；为免除更不堪的淫恶而婚姻，虽有天谴，容可赦免；但婚姻是一种两人之间的社会生活，是一个彼此可以互相帮助、互相慰藉、有福共享、有难同当的结合，那时候便几乎没有人了解，也没有法子了解。"

德国勃朗女士（Lily Braun），用女子自己的立场，在她那本很重要的关于妇女问题的书[91]里曾经下一结论说：就对于女子有利的一部分而论，基督教最大的贡献是在把女子和男子放在同一的道德的水平线上。这方面最好的实例是耶稣自己说的那几句话："你们中间谁是没有罪的，谁就可以先拿石头打她。"[92]这两句话隐指男女在性的方面，彼此应该同样的忠贞。但勃朗女士又说：过此，基督教就没有更大的贡献了。"基督教——女子竭诚接受甚至于以身相殉、认为是可以救她们苦难的基督教，终究没有满足她们的喁喁之望。"

勃朗女士的话固然不错，但即就性道德的平等的一点而论，基督教教父的态度也不能说是全无轩轾。教父中最伟大的一位，圣巴西尔（St. Basil），在第四世纪的后半期里，把已婚男子奸非的行为分做两种，设对方为一已婚的女子，则为"犯奸"（adultery），设为未婚的女子，则不过是"犯淫"（fornication）而已。如为犯奸，则妻子即不应再认他为丈夫，如为犯淫，则仍应认为丈夫。[93]这样一个判断，对于妻子的道德的人格，是没有能全盘承认的，因为无论丈夫所犯的是"奸"是"淫"，其为对不起她，总是一样的。西罗马教会的许多教父，如吉罗姆（Jerome）、奥古斯丁与安勃鲁士（Ambrose），固然也未尝不承认丈夫与妻子应当受同一的道德律的制裁，但这不能算是他们的特殊贡献，因为在罗马文化的末期里，法律已经慢慢地悟到这种见解，初不待基督教努力的推挽，而后始可完成。但无论如何，罗马教会的教会法典（Canon Law）成立的时候，也就把这一层正式地采纳，规定丈夫和妻子同样地可以犯两种程度的奸：（一）单奸（simplex），即对方为未婚的男或女，与（二）复奸（duplex），即对方为已婚的男或女。

但理论上的性道德的均等虽然如此，而在实际的性道德里，谁都很难说基督教已经把它切实地包举起来。理论上是接受了，但实行则尚有待。社会风俗学家美国人桑姆纳（W. G. Sumner）曾经讨论到这一点，并且下一个结论说："为什么这种见解没有变做习俗的一部分？无疑的是因为它们在形式上很武断，论其由来，是玄学的臆想所虚构，论其行使，是神学的权威所强制。它们并不是生活经验的自然产物，也经不起生活经验的斑驳。其行不通的理由，最后当然得求诸于生理的事实，男之所以为男，女之所以为女，就是这种事实为之厉阶。"[94]关于这一点，目前姑不具论，详见下文。

13 女子地位与历史倾向四——武士道与条顿民俗

中古时代女子地位之所以低微，固然具如上述，但是此种低微的地位之所以会牢不可破，与其说是由于基督教的传播之力，毋宁说是由于另外两三种势力的促进之功。那两三种势力呢？一就是条顿民族原有的习俗；二是封建制度的发展；三是此种制度所崇尚与培植的种种刚性与好勇斗狠的理想。就是武士道（Chivalry）的英雄美人的一部分理想，名为对于女子有特别的好处，实际上似乎也没有多大意义。

戈蒂埃（Gautier）在他那本讲武士道的巨著里，聚集了不少的材料，来证明封建的精神，好比古往今来到处的尚武精神一样，名义上间或把女子捧得天高，但是大体上在底子里总蕴蓄着鄙夷女子的臭味。我们在《蒙叨庞的瑞诺》（*Renaus de Montauban*）里，就读到这样的一段话："到你的珠帘画栋的阁上去，在荫凉的地方坐下，怎样舒服，你就怎样，吃、喝、织锦、染丝，都由得你，但记住，我们的事你不用管。我们的事是拿了钢刀——斫。别作声！"假定那女人还要作声，她脸上也许就吃上一刀，随后就有血流出来。丈夫有鞭打妻子的权利，妻子犯奸，要打，女子说话冒犯了他，也要打。这些都是武士道时代的产物。但女子也并非全无权利；在十三世纪所搜罗拢来的《习惯法章》（*Coutumes*）里说，丈夫打妻子是可以的，但总得打得合乎情理（resnablement）。[95]

在封建时代一个武士的眼光里，骏马与美人并重，并且骏马的价值往往在美人之上。在《麦兹的吉尔倍》(*Girbers de Metz*)里，不有这样一段会话么？两个武士，一个叫加尔仁（Garin)，一个叫吉尔贝（Girbert)，是两个中表弟兄，他们同时骑马过一家人家的窗口。窗口正坐着一位面如桃李、肤如白玉的美女。加尔仁说："表哥，你瞧，好一位漂亮的女子！"[96]吉尔贝回答说："嘿，我的马才漂亮咧！"加尔仁说："我还没有见过比这位白皮肤黑眼睛更叫人可爱的东西。"吉尔贝又回答说："我这匹骏马是盖世无双。"武士的时代里，男子既这样的把全副精神都放在武事的上面，所以男女爱悦的行为，往往只好由青年女子自己发动。高谛霭在他的书里说："在所有法国民族的长歌(chansons de geste)里面，为了恋爱追逐的全都是女子，有时候亏她们的脸皮真老。"但高氏也说，这时代里妻子的操守却比较要好。[97]

其在英国，泊洛克（Pollock）和梅特兰（Maitland）以为在英国的条顿民族中间，女子的地位虽不高，但终身受制于男子的现象，却也始终不曾有过。[98]霍布豪斯（见前）也说："自诺曼人入主英国（Norman Conquest）以后，凡属未婚的女子，一到成年，便取得一切法律和公民的权利，她在法律上的人格便和三千年前的巴比伦的女子没有分别。"[99]但是这种对于未婚女子的种种好处，到了后来发展成熟的英国法律里。便被对于已婚女子的种种规定给抵消了，并且抵消了还不够，因为两下是很矛盾的，根据这后来的法律，已婚女子是绝不负责的一个人。除了杀害她自己的夫主的最高的罪名以外，什么行为她都不负责。霍布豪斯继续着说："英国的妻子纵不是她的丈夫的奴隶，至少是他的子民（liege subject)，要是她把他杀了，她就犯了一个'雏形的叛逆的罪'(petty treason)"，无异小国家里的一个平民对于王上的阴谋篡夺，所以比普通杀人的罪还要来得严重。丈夫在的时候，妻子是没有法子杀人的，因为她的人格从结婚的日子起便变做他的人格的一部分；她要有什么犯罪的行为，那责任便十有八九要归到丈夫身上（英国丈夫之所以有鞭打妻子之权，原因在此）：同时丈夫也不能和妻子订什么契约，因为和她订，便无异和自己订，那是不通的。勃拉克士东（Blackstone）说："在婚姻的时期以内，女子本身的人格和法人的地位是搁置一边、不生效力的，至少是和丈夫的夹在一起、变做一块，她的一切工作，是在他的羽翼、庇荫与保护之下做的。英国法律上的女性，"勃氏又说，"真是一个天之骄子呀！"霍氏解释英国法律的意义，也说："女子的力量就是她的软弱。她以退为进，以败制胜。她的温柔要受爱护，免得被世间的扰攘给摧残了，她的芬芳馥郁，要妥为保存，不要使之与外边的飞扬的烟灰尘土同流合污。因此，她就不能没有一个保镖和护卫的人了。”

在中古与文艺复兴时代的法国，妻子在夫家的地位和上文所说的很是一样。丈夫是她的绝对的主人，是她的头脑和灵魂，她这样一个“又柔弱又细小的东西”怎能不用“全副精神来爱他顺他”呢？反过来，她是丈夫的第一名的仆人，是最大的儿女，是妻子，是子民，她向他寄家书的时候，末后总要写“你的谦卑的、顺从的女儿和朋友某”。史学家拉克莱维尔（De Maulde la Clavière），在他那本《文艺复兴时代的妇女》（*Femmes de la Renaissance*）里，在这一点上搜集了不少的证据；但他也说，丈夫虽享受这种崇高的地位，抱怨着婚姻生活的苦难的一方，也大都是他，而不是他的妻子。

法律和习惯一向都假定女子多少得受男子的保护。在后世最较开明的对于女性的理想里，不论其为封建时代的或封建时代以外的，都还可以觉察到此种假定的力量。这样一个假定当然也暗示女子不及男子，女子不能和男子讲平等；但是，在扰攘的封建社会里，这不平等倒也对女子有利。在那时候，男子的刚性的力是左右生活的一大因素，所以为女子的安全计，他应该取得这力的一部分，做她的帮衬。这样一个看法，也自很通情达理，所以到了后来，武力的效用虽渐减少，而此种看法却依然保留不替。在伊丽莎白女皇时代的英国，一个女子还总得有个主儿；伊丽莎白自己便是一个女子，又聪明，有才干，能够治国家，建功绩，却并没有主儿；这不是很客观地告诉当时的女性的民众，没有主儿也不要紧么？但她们并不理会，还是觉得主儿是少不得的。再后来，到了第十八世纪，那样一个有眼光的道德家，像夏夫茨伯瑞（Shaftsbury），在他那本《品格》（*Characteristics*）一书里，也还不免把已婚女子的外遇看做侵犯别人财产的罪人。要是当时最卓越的思想家还不免有此种见地，那么，在同一个世纪里，甚至于到了再下一个世纪里，一般比较不学无术的人，实行此种见地，把女子公开地买卖，恬然不知羞耻，也就不足为奇了。

希拉德在他的《实用辞典》里说[100]，起初的时候，买一个妻子是买她整个的人，不只买保护她的权利。这原来的观念似也许在英国流行得比较长久，因为它僻处西陲，和迤东的文化中心比较远的缘故。在第十一世纪，教皇格列高利七世（Gregory VII）盼望兰佛朗克（Lanfranc）禁止苏格兰和英伦一带的卖妻的行为。[101]

但是在偏僻的乡区里，此种行为后来到底没有能禁绝。

这种买卖的行为在伦敦都还有。在 1767 年的《常年登记册》(*Annual Register*)里（第 99 页），我们读到这样一段记载："大约三星期以前，玛利勒朋地方的一个泥水工人把曾经和他同居过好几年的女人，卖给一个同行，代价是一个几尼[102]的四分之一和一加仑啤酒。那工人随后就把那妇人带走了，也是她的运气正要转了，正在那时候，她在德文郡（Devonshire）的一个舅父死了，遗留给她二百金镑，还有一套碟子。他俩在上礼拜五也就正式结了婚。"

浮克士牧师（Rev. J. Edward Vaux）在他的书里叙述两件买妻子的事，都在十九世纪以内，并且都是在闹市上成交的。一例是原来的丈夫，得了妻子的完全的同意，用一根绳子拴套在她的脖子上，把她领到市场上，后来卖给另一个男子，得了半个克朗的代价（二先令半），那妻子就跟了这男子到他在三十里以外的家。其他一例的两造之一是一个客店的老板，他是承买的，代价是一坛麦酒，有两加伦重。[103]

女子是财产的一种，或形同财产，在这里是很明显的。但这种观念所及甚远，即在今日，也还在许多陈旧的法律条文里可以看出来。例如一个男子和一个处女发生了性交，随后又把她遗弃，一经起诉，男子就得向女子纳赔偿的金额。[104]原来处女经性交以后，她的"名誉"便受了损失，她的市价就不免跌落，恰恰好比估衣店里的衣件，即使以前只穿过一次，也总是旧的，不能再卖新的价钱。但在男子，无论他和女子发生过多少次的性交，他都绝不承认他的个人的价值会有什么减少。

因为这种不平等的事实，便有人主张取消所谓"体质上的处女性"。一位德国的女作家在她的作品[105]里，以为一个女子的保障，绝不在小小的一片膜，而在一个真挚的、机警的灵魂；因此，她就主张在童年的时候，就施手术把处女膜割去。我们一向确实是太把处女膜看重了，唯其看得太重，我们才有虚伪的女性的"名誉"观念，和不健全的女性的贞洁观念。

14 今昔异势与女子人格的发展

但这些都是比较的旧话了，近代社会状况已大有变迁，无论为女子自身的利益，或为社会全部的利益计，它已经不再要求女子要处一个服从的地位。社会的状况既变，于是习惯和法律就有跟着转变的趋势。同时，一个女性人格的新观念、新理想，也就应运而生。古代“夫为妻纲”“天字出头夫作主”一类的观念固然还没有完全消灭，并且时常还有人在那里自觉地运用。做丈夫的往往用命令式的口吻对妻子说：哪种业余的职务（即家事以外的职务）不要做，哪些地方不要去，哪些人可以不必认识，哪些书可以不必看。靠着传统下来的老牌子，靠着他所谓“乾刚正气”，依然自以为能管束她、制裁她。以前行使父权的那些立法者不说女人是应该在男人的手下（under the hand）的么？但同时大家也都渐渐地明白这一套把戏对于现代的人是不相宜的了。德国迈瑞德女士（Rosa Mayreder）在一篇很有思想的论文里说[106]：现代的男子，要在夫妇关系之间，再扮一个叱咤风云、颐指气使的角色色是不行的了，因为他已经不再有这种准备。渔猎时代的男子，是一个英雄好汉、一个有“贵族气概的野人”（“Noble Savage”），他整天地在山林中东奔西驰，一面猎取凶猛的野兽，一面于必要时，还得剥取敌人的头皮；他的生活是何等的艰苦卓绝。这样一个男子，偶然放出一些丈夫的架子来，把打野味、打敌人的棍轻轻地在妻子的头上敲一两下，那确实是有效的，甚至于做妻子的还不免觉得夫恩深重、感激涕零。[107]但是现代的男子怎样？他也许在大班的写字间里过着生活，整天地守着半只桌子，驯服得像绵羊一般；他已经练出一种逆来顺受的工夫，大班责备他，他可以忍气，客人笑骂他，他可以吞声。这样一个男性的典型人物，晚上回到家里，试问他还能玩那“有贵族气概的野人”的那一套把戏，而玩来可以发生效力么？当然不能。不能而勉强为之，妻子的反应，是可想而知的了。这一层，现代做丈夫的已渐渐地能够了解，他在日常的居家生活里也自然会体验出来，初不待一般文化趋势的诏示。至于有一些思想的现代人物，至少在原则上，已经承认妻子是和他平等的，就在比较不甚思想、而孜孜于名利两途的现代人物，也至少觉得要是他不能让妻子和他有同样的自由，他的面子上就不大好看，并且在与人周旋交际的时候，也有许多实际的不方便。此外，我们还得了解，近代不但男子已经取得几分女子的性格，女子也已经取得几分男子的性格，并且两方所得的多寡是相当的。[108]

15 性道德与个人责任

上文的讨论虽则实际不能不很简单，但至少已经够做我们的一种准备，教我们了解，文明进展到今日之下，所谓性道德的中心事实，只能有一个，就是个人的责任心。霍布豪斯，讨论人类道德的演化，所到达的结论也不过如此；他说："一个负责任的人，不论是男是女，是近代伦理，也是近代法律的中心。"[109]假若同时没有此种个人的责任心的发展，来做我们的帮衬，我们目前的新性道德运动，想把性的关系，从不自然的规条的强制与束缚之下解救出来，原是不可能的，并且也是极危险的。虽或可能，恐怕不到一年，这世界便会变做一个人欲横流、无可挽救的世界。我们要的是性关系的自由，不错，但没有人们的两相信任，自由是不可能的，而两相信任的基础条件，便是彼此的责任心。没有个人的责任心可以依靠，自由也就无法产生。在道德生活的别的许多方面里，此种个人责任的观念，在社会进步的过程中，是产生得比较早的。唯有在性道德的一方面，我们到了最近才算取得了同样的观念，来做我们的准绳。性的势力原是一种不容易驾驭的势力，所以历来的社会，往往多方的造作种种很复杂的习惯的系统，来加以周密的防范，同时，对于社会分子能否尊重此种习惯，也深致疑虑，不能不时刻提防。在此种形势之下，它当然不会容许个人的责任心有什么置喙的余地。但经过许多世代以后，此种外铄的限制也自有它的极大的好处，它给我们以相当的准备，使我们可以享受自由之乐，而不至于受放纵之害。以前的神学家说，先世的律法是一个手拿戒尺的教师，可以引导后世皈依基督；近代的科学也这样说：先世不先受一种毒素的袭击，以至于受淘汰，后世便不能产生对此种毒素的抵抗力，而享受更丰满的生命；说法虽各有不同，而其精义则一。

一个民族要演进到了解个人责任的地步，是不易的，是很慢的，要是在一个神经组织还未臻相当复杂的程度的种族，此种观念怕就无从适当地发展。在性道德一方面，尤其是如此。在一个低级的文化和高级的文化发生接触的时候，这种观念的缺乏，便最容易看出来。宣教师到许多民族中间去传教，不由自主地把土著的严密道德制度给推翻了，也不由自主地把欧洲的自由的习惯给介绍了进去，但土著的民族对于这种自由是毫无准备的，毫无准备而作东施效颦，结果真是糟不可言。这是已经屡见不鲜的事。中非洲的巴干达人（Baganda）原先组织很好，道德的程度也是很高的，详见兰姆金上校（Colonel Lambkin）向政府的报告[110]，但后来就闹了一个乱七八糟。

在南太平洋的群岛上，情形也大致相同，文学家司蒂芬孙（R. L. Stevenson）的那本有趣的游记《在南方诸海》（*In the South Seas*，第五章）里，说在白人光降以前，岛中土人大都是很贞洁的，对于青年男女的行为，也注意得很周密，现在是大不相同了。

就是在斐济（Fiji）岛的岛民，情形也不见佳妙。太平洋高等委托官（High Commissioner of the Pacific）史丹摩勋爵（Lord Stanmore）是一个不耳食的评论家，他有一次说：传教的工作在岛上有"奇伟的成功"，所有的岛民至少在名义上没有一个不是教徒，岛民的生活与品格也已经改变不少，但贞操却受了打击了。有一个皇家委员会，调查斐济土著种族的状况时，也发现这一点，在他们的报告里也记了下来。费郄德先生（Mr. Fitchett）评论这个报告的时候，说[111]："委员会所根据的见证中间，有好几个说，岛上的道德的进步是像补缀的衣服，东一块西一块的，叫人见了觉得奇怪。例如他们说：多妻制的废除，对于女子未必完全有利。在斐济岛上，女子原是一个劳作的人，以前多妻制通行的时候，一个丈夫的供养，是四个妻子分担的事，所以责任轻，现在却要一个妻子独任其劳了。在基督教没有来到以前，女子的贞操，是用棍子来保障的；一个不忠贞的妻子，一个未结婚的母亲，一棍子就给打死，倒也干净。基督教却把这棍子的法律给取消了，它劝诱大家用道德的制裁，又用天堂地狱之说来警醒人家，但岛民的想象能力终究有限，天堂的好处他们见不着，地狱的痛苦也觉不到，于是实际的效力反而不及那根棍子，而岛上的贞操的标准便低得叫人伤心了。"

我们得始终记住，原始民族的种种有组织的精神与物质的约束一经破损、一经取消以后，贞操这样东西便越见得像惊涛骇浪中的不系之舟，动不动便有翻沉的危险。个人责任心的自动的制裁，价值虽大，虽属万不可少，终究不能把爱欲的火山爆发一般的力量，永远地丝毫不放松地扣住；这在文明大启的民族里犹且不可，何况别处呢？兴登说得好："一个女子，无论她道德品质怎样圆满，意志怎样贞固，要

'好'的心愿怎样坚强，也无论宗教的势力与风俗的制裁怎样普遍周密，她的所谓德操是不一定能够保持的。假定有一个男子，能够打动她的那种绝对的笃爱的情绪，这情绪就可以把上文的种种一扫而光。社会不明此理，而完全想把这些做它自己所由树立的基础，它就无异选择了无可避免的未来的混乱，基础不改，那混乱局面也就不改。"[112]

16 个人责任与经济独立

但个人的责任心终究是一种不宜菲薄的东西。我们在这里还要加以端详，要看近代我们在生活中能体验到的个人的责任心究竟有什么特别的形式，也要看它有一些什么离不开的条件。这些条件之中最重要的一个当然是经济独立。这条件真是重要极了，要没有它，道德的责任，就可以说是不存在的。道德的责任和经济的独立也可以说是一而二、二而一的，它们是同一社会事实的两个方面。一个能负责任的人，是对于他的行为的结果并不躲避的人，也是于必要时肯付代价的人。一个经济不独立的人，只能接受一种犯人的责任，钱袋中既空无一物，他只能到牢监里或法场上去。但这是理论，在日常的道德生活里，社会对他不会有这样的严重的要求；他要是开罪于家庭、朋友、邻里乡党，他们也许不和他往来就是了，设非不得已，他们绝不会要求法律对他做最后的制裁。在他呢，他可以挺身而出，说声一身做事一身当，也可走别的他自己愿意走的路，而始终不改方针，但是要这样做，他就得满足一个条件，就是要付代价。一言以蔽之，没有经济的独立，不能付代价，所谓个人的责任就没有意义。

在开明的社会里，女子到达成年的时候，她们的道德责任和经济独立也就并行地一天比一天增加起来。假若没有这种进展的现象，那么，无论女子在面子上多么自由，多么和男子可以相提并论，甚至于比男子还要占优势，一概不是真的。这不过是男子社会的优容而已；那种自由和优势，便和小孩的差不多，小孩讨人的欢喜，或不如意了便要啼哭，于是做大人只好优容他些。这绝不是自由与独立，而是寄生。[113]以经济独立为依据的自由才是更真实的自由。就是在法律与习惯以服从为女子天职的社会里，凡是碰巧取得财产的女子，在独立与责任两方面，自然而然会比别的女子享受得多。[114]一派高大的文化的发展，往往和女子的经济权的独立与自由有密切的连带关系，究属哪一个是因，哪一个是果，几乎无法辨认。希罗多德是最佩服埃及的一个史家，在他的记载里，他叙述埃及女子不问家事，把纺织的任务交给丈夫，自己却到市上去经营商业去；这种情形和希腊的大不相同，他就引为奇事。[115]总之，决定妇女的道德的责任的，是社会生活里的经济因素，决定夫妇之间的地位关系，大部分也是它[116]，这因素要在女子自己的手里，她的道德责任也就大些，家庭的地位也就高些。在这一点上，比较后期的文化也就回到了初期文化早就有过的经验，就是女子相对和男子平等，经济上也比较的能独立。[117]这在上文已经说过。

在近代的领袖的各大国家里，在最近百年以来，风俗与法律都已经能通力合作，使妇女能获得一天大似一天的经济独立。这其间一部分的领袖自然是英国，它是近代工业运动的发难者，因为发难得最早，也就最早地把女子慢慢地圈入运动之内。[118]女子一经加入，于是法律上便不能没有种种变动，来适合这新的环境：所以到了 1882 年，英国已婚的妇女，对于自己的血汗所赚来的钱，便有了所有权，完全归自己支配。在别国，不久也就有同样的运动和同样的结果。在美国，和英国一样，到现在已经有 500 万的女子在自食其力，并且此数还在很快地继涨增高，至于她们的待遇，和男工人比较起来，似乎比英国的还要好。在法国，在大多数的重要职业里，如各种自由职业、商业、农业、工业，女子要占到 25% ~ 75%，而尤其重要的职业，像各种家庭工业和纺织工业里，女子要占到大多数。在日本，据说 3/5 的工厂工人是女子，而纺织工业则完全在女子的手里。[119]这样一个运动，究其实，可以说是一个对于个人的权利、个人的道德价值、个人的责任的新观念的社会的表示。唯其有了这个观念，霍布豪斯说得好，女子才不得不把自己的生命托付给自己，古代的婚姻法律才不得不变做一种古董，而古老相传的“女子无才便是德”一类的理想才不得不终于揭穿，而呈现它的虚伪的本来面目。[120]

17 经济独立的又一方面

但上文种种还不过是一面的理论。女子加入工业生活，并且加入后所处的环境又和男子大同小异，这其间也就无疑引起了另一派的严重的问题。文化的一般的倾向是要叫女子经济独立，也要叫她负道德的责任，是没有问题的。但是不是男子所有的职业以及种种业余职务，女子都得参加，都得引为己任，而后不但女子自身可得充分发展之益，而社会全般亦可收十足生产之功，我们却还不能绝对地看个清楚。但有两点事实是很清楚。第一，社会现有的种种职业与业余职务既一向为男子所专擅，则可知它们的内容和设备的发展是在以男子的品格与兴趣做参考，而与女子太不相谋。第二，种族绵延的任务与此种任务所唤起的性的作用，在女子方面所要求的时间与精力，不知要比男子的大上多少。有此两点的限制，至少我们可以了解，女子之于工业生活，绝不能像男子一样可以全神贯注，而无遗憾。有几位生物学家甚至于以为除了家庭与学校的场合以外，女子便根本不应该有什么工作。赫金孙（Woods Hutchinson）说："任何叫女子做工业劳作的国家是要入地狱的。"[121]这见解是走了极端的。但是从经济的眼光来看，学者也未尝没有过类似的见解，蒿布孙（Hobson）曾经讨论到这问题，在总结的时候，他说：此种机械工业把女子从家里驱逐出来的倾向，是"一个和文明作对的倾向"。又说：家庭的忽略，"就大体而论，是现代工业对于我们的生命所下的最惨痛的毒手；我们的物质的生产品是增加了，但我看不出来，无论它增加到什么程度，它对于这种创伤会有什么抵补的力量。除了极少数的例外，女子加入工厂生活以后，一个家庭在生理与道德的健康上，是没有不受剥削的。在工厂生活的急迫、扰攘与危险之下，要做一个良妻、贤母和家庭的主妇，是不可能的。除了在最特殊的情形之下，无论我们把工资提得多高，我们绝不能弥补这种种损失，因为它们的价值要更高一级，不是金钱可以换取"。[122]这些话是不错的。我们到了今日，才渐渐地明白，以前"妇女运动"的许多先进，一面努力于打破女子的受制于人的地位，一面却对于"受制于人"的诠释，始终非常陈旧。他们以为男子的地位与作业总是优越的，男子是胜利所属的一性，所以只要取得他们的地位与作业，比而同之，不就等于脱去了桎梏而不再"受制于人"了么？旧的"妇女运动"中一切偏激与不稳健的事物，有时候可以叫人伤心，觉得无理，便全都可以推源到这个谬误的见解。在旧的"妇女运动"里，她们就根本没有看见，一样讲权利，第一个权利便是做女子的权利，做母亲的权利；唯其有这种权利，所以她们是种族的泉源，是性生活的立法的人，其势力所及，不但为性生活的本身，亦且为与性生活有联带关系的种种生活。总之，女子的地位特殊，一种经济状况的重新安排，使可以满足此种特殊地位的要求，似乎是不可少的，前途也是必得成为事实的，但重新安排的结果，对于女子的独立性与责任心，大约也不会发生什么不良的影响。就已往、目前与未来的形势而论，我们便可以得像法国女作家亚当夫人（Madame Juliette Adam）所说的一个综合的观察，就是，已往是男子的权利牺牲了女子，目前是女子的权利牺牲了小孩，未来呢，我们总得指望小孩的权利重新把家庭奠定起来。这一点精意我以前在《母与子》的一文里，已经提到过，将来讨论到优生问题的时候，自然还不免续有论列。

18 个人责任发达后的效果

至于说女子的经济独立，用什么方法才能得到完全的保障，而在保障之际，因为同时要照顾到她生儿育女的特殊义务，社会全盘又应该负多少责任，这些，从我们目前的立场看去，都还是次要的问题。但目前的运动，确实是已经走上这个方向，是可以无疑的；前途细节目的安排，须如何而后可策万全，叫我们放心得下，也毕竟是余事。所以我们姑且把经济独立的一点结束开去，进而直接讨论女子责任心的发展对于性道德正在发生什么影响。我们但须把一般的与比较显而易见的部分约略提到，也就够了。

道德的责任心一经开始活动以后，第一点和最显而易见的一点要求是：我们得充分接受性关系的真实性，唯其真实，所以丝毫不能玩忽，不容假借。在以前，因为道德上不负责任，经济上不能独立，女子往往受环境的威胁利诱，把她毕生在生物学上最关紧要的一件事实，误认为无足重轻，可以狎弄；设或不然，再狡黠一些的，又不惜借重这一件事实，以为奇货可居，凭了它，可以和别的女子争妍斗宠，可以玩男子于股掌之上，男子虽自以为优胜，到此，也就不能不暂时低首下心，拜倒石榴裙下。这两种态度，一侮狎，一骄倨，都是错误的，都没有能尊重性的真实性。英国文学里，最伟大和最有代表性的那本小说描写到它的男主角的时候，说："在他的引为和个人的荣誉有关的原则里，'加仑脱瑞'（Gallantry）（就是对于女子的一种特殊的尊重爱护），也就是一条，有人要向他挑战，叫他爱一个女子，那他就不能不爱，好比有人向他挑战，叫他摆擂台一样，因为这才是英雄本色呀”；他那时候已经有一个十分心爱的女子，这女子后来也果真嫁了他，但有一天在化装舞蹈会上遇见了一位贵妇人，他的英雄本色就逼着他出来和她周旋，把她迎接到家里过夜。[123]所以要是一个女子完全在姿色风情上用力，而同时又有可以把一切责任推在男子身上的自由[124]，那她就很容易做一个诱奸的主动人物，而借此唯一的机会来表示她的独立与权威。至于男子的一方面呢，他那种谬误的“荣誉”的见解，即所谓“英雄本色”的见解，既已喧宾夺主似地把自然的责任观念驱逐一空，便几乎什么事都肯做。只要美人吩咐得出，英雄便做得来。相传美人在看武士与狮子斗的时候，狮子已经上场，而美人的手套忽然掉进圈子里去，美人就吩咐英雄去捡，手套是终于扔了上来，而英雄却一去不返。据说他向她扔手套的时候，脸上那种瞧不起她的神情才难看咧。这就是所谓“加仑脱瑞”，对于女子的一种特殊的尊重爱护；上文所提的那本小说，汤姆·琼斯（Tome Jones）便是在这方面最善于描写的。在一个女子不负道德责任与不能经济独立的社会制度里，“加仑脱瑞”是一种必然的产物，它和比较原始的时代以及近代的两性平等观念，是完全相反的，它和自然的两性间两相爱悦、彼此调情的共通的习惯，也根本上有冲突。

一旦女子能自己制裁她的性生活，并且知道此种制裁的责任绝不能挪移到男子的肩膀上去，从那天起她对于男子的性生活，也自会间接发生影响；以前总是男子影响了她，现在该是她的机会来影响男子了。至于此种影响大体上究竟取什么方式，现在还不敢预测。有人以为那情形也许和以前的恰好相反，以前男子既出钱买妻，并且一定要买到原货，即婚前的贞操，从今以后，也许有钱阶级的女子可以买丈夫，同时并且一定要拣童身的。[125]但这种看法，未免太浅薄得可笑了。我们要知道，就女子的心理而论，天真烂漫、守身如玉的男子，对她们是没有吸引力的，不但没有吸引力，并且很有理由可以教她们猜疑到此种天真烂漫的根据，如发育不全与天阉之类。[126]但话虽如此，至少有一点是可以预料的，就是，女子对于丈夫在婚前的种种，她要追问的时候，不免比以前要细到、要认真。恋爱的艺术是应该由男子发动的，女子的天然倾向之一，是要求男子对于这种艺术先得有相当的准备，但无论此种要求如何强烈，她至少会知道，从妓女那边得来的准备绝不是最适当的准备。讲到娼妓制度，我们在另一篇文章里已经加以讨论[127]，我们知道它也是一种不负性道德责任的东西。它和性道德责任的不相匹配，可以说是和父权支配下的婚姻到底没有什么分别，父权支配下的婚姻制度和娼妓制度原是两个共存共荣的东西，宜其在这方面的性质也相同了。娼妓的制度，无论它间或对于女子有过什么贡献，归根结底是男子的要求所造成的。男子说，一部分的女子应该安放在一边，专作满足男子性欲之用，其余的一部分便该在禁欲主义的原则之下，培植起来，到了相当时期，便有权利可以在治家、生育等方面派到用处。这样一个安排的方法，假若我们不用个人责任的眼光来看，自然也不能算坏，几千年来，虽屡次受种种势力袭击，始终能站得住，也足证它是一个十分妥当的安排方法。但同时也承认它和文化的段落以及社会的组织有连带关系，文化有进境、组织有改变以后，它也就不能继续维持了。一个民治主义的文化，对于一切阶级的人物，不分男女，都指望在经济上能独立，在性道德上能负责，在这样一个文化里，这种安排就不大配称了。对于这一层事实，女子也许要比男子开始了解得快些。

又有人以为高度的道德责任心发达以后，女子那种以真作假以假作真的习惯，就行不通，而经济独立以后，她的矫情与夸大也就无所用之；这些原是弱者的一种自卫的心理工具，当初虽不无存在的理由，以后是可以无须的了。讲到这一点，我们得小心，稍有不慎，我们的话就难免不公允。我们要知道，在性的范围以内，处弱者的地位的，往往也是男子，而男子也就有他的自卫的心理工具，初不仅女子为然。承认了这一点，我们便不妨进而推求女子在这方面的矫揉造作究竟发生了些什么结果。几千年以来，男子对于女子的种种误解，其实就是她们这种矫揉造作的自卫行为所产生出来的。男子因为不明矫揉造作的道理，遇到女子有此种行为时，不是不理会，便是太认真，不知道不理会固然不是，太认真也有错误。女子的性的行为本来是够曲折的了，再加一些造作的工夫，于是便使男子如入五里雾中，越发不可捉摸。英国的日记文学家庇泼士（Pepys）便是这样一个男性的代表人物，他对于男子心理上的种种罪恶，也能很老实、很活泼的表现出来，他在他的日记里就记上这样的一件事。有一天他去看马丁夫人，马丁夫人的妹子桃儿出去买一瓶酒，回来的时候，满脸是气，为的是有一个荷兰人把她挤到一间马厩里，把她推了一跤，又把她向空抛着玩儿。庇泼士自己和桃儿很熟，时常和她动手动脚，所以就觉得奇怪，以为桃儿对那荷兰人的生气是“世间女子虚伪成性的最好的一例了”。[128]原来庇氏以为一个既可以与一个熟识的男子逗着玩，就不妨和任何不相干的男子有同样的行为，甚至于一个醉汉的粗手粗脚，也在不应拒绝之例。这也未免太糊涂了。

庇泼土的糊涂，就正坐太过于照顾男子的权利，而太过于假定女子是一种虚伪成性的人。但女子的矫揉造作，究竟有多少事实的根据，倒还是一个值得推敲的问题。假使此种品性是根深蒂固的话，岂不是前途讲求道德的责任的一大障碍。犯罪心理学者如朗勃罗梭（Lombroso）与弗瑞罗（Ferrero）以为女子的矫揉造作“差不多是一个生理的”现象，他们还举了不少的理由来充实这个结论。[129]以前的神学家也殊途同归地得到了同样的一个结论。教父戈瑞（Gury）说：“一个听取忏悔的话的人，对于女子的话，切不可立刻相信，因为女子有撒谎的习惯倾向。”[130]这种说法是很普通的，无论女子方面有多少人一向不撒谎，一般人的印象总以为撒谎的倾向是女性的一个特征似的。假若这倾向确有事实的根据，那么，我们应当知道，它一大半是女子受拘束抑制后的结果，拘束一去，压迫一去，这种倾向也就会跟着消灭。但假若同时真有一些“生理学”的根据，而和羞涩、易感性、同情心一类女子的特性有些因果关系，那么它就不会有消灭的一天，因为这些特性是有先天的基础而万万不能改变的。在这种情形之下，最多我们只能希望道德的责任心一经发达以后，可以加以限制，使不致畸形发展，而叫人无从辨认罢了。

19 女子性格与负责的能力

男女两性之间，就天赋的能力而论，究属谁在道德方面，比较卓越，是常有争论而事实上很不通的一个问题。我们在这里可以不必多说。许多年以前，有一位说话最含蓄最耐人玩味的恋爱道德家瑟南古（Senancour），早就有过一个答复，我们把它引来就够了。他说：“就整个的局面而论，我们没有理由说究属哪一性的道德性更来得优越。两性各有各的错误，也各有各的善意的地方，两相拼凑，也就不分上下地成就了自然的旨意。我们很可以相信，在人类的两大部分中间，种种善缘孽果，也就大致相同。例如讲恋爱罢，我们平时总喜欢把显而易见的男子的放辟邪侈和一望而知的女子的幽娴贞静互相对比，以为男子不及女子；其实呢，这种估量的方法是徒然的，因为事实上男子对女子所犯的错误，在数量上一定和女子对男子所犯刚好相等，不会多也不会少。在我们中间，完全诚实的女子要比不欺暗室的男子为多，但这种多寡的分别是显而易见的很容易扯平的。[131]但这个男女道德性的比较问题，理论上虽若容易解决，事实上对于人类全盘的生活里、或一国的生活里，已经够产生许多问题，那么，我们在这里的辩论，也就近乎无的放矢了。”[132]

男女两性间的关系，原是一些彼此相辅相成、相互抵补的关系，瑟氏这一番结论也是根据这种关系而说的。[133]

不久以前，法国的思想界，对于这问题上有过一番文字上的会通的讨论，尤其注意到忠诚这一点。[134]参加这讨论的都是一些著名的男女领袖，有的说通常女子要比男子优胜，有的说男女只是不同罢了，其间无所谓优劣高下；但谁都承认只要女子能够和男子一样的独立，她们的忠诚也就不亚于男子。

一半因为传统的思想与教育，一半也确实因为女子的特性，我们很承认许多女子对于道德责任的权利不敢自信，因而就不愿意担任下来。她们不但不担任，并且还要为之解释，说女子天职是应该牺牲自己的，或者另换一种比较专用的术语的说法，女子的天性是要“受虐淫”的（masochistic）。[135]克拉夫脱－埃宾（Krafft-Ebing）不说过么，世间是有这么一回事的，就是，女子的天然的“性的降服”（“sexual subjection”）。[136]这种说法究属确不确实，我们看不太明白，但即使假定是确实的，女子的道德责任还是道德责任，也不能因为它便给取消。

布洛克和奥埃仑堡（Eulenburg）都竭力否认女子在性的方面有天然“降服”的倾向，他们认为这种倾向是后天人工的产物，是女子社会地位低落的结果，并且说，要是当做一种生理的特点来看，那么，男子在这方面反而比女子要厉害得多。[137]据我所能见到的，我也以为女子要比男子肯牺牲自己的看法，并没有多大生物学的价值。所谓自我牺牲，假若其间有些微强迫的意味，不论此种强迫为物质的抑或道德的，就不配真正用自我两个字；即使是一种从容就义的行为，也只能说是牺牲了一个小善，来换取一个大善。一个人吃了一顿好饭，我们也不妨说他“牺牲”了他的饥饿。即就传统的道德的范围而论，一个女子爱上一个男子，终于牺牲了她的色相，她的“名誉”，但因为这一番牺牲她便得到了一些她认为更有价值的东西。有一位女子曾经说过：“一个女子能够献身于自己所爱的男子，而使他快乐，这对于她是何等的一个胜利呀！”所以建筑在健全的生物基础上的道德是用不着“牺牲”的。即使要用的话，那么，生物求爱的自然法则所要求的自我牺牲，是在雄的、牡的、男的一方，而不在雌的、牝的、女的一方。著名猎取狮子的狩猎家詹尔哈（Gerard）说，牝狮子总是挑选那最有力的牡狮子做配偶的；在挑选以前，它鼓励它们打架，不是决一个雌雄，而是决一个谁是最雄；它自己却悠闲自在地躺着，肚子着地，两眼向前，看它们相杀，那根尾巴还不住地像一根鞭子似的左右打动，以表示它的快乐。每一只牝狮，总有好几只牡狮向它求爱，但它只接受最优胜的一只。这样一个求爱的过程里，岂不是究竟是牡狮子牺牲得大，而牝狮子却毫无损失？这原是大自然界一种权衡轻重的方法，在生殖功能上，牝的一方的责任既特别的严重，那么，在此种功能实现以前的求爱的过程里，自不宜叫它再吃什么牺牲的亏。

20 性交、生殖、母道与社会的权限

上文所讨论的种种似乎可以叫我们得到这样一个结论，就是，道德的责任心发达以后，女子的行为要比以前更易于了解[138]；至少她多少可以有自己制裁的力量，而别人不必多问。在性关系一方面，尤其是如此。在已往，男子要有“百善”，而女子所要讲求的，只有“一善”。这在以后是不可能的了。把女子的性行为的责任，大部分都堆在她自己的肩膀上以后，性的行为也就可以成为一桩私人的事，不管是好是歹、是善是恶，可以由她自己认账，社会从此可以不必多问。性交的行为是一件生理的事实，为男子如此，为女子也未尝不如此；它也是一件精神的事实，但并不是一件社会的事实。它非但不是一件社会的事实，并且在实行的时候，要比任何事实都适宜保守秘密，而不宜公开。这不宜公开的一点，又是人类共通，甚至于全部动物界也都共通的事实。这不公开的要求，对于女子尤其是不可少，因为羞涩贞静的心理在她一方面尤其是发达，而此种心理也有它的生物学的根据，是改变不来的。[139]然则社会管得着些什么呢？一定要等到生了小孩子，或得了胎，社会对于男女间的性的行为，才有过问与置喙的权利。假若没有生育的关系，那么性交的行为，便和别的私人的生理行为一样，当然和社会不生关系。社会要过问的话，不是横加干涉，便是多管闲事。[140]但是孩子的产生却是一件社会的事实。社会要管的

是，不是进子宫的是什么，乃是出子宫的是什么。多一个小孩，就等于多一个新的公民。既然是一个公民，是社会一分子，社会便有权柄可以要求：第一，他得像个样子，可以配在它中间占一个地位，第二，他得有一个负责的父亲和一个负责的母亲，好好地把他介绍进来。所以爱伦·凯说，整个的性道德是以小孩子做中心的。

我们的讨论快到一个终点了。到此，我们也许可以看出来，女子道德责任心的发展，所引起的变迁是怎样的巨大。女子的责任一天不能发展，她的性行为的担子，一天要教她的父亲或丈夫挑着，还要社会的人从旁杭育杭育地喊着，那么，整个儿的性道德，便一天不能脱离那个旧的中心，就是，女子的阴道的入口处。为道德的维持计，整个社会的耳目便不能不集中在那一点上，而婚姻法律的规定，也随时随地不能不拿那一点做参考。这在以后也是不可能的了。无论性或其他方面，女子一经负道德的责任以后，社会再要向她最切身的生理与精神行为，横加窥伺，那就不特叫人难以容忍，也未免太无意义了。她要有什么社会的行为，她就自会直接向社会负责，但在这行为没有成事实以前，她对它是没有责任的。

这新的女子的道德责任究竟包括些什么，究竟牵涉到些什么，在这母道的一点上我们就可以看得分外的清楚。在以前的道德系统之下，对于性交的行为，男子则有负责的自由，而女子则否，于是乎，天下最便宜的事便是没有生育结果的性交，而天下最吃亏的事便是有生育结果的性交。就彼此自然的倾向而论，男子最大的快乐，是在前一种的性交，而女子的则在后一种。旧式的性道德对于女子的悲剧就在这一点上产生出来：性交原是男女两人的事，以两人之事而由一人负责，在男子好像是已经尽了他的人事，但在女子一方面，却因为种种社会的法律的限制，却未必真能责成男子负责，除非是她对于男子为她而不为他自己所规定下来的种种条件，先加以满足。要知只是性交这一件事，也就是男子所最欢迎的一件事，无论在何种情势之下，是没有多大社会的严重性的，但生男育女的事却有极大的严重性，而此种严重性的责任，若非女子早就做到对于男子所要求的种种条件，便得由她负担，而成为一种罪名。尝甜头的是男子，吃痛苦的是女子：徒负负责之名的是男子，而吃实际不负责的亏的却是女子，天下不公平的事，还有比这更厉害的么？以前父权制度下社会生活的安排里，最不幸的一种结果，大约要算它，而最不自然的结果，也非它莫属了。在一些伟大的政治组织里，只要女子有一点自己管理自己的权利，这种不幸与不自然的结果是从没有发生过的。

一般专说现存话的抽象的理论家当然会说，也确实说过，女子尽可以自己做主，不受男子的诱惑，她们在没有把男子稳稳地圈入婚姻的牢笼以前，大可不必轻言恋爱。这真是绝对没有用处的现存话，因为它没有理会，恋爱虽属自然，即一夫一妻制度亦不无自然的依据，而法定婚姻却不过是一种浮面的形式，除非一个人的自然的冲动是十分微弱，它是没有多大约束的力量，即使有，也不能永久地加以约束。文化的增进，叫人能更加有先见之明，更加能制裁自己的行动，原是不借的，但假若太信任这种先见与制裁的能力，而想把一种像性欲一般的自然势力完全托付给它们，那就未免非愚即妄了。李氏的那本教会《独身主义史》(Lea，*History of Sacerdotal celibacy*）不早就把这种见地之所以为愚妄，一劳永逸地告诉我们了么?

还有一层，假若我们在这方面把男女的种种自然的行为倾向比较一下，便可知女子虽比较的幽静、谨慎，而先见与自制的能力实不及男子。同时女子的性欲的范围却远比男子为大，所以一经唤起，其控制与驾驭之难，亦远出男子之上。[141] [142] 所以我们要是太把先见与自制的能力相责，在男子轻则失诸以约，在女子重则失诸以周，都是不公平的。在性的园地以内，女子的名分既要远比男子为大，则我们研求标准的时候，我们主要的参考物，也宜是女子的自然的要求，而不是男子的。

女子的性责自成为事实以后，生活中种种自然的关系就重新找到了合乎生物原则的位育，母道也就还归到它原有的神圣的性格。子女的成孕与产生，应该在何种条件之下，才算最为合宜，也就成为女子自己最关切的事。一个孩子的出生，总得有一个负责的父亲，公开地加以承认，这当然还是社会应该注意的一点，但出生的环境以及种种的条件，总该由母亲自己负责。这一种立场与见地，在理论上与事实上，目前在开明一些的国家里，都已经渐渐地受人了解。[143]

[1] 例如拔克司所著的《率直的论文集》(E. Belfort Bax, *Outspoken Essays*)，第 6 页。

[2] 这是霭氏性道德的基本主张之一，近年以来，已经受一部分通人接受。林哉（Ben B. Lindsey）伴婚制（Companionate Marriage）的拟议，罗素在《婚姻与道德》(*Marriage and Morals*）一书中的许多主张，其实全都拿这个主张做张本。美国人马谷尔特曾做书加以抨

击（Charles W. Margold，*Sex Freedom and Social Control*，1926年芝加哥大学书局出版），是非曲直，一言难定，当找一个机会，特地加以讨论。——译者

[3]《伦理学的方法》（*Method of Ethics*），第二篇，第十一章。

[4] 这里所说的奇事当然是指男子择婚时的盲目：往往平日标准越高，最后的决定，至少在旁人看来，是越将就；标准的高明和实际的不高明往往可以差得很远，有时候甚至根本相反。这种例子很多，读者很容易从自己的朋友中间找到一二。之所以会有此事的理由，可参看拙著《冯小青》（余论二）及《中国之家庭问题》（婚姻选择的标准），现都归商务印书馆印行。——译者

[5] 霭氏另有《婚姻论》一篇，和本篇同为《性心理学研究录》第六集的一部分。——译者

[6] 中国"道德"一名词的由来，其实和西洋的很有些相像，"道"是"人所共由之路"，"德"以前作"直心"，说文上解作"外得于人，内得于己"，因为能够顺从一时的习惯，即走上大家走的路，所以能"外得于人"；既"外得于人"，斯"内得于己"，这种的解释方法离道德为习惯的原义还不远。徐锴以为应作"内得于己，外得于人"，"内得于己，谓身心所自得也，外得于人，谓惠泽使人得之也"——那就成为后来的见地了。原有的解释是现实的，就事论事的，徐氏的解释便包含"应该"的与理想的意味。前者的道德近习惯，而后者便是仁义道德的道德。——译者

[7] 这些理由是和社群的治安有关系的。马太教授（Prof. A. Mathews）在《科学与道德》（*Science and Morality*）一篇文字里说："一切不道德的行为势必造成社群的痛苦，一切道德的行为势必造成社群的幸福。"见《通俗科学月报》（*Popular Science Monthly*），1909年3月号。

[8] 参看韦思特马克的《道德观念的由来演变》（Westermarck，*Origin and Development of the Moral Ideas*），第一册，第386—390、522页。

[9] 同上注。第9页及第159页，又第七章全章。与习惯相符合的动作可以得公众的赞许，否则所得为公众的厌恶愤怒。韦氏以为这种赞许与厌恶是道德评判的基础，并且还下过一番有力的讨论。

[10] 这一层是早经法学的作家所承认的，例如德人薛吕德（E. A. Schroeder）的《性范围以内的权利》（*Das Recht in der Geschlecht Ordnung*），第5页。

[11] 美国社会学家桑姆纳（W. G. Sumner）在他的《民俗》（*Folkways*）一书里（第418页），甚至以为不妨把这个字"道德"的形式改变一下，以示与道德的真实的和基本的意义有别；同时又提出"摩瑞士"（mores）一字，来专指"一切可以促进社会改造的通用的与传统的习惯。"桑氏又说："不道德的一名词所指的无非是一些违反当时此地的'摩瑞士'的行为而已，此外别无意义。"但我们以为道德这个古老的名词实在一点也没有取消的必要，我们只要承认，在实际与应用的一方面，它其实是和习俗这样东西一而二、二而一的，那便够了。

[12] 同注[8]，第一册，第19页。

[13] 可参看的作品不止一种，例如《族外婚与中表为婚》（*Exogamy and Mating of Cousins*）一文，在《泰勒教授祝嘏文集》（*Essays Presented to* E. B. Tylor）中，第53页。这篇文章里说："在初民生活的许多方面里，我们往往发现一种欲望，好像是要帮大自然的忙，要把凡属常态的事物加以推崇，到了后来，更要用风俗与法律的威力，来加以五申三令。这种倾向，在我们文明的社会里，依然很发达，并且因为推崇常态的缘故，往往对于一切反常与偏激的事物，很过不去，因此而受埋没的奇才异禀，也很不在少数。"

[14] 这也不外久、穷、变、通的道理，历来道德的大患在穷而不变，性道德尤其是如此。——译者

[15] 位育的活力，或活的位育力，原文作Vital adaptibiliy；译者按英文adaptation或adjustment

一字的意思，时人大多追随日本人之后，译作“适应”或“顺应”，鄙意嫌其太消极、太片面，不免太把环境看做主体，而把生物看做客体，而有生物迁就环境的意思；对于人类，似乎尤其是不切。今改为“位育”，当然是依据《中庸》上“天地位”“万物育”的两句话，尤其是这两句话的注解：“位者安其所也；育者遂其生也”，安所遂生，而生物之能事尽矣。——译者

[16] 基督教的精神，据保礼奴斯的《书信》(Paulinus, *Epistles XXV*) 中所示的种种，迭尔 (Dill) 在他的《罗马社会》(*Roman society*) 第 11 页上，以为不但放弃了公民资格，并且把文化与社会生活从困苦艰难中得来的一切产果，完全弃置不要。

[17]《欧洲道德史》(*History of European Morals*) 的作者勒基 (Lecky) 也有过相似的论调。他说：“在伦理学的一切部分里，关于两性关系和妇女地位的种种问题，前途是最最没有把握的。”自勒氏以来，情形也许已经稍有进步，但就大多数的民众而论，他的这些话还是不差的。

[18] 经济的婚姻可做一种文化的前代的遗留看，可参看的文字不止一家，例如布洛克的《现代的性生活》(Bloch, *The Sexual Life of Our Time*)，第 212 页。

[19] 见女士所作《男女恋爱生活的不同》(*Verschiedenheit im Liebeslehen des Weibes und des Mannes*) 一文，载 1908 年 12 月《性科学期刊》(*Zeitschrift für Sexualwissenschaft*)。

[20] 这一层《英国的离婚问题》一书中，第 56 页，亦曾提到，参看注[23]。

[21] 见塔氏所著《佩里戈尔地方的古犯罪学》(*Archeologie Criminelle en Périgord*)，载 1898 年 11 月 15 日《犯罪人类学藏档》(*Archive de L'Anthropologie Criminelle*)。

[22] 见司戈贝尔的《议案与命令》，(Scobell, *acts and Ordinances*) 第 121 页。

[23] 见瑟南古所作《恋爱论》(Senancourt, *De l'Amour*)，第二册，第 233 页。《英国的离婚问题》(*The Question of English Divorce*) 的著者“某君”以为英国的淫风虽甚，而舆论不加苛责，原因就在离婚法律古板得太没有道理。

[24] 见马氏所作《积极性改革论的管见》(*Etwas von Positiver Sexualreform*) 一文，载 1908 年 11 月号的《性的问题》(*Sexual Probleme*) 中。

[25] 见夫人所作《家庭》(*The Family*) 一书，第 351 页。夫人以为若此种结合，对于人格的发展发生阻碍，那么，也未尝不是一种社会的恶事。此见甚是。

[26] 指满 21 岁，男女一律比中国法定的成年迟一年。

[27] 瑞益医师 (Dr. Michael Ryan) 在他的《婚姻哲学》(*Philosophy of Marriage*，1837 年，第 58—72) 里，搜罗了不少的有趣的材料，以示爱尔兰人之所以早婚的理由。

[28] 见和记者的谈话，1906 年 9 月 8 日的《每日史纪》(*Daily Chronicle*)。

[29] 这一番话不过是姑且引来，以示婚姻太早的危险，本身固不足为训。——译者

[30] 见女士所作《科学淑世论》(*Scientific Meliorism*) 第十七章。

[31]《苏拉伯与露斯登》(*Sohrab and Rustem*) 第 129—137 页。

[32] 伯登的《罗圣之城》(Burton, *City of the Saints*) 附录四。

[33]《婚姻改革的我见》(*Auch Ein Wort zur Ehereform*) 一文，载《性与社会》(*Geschlecht und Gesellschaft*)，第一年，第十篇。

[34] 同注[31]所引书，第 163 页以降，可作参考的一例。

[35] 参看《羞涩心理的演进》(*the Evolution of Modesty*)，《性心理学研究录》第一集。

[36] 参看布洛克《现代的性生活》(Bloch, *Sexual Life of Our Time*)，英译本，第 237 页上译者的小注，及小注中所引赫金斯《陶色地方的历史与古迹》(Huchins, *History and Antiquitics of Dorset*) 一书 (第二册，第 820 页) 中的话。

[37]《巴黎的娼业》(*La Prostitution à Paris*)，第 137 页。

[38]《恋爱与婚姻》(见注[143])，第 123 页。

[39] 见介德根（Gaedeken）引罗平与微士德卡特（Rubin and Westergaard）所为文，载注[21]所引刊物，1909 年 2 月 15 日出版的一号。

[40] 迈埃尔《日耳曼民俗》(E. H. Meyer, *Deutsche Volkskunds*)，1898 年出版，第 154、164 页。

[41] 同注[33]所引刊物，1907 年，第二集，第一篇。

[42]《贞操》条下。

[43]《罗马社会》(*Roman Society*) 一书的作者迭尔（Dill）有此见解。

[44] 条顿民族的信仰与风俗颇利于性自由的发展，一部分的证据我以前讨论《性的时期性》（*Sexual Periodicity*）时，曾加以征引，见《性心理学研究录》第一集，又吕迭克所著的书（1897，第 146 页以降）亦有征引。

[45] 参看注[24]所引刊物，1908 年 8 月号，第 506 页。

[46]《性与社会》(见注[33]) 号外，第二册、第五种，第 145 页。

[47] 参看达亚《俄国的性运动》(Werner Daya, *Die Sexuelle Bewegung in Russland*) 一文，载《性科学期刊》(见注[19]) 1908 年 8 月号：又 1909 年 1 月份《国际私法杂志》(*Journal du Droit International Privé*) 中所载《俄国的恋爱结合》(*Les Associations Erotigue en Russe*) 一文的大意，曾经同年 2 月份的《思想杂志》(*Revue des Idees*) 转载。

[48] 俄国性自由运动，自 1917 年革命成功以来，早已告一段落，详见最新出版的哈雷女士《苏俄的妇女》(Fannina Halle, *Woman in Soviet Russia*)，第五章到第七章。——译者

[49]《基督教与性问题》(*Christianity and Sex Problems*) 第八章。

[50] 参看普威士（Powys）在《生物量学杂志》(*Biometrika*, 1901—1902 年，第一卷，第 30 页) 上所发表的文字。

[51]《德国的性与道德的关系》(*Die Geschlechtlichen-sittlichen Verhältnisse im Deutschen Reiche*)，第一册，第 218 页。

[52]《人的恋爱的几章》(*Chapters on Human Love*)，1898 年出版，第 117 页。

[53] 载在《性教育学》(*Sexual pädagogik*)，第 271 页。

[54] 原文作“Married But not Parsoned”，无法直译。——译者

[55] 在南美洲的委内瑞拉国（Venezuela)，大多数的婴儿也是正式婚姻以外的产物，据说最大的理由并不是道德的荡驰，而是怕出那一笔正式婚姻的费用。

[56] 据德罗（Hugues de Roux）说，在非洲阿比西尼亚（Abyssinia)，民众信奉基督教，而认为婚姻是一件能结而不能解的行为，但因为费用太大，大家总要等到中年以后、老年快来到的时候，才举行婚礼。见《性的问题》(见前)，1908 年 4 月，第 217 页。

[57] 野蛮民族与半开化民族中，几乎没有独身的现象，证据甚多，可参考的文字亦不少，例如韦斯特马克的《人类婚姻史》(*History of Human Mariage*) 第七章。

[58] 例如法国有不婚的女子 200 万，比利时有全数女子 30%，德国有时候高至 50%。

[59] 这种见地，如其完全从生物学的立场来看，也不能说没有理由，因为在所以绵延种族的性的功能上，女子的名分似乎比男子要大许多。步虚（D. W. H. Busch）在八九十年前就说：“要是我们完全从体质方面来看性的本能，不但女子不能算作男子的资产，而且若把男子当做女子的资产，理由反而要来得充分。”见《妇女的性生活》(*Das Geschlechtsleben des Weibes*)，第一册，第 201 页。

[60] 见希氏史书，第一册，第一百七十三章。

[61] 按这里所说的“女子政治”或“女治”，英文为 Gynaecocracy，“女治”和“母权”(Matriarchy) 程度上很有一些分别。“母权”的社会，民族学上还可以找到一些资料，但“女治”的社会，

便几乎完全没有。巴霍芬一班人的错误就在根据了一些母权的零星资料，来树立一个“女治时代”的学说。——译者

[62] 系属和治权事实上是截然两事，早经达而恭在他的《母权与父权》(L.von Dargun, *Mutterrecht und Vaterrecht*, 1892 年出版）上说过。韦思特马克虽以为施丹麦兹（Steinmetz）并没有绝对证明在母系制度之下，夫权一定会减少，同时却也可以为假若一个丈夫住在妻子的家里，他的权力多少要打些折扣。见注 [8] 所引书第一册，第 655 页。

[63] 同注 [61]。

[64] 见斯密士的《古阿伯伯的氏族与婚姻》(Robertson Smith, *Kinship and Marriage in Early Arabia*)；弗瑞泽尔在 1886 年 3 月 27 日的《学院杂志》(*Academy*) 里也以为非洲阿比西尼亚（Abyssinia）北境的半色米底人（Semitic），因为没有经历过回教的富有革命性的影响，到今还保留着一种婚制，和“比那”婚制十分相像，但此种婚制同时也包括一些另一种相反的制度的翅迹，这种相反的制度，在斯密士的书里叫做“巴尔”(Ba'al) 婚制，那就是一种以女子为财产的买卖婚了。

[65] 见斯朋色尔与格林合著的《中澳洲的北方部落》(Spencer and Gillen, *Northern Tribes of Central Australia*)，第 358 页。

[66] 见瑞伊士和勃林冒琼士合著的《威尔虚民族》(Rhys and Brynmor Jones, *The Welsh People*)，第 55—56 页。又瑞伊士独著的《非基督教的开尔脱民族》(*Celtic Heathendom*) 第 93 页。

[67] 同注 [66] 合著书，第 214 页。

[68] 葛劳力（Crawley）举过许多例子，见《神秘的玫瑰》(*The Mystic Rose*)，第 41 页及第 41 页以后。

[69] 见瑞维岳《古代的妇女》(Revillout, *La Femme dans l'Anliquité*) 一文，载 1906 年的《亚细亚杂志》(*Journal Asiatique*)，第七卷，第 57 页。同时可以参看马克斯（Victor Marx）所著的《阿叙利亚考古学一得录》(*Beiträge zur Assyriologie*)，1899 年，第四集，第一篇。

[70] 霭氏在早年的作品里，也往往用“平等”这个名字；要是仅仅用于法律一方面，当然不成多大问题，但若把它适用到生活的全部，霭氏自己也知其未妥。霭氏在 1929 年修正的《男与女》的序文里，便提出“均值”(Equivalence) 的概念，来替代“平等”(Eqality) 的概念。现在译文中，不论其所应用的为法律方面与否，一概译作“平等”，以存其旧。——译者

[71] 见杜那尔曾《妇女简史》(Donaldson, *Woman*)，第 196、241 页及以后。尼佐尔特在《埃及的婚姻》(Nielzold, *Die Ehe in"Agypten"*) 第 17 页上说起提奥多罗斯（Diodorus）所说的埃及没有私生子的话似乎还应加以注解，不应按着字面接受。但无论如何，埃及的私生子在社会上并没有什么不方便处，却终究是一大事实。

[72] 见亚美利诺《埃及人的道德》(Amélineau, *La Morate Egyptienne*)，第194页，又霍布豪斯《演化中的道德》(Hobhouse, *Morals in Evolution*)，第一册，第 187 页；又白脱瑞《古埃及的宗教与良心》(Flinders Pelrie, *Religion and Conscient in Ancient Egypt*)，第 131 页及以后。

[73] 见亚姆饶姆的《犹太的离婚法律》(D. W. Amram, *The Jewish Law of Divorce*)。

[74] 见马尔色的《回教法律上的父母与继承人》(W. Margais, *Des Parents et des Alliés Successibles en Droit Musulman*)。

[75] 见梅恩《古代法律》(Maine, *Ancient Law*)，第五章。

[76] 同注 [71] 所引杜氏书，第 109、120 页。

[77] Mercator（疑为一种地理学的刊物）第四卷，第 5 页。

[78]《法律精粹编》(*Digest*) 第四十八册，第十三卷，第 5 页。

[79] 同注 [72] 所引霍氏书，第一册，第 213 页。

[80] 同注[72]所引霍氏书，第216页。

[81] 此外比较不知名的先进还多，可参看麦吉尔孔姆女士（Harriet Mcllquham）在《惠斯明士德杂志》（*Westminster Review*）中所发表的许多篇文字，尤其是1889年11月及1903年11月的两篇。

[82] 基督教对于妇女地位的影响，勒基亦曾加以详细的讨论，见注[16]所引书，第二册，第316页以降。又注[71]所引杜氏书第三篇，亦有同样的讨论。

[83] 原文为Eccentric，译作“偏心”，最合。——译者

[84] 见米尼《教父学》（Migne, *Patrologia*），158册，第686页。

[85] 见贝杜李欧《法国风俗史》（Bedollierre, *Histoire de Moeurs des Frangais*），第一册，第180页。

[86] 详见斯密士与溪丹合辑的《基督教古物字典》（Smith and Cheetham, *Dictionary of Christian Antiquities*）“性的隔离”条下。

[87] 同注[71]所引杜氏书，第182页。

[88] 同注[8]所引书，第一册，第669页。

[89] 见他所作的史书，第八册，第二十章。

[90] 同注[86]所引字典，“婚姻”条下。

[91]《妇女问题》（*Die Frauen frage*），1901年出版，第28页以降。

[92] 见《新约全书》，《约翰福音》，第八章，一至十节。——译者

[93] 同注[86]所引字典，“犯奸”条下。

[94] 同注[11]所引书，第359—361页。

[95] 至于丈夫鞭打妻子的权利，参看注[72]所引霍氏书，第一册，第234页。就英国而论，一直要到查理二世许多新运动发轫的时候，才把此种权利注销。

[96] 原文中有赌咒的语气，并引圣马利亚的神灵监誓，不妨译作“向圣母保证”，但译文中省略。——译者

[97]《武士道》（*La Chevalerie*），第236—238、348—350页。

[98]《英国法律史》（*History of English Law*），第二册，第437页。

[99] 同前霍氏书，第一册，第224页。

[100] Schrader，Reallexicon，“买妻”条下。

[101] 见拜克《英国犯罪史》（Pike, *History of Crime in England*）第一册，第99页。

[102] 英国金币，合二十一先令。

[103]《教会民间传说》（*Church Folklore*），第二版，第146页。

[104] 见福克斯女士所著《法律与风俗中少女的地位》（Natalie Fuchs, *Die Jungfernschaft im Recht und Sitte*），载1908年2月的《性的问题》（见前）。

[105] 见她的作品Una Poenitentium，1907年出版（似可译作在《在忏悔中的婀娜》，婀娜似为英诗人斯朋色尔所作《仙后》中的女主角，但译者未见此书，一时亦无从打听，不敢断定）。

[106] 见女士所作《男子拳力杂论》（*Einiges über die Starke Faust*）一文，载1905年出版的《女性论评》（*Zur Kritik der Weiblichkeit*）。

[107] 探险家拉斯摩孙（Rasmussen）在他的那本《极北民族》（*People of the Polar North*）里，第56页上，描写一对夫妇打架，起初打得非常凶险，彼此都把对方打倒过一次。“但不久以后，我再往里窥视的时候，他们已经交颈熟睡，彼此还拥抱着咧。”

[108] 可参看鲁杜维溪（A. M. Ludovici）的作品：Lysistrata，（有中译本）Woman：A Vindication；Man：An Indictment，又刘英士译的《妇女解放新论》（Meyrick Booth, *Woman and Society*），在这一层上也有发挥，此书现归商务印书馆印行。——译者

[109] 同注[72]所引霍氏书，第二册，第 367 页。德国女医师斯脱克（Stöcker），在她的《恋爱与妇女》(*Die Liebe und die Frauen*)，也极言个人责任是性道德的一大因素。

[110]《不列颠医学杂志》，(*British Medical Journal*)，1908 年 10 月 3 日。

[111] 1897 年 10 月的澳洲《过眼录的过眼录》(*Review of Reviews*)。

[112] 按此论甚晦，假若不拿此类势力作基础，我们不知道究竟应该拿什么做基础。难道是法律的制裁甚或是刑法的制裁不成？——译者

[113] 希瑞拿女士（Olive Schreiner）曾极言寄生现象对于女子的坏处。她说："男子财富增加以后，把它用在女子身上，实际上对于女子不一定有利，也不一定提高她的地位，这情形好比他的姨太太把她的多出来的钱财用在那条巴儿狗身上一样，她可以给它一个野鸭绒的垫子，来代替原有的鸡毛垫子，可以给它鸡肉吃，来代替原先的牛肉，但是那条狗在身体上和脑筋上究竟得了多大好处，仍旧是一个问题。"见女士所作《今日的妇女运动》(*The Woman's Movement of Our Day*)一文，载 1902 年 1 月的《哈泊氏奇货集》(*Harper's Bazaar*，似为一种杂志)。女士深信妇女的寄生现象是今日社会的一大危机，如其不加挽救，"全部文明国家的女子前途坠入一个绝对依赖的深渊，万劫不能自拔"。

[114] 霍布豪斯说：在罗马与日本，父权制度虽已发达到一个最高的限度，但遇有有资产的女子，两国的法律便都能予以保护，而男子实际上反退居一种隶属的地位。见注[72]所引霍氏书，第一册，第 99、169、176 页。

[115] 同注[60]所引书，第二册，第三十五章。这位希腊的大史家说：当时奉养老辈的责任，在女而不在男。就从这一点，可知当时妇女的经济地位是很高。后来别的观察埃及文化的人以为埃及女子很像是男子的老板，例如罗马的史家提奥多罗斯（原名见注[71]），观此，也就觉得不足为奇了。

[116] 霍布豪斯（见注[72]）、黑尔（Hale）和格罗色（Grosse）却以为一个经济地位高的民族一定有高的妇女地位。但韦思特马克（见注[8]）则和希瑞拿女士（见注[113]）的见地相同，以为此项须修改后方可接受，不过同时也承认农业生活对于女子的地位有良好的影响，因为女子自己也是躬亲其事的分子。所以民族经济地位虽好，未必能真正提高女子的地位，除非女子在经济活动里的名分确实是生产的，而不是寄生的。

[117] 韦氏又曾经征引许多例子，证明野蛮民族的女子往往有很可观的财产自主权，但文化进入高一些的境界以后，此种权利便有消失的倾向。见注[8]所引书，第一册，第二十六章，又第二册，第 29 页。

[118] 英国机械工业界女工的逐渐增加实始自 1851 年。目前（1909—1910）的估计，在工商界的女子约有 350 万人，此外还有 150 万做家庭仆役的女子。详见赫士伦（James Haslam）在 1909 年《英国妇女杂志》(*English-woman*)上所发表的几篇文章。

[119] 参看蔼布生《近代资本主义的演进》(J. A. Hobson, *The Evolution of Modern Capitalism*)，1907 年第二版，第十二章"近代工业中的妇女。"

[120] 同注[72]所引书，第一册，第 228 页。

[121]《达尔文所传的福音》(*the Gospel according to Darwin*)，第 199 页。

[121] 同注[119]所引蔼氏书，第十二章，又参看霭氏自著的《母与子》，《性心理学研究录》，第六集，第一章。

[123] 见英国小说名家费尔亭（Fielding）所作小说《汤姆琼斯》(*Tom Jones*)，第三篇，第七章。

[124] 甚至于基督教会也接受这种支配责任的方法，所以"诱致"("solicitation")的罪名，就是听取认罪的神父诱奸认罪的女教徒的罪名，是完全在神父身上，而与女子无干。

[125] 见格尔逊（Adolf Gerson）所发表的文字，见注[24]所引参考物，1908 年，9 月号，第 547 页。

[126] 丈夫的性知识的缺乏，往往可以引起不幸福的结果，作者以前在讨论《女子的性冲动》（*Sexual Impulse in Women*）时，已加以讨论，见《性心理学研究录》，第三集。未来讨论到《恋爱的艺术》时，还有机会要讨论。

[127] 霭氏另有专论娼妓问题的一文，和本篇同为《性心理学研究录》第六集的一部分。——译者

[128] 见庇氏所作今日已成英国文学界名著的日记，惠特莱（Wheatley）编订本，第七册，第10页。

[129] 见朗勃罗梭与弗瑞罗合著《犯罪的妇女》（Lombroso and Ferrero, *La Donna Delinquent*）；又霭理士《男与女》（*Men and Woman*）第四版，第196页。

[130] 见戈氏所著《道德的神学》（*Theologie Morale*），第381则。

[131] 何以容易扯平，殊不明白，难道说男女的人数既相抵，则一部分"完全诚实"的女子遇到了不修边幅的男子以后，也就势有所不能保持她们的"完全诚实"么？——译者

[132] 同注[23]所引瑟氏书，第二册，第85页。

[133] 参看霭氏自著的《男与女》，第四版，尤其是第448页以降。

[134]《法国过眼杂志》（*La Revue*），1909年1月1日。

[135] 变态性心理学所承认的种种变态里，有两种相对立的变态，一个叫作"虐淫"（Sadism），一个叫作"受虐淫"（Masochism），也可以译作"作践淫"与"被作践淫"；前者以"作践"对方得性的愉快，后者则适得其反。——译者

[136]《性心理变态的病源论研究》（*Beitraege zur Aetiologie der psychopathia Sexualis*），第二篇，第178页。

[137] 这一点霭氏在论《恋爱与痛苦》（*Love and Pain*）时，曾经加以讨论，见《性心理学研究录》第三集。

[138] 迈瑞德女士说："男子总不肯不替女子定下规矩，说该做这样，不该做那样，这种脾气一天不改，他就一天不会了解她。"同注[106]所引书，第199页。

[139] 参看霭氏《羞涩心理的演进》一文，见注[35]。

[140] 同注[2]。

[141] 参看沈起凤（桐威）《谐铎》卷九，《"节母死时箴"》一则。——译者

[142] 这一层的详细理由，参看霭氏所著《女子的性冲动》（*The Sexual Impulse in Women*），亦见《性心理学研究录》第三集。

[143] 近年来代表此种见地的著作已日见其多，例如伐尔蒙特教授1908年出版的《婚姻与婚姻权利》（Prof. Wahrmund, *Ehe und Eherecht*）；爱伦·凯女士的作品几乎有开辟一个新纪元的价值，我在此差不多可以不必再提。她许多作品中，尤其有价值的，当然是《恋爱与婚姻》（*Über Liebe und Ehe*）（法德具有译本），其次便是《儿童的世纪》（*The Century of the Child*）；卡本特的《爱的成年》（有中译本）；福瑞尔的《性的问题》（Forel, *Die Sexuelle Frage*），布洛克的《现代的性生活》（见注[18]）；希笃各女士的《恋爱与妇女》（见注[109]），雷比1908年出版的《家庭中的妇女》（Paul Lapie, *La Femme dam la Famille*）。

三 中国文献中同性恋举例

1 溯原

同性恋的现象在动物生活史里就有它的地位。它和人类的历史同样悠久，大约是一个合理的推论，一般的历史如此，中国历史大概也不成一个例外。

清代的文人纪昀号称博古；他在《阅微草堂笔记》（卷十二）里说“杂说称娈童始黄帝”，下又有注说：“钱詹事辛楣如此说，辛楣能举其书名，今忘之矣。”纪氏称“杂说”，好像也引着一种记载，又说同时人钱大昕能举其书名，又像别有所本；无论如何，他以娈童始黄帝之说“殆出依托”。每一件事物，每一种现象，都要替它找一个最初的来历，找一个原始，原是富有历史意义的中国人的一个长处，但一定要为一件事物的起始确定一个年代，和传统的历史联系起来，那我们以为就有几分迂阔了。实际上，像同性恋一类的现象，既可以在人类以外的高等动物中发现，就根本无法追溯出一个最早的起点来。娈童始黄帝，也许是后世好事者的一个依托，好比许多别的事物我们大都追溯到黄帝一样；当代史家既怀疑到黄帝的存在，即黄帝本身亦未尝不出“依托”，则纪氏的怀疑自更见得有其力量。不过，就事实论，无论黄帝有无其人，同性恋的存在必犹在黄帝或黄帝所代表的时代之前。

《商书·伊训》说到“三风十愆”，说“卿士有一于身，家必丧，邦君有一于身，国必亡，臣下不匡，其刑墨”；三风之一叫“乱风”，乱风包括四愆，其一是“比顽童”。假如“顽童”所指的就是后世所称的“男风”或“南风”，这无疑就是关于同性恋的最早记载了。历史的注疏家当然不用这种眼光来看，例如传统的孔安国传就说“耆年有德疏远之，童稚顽嚚亲比之”；不过一般的看法大都承认顽童就是娈童，纪昀就是这样承认；他所怀疑的是这一部分的《尚书》既出梅赜伪古文，所以也许不足为据，好比娈童出黄帝之说不足为据一样。

《战国策 · 秦策》，田华之为陈轸说秦惠王，所引荀息的一段话和我们的题目也有关系。晋献公“欲伐虞，而惮宫之奇存。荀息曰：《周书》有言，美男破老。乃遗之美男，教之恶宫之奇，宫之奇以谏而不听，遂亡；因而伐虞，遂取之”。这《周书》是所谓《逸周书》，或汲冢《周书》，全文是“美男破老，美女破舌，武之毁也”。宋代所辑《太平御览》引《逸周书》，又作“美男破产，美女破居”。无论如何，这里所说的美男，既与美女相提并论，是一个同性恋的对象无疑。

“比顽童”成为乱风的一种，以致伊尹对太甲的训诫里不得不特别提出；降至周代，“美男破老”或“美男破产”居然成为一种谚语；可见在商周两代，同性恋的现象不但存在，并且相当地流行，说不定在有的地方和有的时期里还有过成为一种社会病态的趋势。

这在周代，我们还可以找一些佐证。就春秋的一个段落说，一部《国风》里说不定有好几首诗是歌咏着同性恋的，特别是在《郑风》里；“郑声淫”是一向有名的。清代某人笔记说程廷祚（绵庄）注《郑风·子衿》一章，谓是两男子相悦之词。程氏有《青溪诗说》一种，不知是否即为此注所从出，可惜播迁以还，箧中存书不多，一时无法查考。《子衿》一诗是这样的：

> 青青子衿，悠悠我心，纵我不往，子宁不嗣音？
>
> 青青子佩，悠悠我思，纵我不往，子宁不来？
>
> 挑兮达兮，在城阙兮，一日不见，如三月兮！

据《诗序》说，这是一首刺学校废坏的诗，何以见得是刺学校废坏，我们固然看不清楚，但何以见得是指两男子相悦，我们也看不明白，不知程氏还有什么别的依据没有。如果没有，而只是就辞气推论，那么，《郑风》中这一类作品实际上还不止一篇，例如《山有扶苏》《狡童》《褰裳》《扬之水》。前三诗再三提到狂且、狡童、狂童，而《褰裳》一诗的序里更有“狂童恣行”的话；《扬之水》一诗则有“终鲜兄弟，维予与女”“终鲜兄弟，维予二人”等句，只从辞气推论，又何尝不可以说有好几分同性恋嫌疑呢？

2 一部分史传中的实例

不过春秋时代的第一个同性恋的实例，也是记载上所见到的第一个实例，是出在齐国。《晏子春秋》里有如下的一段记载：

景公盖姣。有羽人视景公僭者。公谓左右曰："问之，何视寡人之僭也？"羽人对曰："言亦死，而不言亦死，窃姣公也。"公曰："合（俞樾说，疑应作否字）色寡人也，杀之。"晏子不时而入见曰："盖闻君有所怒羽人。"公曰："然，色寡人，故将杀之。"晏子对曰："婴闻拒欲不道，恶爱不祥，虽使色君，于法不宜杀也。"公曰："恶，然乎！若使沐浴，寡人将使抱背。"

汉刘向校定《晏子春秋》的时候，就把这一段极有趣的故事，列入"不合经术者"的"外篇"，又别作说明，说"又有颇不合经术，似非晏子言，疑后世辩士所为者，故亦不敢失，复以为一篇"，即今"外篇第八"，而这段故事便是外篇中的第十二章。元人刻此书，在这一章下注着说："此章不典，无以垂训，故著于此篇。"清卢文弨所藏吴勉学本《晏子春秋》，据说就没有这一章。近人张纯一作此书校注，也于章末作案语说："此章当删。"我们如今应当感谢的是，此章虽"不合经术"，却始终没有被人删去。不合经术就是不经，不经就是不正常，同性恋与异性恋相较，的确是不正常，但亦不必删削。《郑风·子矜》，信如程绵庄所说，是一首两男相悦之词，孔子删诗也没有把它挑剔出来，扔在字纸篦里。

第二个实例是卫灵公之于弥子瑕，这在韩非子的《说难篇》里和刘向的《说苑》里均有记载。《说难篇》里说：

昔者弥子瑕有宠于卫君。卫国之法，窃驾君车者罪刖。弥子瑕母病，人闻有夜告弥子；弥子矫驾君车以出。君闻而贤之曰："孝哉，为母之故，忘其犯刖罪。"异日，与君游于果园，食桃而甘，不尽，以其半啖君。君曰："爱我哉！忘其口味，以啖寡人。"及弥子色衰爱弛，得罪于君，君曰："是固尝矫驾吾车，又尝啖我以余桃。"故弥子之行，未变于初也，而以前之所以见贤，而后获罪者，爱憎之变也。

世称同性恋为"余桃断袖"之癖，一半就以这故事做典据，其余一半见后。

《郑风·子矜》一诗所歌咏的是不是同性恋，我们不敢断言，不过晋人阮籍的诗里，确实有专咏战国时代两个同性恋的例子而藉以寄兴的一首诗。阮氏有《咏怀诗》十七首，第三首是：

昔日繁华子，安陵与龙阳：夭夭桃李花，灼灼有辉光，
悦怿若九春，磬折似秋霜，流盼发姿媚，言笑吐芬芳；

携手等欢爱，宿昔同衣裳，愿为双飞鸟，比翼共翱翔；

丹青著明誓，永世不相忘！

安陵与龙阳便是战国时代的两个同性恋的实例了。前者出《战国策·楚策》，后者出《战国策·魏策》，亦均见刘氏《说苑》。安陵君的故事是这样的：

江乙说于安陵君，曰："君无咫尺之地，骨肉之亲，处尊位，受厚禄；一国之众，见君莫不敛衽而拜，抚委而服，何以也？"曰："王过举而色，不然无以至此。"江乙曰："以财交者，财尽则交绝，以色交者，华落而爱渝；是以嬖色不敝席，宠臣不避轩（按避字亦应作敝或弊，见《文选》阮籍《咏怀诗》注）；今君擅楚国之势，而无以自结于王，窃为君危之。"安陵君曰："然则奈何？"曰："愿君必请从死，以身为殉，如是必长得重于楚国。"曰："谨受令。"

三年而弗言。江乙复见曰："臣所为君道，至今未效，君不用臣之计，臣请不敢复见矣。"安陵君曰："不敢忘先生之言，未得间也。"

于是楚王游于云梦。结驷千乘，旌旗蔽天，野火之起也若云蜺，兕虎嗥之声若雷霆。有狂兕牂车依轮而至；王亲引而弓射；一发而殪。王抽旃旄而抑兕首，仰天而笑曰："乐矣，今日之游也！寡人万岁千秋之后，谁与乐此矣？"安陵君泣数行下而进曰："臣入则编席，出则陪乘，大王万岁千秋之后，愿得以身试黄泉，蓐蝼蚁，又何如得此乐而乐之？"王大悦，乃封坛为安陵君。

宋鲍彪注说安陵君名坛，失其姓。《说苑》，坛作缠。唐人所辑的《艺文类聚》则也作坛。楚王，《说苑》作楚共王，而今之《楚策》则次于楚宣王之后。

龙阳君的故事则见《魏策》：

魏王与龙阳君共船而钓。龙阳君得十余鱼而涕下。王曰："有所不安乎？如是何不相告也？"对曰："臣无敢不安也。"王曰："然则何为涕出？"曰："臣为王之所得鱼也。"王曰："何谓也？"对曰："臣之始得鱼也，臣甚喜；后得又益大，臣直欲弃臣前之所得矣；今以臣之凶恶，而得为王拂枕席；今臣爵至人君，走人于庭，避人于途；四海之内，美人亦甚多矣，闻臣之得幸于王也，必褰裳而趋大王，臣亦犹曩臣之前所得鱼也，臣亦将弃矣；臣安能无涕出乎？"魏王曰："误，有是心也，何不相告也？"于是布令于四境之内，曰："有敢言美人者族。"

龙阳君姓名均不传。所称魏王又不知究属是哪一个，惟《策》中则次之于安釐王后。元人吴师道重加校注本说："此策不知何王，未可以安釐衰季之世，遂附之也。"无论如何，后人称同性恋为"龙阳"，源出于此。

安陵与龙阳两例也有人以为不是男子，而是女子。吴师道重加校注本，于龙阳君下辨正说："幸姬也，《策》言'美人'，又云'拂枕席'，此非楚安陵君、鄢陵君、寿陵君、赵建信君之比；长孙佐辅于《武陵》等诗，用'前鱼'字，皆以宫人言之。"这种辨正的说法也未免太天真了，好像"拂枕席"的人非"幸姬"不可，而嫉妒女的美人得宠的人，更非自己是一个女的美人不可！长孙佐辅是唐德宗时候的诗人，偶尔引用前后鱼来比拟宫人，注意之点原在宠幸的前后得失，而不在对象是男是女，又何尝不可以。另一个唐人司马贞，作《史记索隐述赞》，于《佞幸列传》后面说"泣鱼窃驾，著目前论"，也引用到这个"鱼"字的典故，吴氏不参考到他，而偏要参考到一个诗人，这也是令人难于索解的。吴氏把楚安陵君和鄢陵君、寿陵君以及赵国的建信君相比，也欠斟酌。安陵君事已见上文；鄢陵君与寿陵君见《楚策》庄辛谏楚襄王章，建信君见《赵策》孝成王下；都是所谓幸臣，但应知所谓幸的程度很不一致，安陵君的幸可以到"入则编席"的程度，而鄢陵寿陵，则记载所及，只到一个"出则陪乘"的程度，关于建信君，则"从辇"而外，史有"所以事王者以色"的话，但"事"到什么程度，则又不详。所以至少就留传的记载而论，安陵君是不便与其余三人相提并论的。所谓"入则编席"是否与"拂枕席"同一意义，我们固然不敢断言，但在十分天真的吴师道看来，大概是不同的，因为照他的看法，"拂枕席"绝不是男子之事。至于安陵君，后世确也有误以为女子的。唐林宝《元和姓纂》说："安陵小国，后氏之，安陵缠，楚王妃。"

这时代里还有一个美如女子的男子叫子都，一说姓冯。孟子也说到"不识子都之姣者，无目者也"。后世引用到子都，有以为美男子的代表的，也有以为同性恋的对象的，可惜文献不足，一时无从细究了。

司马迁作《史记》，班固作《汉书》，在列传部分特立"佞幸"一门，也替我们留下好几个同性恋的例子。合并了两书中《佞幸传》的内容说，前汉一代几乎每一个皇帝都有个把同性恋的对象，或至少犯过一些同性恋倾向的嫌疑：

高帝	籍孺	昭帝	金赏
惠帝	闳孺	武帝	韩嫣、韩说、宦者李延年
文帝	邓通、宦者赵谈、北宫伯子	宣帝	张彭祖
景帝	周仁	元帝	宦者弘慕、石显
成帝	张放、淳于长	哀帝	董贤

所谓佞幸，程度自大有不齐，方式亦不止一类，方式之中，同性恋当然是一种。但究属依恋到什么程度，各例之间，大约也很有区别。姑且归纳成下列的四类：

一、非宦者——同性恋意味甚少，也许是完全没有的。

二、非宦者——同性恋意味较多以至于很显然的。

三、宦者——同性恋意味较少的。

四、宦者——同性恋意味较多的。

属于第一类的是：景帝的周仁、昭帝的金赏、武帝的韩说、宣帝的张彭祖、成帝的淳于长。关于周仁，《史记》说“宠最过庸，不乃甚笃”。关于金赏，《汉书》也有同性恋的说法。至于韩说，两书只说他“佞幸”或“爱幸”。《汉书》说张彭祖“少与帝微时同席研书，及帝即位，彭祖以旧恩封阳都侯，出常参乘，号为爱幸；[然]其人谨敕，无所亏损”。淳于长“爱幸不及张放”，《汉书》又说他“多畜妻妾，淫于声色”，并且还和许皇后姊龙雒思侯的寡妻名叫嬺的私通，后又取为小妻，足征其同性恋的兴趣，无论主动或被动，是不会浓厚到什么程度的。

高帝的籍孺、惠帝的闳孺、文帝的邓通、武帝的韩嫣、成帝的张放和哀帝的董贤，则属于第二类。关于二孺，《史记》说：“此两人非有才能，徒以婉佞贵幸，与上卧起……孝惠时，郎侍中皆冠鵔鸃贝带，傅脂粉，化闳籍之属也。”《汉书》袭用这一段文字，几乎完全一样。二孺后来都“徙家安陵”，这安陵和上文安陵君所封的安陵固然不是一地，一在今陕西咸阳，一在今河南鄢城，但也正不妨先后辉映。

籍孺、闳孺的孺字很值得研究。孺的本义是乳子，是童子。《礼记·曲礼》下说：“大夫曰孺人”，即大夫之妻称孺人；注说：“孺之言属”也；朱骏声《说文通训定声》说：“按，妻与孥，类也。”所以《左传》哀公三年，季桓子妻南氏，即称孺子，叫“南孺子”；《战国策·齐策》说：“齐闵王夫人死，有七孺子者皆近”，可以继立为夫人，如今籍孺、闳孺也名为孺，可见孺字的用法，到此前后共有三个。最初，只限于男童；后来又用到妻子身上，认为妻孥可以属于一类，无妨通用；最后，除了普通的用法而外，又用到一种特别的男童以至于男人身上，而这种男子，虽然性别属男，而颇能执行“妻道”或“妾妇之道”。籍孺、闳孺显然就是这一种男子了。这不是很有趣么？妻孥可以通用一个孺字，就近代性的生物学和性的生理学说，倒也不无根据，因为男女两性之中，就发育与分化的程度论，女性本属比较落后，或女性发育虽较早，而停止更早，呈一种中途阻滞的现象，因此和幼稚状态（infantilism）很相近，女性的发音尖锐，颔下不生毛发等特征，都是和儿童一般的。如今再进一步，让有些女性的男子和寻常做妻子的女子通用一个孺字，当然是更有理由，大凡有被动性的同性恋倾向的男子，在身心两方面往往和女子很相像，这是无须再加解释的。

在当时，大概孺字的用法和优字的用法是属于同一个性质的，即都是指一种比较特殊的人。《史记·佞幸列传》后面紧接着的《滑稽列传》就提到楚国的优孟和秦国的优旃。优是一种乐人，“善为笑言”，并且借了笑言来讽刺，后来成为戏子，和伶字没有很大的区别。孺大概就成为以色媚人的男子的专称了。既有专称，则此种人当不在少数，不过籍孺、闳孺二人，因为见幸于两个皇帝，所以在史传上留下了名字。

邓通、韩嫣、张放、董贤也属于这第二类，但因为他们都是士人出身，所以不能再称为“孺”。关于邓通，《史记》说文帝“时时如通家游戏”，通亦“自谨其身以媚上”，“文帝尝病痈，通常为帝唶吮之”，证明他爱文帝，在任何人之上，即太子以父子之亲亦有所不及。韩嫣与武帝于读书时即相爱，及武帝为太子，更相亲昵，后又“常与上卧起”。《汉书》关于这两人的记载也因袭《史记》，没有很大的变动。《汉书》说张放之于成帝，也常同卧起，且“俱为微行出入”。董贤在这许多例子中所造就的地位最高，年二十二，即为三公，哀帝兴会所至，甚至于要把汉家天下禅让给他。《汉书》说他“为人美丽自喜，哀帝望见，悦其仪貌”，不久便出则参乘，入同卧起。“尝昼寝，偏籍上袖，上欲起，贤未觉，不欲动贤，乃断袖而起。”恩爱一至于此，“余桃断袖”，向为同性恋的一个雅称，断袖的典故就托始于此。

属于第三类的例子是文帝的赵谈、北宫伯子，元帝的弘恭石显。赵谈，太史公因避父讳，改称赵同，“以星气幸，常为文帝参乘”，太史公在别处也有过“同子参乘，袁丝变色”的话，北宫伯子则“以爱人长者”见幸。《汉书》说他们在爱幸的程度上，都“不比邓通”。弘恭石显只是以巧佞蛊惑元帝，先后擅权，同性恋的痕迹，几乎完全没有。不过受过腐刑的所谓阉寺小人，身心两方面的品性往往与一般的男子不同，其所以能蛊惑人主，而人主终于受其蛊惑，其间多少总有一些性的诱力，是可以断言的。说见下文。

第四类只有一个例子，是武帝的李延年。《史记》说他“父母及身兄弟及女，皆故倡”，这是说都属于倡籍，都是乐人，是否男女都兼操淫业，则不得而知。以其女弟李夫人之事推之，延年大概原是一个美男子，“坐法腐”以后，便更有女性化的倾向，所以能够在短期内贵幸起来，与韩嫣相伯仲。两书也都说他与武帝同“卧起”。《史记》说他“久之浸与中人乱”,《汉书》则说与中人乱的是他的兄弟李季，似乎比较近理；裴駰《史记集解》引徐广的话，也如此说，大概徐广就以《汉书》为根据。

受过腐刑的人是不是容易成为男子同性恋的对象，历来专家的意见不很一致。德国性心理学家希尔虚弗尔德在他的《同性恋》一书的第十一章里，特别申说到阉寺现象或阉型一般和同性恋并没有连带关系。霭理士则不以为然，还引了一些例子做反证，见《性心理学研究录》第二册《性的逆转》315 页。阉寺现象，不论是天生的或人为的，都有显著的女性化的倾向，原是一个寻常的事实，但二三十年来在这方面做动物试验的专家，例如德国的汤德勒（Tandler）与格罗斯，又如利普舒茨，都以为经过阉割的动物并不呈雌性化，而成为无性化，或看去依然是像雄的。西班牙在这方面的权威马拉尼昂，则认为这是一个错误的观察，至少从动物方面得来的结论未必完全适用于人。他说，就在动物中间，一只阉过的公鸡也时常被其他公鸡认作母鸡，从而作交尾的尝试，而阉鸡自身亦时常作孵卵的姿态，则阉鸡有雌性化的倾向，可以推想而知（说详《性的进化与间性状态》一书，156 页及注）。根据霭马二氏的见解，可知从前的宦官，大体说来，是要比一般男子容易有同性恋的倾向，或容易有成为男子同性恋的对象的倾向，是可以无疑的了。所以，赵谈、北宫伯子、弘慕、石显一类的例子，至少总有几分女性化的倾向，才会得到文帝与元帝的垂青。

《后汉书》只有《宦者列传》而无《佞幸列传》，从此同性恋的事迹在正式的史传里就不容易看到，特别是在六朝以后。不过后汉的宦者，总有一部分做过同性恋的对象，或可能成为此种对象，我们从范晔在传末评论中“恩狎有可悦之色”一语里已经可以看出来。

从此我们就得跳到晋末及六朝了。《晋书·载记》第十四说到苻坚：

> 初，坚之灭燕[慕容]，冲姊为清河公主，年十四，有殊色，坚纳之，宠冠后庭；冲年十二，亦有龙阳之姿，坚又幸之；姊弟专宠，宫人莫进。长安歌之曰：一雌复一雄，双飞入紫宫……

宋王僧达有过两个同性恋的对象，一是军人朱灵宝，一是族侄王确。《宋书》卷七十五、《南史》卷二十一僧达本传都说：

> 僧达为太子洗马，在东宫；爱念军人朱灵宝；及出为宣城，灵宝已长，僧达诈列死亡，寄宣城左永之籍，注以为己子，改名元序……事发……加禁锢……僧达族子确，年少美姿容，僧达与之私款；确叔父休为永嘉太守，当将确之郡，僧达欲逼留之，确知其意，避不复往，僧达大怒，潜于所住屋后作大坑，欲诱确来别，因杀而埋之，从弟僧虔知其谋，禁呵乃止。

梁朝的诗人庾信也有一段同性恋的故事，不见于《周书》及《北史》本传，而见于《南史·梁宗室传》。《南史》卷五十一长沙王《萧韶传》说：

> 韶昔为幼童，庾信爱之，有断袖之欢，衣食所资，皆信所给；遇客，韶亦为信传酒。后为郢州，信西上江陵，途经江夏，韶接信甚薄，坐青油幕下，引信入宴，坐信别榻，有自矜色。信稍不堪，因酒酣，乃径上韶床，践踏肴馔，直视韶面，谓曰：“官今日形容，大异近日。”时宾客满座，韶甚惭耻。

《陈书》卷二十和《南史》卷六十八又载有韩子高的一例。《陈书》子高本传说：

> 韩子高，会稽山阴人也，家本微贱。侯景之乱，寓在京都。景平，文帝出守吴兴，子高年十六，为总角，容貌美丽，状似妇人，于淮渚附部伍寄载欲还乡。文帝见而问之曰：“能事我乎？”子高许诺。子高本名蛮子，文帝改名之。性恭谨，勤于侍奉，恒执备身刀，及传酒炙。文帝性急，子高恒会意旨……文帝甚宠爱之，未尝离于左右。文帝尝梦见骑马登山，路危欲堕，子高推捧而升……

唐李翊《陈子高传》所叙略同，惟姓陈而不姓韩：

> 陈子高，会稽山阴人，世微贱，织履为生。侯景乱，子高从父寓都下；时年十六，尚总角。容貌颜丽纤妍，洁白如美妇人，螓首膏发，自然蛾眉；乱卒挥白刃，纵横间噤不忍下，更引而出之数矣。陈司空霸先平景乱，其从子蒨以将军出镇吴兴，子高于淮渚附部伍寄载求还乡；蒨见而大惊，问曰："若不欲富贵乎？盍从我？"子高本名蛮子，蒨嫌其俗，改名之。既幸，愈怜爱之。子高肤理色泽，柔靡都曼……性恭谨，恒执佩身刀，侍酒炙。蒨性急有所恚，目若虓虎，焰焰欲啖人，见子高则立解：子高亦曲意附会，得其欢。蒨尝为诗赠之曰：
>
> 昔闻周小史，今歌明下童；
> 玉麈手不别，羊车市若空；
> 谁愁两雄并？金貂应让侬！
>
> 且曰："人言吾有帝王相，审尔，当册汝为后。"子高叩头曰："古有女主，当亦有男后。"蒨梦骑马登山，路危欲堕，子高推捧而升……

据正史及李《传》，子高有武功，官位很大，废帝时坐诬谋反伏诛。李《传》又说子高与陈霸先的女儿私通，陈女早就许婚王僧辩的儿子王頠，因而引起陈氏对王氏的袭击，此事与我们目前的问题不很相干，且李《传》性质为小说家言，所以一概未引。明代中叶时，一位笔名秦台外史的作曲家所作《裙钗婿》，就以《陈书·韩子高传》和李《传》做张本，剧中本"有情人终成眷属"之旨，即以子高与陈女作配，子高成婚的晚上，尚是女妆，所以剧名是《裙钗婿》。

韩子高或陈子高实有其人，并且是一个同性恋的对象，是不成问题的。陈蒨后来就是陈文帝。清人笔记朱梅叔《埋忧集》卷三，引到蒨赠子高的最后两句诗，把蒨误作霸先，即误以文帝为武帝，把同性恋的主动一方完全弄错，稗官野史往往有这一类张冠李戴的笔墨，其实文献尚差足征信，稍一复按，便可以明白的。

至于北朝，在元魏的时代我们可以看到两个例子，其中一个实际上不是同性恋的例子，而是"哀鸿现象"，即男扮女装的现象的例子，并且连哀鸿现象，也是出乎外缘的强迫的。《北史》卷十九说，北齐文宣帝篡魏，把彭城王元韶剃去"鬓须，加以粉黛，衣妇人服以自随"，曰："以彭城为嫔御。"史家随后也说："讥元氏微弱，比之妇女。"后来文宣帝大诛魏宗室，韶也就绝食而死。其他一例是很实在的。《北史》同卷上说："汝南王元悦……为性不伦，俶傥难测……有崔延夏者，以左道与悦游，合服仙药松术之属，时轻舆出采之，宿于城外小人之所，遂断酒肉粟稻，惟食麦饭；又绝房中，而更好男色，轻忿妃妾，至加捶挞，同之婢使……"观悦传全文，可知他不但爱好男色，有施虐恋的行为，并且还有其他精神上的不健全。又《北史》卷五十说，辛德源和裴让之"特相爱好，兼有龙阳之重"；惟《北史》卷三十八《让之传》和《北齐书·让之传》《隋书·德源传》对于这一点都没有记载。

此外，南北朝史传中有无其他同性恋的实例，一时不及详考。惟梁简文帝集中有过一首专咏娈童的诗：

> 娈童娇丽质，践董复超瑕。羽帐晨香满，珠帘夕漏赊；
> 翠被含鸳色，雕床镂象牙。妙年同小史，姝貌比朝霞。
> 袖裁连璧锦，床织细种花；揽裤轻红出，回头双鬓斜；
> 懒眼时含笑，玉手乍攀花。怀情非后钓，密爱似前车；
> 定使燕姬妒，弥令郑女嗟！

首两句点题，次四句说所居环境，又次二句说年貌，又次六句说衣着姿态，最后四句说情怀，与女子的并无二致。又《北史·齐本纪·废帝纪》里说，国子助教许散愁应宣帝"先生在世何以自资？"之问，说："散愁自少以来，不登娈童之床，不入季女之室，服膺简策，不知老之将至。"也可见当时用"登娈童之床"以"自资"来消磨岁月的人，大概绝不止少数，否则此老在寥寥数语的答辞里又何必特别提到这一点呢？而同时同国的颜之推在《家训》的《勉学》篇里也劝告子弟辈说"梁朝全盛之时，贵游子弟……无不熏衣剃面，傅粉施朱，驾长簷车，跟高齿屐，坐棋子方褥，凭斑丝隐囊，列器玩于左右，从容出入，望若神仙。"南朝有到此种风气，再加上简文帝的诗，也不能不教人联想到同性恋的倾向；而审如颜氏的描绘，梁朝贵游子弟的招摇过市，竟和后来清代嘉道以后的"相公"很有几分相像！我们从这两段文献里也可以推知同性恋在当时竟可以说是大江南北上流社会所共有的一种风气。

晋代六朝同性恋风气的相当流行还有一个文献上的佐证。晋阮籍《咏怀诗》十七首里，有一首专咏安陵君与龙阳君，已见上文，在当时必有所指。张翰有《周小史诗》。宋谢惠连有《赠小史杜灵德诗》。所称小史，是否必为同性恋的对象，为后世俊童一般，虽不可必，但后世往往引为同性恋的典故。即如梁简文帝与陈文帝的诗里都提到小史的名称，而陈文帝所引的周小史大概就是张季鹰诗中的对象。不过手边文献不足，季鹰的诗既找不到，而谢惠连所赠杜灵德诗，今本集中又未载，所以终究未能加以断定。

晋代和六朝是一个十分讲究品性的时代，所以一方面有《世说新语》一类专讲人品故事的书流传下来，而另一方面在正式的史传里，一个人的品貌、方技、婚姻、寿命，以至于身心两方面的种种变态与病态也多少有些记载，我们在这一时期居然还找到不少的资料，显而易见是这种讲究品性的风气之赐了。各种品性之中，记载得最多的是姿容与仪容，男子而亦讲究姿容，中外的历史里似乎只有两个时代，在西洋是希腊，在中国就是两晋六朝了（参看拙著《人文史观》237—239 页）。在一个男子也讲究姿容的时代，同性恋现象的比较发达，也是可以推论得到的一件事，在古代的希腊，事实确实是如此。据西洋学者的研究，希腊的哲人把同性恋看做比异性恋还要圣洁，因为它更能"超乎象外"；南北朝的人是否有同样的看法，我们不得而知，因为当时的哲人在这方面没有什么"设词"流传下来，但同性恋不受社会的过分歧视与道德的过分贬薄，是一望而知的。

3 一部分稗史中的实例

从此以后，情形就不同了。正史的记载既不可得，我们就不得不求诸小说，求诸稗官野史，而稗官小说的笔墨，虽间或比较细密，但文人好事，古今通病，或无中生有，或以假作真，或过于渲染，其可靠的程度必须视每一例的情形分别断定。自唐至宋元，我所见的此种文献不多，只得暂付阙如，容俟将来补纂。惟元人林坤（载卿）《诚斋杂记》，载一则说："吴潘章少有美容仪，时人竞慕之，定国王仲先闻其美名……因愿同学，一见相爱，情若夫妇，便同衾共枕，交游无已；后同死……葬于罗浮山，冢上忽生一树，柯条枝叶，无不相遭；时人异之，号为共枕树。"这一例怕很靠不住。《诚斋杂记》的内容最杂，东拼西凑，既不言出处，又不著年代；例中所云潘章王仲先二人姓名也未见其他记载，疑是把三国时吴的潘璋，魏的王粲二人硬扯在一起（王粲字仲宣，南音"先""宣"相近），并无事实根据。不过"共枕树"的神话倒有几分意思，多少可以反映出社会对于同性恋的一部分态度来。

到了明清两代，稗官野史留存于今的既多，同性恋的例子也就比较容易找到。下文所举的十多例，拟先用一表列举出来，其中一部分值得稍加铺叙，则依次于表后分别为之，余则不再浪费笔墨。

例	同性恋者	对象	时代	地点	出　处
一	辽藩朱宪㸅	头陀生	明嘉隆间	湖北	陈田《明诗纪事》己签，卷十，徐学谟诗
二	某宰相	石俊	明崇祯		袁枚《子不语》卷二十一
三	“仙人”马绣头		明末		周亮工《因树屋书影》纪昀《阅微草堂笔记》卷二十四
四	吴生，又巨公李某	姜琇	明末清初	昆山	钮琇《觚賸》卷四
五	林嗣环铁厓	絮铁	清初		褚人获《坚瓠补集》卷五，引《引苑丛谭》
六	叶舒崇元礼	俊童某	清初	山东	张元赓《卮言》
七		春江公子	清初		袁枚《随园诗话》朱梅叔《埋忧集》卷三
八	胡天保	某御史	清初	福建	袁枚《子不语》卷十九
九	狄氏车夫	狄伟人	清		同前
十	陈仲韶	多官	清	福建莆田	袁枚《续子不语》卷六
十一		方俊官	清	北京	纪昀《如是我闻》卷三
十二	毕沅秋帆	李郎	清	北京	梁绍壬《两般秋雨庵随笔》卷四
十三	某氏女	祝氏妾	清	上海	诸晦香《明斋小识》卷十二

上表中第一例见明人徐学谟（叔明）所作乐府及序。诗题为《头陀生行》；序说：“头陀生者，故辽藩弄儿，国亡后，祝发入道，为襄阳罗者所得；余哀其穷，释焉，作是篇。”关于同性恋的诗歌，我所见到的以此为最长。全部转录如下：

江陵昔日重欢宴，侍儿俱在芳华殿；酣歌那省《风愆篇》？狎比惟看《佞幸传》。
是时头陀生几年，鬓云缭绕垂两肩；宫娥望幸不得前，众中一身当三千。
自谓秾华可长久，狂飙忽集章台柳，天上才飞司隶章，宫中已授邪臣首；
白马盟寒带砺空，黄龙谶应狐狸走；六王之鬼馁不脯，曳裾宾客为钳徒；
头陀何物么麽者，飞身化作昆仑奴！袖闲金错一匕首，腰下赤羽双仆姑，
禁门跃出青天杳，白日重关失万夫。往日红颜堪一掷，行云过眼湘江碧，
黄金散尽舞台倾，青鬓误身真可惜；转盼君恩不到头，并州断送旧风流，
欲寻云外龙堂寺，不觉秋深燕子楼。浮生如露亦如电，流浪年光飒飞箭，
伤心莫话啭春莺，埋骨堪投定慧院。竭来何事逐红尘，犹是从前一幻身，
香飘腻玉侵罗卷，泪决流波湿汉津。紫盂白衲强装束、伶俜还带双蛾蹙，
阶下低头望使君，十年前是荆州牧，奏当还识圣恩宽，谳书终贷伶官戮。
故国凄凉莫叹嗟，飘零行脚向天涯，纵然未了三生债，更望何门认主家？

按《明史》卷一百十七太祖诸子传二，说：太祖第十五子辽简王植，初封卫王，后改封辽，建文中，靖难兵起，被召归朝，又改封荆州；故虽称辽藩，而封地实在荆州。七世孙嗣王宪炜“以奉道为世宗所宠，赐号清微忠教真人……隆庆元年，御史陈省劾宪炜诸不法事，诏夺真人……明年，巡按御史部光先复劾其大罪十三，命刑部侍郎洪朝选往勘，具得其淫虐僭拟诸罪状；帝以宪炜宜诛，念宗亲免死，废为庶人……辽国除”。辽藩改封荆州，故徐诗称“江陵”；诗中未说明同性恋的主角，但以史实推之，当是朱宪炜无疑，宪炜是太祖的八世孙，朱植的七世孙，故诗中有“六王”之语。叔明曾为荆州知府，故又有“十年前”之语。唯有一层与史不合，诗有“宫中已授邪臣首”之句，而史则明言宪炜以宗亲未邀显戮，只是废为庶人而已。

表中二、三、四三例不值得再加铺叙。第五、六两例是比较有趣而也是比较可信的。第六例叶舒崇字元礼，江苏吴江人，是明季叶绍袁的孙，才女纨纨、小纨、小鸾的从子，清康熙时以进士官内阁中书，举鸿博，未试卒，作传的人称他“美丰

仪，望之如神仙”。《张氏卮言》有《叶先生冥缘》一则说：叶先生弱冠“以迎入学，骑马过彩楼下，有闺秀见而慕之，欲以为夫，单思染病，临绝始告父母，乃召先生永诀，先生亦呜咽不自禁。十六年后，公车计偕，至山左，于途中得一俊童，不告父母，随至辇下，欢爱之笃，过于伉俪，后俊童病亡京邸，先生哭之几绝，未及半年，亦没于都下。一时钟情眷恋，转女成男，尚胶漆相投如此！……冤业相传，未五十而毕命；死时人共见所欢俊童，现形至床前，共握手而逝。噫哉！叶元礼止一世耳，而此闺秀者，已经再世矣。昔为叶死，今又为彼死，冥缘相续，皆此爱心不忍舍割之所致也”。《卮言》的作者又为此事赋诗六首，不外冥缘相续，牵惹无穷之意，姑不具引。

第五例的事迹没有第六例的清楚。林嗣环，字铁压，生平一时不及详考。褚人获《坚瓠集》引《词苑丛谭》说他“口吃，有小史，名絜铁，尝共患难，绝爱怜之，不使轻见一人。一日，宋观察琬在坐，呼之不至，观察戏为《西江月》词。”宋琬即宋荔裳，清初有名的词人，和同时的施闰章愚山齐名，他的词是值得一引的：“阅尽古今侠女，肝肠谁得如他，儿家郎罢太心多，金屋何须重锁？羞说余桃往事，怜卿勇过庞娥，千呼万唤出来么？君曰期期不可。”宋氏有《安雅堂集》，此词是否载集中，一时亦无法检看；“勇过庞娥”指的是“尝共患难”时出过力，“期期不可”指的是林某的口吃，看来大概不是一篇赝作。

第七例春江公子不知究指何人。袁子才的《随园诗话》说他貌似妇人，与妇不睦，而好与少俊游处，或同卧起，不知乌之雌雄。曾赋诗说：“人各有性情，树各有枝叶，与为无盐夫，宁作子都妾。”他的父亲，官中丞，见而怒之，他又作诗说：“古圣所制礼，立意何深妙？但有烈女祠，而无贞童庙！”后公子入翰林，尝至天禄居观剧，有参领某，误以为伶人而加以调笑，旁人为公子抱不平，公子却说：“夫狎我者，爱我也，子独不见《晏子春秋》谏诛圉人（见上文）章乎？惜彼非吾偶耳。怒之则俗矣。”

第八、九两例都有当时的名人做证人，自属可信。这名人是程晋芳鱼门。两例都出袁子才《子不语》。清初“御史某巡按福建，有胡天保者，爱其貌美，每升舆坐堂，必伺而睨之；巡按心以为疑，卒不解其故。居亡何，巡按游他邑，胡竟偕往，阴伏厕所观其臀。巡按愈疑，召问之，初犹不言，加以三木，乃云：‘实见大人美貌，心不能忘，明知天上桂，岂为凡鸟所集，然神魂飘荡，不觉无礼至此。’巡按大怒，毙其命于枯木之下”。据说胡天保后来被阴司封为“兔儿神，专司人间男悦男之事”。闽人为之醵钱立庙，灵验如响，香火很盛。程鱼门说:“此巡按未读《晏子春秋》劝勿诛羽人事，故下手太重。”袁氏在下文便接着说:“若狄伟人先生颇不然，相传先生为编修时，年少貌美，有车夫某亦少年，投身入府，为先生推车，甚勤谨，与雇直钱不受；先生亦爱之。未几病危，诸医不效，将断气矣，请主人至，曰:‘奴既死，不得不言，奴之所以病至死者，为爱爷貌美故也。’先生大笑，拍其肩曰:‘痴奴子，何不早说。’厚葬之。”此例为程鱼门说，而为子才所引，抑为子才自说，在没有新式标点的文字里是看不出来的。狄伟人不知何人，和康熙间溧阳进士狄亿字立人的不知有无关系。

第十例陈仲韶与多官出袁氏《续子不语》，事出有因，当非虚构，但行文遣意颇类小说家言，故不具引。第十一例的方俊官是一个伶人，“幼以色艺登场，为士大夫所赏，老而贩鬻古器，时往来京师……自言本儒家子，年十三四时，在乡塾读书，忽梦为笙歌花烛，拥入闺闼，自顾则绣裙锦帔，珠翠满头，俯视双足，亦纤纤作弓弯样，俨然一新妇矣；惊疑错愕，莫知所为；然为众手扶持，不能自主，竟被扶入帏中，与男子并肩坐，且骇且愧，悸汗而寤。后为狂且所诱，竟失身歌舞之场”。当时有一位诗人，姓倪字余疆，有一首感旧诗“落拓江湖鬓有丝，红牙按曲记当时，庄生蝴蝶归何处，惆怅残花剩一枝”，就是为俊官晚年做的。

第十二例毕沅秋帆和李郎的关系，一则因为毕氏官大，再则因为时代较近，是很多人都知道一点的，特别是在陈森的《品花宝鉴》一书流行之后，书中主角田春航显然是暗射着毕秋帆。当时的诗人如袁子才等都有《李郎曲》之作，而袁作亦最为脍炙人口，其中如“果然胪唱半天中，人在金鳌第一峰，贺客尽携郎手揖，泥笺翻向李家红，若从内助论勋伐，合使夫人让诰封”一类的语句，描写毕氏中状元时节的光景，最为有声有色。当时的某相国，仿佛是溧阳史贻直，直称李郎为“状元夫人”，近代同性恋的佳话，这不能不说是最冠冕的一例了。

表中最后一例是两个同性恋的女子，从前的女子深居简出，既不与一般社会往还，更少与异性接触的机会，所以同性恋的倾向特别容易发展，所谓“闺中腻友”大都带几分同性恋的色彩。不过见于记载的却极少，也为的是深居简出不易为外人所窥探的一个原因。以前拙作《冯小青》说小青在发生影恋以前，也有过一段同性恋的历史，而其对象是进士杨廷槐夫人，可以说是见于记载的很难得的一例。这第十三例载在诸晦香的《明斋小识》，标题是《二女同死》。“海盐祝公，掌教上海书院，挈爱妾偕至；居相近，有待字之女，弱态盈盈，能诗善绣，为芳闺良友。未几女适人，倡随不笃，愿空房伴孤帐，谨守女箴，持斋礼佛；暇或诣祝，挑灯款语，恒至雨夜，绵绵不寐。九月中，忽于人定后，启户齐出驱口，冥搜无迹，凌晨浮于河，两女犹紧相偎抱，时瞿子冶应绍有小传，备载端委。”此小传目前不知尚在人间否，但即使可考，恐怕也没有多大的参考价值，诸氏说它“语多奇丽，可新耳目”，可知在文人手里，这类现象不过是一种新鲜的话柄，可供铺张之用罢了，要寻觅比较细密的观察，比较翔实的记述，是不可得的。

4 同性恋的风会

同性恋的现象，有时候，在有的地方，会发展成一种风气。古远的无可查考，即如清代的福建、广东以及首都所在地的北京，都有过这种风气。

褚人获《坚瓠集》中有《南风》一则，称此风“闽广两越尤甚”。袁枚《子不语》讲胡天保做“兔儿神”的一节说，胡天保既死，“逾月托梦于其里人曰：‘我以非礼之心，干犯贵人，死固当然，毕竟是一片爱心，一时痴想，与寻常害人者不同，冥间官吏俱笑我，揶揄我，无怒我者；今阴官封我为兔儿神，专司人间男悦男之事，可为我立庙招香火。’闽俗原有聘男子为契弟之说，闻里人述梦中语，争醵钱立庙，果灵验如响，凡偷期密约有所求而不得者，咸往祷焉。”这是一派神话，但神话大抵有社会学的根据，并非完全向壁虚构。闽俗契哥契弟之说原是流传已久的。至冥间官吏的态度，只是嘲笑、揶揄而不怒，也正是阳间社会的态度；中国社会对于这一类变态的态度，一向也恰恰就是这样，与西洋的迥然不同。（西洋在拿破仑别制法典以前，同性恋的代价是死刑！）也唯有在这种比较宽大的态度下，同性恋才会成为一时一地的风气。

唐人小说卢仝的《玉泉子》有《杜宣猷》一则中说：“诸道每岁进阉人，所谓私自者，闽为首焉，且多任用，以故大阉以下，桑梓多系于闽，时以为中官薮泽。”这一层不知和后来契哥契弟的风气有无渊源的关系，年代相隔甚远，未便妄加推断，不过阉人容易成为同性恋的对象是我们在上文已经讨论到的。

广州一带女子同性恋的风气是比较后起的事。海禁开放，广东最得风气之先，女子获取职业自由与经济独立的机会，从而脱离男子与家庭的羁绊也最早。说不定这其间有些因果关系。深居简出的女子容易发展同性恋是一个比较常见的趋势，而这显然是某一时代的比较短期的反响了；大抵妇女解放的过程，男女社交的发达，到达相当程度以后，这种风气自然会趋于消灭。关于广州女子的此种风气，记述得最肯定的是张心泰的《粤游小志》；张氏在《妓女》一则中说："广州女子多以结盟拜姊妹，名'金兰会'。女出嫁后，归宁恒不返夫家，至有未成夫妇礼，必俟同盟姊妹嫁毕，然后各返夫家；若促之过甚，则众姊妹相约自尽。此等弊习为他省所无。近十余年，风气又复一变，则竟以姊妹花为连理枝矣。且二女同居，必有一女俨若藁砧者。然此风起自顺德村落，后渐染至番禺，沙茭一带，效之更甚，即省会中亦不能免。又谓之'拜相知'，凡妇女订交后，情好绸缪，逾于琴瑟，竟可终身不嫁，风气坏极矣。"上文说女子同性恋的例子不易见于记载，祝氏妾与某氏女的同死，只好算是聊备一格；张氏的记载里虽无个别的例子可查，但事实上是等于千百个例子的总论，也可以差强人意了。

倡优并称，原是一种很古老的习惯，但称谓上"优"既列在"倡"后，事实上优的地位也并不及倡。据说在"相公"或"像姑"风气最盛的时代和地方，伶人对妓女相见时还得行礼请安。理由是很显然的，妓女是异性恋的对象，还算比较正常的，并且一旦从良，生有子女，将来还有受诰封的希望，而做优伶的男子，则可能成为同性恋的对象，那是很不正常的，在社会道德的眼光里永无洗拔的日子。在清代，优伶的子孙，以至于受逼被奸的男子，不许应科举考试是载在法令的，就是很好的例证（详见拙作《中国伶人血缘之研究》，236—237 页）。

上文的十二个例子里，有两个例子提到过伶人和相公的关系，一是以伶人而兼做相公的方俊官，一是有相公资格而被错认为伶人的春江公子。两例都发生在北京，以时代论，大概都在乾隆年间，而从乾嘉以至清代末年，正是相公业最发达的时代，也就是陈森的《品花宝鉴》一书所描绘的时代，《品花宝鉴》是道光年间写的。至于在乾嘉以前，北京既久已为首都，此种风气当然不会没有，不过范围总属有限，只有少数特别的例子足以轰动一时罢了。读者到此，会很容易联想到《红楼梦》里的柳湘莲，于一次堂会演剧之后，被薛氏子错认为相公一流，妄思染指。不过这是说部中的例子，不足为凭。至于实例，则如崇祯年间从陕西到北京的宋玉郎，说亦见钮琇《觚賸》。又如清初从苏州入京的王紫稼，便是当时的诗人如钱谦益、龚鼎孳、吴伟业、陈其年等争相歌颂的王郎。后因纵淫不法，被置于法。尤侗的《艮斋杂说》说："予幼时所见王紫稼，妖艳绝世，举国趋之若狂，年三十，游长安，诸贵人犹惑之……后李琳枝御史按吴，录其罪，立枷死。"徐釚的《续本事诗》也录其事。吴伟业《梅村集》中的《王郎曲》最为后世艳称，曲中有句说："王郎三十长安城，老大伤心故园曲，谁知颜色更美好，瞳神剪水清如玉；五陵侠少豪华子，甘心欲为王郎死：宁失尚书期，恐见王郎迟；宁犯金吾夜，难得王郎暇，坐中莫禁狂呼客，王郎一声声顿息……"也足见王郎的魔力了。王紫稼的事，亦见后来梁绍壬的《两般秋雨庵随笔》卷四。我们还可以举第三个例子，就是乾隆中叶自四川金堂入京的魏三，一作韦三，也曾经风靡一时，当时人的笔记如礼亲王的《啸亭杂录》之类甚至说："一时不得识交魏三者，则不以为人。"他是现在旦角梳水头和踩高跷的发明人。魏三生平，详吴太初《燕兰小谱》。沈起凤《谐铎》的《南部》一则里，对他有很严厉的评斥。

不过伶业与相公业兼营的风气，终究是到了乾嘉以后才盛行。清代无官妓之制，中叶前后，更不许京官狎妓，犯夜之禁极严，于是一种具有自然趋势的少数人的习癖进而为一种风气，以至于一种制度，在当时称为"私寓"制度。私寓开始的年代，我们不详，但它的收场，我们是知道的。清末北京伶界有一个开明分子叫田际云，艺名想九霄，他"以私寓制度，为伶界奇耻，欲上书废止之（宣统三年）。呈未上而被有力者阻挠；御史某受贿，诬彼以暗通革命党，编演新剧，辱骂官僚，下诸狱者百日。民国成立，彼以贯彻初衷故，请愿禁止私寓，终致成功"。（鹿原学人《京剧二百年史》260—261 页。）

关于相公的风气或私寓制度的内容，我们不预备细说，既成制度，其为倾靡一时，已经是可想而知的。不过，作者以前因研究伶人的血缘的关系，箧中曾经收集到不少关于伶人的汇传的文献，都属于这时期以内的。伶人之所以会有人替他做传，又因类归纳，分格品题，而成汇传，这其间除了艺术的欣赏而外，必有弦外之音，而此弦外之音无他，就是同性恋的倾向。如今不妨把此种倾向比较显著、比较“顾名”即可“思义”的若干书目列后：

作者	书名	写作或梓行年份
安乐山樵（吴太初）	燕兰小谱	乾隆末年
黄叶山房主人	瑞灵录	嘉庆九年
众香主人	众香国	嘉庆十二年
杨懋建	长安看花记	嘉庆末年
播花居士	燕台集艳二十四花品	道光三年
杨懋建	辛壬癸甲录	道光初
同上	丁年玉笋志	道光中
同上	梦华琐簿	道光二十二年
四不头陀	昙波	咸丰八年
寄斋寄生	燕台花史	咸丰九年
余不钓徒	明僮小录	同治初年
殿春生	明僮续录	同治六年
小游仙客	菊部群英	同治十二年
沅浦痴渔	撷草小录	光绪二年
缺名	鞠台集秀录	光绪末年

这十多种作品的“捧角”的意味都很重。第一，从书名上可以看出来，有的竟等于开“花榜”，好像唐宋以来对待妓女的故事一样（明代最甚，见《续说郛》及李渔笠翁的剧本《慎鸾交》）。第二，从作者的假名上可以看到，书名里既大都有“花”和“香”一类的字样，作者的名字自然不得不有樵采、渔钓、摘撷一类的字样。而《众香国》一书的作者自称为“众香主人”，虽说一厢情愿，亦是情见乎词，其为有热烈的同性恋倾向的人，是最为明显的。

一种风气的造成，因素虽多，物以类聚和处领袖地位者的榜样终究是最重要的两个。即如上文提到的毕秋帆，因为有了一个“状元夫人”，据说他的幕僚也大都有一些“男风”的癖习。钱泳梅溪的《履园丛话》是清人笔记里比较很切实的一种，中间（卷二十二）有《打兔子》一则说：“毕秋帆先生为陕西巡抚，幕中宾客，大半有断袖之癖；入其室者，美丽盈前，笙歌既协，欢情亦畅。一日，先生忽语云：‘陕传中军参将，要鸟枪兵弓箭手各五百名，进署侍候。’或问：‘何为？’曰：‘将署中所有兔子，俱打出去。’满座有笑者，有不敢笑者……后先生移镇河南，幕客之好如故，先生又作此语。余（钱氏自称）适在座中，正色谓先生曰：‘不可打也。’问：‘何故？’曰：‘此处本是梁孝王兔园！’先生复大笑。”要鸟枪兵弓箭手各五百名，才敷差遣，也正见同性恋者数量之多。

5 因缘的解释

最后再约略说一说中国文献中对于同性恋的因缘作些什么解释。

同性恋因缘论

- 后天说
  - 环境劫诱说
  - 意志堕落说
- 先天说（夙命说）
  - 淫恶果报说
  - 因缘轮回说

向来在这题目上作解释的人不多，所论也多不切实，在科学不发达的时代，在这方面我们也正不必期望太奢。上列图解中共列四说，前三说都来自纪昀（字晓岚）的记述，后一说则出张元赓的《卮言》。人体先后天之分，中国是早就有的，不过若和近代遗传学相比较，则和以前所称的先后天有两点不同。第一，先后天以脱离母体之顷为界线，而不以受胎之顷为界线，中医的“先天不足，后天失调”的话用的就是旧的分法。第二，父祖的先天和子孙的先天不一定有什么联系；性命是个人的，禀赋是个人的，分别受之于天，所以世代嬗递之间，不一定有什么关系。王充在《论衡》里谈性命最详，王氏所谓性，特别是所谓“随父母之性”的“随性”，颇貌似近代所论的遗传，实际上却依然不出“胎教”的范围，与遗传绝不相干。“随性”还是个人的，不过不由个人自己负责，而由母亲和一般的胎期环境负责罢了。

至于汉以前的阴德阴祸之论，汉以后因佛教的输入而发生的因缘果报轮回之论，大都是一路的思想，即于受之于天而外，足以影响个人的先天事物，至多只是父母祖宗的后天，而不是父母祖宗的先天；父祖子孙虽各有先天，其间并无瓜葛。这并不否认以前也很流行的祖孙、父子、兄弟以至于叔侄甥舅大致相肖的说法。不过这是观察得到的常识，而往往只限于体格方面，至于心理的、精神的以至于道德的品性，那就得适用上文的那一套理论了。（参阅拙著《人文史观》中《人文史观与人治法治的调和论》一文。）在下文我们可以看到，两个先天说都还谈不到这些，谈不到父祖的后天行为和子孙的先天品质有什么因果关系，只谈到了本人的后天行为可以影响本人“转世”后的另一后天的遭遇，那显然完全是个人的了。

纪晓岚在《阅微草堂笔记》卷十二上说：“凡女子淫佚，发乎情欲之自然，娈童则本无是心，皆幼而受绐，或势劫利饵耳。”他接着举一个例：“相传某巨室喜狎狡童，而患其或愧拒，乃多买端丽小儿，未过十岁者，与诸童媒戏，时使执烛侍侧，种种淫状，久而见惯，视若当然，过三四年，稍长可御，皆顺流之舟矣。有所供养僧规之曰：‘此事世所恒有，不能禁檀越不为，然因其自愿，譬诸狎妓，其过尚轻，若处心积虑，凿赤子之天真，则恐干神怒，某不能从。’后卒罹祸。”这就是所谓后天环境劫诱之说。

第二三两说亦见于《阅微草堂笔记》中的一种：《如是我闻》卷三，和上文所已引的方俊官的例子是在一起的。方俊官的例子发生以后，特别是因为方俊官幼年曾经做过一个“装新娘子”的梦，于是喜欢议论的纪氏和他一班气味相投的朋友就不免作一番因缘上的推敲。纪氏认为是“事皆前定”，新娘的噩梦示兆于先，相公的贱业证果于后。纪氏又说：“此辈沉沦贱秽，当亦前身业报，受在今生，不可谓全无冥数。”这都是第三说，先天淫恶果报说。

纪氏的朋友里有一个姓倪号余疆的所持的论调不同。他也从做新妇的梦入手，而引晋乐广对他未来的女婿卫玠所作梦的剖析的话（见《晋书》乐广本传及《世说新语·文学篇》）加以发挥说：“是想殊殆，积有是想，乃有是梦，既有是梦是想，乃有是堕落，果自因生，因由心造，安可委诸夙命耶？”这就是第二说，后天的意志堕落说，是一个从现在所谓自由意志方面觅来的解释。当时还有一个朋友姓苏号杏村的，又加以评议说：“晓岚以三生论因果，惕以未来，余疆以一念论因果，戒以现在，虽各明一义，吾终以余疆之论可使人不放其心。”纪氏也承认倪氏的话比较能“整本清源”，意思也就是说，一念不入于邪，则种因食果，不特今生不至于堕落，来生也不至于遭受业报而沦于微秽，那就成为第二与第三说的一个综合了。

关于叶舒崇的例子，张元赓认为那所爱的俊童就是某氏闺秀的后身，所以在他的诗里有“……今日进形心内死，来生端的要相逢。忽忽年华十六春，公车山左走黄尘，马前来得人如玉，宛似曩时梦里身……直教两世婚姻续，昔女今男事更奇”等句；前两句指前一世，中四句指后一世，末两句合论两世。因缘前定，自唐人小说中《定婚店》一类的故事流行以后，本来已经成为民间信仰里很有力的一部分，如今添了轮回之说，更进一步地认为：前定的婚姻如果今世不能完成，来世定可以实现，也未尝不是逻辑上应有的事；不过前一世是女的，何以后一世转而为男，追溯因缘的人却不求甚解地忽略过去了。这就是根据因缘轮回的第四说。

四个解释里，不用说，第一个是始终有它的地位的。第二个就有问题，除非我们相信意志有时可以绝对自由。第三第四两说我们在今日已不能不放弃，而代以遗传之说，这在拙译霭理士《性心理学》的第五章里已有详细的介绍，在此无须再加论列。还有一说我们应当注意的，就是四个解释都单单照顾到被动的同性恋者那一面，而与主动的同性恋者全不相干。何以某巨室特别爱好娈童，处心积虑地专以蓄养与培植娈童为事？方俊官之所以成为同性恋的对象，固有其内在的理由，但恋他的人又是些什么人？这些人又是怎样来的？这些人和寻常不喜欢“南风”的人又有什么区别，这区别又从何而来？叶氏俊童的出生固然由于某氏闺秀的爱念所唤起，即所谓“冥缘相续，皆此爱心不忍舍割之所致也”，但何以叶舒崇一面既能表示异性之爱于前，与常人无殊，而一面也能发生同性之爱于后，至知命之年而犹不衰？这些都是四个解释所未能答复而有待于近代科学的性心理学来答复的问题。

1931 年 12 月 25 日脱稿